实用皮肤病中西医结合诊疗学（上）

李福伦　丁颖果◎主编

吉林科学技术出版社

图书在版编目（CIP）数据

实用皮肤病中西医结合诊疗学 / 李福伦，丁颖果主编. -- 长春：吉林科学技术出版社，2019.5
ISBN 978-7-5578-5457-7

Ⅰ.①实… Ⅱ.①李… ②丁… Ⅲ.①皮肤病－中西医结合－诊疗 Ⅳ.①R751

中国版本图书馆CIP数据核字(2019)第106103号

实用皮肤病中西医结合诊疗学

SHIYONG PIFUBING ZHONGXIYI JIEHE ZHENLIAOXUE

主　　编	李福伦　丁颖果
出 版 人	李　梁
责任编辑	郑　旭　解春谊
封面设计	长春市阴阳鱼文化传媒有限责任公司
制　　版	长春市阴阳鱼文化传媒有限责任公司
幅面尺寸	185mm×260mm
字　　数	592 千字
印　　张	37
印　　数	1—300 册
版　　次	2019年5月第1版
印　　次	2020年1月第1版第2次印刷

出　　版	吉林科学技术出版社
发　　行	吉林科学技术出版社
地　　址	长春市净月区福祉大路5788号出版大厦A座
邮　　编	130021
发行部电话/传真	0431-81629530
储运部电话	0431-8605911
编辑部电话	0431-8162951
网　　址	www.jlstp.net
印　　刷	北京虎彩文化传播有限公司

书　　号	ISBN 978-7-5578-5457-7
定　　价	150.00元（全二册）

如有印装质量问题　可寄出版社调换
因本书作者较多，联系未果。如作者看到此声明，请尽快来电或来函与编辑部联系，以便商洽相应稿酬支付事宜。
版权所有　翻印必究　举报电话：0431-81629509

前 言

皮肤是人体最大的器官，具有极其复杂的生理功能，是保持人体健康和生命安全的最重要的组织器官之一。皮肤相关的疾病种类繁多，皮肤的感染、创伤、烧伤，各种先天性畸形，皮肤肿瘤等，有很多需要通过皮肤外科技术来治疗。烧伤科、整形科、皮肤科、美容科、口腔颌面外科及其他外科科室都在部分地做与皮肤外科有关的一些工作，在各自的领域内也都积累了丰富的治疗经验，但各个专业没有密切的联系和交流。皮肤外科涉及面广，除以治疗疾病为患者解除病痛为主外，还要在治疗的同时将人体皮肤的修复当成一件艺术品来完成。

早在新石器时代，我国就有用兽骨加工骨簪、用石耳环作为装饰的美容方法。甲骨文已记有"疥""癣""疣"等损美性疾病。殷纣王时期，已研制有"涂脂擦粉"。我国皮肤外科萌芽于秦汉，形成于隋唐，丰富发展于宋明。明代出现了医药学巨著李时珍的《本草纲目》，可以说是对美容中药的一次大总结，其记载的美容中药近300种，功效涉及增白、护肤、祛皱、消斑、去雀斑、乌发、洁齿、悦颜等方面。虽然我国的皮肤外科古代发展较早，水平很高，但后来发展落后，原因有两个，一是封建礼教的约束，二是国家经济发展落后，文化处于封闭状态，无法借鉴国外的先进科学技术，同时自己国家又无力资助皮肤外科的发展。

据记载，古埃及人最早记录了皮肤外科，他们选择文身和穿耳孔作为最早的皮肤外科手术。公元前6~7世纪，古印度就有了鼻再造和耳垂修复术的记录。15世纪的意大利著名外科医师塔利亚考奇，被誉为"整形外科之父"。在我国皮肤外科起步较晚，是一门年轻的新兴学科，1979年随着改革开放迅速发展，专业队伍不断发展壮大，理论和技术发展日新月异，涉及范围不断扩大拓宽，求医人数不断增多，无数临床医师在从事皮肤外科工作，但到目前为止作为一个专门学科皮肤外科仍未被正式认可，皮肤外科的工作则分散在皮肤科、烧伤科、整形美容科、眼科、口腔科、耳鼻喉科等科内进行，这给学科的发展、技术的提高带来一定的影响。为了适应形势发展的需要，国内已陆续出版了一些有关著作，但专题性、系统性论述和介绍皮肤外科的著作还显缺乏。

本书共分为三篇，第一篇是第一章至第三章，主要是宏观地介绍皮肤病的诊断与治疗，并未具体到某一个病症。第二篇是第四章至第十八章，主要是西医对皮肤病性病的治疗描述。第三篇是第十九章至第二十六章，主要是中医对皮肤病性病的治疗研究。

本书的各位编者尽了最大努力使本书能比较全面系统地阐述皮肤各种疾病、治疗进展和实用的手术方式，实用性较强，对很多疾病提出了自己认为正确的诊治，希望对各位同道有所裨益。但限于个人知识水平、理解力方面的差异，参编人员文字风格难以一致，加之皮肤外科涉及范围甚广，遗漏和错误在所难免，恳请各位同道和读者批评、指正，使我们有更正、修改、补充的机会，也是对我们的促进。

由于皮肤科学涉及面广、分支繁多、知识浩瀚、发展迅猛，而作者因为专业有限，遗漏和不足之处在所难免，恳请读者批评指正。在写作过程中参考了很多相关领域的学者和专家的著作和文献，在这里表示衷心的感谢。

编者
2019 年 5 月

目　录

第一章　皮肤的解剖结构及生理功能 1.06 1
　　第一节　皮肤的解剖结构 0.69 1
　　第二节　皮肤的生理功能 0.37 7

第二章　皮肤病的诊断与临床表现（无作者，可删除 ）1.86 12
　　第一节　皮肤病的诊断概述 0.21 12
　　第二节　皮肤病症状与体征 0.32 13
　　第三节　皮肤病的实验室检查 1.32 16

第三章　皮肤病治疗学（无作者，可以删除）3.61 30
　　第一节　皮肤病的物理治疗 0.67 30
　　第二节　皮肤科外用制剂治疗 1.07 38
　　第三节　皮肤病的系统治疗 1.86 72

第四章　细菌性皮肤病 1.69 .... **91**
　　第一节　脓疱疮 0.11 91
　　第二节　葡萄球菌性烫伤样皮肤综合征 0.0983 92
　　第三节　毛囊炎 0.0762 93
　　第四节　头部脓肿性穿掘性毛囊周围炎 0.0601 94
　　第五节　疖肿与痈 0.18 95
　　第六节　蜂窝织炎 0.0969 97
　　第七节　丹毒 0.12 98
　　第八节　猩红热 0.13 100
　　第九节　红癣 0.0757 101
　　第十节　化脓性汗腺炎 0.0873 102
　　第十一节　麻风 0.35 103
　　第十二节　皮肤结核 0.28 106

第五章　真菌性皮肤病 1.77 .... **110**
　　第一节　手癣（无作者）0.16 110
　　第二节　足癣（无作者）0.15 111

1

  第三节 股癣（无作者）0.16 113

  第四节 体癣（无作者）0.27 114

  第五节 头癣 0.23 117

  第六节 甲真菌病 0.45 119

  第七节 花斑糠疹 0.17 123

  第八节 糠秕孢子菌毛囊炎 0.0610 125

  第九节 癣菌疹 0.0918 126

第六章 病毒性皮肤病 2.15 .... **128**

  第一节 单纯疱疹 0.36 128

  第二节 水痘 0.11 131

  第三节 带状疱疹和带状疱疹后遗神经病 0.26 132

  第四节 Kaposi 水痘样疹 0.12 134

  第五节 传染性单核细胞增多症 0.14 136

  第六节 传染性软疣 0.11 137

  第七节 疣 0.12 139

  第八节 疣状表皮发育不良 0.17 140

  第九节 小儿丘疹性肢端皮炎 0.0758 142

  第十节 手足口病 0.11 143

  第十一节 口蹄病 0.0600 144

  第十二节 其他病毒性皮肤病 0.48 145

第七章 变态反应性皮肤病 1.96 .... **150**

  第一节 特应性皮炎 0.28 150

  第二节 湿疹 0.28 152

  第三节 荨麻疹 0.20 155

  第四节 药疹 0.55 157

  第五节 丘疹性荨麻疹 0.10 161

  第六节 多形红斑 0.21 163

  第七节 接触性皮炎 0.23 165

  第八节 离心性环形红斑 0.0796 167

第八章 寄生虫及昆虫性皮肤病 0.26 .... **169**

  第一节 疥疮 0.0987 169

  第二节 隐翅虫皮炎 0.0905 170

| 第三节 | 虫咬皮炎 0.0788 | 171 |

第九章　神经精神功能障碍性皮肤病 0.27　　173
| 第一节 | 神经性皮炎 0.13 | 173 |
| 第二节 | 瘙痒症 0.14 | 174 |

第十章　红斑鳞屑性皮肤病 1.03　　176
第一节	银屑病 0.26	176
第二节	玫瑰糠疹 0.0964	178
第三节	副银屑病（无作者吗？还是刘起锟）0.13	179
第四节	毛发红糠疹 0.16	181
第五节	红皮病 0.13	183
第六节	白色糠疹 0.0641	184
第七节	单纯糠疹（无作者吗？还是刘起）0.0562	185
第八节	扁平苔藓 0.12	186

第十一章　皮肤附属器疾病 1.21　　188
第一节	痤疮 0.47	188
第二节	脂溢性皮炎 0.29	192
第三节	斑秃 0.0979	195
第四节	酒渣鼻 0.23	196
第五节	雄激素源性脱发 0.11	198

第十二章　结缔组织病 0.87　　200
第一节	红斑狼疮 0.37	200
第二节	皮肌炎 0.19	204
第三节	硬皮病 0.21	206
第四节	混合结缔组织病 0.0887	208

第十三章　自身免疫性疱病 0.71　　210
第一节	天疱疮 0.23	210
第二节	类天疱疮 0.11	212
第三节	疱疹样皮炎 0.11	214
第四节	线状 IgA 大疱性皮肤病 0.12	215
第五节	家族性良性慢性天疱疮 0.11	217

第十四章　皮肤血管炎 0.70　　219
| 第一节 | 变应性皮肤血管炎 0.17 | 219 |

3

第二节	过敏性紫癜 0.21	220
第三节	结节性红斑 0.13	222
第四节	色素性紫癜性皮病 0.0999	224
第五节	荨麻疹性血管炎 0.0792	225

第十五章 色素性皮肤病（无作者）1.09 ... 227

第一节	雀斑 0.0913	227
第二节	咖啡斑 0.0578	228
第三节	黄褐斑 0.0987	229
第四节	面颈毛囊性红斑黑变病 0.0552	230
第五节	瑞尔黑变病 0.0943	231
第六节	摩擦黑变病 0.0567	232
第七节	遗传性泛发性色素异常症 0.0458	233
第八节	网状色素性皮病 0.0409	233
第九节	色素性玫瑰疹 0.0711	234
第十节	特发性多发性斑状色素沉着症 0.0468	235
第十一节	其他系统疾病伴发的黑素过度沉着症 0.15	236
第十二节	白癜风 0.14	237
第十三节	贫血痣 0.0493	239
第十四节	无色素性痣 0.0502	240
第十五节	老年性白斑 0.0362	240

第十六章 皮肤肿瘤 5.36 ... 242

第一节	恶性皮肤肿瘤 1.37	242
第二节	良性皮肤肿瘤 3.98	255

第十七章 性传播疾病 2.77 ... 290

第一节	淋病 0.55	290
第二节	梅毒 0.75	296
第三节	生殖器疱疹 0.33	304
第四节	艾滋病 0.33	308
第五节	尖锐湿疣 0.38	312
第六节	滴虫病 0.0653	316
第七节	沙眼衣原体尿道炎 0.0775	317
第八节	细菌性阴道炎 0.19	318

| 第九节 | 腹股沟肉芽肿 0.0905 | 320 |

第十八章　皮肤外科治疗手段 2.90 ... 322

第一节	皮肤外科基本操作 0.16	322
第二节	皮肤组织移植 0.76	323
第三节	皮肤软组织扩张 0.57	331
第四节	难愈创面的治疗 0.83	336
第五节	皮肤外科塑性 0.55	343

第十九章　皮肤病中医证治总论 1.43 ... 350

第一节	皮肤病的阴阳辨证 0.10	350
第二节	皮肤病的经络辨证 0.14	351
第三节	皮肤病的脏腑辨证 0.22	352
第四节	皮肤病的病因辨证 0.30	354
第五节	皮肤病的病机辩证 0.15	357
第六节	皮肤病的皮疹及自觉症状辩证 0.14	359
第七节	皮肤病的治疗原则 0.35	361

第二十章　感染性皮肤病 4.28 ... 365

第一节	病毒感染性皮肤病（无作者）1.29	365
第二节	细菌感染性皮肤病 1.79	379
第三节	真菌感染性皮肤病（无作者）1.19	391

第二十一章　变态反应性及虫类皮肤病 2.01 ... 404

第一节	瘾疹 0.0917	404
第二节	湿疮 0.78	405
第三节	四弯风 0.0750	413
第四节	漆疮 0.16	414
第五节	面游风 0.20	416
第六节	药毒 0.17	418
第七节	水疥（无作者）0.51	420
第八节	疥疮（无作者）0.0233	421

第二十二章　血管性及结缔组织性皮肤病 1.66 ... 427

第一节	葡萄疫（过敏性紫癜）0.12	427
第二节	手足逆冷 0.43	428
第三节	血痹 0.0865	432

第四节　臁疮 0.29 434
   第五节　红蝴蝶疮 0.23 437
   第六节　皮痹 0.32 439
   第七节　瓜藤缠 0.16 443

第二十三章　红斑鳞屑性及神经精神障碍性皮肤病 2.00 .... **445**
   第一节　白疕 0.56 445
   第二节　副白疕 0.28 451
   第三节　风热疮 0.14 454
   第四节　猫眼疮 0.21 456
   第五节　红皮病 0.21 458
   第六节　紫癜风 0.19 460
   第七节　风瘙痒 0.38 463

第二十四章　色素性皮肤病 0.58 .... **468**
   第一节　白驳风 0.25 468
   第二节　黄褐斑 0.32 470

第二十五章　皮肤附属器疾病 1.20 .... **475**
   第一节　粉刺 0.52 475
   第二节　酒渣鼻（酒齄鼻）0.33 480
   第三节　油风 0.34 484

第二十六章　皮肤病中医外治学 8.31 .... **489**
   第一节　皮肤病中医外治的辩证 1.87 489
   第二节　皮肤病中医外治的用法及其技法 3.53 496
   第三节　皮肤病中医外治的药物及其选用技法 2.76 534
   第四节　皮肤病中医外治的剂型及其选用技法 1.13 567

参考文献 **582**

第一章 皮肤的解剖结构及生理功能 1.06

第一节 皮肤的解剖结构 0.69

皮肤是覆盖在人体表面上的最大器官，约占人体总重量的16%。因身高和体重不同，体表总面积也不一样，一般成人的皮肤总面积为 1.5~2.0m²，平均为 1.6m²。皮肤厚度一般也因年龄、性别、部位而不同，通常成人为 0.5~4.0mm。皮肤可保护体内组织和器官，对于防止许多机械性、物理性、化学性刺激，特别对防御生物性侵袭，是非常重要的。此外，皮肤尚有种种特殊的生理功能，这对维持机体的健康是必不可少的。皮肤烧伤后，特别是深而面积较大的皮肤烧伤，不仅可因皮肤毁坏而失去正常的生理功能，同时还可因皮肤损害引起全身各重要脏器的机能状态改变而危及患者的生命。

一、表皮

人体的表皮厚度一般在 20~1400μm 之间。表皮由胚胎期的外胚层演变而成，由外向内形成表皮各层：

1.角质层　表面最外一层为角质层，由鳞状扁平角质细胞重叠而成，细胞核已经消失，内含角质蛋白。这层细胞已失去生命力。此层厚薄各处不同，在前臂内侧甚薄，约 0.02mm，在掌跖处甚厚，可超过 0.5mm，因此在特大面积烧伤用掌跖部皮肤供皮植皮时，要削去此角质层，取有生发层的断层皮。角质层由于细胞互相重叠、互相吻合，形成比较坚韧而有弹性的板状结构，故可对抗摩擦，阻止体液外渗和化学物质内渗。此层含有角蛋白和角质脂肪，吸水力很强，因此在湿润环境中皮肤可保持柔润，但在干燥环境中就会干燥而产生鳞屑或裂纹。

2.透明层　由一层或数层扁平的透明细胞构成，细胞内含有角母蛋白。此层在掌跖部常见。

3.颗粒层　有 2~4 列比较扁平的菱形细胞，内含透明角质蛋白。此层在掌跖部最厚。

4.棘状层　此层包含 4~8 列多角形细胞，越向浅处细胞越扁平，越向深处越倾向假圆柱形，中间为多角形。从细胞膜伸出棒状棘突，与邻接细胞棘突相对排列。细胞间隙内有组织液，可辅助细胞代谢。棘状层有增殖能力，在Ⅰ度烧伤修复过程中，可见此层增生活跃。

5.基底层　为表皮最内的一层细胞，能够间接核分裂产生上皮细胞，所以又称生发层。此层主要为一层柱状细胞，排列成栅状，各细胞之间有细胞间桥（又称棘突）而彼此互相连接。由于基底细胞不断新生，所以未伤及此层的Ⅰ度烧伤或此层部分损伤的浅Ⅱ度烧伤痊愈时，均为基底细胞新生的细胞所代替，不留任何遗痕。但由于基底细胞间有一种黑色素细胞，能产生黑色素，所以可见新的皮肤有色素沉着现象。

二、真皮

真皮在表皮下方，各部分厚度不同，多在 400~2500μm 之间，大部分为结缔组织，因而具有韧性。真皮内含三种纤维，即胶原纤维、弹力纤维和网状纤维。这三种纤维均为蛋白质。还有汗腺、皮脂腺、毛囊及毛发、肌肉（主要是竖毛肌）、血管、淋巴管、神经及特殊末梢感受器，并含有肥大细胞和一部分脂肪，以及一种能够移动的组织细胞，这种组织细胞是网状内皮系统的一个组成部分，有清除异物的作用。肥大细胞据称在皮肤受伤后可放出含有肝素和组织胺的颗粒，可引起毛细血管扩张，使白细胞和血浆从血管内渗出。Ⅰ度烧伤后血浆样物质的外渗与此有关。真皮可分乳头层与网状层。乳头层由若干圆锥形乳头所组成，与表皮的基层相接，形成规则的波状曲面，伸入表皮基层中。表层亦呈指状伸入真皮，二者呈犬牙状交错结合甚牢，内含有神经末梢及毛细血管袢。乳头层下方称网状层，二者无明显界线，而是从前者开始，逐渐过渡到后者。网状层内含有的纤维较粗，在水平方向排列成密网状，内含神经、血管、淋巴管等。真皮的这种结缔组织纤维束及纤维排列，使皮肤有一定方向的张力线，如沿此线方向切开皮肤，皮肤裂口的宽度较小，如切口与此线方向垂直.则皮肤裂口愈合后容易生成明显的瘢痕。在大块自体皮移植开窗引流或网状植皮及烧伤后期整形中，都应注意这一点。

皮肤各部位纹理：

1.胶原纤维　真皮的主要成分为结缔组织胶原纤维，约占95%以上。胶原组织组成纤维，若干纤维被细胞间质黏合成纤维束。真皮上部纤维束较细，分布无定向，真皮网状层纤维束较粗，并且与皮面平行组成网。纤维呈波浪形，有一定的伸缩性。纤维束间有成纤维细胞。

2.弹力纤维　弹力纤维较直，伸缩性差，常盘绕着胶原纤维，比较稀疏，分布基本同胶原纤维。皮肤被牵拉后的回缩作用主要在弹力纤维，也有使皮肤不能过度伸长的作用。人的皮肤在 6kg 以上的拉力作用下可发生破裂，在 6kg 以下皮肤张力范围之内不会引起不良后果。

3.网状纤维　是一种未成熟的胶原纤维，在发育过程中逐渐变成胶原纤维。在正常皮肤中，通常只在汗腺和血管周围处可见到网状纤维，但在皮肤受伤后的愈合过程中，它是最先形成纤维。烧伤后的疤痕形成即是胶原纤维的过度增生。真皮是对抗外力损伤的第二道防线，是血管、神经和附属腺体的支柱，是血液、电解质和水分的承受器。这一点在创伤反应、炎症，尤其在烧伤后毛细血管通透性增加、血浆样物质外渗时，表现很明显。真皮中的纤维结构使真皮具有收缩性，这种收缩性有很大的临床意义，尤其是在计划手术时，不仅应该考虑到皮片的收缩（原发性收缩），而且应考虑到皮片成活后进一步收缩（继发性收缩），在治疗烧伤挛缩时，特别是颈部和面部挛缩，可造成不小的技术上的困难。

三、皮下组织

真皮之下的组织称为皮下组织。其中散布有粗大的结缔组织纤维束和大量的脂肪组织，故又称为皮下脂肪层。脂肪的多少随着性别、年龄、个体差异、部位而不相同。如在鼻尖部皮肤、唇红缘、阴囊、阴茎龟头、肛门旁、眼睑等处，无皮下脂肪，而在臀部、腹部及阴部（特别是妇女），皮下脂肪最厚。脂肪沉着细胞内，结缔组织网把脂肪细胞分成小叶,内含丰富的血管、淋巴管及神经。皮下组织是很好的热绝缘体,能储藏热能,缓冲外力,有效地吸收外来震动。

四、皮肤的血管和神经

皮肤的血管非常丰富,但主要分布在真皮。表皮无血管,主要靠弥散途经取得营养。上皮细胞对缺氧的敏感性相对较少,而具有较强的存活能力。所以切取游离断层皮片,可以保存在4℃的温度下几昼夜而不失去生活能力。皮肤的这种特性对自体皮修复烧伤创面具有重要意义。根据同样道理,游离移植皮片,在移植后最初2~3昼夜,虽然与受皮区没有血管联系,但仍能保持其生活能力。皮肤的血管由与皮肤平面平行的两组血管网组成。深网位于真皮和皮下组织交界处,浅网位于乳头层。浅网系由深网延伸而成,并分出毛细血管袢供给乳头、毛囊及皮脂腺。毛乳头及汗腺深达皮下组织,由深网供应。有人计算1mm² 人皮肤平均有44个毛细血管袢。毛细血管袢的多少按序排列为近指甲部(47.6)、手背(42)、前臂(39.7)、颊部(18.6)、额部(24.5)、胸部(23.3)及大腿(25.4)。皮肤的血管可以舒缩,在正常条件下,大量皮肤血管处于半收缩状态,平时可借以调节皮肤含血量进行体温调节。有人认为皮肤血管扩张时可容纳1000ml血液,根据我们治疗烧伤经验认为,在烧伤时或皮肤急性炎症时,其皮肤容积比上述大得多。血管除供给皮肤营养外,在皮肤遭受物理与生物损伤时,血管还可参与调动机体防御力量起防御作用。在烧伤修复过程中,血管又可新生。与血管相伴行的还有深浅两组淋巴管网,它是辅助性循环系统。表皮棘细胞间的淋巴液与淋巴网相通,皮肤附属器也有丰富的淋巴管与淋巴网相连。

供应皮肤血运的动脉有两种类型,一类为肌皮动脉,一类为直接皮肤动脉。人类皮肤动脉以前者为主。皮肤血管垂直穿过肌肉,经过皮下组织而进入皮肤,它所供应皮肤的范围有限。直接皮肤动脉在人体上虽然为数不多,但每条血管所供应的皮肤范围都很大。营养血管直径在1mm以上,即可切取做游离皮瓣移植用。如腹股沟处近年来常被人们用来做游离移植的皮瓣。除此之外,还有一些直接皮肤动脉供应区,可供游离皮瓣移植应用,如足背部、肩三角部、前额部、头皮、耳各部、第一趾蹼、胸背部、臀部及膝部等,尤其是足背部,已被临床广泛应用。因为足背或胫前动脉和大隐静脉管径较粗,血管吻合容易成功。

皮肤的神经主要有感觉神经和交感神经两种。感觉神经从脊神经的后根发出(有髓),交感神经节又分出运动神经和血管舒缩神经(无髓)。以上两种神经混合组成皮肤神经,形成了皮肤的触觉、痛觉和温度感觉。无髓神经管理汗腺的分泌、肌肉运动和血管舒缩。因此,皮肤也是机体表面的一个保护性感觉器官,与大脑皮层关系密切,以利于机体适应外界环境变化。感觉神经分支可达表皮棘层,当浅Ⅱ度烧伤后神经末梢暴露在外时,疼痛感觉非常明显。

五、皮肤附属器

皮肤附属器官有两类:一类是角化附属器官,如体毛和指甲;一类是腺体,如皮脂腺、汗腺及乳腺等。

(一)体毛

体毛为哺乳动物特征之一,人体表面除手掌、足跖、指(趾)末节背面、唇红部、乳头、阴茎头、阴蒂、小阴唇及包皮内面等处无毛外，其他各处皆生有毛。体毛的长短、形态、色泽可因种族而异，因人而异，因部位而异。种类分为长毛、短毛、毳毛和胎毛。

毛本身分为毛干和毛根两部分。陷入皮内的部分，称为毛根。毛根由毛囊包裹，毛根基部膨大与毛囊共同形成毛球，真皮结缔组织突入毛球部分称毛乳头。毛球为毛发与毛囊的生发点，毛乳头与真皮乳头相当，内含血管，滋养毛球。

1. 毛　由呈同心圆性排列的三层结构组成：

（1）毛髓质　为毛干中轴。由1~2层立方形未完全角化的髓细胞形成。毛球部髓细胞体积大，核清晰。髓质一般不达到毛干顶端。毳毛无髓质。

（2）毛皮质是毛的主要成分，构成毛的基质。毛皮质包于髓质周围，由数层菱形角质细胞叠积而成，沿毛干长轴纵排。核为长圆形或退化变性。细胞内含有黑色素颗粒。当皮质色素减少或充以空泡时，则在毛球部形成白发。毛皮质由立方形、圆形或椭圆形细胞构成，渐向上逐渐变为纺锤形。细胞内不含空泡，有色素颗粒。

（3）毛小皮　为位于皮质周围的角化扁平细胞，透明无结构，核退化，细胞内不含色素，细胞呈叠瓦状排列。

2. 毛囊　毛囊是表皮下陷，包围在毛根周围的部分。分为根鞘和玻璃膜两部分。根鞘由表皮转化而来，分为内根鞘和外根鞘。内根鞘相当于表皮的角化层，外根鞘相当于表皮的生发层。玻璃膜及其周围的致密结缔组织是由真皮转化而来，相当于表皮下基膜，均匀透明，无结构，有韧性。

附着于毛囊上的平滑肌束称为立毛肌，直径40~200μm，是呈扁圆柱状的独立束。两端有弹性纤维，一端附于毛囊，另一端斜行与皮肤成钝角附着在真皮的乳头层。由此表皮、立毛肌和毛囊三者构成一个三角形区。皮脂腺常见位于此区内，立毛肌收缩时，使毛发直立，同时压迫皮脂腺，使皮脂排出。胡须、睫毛、眉毛等处无立毛肌。全身95%的皮肤上分布有毛发。毛根深浅不一，一般在1520~2118μm，最长的毛发根部为2850~5050μm。少年长毛、短毛的毛球位于皮肤内的位置要比中年人深一些，深者可达皮下组织。

（二）指（趾）甲

指（趾）甲为末节指（趾）骨背侧面上的角质板片，即甲体。由甲体覆盖的这一部分皮肤表面为甲床。甲床两侧及近端由皮肤皱褶围绕，称为甲襞。甲襞与甲床之间的裂隙为甲沟。甲板的近侧缘为甲根。近甲根部的指甲呈白色月形，亦称弧影，通常被甲襞的近端部分所覆盖。甲根附着于甲床的部分叫甲基质，是甲体不断长出的来源。中体相当于皮肤的角化层，是由甲基质细胞增生、角化而形成。甲床由表皮的生发层和真皮构成，其内含丰富的毛细血管网。指甲随着在基质中形成新的指甲而向前移动。

（三）皮脂腺

除掌跖外，全身有毛部位皆有皮脂腺。部位不同，其数量不等，最多处在头皮，前额、颊部、鼻翼、背部正中线和外阴周围。少数无毛部位，亦分布有皮脂腺，如红唇边缘、乳头、乳晕、眼睑、小阴唇和包皮内侧面等。

皮脂腺系全浆分泌腺，为不分叶或分叶少的泡状腺。由分泌部和导管组成，位于立毛肌和毛囊之间，以短管开门于毛囊内，故也称为毛囊腺。皮脂腺分泌部由复层腺上皮围成，虽外层为立方形，强嗜碱性的基底细胞，一般不含脂滴，核椭圆形，相当于表皮的生发层。越向内层，细胞逐渐增大，呈多角形，胞体内脂滴增多，核逐渐皱缩消失。最后细胞解体，所含脂滴排出，成为皮脂。皮脂腺导管很短，由复层鳞状上皮组成，过渡到毛囊壁上。皮脂经导管排入毛囊，沿毛根周围的间隙排出毛囊外。立毛肌的收缩协助皮脂的排出。全身各处皮肤均有皮脂腺，分泌皮脂以润滑毛发和皮肤。不同部位的皮肤在每一平方厘米面积上的皮脂腺有4~380个不等。脸部皮肤皮脂腺最多。

（四）汗腺

汗腺遍布体表各处，以头部、掌跖及腋下处最多。唇红部、甲床、阴茎头、包皮内侧面、阴蒂、小阴唇等处缺乏汗腺。

汗腺有小汗腺和大汗腺两种。小汗腺即指一般的汗腺，分泌含大量水分的汗液。大汗腺则分布在腋下、乳晕、外阴及肛周，还包括外耳道的盯聍腺和眼睑的睫毛腺。其分泌物含蛋白，经细菌作用而有异味，故有气味腺之称。大、小汗腺皆为单管腺，分泌部呈管状并延续为导管。导管一般开口在皮脂腺导管口上方的毛囊内。汗腺分泌部的上皮细胞呈单层立方形或柱状，核为圆形或椭圆形。腺细胞外面可见明显基膜，在腺细胞与基膜之间，有肌上皮细胞呈螺旋状绕于腺细胞周围，收缩时，有助于腺细胞内分泌物排出。大汗腺腺细胞在分泌过程中有周期性顶浆分泌变化。汗腺导管部由2层立方上皮细胞组成，与分泌部上皮分界明显，内层有小皮缘和闭锁堤，外面无肌上皮细胞，胞质染色深，管径细。汗腺管进入表皮后，呈螺旋状行进，开口于表皮，管壁上皮与表皮细胞相移行。大汗腺导管行经表皮部分是直的。

汗腺的血管很丰富，缠绕在汗腺的血管网形成一个血管球。汗腺为交感神经节后纤维支配，为无髓纤维，其递质为乙酰胆碱，应用阿托品可阻抑。汗腺对交感神经和副交感神经药物均有反应，尤对后者更为敏感。有人研究，人体体表每平方厘米平均有100个左右的汗腺、4~5个皮脂腺、1~2根毛发，由于部位不同而可多可少。汗腺在手掌及跖部可达400~500个/cm^2，一般分布在皮肤深处1/3处，有导管通往表皮，分泌汗液并排出体外，是很重要的器官。有人计算全身有23800万个汗腺，分泌管长度平均为2.3mm，整个全身分泌管长度为53km，所有汗腺整个分泌表面积为5m^2。

六、皮肤的神经、血管和淋巴管

（一）皮肤的神经

皮肤内有丰富的神经纤维和神经末梢，分为感觉神经和自主神经两类。感觉神经大多是有髓神经纤维，其终支广泛分布于皮肤各层中，使皮肤除具有保护作用外，亦属于感觉器官。自主神经则来自交感神经的无髓神经纤维，分布于血管、立毛肌、小汗腺和大汗腺，调节平滑肌收缩和汗腺的分泌。

感觉神经在组织中形成特殊的神经末梢器官，即皮肤感受器。皮肤感受器可分为两大类：一为游离的神经末梢，一为有被囊的神经末梢。有被囊的神经末梢形态结构特殊，而且分布于敏感的特定部位，如手指、乳房、外生殖器官、眼睑及口唇等处。属于此类的有：环层小体、触觉小体、鲁菲尼小体、安克尔触盘及皮肤黏膜小体，可用免疫组织化学方法鉴定，如s-100、NSE、Vimentin等。

（二）皮肤的血管

皮肤的血管来自皮下组织的小动脉，形成与皮肤分层相适应的5个血管丛：

1.皮下血管丛 位于皮下组织深部，是皮肤内最大的血管丛，动脉多而静脉少，供应皮下组织的营养。

2.真皮下血管丛 位于皮下组织上方，供给汗腺、毛乳头等营养。

3.真皮中血管丛 位于真皮深部，静脉多而动脉少，主要调节各血管丛之间的血液循环。

4.乳头下血管丛 位于乳头层下部，有储血功能，血管方向多与皮肤表面平行。

5.乳头内血管丛 在真皮乳头内，常形成毛细血管袢，每个毛细血管袢由上行的动脉段及下行的静脉段组成，主要供给真皮乳头和表皮的营养。

七、皮肤超微结构

（一）基膜

基膜长在真皮上，但表现在表皮和真皮交界处一层均质性的薄膜。由结缔组织的基质和纤细的网状纤维构成，称为基底或基底膜，其膜呈波浪状结构，使表皮和真皮的接触面积增加。基膜的主要成分为黏多糖、纤维结合蛋白和胶原蛋白与网状纤维和成纤维细胞的突起以及伴随的基质共同形成。在真皮脱细胞处理时多影响不大。表皮基底层的细胞通过半桥粒连接于基底膜，加特殊的纤维铆定于真皮，基膜的重要组成成分 W 型胶原蛋白，主要由表皮角化细胞分泌。当皮肤受到损害时，只要有基膜存在，局部很快再上皮化。如果基膜受损伤，表皮与真皮的联系取决于基膜各组成重新合成和结构重建。自体表皮细胞被移植后，必须与创面紧密贴附才能生存、增殖和分化。这种贴附能力与基膜的形成和成熟程度有关。深Ⅱ度创面愈合后容易起水疱，就不难理解。因此在Ⅲ度创面修复应植入表皮和真皮，使被植的表皮得到依附的真皮床。异体脱细胞真皮移植一定要保持基膜，才能使自体表皮细胞附着。

（二）表皮干细胞

表皮干细胞主要位于表皮的基底层及毛囊的外毛鞘，定居于干细胞腔隙内称为干细胞巢。这种在组织结构中的位置相对固定，通常情况下干细胞处于静息状态，分裂缓慢，细胞体积小，细胞内的细胞器少，RNA 的含量也低。表皮具有较强的增殖能力，无论是生理性再生和补偿性再生，均取决于干细胞的增殖和分化能力。干细胞有两个特征：慢周期性和自我更新能力。干细胞通常处于静息状态，也就是 G0 期。表皮干细胞的组织包括邻近的看护细胞、细胞外基质和扩散因子，即生长因子和信号因子。表皮干细胞由增殖向分化转变发生在细胞周期的 G1 期，这种由 G0-G1 转变时需要激活细胞外信号调节激酶（ERK1/2）的信号传导通路。在这个微环境内，干细胞的生存、迁移、增殖、分化都能顺利进行。干细胞离体培养可进行 140 次分裂，产生 1×10^{40} 个子代细胞；表皮干细胞对基底膜有很强的黏附性。这对我们认识创面愈合很重要。

（三）细胞间的连接

细胞间的连接装置，由细胞膜内褶形成称为黏合斑，微结构可见多数成对的纽扣样结构。基底层表皮细胞内褶上散在桥粒结构，胞浆内的角蛋白丝从这些部位穿出，通过基膜上的某些结构铆定在真皮的乳头层表浅部分，使表皮层牢固地黏附在真皮层上，少数可单侧称半桥粒。

(杨万军)

第二节 皮肤的生理功能 0.37

皮肤以膜状结构形式覆盖于机体外表，对调节机体内外环境具有重要作用，是机体抵御外界生物性、机械性、物理性或化学性刺激的重要防线，其作用有以下几个方面。

一、皮肤的保护作用

皮肤是直接与外界接触的器官，其保护作用是多方面的：

1.皮肤作为身体的第一道天然屏障，对各种机械刺激如摩擦、冲击、压迫、牵引等，都有一定的防护作用。这是因为皮肤表层具有坚固性和柔韧性的特点，真皮的网状结构具有弹性作用，皮下脂肪有垫的作用，这样不但可使皮肤不易被轻度机械打击所伤害，而且对皮肤下面的组织也可使之免受震荡的影响。

2.皮肤上有一层脂类物质（乙烷溶性酯），和水分乳化可生成脂类膜，它是稳定皮肤表面水合作用的一种缓冲剂，在干燥环境中可制止水分过快蒸发；在潮湿环境中又可防止水分过快扩散至下边的皮肤组织，使皮肤本身保持柔软。皮肤这种脂类物质来源于表皮角化过程中产生的角质脂肪，和它乳化的水则来源于周围空气和汗液。表皮角质细胞紧密结合，无核的扁平细胞如瓦状互相交错，形成一层几乎不可渗透的屏障，可以阻止有害物质的吸收，又可阻止身体体液向外渗出。皮肤烧伤后就失去了此种保护作用。我们在早期所见的创面液体外渗和回吸收期大量创面毒素被回吸收，除了因血管通透性改变所致外，表皮角质层的损伤也是重要原因之一。

3.完整的皮肤对防止微生物的侵入很重要。这主要是因为皮肤本身的完整性阻止了微生物的入侵，同时由于皮肤本身正常呈酸性（pH5.5左右），这种酸性环境不利于细菌、霉菌及病毒繁殖。白细胞反应及皮肤血管中抗体也有阻止微生物入侵的作用。

4.皮肤的色素能阻止紫外线透入深部组织。

二、皮肤的调节作用

1.皮肤对感觉的调节　皮肤是全身最大的感觉器官，皮肤中密布着感觉神经末梢，可把外界刺激变成神经冲动而传入大脑，再由大脑作出判断，通过运动神经传导至效应器官并作出适当的反应。通常分冷觉、热觉、触觉、痛觉等，事实上还有不少复杂的感觉，如粗糙、细腻、光滑、潮湿、痒等。这些复杂的感觉对机体适应外界环境的变化非常重要。

2.皮肤对体温的调节　主要是散热和保温。皮肤的散热作用主要靠辐射、对流、水分蒸发，传导作用非常有限。天热时皮内毛细血管扩张，血流增多，通过皮肤辐射的方法散热至外围，约占全身散热量的44%，对流约占31%，汗液蒸发约占21%，其中以蒸发散热在散热调节中最为重要。水分转化为蒸气，从皮肤消耗热量，每1ml汗水汽化时需要0.58kcal热量，一般成人每日出汗500~700ml，需要290~400kcal热量。人在大量出汗时可达2~4L/d，散热量可占全部散热的75%~95%。在大面积深度烧伤皮肤汗腺被毁坏时，这种调节功能丧失，在炎热季节就不能适应，容易引起中暑。

皮肤的保温作用主要有两点：①皮下脂肪可防止热量扩散；②当外界温度低时，皮肤血管收缩，血液通过动静脉短路而回到内脏，使之被冷却的机会大大减少，同时立毛肌收缩，排出皮脂增多，汗液排出减少，这样就大大减少了热量的辐射和蒸发，有利于保温。靠皮肤的这种调节功能，人的体温不管在炎夏还是寒冬，都可维持在37℃左右，以使身体内各种代谢得以正常进行。当然，体温的恒定是在中枢神经系统特别是在体温调节中枢的作用下进行的，皮肤调节温度只是起到了一个效应器的作用。烧伤后皮肤被烧毁的越多，这个效应器的调节体温功能受到的损害就越严重。

3.皮肤对水分的调节　皮肤表面存在的脂类物质和水起乳化作用而产生的脂类薄膜，在对水分调节中起着重要作用。在水分过多时，可形成水包油薄膜，在水分减少时则形成油包水薄膜，这个薄膜可吸收和保持可利用的水分。水分的来源是空气和汗液。在需要时又可放出或供给水分，以防止水分过快蒸发或水分过多渗入皮肤和组织。汗液的多少对机体水代谢也是很重要的。大面积烧伤后，大量水分外渗，除了与毛细血管通透性发生改变有关以外，皮肤对水分的调节功能丧失也是重要的原因之一。在回吸收期以后，创面毒物被吸收引起创面脓毒血症，也是因为皮肤丧失了阻止水分渗入的功能，水分带着毒物进入血循环所致。

三、皮肤的代谢作用

1.皮肤的呼吸功能　人体皮肤的呼吸总共只占整个气体代谢的1%左右，主要是吸收氧气和排出二氧化碳。在30℃时，一昼夜通过皮肤可排泄碳酸7~9g，吸收氧3~4g。但在高温环境、气压高或空气中氧浓度高时，或在强烈运动及重体力劳动时，皮肤呼吸在机体中的作用就显著增强，如在高温车间中的强体力工作时，通过皮肤的气体代谢可以为肺气体代谢的15%~20%。皮肤呼吸功能取决于汗液分泌的强度，汗液分泌越多，气体代谢越强。如在室温18~20℃时，处于安静状态下的人，通过皮肤吸收的氧平均为193cm^3/h，但在同样条件下从事体力工作时，通过人的皮肤吸收氧的强度则可比安静时增加50%~100%。

2.皮肤对水分和电解质及其他代谢产物的排泄作用　人在常温下，一昼夜可分泌400~600ml汗液，在外界温度达30℃时，每天可分泌汗液达10kg之多，这不仅丢失了很多水分，而且还丢失了很多氯化物，每日可超过30g。汗液的化学成分并不是一成不变的，而是随着人体当时的机能状态而有所改变，如患者缺乏电解质或肾上腺皮质激素量多时，汗液中的电解质含量就明显减少。根据研究资料，汗液成分为：氯36~995mg%，钠17~400mg%，钾17~145mg%，钙0.3~11.8mg%，镁0.02~4.5mg%，磷微量7~37mg%，碘0.0007~0.00095mg%，铜0.006mg%，锰0.006mg%，铁0.024~0.064mg%。汗液中氮化物含量：总氮17~196mg%，非蛋白氮66~108mg%，氨基酸氮1~10.2mg%，氨氮1~35mg%，尿素氮7.5~128mg%，尿酸0.20~1.2mg%，肌酐氮0.11~8.6mg%。汗液中还含有葡萄糖1~25mg%，乳酸33~300mg%。在正常情况下，排出的这些物质开始含量较多，如果汗液继续增加，则这些物质含量就明显减少，例如钾、乳酸、丙酮酸等比较明显。除上述汗液成分外，还有挥发性脂肪酸、胆固醇以及其他物质。在肝脏或肾脏发生疾病时，皮肤的取代功能增强，还可通过皮肤排泄一系列毒性物质。

3.皮肤的贮存作用　通过皮肤摄入机体的水分和电解质，同时也参与一些物质代谢，如蛋白质、脂肪、糖，以及维生素A、核黄素、烟酸等物质。皮肤还能制造维生素D。

4.皮肤酶的活性　目前对在皮肤内进行的基本代谢过程研究还是不够的。有人将皮肤分成角蛋白层、上皮细胞层和真皮层进行研究，发现在角蛋白层中有大量苹果酸脱氢酶与乳酸脱氢酶、磷酸酶及嘌呤核甙-磷酸化酶；上皮细胞内的所有酶都比角蛋白层内的酶有较高的酶活性；上皮细胞层内的所有酶也超过真皮层内同种酶的活性，并且认为，单纯分析皮肤的酶，就可以判定皮肤某区域烧伤病变的深度。

各部皮肤厚度参考表

序号	部位	皮肤厚度（mm）	表皮厚度平均值（mm）
1	头顶部	0.05~0.09	0.07
2	颞部	0.06~0.12	0.10
3	额部	0.04~0.08	0.07
4	眉部	0.18~0.12	0.10
5	上下睑	0.02~0.06	0.04
6	鼻背部	0.08~0.11	0.10
7	鼻翼部	0.04~0.05	0.04
8	鼻唇沟	0.03~0.06	0.05
9	颊部	0.06~0.10	0.08
10	颧部	0.04~0.06	0.05
11	唇部	0.04~0.07	0.05
12	下颌部	0.05~0.08	0.07
13	耳后部	0.09~0.12	0.10
14	耳轮部	0.07~0.09	0.08
15	人中部	0.04~0.07	0.06
16	颏部	0.06~0.08	0.07
17	颈前部	0.04~0.06	0.05
18	颈侧部	0.07~0.09	0.08
19	颈部	0.08~0.10	0.09
20	胸骨柄	0.08~0.11	0.09
21	剑突部	0.04~0.07	0.06
22	乳房部	0.05~0.07	0.06
23	腋前线	0.03~0.05	0.04
24	腋中线	0.04~0.06	0.05
25	腋后线	0.05~0.07	0.06
26	上腹部	0.09~0.14	0.12
27	下腹部	0.09~0.14	0.12
28	脐周部	0.06~0.09	0.07
29	髋部	0.08~0.11	0.09
30	上背部	0.06~0.12	0.11
31	下背部	0.06~0.12	0.10
32	腹股沟部	0.07~0.09	0.08
33	会阴部	0.07~0.09	0.08
34	包皮部	0.03~0.05	0.04
35	臀沟部	0.08~0.10	0.09
36	上臂内侧部	0.04~0.06	0.05

37	上臂外侧部	0.06~0.08	0.07
38	上臂屈侧部	0.04~0.06	0.05
39	上臂伸侧部	0.05~0.07	0.06
40	前臂内侧部	0.09~0.13	0.10
41	前臂外侧部	0.09~0.13	0.11
42	前臂屈侧部	0.09~0.12	0.10
43	前臂伸侧部	0.08~0.14	0.12
44	肘前部	0.05~0.10	0.07
45	肘后部	0.06~0.11	0.09
46	腕屈侧部	0.14~0.26	0.20
47	腕背侧部	0.09~0.18	0.13
48	手掌部	0.48~0.79	0.53
49	手背部	0.20~0.41	0.35
50	掌指关节背侧部	0.25~0.39	0.37
51	掌指关节屈侧部	0.50~0.77	0.65
52	指背部	0.18~0.30	0.22
53	指掌部	0.58~0.82	0.67
54	指尖部	0.67~1.15	0.89
55	虎口部	0.69~1.08	0.82
56	指蹼部	0.37~0.52	0.43
57	股内侧部	0.05~0.07	0.06
58	股外侧部	0.06~0.09	0.08
59	股前部	0.05~0.08	0.07
60	股后部	0.08~0.13	0.12
61	小腿内侧部	0.07~0.10	0.09
62	小腿外侧部	0.07~0.09	0.08
63	腘窝部	0.04~0.06	0.05
64	膝前部	0.10~0.12	0.11
65	内踝部	0.18~0.23	0.20
66	外踝部	0.17~0.23	0.19
67	足背部	0.14~0.27	0.22
68	足底前部	0.66~1.72	1.11
69	足底外侧部	0.86~1.12	1.0
70	跟腱部	0.34~0.51	0.45
71	足跟部	1.51~2.04	1.68
72	足心部	0.58~1.14	0.80

四、免疫功能

皮肤可看作是一个具有免疫功能并与全身免疫系统密切相关的外周淋巴器官。皮肤内的免疫反应主要发生在真皮。真皮免疫系统的细胞包括树突状细胞（郎格汉斯细胞和巨噬细胞）、T淋巴细胞、内皮细胞、肥大细胞、成纤维细胞等。这些细胞分布在真皮浅层毛细血管的周围。细胞间相互作用，并通过其合成的细胞因子相互调节，对免疫细胞的活化、游走、增殖分化、免疫应答的诱导及炎症损伤和创伤修复，均具有重要作用。

五、愈合过程

皮肤小面积损伤，数天即可愈合，不留瘢痕。较大而深的损伤，其再生过程是：损伤处发生凝血，单核细胞进入创伤组织中发育成巨噬细胞，巨噬细胞清除坏死组织，并释放趋化物质吸引成纤维细胞和内皮细胞至创伤部位，成纤维细胞活跃地产生纤维和基质，填充缺损的空间；毛细血管长入新生成的基质内，形成肉芽组织，这种组织作为一种营养的底物，使表皮细胞在其上面生长。创伤后几小时，伤口边缘正常的表皮基底细胞即可增殖，并向伤面迁移。残存的毛囊和汗腺上皮均可提供表皮再生的幼稚细胞，形成覆盖伤面的上皮小岛。新生的表皮基底细胞继续分化形成其他各层细胞。表皮下的肉芽组织也渐由致密结缔组织替代。如创伤面积过大，尤其是全层皮肤缺损，自愈的可能性较小，这时就需要进行植皮。关于表皮干细胞的研究目前还处于起始阶段，还无法对临床提供更翔实的实验指导。

(杨万军)

第二章 皮肤病的诊断与临床表现（无作者，可删除）1.86

第一节 皮肤病的诊断概述 0.21

诊断是指运用医学基本理论、基本知识，以及通过问诊、体检、化验及特殊检查等基本技能，对患者症状、体征及其发生和发展情况的客观判断。在现代医学中，疾病的诊断被认为是临床医学的基本问题，同时也是临床思维学的基本问题。

根据诊断界学说诊断有狭义和广义之分，狭义诊断是指某些患者所患疾病的具体表现，即患者所出现的症状和异常体征，简称症征；广义诊断除症征外，还包括获取各种症征的方式和手段。

根据临床思维学原理，诊断根据的症状可分为必要症征、充分症征、充要症征、可能症征和否定症征五类。一般说来，皮肤病的诊断需要经过三个阶段。

1.获取临床资料阶段 此阶段是建立临床诊断的初始阶段，也是皮肤病得以正确诊断的最重要阶段。

（1）询问性调查（问诊）：是指通过和患者或知情人的谈话，听取陈述，以了解疾病的发展和现状，是搜集临床资料的基本手段之一。问诊是以医学知识为依托，临床经验为条件，通过向患者和知情人询问疾病发生、发展过程，获得疾病信息之技能的总和。问诊不仅是获取诊断的根据，而且也是为进一步检查提供线索。因此，在诊疗技术现代化的今天，问诊仍是医者最重要的基本功。

问诊过程中应注意交谈艺术、语言艺术、方法艺术和文字表达艺术相结合，以取得患者的信任与合作，获取详尽、真实而有价值和对诊断有帮助的病史资料，同时也是了解和掌握患者心理状况的主要途径，尤其对于心身疾病患者尤为重要。

（2）体格检查（体检）：是医者运用自己的感官和简单的器械，来观察和了解患者的身体状况，是获取患者体征的重要手段之一。通过对患者进行体格检查，获取主要体征与相关体征、阳性体征与阴性体征、显性体征与隐性体征等临床资料，并辨清体征的性质，为诊断和临床思维提供线索。

体格检查过程中，应注意视、触、叩、听四诊相互结合、互为促进与彼此补充，以获取全面而详尽的临床资料，为疾病的正确诊断提供可靠依据。

（3）辅助检查（临床检验或实验检查）：是指通过对患者的血液、体液、分泌物、排泄物、脱落细胞、活检组织等，进行病原学、病理学、影像学、电生理学、生物化学、免疫学、超声学、基因等检查，以获得病原体、组织病理变化、脏器功能状态、局部脏器图像和物理指标的一种手段，是医者感官的延伸和视野的扩大，有助于克服医者对临床资料认识的表面性和模糊性。

在对患者进行辅助检查时，应坚持先与后、相对与绝对，以及先简单后复杂、先无损伤后有损伤的原则，以最小的代价获取患者最大程度局部与整体的机能状况信息，尽可能满足临床诊断的需要。

2.分析判断病情、初步诊断阶段　此阶段是将询问性调查、体格检查和实验检查所获得的各种临床资料与信息，进行系统整理和综合分析，使临床获得的资料具有真实性、系统性、完整性和科学性，做出对疾病合乎客观实际的一种初步认识、评价和结论，是疾病得以正确诊断的重要环节，也是医者将获得的各种临床信息形成判断的思维过程。在对疾病做出初步诊断之前，应注意早期诊断原则、综合诊断原则和个体化诊断原则，以及原发病与继发病、功能性与器质性、一元病论与多元病论之间的交叉诊断意义。

在对临床资料与信息进行综合分析过程中，应注意将病史提供的疾病线索与体格检查获取的阳性体征，实验室检查所得静态结果与疾病发生、发展的动态过程，以及局部病变与机体整体机能状态等有机结合起来，达到正确诊断疾病的目的。切勿将某一方面的临床资料或信息，尤其是将实验检查结果孤立或绝对化，同时避免不正确的思维方式和受虚假症征的影响做出错误判断而延误病情。

3.确立诊断和治疗方案、临床验证阶段　临床初步诊断是在疾病发生发展过程中对其某一阶段病情的判断，具有一定的局限性，而且受临床思维的片面性和主观性影响，又带有一定的臆断成分，需要临床对其进行验证和修正。因此，在初步诊断提出后给予必要的治疗，同时进行客观细致的病情观察、部分实验室检查项目的复查，以及选择必要的特殊检查等，为验证、修正初步诊断和最后确立诊断提供可靠依据。在此阶段中诊断是治疗决策的基础，同时治疗效果也是对临床诊断的验证。

医者通过运用已有的医学知识和临床经验，针对患者的具体情况，综合分析其病因病势，不断提高思维决策能力，确立对疾病的正确诊断，为治疗决策的科学化服务，使患者得到及时、合理、高效和安全的医治，为治疗决策和正确对疾病诊断得到真正意义的验证和发展。

一般说来，皮肤病的诊断思维过程及路线主要包括：解剖结构→生理改变→病理改变→发病机制→致病因素→病情程度→提出假说→验证假说→鉴别诊断→初步诊断→处理措施→修正诊断→确立诊断。虽然诊断思维过程烦琐且有时并非依靠独立思索而形成，尤其循证医学使传统诊断学有了较大的变革，所以正确的临床思维对诊断就显得更为重要，也才能使临床诊断更加完善、准确和可靠。

总之，皮肤病的诊断过程是运用医学概念和医学判断进行复杂推理的过程，同时也是技能与经验有机结合和相互促进的过程。要求医者具有广博的医学知识、严谨的逻辑思维和客观的认识判断能力，树立科学的医学观，提高对疾病的综合分析能力，善于总结临床经验，防止犯经验主义的错误，提高皮肤病的正确诊断率，避免和减少误诊与漏诊的发生。

第二节　皮肤病症状与体征 0.32

症状是患者病后对机体生理机能异常的自身体验和感觉，体征是疾病导致患者体表和内部结构发生的可察觉的改变，两者可单独或同时出现。正确识别和判断皮肤病的症状与体征，对临床诊断的建立非常重要，甚至可发挥主导作用。

一、症状

症状是患者对疾病的主观感觉，如瘙痒、疼痛、感觉麻木、乏力、灼热等。

1.瘙痒　是多种皮肤病最为常见的自觉症状（包括原发性与继发性、外源性与内源性、局限性与泛发性、阵发性与持续性等），可作为诊断的重要依据，亦可为内脏疾病的一种反映，如单纯而无皮损的瘙痒，常提示胆道梗阻、糖尿病、尿毒症、淋巴瘤、甲状腺功能亢进等，而伴有皮损的瘙痒，则可能为真菌感染、昆虫叮咬和变态反应性皮炎等。

2.疼痛　为皮肤病不多见的一种自觉症状，依其性质分为灼痛、刺痛、钝痛、锥痛、撕裂痛、扭转痛、酸痛等，其程度和持续时间在不同皮肤病的不同时期而各异，如皮肤晒伤早期表现为灼热感，炎症明显则为灼痛；带状疱疹早期为阵发性刺痛，疼痛时间较短，炎症明显则疼痛为持续性，或为阵发性疼痛，但疼痛时间较久；皮肌炎早期表现为运动后肌肉酸痛，休息后缓解，病情继续发展，酸痛在休息后不能缓解，呈逐渐加重趋势等。仔细了解疼痛的性质、程度、持续时间等，是诊断疼痛性皮肤病的重要依据。

3.感觉异常　为局部皮肤组织的感知异常，主要有浅感觉减退或丧失、蚁走感、感觉过敏、感觉分离等。如麻风、股外侧皮神经炎等，表现为受累神经支配区域的浅感觉减退和丧失；皮肤神经官能症为感觉非固定性皮肤蚁走感；脊髓空洞症表现为肢体感觉分离；带状疱疹、多发性神经炎等，表现为局部组织感觉过敏，轻微刺激即可引起强烈反应等，而组织坏死则局部浅感觉丧失等。

二、体征

体征是指体检时所发现的异常组织改变，亦即皮肤病的形态学，分为原发性和继发性损害两种，正确识别对皮肤病的诊断十分重要。

1.原发损害　指皮肤病本身直接引起的组织病理形态的改变。

（1）斑疹：为局限性皮肤颜色的改变，与周围正常皮肤相平，既不隆起亦不凹陷，直径＜1厘米者称为斑疹，直径＞1厘米者称为斑片，可呈圆形、椭圆形、环形、不规则形、地图状等多种形态。按其发生的病理及生理基础，有炎症性、充血性、出血性、色素性等多种，如接触性皮炎、猩红热等为炎症性红斑；鲜红斑痣、血管痣为非炎症性红斑；过敏性紫癜为出血性淤点和瘀斑；黄褐斑、黑变病等为色素性沉着斑；花斑癣、炎症后白斑等为色素性减退斑；白癜风为脱失性白斑等。

（2）丘疹：为局限性高出皮面的实质性损害，直径＜1厘米。形态多样（圆形、椭圆形、球形、半球形、锥形、多角形、脐凹形）、质地不一（柔软、坚实、坚硬）、表面粗糙或光滑（绒毛状、棘刺状、覆干燥性鳞屑、紧张光亮）、色泽各异（肤色、黑色、红色、褐色）等。

按丘疹发生的解剖位置不同，分为表皮性（如扁平疣、神经性皮炎）和真皮性（如皮肤淀粉样变、发疹性黄瘤）两种。按丘疹发生的病理生理基础不同，分为上皮增生性（如色素痣、寻常疣）、炎症浸润性（如扁平苔藓、接触性皮炎、湿疹）、代谢异常性（如皮肤淀粉样变、黏液水肿性苔藓）及组织变异性（如假性湿疣、阴茎珍珠样疹、弹性纤维假黄瘤）丘疹等。

介于斑疹与丘疹之间的皮肤损害称为斑丘疹。

（3）斑块：为表皮和（或）真皮直径＞1厘米平顶的浸润隆起性损害，可由多数丘疹融合而成，如斑块状寻常疣、斑块性扁平苔藓、斑块性黄瘤等。

（4）结节：为真皮和（或）皮下组织内软或硬的实质性块状物，高出皮面或隐于皮下仅可触及，形状多样（圆形、椭圆形、条索状、不规则形）、大小不一（直径一般为0.5~1厘米，直径＞1厘米者称为斑块、肿块或肿瘤）。

按其发生的病理生理基础不同，分为血管性结节（如变应性结节性血管炎、结节性多动脉炎、血管球瘤）、浸润性结节（如孢子丝菌病、肉样瘤）、代谢异常性结节（如结节性黄瘤、皮肤钙质沉着）、肿瘤性结节（如皮肤纤维瘤、脂肪瘤、淋巴瘤）等。

（5）风团：为真皮浅层短暂局限性平顶隆起的水肿性损害。持续时间一般不超过24小时，其形态多样、大小不一，颜色淡红、鲜红或苍白，消退后不留痕迹。由真皮深层及皮下组织水肿形成的巨大性风团，称之为血管性水肿，持续时间常超过24小时。

（6）疱疹及大疱：为高出皮面、内含液体的腔隙性损害，直径小于0.5厘米者称为疱疹，直径＞0.5厘米者称为大疱，疱液为浆液性者称为水疱，疱液为血性者称为血疱。

按腔隙发生的解剖位置不同，分为角层下（如白痱）、棘层内（如单纯疱疹、寻常型天疱疮）、表皮下（如类天疱疮）、基板下（如获得性大疱表皮松解症）等疱疹或大疱，除发生于基板下的水疱，一般表皮内疱疹和水疱消退后不留瘢痕。

介于丘疹和疱疹之间的损害称为丘疱疹。

（7）脓疱：为含有脓液的疱疹，亦可为含有脓液的大疱，周围常有炎性红晕。

按其发生解剖位置的不同，分为角层下脓疱（如角层下脓疱病）、表皮内脓疱（如脓疱病）和表皮下脓疱（如臁疮）。按其发生原因，分为感染性脓疱（如脓疱疮、脓疱性梅毒疹、牛痘）和非感染性脓疱（如脓疱型银屑病、掌跖脓疱病、坏疽性脓疱病）。

（8）囊肿：为发生于真皮及皮下组织内具有囊性结构的损害，可隆起皮面或隐于皮内，仅可触及，圆形或椭圆形，触之有弹性或囊性感。囊腔含有液体[如阴茎中线囊肿、指（趾）端黏液囊肿]、半固体（如表皮囊肿、皮脂腺囊肿）及其他成分（如皮肤猪囊尾蚴病）等。若囊腔内容物为脓液，称之为脓肿。

2.继发性损害　指原发性损害因搔抓或机械性刺激、继发感染、治疗处理和组织修复等出现的继发性改变，但与原发性损害并不能截然分开。

（1）糜烂：为疱疹或脓疱破裂，或斑疹、丘疹经搔抓等机械性刺激和摩擦导致表皮或黏膜上皮部分缺损，露出的红色湿润面。损害表浅，基底层未完全脱落，愈后不形成瘢痕。

（2）痂：是皮损表面的浆液、脓液、血液、坏死组织、细胞及微生物等混合凝结成的片状或块状物，其厚薄、色泽、性质等依其所含成分而不同，如湿疹、皮炎、带状疱疹等为浆液性痂，脓疱疮、Reiter病等为脓性痂，过敏性紫癜、白细胞碎裂性血管炎等为血性痂，坏疽性脓皮病和恶性组织细胞增生症为坏死性痂等。

（3）鳞屑：为脱落或即将脱落的表皮角质层碎片，分为生理性鳞屑和病理性鳞屑。生理性鳞屑主要见于老年人，鳞屑菲薄而细小。病理性鳞屑可呈糠秕样、鱼鳞样、云母状、破布样、袜套或手套样等多种形态，以及脂溢性皮炎的鳞屑呈油腻性等。

（4）浸渍：为皮肤长期浸水、潮湿等导致角质层吸收较多水分，使表皮变白、变软甚至起皱，如浸渍足、浸渍性足癣、间擦疹等。

（5）萎缩：为皮肤组织的退行性变所致的表皮、真皮或皮下组织变薄，外观皮肤凹陷、表面光滑亮泽、皮纹消失。若仅表皮变薄表现为皮肤皱缩，若真皮和（或）皮下组织变薄则为皮肤凹陷，触摸局部有塌陷感。

（6）抓痕：指因搔抓引起的点状或线形表皮剥脱，可深达真皮乳头层，露出红色基底面，可结血痂。一般表皮缺损不留瘢痕，而真皮缺损可留有瘢痕。

（7）裂隙：亦称皲裂。指皮肤线状楔形裂缝，深达表皮、真皮或皮下组织不等，基底较窄。裂隙仅见于表皮者称为裂纹或皴，好发于面部及手背；深达真皮或皮下组织可有出血，多发生于掌、跖、关节等部位。

（8）溃疡：为真皮和/或皮下组织的皮肤或黏膜缺损，边缘常不规整。多见于损害累及真皮和/或皮下组织的疾病，常由脓疱、脓肿、结节、肿块等破溃而成，其大小、深浅、形状、边缘、基底等依受损程度和原发病而异，愈后留有瘢痕。

（9）瘢痕：为修复真皮和（或）深层组织缺损或损伤的新生结缔组织及表皮，表面光滑无毛，失去正常皮肤纹理，无皮脂腺、汗腺开口，形状不规则，与周围正常皮肤分界清楚。明显高起皮面者称肥厚性瘢痕，菲薄凹陷者称为萎缩性瘢痕。

（10）苔藓样变：系由经常搔抓和/或摩擦使角质层及棘细胞层增厚和真皮慢性炎症而形成的肥厚性斑块状损害，表面干燥粗糙，皮嵴突起、皮沟加深增宽，可见多数聚集成片的多角形小丘疹，质较硬，似牛皮样。

（11）毛细血管扩张：为扩张的局限性或泛发性网状、树枝状或直或弯曲的皮下细丝状细小动脉和/或静脉，鲜红或暗红色，压之褪色或不完全褪色，可为局限性或泛发性。

第三节　皮肤病的实验室检查 1.32

一、真菌检查

真菌检查是对真菌性疾病的病原学诊断和治疗效果判定的重要依据，临床应用较为广泛。主要方法有真菌直接镜检、真菌培养和滤过紫外线检查。

（一）真菌直接镜检

真菌直接镜检是临床进行真菌检查最为常用的方法，具有方法简单、设备需求少、容易操作、可随时开展、结果读取快、阳性结果容易判读等，但可出现假阴性结果。

1.取材

（1）皮肤损害标本：采集部位为损害边缘临近正常组织处，先用消毒刮匙或刀片稍微去除损害表面悬浮的鳞屑或痂皮，然后反复刮取并收集组织碎片和皮屑。

（2）指（趾）甲损害标本：采集部位为可视异常甲板边缘处，先用刀片削除或刮除甲板表面污垢及松散甲屑，然后刮取或钻取并收集可能多的甲屑。

（3）受损头发标本：采集部位为断发区边缘处或绕有鞘膜的病发，用消毒无齿镊拔取 3~5 根。

（4）溃疡性损害标本：采集部位为裸露溃疡面边缘的分泌物和组织碎屑。糜烂性损害标本取材时应先将分泌物用棉签吸除，然后用消毒刮匙收集创面的分泌物和组织碎片；增生性损害标本应在损害边缘采集，收集用消毒刮匙或刀片刮取的组织碎片。

（5）黏膜损害标本：使用棉棒或尿道拭子，在黏膜损害处蘸取少量口腔分泌物、尿道分泌物、宫颈分泌物、咽后壁分泌物及灰白色膜状物。

其他如体液、组织液、尿液、大便、呕吐物、痰液、脓液及活检组织碎屑等，经处理后均可作为真菌直接镜检的标本。

2.方法

（1）不需染色的标本检查：浅部真菌检查一般不需染色即可通过光学显微镜直接读取。将受检标本置于载玻片上，加1滴5%~10%氢氧化钾溶液，覆上盖玻片，排除气泡后用酒精灯稍微加热，并压紧盖玻片，用棉棒吸取盖玻片周围溢出的液体，然后置于低倍镜下观察，找到折光性增强的菌丝或孢子后，再用高倍镜证实。适用于体癣、甲癣、股癣、头癣、花斑癣、外生殖器念珠菌感染、口腔念珠菌感染等真菌性疾病的检查。

（2）需染色的标本检查：深部真菌涂片检查时需应用特殊染色剂方能清楚显示，部分浅部真菌进行染色后真菌形态显现更加清楚。常用染色剂为印度墨汁、乳酸酚棉蓝染色液、嗜银染色液、吖啶橙荧光染色液、Gram染色液、过碘酸Schiff染色液等。将受检标本置于载玻片上，滴染色液1或2滴，然后覆上盖玻片，约10分钟即可进行镜检。

3.结果

（1）不染色真菌形态：①真菌丝（折光性强的细管状、树枝状、短棒状、球拍状、结节状、鹿角状、螺旋状真菌菌丝）；②假菌丝（折光性较强的藕节状结构，中空一般没有隔膜）；③孢子（形态色泽各异，呈球形、肾形、镰刀形、线形、雨滴形）；④芽生孢子（菌丝体表面出现的局限性隆起，与菌丝体相连或断裂，有时最初的局限性隆起表面又出现新的隆起，相互连接即成假菌丝）；⑤厚壁孢子（壁加厚不同形状的孢子，折光性有时不如孢子）；⑥分生孢子（呈圆形、椭圆形、肾形等多种形态，大分生孢子有3~10个分隔，隔膜清晰可见或不清楚）。

标本查到以上形态的菌丝或孢子者判为阳性，如花斑癣可见成群短粗的菌丝和类球形孢子；腋毛癣的发鞘压碎后，在油镜下可见球样短细菌丝；着色真菌病的脓液可见棕色不出芽成簇孢子；头癣断发可见发内菌丝、发外密集成堆卵圆形孢子、发内串珠样排列的较大孢子，以及黄色菌感染的脓癣，在脓痂内可见鹿角状粗大菌丝等。

（2）染色后真菌形态：①隐球菌病患者的脑脊液用墨汁染色后，可见圆形具有荚膜的出芽厚壁孢子；②乳酸酚棉蓝染色能使真菌着色呈蓝色；③嗜银染色可使真菌呈黑色；④吖啶橙荧光染色可使白色假丝酵母菌、皮炎芽生菌、球孢子菌发出黄绿色荧光，新生隐球菌、鼻孢子菌发出红色荧光，组织胞质菌发出红黄色荧光，曲霉菌发出绿色荧光等；⑤过碘酸Schiff染色可使真菌呈红色；⑥放线菌病的硫黄样颗粒压碎后Gram染色可见放射状菌丝等。

4.注意事项

（1）标本采集部位对真菌检出阳性率影响较大，因真菌的嗜角质习性使其在新生角质层内活菌最多，故取材部位应为病变边缘和新发损害，若在不同的几个部位同时取材，可提高真菌检出率；以及病发取材应取断发区或皮损边缘最新的断发，可疑放线菌感染应取硫黄样颗粒进行检查等。

（2）标本采集前应用抗真菌药物可降低真菌检出率，故需停药1~2周后再进行真菌检查。

（3）标本直接镜检真菌阴性者，可重新取材或在其他部位取材后，再进行镜检。有条件者可对直接镜检多次阴性、可疑真菌感染病灶进行真菌染色检查或真菌培养。

（二）真菌培养

真菌可在适宜培养基和温度下生长繁殖，根据菌落形态、颜色、生长速度及显微镜下菌丝和孢子形态，以及真菌特有的生化特性等，来判定真菌菌种，并可进行药敏试验，指导临床用药。

1.取材　标本采集同真菌直接镜检，但患处应用75%乙醇消毒。

2.方法

（1）培养基：常选用沙氏葡萄糖蛋白胨琼脂培养基，组方为葡萄糖40g、蛋白胨10g、琼脂12~15g，蒸馏水1000ml，加200mg氯霉素、250放线菌酮，121℃灭菌10分钟而成。

（2）接种与培养：在无菌操作下将采集的标本接种于盛有培养基的试管、培养皿或培养瓶的斜面或平面上，然后放置于孵育箱中进行培养。浅部真菌孵育温度为22~28℃，深部真菌孵育温度为37℃，自培养第2天起开始观察有无菌落生长。快速培养是将标本接种于覆有培养基的玻片上，便于观察菌落生长。

3.结果

（1）菌落：浅部真菌一般培养7~10天、深部真菌2~3周，方能在培养基表面观察到生长的菌落。可根据菌落的形态、颜色、边缘、生长速度、下层现象，以及显微镜下菌丝和孢子的特征、生化特性等进行菌种鉴定。

（2）结果判定：有菌落生长和镜下见到菌丝和孢子，判定为真菌阳性；无菌落生长或镜下未查到菌丝或孢子，判定为阴性，但培养阴性不能完全排除真菌感染。

4.注意事项

（1）浅部真菌应在皮损边缘活菌较多处取材，深部真菌标本应为含有组织碎屑的脓液、痰液、脑脊液、血液及尿沉渣等，以提高真菌培养阳性率。

（2）标本采集后应立即进行接种，最迟不超过2小时，不能立即接种时标本可暂时冷藏保存后尽快送检。

（3）标本接种时应严格无菌操作，避免污染，对多次培养阳性的同一种"污染菌"，应考虑为条件致病菌。标本培养时间应足够，避免过早判定真菌培养阴性结论。

（三）真菌滤过紫外线检查

滤过紫外线是采用波长360nm的紫外线诱发荧光对被检组织进行检测的一种方法。临床根据部分被真菌感染的毛发或皮损经特定波长紫外线照射后可发出不同颜色的荧光，有助于判断被破坏的组织是否有真菌感染。该法具有简便、快速、经济、易于观察等特点，也有助于浅部真菌感染直接镜检和培养的准确取材。

1.备检组织　为可疑被真菌感染的皮肤、毛发等。

2.方法　在暗室中用伍德灯（紫外线灯外面装有含氧化镍的紫色石英玻璃制备而成）照射可疑被真菌感染的组织，观察有无荧光发生。

3.结果

（1）暗绿色荧光：为黄癣菌所致的头黄癣、脓癣等。

（2）亮绿色荧光：为犬小孢子菌、铁锈色小孢子菌、石膏样小孢子菌所致的头白癣等。

（3）无色荧光：为断发毛癣菌、紫色毛癣菌、红色毛癣菌、石膏样毛癣菌、絮状表皮癣菌、叠瓦癣菌所致的头黑点癣、须癣、体癣、股癣、足癣、手癣、叠瓦癣等。

（4）棕黄色荧光：为糠秕马拉色菌所致的花斑癣、毛囊炎等。

（5）红色或珊瑚色荧光：为红癣菌所致的手足癣等。

（6）暗绿色荧光：为微细棒状杆菌所致的腋毛癣等。

（7）绿色荧光：为曲霉感染。

（8）黄绿色荧光：为白念珠菌感染（绿脓杆菌感染的组织也发出黄绿色荧光）。

4.注意事项 真菌滤过紫外线检查并非适用所有浅部真菌感染，部分真菌可不发生荧光，但不发生荧光者并不能排除真菌感染，需进行真菌镜检或培养。检查时应在暗室内进行，注意保护眼睛。某些物质如水杨酸、角母蛋白、纤维和凡士林等在滤过紫外线灯（伍德灯）下也可发出荧光，应与真菌发出的荧光相鉴别。

二、淋球菌检查

淋球菌检查是根据淋球菌的形态及其生长特性，通过染色镜检及体外培养，来判定有无淋球菌感染的一种检测方法。

（一）淋球菌涂片检查

淋球菌属于革兰染色阴性菌，主要位于脓细胞胞质内，呈肾形，常成对聚集，革兰染色后在光学显微镜下能够清晰显现。

1.取材 尿道内取材时先用生理盐水轻轻擦拭尿道口，向前挤压尿道，用无菌棉拭子蘸取少量脓液。在宫颈、咽后壁、结膜、肛门等处取材，用棉拭子直接蘸取少量分泌物即可。

2.方法 将棉拭子上的脓液在载玻片上薄涂2张，风干固定后分别作革兰染色及亚甲蓝染色，10分钟左右将染色剂用清水轻轻冲洗掉，再次风干后置于光学显微镜下观察。

3.结果 光学显微镜下查到多形核白细胞内和/或破裂白细胞外成对的革兰阴性双球菌，为淋球菌镜检阳性。未查到者并不能排除淋球菌感染，需作细菌培养进行确定。

4.注意事项 淋球菌涂片镜检方便快捷，但敏感性差，容易造成假阴性结果。取材、涂片、染色、固定、镜检应快速进行，涂片时分泌物应薄而均匀，避免用力挤压，防止多形核白细胞破裂影响检查结果。

由于阴道分泌物杂菌较多，对结果判定影响较大，应结合临床并进行淋球菌培养明确诊断。

（二）淋球菌培养检查

淋球菌在适宜的培养基和特定条件下能在体外生长繁殖，临床可根据菌落形态、大小、颜色、边缘及生化特性等进行菌种鉴定和药敏试验。

1.取材 标本采集同淋球菌涂片镜检，但无明显脓液者进行标本采集时，男性患者应使用无菌尿道拭子伸入尿道内2~4厘米处取材，女性患者应使用宫颈拭子尽量蘸取宫颈黏膜表面的分泌物。

2.方法

（1）培养基：常选用脑心琼脂培养基，组方为脑心浸液 3.7g、琼脂 1.5g，加入 100ml 水，混匀高压灭菌后加入羊血 5~10ml、万古霉素 300U、多黏菌素 750U 等制备而成。

（2）接种与培养：在无菌操作下将采集的标本多点接种于盛有培养基的试管或培养皿的斜面或平面上，然后放置于环境为 37℃、5%CO_2 孵育箱中培养 48 小时。必要时挑取少量边缘清楚的透明水珠样菌落，接种于普通琼脂培养皿上，进行氧化酶试验及生化试验。但阴性结果并不能完全排除淋球菌感染，可疑淋球菌感染者需再次取材进行培养。

3.结果　培养 24~48 小时的淋球菌菌落边缘呈花瓣样球形凸起，直径 0.5~1 厘米，表面光滑湿润，呈半透明状或为灰白色，涂片镜检有呈肾形的成对革兰阴性双球菌，判为阳性。

淋球菌进行氧化酶试验阳性；生化试验能分解葡萄糖，不能分解麦芽糖、乳糖和蔗糖；在普通培养基中不能生长。

4.注意事项　标本采集的部位、分泌物量、接种速度、杂菌种类等，均对淋球菌培养的结果有较大影响，故标本采集时应尽量采集脓液和黏膜表面的分泌物，标本应迅速送检培养，并严格无菌接种，防止真菌培养假阴性和杂菌污染影响结果判定。

三、梅毒螺旋体暗视野检查

梅毒螺旋体暗视野检查是采用特殊的暗视野聚光器，使光线自四周透入，目镜无直射光线，利用物镜下螺旋体折射发光对其进行检查。

1.取材　在梅毒患者或可疑梅毒螺旋体所致的损害表面用生理盐水清洗后，用消毒钝刀刮破皮损表面（溃疡和糜烂面表面污垢应刮除），挤压周围组织，用钝刀刮取表面渗出液，置于事先有 1 滴生理盐水的载玻片上，覆上盖玻片送检。

2.方法　将附有标本的载玻片置于暗视野显微镜下，在盖玻片和集光器上各加柏油 1 滴，先在低倍镜下调节视野正中为圆形光点后，再用油镜进行观察。

3.结果　暗视野显微镜下见到两端尖细、长 6~20pm 呈螺旋形的强折光物体，即为梅毒螺旋体。并可见到螺旋体有规律弯曲、转动、扭转或伸缩运动。

4.注意事项　梅毒螺旋体暗视野检查具有方便快捷、易于观察、结果明确等特点，但结果阴性并不能排除梅毒。标本采集部位、螺旋体数量、暗视野环境等，均可影响螺旋体检出率，应严格按要求操作。梅毒螺旋体有一定的传染性，取材时应戴手套防护，标本检测结束后应严格消毒处理。

四、疥螨检查

疥螨检查是根据疥虫及虫卵的形态利用显微镜进行观察，来判定有无疥螨感染的一种检测方法。

1.取材　将可疑为疥疮的原发性丘疹、水疱或隧道近心端灰白色脓疱，用针尖或尖刀挑破后刮取破碎组织置于载玻片上，滴加 10%氢氧化钾溶液 1 滴，覆上盖玻片，轻轻压平即可。

2.方法　将附有标本的载玻片置于光学显微镜下，在低倍镜下寻找虫体或虫卵。

3.结果

（1）疥虫分为雌雄两种，雌疥虫较大，（0.3~0.5）mm×（0.25~0.4）mm大小，雄疥虫约为雌疥虫大小的一半，成虫虫体扁平呈类圆形，淡黄褐色或黄白色，体表布满棘毛，腹有足4对，前两对肢端生有吸盘。

（2）虫卵呈椭圆形，淡黄色，壳薄呈半透明状。

查到疥虫成虫整体、残肢或虫卵为阳性。

4.注意事项　疥螨直接镜检是疥虫感染最为直观和确实的诊断依据，但标本采集对结果至关重要，需在肢体屈侧和指缝等皮肤薄嫩处，选择新发丘疹、丘疱疹、脓疱3~5个，用涂有植物油的刮刀刮取标本，以提高疥螨检出率。

五、螨虫检查

螨虫检查是临床应用较多的诊断螨虫感染的一种检查方法，方便快捷，结果容易判读，阳性检出率较高，对临床有较大的实用价值。

1.取材　在可疑螨虫感染部位的皮损区，用无齿镊或粉刺挤压器将毛囊口内的皮脂状物挤出后置于载玻片上，滴加生理盐水1滴，覆上盖玻片，并轻轻压平后送检。亦可在检测前一日就寝前，将患处油脂用香皂水清洗干净拭干后，用透明胶带贴于患处，晨起后将透明胶布取下贴于事先准备好的载玻片上送检，可提高阳性检出率。

2.方法　将附有标本的载玻片置于光学显微镜下，在低倍镜下寻找虫体或虫卵。

3.结果　螨虫成虫体长0.1~0.4毫米，呈蠕虫状，头胸和腹通常连成一整块，分节不明显，腹部有足4对，躯体前端有突出的口器，颚体呈不等形四边体，其宽度大于体长，两侧有棘状螯肢。查到螨虫整体或残肢为阳性，多数情况下可见到活动的螨虫。

4.注意事项　螨虫属于节肢动物类，体形微小，寄居于人体吸吮血液，在皮脂溢出部位检出率较高。若检测结果阴性，可多选几个部位取材再次镜检。

六、皮肤斑贴试验

皮肤斑贴试验是根据迟发接触性变态反应原理，用来检测机体对某些化学物质是否过敏的一种方法。临床用来协助寻找引起接触性皮炎的接触物。

1.斑贴物制备　根据受试物品不同的理化性质，选用无刺激性的稀释剂如生理盐水将受试物品稀释至一定浓度后，置于1平方厘米大小双层滤纸上备用。若受试物为纺织品、皮革、皮毛及经常接触的物品，可剪取1平方厘米大小，然后用生理盐水或白开水沾湿备用。

2.方法　将制备好的测试斑贴物贴敷于前臂屈侧或背部洁净皮肤处，并做好标记，外敷2平方厘米大小不透气的塑料薄膜，最后用4平方厘米大小的胶布固定。亦可使用市售的铝制斑试敷贴器。若被测试物为多种，每2种受试物之间间隔至少3~4厘米，并将受试物的品种与代号进行标记，做好记录。每次测试时需同时以单纯稀释剂或赋形剂作为对照。

3.结果　受试物敷贴48小时后去掉，在自然光线下肉眼观察结果，以斑贴物接触皮肤处的反应程度作为测试结果。

（1）阴性（－）：敷贴处皮肤无肉眼可见的改变。

（2）可疑（±）：斑贴处皮肤轻微发红。

（3）弱阳性（＋）：斑贴处皮肤出现明显红斑。

（4）中度阳性（＋＋）：斑贴处皮肤出现水肿性红斑或丘疹。

（5）强阳性（＋＋＋）：斑贴处皮肤出现红斑、丘疹及水疱，范围超出斑贴物面积。

附：阳性结果通常表示患者对被测试物过敏，被测试物与变态反应之间有因果关系，但阳性者仅占1/3，且应排除假阳性结果，必要时需进一步试验证实。阴性反应通常表示患者对被测试物不过敏，但应排除假阴性结果。

4.注意事项　皮肤斑贴试验在接触性皮炎急性发作期或应用具有抗过敏药物时不宜进行，若被测试物在贴敷期间测试区皮肤出现瘙痒或疼痛，应立即移除测试物，并用清水冲洗干净。

对可能为被测试物浓度过高引起的原发刺激或敷料载体刺激所致的假阳性反应，可在降低被测试物浓度或改换辅料后再在其他部位进行测试，同时结合临床对试验结果进行综合分析。

临床怀疑某种物质过敏，但测试结果阴性，应考虑是否与测试物浓度过低、受药物影响等因素有关，可择期再进行测试。

七、光斑贴试验

光斑贴试验是查找导致光变态反应外源性光敏物质，即在皮肤斑贴试验基础上进行光照射，来检测皮肤对测试物为迟发性接触性变态反应亦或迟发性光变态反应的一种检测方法。

1.斑贴物制备　同皮肤斑贴试验。

2.方法

（1）斑贴物贴敷方法同斑贴试验，但测试物浓度应小于引起接触刺激反应浓度的1%或1%以下，每种可疑致敏物同时进行3处测试（可在同一部位或远隔部位）。照射光源为高压汞气石英灯或水冷式石英灯，并进行紫外线皮肤最小红斑量测试。

（2）斑贴物贴敷24小时后去掉，第1处测试区立即用避光敷料遮盖作为对照；第2处测试区（周围皮肤用干净深颜色薄布覆盖）用中波紫外线亚红斑量照射；第3处测试区照射长波紫外线（紫外线光源加用普通玻璃板后透过的光即为长波紫外线），照射剂量为最小红斑量的10~20倍。

3.结果　受试区照射后第24、48、72小时在自然光线下肉眼观察结果，以照射区皮肤反应程度作为测试结果。

（1）阴性反应（－）：测试区无肉眼可见的皮肤改变。

（2）可疑反应（±）：测试区皮肤出现无浸润的淡红色斑。

（3）弱阳性反应（＋）：测试区皮肤出现浸润性红斑、丘疹。

（4）中度阳性反应（＋＋）：测试区皮肤出现水肿性红斑、丘疹及小水疱。

（5）强阳性反应（＋＋＋）：测试区皮肤浸润性红斑基础上出现大疱。

中波紫外线亚红斑量照射区出现阳性反应，可判为光毒性反应；长波紫外线超红斑量照射区出现阳性反应，可判为光变态反应；若两处光照测试区均出现阳性反应，表明同时具有光毒性反应和光变态反应；若三处测试区均为阴性反应，表明既无光毒反应亦无接触过敏反应；若三处测试区均为阳性反应，且反应程度相近，表明被测试物仅有接触过敏而无光过敏反应。

4.注意事项　本试验操作较为烦琐，测试步骤较多，需要患者定时复查观测结果，故患者应耐心完成整个测试过程，以确保测试结果的可靠性。对测试结果阴性反应者可延长至96小时其至更长，避免遗漏某些物质在72小时以后出现的迟发性光变态反应。

试验所用照射光源应连接在稳压器上，打开电源10分钟左右待光量恒定后再进行照射。每次结果观察最好为同一工作人员，必要时用数码相机拍照，以助于不同时间测试区反应程度地对比与分析。

八、皮肤划痕试验

皮肤划痕试验是利用Ⅰ型变态反应原理，采用皮肤划痕方法，测定被测试物（过敏原）是否发生速发型变态反应的一种过敏原检测方法。

1.过敏原制备　将可疑过敏物质稀释成适宜浓度（参照已有划痕试验测试物浓度，无参考测试物浓度者宜做动物实验确定的最低刺激浓度），溶媒应根据受试物的理化性质进行选择。

2.方法　选择受试者前臂内侧屈面皮肤为试验区，75%乙醇消毒后，用无菌针头划1厘米划痕，以不出血为度，然后将制备好的过敏原1滴置于划痕上。若同时进行几种过敏原测试，两条被测试划痕间至少间隔5厘米，并在对侧相同位置进行空白对照。

3.结果　受试区滴加过敏原后10~30分钟肉眼观察测试结果。

（1）阴性反应（－）：划痕处皮肤反应与空白对照区相同。

（2）可疑反应（±）：划痕处出现红斑和/或风团，其直径<0.5厘米。

（3）弱阳性反应（＋）：划痕处出现绕有红晕的风团，其直径0.5厘米。

（4）中度阳性反应（＋＋）：划痕处出现绕有明显红晕无伪足的风团，其直径为0.5~1厘米。

（5）强阳性反应（＋＋＋）：划痕处出现绕有显著红晕有伪足的风团，其直径为≥1厘米。

附：阳性反应，表明患者对此种受试物过敏，并属于Ⅰ型变态反应。但应注意排除假阳性反应。

4.注意事项　有高度过敏史者（如过敏性休克）应禁止进行本项试验，有皮肤划痕症者亦不宜进行本项试验。过敏体质者必须进行本项试验时，试验前准备好1∶1000肾上腺素等急救药品，试验过程中严密观察患者情况，出现全身反应及时处理。

此外，受试物需无菌且无刺激性，溶媒应同时进行对照观察。

九、皮内试验

皮内试验是利用Ⅰ型和Ⅱ型变态反应原理，采用皮内注射的方法，测定被测试物（过敏原）是否发生速发型或迟发型变态反应的一种过敏原检测方法。

1.过敏原制备　将可疑过敏物质稀释成适宜浓度（参考已有皮内试验测试物浓度，无参考测试物浓度者宜做动物实验确定的最低刺激浓度），溶媒应根据受试物的理化性质进行选择。

2.方法　选择受试者前臂内侧屈面皮肤为试验区，75%乙醇消毒后，用微量注射器皮内注射稀释的过敏原0.1ml，局部隆起即可，皮丘直径3~4毫米为宜，若对多种过敏原同时进行测试，两处被测试物应间隔至少5厘米。过敏原稀释液应在对侧进行对照试验。

3.结果

（1）Ⅰ型变态反应：通常在注射过敏原后15~30分钟观察测试结果。

1）阴性（-）：注射处与对照试验相同。

2）可疑（±）：注射处出现直径＜1厘米的红斑，无风团。

3）弱阳性（＋）：注射处出现直径＞1厘米的红斑，伴有轻微风团。

4）中度阳性（＋＋）：注射处出现直径2厘米的红斑，伴有风团。

5）强阳性（＋＋＋）：注射处出现直径＞2厘米的红斑，伴有风团或伪足。

（2）Ⅱ型变态反应：通常在皮内注射过敏原后24~48小时观察测试结果，阳性为注射处出现浸润性结节。

4.注意事项　本试验的危险性超过皮肤划痕试验，试验前准备好1∶1000肾上腺素等急救药品，试验过程中严密观察患者情况，出现全身反应及时处理，有高度过敏史（如过敏性休克）应禁止进行本项试验，过敏体质者宜先进行皮肤划痕试验，若出现阳性反应则不再进行本项试验。

十、结核菌素试验

结核菌素试验是利用旧结核菌素或结核菌素纯蛋白衍生物进行皮内注射，来检测机体对结核杆菌迟发型变态反应的一种试验。该试验既可了解机体对结核杆菌的免疫力，也可作为检测机体细胞免疫功能状态的一种方法。

1.结核菌素测试液制备　将旧结核菌素用含有0.3%石炭酸的生理盐水稀释成1∶10万、1∶1万、1∶1000、1∶100等不同浓度，或结核菌素纯蛋白衍生物$0.2\mu g/0.1ml$，作为结核菌素测试液。

2.方法　选择受试者前臂内侧屈面皮肤为试验区，75%乙醇消毒后，用微量注射器皮内注射制备好的结核菌素测试液0.1ml（从最低稀释浓度开始），局部隆起即可，皮丘直径3~4毫米为宜，同时在对侧进行过敏原稀释液对照试验。

3.结果　注射后24小时、48小时、72小时分别观察并记录反应结果。

（1）阴性（－）：注射处皮肤反应与对照试验相同。

（2）可疑（±）：注射处皮肤出现直径＜0.5厘米红晕和硬结。

（3）弱阳性（＋）：注射处皮肤出现直径＜1厘米的红晕和硬结。

（4）中度阳性（＋＋）：注射处皮肤出现直径＜2厘米的红晕和硬结。

（5）强阳性（＋＋＋）：注射处皮肤出现直径＜3厘米的红晕和硬结，或出现水疱、淋巴管炎。

（6）超强阳性（＋＋＋＋）：注射处皮肤出现直径≥3厘米的红晕和硬结，或局部坏死（少数伴有发热）。

附：阳性反应表示患者既往有过结核杆菌感染，但并不能说明机体肯定有活动性结核灶。阴性反应表示患者无结核菌素感染。

4.注意事项　强阳性和超强阳性结果常提示机体可能有活动结核病灶，需进行其他检查证实，试验区出现的皮肤损害需进行适当处理。年老体弱、结核杆菌感染初期及试验时患有其他传染病者，本试验可为阴性结果，需结合临床进行其他方法检查。

十一、癣菌素试验

癣菌素试验是利用癣菌素进行皮内注射，来检测机体对皮肤癣菌迟发型变态反应的一种试验。该试验可了解既往或现在皮肤癣菌感染情况，目前也用来测定机体的细胞免疫情况。

1.癣菌素测试液制备　将癣菌素溶液用生理盐水稀释成 1：50 或 1：100 的浓度，作为癣菌素测试液。

2.方法　选择受试者前臂内侧屈面皮肤为试验区，75%乙醇消毒后，用微量注射器皮内注射制备好的癣菌素测试液 0.1ml（从最低稀释浓度开始），局部隆起即可，皮丘直径 3~4 毫米为宜，同时在对侧用生理盐水做对照。

3.结果　注射后 24 小时、48 小时分别观察并记录反应结果。

（1）阴性（－）：注射处皮肤反应与对照试验相同。

（2）可疑（±）：注射处皮肤出现直径＜0.5 厘米红晕和硬结。

（3）弱阳性（＋）：注射处皮肤出现直径＜1 厘米的红晕和硬结。

（4）中度阳性（＋＋）：注射处皮肤出现直径≥1 厘米的红晕和硬结。

（5）强阳性（＋＋＋）：注射处皮肤出现直径＞2 厘米的红晕和硬结，或出现水疱。

附：阳性反应表示患者既往或现在有皮肤癣菌感染，阴性反应者并不能除外皮肤癣菌感染。

十二、免疫荧光检查

免疫荧光检查是利用某些荧光素可与抗体牢固结合并不改变抗体免疫特性的特点，将有荧光抗体标记的染色标本,通过荧光显微镜检测和定位抗原或抗体的一种检查方法。

1.荧光标本制备

（1）直接免疫荧光标本制备：将所检标本（细胞涂片、培养物涂片、活检组织冷冻切片等）制片后用乙醇、丙酮等固定（不同标本根据实验要求选用所需固定剂处理），室温下晾干，然后滴加相应的荧光抗体，置于湿盒中 37℃孵育 30~60 分钟，取出后用 0.01mol/L、pH7.2 的 PBS 液冲洗 15 分钟后吹干，最后用 pH7.2 缓冲甘油封片，即为直接免疫荧光标本。

（2）间接免疫荧光标本制备：将患者血清用 PBS 液 1：5~1：10 稀释后 56℃孵育 30 分钟后，用毛细吸管吸取血清滴加于已制备好的玻片基质上（可为大白鼠肝印片或切片），置于湿盒中 37℃孵育 30~60 分钟，取出后用 0.01mol/L、PH7.2 的 PBS 液冲洗 15 分钟后吹干，在基质表面滴加已知效价的荧光抗体后，再置于 37℃水浴中孵育 30~60 分钟，取出后用 PBS 液冲洗 15 分钟后吹干，最后用 pH7.2 缓冲甘油封片，即为间接免疫荧光标本。

2.方法　将制备好的荧光标本置于荧光显微镜下，观察特异的发光部位，确认免疫反应物的性质、沉积部位、分布及形态等。

3.结果

（1）直接免疫荧光：表皮棘细胞间沉积物 IgG 呈网状亮绿色分布的荧光，提示为天疱疮；真皮乳头上部沉积物主要为 IgGA 呈点彩状荧光，提示为疱疹样皮炎；真皮血管壁见到环状荧光，提示为血管炎；基底膜沉积物主要为 IgG 呈带状亮绿色分布的荧光，提示为系统性或盘状红斑狼疮。

（2）间接免疫荧光：血清抗核抗体发出亮绿色荧光，并根据核荧光分布分为均质形、周边形、斑点形、核仁形等，而且可将阳性血清标本经系列对倍稀释后，进行半定量检测。其他如抗平滑肌抗体、抗线粒体抗体、抗骨骼肌抗体等，多有各自特异的荧光发出。

4.注意事项　直接免疫荧光检查简便快捷，特异性高但敏感性低，主要用于免疫病理检查。间接免疫荧光检查经济实用，一种免疫球蛋白标记抗体可检测多种与免疫球蛋白对应的未知抗原或抗体，敏感性高但特异性差，如抗核抗体可见于红斑狼疮、硬皮病、类风湿性关节炎、淋巴瘤、结核病、麻风病、药物反应、溃疡性结肠炎及正常老年人等。

为确保试验结果的可靠性，每次试验均应设立阳性和阴性对照组，而且使用高纯度的免疫荧光抗体，以免造成非特异性或游离荧光影响结果判读。此外，不同类别标本应选择与其相适宜的固定剂及pH值稳定的缓冲液，避免影响抗原决定簇外显影造成假阳性或假明性结果。

十三、卟啉检查

卟啉检查是利用有机化合物卟啉的四个吡咯环，在酸性环境下可用乙酸乙酯、乙醚、戊醇和氯仿提取，并在紫外线照射下发出粉红至砖红色荧光的原理，用来检测卟啉的一种检查方法。

1.标本制备

（1）尿卟啉标本：取新鲜尿液4ml置于试管中，加10滴冰醋酸后再加戊醇1ml，堵塞试管口后充分混匀，然后静止待混合液分层即为尿卟啉标本。

（2）粪卟啉标本：取少最新鲜大粪置于试管中，加冰醋酸0.5ml用玻璃棒充分搅拌后，加乙醚4ml搅拌数分钟，然后静止待混合液分层后，将上层液体移至另一试管中，加1.5mol盐酸2ml，充分振荡数分钟，然后静止待混合液分层后即为粪卟啉标本。

（3）红细胞卟啉标本：在干净的试管中加冰醋酸1ml、乙醚4ml，然后加入患者静脉血0.2ml于试管内，用玻璃棒搅拌数分钟，静置待混合液分层后，将上层液移至另外一试管中，并滴加3mol盐酸1ml，充分振荡数分钟，然后静止待混合液分层后即为红细胞卟啉标本。

2.方法　将制备好的标本试管置于紫外线灯下，根据上层液体的颜色、深浅等确定卟啉含量。

3.结果　上层液颜色深浅与卟啉含量呈正比，含量越高则颜色越深。灰色或灰蓝色为（－）、粉红色为（＋）、深红色为（＋＋）、砖红色为（＋＋＋）。

4.注意事项　结果判读时，阴性结果中的上层液为灰色或灰蓝色，可为紫外线颜色或卟啉含量极低颜色不能分辨，必要时可作阴性对照。对多种疾病如先天性红细胞生成性卟啉病、迟发性皮肤卟啉病、肝病、铅及其他重金属中毒等有诊断意义，对于检测结果可疑假阴性者，可重复实验。

此外，被检测的血、尿、便应新鲜，操作需及时。

十四、梅毒血清学检查

梅毒血清学检查是利用抗原-抗体相互结合的免疫学原理，检测梅毒螺旋体进入人体后产生的非特异性抗类脂质抗体和特异性抗螺旋体抗体的检测方法。分为非梅毒螺旋体抗原血清试验（包括性病研究实验室试验、不加热血清反应素试验等）和梅毒螺旋体抗原血清试验（包括荧光螺旋体抗体吸收试验、梅毒螺旋体明胶颗粒凝集试验等），前者可作为梅毒螺旋体的常规检查和筛选试验，后者敏感性高和特异性强，可作为梅毒螺旋体感染的证实试验。

（一）性病研究实验变试验，VDRL

1.标本制备　抽取患者静脉血 2~5ml，置于 56℃水浴箱中灭活 30 分钟后，用毛细吸管吸取灭活后的血清 0.5ml 置于玻片上，用 1ml 注射器滴加 VDRL 抗原 3~5 滴，即为该试验的血清标本。

2.方法　将血清标本玻片置于 180r/min 旋转器上旋转 4 分钟，立即置于 100 倍光学显微镜下观察，观测有无血凝及血凝程度。

3.结果

（1）阴性（-）：无血凝块或血清稍微混浊。

（2）弱阳性（+）：有细小血凝块。

（3）阳性（++）：有中到大的血凝块。

一般一期梅毒阳性率 70%~80%，二期梅毒阳性率 100%，若将阳性血清用生理盐水倍比稀释，可进行半定量试验。

4.注意事项　本实验操作便捷，结果容易判读，适用于初筛试验，定量试验可作为疗效观察指标。但该试验为非特异性试验，阳性结果也见于某些结缔组织疾病和传染病。

（二）不加热血清反应素试验，USR

1.标本制备　取待检患者的血清 0.05ml 置于制式玻片的圆圈中，并使其尽量充满整个圆圈，然后用专用吸管滴加专用检测液 1 滴于圆圈中，即为该试验的血清标本。

2.方法　将血清标本玻片置于 180r/min 旋转器上旋转 4 分钟，立即置于 100 倍光学显微镜下观察，观测有无血凝、血凝程度及分布等。

3.结果

（1）阴性（-）：有分布均匀的细小颗粒或短杆状物，无血凝块。

（2）可疑（±）：有分布不均匀的细小粗糙物。

（3）阳性（+~++）：有分布均匀的小血凝块。

一般一期梅毒阳性率 70%~80%，二期梅毒阳性率 100%，若将阳性血清用生理盐水倍比稀释，可进行半定量试验。

4.注意事项　本实验特异性较低，适用于梅毒初筛试验。

（三）快速血浆反应素环状卡片试验，RPR

1.标本制备　取待检患者的血清 0.05ml 置于制式玻片的圆圈中，并使其尽量充满整个圆圈，然后用专用吸管滴加专用检测液 1 滴于圆圈中，即为该试验的血清标本。

2.方法　将血清标本玻片置于 100r/min 振荡器上震荡 8 分钟，立即用肉眼观察有无血凝及血凝程度等。

3.结果

（1）阴性（-）：圆圈内血清无黑色凝集颗粒。

（2）可疑（±）：圆圈内血清出现黑色凝集颗粒或絮状物。

（3）阳性（+~++）：圆圈内血清出现较大黑色凝集颗粒或絮状物。

将阳性血清用生理盐水倍比稀释，可进行半定量试验，用以观察治疗效果。

4.注意事项　本实验与USR一样，特异性较低，适用于梅毒初筛试验。

（四）荧光螺旋体抗体吸收试验，FTA-ABS

1.标本制备

（1）将梅毒螺旋体Nichols珠死菌悬液混匀，用铂金圈均匀涂在干净的载玻片上，每张玻片涂4个直径0.5厘米的抗原圈，然后迅速用冷风吹干。

（2）将干燥的抗原圈在丙酮液中浸泡10分钟，取出后迅速用冷风吹干，置于-20~-40℃冰箱中备用。

（3）将患者血清和对照组血清置于56℃水浴箱中灭活30分钟。

（4）用微量移液器吸取待将灭活的血清50μl与20μl吸收剂（非致病螺旋体Keiter株）混匀，置于30℃温箱中30分钟，以除去血清中的非特异性抗体。将吸收后的血清用PBS液稀释为1∶20、1∶80、1∶320、1∶640等多份。

（5）用移液器分别吸取不同稀释倍数的血清加于抗原圈中，将玻片置于带盖的湿盒内，在37℃温箱中孵育30分钟。

（6）用PBS液冲去膜上未与抗原结合的血清，然后将玻片放入PBS液中浸泡15分钟。在浸泡过程中边冲洗边震荡，每次4~5分钟，共3次。取出后用凉风吹干。

（7）采用以上方法同时将阳性和阴性血清与抗原结合反应，作为对照组。

（8）在玻片复合物上滴加10μl荧光标记的兔或羊抗人IgG，再置于湿盒内37℃温箱中孵育30分钟，然后将玻片放入PBS液中冲洗3次，每次5分钟，取出后用冷风吹干。

（9）载玻片上滴加甘油缓冲液1滴，覆盖玻片封固，即为待检标本。

2.方法　将待检标本置于荧光显微镜下，观察有无荧光发生。

3.结果　标本发生亮绿色荧光为梅毒螺旋体阳性，不发生荧光为阴性。阳性结果说明被检标本中含有梅毒螺旋体抗体。

4.注意事项　本试验特异性和敏感性均较高，但操作较为复杂，应按试验步骤进行，避免因操作不当影响结果。该实验95%以上梅毒患者阳性，即使梅毒治愈也可终生不转阴，不能作为疗效观察指标。

本试验可出现假阳性结果，如自身免疫性疾病、阴部疱疹、应用麻醉药及孕妇等，均可出现阳性结果。

（五）梅毒螺旋体明胶颗粒凝集试验

1.标本制备与方法　在U型微量血清反应板上的1、2、3、4孔中分别滴加吸收剂100μl、25μl、25μl、25μl，然后在第1孔中加入待检血清25μl，反复震荡摇匀后用微量移液器取25μl置于第2孔中，摇匀后再取25μl置于第3孔中，摇匀后再取25μl置于第4孔中，摇匀后弃掉25μl，使稀释浓度自1~4孔分别为1∶5、1∶10、1∶20、1∶40。然后在第3孔中加入未致敏粒子25μl（作为阴性对照），在第4孔中加入致敏粒子25μl，此时第3和第4孔的稀释浓度为1∶40、1∶80。将U型反应板置于微量振荡器上震荡30秒，然后置于带盖的湿盒中15~30℃孵育2小时后观察结果。

2.结果　阳性为粉红色凝胶颗粒光滑平铺于孔底，边缘可有少量粒子环。阴性为粉红色凝胶颗粒紧缩并沉积于孔底中央，或在中央形成一较小的致密圆圈。结果阳性说明被检标本中含有梅毒螺旋体抗体。

  3.注意事项 本试验特异性和敏感性与 FTA-ABS 相同,但本实验操作便捷,可在第 5、6 孔中依次等倍稀释进行半定量检查。试验中最好设立阳性和阴性对照组,便于结果观察,降低假阳性率。

第三章 皮肤病治疗学（无作者，可以删除）3.61

第一节 皮肤病的物理治疗 0.67

一、紫外线疗法

常用于紫外线疗法的波长为300~400nm，可由人工光源获得。

1.作用
（1）杀菌作用：除直接杀菌外，可提高被照局部的防御功能，达到间接抑菌作用。
（2）红斑形成：促进局部血液循环和上皮新生。
（3）局部色素增加。
（4）镇痛和止痒作用。

2.适应证 带状疱疹、毛囊炎、疖、痈、丹毒、玫瑰糠疹、白癜风、斑秃和早秃、局限性瘙痒症等。

3.禁忌证 对光敏感，活动性肺结核、心肝肾功能不全、甲状腺功能亢进及进行期银屑病。

4.应用方法
（1）测定最小红斑量：指在一定距离内紫外线照射皮肤后12~24h产生肉眼所见最弱红斑所需的照射时间。
（2）治疗部位的中心应与灯的中心垂直，局部照射距离为25~50cm，全身照射距离为73~100cm。
（3）剂量和疗程：全身照射，剂量从1/4最小红斑量开始，以后根据病情需要逐渐加量，隔日1次，20次为1个疗程。局部照射一般红斑量3~5d照射1次，剂量每次增加30%~40%，1次照射面积不可超过400~600cm²，10次为1个疗程。用亚红斑量（低于最小红斑量）照射，可每日或隔日照射1次。除瘙痒症用亚红斑量外，皮肤病大多采用红斑量。

5.注意事项
（1）医务人员和病人须戴防护眼镜。
（2）开灯后须待灯源稳定后再开始治疗，皮损周围非照射区须用白布遮盖。
（3）照射剂量过大，造成明显的红斑，甚至出现水疱者须暂停治疗，并做对症处理。

二、光化学疗法

光化学疗法（PUVA）是一种内服或外涂光敏药物结合长波紫外线照射来治疗疾病的方法。皮肤常用的光敏剂是甲氧沙林（8-甲氧补骨脂素，8-MOP）和三甲氧补骨脂素。

1.作用
（1）抑制表皮细胞DNA合成。

（2）影响色素形成。
（3）可能改变机体的免疫力。
2.适应证　银屑病、蕈样肉芽肿、异位性皮炎、白癜风、毛发红糠疹、斑秃、多形日光疹及色素性荨麻疹等。
3.禁忌证　同紫外线疗法。
4.应用方法
（1）内服法：甲氧沙林的剂量按每千克体重 0.5~0.6mg 计算，服药 2h 后进行光疗。
（2）外用法：一般用 0.1%~0.5% 8-甲氧补骨脂素或三甲氧补骨脂素乙醇溶液局部外涂，涂药 30~60min 后进行光疗。
（3）光疗：用长波紫外线（UVA320~400nm），又称黑光照射，照射剂量达到轻度的皮肤光毒反应或亚光毒反应为度，每日或隔日 1 次，治疗过程中，逐渐增大照射剂量，如皮损消失彻底则递减，直至数周 1 次即停止。
5.不良反应
（1）胃肠道反应，如恶心、呕吐等。
（2）红斑及瘙痒。
（3）可诱发皮肤癌，应慎重使用。
（4）对眼睛有损伤。
6.注意事项
（1）治疗期间病人应避免强烈日晒，外出应戴墨镜。
（2）外用 8-MOP，应从 0.1%开始，逐渐递增，一旦出现红斑及水疱反应，应暂停治疗做对症处理。

三、红外线疗法

红外线为不可见光，光波长为 760nm~400μm。治疗主要利用其产生的温热作用。
1.作用　改善局部血液循环，增强新陈代谢，促进炎症消散，加快细胞的再生与修复，并能解痉和止痛。
2.适应证　疖、毛囊炎、化脓性汗腺炎、慢性溃疡、冻疮及静脉炎等。
3.使用方法　常采用局部治疗，根据病人感觉和皮损出现的红斑反应来确定照射剂量，加大或缩短灯与皮肤的距离。以病人有舒适的温热感觉和皮肤上产生均匀的红斑为准。治疗时间一般是每次 30~60min，每日 1~2 次。
4.注意事项
（1）可引起眼的损害，故治疗时应避免对眼直接照射。如必须治疗面部时可用湿纱布遮盖眼部。
（2）对局部感觉障碍的病人，应避免烫伤的发生。

四、微波疗法

微波是波长为 1m~1mm，频率为 300~300000MHz 的一种高频电磁波，目前在治疗上最常用的微波频率为 2400MHz，波长为 12.5cm。微波较其他高频电疗法（短波、超短波等）相比，具有产热均匀、在较深的肌层仍有较显著的作用、剂量准确及操作方便等优点。

1.作用　由于微波的电效应,可达到止痛、降低神经肌肉组织的兴奋性、改善局部血液循环、营养、促进新陈代谢及消炎等作用。

2.适应证　各部位炎症，尤其是慢性炎症、扭伤后肿胀、神经炎及麻痹症等。

3.应用方法　治疗部位可不暴露，但应脱去厚或湿的衣服，辐射中心正对病灶，治疗剂量依据病情确定，一般是病情越急剂量越小。

治疗时间为5~15min，每日或隔日1次，病情好转后可隔日1次或每周2次。急病3~6次为1个疗程，慢病10~20次为1个疗程。

4.注意事项　治疗区域及其邻近不应有金属物品，否则容易引起灼伤，对感觉迟钝或丧失者治疗应审慎，剂量应偏小，头面部治疗时应带防护眼镜，阴囊部位不宜治疗。

五、音频电疗法

音频电疗法按现代种类划分，属于中频电疗，目前国产音频机其正弦交流电的频率为2000Hz±100HZ。

1.作用　音频电疗具有消炎、消肿、镇痛、松解粘连及促进瘢痕组织吸收等作用。瘢痕疙瘩效果较为显著。

2.适应证　血栓性静脉炎、闭塞性脉管炎、淋巴结炎、系统性红斑狼疮所引起的水肿，带状疱疹所致神经痛、瘢痕粘连、瘢痕疙瘩及急性皮炎时毛细血管扩张等。

3.应用方法　将治疗的目标放在电场中心，在治疗过程中根据病人的耐受程度，缓慢转动"输出调节"旋钮，使电流维持在耐受量。

一般每次治疗20~30min，每日1次，每10次为1个疗程。

4.注意事项　电极不能在治疗区对置或晃动，不能放置于孕妇腹部、腰部及邻近部位。治疗过程中病人感到疼痛应检查电极或夹子有无直接接触皮肤，包裹电极的纱布是否太薄，电极是否不整齐，应找出原因予以纠正。

六、电烙疗法

电烙疗法是利用电能产生的热量直接破坏或去除病变组织。

1.适应证　各种疣、化脓性肉芽肿、较小的皮肤良性肿瘤及皮角等。

2.使用方法　局部皮肤常规消毒，局部麻醉后，选择大小适当的电烙头，接通电源，根据皮损性质掌握好使用温度，实施手术。术后外涂烧伤油膏保护创面。

3.注意事项

（1）术中须将病变组织彻底烙除，避免损伤周边神经与血管。

（2）皮损过多或特殊部位（如阴茎系带等），可分次烙除。

4.不良反应　可能遗留瘢痕。

七、高频电刀疗法

1.作用原理　电流通过振荡电路，在靶组织瞬间产生电热火花，使病变组织发生电干、电凝，从而可起到切割、干燥、凝结、气化、炭化及封闭小血管淋巴管等效果。

2.适应证　疣类表皮赘生物、皮脂腺痣、皮角、肉芽肿、粟丘疹、瘢痕增生、雀斑、汗管瘤、单纯性血管瘤、皮下囊肿、腋臭、睑黄疣及跖疣等，尚可穿耳孔及永久性拔毛。

3.使用方法　局部常规消毒、麻醉后，接好输出插头，按手术要求调好所需的功率，接通电源，按下总开关，此时输出针尖接触靶组织即可实施手术。术后处理同电烙疗法。

4.注意事项

（1）仪器使用须按操作程序进行。

（2）接通电源后，操作者不要接触输出针极部分，以防灼伤。

（3）治疗过程中勿用乙醇擦洗患部。

八、离子喷雾术

1.作用原理　水蒸气通过臭氧灯，能产生氧，作用于表皮能杀菌，促进氧化还原反应。水蒸气作用于表皮能促进血液循环，使皮肤新陈代谢良好。

2.使用方法　按程序启动离子喷雾机。喷头对准受治部位皮肤，即可实施治疗。

3.注意事项　离子喷雾器的喷头距面部要有适当距离，以防烫伤皮肤。

九、浅层X线疗法

1.作用　主要是消炎、止痒及镇痛，抑制分化不良或异常增生的细胞，抑制皮肤表面的真菌和细菌的繁殖，减少汗腺和皮脂腺的分泌，使微小血管闭塞，脱毛。

2.适应证　头癣的脱发、多毛症、多汗症、汗腺瘤、慢性湿疹、神经性皮炎、深部真菌病、单纯疱疹、尖锐湿疣、瘢痕疙瘩、蕈样肉芽肿及各种皮肤癌瘤等。

3.禁忌证

（1）阴囊和卵巢部位皮肤病。

（2）继发性皮肤萎缩症或皮肤过分干燥。

（3）全身性疾病体质较差。

4.剂量及用法　每次照射剂量60~100cGy，每1~3周1次，疗程总量300~750cGy。照射有毛发的头皮和眉弓部皮损时，每次剂量为75cGy或80cGy，每周1次，共4次。如需重复照射必须间隔6周。

5.注意事项　选用X线疗法时，只限于病程较长，其他疗法无效而更为严重时，一般急性皮肤病及轻症的慢性皮肤病不宜选用。

十、冷冻疗法

目前临床常用液氮作为冷冻材料，液氮为无色、无臭、无味的液体，制冷温度为-196℃。

1.作用　将低温作用于人体组织，引起细胞的炎症、变性和坏死，以此达到治疗目的。

2.适应证　各种皮肤癌瘤、寻常疣、跖疣、尖锐湿疣、扁平疣、传染性软疣、痣、结节性痒疹、肥厚性扁平苔藓及汗孔角化症等。

3.应用方法

（1）棉签法：用棉签蘸液氮后，迅速放置于皮损上进行冷冻，反复冻融2次，即完成治疗。适用于小的表浅性损害。

（2）接触法：液氮经导管由内喷于冷冻头上，使之冷却，然后将冷冻头放置于皮损上进行冷冻。本法适应于较为深在的损害。

（3）喷法：此法是由治疗器中液氮蒸发时产生的压力，将液氮从喷嘴直接洒于皮损上达到治疗目的。治疗时为了保护周围正常组织，可以用较厚的纸板剪1个皮损大小的洞，然后放置于皮肤上。

治疗时间视病种、皮损厚度、性别、年龄和部位而有所不同，一般30~150s，次数多为1~3次，每次间隔时间为1~3周或更长。

4.禁忌证　严重的寒冷型荨麻疹、冷球蛋白血症、冷纤维蛋白血症、雷诺现象（雷诺病）及年老体弱对冷冻治疗不能耐受者。

5.注意事项

（1）治疗后局部组织肿胀、起水疱，可用0.1%依沙吖啶（雷佛奴尔）溶液湿敷。

（2）治疗后可引起局部组织疼痛，多于1~2d自行消失，如疼痛剧烈可服索米痛（去痛片）。

（3）需再次治疗者，须在痂皮脱落后进行。

6.不良反应及并发症　疼痛、水肿、水疱、皮下气肿、色素脱失、色素沉着、感染及瘢痕形成等。

十一、激光疗法

能够产生激光的物质（原子、分子、离子、化合物等状态）在特殊条件下（电、光激发）产生粒子束反转通过谐振腔的作用发射出来的光叫激光。激光除具备一般光的性质外，还具有高亮度（高功率）、单色性、方向性、相干性好等特点。由于激光能在皮肤组织产生特殊的生物学效应，临床用其治疗和预防皮肤病的方法即称激光疗法。不同的激光器会对皮肤产生不同的生物学效应，临床应根据治疗需要做出正确选择。

下面介绍几种目前皮肤科应用较多的激光器。

（一）连续式二氧化碳激光

1.作用　波长为10600nm，是不可见中红外激光，连续输出，常用功率为10~40W。作用较表浅，主要产生热效应，随温度的升高其作用在皮肤组织上可有热刺激、红斑、变性、凝固、炭化、气化等生物学作用。

2.适应证　病毒性疣、疣状痣、皮脂腺痣、皮角、脂溢性角化、色素痣、皮赘及基底细胞癌、鳞癌、皮肤原位癌、湿疹样癌（Paget病）等浅表性局限性的皮肤恶性肿瘤。

3.治疗方法

（1）治疗区常规消毒、麻醉等处理。

（2）1cm^{2}内的皮损一次性烧灼治疗，面积较大的皮损可分区分次治疗。

（3）有蒂的损害可用焦点处光束切割法治疗，慢性炎症或软组织损伤的修复可以扩束散焦治疗，每次20min，以皮肤有温热感为度，每周2~3次。

（4）治疗后创面涂抗生素软膏或烫伤膏，每日1~2次，直至创面愈合。

4.注意事项　烧灼后的创面要保持干燥，勿沾水；待痂皮干燥自动脱落，勿人为剥脱，以免留瘢痕。

（二）脉冲式二氧化碳激光

1.作用　波长10600nm，单脉冲能量100~1500mJ，脉冲持续时间100μs~1ms，光斑直径3、5、6、9mm，脉冲频率1~20Hz。由于脉冲持续时间小于皮肤热弛豫时间，因而对治疗靶周围皮肤组织的热损伤较少。

2.适应证　面部或暴露部位的皮肤浅表性、局限性、良性皮肤肿瘤，如雀斑、脂溢性角化、毛发上皮瘤、汗管瘤、色素痣、睑黄疣、扁平疣、丝状疣等；痤疮等引起的萎缩性瘢痕；皮肤皱纹等。

3.治疗方法

（1）根据损害大小，将脉冲持续时间调至0.5~1ms，能量密度为0.1~1cm。

（2）成片密集的损害以间隔或分批治疗，间隔距离0.5~1cm。

（3）治疗后创面涂抗生素软膏或烫伤膏，每日1~2次。

4.注意事项

（1）小而浅、数量少的损害尽可能不做局麻，以免影响治疗效果。

（2）术中及时以生理盐水或新霉素溶液的棉签或纱布清除烧灼后的炭化物。

（3）保持创面干燥至落痂，避免日晒。

（三）**氦-氖激光**

1.作用　波长632.8nm，是可见的红色光，输出功率10~40mW。可改善皮肤局部微循环，加强新陈代谢，促进组织愈合和毛发生长；能消除炎症，加强吸收，较轻炎症区域充血和水肿，提高局部免疫功能；能加速致痛的化学物质（钾离子、氨类物质等）的吸收，故有镇痛作用。

2.适应证

（1）多种原因所致的皮肤黏膜溃疡，如烫伤、烧伤、化学灼伤、电击伤、外伤、糖尿病伴发的皮肤溃疡等。

（2）带状疱疹、单纯疱疹、疖肿、甲沟炎等感染。

（3）斑秃、全秃。

（4）冻疮、冷性多形红斑、雷诺现象、局限性硬皮病。

3.方法

（1）局部照射：每次治疗剂量为0.5~1.0J/cm^2，每次10min，10次为1个疗程。

（2）穴位照射：以光纤输出，作为光针用于穴位照射。

4.注意事项

（1）疗程之间休息3~5d为宜。

（2）恶性肿瘤、急性感染禁止照射。

（3）眼睛不能直视光束。

（四）**掺钕钇铝石榴激光**

1.作用　波长1060nm，常用功率10~80W，是近红外光谱。在皮肤组织上作用主要是热效应，因该波长的光在水分中引起散射，所以在皮肤组织的深度可达1~6mm，比二氧化碳激光深。

2.适应证　海绵状血管瘤、淋巴血管瘤、血管角皮瘤、化脓性肉芽肿、血管内皮瘤等。

3.方法

（1）匀速照射皮损至苍白或灰褐色，隆起的损害即刻平复或凹陷收缩。

（2）结节状的损害可适当加大功率或延长照射时间，烧灼治疗。

（3）创面涂抗生素软膏或烫伤膏。

4.注意事项　大而深在的血管性损害治疗的间隔期间，须防止痂膜脱落出血。

（五）**氩激光**

1.作用 波长为 488nm 及 514.5nm，输出功率 2~10W。该光谱被色素和血红蛋白吸收较多，对浅表性血管损害可起到封闭、凝固作用，且在皮肤组织上作用浅表，故多用于浅表的色素增生性皮肤病和浅表的毛细血管增生性皮肤病。

2.适应证 雀斑、咖啡斑、脂溢性角化、文身等色素性疾病及毛细血管扩张、酒渣鼻、草莓状血管瘤、蜘蛛痣等血管性损害。

3.方法

（1）色素性疾病以 488nm 的绿光治疗，具体剂量依病种而定。

（2）血管性损害以 514.5nm 的黄光治疗，脉冲或连续式输出。

4.注意事项 同氦-氖激光。

（六）铜蒸气激光

1.作用 波长为 510.6nm（绿光）和 578.2nm（黄光），输出光为混合光，黄绿光比率为 1：2。功率为 1~6W。主要为血红蛋白的吸收峰值，能量大部分进入真皮，作用深度较氩激光为深。

2.适应证 化脓性肉芽肿、酒渣鼻、蜘蛛痣、鲜红斑痣、红色文身等。

3.方法

（1）脉冲式适于鲜红斑痣等，根据皮损颜色深浅，重复治疗 2~4 次。光斑直径 2~3mm，功率密度 7~111J/cm^2。

（2）连续式适用于化脓性肉芽肿，以光纤照射至损害凝固或炭化。

4.注意事项 避免剂量过大，出现水疱而致瘢痕。

（七）调 Q 铒激光

1.作用 波长 2940nm，单脉冲能量 0.06~2.0J，脉冲持续时间 300μs，光斑直径 1、6、3、5mm，脉冲频率 1~20Hz。脉冲持续时间小于皮肤组织热弛豫时间，对靶外邻组织的热损伤大大减少；比常用的 CO_2 激光皮肤组织吸收更好，作用更浅表。

2.适应证 同脉冲式 CO_2 激光。

3.方法 与其他激光方法无异，对大面积损害，需分区分次进行。

4.注意事项

（1）术后可出现创面红肿 1~2d，属正常反应，可自然消退。

（2）面部损害区照射后不可化妆、敷面膜，并避免日晒。

（八）脉冲染料激光

1.作用 波长 510nm（绿光）为黑色素颗粒的吸收峰值，波长 585nm（黄光）为血红蛋白的吸收峰值，均可透过表皮作用至真皮，且脉冲形式输出可限制光照对靶外组织的损伤。

2.适应证

（1）波长 510nm（绿光）用于治疗雀斑、咖啡斑、脂溢性角化、Becker 痣。

（2）波长 585nm（黄光）可用于治疗鲜红斑痣、毛细血管扩张、血管角皮瘤、酒渣鼻、蜘蛛痣、肥厚性瘢痕等。

3.方法

（1）绿光常用脉宽 400~500μs，能量密度 1.5~6J/cm^2，光斑直径 3~5mm，脉冲频率 1Hz。

(2) 黄光常用脉宽 300~450μs，能量密度 4~10J/cm², 光斑直径 2、3、5、7、10mm，脉冲频率 1Hz。

(3) 光斑重叠 10%~25%。

(4) 治疗次数和剂量根据病人年龄、性别、损害性质、部位等情况而不同。一般 1~4 次，可间隔 3~6 个月。

4.注意事项

(1) 治疗时有轻微疼痛，一般不需麻醉。治疗后有短暂的红肿、紫癜，无须特殊处理，可以自然消退。

(2) 痂膜脱落前，每日薄涂抗生素软膏 1~2 次，避免进水、揉擦、敷面膜、化妆及剧烈运动。

(3) 痂膜脱落后尽量避免日晒，以免色素沉着。

(九)调 Q 紫翠宝石激光

1.作用　波长 755nm，治疗剂量 4~10J/cm²，光斑直径 3mm，脉冲持续时间 0.5~1ms，脉冲频率 1~15Hz。为色素颗粒吸收波段，能透入真皮深层，脉宽小于黑素小体的热弛豫时间，对周围正常组织无损伤。

2.适应证　太田痣、伊藤痣、雀斑样痣、文身、异物色素沉着等。

3.方法

(1) 常用脉宽 50~100ns，能量密度 4~10J/cm²。太田痣为 0.75~8J/cm²，3~6 个月治疗 1 次，一般需 5 次左右。文身 7.5~8J/cm²，3~6 个月治疗 1 次，2~3 次可痊愈，治疗效果黑色优于蓝绿色，红色欠佳。

(2) 光斑重叠 10%~20%。

4.注意事项　痂皮脱落后色素的消退过程缓慢，可长达半年至 1 年，尽量避免日晒。

(十)调 Q 红宝石激光

1.作用　波长 694nm，输出能量 1~98J/cm²，光斑直径 2~8mm，调 Q 脉宽 20~40ns，长脉宽 1~2ns，脉冲频率 1Hz。为真皮黑色素细胞吸收，脉宽小于黑色素小体的热弛豫时间，对周围正常组织热损伤较少。

2.适应证　口周色素沉着-肠道息肉综合征、雀斑样痣、雀斑、太田痣、伊藤痣、文身、蓝痣、毛痣、多毛症等。

3.方法

(1) 根据色素深浅定剂量，3~10J/cm²，半个月至 6 个月治疗 1 次，3~5 次可去除 1/2 以上的色素。面积大、颜色深者可能需 10 次以上。

(2) 毛发性损害以脉冲持续时间 270ns，光斑直径 6mm，功率密度 30~60J/cm² 的剂量治疗。

(3) 口周色素沉着-肠道息肉综合征的黏膜色素斑，选用光斑 5~6.5mm、持续时间 12~20ns 的剂量治疗。

4.注意事项　同调 Q 紫翠宝石激光。治疗后产生的短暂色素沉着或减退，一般可自然恢复。

第二节 皮肤科外用制剂治疗1.07

一、外用药物的使用原则

皮肤病外用药物疗法在皮肤病的治疗上占有重要地位,正确使用外用药物应掌握以下原则。

1.正确选择剂型 皮肤病在不同阶段,会表现出不同的皮损。临床上须根据不同的皮损选择不同的剂型,如皮炎、湿疹类,在急性阶段,以皮肤潮红、红斑、水疱、糜烂及渗出为主,常选择水粉剂、水溶剂、粉剂。在亚急性阶段,渗出减少,以皮肤潮红、少量鳞屑及结痂为主,常选择水粉剂、糊剂及乳剂。在慢性阶段,以皮肤肥厚、粗糙及鳞屑为主,常选择酊剂、软膏及硬膏。

2.正确选择药物 根据不同药物的作用选择1~2种,加入上面已选定的剂型内,同时应注意:①不同浓度的药物,其作用亦不同,一般先用低浓度,以后根据需要逐渐提高药物浓度;②病人的年龄、性别、皮损部位和发病季节不同,选药时亦应注意区分;③一旦发现过敏或有刺激,应立即停药而改用其他药物;④药物久用后,应更换另一种相同或不同性质的药物。

3.药物使用方法应正确 如水粉剂,日搽多次,软膏每日涂2次,湿敷应做到保持敷料潮湿和清洁。

4.清洁局部涂药处宜仔细和耐心 不用热水和肥皂,以免使局部更受刺激,水粉剂宜用温水冲净。糊剂用油类擦去,硬膏用松节油擦去。

二、粉剂

扑粉

[组成] 硼酸 10.0
         氧化锌及滑石粉 等量加到100.0

[适应证] 用于无糜烂渗液的亚急性湿疹、皮炎或擦疹。

[用法] 撒布患处,每日多次。

止痒扑粉

[组成] 樟脑 1.0
         薄荷脑 0.5
         氧化锌及滑石粉 等量加到100.0

[适应证] 用于无糜烂渗液的瘙痒性皮肤病。

[用法] 外用撒布,每日多次。

樟脑扑粉

[组成] 樟脑 5.0
         扑粉加到100.0

[适应证] 用于对薄荷脑过敏的瘙痒性皮肤病。

[用法] 外用撒布，每日多次。

复方痱子粉
[组成] 麝香草酚　0.5
　　　　水杨酸　2.0
　　　　明矾　5.0
　　　　硼砂　5.0
　　　　薄荷脑　5.0
　　　　氧化锌及滑石粉　等量加到 100.0
[适应证] 用于红痱、白痱。
[用法] 外用撒布，每日多次。

腋臭粉
[组成] 熏衣草油　0.3
　　　　淀粉　1.7
　　　　氧化镁　10.0
　　　　碳酸氢钠　32.0
　　　　滑石粉　加到 100.0
[适应证] 腋臭。
[用法] 外用撒布，每日多次。

脚气粉
[组成] 水杨酸　2.0
　　　　乌洛托品　5.0
　　　　干燥明矾　5.0
　　　　扑粉　加到 100.0
[适应证] 浸渍型、水疱型足癣及手足多汗症。
[用法] 外用撒布，每日多次。

洗头粉
[组成] 碳酸氢钠　30.0
　　　　硼砂　10.0
[适应证] 头皮糠疹及油性皮脂溢出。
[用法] 每次溶于 2000~3000ml 热水中，洗头 1 次。

青黛散
[组成] 青黛　20.0
　　　　煅石膏　40.0
　　　　滑石粉　40.0

　　　　黄檗　20.0

　　[适应证]　无破溃、渗液的急性、亚急性皮炎，如药疹、摩擦红斑、尿布皮炎及痱子等。

　　[用法]　与植物油混合，外涂患处，每日多次，或外用撒布，每日多次。

雄冰散

　　[组成]　雄黄　30.0
　　　　　　冰片　3.0

　　[适应证]　用于带状疱疹疼痛较剧者。

　　[用法]　取本品 3g，白酒 30ml 调涂于患处，每日 1 次，薄涂。

颠倒散

　　[组成]　大黄　50.0
　　　　　　升华硫　50.0

　　[适应证]　黑头粉刺型及丘疹性痤疮。

　　[用法]　取本品少许，用水调匀撒于患部。

如意金黄散

　　[组成]　天花粉　320.0
　　　　　　姜黄　160.0
　　　　　　陈皮　64.0
　　　　　　生南星　64.0
　　　　　　黄檗　160.0
　　　　　　白芷　160.0
　　　　　　甘草　64.0
　　　　　　大黄　160.0
　　　　　　厚朴　64.0
　　　　　　苍术　64.0

　　[适应证]　毛囊炎、疖、蜂窝织炎、痈及丹毒等。

　　[用法]　水或醋调和成糊状，或矿物油、植物油制成软膏外涂或外敷。

二妙散

　　[组成]　黄檗　50.0
　　　　　　苍术　50.0

　　[适应证]　湿疹瘙痒流水及足脚湿气肿痛。

　　[用法]　外用撒布，或植物油调敷患处。

硼酸滑石粉

　　[组成]　硼酸　10.0

　　　　滑石粉　100.0

[适应证]　无渗出的亚急性湿疹等瘙痒性皮肤病。

[用法]　外用撒布，每日多次。

三、水溶液

硼酸溶液

[组成]　硼酸　3.0

　　　　蒸馏水　加到 100.0

[适应证]　急性湿疹皮肤有糜烂及渗液者。

[用法]　冷湿敷。

醋酸铅溶液

[组成]　醋酸铅　5.0

　　　　硫酸铝　1.0

　　　　蒸馏水　加到 100.0

[适应证]　急性湿疹。

[用法]　以水稀释 5~10 倍冷湿敷。

复方醋酸铅溶液

[组成]　醋酸铅　15.0

　　　　硫酸铝　8.7

　　　　硼酸　0.6

　　　　蒸馏水　加到 100.0

[适应证]　急性湿疹。

[用法]　加水稀释 20 倍，冷湿敷。

复方硫酸锌溶液

[组成]　硫酸锌　1.0

　　　　硫酸铜　0.25~0.5

　　　　蒸馏水　加到 100.0

[适应证]　急性湿疹。

[用法]　冷湿敷。

雷硼溶液

[组成]　间苯二酚（雷琐辛）　2.5

　　　　硼酸　7.5

　　　　蒸馏水　加到 1000.0

[适应证]　急性湿疹。

[用法]　冷湿敷。

依沙吖啶（雷佛奴尔）溶液
[组成]　依沙吖啶　1.0
　　　　蒸馏水　加到 1000.0
[适应证]　急性湿疹伴继发性感染者。
[用法]　冷湿敷。

明矾溶液
[组成]　干燥明矾　1.0
　　　　蒸馏水　加到 1000.0
[适应证]　急性湿疹。
[用法]　冷湿敷。

复方间苯二酚溶液
[组成]　依沙吖啶　0.1
　　　　间苯二酚　0.2
　　　　蒸馏水　加到 100.0
[适应证]　急性湿疹伴继发性感染者。
[用法]　湿冷敷。

氯己定（洗必太）溶液
[组成]　氯己定　0.2~2.0
　　　　蒸馏水　加到 1000.0
[适应证]　铜绿假单胞菌感染的脓皮病。
[用法]　0.05%供湿敷、冲洗；0.2%供涂搽。

新霉素溶液
[组成]　新霉素　0.1
　　　　蒸馏水　100.0
[适应证]　急性湿疹伴有继发性感染者。
[用法]　冷湿敷。

甲紫（龙胆紫）水溶液
[组成]　甲紫　1.0
　　　　蒸馏水　100.0
[适应证]　脓皮病糜烂面及皮肤念珠菌病。
[用法]　外涂患处，每日 2 次。

甲紫乙醇溶液
[组成]　甲紫　2.0

　　　　　75%乙醇　20.0
　　　　　蒸馏水　加到100.0
[适应证]　脓皮病糜烂面及皮肤念珠菌病。
[用法]　外涂患处，易于干燥形成薄膜。

庆大霉素溶液
[组成]　庆大霉素　0.2
　　　　　蒸馏水　加到100.0
[适应证]　适用于葡萄球菌及铜绿假单胞菌感染创面。
[用法]　外涂或冲洗创面。

冰醋酸溶液
[组成]　冰醋酸　30.0
　　　　　蒸馏水　加到100.0
[适应证]　甲癣。
[用法]　涂甲板处，注意保护甲周，以免发生刺激。

尿素溶液
[组成]　尿素　50.0
　　　　　甘油　10.0
　　　　　达克罗宁　1.0
[适应证]　用于皮肤干燥、冬季瘙痒及皲裂。
[用法]　外涂，每日2次。

苯扎溴铵（新洁尔灭）溶液
[组成]　苯扎溴铵　5.0
　　　　　蒸馏水　加到100.0
[适应证]　神经性皮炎。
[用法]　外涂，若局部发生红肿反应可暂停，等消肿后再用。

三氯醋酸溶液
[组成]　三氯醋酸　35~50.0
　　　　　蒸馏水　加到100.0
[适应证]　雀斑、色素痣及睑黄疣。
[用法]　以棉签蘸药水涂搽受损部位，直到皮肤发白为止，注意棉签蘸药水要适当，以免药水流入眼内损伤结膜。

复方间苯二酚溶液
[组成]　碱性复红　0.6

　　　　95%乙醇　10.0
　　　　5%苯酚（石炭酸）水溶液（过滤）　100.0
　　　　硼酸（2h 后加）　1.0
　　　　丙酮（2h 后加）　5.0
　　　　间苯二酚　10.0

[适应证]　适用于亚急性湿疹、体癣、足癣及股癣。

[用法]　外涂，每日 1 次。

氨水溶液

[组成]　氨　10.0
　　　　蒸馏水　加到 100.0

[适应证]　虫咬皮炎。

[用法]　虫咬后立即用药，有止痒止痛的作用。

银花地榆煎液

[组成]　金银花　30.0
　　　　地榆　30.0
　　　　秦皮　30.0
　　　　水　3000.0

[制法]　取生药加适量水煮沸半小时，过滤加水足量，备用。

[适应证]　急性湿疹有糜烂渗液、接触性皮炎。

[用法]　外洗、湿敷。

黄檗煎液

[组成]　黄檗 30.0
　　　　水　加到 1000.0

[制法]　取黄檗加水适量，煮沸 30min，过滤，加水至全量，备用。

[适应证]　急性湿疹有糜烂渗液者。

[用法]　冷湿敷。

甘草煎液

[组成]　甘草　30.0
　　　　水　100.0

[制法]　取甘草加水适量，煮沸 30min，过滤，加水至全量，备用。

[适应证]　急性湿疹有糜烂渗液者。

[用法]　冷湿敷。

复方明矾煎液

[组成]　明矾　60.0

　　　　　马齿苋　150.0
　　　　　地肤子　150.0
　　　　　水　3000.0
[制法]　水煎煮沸30min，过滤备用。
[适应证]　手足汗疱疹。
[用法]　煎液泡手，每日1次。

皂矾儿茶煎液
[组成]　皂矾　10.0
　　　　　白矾　10.0
　　　　　儿茶　10.0
　　　　　生侧柏叶　60.0
　　　　　水　3000.0
[制法]　煎煮30min。
[适应证]　外阴瘙痒及肛门瘙痒。
[用法]　煎液洗浴，每晚1次。

苦参汤
[组成]　苦参60.0
　　　　　蛇床子　30.0
　　　　　白芷　15.0
　　　　　金银花　30.0
　　　　　菊花　60.0
　　　　　黄檗　15.0
　　　　　地肤子　15.0
　　　　　石菖蒲　10.0
　　　　　水　3000.0
[制法]　煎煮30min。
[适应证]　外阴瘙痒及肛门瘙痒。
[用法]　煎液洗浴，每晚1次。

石榴皮水
[组成]　石榴皮　20.0
　　　　　水　3000.0
[制法]　煎液，煮沸10min左右，去渣备用。
[适应证]　稻田皮炎、急性湿疹及皮炎。
[用法]　煎液洗浴，冷湿敷，每日数次。

千里光洗方
[组成] 千里光 50.0
水 3000.0
[制法] 取千里光加水煎液，去渣备用。
[适应证] 急性湿疹、皮炎。
[用法] 煎液洗浴或冷湿敷。

苦参蛇床子洗方
[组成] 苦参 22.0
蛇床子 22.0
皂矾 22.0
[制法] 取苦参及蛇床子加水3000ml煎液，去渣，加入皂矾化即得。
[适应证] 阴部瘙痒。
[用法] 煎液趁热先熏后洗，每日2次。

银屑病药水
[组成] 苯 25.0
黑豆馏油（或松馏油） 15.0
升汞 0.012
丙酮 60.0
[适应证] 银屑病、神经性皮炎、扁平苔藓、皮肤淀粉样变。
[用法] 外用涂布（密封贮存）。

甲癣药水
[组成] 麝香草酚 1.0
醋酸 10.0
水杨酸 10.0
5%碘酊 100.0
[适应证] 甲癣。
[用法] 先用热水浸泡指（趾）甲10~20min，然后用小刀轻轻刮后外涂。

四、二甲亚砜液

氢化可的松亚砜液
[组成] 氢化可的松 0.5
二甲亚砜 60.0
无水乙醇 加到100.0
[制法] 先将氢化可的松溶于二甲亚砜液中，再加乙醇至全量即得。
[适应证] 湿疹、神经性皮炎、瘙痒性皮肤病、脂溢性皮炎及酒渣鼻。
[用法] 外用涂搽，每日数次。

氯霉素亚砜液

[组成]　氯霉素　1.0

　　　　二甲亚砜　60.0

　　　　50%乙醇　加到100.0

[制法]先将氯霉素溶于二甲亚砜液中，再加乙醇至全量即得。

[适应证]　毛囊炎、疖病及头皮糠疹。

[用法]　外用涂搽，每日数次。

新霉素亚砜液

[组成]　硫酸新霉素　1.0

　　　　二甲亚砜　60.0

　　　　50%乙醇　加到100.0

[制法]同氯霉素亚砜液。

[适应证]　毛囊炎、痤疮。

[用法]　外用涂搽，每日2次。

氟尿嘧啶亚砜液

[组成]　氟尿嘧啶（5-氟尿嘧啶）　1.5

　　　卤水　8.0

　　　二甲亚砜　60.0

　　　75%乙醇　加到100.0

[适应证]银屑病、毛发红糠疹及足跖疣。

[用法]外用涂搽，每日2次。

氮芥亚砜液

[组成]　盐酸氮芥　0.05

　　　无水乙醇　40.0

　　　二甲亚砜　60.0

[制法]　将氮芥溶于乙醇内，再加上二甲亚砜，临用时配

[适应证]　银屑病、神经性皮炎、毛发红糠疹及足跖疣。

[用法]　外用涂搽，每日2次。

复方氮芥亚砜液

[组成]　盐酸氮芥　0.025

　　　氢化可的松　0.025

　　　无水乙醇　40.0

　　　二甲亚砜　60.0

[制法]　将氮芥、氢化可的松溶于乙醇内，再加二甲亚砜，临用时配制。

[适应证]　银屑病、神经性皮炎、毛发红糠疹及足跖疣。

[用法] 外用涂搽，每日2次。

曲安西龙（去炎松）亚砜液
[组成] 曲安西龙 0.05
　　　 95%乙醇 40.0
　　　 二甲亚砜 60.0
[适应证] 神经性皮炎及慢性湿疹。
[用法] 外用涂搽，每日2次。

地塞米松亚砜液
[组成] 地塞米松 0.05
　　　 达克罗宁 1.0
　　　 二甲亚砜 70.0
　　　 95%乙醇 30.0
[适应证] 神经性皮炎及慢性湿疹。
[用法] 外用涂搽，每日2次。

五、酊剂

复方樟脑酊
[组成] 樟脑 2.0
　　　 液体酚 1.0
　　　 甘油 5.0
　　　 60%乙醇 加到100.0
[适应证] 体癣及手足癣。
[用法] 外用涂搽，每日2次。

复方硫酸铜溶液
[组成] 水杨酸 4.0
　　　 硫酸铜 0.3
　　　 60%乙醇 加到100.0
[适应证] 花斑癣及股癣。
[用法] 外用涂搽，每日2次。

花斑癣药水
[组成] 间苯二酚 3.0
　　　 水杨酸 3.0
　　　 薄荷脑 0.5
　　　 氯化汞（升汞） 0.1
　　　 蓖麻油 2.0

　　　　　75%乙醇　加到 100.0
　　[适应证]　花斑癣。
　　[用法]　外用涂搽，每日2次。

　　8-甲氧补骨脂素酊
　　[组成]　8-甲氧补骨脂素　0.1~0.2
　　　　　丙酮　40.0
　　　　　75%乙醇　60.0
　　[适应证]　白癜风及银屑病。
　　[用法]　外用涂搽皮损处，再照射长波紫外线，每日1次。

　　甲癣酊
　　[组成]　水杨酸　5.0
　　　　　丙酮　5.0
　　　　　5%碘酊加到　100.0
　　[适应证]　甲癣。
　　[用法]　将甲板削薄，外搽，每日2次。

　　冻疮酊
　　[组成]　鱼石脂　10.0
　　　　　氯仿　10.0
　　　　　10%樟脑醑　加到 100.0
　　[适应证]　未溃破的冻疮。
　　[用法]　外用涂搽，每日2次。

　　煤焦油溶液
　　[组成]　煤焦油　200.0
　　　　　皂角（粗粉）　100.0
　　　　　75%乙醇　加到 1000.0
　　[制法]取皂角粉置广口瓶中，加入少量乙醇，湿润后加入煤焦油搅拌均匀，加乙醇约800ml，浸泡7d，经常搅拌最后过滤，自滤器上添加乙醇到足量即得，备用。
　　[适应证]　银屑病及慢性湿疹。
　　[用法]　外用涂搽，每日2次。

　　氯霉素乙醇溶液
　　[组成]　氯霉素　2.0
　　　　　水杨酸　2.0
　　　　　薄荷脑　1.0
　　　　　甘油　10.0

　　　　　75%乙醇　加到100.0
[适应证]　脂溢性皮炎及头皮糠疹。
[用法]　外用涂搽，每日1次。

新霉素乙醇溶液
[组成]　硫酸新霉素　0.25~1.0
　　　　　生理盐水　50.0
　　　　　75%乙醇　加到100.0
[适应证]　痂型皮脂溢出及头皮糠疹。
[用法]　外用涂搽，每日1次。

复方煤焦油溶液
[组成]　煤焦油溶液　20.0~40.0
　　　　　薄荷脑　1.0
　　　　　60%乙醇　加到100.0
[适应证]　神经性皮炎、慢性湿疹及银屑病。
[用法]　外用涂搽，每日2次。

复方土槿皮酊
[组成]　土槿皮　10.0
　　　　　苯甲酸　6.0
　　　　　水杨酸　3.0
　　　　　75%乙醇　加到100.0
[适应证]　汗斑、体癣、股癣及手足癣。
[用法]　外用涂搽，每日数次。

松馏酊
[组成]　松馏油　10.0
　　　　　水杨酸　5.0
　　　　　95%乙醇　加到100.0
[适应证]　神经性皮炎、慢性湿疹及结节性痒疹。
[用法]　外用涂搽，每日数次。

百部酊
[组成]　百部　20.0
　　　　　高粱酒　80.0
[适应证]　瘙痒性皮肤病。
[用法]　外用涂搽，每日数次。

止痒酊
[组成] 麝香草酚　1.0
　　　　薄荷脑　2.0~4.0
　　　　甘油　5.0
　　　　75%乙醇　100.0
[适应证] 甲癣。
[用法] 先用热水浸泡指（趾）甲10~20分钟，然后用小刀轻轻刮后外涂。

生发酊（生发药水）
[组成] 纯升汞　1.0
　　　　苯酚　5.0
　　　　奎宁酊　10.0
　　　　安息香酊　10.0
　　　　75%乙醇　100.0
[适应证] 斑秃、脂溢性脱发。
[用法] 外用涂搽。

六、搽剂

炉甘石止痒搽剂
[组成] 液体酚　2.0
　　　　炉甘石　8.0
　　　　氧化锌　8.0
　　　　橄榄油　50.0
　　　　石灰水　加到100.0
[适应证] 皮炎及湿疹。
[用法] 以短毛刷蘸药液外搽，每日数次。

硫黄间苯二酚搽剂
[组成] 沉淀碱黄　6.0
　　　　间苯二酚　3.0
　　　　氧化锌　10.0
　　　　甘油　5.0
　　　　氢氧化钙溶液　加到100.0
[适应证] 脂溢性皮炎、痤疮及酒渣鼻。
[用法] 外用涂搽，每日数次。

煤焦油搽剂
[组成] 煤焦油6.0
　　　　单安息香酸酊　12.0

　　　　　丙酮　加到 100.0
[适应证]　外阴瘙痒、肛门瘙痒，糜烂面及溃疡不宜用。
[用法]　外用涂搽，每日 2 次。

松馏油搽剂
[组成]　松馏油　10.0
　　　　　水杨酸　5.0
　　　　　75%乙醇　加到 100.0
[适应证]　神经性皮炎、慢性湿疹及银屑病。
[用法]　外用涂搽，每日 2 次。

复方糠馏油搽剂
[组成]　糠馏油　5.0
　　　　　蓖麻油　5.0
　　　　　水杨酸　1.0
　　　　　间苯二酚　1.0
　　　　　95%乙醇　加到 100.0
[适应证]　神经性皮炎、慢性湿疹及银屑病。
[用法]　外用涂搽，每日 2 次。

8-甲氧补骨脂素搽剂
[组成]　8-甲氧补骨脂素　0.2
　　　　　丙二醇　40.0
　　　　　丙酮　加到 100.0
[适应证]　白癜风风及银屑病。
[用法]　涂搽皮损后，再照射长波紫外线，每日 1 次。

头虱搽剂
[组成]　煤油　25.0
　　　　　植物油　25.0
[适应证]　头虱。
[用法]　外搽头发，每日 1 次，连用 3d。

生发搽剂（Ⅰ）
[组成]　水合氯醛　3.0
　　　　　蓖麻油　5.0
　　　　　奎宁酊　20.0
　　　　　75%乙醇　加到 100.0
[制法]　取水合氯醛，加部分乙醇，依次加蓖麻油及奎宁酊，最后加乙醇至全量，

搅匀即得，备用。本药液不宜大量配制，以免水合氯醛分解。
[适应证] 斑秃、脂溢性皮炎及头皮糠疹。
[用法] 以短毛刷蘸药液涂搽头皮，每日1次。

生发搽剂（Ⅱ）
[组成] 斑蝥酊　10.0
　　　　液体酚　2.0
　　　　水杨酸　5.0
　　　　蓖麻油　10.0
　　　　75%乙醇　加到100.0
[制法] 取水杨酸，加部分乙醇溶解，再依次加入其他药物，最后加乙醇至全量，即得。
[适应证] 斑秃。
[用法] 外用涂搽，每日1次。

生发搽剂（Ⅲ）
[组成] 麝香草酚　0.25
　　　　斑蝥酊　2.5~5.0
　　　　辣椒酊　2.5~5.0
　　　　蓖麻油　5.0
　　　　75%乙醇　加到100.0
[适应证] 斑秃及脂溢性脱发。
[用法] 外用涂搽，每日1次。

生发搽剂（Ⅳ）
[组成] 水杨酸　2.0
　　　　烟酸　1.0
　　　　吐温-60　1.0
　　　　尿素　20.0
　　　　50%乙醇　100.0
[适应证] 斑秃及脂溢性脱发。
[用法] 外用涂搽，每日1次。

苯甲酸苄酯搽剂
[组成] 苯甲酸苄酯　21.0
　　　　软肥皂　25.0
　　　　75%乙醇　25.0
　　　　水　25.0
[适应证] 疥疮。

[用法] 每日沐浴后以两手蘸药液揉搽患处 15min，连续搽 4d，最后消毒衣服被褥，更换衣物。

汗斑搽剂
[组成] 硫代硫酸钠　12.0
　　　　甘油　5.0
　　　　75%乙醇　30.0
　　　　蒸馏水　180.0
[适应证] 汗斑。
[用法] 外用涂搽。

七、洗剂

氧化锌洗剂（Ⅰ）
[组成] 氧化锌　15.0
　　　　滑石粉　15.0
　　　　甘油　5.0
　　　　水　加到 100.0
[适应证] 无渗液的急性或亚急性湿疹、皮炎。
[用法] 以软毛刷蘸药水涂搽，每日数次。

氧化锌洗剂（Ⅱ）
[组成] 氧化锌　15.0~20.0
　　　　滑石粉　15.0~20.0
　　　　甘油　10.0
　　　　75%乙醇　20.0
　　　　水　加到 100.0
[适应证] 无渗液的急性或亚急性湿疹、皮炎。
[用法] 以软毛刷蘸药水涂搽，每日数次。

炉甘石洗剂
[组成] 炉甘石　15.0
　　　　氧化锌　10.0
　　　　甘油　10.0
　　　　水　加到 100.0
[适应证] 无渗液的急性或亚急性湿疹、皮炎。
[用法] 以软毛刷蘸药水涂搽，每日数次。

止痒氧化锌洗剂
[组成] 液体酚　1.0

　　　　樟脑　1.0
　　　　薄荷脑　0.25
　　　　氧化锌洗剂　加到100.0
[适应证]　亚急性湿疹、皮炎及瘙痒性皮肤病。
[用法]　以软毛刷蘸药水涂搽，每日数次。

冰片炉甘石洗剂
[组成]　冰片　1.0~2.0
　　　　炉甘石洗剂　加到100.0
[适应证]　荨麻疹、亚急性湿疹及瘙痒性皮肤病。
[用法]　以软毛刷蘸药水涂搽，每日数次。

止痒炉甘石洗剂
[组成]　液体酚　1.0~2.0
　　　　樟脑　1.0
　　　　薄荷脑　0.25
　　　　炉甘石洗剂　加到100.0
[适应证]　荨麻疹、亚急性湿疹及瘙痒性皮肤病。
[用法]　以软毛刷蘸药液涂搽，每日数次。

白色洗剂（Ⅰ）
[组成]　含硫钾　4.0
　　　　硫酸钾　10.0
　　　　升华硫　10.0
　　　　玫瑰水　加到100.0
[适应证]　痤疮、皮脂溢出症、脂溢性皮炎及酒渣鼻。
[用法]　以软毛刷蘸药液涂搽，每日3次。

白色洗剂（Ⅱ）
[组成]　硫酸锌　4.0
　　　　硫酸钾　10.0
　　　　升华硫　10.0
　　　　玫瑰水　加到100.0
[适应证]　痤疮、酒渣鼻及脂溢性皮炎。
[用法]　以软毛刷蘸药液涂搽，每日3次。

水杨酸硫黄洗剂
[组成]　升华硫　10.0
　　　　水杨酸　2.0

　　　　氧化锌　10.0
　　　　甘油　10.0
　　　　75%乙醇　10.0
　　　　水　加到100.0
[适应证]　脂溢性皮炎、痤疮及酒渣鼻。
[用法]　外用涂搽，每晚1次。

复方硫黄洗剂
[组成]　升华硫　5.0
　　　　硫酸锌　3.0
　　　　樟脑　0.5
　　　　炉甘石　5.0
　　　　甘油　5.0
　　　　水　加到100.0
[适应证]　脂溢性皮炎、痤疮及酒渣鼻。
[用法]　外用涂搽，每晚1次。

复方依沙吖啶洗剂
[组成]　依沙吖啶　1.0
　　　　复方明矾洗剂　加到100.0
[适应证]　痱子继发感染、汗腺炎初期及毛囊炎。
[用法]　外用涂搽，每日数次。

地榆洗剂
[组成]　地榆　10.0
　　　　炉甘石洗剂　加到100.0
[适应证]　急性湿疹、皮炎的初期及末期。
[用法]　外用涂搽，每日数次。

小儿痱子洗剂
[组成]　氧化锌　10.0
　　　　硼酸　10.0
　　　　升华硫　2.0
　　　　樟脑　0.5
　　　　薄荷脑　0.5
　　　　甘油　10.0
　　　　75%乙醇　50.0
　　　　蒸馏水　加到100.0
[适应证]　小儿痱子。

[用法] 外用涂搽，每日数次。

复方明矾洗剂
[组成] 冰片　2.0
　　　　甘油　5.0
　　　　75%乙醇　30.0
　　　　蒸馏水　180.0
[适应证] 汗斑。
[用法] 外用涂搽。

痒疹洗剂
[组成] 1%液化酚　2.0
　　　　麝香草酚　1.0
　　　　氧化锌　20.0
　　　　滑石粉　22.0
　　　　75%乙醇　75.0
　　　　蒸馏水　100.0
[适应证] 痒疹、荨麻疹。
[用法] 外用涂搽，用时震荡。

痤疮洗剂（一号）
[组成] 沉降硫黄　12.0
　　　　樟脑　1.0
　　　　阿拉伯胶糊　6.0
　　　　石灰水　50.0
　　　　玫瑰水　100.0
[适应证] 痤疮、脂溢性皮炎。
[用法] 涂布，用时震荡。

痤疮洗剂（二号）
[组成] 升华硫黄　5.0
　　　　氧化锌　10.0
　　　　滑石粉　10.0
　　　　石灰水　50.0
　　　　75%乙醇　100.0
[适应证] 痤疮、脂溢性皮炎。
[用法] 涂布，用时震荡。

硫黄洗剂
[组成]　升华硫黄　10.0
　　　　氧化锌　20.0
　　　　滑石粉　20.0
　　　　甘油　10.0
　　　　75%乙醇　100.0
[适应证]　痤疮、酒渣鼻、脂溢性皮炎。
[用法]　涂布，用时震荡。

酒渣洗剂
[组成]　硫酸锌　15.0
　　　　氧化锌　4.0
　　　　薄荷脑　0.3
　　　　甘油　2.0
　　　　樟脑水　120.0
[适应证]　酒渣鼻、脂溢性皮炎。
[用法]　涂布，用时震荡。

八、油剂

氧化锌油
[组成]　氧化锌　40.0
　　　　花生油　加到100.0
[适应证]　急性或亚急性湿疹。
[用法]　外涂，每日2次。

苯唑卡因氧化锌油
[组成]　苯唑卡因　5.0
　　　　氧化锌油　加到100.0
[适应证]　急性或亚急性湿疹。
[用法]　外涂，每日2次。

黑豆馏油氧化锌油
[组成]　黑豆馏油　5.0~10.0
　　　　冰片　2.0~5.0
　　　　氧化锌油　加到100
[适应证]　婴儿湿疹及亚急性湿疹。
[用法]　外涂，每日2次。

芥子气油
[组成]　1%鱼肝油芥子气　5.0
　　　　花生油　50.0
　　　　松节油　加到1000.0
[适应证]　银屑病及神经性皮炎。
[用法]　涂于患处，每日1~2次，头面部慎用。

黄连油
[组成]　黄连粉　20.0
　　　　枯帆　10.0
　　　　花生油　加到100.0
[适应证]　脓皮病、婴儿湿疹及亚急性湿疹。
[用法]　外涂，每日2次。

紫草油
[组成]　紫草　1000.0
　　　　豆油　1000.0
[适应证]　烫伤创面及溃疡。
[用法]　涂于创面或油浸纱布敷于创面，每日2次。

甘草油
[组成]　生甘草　200.0
　　　　香油　1000.0
[适应证]　慢性溃疡及压疮。
[用法]　涂布创面或油浸纱布敷于创面，每日1次。

九、乳剂

硫黄霜
[组成]　硫黄　3.0~5.0
　　　　乳剂基质（O/W）　加到100.0
[适应证]　痤疮、酒渣鼻及脂溢性皮炎。
[用法]　薄涂患处，每晚1次。

酒渣鼻霜
[组成]　升华硫　1.0
　　　　β萘酚　0.6
　　　　75%乙醇　0.6
　　　　花生油　4.0
　　　　乳剂基质（O/W）　加到100.0

[适应证] 痤疮、酒渣鼻及脂溢性皮炎。
[用法] 薄涂患处，每日 2 次。

冰片霜
[组成] 冰片　2.0
　　　　乳剂基质（O/W）　加到 100.0
[适应证] 皮肤无破损的瘙痒性皮肤病。
[用法] 薄涂，每日 3 次。

达克罗宁霜
[组成] 达克罗宁　1.0
　　　　樟脑　1.0
　　　　单硬脂酸甘油酯　5.0
　　　　硬脂酸　10.0
　　　　白凡士林　5.0
　　　　液状石蜡　15.0
　　　　甘油　10.0
　　　　十二烷基硫酸钠　0.1
　　　　三乙醇胺　0.3
　　　　羟苯乙酯　0.1
　　　　2，6-叔丁基对甲酚　0.02
　　　　水　50.0~55.0
[适应证] 皮肤无破损的瘙痒性皮肤病。
[用法] 薄涂，每日 3 次。

5%苯唑卡因霜
[组成] 苯唑卡因　5.0
　　　　樟脑　1.0
　　　　单硬脂酸甘油酯　3.5
　　　　硬脂酸　12.0
　　　　液状石蜡　6.0
　　　　白凡士林　1.0
　　　　羊毛脂　5.0
　　　　三乙醇胺　0.4
　　　　水　加到 100.0
[适应证] 皮肤无破损的瘙痒性皮肤病。
[用法] 薄涂，每日数次。

煤焦油霜
[组成]　煤焦油　3.0
　　　　苯唑卡因　3.0
　　　　苯海拉明　0.2
　　　　樟脑　1.0
　　　　薄荷脑　0.5
　　　　乳剂基质（O/W）　加到100.0
[适应证]　神经性皮炎及慢性湿疹。
[用法]　薄涂或封包。

复方硫黄霜
[组成]　单硬脂酸甘油酯　5.0
　　　　硬脂酸　11.25
　　　　凡士林　5.0
　　　　液状石蜡　12.5
　　　　羟苯乙酯　0.05
　　　　升华硫　5.0
　　　　樟脑　1.0
　　　　月桂硫酸钠　0.1
　　　　三乙醇胺　0.3
　　　　甘油　10.0
　　　　蒸馏水　50.0
[适应证]　痤疮、酒渣鼻及脂溢性皮炎。
[用法]　外涂，每日1~2次。

克霉唑霜
[组成]　克霉唑　3.0
　　　　乳剂（O/W）　加到100.0
[适应证]体癣及股癣。
[用法]薄涂，每日2次。

复方氟轻松（氟轻松）霜
[组成]　醋酸氟轻松　0.025
　　　　二甲亚砜　15.0
　　　　十八醇　90.0
　　　　月桂硫酸钠　10.0
　　　　白凡士林　100.0
　　　　液状石蜡　60.0
　　　　羟苯乙酯　1.0

　　　　　甘油　50.0
　　　　　蒸馏水　加到 100.0
[适应证]　神经性皮炎及湿疹。
[用法]　薄涂或封包。

糠馏油霜
[组成]　糠馏油　1.0~2.0
　　　　　吐温-80　0.5~1.0
　　　　　乳剂基质（O/W）　加到 100.0
[适应证]　神经性皮炎及慢性湿疹。
[用法]　薄涂或封包。

氟尿嘧啶霜
[组成]　氟尿嘧啶　1.0~2.0
　　　　　乳剂基质（O/W）　0.5~1.0
[适应证]　毛发红糠疹及银屑病。
[用法]　薄涂或封包。

尿素霜
[组成]　尿素　5.0
　　　　　乳剂基质（O/W）　加到 100.0
[适应证]　鱼鳞病、皮肤干燥及手足皲裂。
[用法]　薄涂，每日 2 次。

维生素 A 酸霜
[组成]　维生素 A 酸　0.1~0.5
　　　　　叔丁基对羟基茴香醚　6ppm
　　　　　十八醇　7.0
　　　　　硬脂酸　5.0
　　　　　黄凡士林　8.0
　　　　　液状石蜡　5.0
　　　　　甘油　5.0
　　　　　吐温-80　2.0
　　　　　羟苯乙酯　0.1
　　　　　十二醇硫酸钠　1.0
　　　　　水　66.0
[适应证]　痤疮。
[用法]　薄涂。

苯海拉明霜

[组成] 硬脂酸 15.0
　　　　白凡士林 7.0
　　　　羊毛脂 5.0
　　　　单硬脂酸甘油酯 3.0
　　　　羟苯乙酯 0.1
　　　　苯海拉明 1.0
　　　　甘油 5.0
　　　　三乙醇胺 0.6
　　　　硼砂 0.3
　　　　水 加到 100.0

[适应证] 湿疹、神经性皮炎及过敏性皮炎。

[用法] 薄涂。

氢醌霜

[组成] 单硬脂酸甘油酯 5.0
　　　　硬脂酸 10.0
　　　　白凡士林 5.0
　　　　液状石蜡 12.0
　　　　羟苯乙酯 0.05
　　　　无水硫酸钠 1.0
　　　　氢醌 3.0
　　　　十二烷基硫酸钠 0.1
　　　　吐温-80 0.3
　　　　甘油 10.0
　　　　蒸馏水 加到 100.0

[适应证] 雀斑及黄褐斑。

[用法] 薄涂，每晚 1 次。

苯甲酸苄酯霜

[组成] 三乙醇胺 5.0
　　　　硬脂酸 20.0
　　　　苯甲酸苄酯 25.0
　　　　水 加到 100.0

[适应证] 疥疮。

[用法] 淋浴后，用手蘸药涂搽全身，每晚 1 次，连续 4d，最后消毒衣服被褥。

黑豆馏油脂

[组成] 冰片 2.0

                黑豆馏油 5.0
                香脂基方（W/O） 加到 100.0
[适应证] 神经性皮炎及慢性湿疹。
[用法] 外用涂搽或封包。

复方蒽林脂
[组成] 蒽林 1.0~2.0
        间苯二酚 5.0
        樟脑 1.0
        薄荷脑 0.5
        香脂基方（W/O） 加到 100.0
[适应证] 银屑病。
[用法] 外用涂搽或封包。

地塞米松脂
[组成] 地塞米松 0.5~0.1
        香脂基方（W/O） 100.0
[适应证] 接触性皮炎、湿疹、神经性皮炎及过敏性皮肤病。
[用法] 外用涂布或封包。

氟轻松脂
[组成] 氟轻松 0.1~0.025
        香脂基方（W/O） 100.0
[适应证] 接触性皮炎、湿疹、神经性皮炎及过敏性皮肤病。
[用法] 外用涂布或封包。

二氧化钛霜
[组成] 二氧化钛 5.0
        水包油型乳剂基质 100.0
[适应证] 夏季外出遮阳，适用于红斑狼疮、光感性皮肤病。
[用法] 外用涂搽。

尿素霜（20%）
[组成] 尿素 20.0
        白凡士林 38.0
        羊毛脂 23.0
        白蜡 4.0
        蒸馏水 100.0
[适应证] 鱼鳞病、手足皲裂、毛发苔藓、毛囊角化病、掌跖角化病。

[用法] 外用涂搽。

十、软膏

硼酸软膏

[组成] 硼酸　10.0
　　　　凡士林　加到 100.0

[适应证] 皮肤溃疡、烫伤及脓皮病。

[用法] 外用涂搽或包扎。

氧化锌软膏

[组成] 氧化锌　0.5~1.0
　　　　凡士林　加到 10.0

[适应证] 亚急性湿疹，亦可作为软膏基质。

[用法] 涂包。

芥子气软膏

[组成] 芥子气　0.5~1.0
　　　　凡士林　加到 10000.0

[适应证] 银屑病。

[用法] 涂包，每日 1 次。

氧化氨基汞（白降汞）软膏

[组成] 氧化氨基汞（白降汞）　2.5~5.0
　　　　凡士林　加到 100.0

[适应证] 脓皮病及慢性溃疡。

[用法] 涂包。

糠馏油软膏

[组成] 糠馏油　5.0
　　　　樟脑　1.0
　　　　苯酚（石炭酸）　1.0
　　　　羊毛脂　10.0
　　　　凡士林　加到 100.0

[适应证] 慢性湿疹、神经性皮炎及银屑病。

[用法] 薄涂或封包。

黑豆馏油软膏

[组成] 黑豆馏油　10.0
　　　　氧化锌　10.0

　　　　凡士林　加到 100.0
[适应证]　慢性湿疹、神经性皮炎及银屑病。
[用法]　薄涂或封包。

水杨酸软膏
[组成]　水杨酸　2.0~5.0~10.0
　　　　羊毛脂　10.0
　　　　凡士林　加到 100.0
[适应证]　皮肤干燥，皲裂及鱼鳞病。
[用法]　薄涂。

复方水杨酸软膏
[组成]　水杨酸　3.0~6.0
　　　　苯甲酸　6.0~12.0
　　　　羊毛脂　10.0
　　　　凡士林　加到 100.0
[适应证]　手足癣及体癣。
[用法]　外用涂搽，每日 1 次。

制霉菌素软膏
[组成]　制霉菌素　1000 万 U
　　　　羊毛脂　20.0
　　　　凡士林　加到 100.0
[适应证] 皮肤念珠菌病及念珠菌性女阴炎
[用法]　薄涂或涂包。

新霉素软膏
[组成]　新霉素　0.5
　　　　蒸馏水　5.0
　　　　液状石蜡　10.0
　　　　羟苯乙酯　0.1
　　　　司盘-80　0.5
　　　　单硬脂酸甘油酯　0.5~10.0
　　　　OP 乳化剂　0.5
　　　　凡士林　加到 100.0
[适应证]　脓皮病及溃疡。
[用法]　涂包。

小檗碱软膏
[组成] 盐酸小檗碱 1.0~2.0
凡士林 加到 100.0
[适应证] 脓皮病及溃疡。
[用法] 涂包。

复方硫黄软膏
[组成] 硫黄 5.0~10.0
单硬脂酸甘油酯 10.0
OP 乳化剂 0.5
司盘-60 0.5
液状石蜡 10.0
苯甲酸苄酯 10.0
水 10.0
凡士林 加到 100.0
[适应证] 疥疮及皮脂溢出症。
[用法] 薄涂。

苯唑卡因软膏
[组成] 苯唑卡因 5.0
液状石蜡 10.0
凡士林 加到 100.0
[适应证] 瘙痒性皮肤病。
[用法] 薄涂。

冻疮软膏
[组成] 液体酚 2.0
樟脑 5.0
2.5%碘酊 4.0
羊毛脂 10.0
凡士林 加到 100.0
[适应证] 冻疮。
[用法] 外涂或封包，有溃疡者不宜用。

尿素软膏
[组成] 尿素 10.0
甘油 20.0
蜂蜡 4.0
羊毛脂 10.0

　　　　凡士林　100.0
[适应证]　鱼鳞病及皮肤皲裂。
[用法]　薄涂。

复方硝酸银软膏
[组成]　硝酸银　1.0
　　　　秘鲁香胶　10.0
　　　　凡士林　加到100.0
[适应证]　皮肤溃疡。
[用法]　涂包。

脚气灵
[组成]　十一烯酸　10.8
　　　　氧化锌　1.8
　　　　甘油　15.0
　　　　羧甲基纤维素　1.2
　　　　蒸馏水　21.0
[适应证]　手足癣及体癣。
[用法]　薄涂患处。

复方小檗碱软膏
[组成]　羧甲基纤维素　6.0
　　　　小檗碱　1.0
　　　　达克罗丁　0.5
　　　　甘油　10.0
　　　　羟苯乙酯　0.1
　　　　蒸馏水　1000.0
[适应证]　亚急性湿疹。
[用法]　厚涂患处，表面再撒布粉，纱布包扎，每日1次。

复方氧化氨基汞软膏
[组成]　氧化氨基汞　5.0
　　　　鱼石脂　20.0
　　　　凡士林　100.0
[适应证]疖、汗腺脓肿、毛囊炎、结节性红斑、硬结性红斑
[用法]外用涂搽。

复方松馏油软膏
[组成]　松馏油　20.0

　　　　升华硫黄　20.0
　　　　软皂　40.0
　　　　凡士林　100.0
[适应证]　慢性湿疹、银屑病、神经性皮炎、皮肤真菌病。
[用法]　外用涂搽。

黑豆馏油软膏
[组成]　黑豆馏油　3.0
　　　　羊毛脂　30.0
　　　　凡士林　100.0
[适应证]　亚急性湿疹或慢性湿疹、皮炎、婴儿湿疹。
[用法]　外用涂搽。

压疮软膏Ⅰ
[组成]　樟脑　5.0
　　　　鱼石脂　10.0
　　　　没药酊　2.0
　　　　凡士林　100.0
[适应证]未破压疮。
[用法]外用贴敷。

压疮软膏Ⅱ
[组成]　硫酸锌　5.0
　　　　醋酸铅　10.0
　　　　没药酊　2.0
　　　　凡士林　100.0
[适应证]　已破压疮。
[用法]　外用贴敷。

十一、糊剂

氧化锌糊剂
[组成]　氧化锌　25.0
　　　　淀粉　25.0
　　　　羊毛脂　25.0
　　　　凡士林　25.0
[适应证]　作为糊剂的基质，可配入其他药物用于亚急性湿疹伴有少量溢液的损害。
[用法]　涂搽。

止痒糊剂
[组成]　樟脑　1.0
　　　　液体酚　1.0
　　　　氧化锌糊剂　加到100.0
[适应证]　亚急性湿疹、皮炎有少量渗液的损害。
[用法]　涂包。

甲紫止痒糊剂
[组成]　甲紫　1.0
　　　　樟脑　1.0
　　　　薄荷脑　0.5
　　　　液体酚　1.0
　　　　氧化锌　25.0
　　　　淀粉　25.0
　　　　羊毛脂　25.0
　　　　凡士林　25.0
[适应证]　亚急性湿疹及传染性湿疹样皮炎。
[用法]　涂搽。

苯唑卡因糊剂
[组成]　苯唑卡因　5.0
　　　　氧化锌糊剂　加到100.0
[适应证]　亚急性湿疹、带状疱疹及单纯疱疹。
[用法]　涂包。

复方鱼石脂止痒糊剂
[组成]　鱼石脂　5.0
　　　　升华硫　5.0
　　　　止痒糊剂　加到100.0
[适应证]　亚急性湿疹有糜烂结痂的损害。
[用法]　涂包。

十二、硬膏

复方糠馏油硬膏
[组成]　单铅硬膏　30.0
　　　　松香　5.0~10.0
　　　　糠馏油　20.0
　　　　冰片　2.0
　　　　丙酮　35.0

[适应证] 神经性皮炎及慢性湿疹。
[用法] 硬膏涂于损害处,表面贴上胶布,周围粘紧,每日换药3次。

糠馏油硬膏
[组成] 植物油 2000.0
　　　 樟丹 1000.0
　　　 糠馏油 200.0
[适应证] 神经性皮炎及慢性湿疹。
[用法] 根据病损大小,剪下硬膏放在乙醇灯上,将硬膏烤软后贴于受损部位上。每3日换药1次。

十三、涂膜

水杨酸火棉胶
[组成] 水杨酸 10.0~20.0~30.0
　　　 丙酮 30.0
　　　 乙醚火棉胶 加到100.0
[适应证] 鸡眼、胼胝及足跟疣。
[用法] 用修脚刀先将损害表面角质刮薄,再涂布胶液,每日1次。

复方水杨酸火棉胶
[组成] 水杨酸 200.0
　　　 乳酸 15.0
　　　 乙醚火棉胶 40.0
[适应证] 甲癣。
[用法] 先将患甲刮薄,再涂胶液,每日1次。

银屑病火棉胶
[组成] 水杨酸 6.0
　　　 煤焦油溶液 10.0
　　　 乙醚火棉胶 30.0
　　　 丙酮 30.0
　　　 95%乙醇 加到100.0
[适应证] 银屑病。
[用法] 外用涂搽,每日1次。

止痒弹性火棉胶
[组成] 樟脑 1.0
　　　 薄荷脑 2.1
　　　 弹性火棉胶 加到100.

[适应证] 局限性神经性皮炎及结节性痒疹。
[用法] 外用涂搽。

氟尿嘧啶弹性火棉胶
[组成] 氟尿嘧啶（5-FU） 5.0
　　　　水杨酸 5.0
　　　　弹性火棉胶 100.0
[适应证] 角化病、扁平疣、足跖疣及扁平苔藓。
[用法] 外搽，每日1次。

氢化可的松涂膜
[组成] 氢化可的松 1.0
　　　　玉米朊 7.0
　　　　樟脑 1.0
　　　　甘油 10.0
　　　　酰酸丁酯 1.0
　　　　95%乙醇 加到100.
[适应证] 神经性皮炎及慢性湿疹。
[用法] 涂布患处，每日1次。

复方糠馏油涂膜
[组成] 液体酚 1.0
　　　　樟脑 2.0
　　　　糠馏油 10.0
　　　　甲苯火棉胶 加到100.0
[适应证] 神经性皮炎及慢性湿疹。
[用法] 涂布患处，每日1次。

第三节　皮肤病的系统治疗 1.86

皮肤病和性病的病因广泛，发病机制各异，所涉及的系统治疗药物种类繁多，本章主要介绍常用的几类药物。

一、抗组胺药

自1945年第一代抗组胺药苯海拉明应用临床以来，新的抗组胺药相继问世，已成功用于治疗各种过敏性及瘙痒性皮肤病，为皮肤性病科最常用的内用药物。

组织胺（histamine）是一种活性胺化合物，主要由肥大细胞和嗜碱性粒细胞脱颗粒而进入细胞外液，作用于组胺受体，引起毛细血管扩张，血管通透性增加，平滑肌收缩，腺体分泌增多，血压下降。临床上出现瘙痒、红斑、风团、打喷嚏、腹痛甚至休克。抗组胺药大多与组织胺有相同的乙基胺结构，因而能与组织胺竞争效应细胞上的受体而发挥抗组胺作用，根据其竞争受体的不同，分为H1和H2受体拮抗剂。

某些抗组胺药（如咪唑斯汀）具有抗组胺和抗过敏反应炎症介质的双重作用。不仅拥有强效、高选择性的H1受体拮抗剂作用，还可抑制活化的肥大细胞释放组胺以及中性粒细胞等炎性细胞的趋化作用。同时，咪唑斯汀还抑制变态反应时细胞间黏附性分子-1的释放，并可通过抑制5-脂肪氧合酶的活性而发挥抗炎作用。

（一）H1受体拮抗剂

通过与组织胺竞争靶细胞膜上的H1受体，阻断组织胺的生物学效应而发挥治疗作用，可止痒、减少渗出、减轻炎症及平滑肌痉挛，还有镇静作用。第一代抗组胺药除竞争H1受体外，还能阻断胆碱能受体、肾上腺素能α受体、多巴胺受体和5-羟色胺受体。酮替芬兼有H1受体拮抗作用和抑制过敏反应介质释放的作用，其抗组胺作用较扑尔敏强约10倍。在人体，不仅能抑制I型变态反应中肥大细胞和嗜碱性粒细胞释放组胺、慢反应过敏物质等反应介质，在III型变态反应中对中性粒细胞也有作用。桂利嗪除抗组织胺作用外，还有抗5-羟色胺和缓激肽以及扩脑血管作用，对周围血管也有解痉和改善微循环作用。

第一代抗组胺药物，服后经胃肠吸收，30分钟起效，1~2小时达最大效果，持续4~6小时，每天需多次给药，大多通过肝细胞色素P450系统代谢。该类药物由于相对分子质量较小，具有脂溶性，易透过血脑屏障进入脑组织，对中枢神经系统产生抑制作用，常有嗜睡、乏力、口干以及便秘、排尿困难等不良反应。哺乳期妇女、新生儿、老年人、青光眼及前列腺肥大者慎用。高空作业者、车辆驾驶人员、机械操作人员工作时间禁用。

第二代抗组胺药，受体选择性强，主要作用于外周H1受体，对胆碱能、肾上腺素能受体几无作用。药物相对分子质量大，通常伴有长链，脂溶性低，不易透过血脑屏障，因而对中枢神经系统影响小，无嗜睡或仅轻微嗜睡。除阿伐斯丁等少数药物作用时间较短外，大多数药物作用时间较长，每天1次给药，疗效维持约24小时，特别适合于慢性过敏性疾病患者。

阿伐斯丁起效迅速，药效维持时间短，适用于急性过敏性疾病患者或症状呈间歇性发作的病。曲尼司特、美喹他嗪的作用机制与酮替芬类似，主要稳定肥大细胞和嗜碱性粒细胞的细胞膜，阻止其脱颗粒，从而抑制组胺、5-羟色胺过敏性反应介质的释放。西替利嗪作为H1受体拮抗剂，无抗胆碱能或5-羟色胺作用，不通过血脑屏障，也无镇静作用。除可阻止组胺介导的皮肤速发型变态反应外，还可明显减少与迟发型皮肤变态反应相关的炎性细胞（如嗜酸性粒细胞）的移动及炎性介质的释放。

（二）H2受体拮抗剂

此类药物与H2受体有较强的亲和力，阻止组胺与该受体结合，具有抑制胃酸分泌、收缩血管及减轻炎症作用，临床上常与H1受体拮抗剂联合应用治疗慢性荨麻疹。其中，以雷尼替丁与西咪替丁在皮肤科应用广泛。西咪替丁还有免疫增强及抗雄激素样作用，可用于带状疱疹、单纯疱疹、病毒疣以及痤疮等治疗。不良反应有腹泻、头晕、乏力、头痛和皮疹、男性乳房发育及性欲减退、女性溢乳，罕见粒细胞减少、血小板减少、间质性肾炎、肝毒性等。雷尼替丁对H2受体具有更高的选择性，药物耐受性良好，抗雄激素样作用微弱。

多塞平为三环类抗抑郁药,但具有强大的抗组胺作用,对H1受体的亲和力是苯海拉明的775倍,对H2受体的亲和力也高于西咪替丁,因而对H1、H2受体皆有拮抗作用,且抗胆碱作用明显。临床上止痒效果显著,嗜睡、眩晕、口干、视物模糊、排尿困难等不良反应也明显,且可引起心电图PR间期延长,肝、肾功能严重不全,前列腺肥大、老年或心血管疾患者慎用,必要时应监测心电图。

二、抗病毒药

病毒是病原微生物中最小的一种,无独立的代谢系统,只能依靠特定宿主活细胞的酶系统和原料合成核酸和蛋白质而进行增殖、复制。病毒对人类健康危害很大,许多传染病(如麻疹、水痘、手足口病等)都由病毒引起,某些病毒还能引起人类肿瘤。近年来,抗病毒药(antivirus agents)发展较快,根据病毒复制的不同环节,作用于合成核酸过程所需的特异性酶,阻断病毒核酸合成。

(一)核苷类抗病毒药

1.阿昔洛韦

阿昔洛韦及称无环鸟苷(Aciclovir,ACV)。在病毒感染的细胞内,ACV与脱氧核苷竞争病毒胸苷激酶或细胞激酶,药物被磷酸化成活化型阿昔洛韦三磷酸酯,然后通过两种方式抑制病毒复制:①干扰病毒DNA多聚酶,抑制病毒的复制;②在DNA多聚酶作用下,与增长的DNA链结合,引起DNA链的延伸中断,阻断病毒DNA合成。对单纯性疱疹病毒、水痘带状疱疹病毒作用较强,对EB病毒作用较弱,对巨细胞病毒作用较差。适应证:主要用于治疗水痘、带状疱疹及生殖器疱疹等。用法:口服,每次200mg,5次/日;静脉滴注,按5mg/(kg·d)分2~3次,用生理盐水或5%葡萄糖稀释滴注,疗程5~7天。儿童用药未发现特殊不良反应。不良反应包括皮疹、静脉炎和肾毒性;肾功能不全患者、老年人、孕期及哺乳期女性慎用。

2.万乃洛韦

万乃洛韦又称伐昔洛韦(Valaeiclovir),为ACV的前体药物,口服吸收良好,在体内迅速转化为ACV,生物利用度比ACV高3~5倍。抗病毒谱广,安全性良好,用于治疗单纯疱疹、水痘、带状疱疹等。口服,每次300mg,2次/日。不良反应少见,主要为胃肠道不适,轻度头痛。

3.泛昔洛韦

泛昔洛韦(Famcidovir,PCV)为喷昔洛韦的前体药,口服吸收良好,在胃肠道和肝转化为PCV,生物利用度高,半衰期长。抗病毒谱与ACV类似,用于治疗单纯疱疹病毒、水痘-带状疱疹病毒及EB病毒感染导致的疾病。口服,每次0.25,2~3次/日。不良反应,少数人可出现头痛、疲乏、恶心、呕吐、腹泻,但程度较轻。

4.更昔洛韦

更昔洛韦(Gancidovir)为ACV的衍生物,具有抗所有疱疹病毒活性,抗巨细胞病毒活性比ACV强100倍,需静脉给药。主要用于治疗艾滋病、器官移植、恶性肿瘤患者的重症带状疱疹和巨细胞病毒感染。用法:按5mg/kg,静脉滴注1小时以上,每12小时重复一次。不良反应,主要是与剂量相关的骨髓抑制、肾功能异常及神经系统症状。

（二）阿糖腺苷

阿糖腺苷（Ara-A）为嘌呤核苷的同系物，进入细胞后经磷酸化作用，生成具有生物活性的 Ara-ATP。它能与脱氧 ATP 竞争性地与 DNA 多聚酶结合，抑制病毒 DNA 合成，从而抑制病毒的复制。对单纯疱疹病毒Ⅰ型、Ⅱ型、带状疱疹病毒的作用最为显著，对 EB 病毒、巨细胞病毒、乙肝病毒等亦有抑制作用。适应证：用于单纯疱疹性脑炎、新生儿单纯疱疹感染（如皮肤黏膜感染、局限性中枢神经系统感染和播散性单纯疱疹感染）和带状疱疹，也用于免疫功能缺陷者的水痘病毒感染、婴儿先天性巨细胞病毒感染和免疫缺陷者巨细胞病毒感染。用法：成人与小儿常用量：肾功能正常者单纯疱疹性脑炎，每日 15mg/kg，静脉滴注，疗程 10 天；带状疱疹患者，每日 10mg/kg，静脉滴注，疗程 5 天；免疫缺陷者水痘感染患者每日 10mg/kg，静脉滴注，疗程 5~7 天；新生儿单纯疱疹感染患者，每日 15mg/kg，静脉滴注，疗程 10~14 天；肾功能不全者应根据肾功能损害程度调整剂量，肾小球滤过率每分钟低于 10ml 者可用常用剂量的 75%。不良反应主要为恶心、呕吐、腹泻、食欲减退、静脉炎、皮疹和瘙痒，偶尔发生震颤、头晕、幻觉、精神症状和意识模糊。据报道，出现白细胞、血小板、网织红细胞、血红蛋白、血细胞比容减低，静脉给药每日剂量超过 20mg/kg 时，可引起骨髓抑制。孕妇禁用，哺乳期妇女、婴幼儿慎用。肝肾功能不全、造血功能不良者慎用。

（三）利巴韦林

利巴韦林（Ribavirin）为广谱抗病毒药，具有抑制呼吸道合胞病毒、流感病毒、甲肝病毒、腺病毒等多种病毒繁殖的作用。药物进入被病毒感染的细胞后迅速磷酸化，其产物作为病毒合成酶的竞争性抑制剂，抑制肌苷单磷酸脱氢酶、流感病毒 RNA 多聚酶和 mRNA 鸟苷转移酶，从而引起细胞内鸟苷三磷酸的减少，损害病毒 RNA 和蛋白合成，阻止病毒复制与传播。适用于麻疹、水痘、带状疱疹、单纯疱疹及手足口病等病毒性皮肤病。用法：口服，每次 200mg，2~3 次/日，儿童酌减；静脉滴注或肌内注射，按 10~15mg/(kg·d)，分 2 次应用。不良反应较轻，少数可有恶心、食欲减退、口干、白细胞减少。孕妇及哺乳期妇女忌用，老年人慎用。

（四）膦甲酸钠

膦甲酸钠（Foscarnet Sodium）为广谱抗病毒药物，作用机制为直接抑制病毒特异的 DNA 多聚酶和反转录酶。需静脉给药，80%~90% 以原形从尿中排泄。主要用于耐 ACV 的单纯疱疹病毒感染及免疫功能缺陷者单纯疱疹和水痘-带状疱疹病毒感染。用法：按 40~60mg/(kg·d)，静脉滴注 1 小时以上，每 8 小时 1 次，连用 2~3 周。不良反应主要有肾毒性、电解质紊乱、惊厥、头痛、腹泻、静脉炎、白细胞与血小板减少等。

（五）干扰素

干扰素（Interferon，IFN）是病毒或诱导剂进入宿主细胞内诱导产生的一种糖蛋白，具有广谱抗病毒、抗肿瘤和免疫调节特性。目前临床应用的干扰素有 3 种：①干扰素-α：具有广谱抗病毒、抗肿瘤、抑制细胞增殖以及提高免疫功能等作用，②干扰素-β：具有抗病毒、抗增生及免疫调节作用，③干扰素-γ：具有较强的免疫调节功能，能增强抗原呈递细胞功能，加快免疫复合物的清除和提高吞噬异物功能，对淋巴细胞具有双向调节功能，提高抗体依赖的细胞病毒反应，增强某些免疫活性细胞 HLA-II 类抗原表达。能抑制胶原合成，促进胶原降解。依据各种干扰素的特性，可用于水痘、带状疱疹、各种病毒疣、特应性皮炎、非霍奇金氏淋巴瘤、恶性黑素瘤、覃样肉芽肿、基底细胞癌的治疗。用法：肌内注射，（3~6）×10⁶IU/次，隔日1次；皮损内注射，3×10⁶IU/次。不良反应常见有发热、头痛、寒战、乏力、肌痛、关节痛等症状，常在用药第一周出现，多在48小时后消失。少数病人可出现白细胞减少、血小板减少等血象异常。偶见恶心、腹泻、神经系统紊乱等症状。

（六）干扰素诱导剂

聚肌胞（Polycytosine, polyI∶G）是最常用的干扰素诱导剂（IFN inducer）。在细胞或动物体内诱导产生干扰素，后者与病毒DNA多聚酶结合而阻止病毒复制。具有广谱抗病毒、抗肿瘤和免疫增强作用。适用于单纯疱疹、水痘、带状疱疹以及各种病毒疣等的治疗。用法：2~4mg，隔日1次，或每周2次，肌内注射。也可疣体局部注射。不良反应轻微，少数可出现发热和皮疹，孕妇忌用。

国内外研究进展及发展趋势：

20世纪80年代初，阿昔洛韦（ACV）以其高效低毒的抗病毒特性，被誉为抗病毒药物发展史的里程碑。ACV为开环核苷，其活性化合物系阿昔洛韦三磷酸。ACV第一步磷酸化依赖单纯疱疹病毒基因编码的胸腺嘧啶核苷激酶，该酶只存在于单纯疱疹病毒感染的细胞内，正常细胞内无此酶，不能转化ACV，故ACV对正常细胞毒性小，特异性高。更昔洛韦为新一代强效抗病毒药，适用于单纯疱疹、水痘-带状疱疹病毒、巨细胞病毒以及风疹病毒和EB病毒引起的严重感染。然而，人们对痘病毒的复制机制及其与免疫系统的相互作用还知之甚少，有必要对痘病毒的生物学特性及它们对宿主的作用方式进行深入研究。

三、抗真菌药

抗真菌药（antifungal agents）近年发展较快，一批具有抗真菌谱广、口服吸收好、疗效高、不良反应较小的新抗真菌药物应用于临床。本节介绍皮肤科常用的一些抗真菌药。

（一）多烯类药物及其他抗真菌药

1.两性霉素B

两性霉素B（Amphotericin B）为多烯类抗真菌药物。对本品敏感的真菌有新型隐球菌、皮炎芽生菌、组织胞浆菌、球孢子菌属、孢子丝菌属、念珠菌属等，部分曲菌属对本品耐药；皮肤和毛发癣菌则大多耐药。常用治疗量所达到的药物浓度对真菌仅具抑菌作用。作用机制为本品通过与敏感真菌细胞膜上的固醇相结合，损伤细胞膜的通透性，导致细胞内重要物质（如钾离子、核苷酸和氨基酸等）外漏，破坏细胞的正常代谢从而抑制其生长。适应证：用于敏感真菌所致的深部真菌感染且病情呈进行性发展者，如败血症、心内膜炎、脑膜炎（隐球菌及其他真菌）、腹腔感染、肺部感染、尿路感染和眼内感染等。用法：本品口服吸收不良，仅用于静脉滴注。按0.1~1mg/（kg·d），从小剂量开始，逐渐加量，滴注液浓度不超过10mg/100ml，避光缓慢静滴。不良反应有发热、寒战、消化道症状、静脉炎、低血钾，最严重的不良反应为肾小管损害。与地塞米松联合应用可减少副反应。两性霉素B脂质体（Liposome Encapsulated Amphoterin B）能降低该药与胆固醇结合，增强与麦角固醇结合，因而可减少不良反应（特别是肾毒性大大降低），安全性提高，起始量 0.3mg/（kg·d），逐渐增至 1~2mg/（kg·d），对隐球菌性脑膜炎总量为 5~8g。

2.制霉菌素

制霉菌素（Nysfungin）属多烯类抗真菌药，具广谱抗真菌作用，对念珠菌属的抗菌活性高，新型隐球菌、曲菌、毛真菌通常对本品亦敏感。本品口服后胃肠道不吸收，对全身真菌感染无治疗作用。适应证：用于治疗消化道念珠菌感染。用法：50 万~100 万 U，3 次/日；儿童 5 万~10 万 U/（kg·d），分 3~4 次口服。不良反应有轻微胃肠道反应。

3.灰黄霉素

灰黄霉素（Griseofulvin）为青真菌属产生的抗真菌抗生素，为治疗皮肤癣菌的第一种口服药物。药物结构与鸟嘌呤相似，能竞争性抑制鸟嘌呤进入 DNA 分子，干扰 DNA 合成而抑制真菌生长。还可与微管蛋白结合，抑制真菌细胞的有丝分裂。该药抗真菌谱狭窄，主要用于毛癣菌属、小孢子菌属和表皮癣菌引起的浅部真菌病，特别是头癣和泛发性体癣。对皮肤念珠菌病、花斑癣和深部真菌无效。用法：0.5~1.0g/日，儿童按 15~20mg/（kg·d），分 2~4 次口服。头癣疗程 4~8 周。超微粒制剂吸收较好。与高脂肪饮食同服，能增加吸收率。不良反应主要有头痛、胃肠道反应、肝损害、光敏性药疹、致畸、一过性白细胞减少及贫血等。

（二）唑类药物

唑类药物（Azole）为人工合成的一类抗真菌药物，分咪唑类和三唑类两种。主要通过抑制细胞色素 P450 氧化酶-14α 羊毛固醇脱甲基酶，使羊毛固醇不能向麦角固醇转化，后者为真菌细胞膜的特有成分，因而导致真菌细胞膜缺陷，通透性增加；还可直接作用于真菌细胞膜上的脂肪酸，引起蛋白质和氨基酸成分渗漏及基本营养成分摄入减少；另外，通过抑制过氧化氢酶，使真菌黏附能力下降，芽管形成受到抑制。该类药物中，克霉唑、咪康唑、益康唑、联苯下唑等主要作为外用药物，治疗各种浅部真菌病。常用的内服药物有以下几种。

1.酮康唑

酮康唑（Ketoconazole）为合成的咪唑二恶烷衍生物，抗真菌谱广，对皮肤癣菌、念珠菌属、马拉色菌属、隐球菌属及荚膜组织胞浆菌等均有效，对曲霉、毛真菌属及孢子丝菌无效。用法：成人 200~400mg/日，分 1~2 次口服，病程随疾病不同而异。药物吸收需要胃酸，因而空腹服药以利药物吸收。不良反应为胃肠道反应和轻度肝毒性，严重肝损害见于少数特异体质。应注意大剂量（>0.8g/日）可抑制肾上腺、睾丸的类固醇合成，引起男性乳房发育或阳痿，可致畸，孕妇禁用。

2.伊曲康唑

伊曲康唑（Itraconazole）为三唑类衍生物，具有广谱抗真菌活性，对皮肤癣菌、马拉色菌属、念珠菌属、隐球菌属、曲霉属、粗球孢子菌、荚膜组织胞浆菌以及申克孢子丝菌均有强大的抗菌作用。具有高度亲脂性、亲角质性，皮肤和甲中的浓度明显高于血浆浓度。口服吸收良好，饭后服用可促进药物吸收。适应证：用于浅部真菌病、念珠菌病、孢子丝菌病、着色芽生菌病、隐球菌病以及曲霉病等。常用的服药方法如下。

（1）皮肤癣菌病

1）手足癣　200mg，1 次/日，疗程 7 天；角化型，疗程 14 天。

2）体股癣 200mg，1次/日，疗程7~14天。

（2）甲真菌病 200mg，2次/日，服1周停3周为一疗程，指甲真菌病需2~3个疗程；趾甲真菌病需3~4个疗程。

（3）头癣 200mg，1次/日，儿童用药应权衡利弊，必要时按3~6mg/（kg·d），疗程4~6周。

（4）皮肤念珠菌病和马拉色菌毛囊炎 200mg，1次/日，疗程7天。

（5）口腔念珠菌病 200mg，1次/日，疗程7天。

（6）深部真菌病 200mg/日，疗程2~6个月。

不良反应较轻，常见有恶心、腹痛、腹泻、头痛、转氨酶升高等。有肝病史患者慎用。

对系统性真菌疾病，如曲霉病、念珠菌病、隐球菌病（包括隐球菌性脑膜炎）和组织胞浆菌病，可采用伊曲康哇注射液进行治疗。用法：初始2天给予伊曲康唑注射液2次/日，以后改为1次/日；第一、二天治疗方法：2次/日，每次1个小时静滴200mg伊曲康唑；从第三天起：1次/日，每次1个小时静滴200mg伊曲康唑。静脉用药疗程不超过14天。

3.伏立康唑

伏立康唑为一种广谱的三唑类抗真菌药，通过抑制真菌细胞色素P450介导的14α-甾醇去甲基化，从而抑制麦角甾醇的生物合成。对曲霉属，包括黄曲霉、烟曲霉、土曲霉、黑曲霉、构巢曲霉；念珠菌属，包括白色念珠菌以及部分都柏林念珠菌、光滑念珠菌、克柔念珠菌、近平滑念珠菌、热带念珠菌和吉利蒙念珠菌；足放线病菌属和镰刀菌属有临床疗效，对所有检测的曲菌属有杀菌作用。对皮炎芽生菌、支孢霉属、粗球孢子菌、新型隐球菌、棘状外瓶霉、裴氏着色霉、青真菌属感染也有较好的疗效。适应证：本品主要用于治疗免疫缺陷患者中进行性、可能威胁生命的感染，如侵袭性曲霉病；对氟康唑耐药的念珠菌引起的严重侵袭性感染；由足放线病菌属和镰刀菌属引起的严重感染。本品可口服或静脉滴注，无论是口服或静脉滴注给药，给药第一天均应给予首次负荷剂量，以使其血药浓度在给药第一天即接近稳态浓度。口服生物利用度很高（96%），在有临床指征时静脉滴注和口服给药途径可以互换。用法：静脉滴注：第一个24小时先给负荷剂量，即每12小时给药1次，每次6mg/kg，用药24小时以后给予维持剂量，即每12小时给药1次，每次4mg/kg。口服：第一个24小时先给予负荷剂量，即患者体重≥40kg：每12小时给药1次，每次400mg；患者体重<40kg：每12小时给药1次，每次200mg，用药24小时后给予维持剂量，即患者体重≥40kg：每12小时给药1次，每次200mg；患者体重<40kg：每12小时给药2次，每次100mg。疗程视病种和疗效而定。老年人应用本品时无须调整剂量。12岁以下儿童的安全性和有效性尚未建立。应用于孕妇时可导致胎儿损害。不良反应常见胃肠道反应，其他有视觉障碍、皮疹和肝功能损害。

4.氟康唑

氟康唑（Fluconazole）为咪唑类抗真菌药，抗真菌谱较广。口服或静注本品对念珠菌感染（包括免疫正常或免疫受损的全身性念珠菌病）、新型隐球菌感染（包括颅内感染）、糠秕马拉色菌、小孢子菌属、毛癣菌属、表皮癣菌属、皮炎芽生菌、粗球孢子菌

（包括颅内感染）及荚膜组织胞浆菌、斐氏着色菌、卡氏枝孢菌等有效。作用机制主要为高度选择性干扰真菌的细胞色素 P450 的活性，从而抑制真菌细胞膜上麦角固醇的生物合成。与其他唑类药物不同，本品具有高水溶性，广泛分布于各种组织，可通过血脑屏障。适应证：用于治疗隐球菌性脑膜炎、念珠菌病、着色真菌病以及浅部真菌感染。特别适用于免疫功能低下者所伴发的各种真菌感染。用法：浅部真菌病，50~100mg/日，连服 4 周。甲真菌病 150mg，每周 1 次，指甲真菌病，疗程 8 周，趾甲真菌病疗程 12 周。深部真菌感染，首剂 400mg，以后 200mg/日，维持 6~8 周。不良反应：胃肠道反应、肝功能异常，偶见白细胞减少等。

（三）丙烯胺类

特比萘芬为第二代丙烯胺类（Allylamine）抗真菌药。通过抑制角鲨烯环氧化酶，使敏感真菌细胞膜的麦角固醇合成减少致其细胞膜缺陷。此外，角鲨烯堆积也可引起细胞膜破坏，致真菌死亡，具有抑菌及杀菌双重作用。口服吸收良好，有很好的亲脂及亲角质活性。对皮肤癣菌，如红色毛癣菌、须癣毛癣菌、疣状毛癣菌、断发毛癣菌、紫色毛癣菌、犬小孢子菌、絮状表皮癣菌以及念珠菌属和马拉色菌属的酵母菌，均有广泛的抗真菌活性。适应证：主要用于皮肤及甲的浅部真菌感染。用法：体、股癣，0.25g/日，连服 2 周；手足癣，0.25g/日，连服 2~4 周；甲真菌病，0.25g/日，指甲真菌病疗程 6~9 周，趾甲真菌病疗程 9~12 周；头癣，2 岁以上，体重＜20kg，62.5mg/日；体重 20~40kg，0.125g/日；体重＞40kg，0.25g/日，连服 4~8 周。不良反应较轻，常见为胃肠道反应、味觉障碍、转氨酶升高，有肝病史患者慎用。

（四）核苷类

5-氟胞嘧啶（5-fluorocytosine，5-FC）为核苷类抗真菌药物，能选择性进入真菌细胞内，在胞嘧啶脱氨酶作用下转化为 5-氟尿嘧啶，干扰真菌核酸和蛋白合成，发挥抗真菌作用。人体组织缺乏此酶，因而毒性较小。口服吸收良好，可通过血脑屏障。对酵母菌（如新生隐球菌）、念珠菌（球拟酵母菌）效果最佳，对着色真菌、曲霉也有效。适应证：用于治疗隐球菌病和念珠菌病，与两性霉素 B 合用可减少耐药性的发生率，且有协同作用。用法：50~150mg/（kg·d），分 3 次服用，疗程视病种而异。不良反应常见有胃肠道反应、骨髓抑制、肝功能损害等。肝肾功能不全患者禁用。有致畸作用，孕妇禁用。

（五）其他

碘化钾（Potassium Iodide）为治疗孢子丝菌病的首选药物。尽管此药在体外对孢子丝菌无抑制作用，但临床疗效甚为满意。作用机制尚不清楚。另外，本品对皮肤血管炎、多形红斑、环状肉芽肿、掌跖脓疱病也有效。用法：10%碘化钾溶液，5~10ml/次，2~3 次/日，儿童按 20~50mg/（kg·d）计算。疗程 1~3 个月。不良反应有胃肠道不适、流涕、流泪、咽喉炎等。结核病患者禁用。

国内外研究进展及发展趋势：

近年来，多烯类抗真菌药物发展较快，有多个广谱、低毒、高效的新化合物相继进入临床研究。传统多烯类抗真菌药两性霉素 B 脂质体及其纳米制剂的开发和临床应用在治疗深部真菌领域依然发挥着重要作用。20 世纪 80 年代末开发的伊曲康唑比酮康唑具有更广的抗真菌谱，口服吸收后在肺、脑、上皮内组织中的浓度比血药浓度高 2~5 倍，对浅部和深部真菌均有良好疗效。伏立康唑以其对曲霉属、念珠菌属以及足放线病菌属和镰刀菌属有效而在对免疫缺陷患者进行性的、可能威胁生命的严重真菌感染的治疗中具有优势。

四、糖皮质激素

糖皮质激素（glucocorticoid）是由肾上腺皮质束状带合成和分泌，以氢化可的松为代表，具有多种生理作用的活性物质。主要影响糖、脂肪、蛋白质的代谢，药理作用广泛。皮肤科主要利用其超生理剂量的抗炎、抗过敏、免疫抑制以及抗增生作用而达到治疗目的。

（一）药理作用

1.抗炎作用

抑制炎症性毛细血管扩张，降低血管通透性，减少渗出。抑制中性粒细胞、单核细胞、巨噬细胞向炎症灶聚集，以及由其产生的各种炎症介质及趋化因子。稳定溶酶体膜，防止溶酶体酶的释放，减轻炎症对组织的损伤。

2.抗过敏及免疫抑制作用

加速淋巴细胞的破坏，使淋巴组织萎缩，抑制 T 淋巴细胞、B 淋巴细胞、单核细胞和嗜酸性粒细胞的生成和功能，降低补体及抗体水平，抑制细胞因子产生，对速发型及迟发型过敏反应均有抑制作用。

3.抗增生作用

通过抑制细胞 DNA 的合成，阻止细胞分裂，抑制成纤维细胞、上皮细胞及肿瘤细胞的增生。

（二）适应证

适用于过敏性休克、严重的急性荨麻疹、血管性水肿及接触性皮炎、重症药疹、系统性红斑狼疮、皮肌炎、坏死性血管炎、结节性多动脉炎、天疱疮、类天疱疮、Sweet 综合征、成人 Still 病、Wegener 肉芽肿、贝赫切特综合征等。

（三）用药原则

糖皮质激素的剂量、用法和疗程依疾病的性质，病情轻重，治疗效果及个体差异而有所不同。

1.应用剂量

（1）小剂量

指成人泼尼松每日剂量在 30mg 以下，适用于症状较轻的急性荨麻疹、接触性皮炎、多形性红斑、贝赫切特综合征、泛发性湿疹及带状疱疹等。

（2）中等剂量

指泼尼松每日剂量在 30~60mg，多用于自身免疫性疾病，如系统性红斑狼疮、皮肌炎、天疱疮、类天疱疮以及各种血管炎等。

（3）大剂量

指泼尼松每日剂量在 60~120mg，适用于病情严重的系统性红斑狼疮、皮肌炎、天疱疮、重症药疹及过敏性休克等。

（4）超大剂量

按泼尼松计算,每日剂量在 120mg 以上,通常采用甲泼尼松龙静脉给药,主要用于系统性红斑狼疮脑病及病情严重的重症药疹、皮肌炎、天疱疮等。

2.用药方法

(1)口服给药

1)常规疗法:每日剂量分 2~3 次服用。

2)单日疗法:为了减少药物对 HPA 轴的抑制作用,每日早晨 8 时 1 次顿服,适用于病情稳定期维持用药的患者。

3)隔日疗法:将 2 天的用药量于隔日早晨 8 时 1 次顿服,此法较单日疗法对 HPA 轴的抑制作用更小,适用于长期维持治疗的患者。

(2)静脉给药

1)静脉滴注:将每日剂量以静脉滴注的方式分 1~2 次给予,适用治疗一些需要强效并具有快速激素作用的疾病,如过敏性休克、严重的系统性红斑狼疮、皮肌炎、天疱疮、重症药疹、过敏性紫癜以及接触性皮炎等急危期的短期治疗。

2)静脉注射:将治疗剂量以静脉注射的方式快速给予,适用于某些急危重症患者的抢救治疗,如过敏性休克、严重的急性荨麻疹或伴喉头水肿者。

3)冲击疗法:将甲泼尼龙 0.5~1.0g,加入 5%葡萄糖注射液或生理盐水中,3~12 小时内静脉滴注,每日 1 次,连用 3~5 天,适用于重症病人的冲击治疗,如狼疮脑病、狼疮肾炎以及严重的天疱疮等自身免疫性疾病。视疗效情况可适当间隔重复应用。治疗期间应密切观察病情变化,预防超大剂量糖皮质激素可能出现的严重不良反应。

(3)局部封闭

用于治疗斑秃、瘢痕疙瘩、结节性痒疹、慢性湿疹、胫前黏液性水肿及盘状红斑狼疮等,常用 1%曲安奈德混悬液 0.3~1.0ml 或复方倍他米松注射液 1ml(内含二丙酸倍他米松 5mg,倍他米松磷酸钠 2mg)与等量 2%利多卡因注射液混合皮损内注射,前者每 1~2 周 1 次,后者每 4 周 1 次,一般注射 3~4 次,剂量过大或注射次数过多可出现局部萎缩、色素减退、脓肿或溃疡等不良反应。

3.疗程

(1)短疗程

适用于症状较轻的急性荨麻疹、接触性皮炎等过敏反应的急性期,往往采用静脉滴注,症状控制后较快减量直至停药。

(2)中疗程

适用于各种坏死性血管炎、成人 Still 病、贝赫切特综合征、银屑病关节炎等,病程相对较长,采用静脉滴注或口服给药,症状改善后需 1~2 个月递减,逐渐过渡至停药。

(3)长疗程

适用于系统性红斑狼疮、皮肌炎、天疱疮等,首先采用足量糖皮质激素控制病情,稳定后逐渐减量,至维持量长期用药。

(四)不良反应及其防治

长期大量系统应用糖皮质激素的不良反应常见,主要包括以下几种。

1.类库欣综合征

表现为向心性肥胖、满月脸、水牛背、皮肤变薄、萎缩纹、痤疮、多毛、紫癜、肌肉萎缩乏力、骨质疏松、股骨头无菌性坏死，高血压、低钾血症、血糖升高等，部分症状停药后可逐渐恢复，股骨头坏死则长期存在。防治措施：治疗期间应给予低盐、高蛋白、高维生素饮食，补钾、补钙、制酸。激素性糖尿病按原发性糖尿病治疗。

2.类肾上腺危象

长期使用糖皮质激素时，可反馈性抑制下丘脑和垂体促肾上腺皮质激素分泌功能，引起肾上腺皮质萎缩，功能减退。若突然停药，可引起类肾上腺危象，表现为低血压、低血糖、昏迷、休克。防治措施：长期大剂量用药应逐渐减量，避免突然停药。如发生此类危象，应立即给予糖皮质激素抢救，抗休克对症治疗。病情稳定后改为替代疗法。

3.诱发并加重感染

糖皮质激素可引起医源性免疫功能低下，易继发细菌、真菌和病毒感染。也可使原有结核病灶活动、扩散，应及时给予抗感染治疗。

4.诱发溃疡病

糖皮质激素可引起胃酸、胃蛋白酶分泌增多，诱发和加重胃、十二指肠溃疡，甚至穿孔、大出血。因此，治疗期间应合用胃黏膜保护剂和制酸药，活动性溃疡病患者慎用。

5.诱发精神症状

糖皮质激素能提高中枢神经系统的兴奋性，患者易出现情绪激动、兴奋欣快、失眠，重者可致精神分裂症和癫痫发作，以地塞米松最为明显。应避免晚间给药，精神病患者慎用。

国内外研究进展及发展趋势：

糖皮质激素是一类治疗作用显著、不良反应也十分突出的药物。因此，其合理应用及联合用药问题值得关注。近年研究显示，糖皮质激素冲击疗法可应用于多种重症疾病的治疗。冲击疗法治疗中毒性表皮坏死松解症能降低死亡率，且不会延长愈合时间。在严重的系统性红斑狼疮、皮肌炎和天疱疮的治疗中也有类似结果。糖皮质激素联合大剂量丙种球蛋白对上述疾病的治疗取得满意疗效。应注意不良反应的防治。疗效更高、不良反应更少的糖皮质激素制剂值得期待。

五、免疫抑制剂

免疫抑制剂在皮肤病治疗中已有广泛应用，涉及的药物包括环磷酰胺、硫唑嘌呤、氨甲蝶呤、环孢素、他克莫司等，适用于严重的结缔组织病、天疱疮、顽固性炎症性皮肤病以及某些淋巴瘤等的辅助治疗。本组药物不良反应较大，包括骨髓抑制、诱发感染、胃肠道反应、肝损伤、脱发等，故应慎用，并定期监测。

（一）环磷酰胺

环磷酰胺（Cyclophosphamide，CTX）为细胞周期非特异性药物，作用于细胞增殖周期的各期，通过肝细胞色素 P450 微粒纤酶代谢后变为活性型磷酰胺氮芥而起作用。其作用机制与氮芥相似，与 DNA 发生交叉联结，抑制 DNA 的合成，也可干扰 RNA 的功能，从而抑制细胞增殖，对 B 淋巴细胞抑制作用更强，抑制抗体产生作用明显。对巨噬细胞也有抑制作用。

1.适应证

主要用于系统性红斑狼疮、天疱疮、坏死性血管炎、贝赫切特综合征、坏疽性脓皮病以及蕈样肉芽肿等。

2.用法

1~3mg/(kg·d)，分 2~3 次服用，或 100~200mg 每日或隔日静脉注射，用药 4~6 周后发挥疗效。静脉冲击治疗按 8~12mg/kg 加入液体中静脉滴注，连续 2 天。对药物耐受者 2 周后重复使用，累计总量不超过 150mg/kg。

3.不良反应及注意事项

主要不良反应为胃肠道反应、口腔炎、脱发、骨髓抑制及肝功能损害。用药期间应多饮水，可避免或减轻出血性膀胱炎。当大剂量用药时，除应密切观察骨髓功能外，还应注意非血液学毒性（如心肌炎、中毒性肝炎及肺纤维化等）。严重感染及骨髓功能低下患者慎用，孕妇及哺乳期妇女禁用，不宜与别嘌呤醇合用。

（二）硫唑嘌呤

硫唑嘌呤（Azathioprine，AZP）为细胞周期特异性药物，主要作用于 S 期，可产生烷基化作用阻断 SH 组群，抑制核酸的生物合成，防止细胞增生，并可影响 DNA、RNA 以及蛋白质的合成，主要抑制 T 淋巴细胞而影响细胞免疫。

1.适应证

适用于系统性红斑狼疮、皮肌炎或多发性肌炎、寻常天疱疮及结节性多动脉炎等。

2.用法

起始量 1~2mg/(kg·d)，分 2 次服用。可逐渐增量，最大剂量不超过 3mg/(kg·d)，常在治疗 8 周达最大疗效，病情稳定后，每 2~4 周日减 0.5mg/kg，至最低有效维持量。

3.不良反应

不良反应主要是骨髓抑制和肝损害。临床证明本药对胎儿有不良影响，本药也可分泌入乳汁，故孕妇及哺乳期妇女慎用。对该药过敏者禁用。

（三）氨甲蝶呤

氨甲蝶呤（Methotrexate，MTX）为二氢叶酸还原酶抑制剂，通过与二氢叶酸还原酶结合而阻止二氢叶酸转化为四氢叶酸，从而影响胸苷酸及肌苷酸的合成，使 DNA、RNA 合成障碍，发挥抗细胞增生作用。还可通过抑制多形核白细胞的趋化性和黏附性，抑制 TNF-α、IL-1、IL-6、IL-8 等细胞因子的释放而发挥抗炎作用。

1.适应证

主要用于对常规治疗抵抗的严重类型银屑病、皮肌炎，近年来也用于治疗结节病、淋巴瘤样丘疹病、急性痘疮样苔藓样糠疹、白细胞碎裂性血管炎、结节性多动脉炎、贝赫切特综合征、泛发性扁平苔藓、Wegener 肉芽肿、皮肤 T 细胞淋巴瘤等。

2.用法

2.5~5mg，口服，每 12 小时 1 次，每周连用 3 次；也可用 7.5~20mg，静脉或肌内注射，每周 1 次，显效后减量为每月 1 次，一般有效疗程的安全剂量为 50~150mg。

3.不良反应

不良反应主要为肝毒性及骨髓抑制，肝肾功能不全、对该药过敏、孕妇及有活动性感染者禁用。

（四）秋水仙素

秋水仙素（Colchicine）主要影响分裂过程中的微管系统，使细胞分裂停留于 M 期，对 RNA 合成也有抑制作用。还能抑制中性粒细胞的氧自由基产生及其引起的组织损伤。

1.适应证

主要用于系统性硬皮病、贝赫切特综合征、血栓性静脉炎、变应性血管炎、荨麻疹性血管炎、Sweet 综合征以及掌跖脓疱病等。

2.用法

成人 1~2mg/日，分 2~3 次服用。

3.不良反应

不良反应主要为胃肠道反应及骨髓抑制。

（五）环孢素 A

环孢素 A（CyclosporinA，CyA）为一类强效新型免疫抑制剂，能抑制细胞介导免疫反应的发生，如迟发型超敏反应、异体移植物免疫排斥反应等。还能抑制淋巴因子（如 IL-2）的产生和释放而减低 T 细胞活性和 T 细胞介导的细胞免疫反应。CyA 还可阻断细胞生长周期，使静止淋巴细胞停留在 G0 或 G1 期，抑制抗原激活的 T 细胞释放淋巴因子。优点：无骨髓抑制，治疗作用迅速，选择性作用于 Th 细胞，理论上引起感染和恶性肿瘤的危险比较小。

1.适应证

重症银屑病（包括寻常型和特殊类型）、贝赫切特综合征、坏疽性脓皮病、系统性红斑狼疮、皮肌炎、系统性硬皮病以及天疱疮等。

2.用法

开始剂量 2.5mg/kg，每日 1 次或分 2 次服用，逐渐增加剂量，最大剂量不应超过 5mg/（kg·d）。随症状改善，逐渐减量至 0.5~1mg/（kg·d），停药后疾病容易复发。

3.不良反应

不良反应有肾毒性、高血压、电解质紊乱等。恶性肿瘤、高血压、肾功能不全及免疫缺陷者禁用。该药经细胞色素 P4503A 代谢，不宜与抑制或诱导该酶代谢的药物合用。阿昔洛韦、氨基苷类抗生素、两性霉素 B、呋塞米、甘露醇、美法仑、万古霉素、非甾体类抗炎药（包括双氯芬酸、吲哚美辛、萘普生和舒林酸）可增加 CyA 的肾毒性。接受 CyA 治疗的患者存在皮肤癌变的潜在风险，因此不应过度暴露于阳光下，还应避免进行 UVB 和 PUVA 治疗。

（六）他克莫司

他克莫司（Tacrohmus）属大环内酯类抗生素，其免疫抑制作用与 CyA 相类似，但作用更强，为 CyA 的 10~100 倍。该药抑制 T 细胞活化及 Th 细胞依赖性的 B 细胞增殖，以及淋巴因子（如 IL-2、IL-3 及干扰素）的生成。本品通过抑制钙调素介导的 T 细胞内的信号传递，从而实现阻止一系列淋巴因子基因转录的作用。此外，还具有较强的抗炎作用，能抑制嗜碱性粒细胞和肥大细胞释放组胺、白三烯、前列腺素等炎症介质。

1.适应证

严重而顽固的银屑病、坏疽性脓皮病和营养不良性大疱性表皮松解症。

2.用法

0.15g/（kg·d），分 2 次服用；或 0.075~0.1mg/（kg·d），静脉注射，疗程 2~4 周。

3.不良反应

不良反应与 CyA 相类似，可出现机会性感染增加、肾功能异常、震颤、头痛、感觉异常和失眠、高血压、全血细胞减少，以及瘙痒、出汗和皮疹等。妊娠及哺乳期妇女禁用。

（七）雷公藤

雷公藤（Tripterygium wilfordii）为卫矛科雷公藤属植物，已发现有110多种成分。常用其根或根的木质部分提取的制剂，有中药水煎剂、配剂、软膏及片剂。药理作用有抗炎、免疫抑制、免疫调节、抗肿瘤、抗生育等，并具有活血化瘀作用。该药抗炎作用强，免疫抑制作用相对弱些。

1.适应证

适用于各型红斑狼疮、皮肌炎、硬皮病、紫癜性及狼疮性肾炎及某些大疱性皮肤病的辅助治疗，也用于治疗银屑病、扁平苔藓、血管炎、贝赫切特综合征及湿疹皮炎类疾病。

2.用法

雷公藤总甙片，40~60mg/日，分 2~3 次服用，该药治疗指数较小，应严格掌握用量以免发生中毒。

3.不良反应

不良反应可见恶心、呕吐、腹痛、腹泻等消化道症状；白细胞及血小板减少；肝损害，精子数减少，月经周期紊乱、闭经等。心肝肾器质性病变、白细胞减少患者，孕妇及哺乳期妇女禁用。儿童及老年人慎用。

国内外研究进展及发展趋势：

目前，免疫抑制剂作为结缔组织病、天疱疮等重症皮肤病的辅助治疗，在控制病情、提高临床治愈率、降低死亡率、缩短病程、减少糖皮质激素用量和不良反应等方面依然发挥着重要作用。有研究显示，环磷酰胺冲击疗法对系统性红斑狼疮、紫癜性肾炎、天疱疮及多发性肌炎等疾病取得良好效果。环孢菌素 A 治疗皮肌炎合并间质性肺炎较环磷酰胺效果更好。他克莫司系统给药用于治疗常规疗法效果不佳的系统性红斑狼疮患者，病情也得到有效控制。但其更广泛的适应证、临床疗效以及不良反应防治尚需进一步研究。

六、其他药物

（一）维 A 酸类药物

1955 年第一个维 A 酸类（retinoids）药物-异维 A 酸的合成，对皮肤病的治疗起着一个革命性的作用。该类药物通过膜相关信号转导进入细胞，与胞质蛋白和维 A 酸受体结合，诱导识别维 A 酸和（或）受体复合物的特异性 DNA 序列的基因表达，以此发挥维 A 酸类药物的瀑布式调节功能。主要药理作用有：①调节表皮细胞的生长分化，使过度增生的上皮趋于正常化，具有抗增生和抗角化作用，但对正常上皮则促进细胞增殖；②抑制皮脂腺细胞的增殖和脂质合成；③抗炎和免疫调节活性，可抑制毛细血管内炎症细胞游走至表皮，抑制超氧化物阴离子的形成，抑制胶原酶及明胶酶的生成。对细胞免疫及体液免疫的有免疫调节作用，辅助抗体产生；④抑制表皮黑素形成。

根据其分子结构的不同，可将维 A 酸类药物分为三代。

1.第一代维A酸

第一代维A酸为维生素A的天然代谢产物，主要为全反式维A酸（Tretinoin）、异维A酸（Isotretinoin）及维胺酯。适用于治疗严重而广泛的结节性与囊肿性痤疮，对掌跖角化症及板层状鱼鳞病也有良好疗效。用法：异维A酸，0.5~1mg/（kg·d），分2次服用，疗程12~16周；维胺酯按1.2~2.0mg/（kg·d），分3次服用。

2.第二代维A酸

第二代维A酸为单芳香族维A酸，常用药物依曲替酯（阿维A酯，Etretinate）及依曲替酸（阿维A酸，Acitretin）。适用于治疗脓疱性银屑病、红皮病性银屑病和严重的寻常性银屑病；也可用于治疗各型鱼鳞病、掌跖角化症等。与PUVA联合应用可治疗皮肤肿瘤，如皮肤T细胞淋巴病、鳞状细胞癌，以及基底细胞癌等。用法：初始剂量按0.3~0.5mg/（kg·d），一般从低剂量开始，逐渐加量，可增加剂量至0.5~1mg/（kg·d），疗程2~4周，最高日剂量不超过75mg。病情控制后以小剂量维持，通常为0.5mg/（kg·d），服6~8周。

3.第三代维A酸

第三代维A酸为多芳香族维A酸，代表药物为基香维A酸乙酯（Arotinoid），适用于治疗严重银屑病，对毛囊角化症、鱼鳞病也有良效。用法：0.03mg/d，晚餐时口服，维持量0.03mg，隔天1次。皮肤美容疗法，0.03mg/次，每周2次，需连服9个月以上。

不良反应常见皮肤黏膜干燥，长期应用20%可出现肝损害，AST及ALT升高；儿童可出现骨骼闭锁，骨生成迟缓；骨质疏松，高血钙，高三酰甘油（甘油三酯）血症；最严重的不良反应为致畸，孕妇禁用，育龄期妇女在服药期间及服药后2年内必须避孕。不能与维生素A合用，以免出现维生素A过多综合征。与四环素合用可出现"假脑瘤"。第二代芳香维A酸的不良反应较第一代轻，第三代不良反应主要为致畸。

（二）免疫调节剂

免疫调节剂（immunomodulator）能增强机体的特异性与非特异性免疫反应，大多采用疫苗或抗血清制剂进行自动或被动免疫，纠正体内各类免疫细胞间的不平衡状态或失衡状态，以达到治病目的。

1.静脉注射用免疫球蛋白

静脉注射用免疫球蛋白（Intravenous Immunoglobulin，IVIg）是从健康人混合血浆中获得，近年来大剂量IVIg疗法已越来越多地用于治疗一些炎症性及自身免疫性疾病，其作用机制尚不十分清楚，目前认为主要有以下几方面：①IVIg与巨噬细胞上的IgG的Fc受体结合，起封闭作用，且注入的IVIg一部分是凝集的，与Fc受体结合力特别强；②IVIg与B细胞Fc受体结合，抑制其信号传递，从而抑制由细胞活化。IVIg中有许多抗自身抗体的抗独特型抗体，对自身抗体的产生起抑制作用；③与巨噬细胞上的Fc受体和补体受体结合，阻碍信号传递，抑制炎症性细胞因子（如IL-1、IL-2、IL-3、IL-4、IL-5、TNF-α）的产生。

适应证：用于某些急危重症皮肤病的辅助治疗，如重症系统性红斑狼疮或系统性红斑狼疮合并严重感染、重症多形红斑型药疹、大疱性表皮松解坏死型药疹、重症皮肌炎、天疱疮、大疱性类天疱疮、泛发性脓疱型银屑病、播散性带状疱疹等。

用法：按0.4g/（kg·d），连用3~5天，必要时每月重复1次。

不良反应较小,有一过性头痛、发热、寒战、胸闷、心动过速、血压改变。可通过减缓滴速或输注前静脉给予氢化可的松或抗组胺药加以预防。

2.左旋咪唑

左旋咪唑(Levamisole)为四咪唑的左旋体,主要用于治疗蛔虫病、钩虫病及丝虫病,后来发现该药具有调节免疫功能。作用机制主要是增强 T 细胞、单核和(或)巨噬细胞的作用,提高 E 玫瑰花结和淋巴细胞转化率,提高细胞免疫反应能力,同时具有恢复 Ts 细胞免疫功能的作用。

适应证:用于系统性红斑狼疮、盘状红斑狼疮、贝赫切特综合征、泛发性扁平苔藓藓、银屑病、皮肤 T 细胞淋巴瘤的辅助治疗;也用于多种感染性皮肤病,如复发性单纯疱疹、扁平疣、多发性寻常疣、带状疱疹、深部真菌病、慢性皮肤黏膜念珠菌病等。

用法:采用间断小剂量疗法,即 150mg/日,分 3 次口服,每 2 周连续给药 3 天或每周连服 2 天。儿童按 2.5mg/(kg·d)给药。

不良反应轻微,少数有胃肠道反应、粒细胞及血小板减少、发热及皮疹。连续服药可产生免疫抑制。

3.卡介菌多糖核酸

卡介菌多糖核酸(Beg Polysaccharide and Nucleic Acid)为卡介菌去除菌体蛋白的多糖核酸提纯物。具有平衡 T 细胞亚群,降低 IgE 和 IL-4 水平,增加 IFN-γ 水平,刺激并激活单核-吞噬细胞系统,增强自然杀伤细胞功能等作用。还可稳定肥大细胞,减少细胞脱颗粒释放活性物质以及抗乙酰胆碱所致的支气管痉挛,达到抗过敏及平喘作用。

适应证:用于治疗各种病毒疣、复发性疱疹、慢性荨麻疹、特应性皮炎,也可作为恶性黑色素瘤的辅助治疗。

用法:1ml/次,肌内注射,隔日 1 次,3 个月为 1 个疗程,儿童酌减,可重复多个疗程。

不良反应轻微,偶见注射部位红肿、结节,热敷后 1 周内自然消退。

4.转移因子

转移因子(Transfer Factor,TF)为小分子多肽类物质(相对分子质量≤5000,存在于白细胞中,无抗原性,能将细胞介导的免疫从免疫个体转移给非免疫个体,使后者的淋巴细胞增生分化为致敏淋巴细胞,提高细胞免疫功能。

适应证:用于治疗病毒性感染和自身免疫性疾病,如扁平疣、尖锐湿疣、带状疱疹、单纯疱疹以及硬皮病、红斑狼疮;也可用于过敏性紫癜、银屑病等。

用法:4 粒/日,分 2 次口服;或 1~2 支/次,肌内注射,每周 1~2 次,3 个月为一疗程。无明显毒不良反应可长期间歇使用。

5.胸腺素

胸腺素(Thymopeptides)由胸腺分泌,作用于骨髓产生的淋巴细胞及外周淋巴组织,使淋巴细胞增生、分化、成熟为有免疫活性的 T 淋巴细胞,有增强细胞免疫功能。本品无种属特异性。

适应证:用于各种自身免疫性疾病,如系统性红斑狼疮、皮肌炎、干燥综合征,贝赫切特综合征等;也可用于细胞免疫功能低下所致的各种感染,如慢性皮肤黏膜念珠菌病、病毒疣等。

用法：5~30mg/日，分 1~3 次口服；或 10~20mg，皮下或肌内注射，1 次/日，或 20~80mg，溶于 500ml 0.9%氯化钠注射或 5%葡萄糖注射液，静脉滴注，1 次/日。用量和疗程视疾病性质、轻重而定。

不良反应少见，主要是注射部位疼痛，极少情况下有局部红肿、短暂性肌肉萎缩、多关节痛和皮疹。

（三）氯喹和羟氯喹

氯喹（Chlomqulne）为 4-氨基喹啉类药物，能有效地治疗疟疾。随后发现该药还具有明显的抗炎及免疫抑制作用。氯喹和羟氯喹（Hydroxy Chioroquine）能稳定溶酶体酶，抑制中性粒细胞的趋化性，降低其吞噬作用。抑制多种炎症介质释放，对花生四烯酸级联系统有明显的抑制作用。另外，还能降低皮肤对紫外线的敏感性。

适应证：用于治疗各型红斑狼疮、皮肌炎、硬皮病、贝赫切特综合征、干燥综合征、血管炎、天疱疮、扁平苔藓、多形性日光疹等。

用法：氯喹 0.25~0.5g/日，羟氯喹 0.2~0.4g/日，症状控制后减量维持。

不良反应包括胃肠道反应、药疹、视网膜轻度水肿和色素聚集，以及白细胞减少、溶血、再障等。需每 3 个月检查视力及视网膜改变。羟氯喹的不良反应比氯喹小。

（四）氨苯砜

氨苯砜（Diamino Diphenyl Sulfone，DDS）至今仍为治疗麻风病的首选药物。该药还有明显的抗炎作用，稳定溶酶体膜，抑制中性粒细胞的趋化和花生四烯酸代谢途径，抑制炎症介质的生成和释放，还具有清除氧自由基作用。

适应证：大疱性类天疱疮、疱疹样皮炎及各类血管炎。

用法：50~150mg/日，分 2~3 次口服。

不良反应：DDS 是一种强氧化剂，可加速红细胞死亡，可使亚铁血红蛋白氧化成高铁血红蛋白，导致溶血性贫血、发绀。用药期间应定期检查血常规。长期服用需加服铁剂和维生素 B_{12}。有致畸性，孕妇禁用。

（五）反应停

反应停又称沙利度胺（Thalidomide）1953 年反应停刚投入临床使用时属镇静催眠类药物，因致畸不良反应而停用。后来发现该药对预防和治疗各种麻风反应有良好疗效，兼有明显的抗炎、免疫调节和免疫抑制作用，有稳定溶酶体膜作用。

适应证：盘状红斑狼疮、贝赫切特综合征、麻风反应、多形性日光疹、结节性痒疹、家族性良性慢性天疱疮及血管炎等。

用法：0.2~0.4g，有效后改维持量，一般为 50~100mg/日。

不良反应有口干、乏力、头晕、感觉异常，以及恶心、腹痛等消化道症状。最显著不良反应为致畸，孕妇禁用。

（六）维生素类

1.维生素 C

维生素 C（Vitamine C）又名抗坏血酸。具有拮抗组织胺和缓激肽作用，增强抗组胺药的治疗效果；抑制多巴氧化，使黑色素还原为无色物质；促进结缔组织中间质的形成，抑制透明质酸酶和溶纤维蛋白酶，增强毛细血管壁的致密度，降低其通透性及脆性。

适应证：常用于治疗湿疹、荨麻疹、血管炎以及色素性皮肤病。

用法：300mg/日，分3次口服。或3.0g，加入液体中静脉滴注。

不良反应：大剂量口服可出现恶心、腹痛；1~4g/日，可引起腹泻、胃酸增多，有时尚可见泌尿系结石和深静脉血栓形成；每日用量超过5g时，可导致溶血，重者可致命。

2. 维生素A

维生素A（Vitamine A，Retinol）能维持上皮组织正常功能，对上皮组织生长、增生和分化具有重要的调节作用，可改善角化过度。维生素A缺乏可出现皮肤干燥、毛周角化、干眼病等。

适应证：用于治疗各种角化性皮肤病，如毛发红糠疹、毛周角化病、鱼鳞病等。也用于治疗银屑病、痤疮、红皮病等。

用法：2.5万U/次，2~3次/日，口服。鱼肝油丸每丸含维生素A 1万U，维生素D 1000U，1丸/次，2~3次/日，口服。

不良反应：长期大剂量服用可出现维生素A中毒症状，如头痛、恶心、乏力、骨骼肌肉疼痛及肝损害，皮肤干燥、瘙痒常见。

3. 维生素E

维生素E（Vitamine E）能增强毛细血管抵抗力，维持毛细血管正常通透性，改善周围循环。有较强的抗氧化作用，能保护维生素A免于氧化破坏。大剂量有抑制胶原酶活性，使变性的胶原纤维及弹力纤维功能得以恢复。维生素E缺乏可造成细胞膜通透性下降，引起细胞的代谢、形态和功能改变，易于衰老。

适应证：用于治疗各种血管壁脆性减弱引起的疾病，如冻疮、多形红斑、血管炎，也用于大疱性表皮松解症、结缔组织疾病及带状疱疹后遗神经痛等。

不良反应：长期大剂量服用可出现疲乏、恶心、头晕、视物模糊，月经过多或闭经。本品宜在饭前15分钟服用，避免与铁剂合用。

4. 维生素PP

维生素PP（Vitamine PP）又称烟酸，进入体内后转变为烟酰胺（Nicotinamide），为辅酶Ⅰ和辅酶Ⅱ的组成成分，具有促进体内新陈代谢的作用。烟酰胺能扩张血管、改善皮肤营养，并能拮抗5-羟色胺，发挥抗过敏、止痒作用。还可降低皮肤对光的敏感性。

适应证：用于治疗烟酸缺乏症、过敏性皮肤病以及冻疮、日光性皮炎等。

用法：50~100mg/次，3次/日。静脉滴注，100mg/次，1次/日。

不良反应：烟酸可引起皮肤潮红、瘙痒、恶心、呕吐、腹泻、心悸、晕厥等，长期应用可引起肝损害。

（七）钙制剂

钙制剂为非特异性抗过敏药物，可增加毛细血管壁的致密度，降低其通透性，使渗出减少，具有消炎、消肿及抗过敏作用。对中枢神经系统有轻度抑制作用。

适应证：用于荨麻疹、多形红斑、急性及亚急性皮炎、湿疹及各型药疹。

用法：钙制剂种类繁多，常用口服制剂有：葡萄糖酸钙，0.5~2.0g/次，3次/日，餐后服；碳酸钙-维生素D3，每片含碳酸钙1500mg（元素钙600mg）及维生素D 125U，成人1粒/次，2~3次/日；针剂有10%葡萄糖酸钙或5%溴化钙溶液，10ml/次，用10%葡萄糖注射液稀释后缓慢注射，每分钟不超过5ml，1次/日。

不良反应：注射过快可引起心律不齐或停搏危险。心、肾功能不全者慎用。

(八) 硫代硫酸钠

硫代硫酸钠 (Sodium Thiosulfate) 为非特异性抗过敏药物，有抗过敏及解毒作用。适应证同钙制剂。

用法：10%硫代硫酸钠液 10ml（或干粉针剂 0.64g 溶于 10ml 注射用水中），静脉注射，1 次/日，10 次为一疗程。

不良反应：注射过快可致血压下降。

第四章 细菌性皮肤病 1.69

第一节 脓疱疮 0.11

脓疱疮又称接触传染性脓疱疮，为一种常见的由凝固酶阳性的金黄色葡萄球菌、溶血性链球菌所引起的化脓性皮肤病。以浅在性脓疱和蜜黄色脓痂及瘙痒为特征。接触传染，蔓延迅速，多见于儿童，好发于夏秋季，属中医学"黄水疮""滴脓疮"的范畴。

一、诊断要点

1. 好发于暴露部位如颜面及四肢等处，常继发于湿疹、痱子。
2. 皮损初为散在性红斑或丘疹，很快变为水疱，米粒至黄豆大小。迅速化脓浑浊，周围绕以炎性红晕。脓疱开始丰满紧张，数小时或 1~2d 后脓液浑浊下沉，呈半月状。此时，疱壁薄而松弛，易于破裂，露出糜烂面。干燥后形成黄色痂皮。
3. 自觉有不同程度瘙痒。
4. 一般无全身症状，但皮损广泛而严重者，可有发热、畏寒及全身不适等症状。
5. 可并发淋巴结炎、肾炎及败血症。
6. 实验室检查，血象中白细胞总数及中性粒细胞升高。

二、鉴别诊断

1. **水痘** 多见于冬春季，发疹时常伴有发热等全身症状，皮损主要为绿豆至黄豆大小较一致的水疱、丘疹，全身泛发，向心性分布，常侵及黏膜。
2. **天疱疮** 主要发生于成人，皮损为大小不等的圆形或不规则形大疱，疱液清亮，无蜜黄色痂皮，尼氏征阳性。
3. **丘疹性荨麻疹** 以风团样红斑上出现丘疹或水疱为特征，好发于躯干及四肢。皮损成批出现，反复发作，有奇痒。

三、治疗方法

1. 一般治疗

（1）全身治疗：①抗生素或磺胺药（如青霉素）及头孢菌素类。青霉素过敏者，口服红霉素或螺旋霉素、喹诺酮类；对重症病人，最好做脓液培养加药物敏感试验，以选用高效的抗生素。②止痒药，西替利嗪等口服。

（2）局部治疗：以杀菌、消炎、止痒及干燥为原则。方法是：①疱壁未破者，外搽10%硫黄炉甘石洗剂；或呋喃西林氧化锌糊剂。②有较大脓疱者，先用消毒针刺破疱壁，再用干净棉球吸干脓液；脓液已结痂选用 0.5%新毒素溶液、0.1%依沙吖啶液或 1∶5000 高锰酸钾液外洗或湿敷，2%甲紫溶液外搽。③无渗出、脓疱已结痂者，选用环丙沙星软膏、5%氧化氨基汞（白降汞）软膏、复方新霉素软膏、红霉素软膏，5000U/g 的杆菌肽软膏或莫匹罗星软膏外搽。

2.中医治疗

（1）辨证施治：①湿热证，治以清暑解毒化湿，方用清暑汤加减；②脾虚证，治以健脾渗湿，方用参苓白术散加减。

（2）中成药：①牛黄消炎丸10粒，口服，3/d；②六神丸5~10粒，口服，1~3/d；儿童酌减。

（3）外治疗法：①渗出较多者，选用蒲公英、地丁、黄芩、千里光、黄檗、明矾煎水外洗或湿敷；②局部糜烂者，先用明矾溶液洗去脓痂，再将冰硼散撒于患处；③脓痂厚者，选用青黛、黄檗、苍术研细末或黄檗、生地榆研细末，植物油调匀外涂。

（4）其他治疗：①鲜丝瓜叶适量洗净，拧汁涂搽患处；②龟甲、川黄连、红花研细末，花椒油调匀外涂。

四、预防与护理

1.讲究个人卫生，勤洗澡，勤换衣。

2.有痱子或瘙痒性皮肤病者，应避免搔抓，及时治疗。

3.婴儿室、托儿所及幼儿园如发现本病患儿应立即隔离，对居住环境进行消毒。

（李仰琪）

第二节 葡萄球菌性烫伤样皮肤综合征 0.0983

葡萄球菌性烫伤样皮肤综合征又称新生儿剥脱性皮炎。是由凝固酶阳性、噬菌体Ⅱ组71型金黄色葡萄球菌导致，以全身皮肤红肿、大片剥脱像烫伤样暴露出无皮区域为特征的急性皮肤病。属中医学"漯皮疮"的范畴。

一、诊断要点

1.多见于1~5岁婴儿，偶见于成人。

2.突然发病，初在口或眼睑、口腔周围及颈部，为局限性潮红，迅速向躯干及四肢蔓延，2~3d内，全身皮肤为弥漫性猩红色。尼氏征阳性，表皮极易剥脱，露出鲜红色的湿润面，呈烫伤样外观，或出现水疱、大疱和脓疱样损害。口唇周围可见放射状皲裂。

3.口腔、鼻腔黏膜及眼结膜亦可受累，出现口炎、鼻炎及角膜溃疡等。

4.常伴有发热、厌食、呕吐及腹泻等全身症状，其并发症可有支气管炎、败血症及蜂窝织炎，经过急剧，病死率极高。

5.组织病理学在表皮浅层剥离部位可见表皮上部有裂隙，通常接近于角质层。正在剥离或已经剥离的上皮含有嗜伊红坏死变性细胞，而下部的表皮则含嗜碱性粒细胞。

二、鉴别诊断

1.新生儿脓疱疮 皮损以脓疱为主，无表皮棘层松懈现象，即尼氏征阴性。

2.脱屑性红皮病 多发生于出生后2~4个月婴儿，皮损常开始于头皮和躯干，呈脂溢性皮炎样表现，进而全身皮肤发红伴有细小灰白色鳞屑。

3.非金黄色葡萄球菌型中毒性表皮坏死松解症 主要发生在成人，大多为药物过敏所致，皮损呈多形性，类似多形性红斑。有轻度或中度的皮肤触痛，仅皮损处尼氏征阳性，组织病理学为表皮全层坏死，表皮下水疱。

三、治疗方法

1.一般治疗

（1）全身治疗：应及早使用抗生素，抗生素的选择最好参照药物敏感试验的结果，同时注意维持水、电解质平衡，补充营养。

（2）局部治疗：以选用无刺激的收敛、消炎及杀菌药物为原则，常用复方新霉素软膏、1%新霉素或10%次没食子酸铋、氧化锌油等外用或用1%聚维酮碘溶液、1：2000小檗碱液湿敷，清洁换药，皮损较局限者可选用莫匹罗星、利福平软膏等。

2.中医治疗

（1）辨证施治：①热伤证，治以清热、凉血解毒，方用内疏黄连汤加减；②胎毒证，治以清热化毒生皮，方用全蝎生皮散加减。

（2）中成药：①牛黄消炎丸10粒，口服，3/d；②清开灵口服液10ml，口服，3/d，或注射液10~20ml加入液体静脉滴注，1~2/d；③双黄连粉剂1~3g加入液体静脉滴注，1~2/d。

（3）外治疗法：外用稻米粉；口唇、眼角糜烂者，选用甘草浓煎取汁，以棉签蘸药汁擦口唇或湿敷眼角。

四、预防与护理

隔离患儿，细心护理，注意保温，预防并发症。

（李仰琪）

第三节 毛囊炎 0.0762

毛囊炎为金黄色葡萄球菌或表皮葡萄球菌侵入毛囊口所致的化脓性炎症。多发于有毛部位。可为原发性，也可为继发于某些皮肤病。属中医学"发际疮"的范畴。

一、诊断要点

1.好发于有毛发及易摩擦部位，特别是头皮、后颈及背部。经常接触油脂或沥青者，颜面及四肢亦常受累。

2.皮损为针尖到粟粒大小红色的毛囊性丘疹或小脓疱，中间有毛发穿过，周围绕以红晕，散在分布。

3.局部微痒或略痛，一般无发热等全身症状。

4.瘙痒性皮肤病、糖尿病或抵抗力低下常为本病的诱因，诱因未除时可反复发作。

二、鉴别诊断

1.毛囊性脓疱疮 多发于毳毛部位，以四肢伸侧较多，脓疱较大，分泌物较多，易结成厚痂。

2.疖肿 炎症浸润较深，红肿疼痛明显，中心有脓栓形成。

3.寻常型痤疮 多见于青年男女，皮损呈多形性，有黑头粉刺，好发于颜面、上胸及背部等皮脂腺丰富部位。

三、治疗方法

1.一般治疗

(1) 全身治疗：①多发者，酌情给予磺胺药或抗生素及 B 族维生素类药；②反复发作，病程迁延者，除积极寻找有无糖尿病、贫血等全身性疾病外，可应用调节免疫药物如胸腺素、转移因子或自血疗法以增强机体免疫力。

(2) 局部治疗：以止痒、杀菌及消炎为原则，可选用 2.5%碘酊溶液、1%新霉素、莫匹罗星软膏、林可霉素液或 10%硫黄炉甘石洗剂外搽。

(3) 早期可应用紫外线、超短波等治疗。

2.中医治疗

(1) 辨证施治：①湿热蕴毒证，治以清热除湿、活血解毒，方用五味消毒饮加减；②正虚毒凝证，治以益气养阴、托里解毒，方用托里散加减。

(2) 中成药：①六神丸 5~10 粒，口服，3/d；②牛黄消炎丸 10 粒，口服，3/d；③牛黄解毒丸 1 丸，口服，3/d。

(3) 外治疗法：①中药外洗，苍耳子、明矾、生大黄及冰片煎水外洗；②颠倒散洗剂或三黄洗剂外搽；③先以三黄消毒液清洗皮损区，再将红色消毒膏外贴。

四、预防与护理

1.祛除诱发因素，注意皮肤卫生，避免搔抓。

2.忌食辛辣等刺激性食物。

（李仰琪）

第四节 头部脓肿性穿掘性毛囊周围炎 0.0601

头部脓肿性穿掘性毛囊周围炎（perifolliculitis capitis abscedens et suffodiens）又称头部毛囊周围炎或头皮分割性蜂窝织炎，是一种少见的头部慢性化脓性疾病。病因不明，多认为是一种肉芽肿样反应。

一、临床表现

1.多见于青壮年男性。

2.初发损害为脓疱，逐渐增大形成半球状或细长的坚实结节，密集成群，发展为脓肿，在脓肿之间的头皮深处有隧道互通。压一处头皮，可见多处脓液溢出。通常只累及头皮，最后留下肥厚瘢痕，毛发脱落，多年不愈。淋巴结不肿大。

3.多不伴全身症状，局部皮损疼痛轻。

二、诊断要点

1.青壮年男性，通常局限于头皮，为成群的坚实、有波动感的结节融合成带窦道的脓肿。

2.组织病理　早期损害为毛囊炎和毛囊周围炎，有中性粒细胞、淋巴样细胞及组织细胞浸润，形成脓肿，破坏皮肤附属器。有肉芽肿形成，在靠近毛囊残余处有异物巨细胞，在愈合区有广泛的纤维化。

3.脓液培养无细菌生长。

三、鉴别诊断

1.脓癣 由真菌引起的头皮化脓性炎症，为头皮痈状隆起，质软，有波动感，其内毛发松动、折断、易拔出，真菌镜检及培养阳性可以鉴别。

2.项部瘢痕疙瘩性毛囊炎 项部及枕骨下多个质地坚硬、高低不平的结节、瘢痕，可有脓肿或窦道，慢性病程，多年不愈。细菌培养可找到致病菌。病理检查主要为异物小体样肉芽肿改变。

四、治疗方案及原则

1.局部或系统使用糖皮质激素加抗生素，如外用莫匹罗星软膏，口服盐酸美他环素0.3g，每日2次，或静脉滴注头孢曲松钠3.0g/d。

2.浅层X线照射。

3.必要时手术切开引流。

（李仰琪）

第五节 疖肿与痈 0.18

一、疖肿

疖是由葡萄球菌侵入毛囊深部和毛囊周围所引起的急性化脓性感染。多发而反复发作者称为疖病。多发于炎热季节。属中医学"疖"的范畴。

（一）诊断要点

1.好发于面、颈项、背及臀部等部位。

2.初为毛囊性丘疹，渐增大为红色硬结，局部红、肿、热、痛。以后结节渐成脓变软，中央顶端出现白色坏死性脓栓。破溃后，排出脓液和脓栓而渐愈，愈后留有瘢痕。

3.附近淋巴结肿大、压痛，重者可有发热、头痛及全身不适等症状。

4.严重及多发性疖病，血中白细胞总数可增多，中性粒细胞增高。慢性复发性疖病，常伴发于糖尿病、肾炎、贫血或其他导致机体抵抗力低下的疾病。

（二）鉴别诊断

1.脓疱疮 多见于儿童，好发于颜面及四肢等暴露部位，损害以脓疱为主，破后结痂，传染性强。

2.毛囊炎 为浅在的针头大小的毛囊性脓疱，自觉瘙痒或灼痛，炎症浸润不深，无中心脓栓。

3.假性疖肿 好发于小儿头皮，常与红痱、脓痱伴发，似疖，但无脓栓。

（三）治疗方法

1.一般治疗

（1）全身治疗：①应予以足量有效抗生素或磺胺药，必要时可取脓液做培养加抗生素敏感试验，以选用有效的抗生素。②对疖病，应积极治疗基础疾病为先；其次可选用自家菌苗或葡萄球菌混合菌苗皮下或肌内注射，也可应用锌制剂（如甘草锌）及免疫增强剂（如胸腺素、转移因子）等。

（2）局部治疗：①未成脓者，可选用2%碘酊溶液、10%鱼石脂软膏、红霉素软膏、新霉素软膏、诺氟沙星软膏、莫匹罗星软膏等外搽；②脓已成熟时，切开排脓。

（3）物理疗法：①早期可采用紫外线、红外线或超声波治疗；②慢性反复发作者，可采用紫外线照射。

2.中医治疗

（1）辨证施治：①热毒证，治以清热解毒、疏风促溃，方用仙方活命饮加减；②阴虚毒伏证，治以养阴解毒，方用六味地黄汤合梅花点舌丹加减；③气虚毒伏证，治益气托毒，方用托里消毒散加减。

（2）中成药：①牛黄消炎丸10粒，口服，3/d；②安宫牛黄丸1~2丸，口服；③牛黄上清丸9g，口服，2/d。

（3）外治疗法：①未溃者，选用如意金黄膏、玉露膏外敷；②脓成熟者，切开排脓；③溃后以九一丹少许外掺疮口，外盖黄连膏纱布。

（四）预防与护理

1.加强锻炼，增加机体抵抗力，注意个人卫生，勤洗澡，勤换衣服。

2.及时治疗各种瘙痒性疾病及慢性消耗性疾病。

3.忌饮酒类及勿食辛辣刺激性食物。

二、痈

痈为多个相邻的毛囊和皮脂腺的急性化脓性感染，或为多个疖肿相互融合所形成的皮肤深层的脓皮病。以患部红肿显著、范围较广、疼痛剧烈、有蜂窝状脓头及全身症状较严重为特征。多见于老年人，好发于皮下组织致密部位。属中医学"有头疽"的范畴。

（一）诊断要点

1.多见于体弱、贫血、免疫功能低下及患糖尿病的老年病人。

2.好发于皮下组织致密部位，如颈后发际及腰背部。

3.初起皮肤呈急性弥漫性暗红色浸润硬块，紧张发亮，境界不清，迅速向四周及深部发展，形成坏死、化脓、破溃，表面可见多个脓栓或溃孔状如蜂窝。严重者，整个患部组织坏死、溶解，塌陷形成火山口状深而大的溃疡。脓液及坏死组织排出后，红肿及疼痛减轻。组织缺损处，肉芽组织逐渐生长，愈后形成瘢痕。

4.早期有寒战、发热、全身不适及食欲下降等全身症状。严重者，可发生败血症，危及生命。

5.血中白细胞总数及中性粒细胞升高。

（二）鉴别诊断

1.疖　损害较浅，红肿范围较小，每个损害破溃时只有1个脓栓而不形成蜂窝状。

2.蜂窝织炎　往往有皮肤或软组织损伤及局部化脓性感染病灶的病史，局部呈弥漫性红肿、浸润，境界不清，表面无多个脓头。

（三）治疗方法

1.一般治疗

（1）全身治疗：①早期应用足量、有效的抗生素。必要时取脓液做细菌培养加药敏试验,以选用高效的抗生素。②加强支持治疗。

（2）局部治疗：①早期可选用2%碘酊溶液、10%鱼石脂软膏、50%硫酸镁溶液或75%乙醇外涂或湿敷；②局部炎症显著,脓已成熟,行切开排脓术,随后每日换药。

（3）物理治疗：患处紫外线或红外线照射。

2.中医治疗

（1）辨证施治：①初期及溃脓期,治以和营托毒、清热利湿,方用仙方活命饮加减；阴虚火毒炽盛者,方用竹叶黄芪汤加减,气血两虚不能托毒者,方用托里消毒散加减。②收口期,气血两虚,治以调补气血,方用十全大补汤。

（2）中成药：①牛黄解毒丸1丸,口服,3/d；②牛黄消炎片10片,口服,3/d；③清开灵口服液10ml,口服,3/d。

（3）外治疗法：①初期,用金黄膏加千捶膏外敷。②溃脓期,用八二丹、金黄膏外敷；如脓水稀薄灰绿,改用七三丹；若腐肉阻塞,脓液积蓄难出而有波动感时,可做十字形切开引流。③收口期,用白玉膏加生肌散外敷；若疮口有胬肉高凸,用平胬丹或剪除胬肉,再用生肌收口药。

（四）预防与护理

1.病人应卧床休息,忌饮酒及辛辣食物。

2.增强机体抵抗力,勤洗澡、勤换衣。有糖尿病、毛囊炎及疖应及时彻底治疗。

（李仰琪）

第六节　蜂窝织炎 0.0969

蜂窝织炎是由金黄色葡萄球菌、溶血性链球菌侵入皮下、筋膜下、肌间隙或深部结缔组织而引起的一种急性化脓性炎症。以起病急、扩散迅速、范围广泛、局部红肿热痛、边界欠清、伴有寒战及发热等全身症状为特征。属中医学"痈"的范畴。

一、诊断要点

1.好发于下肢、足、背、颜面、外阴及肛周等部位。

2.临床表现由于不同的致病菌毒性不同、发病部位及深浅不同而有轻重之别。病变较浅,患部呈现弥漫性红肿,皮肤紧张较坚实,中央炎症显著。以后,化脓变软、溃破、排出脓液及坏死组织。由葡萄球菌引起者,脓液较稠,链球菌引起者,脓液较稀。病变位置深者,红肿多不明显,有深部压痛,常伴有淋巴结炎、淋巴管炎、坏疽、转移性脓肿,甚至败血症。

3.伴有高热、寒战及全身不适等全身症状。

4.实验室检查,血中白细胞总数及中性粒细胞升高。

二、鉴别诊断

1.接触性皮炎　有接触史,皮损发生在接触部位,边界清楚,皮疹疹形一致而呈多形性,局部灼热瘙痒,血中白细胞总数多不升高。

2.丹毒　皮损为鲜红色水肿性红斑,境界清楚,表面紧张灼热疼痛,不化脓,好发于下肢及颜面部。

三、治疗方法

1. 一般治疗

（1）全身治疗：①早期应用高效、足量抗生素，如青霉素及头孢菌素等；②补充足量维生素，如维生素C、复合维生素B等；③酌情给予解热止痛药，如索米痛等。

（2）局部治疗：可用生理盐水或50%硫酸镁溶液湿敷，然后敷以10%鱼石脂软膏包扎。已成脓者，必须切开引流。

（3）物理治疗：局部可用紫外线及超短波照射。

2. 中医治疗

（1）辨证施治：①初期，治以疏风清热、行瘀活血，方用仙方活命饮加减；如热毒较盛者，方用消毒散加减。若发于上部，方用牛蒡解肌汤或银翘散加减，发于下部者，方用五神汤或萆薢化毒汤加减。②成脓期，治以透脓，方用透脓散加减。③溃后期，血虚者，方用四物汤加减；气虚者，方用四君子汤加减；气血两虚者，方用八珍汤加减。

（2）中成药：①牛黄解毒丸1丸，口服，3/d；②牛黄消炎丸10粒，口服，3/d；③清开灵口服液10ml，口服，3/d；④牛黄醒消丸3g，口服，1/d。

（3）外治疗法：①初期，用金黄散或玉露散外敷，或用千捶膏、太乙膏掺红灵丹或阳毒内消散外贴；②成脓，切开排脓；③溃后，用八二丹或九一丹，并用药线引流。脓尽，以生肌散掺入疮口中，并用太乙膏或生肌玉红膏盖贴。

四、预防与护理

1. 注意休息，在下肢者，抬高患肢，并减少活动。多饮开水。
2. 忌食辛辣、鱼腥发物。

（李仰琪）

第七节　丹毒 0.12

丹毒是乙型β溶血性链球菌感染所引起的皮肤和皮下组织内的淋巴管及周围软组织的急性炎症。以局部红肿热痛伴头痛及发热等全身症状为特征，好发于下肢及颜面部。属中医学"丹毒""流火"的范畴。

一、诊断要点

1. 好发于小腿及面颊部，小儿易在腹部发生。
2. 皮损出现前常有头痛、发热、畏寒、食欲减退及全身不适等前驱症状。
3. 局部出现大片的鲜红色水肿性斑片，表面光滑发亮紧张，边缘清楚，间有水疱、大疱发生。有灼热触痛。局部淋巴结肿大。
4. 常见的诱发因素：小腿丹毒由足癣继发感染，面部丹毒由鼻黏膜、耳部、咽部感染损害所引起。
5. 反复发作者，可产生局部象皮肿，尤以小腿多见。
6. 实验室检查，血中白细胞总数及中性粒细胞增多，血沉加快。颜面部必要时做X

线摄片以排除鼻窦炎（副鼻窦炎）。

二、鉴别诊断

1.接触性皮炎　有接触刺激物病史，皮损发生在接触部位，有明显瘙痒。损害边缘鲜明，皮损疹形一致，病人无全身症状。

2.小腿癣菌疹　损害多为多片状红斑和小丘疱疹，各片间隔有正常皮肤，患者颜面、指侧多有红斑、水疱出现，结合有活动性足癣病灶、癣菌素试验阳性等可以区别。

3.类丹毒　有接触家畜、鱼类或屠宰工作中受伤史，损害通常发生于手部，为紫红色斑，不化脓，不易发生水疱。往往没有明显的全身症状。猪丹毒杆菌培养和接种试验阳性。

4.蜂窝织炎　患处有触痛及红肿，但境界欠清，中央红肿显著。化脓溃破后排出脓液和坏死组织，肿痛减轻。

三、治疗方法

1.一般治疗

（1）全身治疗：首选大剂量青霉素及耐青霉素酶类药物；过敏或耐药者，可选用红霉素、林可霉素（洁霉素）或喹诺酮类抗生素。在皮损消退后仍需继续使用上述抗生素1周左右，以免转变为慢性丹毒。

（2）局部治疗：①下肢丹毒应抬高患肢；②选用50%硫酸镁溶液、0.1%依沙吖啶（利凡诺）溶液湿敷；③10%鱼石脂软膏、莫匹罗星软膏外涂；④积极寻找并治疗原发病灶。

（3）物理疗法：可用超短波、红外线及音频电疗等；慢性复发丹毒可做紫外线照射。

2.中医治疗

（1）辨证施治：①风热化火证，治以疏风消肿、泻火解毒，方用普济消毒饮加减；②肝脾湿蕴证，治以清肝泄热、利湿解毒，方用柴胡清肝汤合化斑解毒汤加减；③温热化火证，治以清热利湿、活血解毒，方用五神汤合桃红四物汤加减；④日久形成象皮肿者，治以清热除湿、活血通络，方用当归拈痛汤加减；⑤毒邪内攻证，治以清热凉血、解毒护心，方用清瘟败毒饮合安宫牛黄丸加减。

（2）中成药：①牛黄解毒丸1丸，口服，3/d；②牛黄消炎片10片，口服，3/d；③牛黄醒消丸3g，口服，1/d。

（3）外治疗法：①敷贴法，可选用如意金黄散麻油调敷，或用鲜仙人掌、马齿苋、冬青叶及大青叶捣烂外敷。头面肿胀甚者，可用银花露、玉露散湿敷。②砭镰法，红肿疼痛剧烈者，局部皮肤消毒后，以三棱针轻浅砭皮肤放血。

四、预防与护理

1.祛除诱因，勿抠鼻子，勿用锐器掏耳，积极治疗足癣、甲沟炎、足跟皲裂、湿疹及鼻窦炎等。如有皮肤破损，应及时处理，防止感染。

2.卧床休息，多饮开水，忌食辛辣、鱼腥发物。

3.下肢丹毒，应抬高患肢，形成象皮肿者可用弹力绷带缠缚。

（李仰琪）

第八节 猩红热 0.13

猩红热为A组B型溶血性链球菌感染引起的急性传染病。此种细菌可产生酿脓性外毒素，又称红疹毒素。以发热、咽峡炎、全身弥漫性鲜红色皮疹为特征。主要发于1~10岁的儿童，好发于冬春季节，多由飞沫经呼吸道传染。属中医学"丹痧""烂喉痧""疫喉痧""烂喉丹痧"等范畴。

一、诊断要点

1. 潜伏期一般1~7d，平均2~5d。

2. 突然起病，出现高热、头痛、咽痛、恶心、呕吐，婴儿可有惊厥。扁桃体红肿，可有灰白色易被擦去的渗出性膜，软腭黏膜充血，有点状红斑及散在性瘀点。

3. 发病初期，出疹之前即可见舌乳头红肿肥大，突出于白色舌苔之中，称为"白色杨梅舌"。3~4d后，白色舌苔脱落，舌色鲜红，舌乳头红肿突出，状似杨梅，称"红色杨梅舌"，同时伴有颌下淋巴结肿大。

4. 病后1d发疹，依次于颈、胸、躯干、四肢出现细小密集的红斑，压之褪色，约36h内遍及全身。肘弯、腋窝、腹股沟等皱褶处，皮疹更加密集而形成深红色或紫红色瘀点状线条称"帕氏线"。由于两颊及前额充血潮红，但无皮疹，口鼻周围呈现特征性口周苍白，称"环口苍白圈"。

5. 皮疹出现48h内，疹达高峰，皮疹呈弥漫性猩红色，重者可有出血疹。皮疹持续2~4d后，皮疹按出现顺序消退。起病第7~8天开始脱屑，全身性，尤其后掌、足跖为大片脱皮，像手套、袜套状。重者有脱发。

6. 并发症：化脓性并发症有扁桃体周围脓肿、颈淋巴结炎、鼻窦炎、中耳炎、乳突炎等；中毒性并发症有心肌炎、心内膜炎等；变态反应性并发症，在病后2~3周出现，如急性肾小球肾炎、风湿热等。

7. 白细胞计数增加，多数达（10~20）$\times 10^9$/L，中性粒细胞增加达80%以上，核左移，胞质中可见中毒颗粒及窦勒氏（Dohle）小体，嗜酸粒细胞初期不见，恢复期增多。

8. 咽拭子及其他分泌物培养，可分离出A组B型溶血性链球菌。

二、鉴别诊断

1. **麻疹** 前驱期2~4d，有发热，眼结膜充血、畏光、分泌物多，门腔黏膜出现Koplik斑，中度到重度的呼吸道症状，发病的4d后发疹，平均3~5d出全。皮疹为紫红到棕红的斑疹和斑丘疹，疹间皮肤正常，先见于耳后及面部，逐渐扩展至躯干、四肢、手掌及足底。

2. **风疹** 前驱期短，全身症状轻，无黏膜斑，皮疹散在，色稍淡，1~2d即退，无色素沉着及脱屑。

3. **猩红热型药物疹** 有近期用药史，有一定的潜伏期，无杨梅舌、帕氏线、环口苍白圈，停药后皮疹不再发展而逐渐消退。

三、治疗方法

1. 一般治疗

（1）全身治疗：①抗生素，青霉素为首选，青霉素过敏者，可选用红霉素、克林霉素、四环素、头孢类或阿奇霉素等；②对症治疗，高热可用退热剂或用物理降温等方法。年长儿咽痛可用生理盐水漱口或度米芬含片；③若出现心肌炎、休克等症状，给予及时处理。

（2）局部治疗：可外搽涂炉甘石洗剂。

2.中医治疗

（1）辨证治疗：①风热袭肺，治以辛凉透表，解毒利咽，给予银翘散加减；②热入营血，治以清营解毒，透热养阴，清营汤加减治疗；③气阴两伤，治以益气养阴生津，可给予竹叶石膏汤合沙参麦冬汤减治疗。

（2）中成药：①牛黄解毒片 2 片，口服，3/d；②黄连上清片 3 片，口服，3/d；③板蓝根颗粒 10g，口服，3/d。

（3）外治疗法：外用三黄洗剂外搽。

四、预防与护理

1.注意休息，患儿隔离，保持房间通风。
2.忌食肥甘厚味及辛辣之物，宜高热量、高蛋白流食。
3.保持口腔清洁，切忌搔抓皮肤。
4.对患儿接触过的食品、物品等进行消毒。

（李仰琪）

第九节　红癣 0.0757

红癣（erythrasma）是由微细棒状杆菌引起的一种慢性浅表性细菌感染，常累及腹股沟、腋下、趾间等皱褶部位。现认为其病原菌为白喉微小棒状杆菌，系棒杆菌属的一种类白喉杆菌，革兰染色阳性。

一、临床表现

1.本病可发生于任何年龄，常见于成人。
2.损害好发于腹股沟，其次为腋下，趾间损害也较常见，此外还可见于乳房下及臀沟等皱褶部位。
3.皮损表现为边缘清楚、不规则、干燥、褐色有鳞屑的斑片。开始为红色，以后变成棕褐色。新发皮损光滑，日后皮损渐起皱。第 4~5 趾间的皮损表现为脱屑、皲裂、轻度浸渍。搔抓可使皮损增厚及苔藓化。感染部位的毛发正常。
4.大多数皮损无自觉症状，股部损害有时有轻度的瘙痒和烧灼感。

还有一种泛发性红斑，多见于多汗、肥胖、糖尿病患者。皮损出现在躯干及四肢，常从乳房及脐周开始，渐扩散呈大片皮损。

二、诊断要点

根据皮损特点，好发部位，在 Wood 灯下显珊瑚红荧光，鳞屑涂片用革兰染色，查到微细棒状杆菌，可作出诊断。值得注意的是卟啉是水溶性的，清洁患处可使荧光反应降低，甚至消失，故检查前不宜清洗。

三、鉴别诊断

1.花斑癣　好发于胸、背、颈、上腹等处，夏季加重，皮损为不规则的斑点状，附有鳞屑，真菌镜检阳性。

2.股癣　股的一侧或双侧呈环状或多环状斑片，其上可见丘疹、水疱，常有瘙痒。取活动性损害边缘的鳞屑镜检可查出真菌。

3.念珠菌性间擦疹　常发生于指间、腋下、臀间沟及腹股沟等皱褶部位，表现为小片状浸渍糜烂，其周边有卫星状丘疱疹或水疱，可有领口状鳞屑。真菌镜检阳性。

四、治疗方案及原则

1.局部治疗　较轻的红癣，可外用托萘酯（tolnaftate）溶液，每日2次，连用2~3周；咪康唑（miconazole）霜连用4周；1%~2%克林霉素软膏，每日2次，连续4周；复方苯甲酸软膏，每日2次，连续4周。

2.全身治疗　灰黄霉素250mg，每日4次，口服，连续1周。对有泛发性红癣的糖尿病患者需用红霉素治疗2~3周。

（李仰琪）

第十节　化脓性汗腺炎 0.0873

化脓性汗腺炎的发病起源现仍有争议，既往认为是大汗腺，现今提出毛囊闭锁及汗孔闭塞、金黄色葡萄球菌的感染是局部发病的根本原因。好发于腋窝及会阴部、乳房及周围，多见于青春发育期的女性。属中医学"腋痈"的范畴。

一、诊断要点

1.好发于腋下、腹股沟，以腋窝多见，也可发生于外阴、肛周及乳晕等处。

2.初起为豌豆大小的硬结，后渐增多扩大，高出皮面，显著红肿伴以疼痛，以后化脓，形成有波动感的半球状脓肿，无中心脓栓。溃破流脓，也可互相融合形成乳头状增殖，最终溃破，形成蜂窝状瘘管，流出黏稠脓液。瘘管可深达数厘米，长久不愈。愈后常形成增生性瘢痕。

3.常伴有发热及全身不适。继发淋巴结肿大，患肢活动受限。

4.病程迁延，反复发作。多自一侧开始，对侧亦可发生。

二、鉴别诊断

1.疖肿　为深部感染。疼痛明显，有脓栓形成，脓液多，病程短。

2.淋巴结炎　结节较大、坚实，炎性浸润较深，附近有化脓性病灶。

三、治疗方法

1.一般治疗

（1）全身治疗：①早期急性发作者，可选用抗生素或磺胺药；顽固病例在及时、足量使用抗生素前提下短期合并应用泼尼松可控制病情。②妊娠期妇女，酌情选用雌激素、黄体酮治疗。③维 A 酸制剂口服，如异维 A 酸。

（2）局部治疗：①3%聚维酮碘、0.1%依沙吖啶或 0.5%新霉素溶液湿敷；注意保持局部清洁，必要时可剃去毛发。②类固醇皮质激素加普鲁卡因适量局部封闭对部分病例有效。③未溃破者可用 10%鱼石脂软膏，莫匹罗星软膏；成熟的脓肿应切开引流。④对反复发作者，可手术切除患部皮肤和皮下组织，并予以植皮，或行浅层 X 线照射。

2.中医治疗

（1）辨证施治：①肿疡者，治以散血清肝，方用柴胡清肝汤加减；②溃疡者，治以托里排脓、理气散结，方用八珍汤加减，遗留硬结不化，加服小金丹或散结灵，还可酌服香贝营养汤。

（2）中成药：①牛黄解毒丸 1 丸，口服，3/d；②龙胆泻肝颗粒 10g，口服，3/d；③牛黄醒消丸 3g，口服，1/d。④雷公藤总苷片。

（3）外治疗法：①未溃者，如意金黄膏外敷；②成脓者，切开排脓；③溃后硬结不化，酌用红升丹掺在阳和解凝膏中外贴。

四、预防与护理

1.注意个人卫生。必要时剃去局部毛发。
2.禁食辛辣、鱼腥发物。

（李仰琪）

第十一节 麻风 0.35

麻风是由麻风分枝杆菌所引起的一种慢性传染病。主要侵犯皮肤和周围神经。抵抗力低下者，中晚期可累及深部组织和内脏器官。属中医学"大麻风""乌白癜""疠风"的范畴。

一、诊断要点

1.潜伏期　一般为 2~5 年，但也可短至数月，长达十几年。
2.临床类型　按 5 级分类法分为下列 5 型。

（1）结核样型（TT）：皮损局限，数目少，一般只有 1~2 块，表现为浅色斑、红斑或由毛囊性丘疹组成的环状或片状损害，边缘清楚，表面干燥有鳞屑。尺神经、耳大神经、眶上神经或腓总神经等粗大、质硬。浅感觉（触觉、痛觉、温觉）障碍，汗闭。还可发生勾手、垂足及兔眼等，无脱屑及明显内脏损害。

（2）偏结核样型界线类（BT）：皮损为斑片与斑块，多发，边界清楚，有的可见"空白区"，形成内外界均清楚的环状皮损；有的呈卫星状分布，不对称。周围神经干粗大，质较硬，多发，可发生神经功能障碍。眉毛一般不脱落，可有轻微黏膜、淋巴结、眼或内脏受损，但少见。

（3）中间界线类（BB）：皮损形态多样化，有浅色斑、红斑、斑块，结节浸润性损害等。边缘有的清楚，有的不清楚，可见"空白区"。内缘清，外缘不清。有的呈多环形靶子样。皮损分布广泛，数目较多，但不对称。周围神经干粗大、质较软，不对称。

可出现黏膜、淋巴结、睾丸、眼或内脏损害。

（4）偏瘤型界线类（BL）：皮损有斑片、斑块、浸润、丘疹和结节等，颇似瘤形，边缘不清，皮损数目多，分布广泛，不完全对称，周围神经受累较多，粗大神经较软而均匀，感觉障碍出现较迟。病久者眉毛部分脱落，黏膜损害出现早而明显。中晚期常有淋巴结、睾丸、眼及内脏等损害。

（5）瘤型（LL）：皮损多，分布广泛对称，边缘模糊不清，无"空白区"，以弥漫性浸润性红斑及结节为主，可呈"狮面"面容。周围神经干粗大、对称，但质地较软。除浅感觉障碍外，产生运动障碍与畸形。眉毛对称性脱落，黏膜损害出现早而明显。中晚期常有严重的淋巴结、器官及内脏损害。

此外，未定类麻风为上述各类麻风的早期表现。皮损呈浅色斑或红斑，数目少，边界可清楚或不清楚。有时在皮损附近可触及粗大的皮神经，可有轻度感觉障碍。

3.麻风反应　Ⅰ型为迟发型变态反应：皮损红肿、浸润，局部发热；受累神经粗大、疼痛、触痛，常见于TT及BB类型。Ⅱ型为免疫复合物型变态反应：出现结节红斑、多形红斑样皮损，神经粗大、压痛，有发热、头痛、关节痛、淋巴结肿大及血细胞升高等，常见于LL及BL类型。

4.组织病理学　TT为真皮内结核样肉芽肿结构，表皮内有炎症细胞侵入，基底层常被破坏，银染色神经小分支常被破坏，抗酸染色阴性。BT为表皮下有狭窄的或不完整的"无浸润带"，真皮内以上皮肉芽肿为主，淋巴细胞较少，抗酸染色可见少量抗酸杆菌。BB为表皮下有明显的"无浸润带"，真皮内以组织细胞浸润为主，或兼有TT及LL两型特点，抗酸杆菌染色阳性。BL为表皮下"无浸润带"明显，真皮内以泡沫细胞浸润为主，抗酸染色可见大量的抗酸杆菌。LL为真皮内广泛的泡沫细胞浸润，淋巴细胞极少，可见大量抗酸杆菌。

5.实验室检查

（1）皮肤涂片查菌：TT为阴性；BT为阳性（＋~＋＋＋）；BB为阳性（＋＋~＋＋＋＋）；BL为强阳性（＋＋＋＋~＋＋＋＋＋）；LL为强阳性（＋＋＋＋~＋＋＋＋＋＋），未定类多为阴性或为弱阳性。取材部位尤应注意，除常规部位如耳垂、眶上、下颌外，尚需在确定有活动性皮损2~3处取材。

（2）麻风菌素晚期反应结果：TT为阳性或强阳性；BT为弱阳性或可疑阳性；BB为阴性；LL为阴性，未定类或阴性或阳性。

（3）特异性血清学检查：①荧光麻风抗体吸收试验（FLA-ABS），用于检查抗麻风杆菌特异抗原的抗体；②放射免疫试验（RIA），用于检查抗麻风杆菌的细胞壁抗原的抗体；③酶联免疫吸附试验（ELISA），用于检查抗麻风杆菌细胞壁衍生的酚糖脂-1（PGL-1）抗原的抗体；④抗麻风菌单克隆抗体（MeAb）的免疫诊断试验。

综上所述：①感觉障碍是麻风最常见和较早期的症状，可见于皮损部位，也可见麻木闭汗区。②周围神经粗大是麻风的一个重要特征，也是诊断的重要依据。但除麻风外，有些正常人及少数其他疾病患者，也可伴有神经粗大，应注意鉴别。③在皮肤内查见麻风杆菌是诊断麻风的可靠依据，但查菌阴性不能排除麻风。④病理组织检查阳性是肯定麻风诊断及分型的主要手段之一，但局部病理检查阴性却不能完全排除诊断。尚需检查其他部位。麻风诊断，必须符合上述4项诊断要点2项以上，方可成立。

二、鉴别诊断

1. 白癜风　与麻风的继发性色素减退斑相似，但白癜风为色素脱失斑，白斑周围色素加深，一般无自觉症状，局部无感觉及发汗障碍，组胺试验及发汗试验正常。

2. 皮肤黑热病　面部、躯干及四肢均可发生黄红色的斑和结节，有光亮，类似瘤型麻风，但不麻木，神经不粗大，有黑热病史，常有脾大，结节内刮取组织涂片，可查到利什曼小体。

3. 肉样瘤　与结核样型麻风易混淆，但临床上无感觉障碍及神经粗大，组织病理是由上皮样细胞形成的结节，淋巴细胞较少。

4. 多形性红斑　易与瘤型麻风反应的多形性红斑混淆，但此病为急性炎症性红斑，呈水肿状，有痒感或烧灼感，无感觉障碍，查麻风杆菌阴性。

5. 结节性红斑　易与瘤型麻风反应的结节性红斑相混淆，但无其他瘤型麻风的症状。

6. 股外侧皮神经炎　此病在大腿外侧下 2/3 部位出现蚁行感、烧灼感、刺痛及麻木等感觉异常，但神经无粗大，无皮损及其他麻风症状。

7. 脊髓空洞症　此病有分离性感觉障碍，即仅有痛温觉障碍而触觉存在。感觉障碍呈节段性，无皮损，神经不粗大。

8. 非麻风性多发性神经炎　感觉、运动及营养障碍可同时发生。但无皮损及神经粗大。

9. 进行性增殖性间质性神经炎　本病常有家族史，可伴发阿-罗瞳孔、突眼、眼球震颤及共济失调等症状，神经粗大而无压痛。

三、治疗方法

1. 一般治疗

（1）全身治疗：抗麻风药早期、及时、足量、足疗程规则治疗，疗效较好。常用药物有氨苯砜、醋氨苯砜（二乙酰氨苯砜）、利福平及氯法齐明（氯苯吩嗪）。此外，氨硫脲、硫安布新（丁氨苯硫脲）、乙硫异烟胺、丙硫异烟胺、乙胺丁醇、磺胺间甲氧嘧啶（长效磺胺）及链霉素等也都有程度不等的疗效。常用标准化疗方案如下。

多菌型麻风 MDT 方案：成人剂量，利福平 600mg，每月 1 次，监服；氯法齐明（氯苯吩嗪）300mg，每月 1 次，监服；500mg，每日自服；氨苯砜（DDS）100mg，每日自服。儿童（10-14 岁）剂量，利福平 450mg，每月 1 次，监服；氯法齐明 200mg，每月 1 次，监服，及 50mg，隔日 1 次，自服；氨苯砜，50mg/d，自服。治疗期限至少 2 年，如可能应治疗到细菌阴转。

少菌型麻风 MDT 方案：成人剂量，利福平 600mg，每月 1 次，监服；氨苯砜 100mg，1/d，自服 6 个月。儿童剂量应按体重适当减少。治疗期限应持续至利福平监服 6 个月。

对麻风反应的治疗，除严重的麻风反应外，不必停用原用的抗麻风病药物，可用类固醇皮质激素、沙利度胺（酞胺哌啶酮）、氯法齐明、雷公藤、昆明山海棠、普鲁卡因、秋水仙碱、环孢素（环孢菌素 A）、维生素类、抗组胺类、氧氟沙星（氟嗪酸）及诺氟沙星（氟哌酸）等。

免疫疗法：静脉内注射周围血淋巴细胞或特殊性转移因子。在双侧三角肌区及背上部真皮内注射热灭活的麻风杆菌。

（2）局部治疗：①对麻风足底溃疡，抗感染、扩创和清除死骨，溃疡处可用杀菌剂和保护剂如3%硼酸溶液、0.5%~1%腐殖酸钠溶液、1∶4000~8000高锰酸钾溶液或0.1%依沙吖啶液等湿敷，或2%甲紫软膏外用。②对尺神经或腓神经疼痛剧烈者，可进行神经鞘膜松解术或剥离术，或做神经移位术；对畸形者，可行外科矫形术；眉毛全脱者，可做植眉术。

2.中医治疗

（1）辨证施治：①实证，治以祛风理湿、温经通络及活血解毒，方用万灵丹加减；②虚证，治以扶正祛邪、清营解毒，方用补气养荣汤加减；③虚实夹杂证，治以养血活血、化瘀通络，方用扫风丸或苦参散加减；④实热证，热在少阳者，治以和解少阳，方用小柴胡汤加减；热在里之证，治以清泄阳明之热，方用石膏解毒汤加减；⑤阴虚内热证，治以养阴清热解毒，方用甘草石膏汤或玉竹四物汤加减；⑥虚寒证，治以温阳散寒，益气活血，药用生黄芪、元参、石斛、苦参、苍耳、丹参、鸡血藤、附片、龙眼肉及生甘草。

（2）外治疗法：①足底溃疡可选用冬青膏外敷；其他处溃疡，先用苦参汤洗涤溃疡，并用狼毒制成糊剂涂于患处，或用七三丹、红油膏外敷，腐脱新生后改用生肌散、红油膏外敷。②二味拔毒散外搽。

（3）针灸疗法：口眼歪斜，取颊车、地仓、阳白、四白穴；手指拳曲，取阳溪、合谷、中渚、阳池、腕骨及后溪穴；肘间刺痛取极泉、少海、支正及养老穴；下肢刺痛取委中、承山、昆仑、阳陵泉、中封、风市及绝骨穴。施泻法，1~2d针刺1次，留针30min。

四、预防与护理

1.积极发现麻风病人，开展有关麻风防治的宣传教育，进行治疗性预防、药物预防及免疫预防。

2.加强营养，禁止饮酒，忌房事，居室须注意空气清新及阳光充足，建立合理生活制度，参加适当劳动，防止和矫正手足的挛缩和畸形。

3.对瘤型麻风病人，必须实行隔离收容治疗。

（李仰琪）

第十二节　皮肤结核 0.28

皮肤结核是由结核杆菌直接侵犯皮肤或其他脏器的结核病灶内的结核杆菌经血行或淋巴系统传播到皮肤组织所引起的皮肤损害。由于结核杆菌的毒性、入侵的途径及机体免疫力不同，临床上有不同的类型。属中医学"鸦啄疮""梅核丹"等的范畴。

一、诊断要点

1.临床特点

（1）寻常狼疮：多见于儿童及青年。好发于面部，尤以鼻和颊部为常见，其次为臀部和四肢，亦可累及黏膜。基本损害为针头至黄豆大结节，质软，极易用探针刺入，称为"探针贯通现象"；经玻片压诊，呈"苹果酱"色或褐色，可向外周扩展，或相互融合成片，边缘清楚，可自行吸收或溃烂，愈合后形成萎缩性瘢痕。在瘢痕上又可出现新的结节。局部无痒痛感。在面部可导致眼、鼻及唇部残毁性破坏。部分病人伴内脏结核。病程为慢性，进行性。可数年至十余年不愈。在长期狼疮病变处可并发皮肤癌。结核菌素试验为强阳性反应。

（2）疣状皮肤结核：多见于成年男性。好发于手指及手背，其次是足和臀部。初发多为单一的疣状小结节，逐渐增殖、扩展，呈环状或线形。中心增生时呈疣状或乳头瘤样边界明显，外周有红晕，形成"三廓现象"。表面可有裂隙，压之有脓液排出，其中可找到结核杆菌。中心消退时形成萎缩性瘢痕。结核菌素试验为弱阳性反应。

（3）瘰疬性皮肤结核：多见于儿童，好发于颈侧，其次为腋下、腹股沟及上胸部等处。初起为皮下结节，质硬，可自由活动，以后结节增大，并与其皮肤粘连，呈红色，继而变紫、变软、穿破、溃烂或形成瘘管。溃疡边缘呈潜行性，愈后产生不规则的瘢痕。邻近发生的结节，经过同样病程，并且相互连接呈带状分布。结核菌素试验常为阳性。

（4）溃疡性皮肤结核：好发于口腔、外生殖器及肛门等身体自然开口部位，故又称为腔口结核性溃疡。初起为红色水肿性小结节，很快破溃形成溃疡，呈圆形或不规则形。边缘呈潜行性，基底为高低不平的苍白肉芽组织。有脓性分泌物，可查到结核杆菌。溃疡慢性，有自发痛和触痛。间有发热等全身症状。结核菌素试验常为弱阳性或阴性反应。

（5）丘疹坏死性结核疹：多见于青年，皮损疏散分布在四肢伸面，有群集倾向，尤以关节部位为多。皮损为位于真皮深处的坚实结节，黄豆大小或更大，以后突出皮面，呈青红色或紫色。中央可发生小脓疱，坏死，干涸后表面覆有黏着性褐色厚痂。去除痂皮后，中央呈凹陷性小溃疡，可逐渐自愈，留有萎缩性瘢痕及色素沉着。病程慢性，常成批发生，尤以春秋季为甚。结核菌素试验为强阳性。

2.组织病理学　以真皮内结核样肉芽肿性结节为其特点，中央为上皮样细胞及郎汉斯细胞所组成的结节，周围绕以较为致密淋巴细胞浸润。在结节中央可见程度不等的干酪样坏死，但亦可无坏死。在寻常狼疮时表皮常萎缩变薄，疣状皮肤结核则表皮呈乳头瘤样或假上皮瘤样增生，而丘疹坏死性结核疹时表皮常有坏死及溃疡。

3.实验室检查　结核菌素试验阳性反应表示受试者曾有结核菌感染。在成人中的临床意义不大，若呈强阳性反应,则往往说明有活动结核感染灶。另外年龄愈小，则其意义亦愈大。胸透、胸片及痰液等检查，可发现肺及其他脏器的结核病变。

二、鉴别诊断

1.寻常狼疮　与盘状红斑狼疮、结节病、结节性梅毒疹及结核样型麻风相鉴别。

（1）盘状红斑狼疮：颜色鲜红，表面附着有黏着性菲薄鳞屑，毛囊口扩散，内含角质栓，无狼疮结节。

（2）结节病：结节病的结节较狼疮结节坚实，有浸润感，一般不发生溃疡。结核菌素试验阴性。

（3）结节性梅毒疹：梅毒性结节发展较快，可成匍行状排列，质硬如软骨，铜红色，常破溃、溃疡呈凿孔状，愈后结瘢痕，梅毒血清反应阳性。

（4）结核样型麻风：结节较狼疮结节稍硬，患处感觉障碍为其特点。有周围神经粗大及肢体麻木畸形。可出现营养性溃疡。

2. 疣状皮肤结核 与寻常疣、疣状扁平苔藓、疣状痣及着色真菌病相鉴别。

（1）寻常疣：为非炎性疣赘，无粟粒脓肿，周围无炎性浸润，有自限性，愈后不形成瘢痕。

（2）疣状扁平苔藓：主要发于下肢伸侧，病灶干燥，无粟粒脓肿及瘢痕形成，剧烈瘙痒，颜色紫红或褐黄。

（3）疣状痣：皮损可排列成条状，自幼发病，随年龄而增长，无炎症反应。

（4）着色真菌病：好发于小腿及足部，炎症较著，有外伤史。分泌物中易查到着色真菌的孢子。

3. 瘰疬性皮肤结核 与放线菌病、化脓性汗腺炎及孢子丝菌病相鉴别。

（1）放线菌病：患部坚硬，为一片大而深的浸润块，破溃后流出带有"硫黄色颗粒"的脓液，真菌培养阳性。

（2）化脓性汗腺炎：为腋窝部红色、疼痛性结节，破溃后形成瘘管。

（3）孢子丝菌病：为孤立的结节或溃疡，沿淋巴管成串状排列，脓液培养为孢子丝菌。

4. 溃疡性皮肤结核 与三期梅毒溃疡、急性女阴溃疡及基底细胞癌相鉴别。

（1）三期梅毒溃疡：边缘有堤状隆起及暗红色浸润，形状整齐，多呈肾形，质坚硬，梅毒血清反应常为阳性。

（2）急性女阴溃疡：经过急性炎症较著，可自愈，但易复发。溃疡呈漏斗状。常并发结节性红斑及滤泡性口腔炎，分泌物中可查到粗大杆菌。

（3）基底细胞癌：溃疡基底部有多数珍珠样小结节，边缘卷起。触之较硬，有典型组织病理学改变。

5. 丘疹坏死性结核疹 与毛囊炎及痘疮样痤疮相鉴别。

（1）毛囊炎：皮损为炎症性毛囊性脓疱，无中心坏死，病理改变为毛囊上部有以中性粒细胞为主的急性炎症浸润。

（2）痘疮样痤疮：即坏死性痤疮，为沿前额发际发生的无痛性毛囊性丘疹及脓疱，无深在性浸润，为一种毛囊炎性损害，常有中央坏死，愈后留有凹陷性瘢痕。而前者多分布于四肢伸面，尤以关节部位为多。

三、治疗方法

1. 一般治疗

（1）全身治疗：①抗结核药物治疗，作为首选的杀菌剂有异烟肼、利福平及其衍生物如利福喷汀、链霉素及吡嗪酰胺。作为次选的制菌剂有乙胺丁醇、对氨基水杨酸钠及卷曲霉素。目前，一般提倡在最初治疗时，最好选用疗效好、病人易耐受的3种药物，联合治疗1~3个月，继之再联用药治疗5~9个月，最后剩单一药物维持至痊愈，各疗程视病情及疗效而定，总疗程至少半年。②维生素D_2，常与其他抗结核药物合用，对寻常狼疮有效；维生素B_6与异烟肼同用。

（2）局部治疗：①寻常狼疮和疣状皮肤结核可外搽5%~20%焦性没食子酸软膏；有溃疡、窦道者，可先用聚维酮碘溶液或高锰酸钾溶液湿敷后，外涂5%异烟肼软膏、利福平软膏、15%对氨基水杨酸钠软膏。②皮损局限者，可考虑手术切除或电烙疗法。

2.中医治疗

（1）辨证施治：①阴虚痰热证，治以养阴清肺、解毒除痰，方用大补阴丸或六味地黄汤加减；②气阴两虚证，治以理气散结、益气护阴，方用香贝营养汤加减；③痰瘀互结证，治以除痰养阴，化瘀散结，方用海藻玉壶汤加减。

（2）中成药：①内消瘰疬丸 10g，口服，3/d；②散结灵 10g，口服，3/d；③夏枯草膏 10g，口服，3/d。

（3）外治疗法：①皮损未破溃，可选用蛇蜕膏、黑布膏或金素膏等外敷患处或狼毒洗剂摇匀外涂；②形成溃疡时掺七三丹敷贴，或东方一号药膏外贴。形成潜行疮口时，做扩创术，术后再用上药敷贴。

四、预防与护理

1.加强卫生宣传教育，积极参加体育锻炼，增强体质，注意营养。

2.定期行肺部和其他部位健康检查，早期发现结核病灶，及时治疗。

3.卡介苗接种，适用于结核菌素试验阴性者，以增强机体对结核病的免疫力。

（李仰琪）

第五章　真菌性皮肤病 1.77

第一节　手癣（无作者）0.16

一、手癣

手癣（tinea manus）是指手指屈面、指间及手掌侧缘皮肤感染皮肤癣菌。因手背皮肤的解剖特点与躯体皮肤相近，故将发生在手背的感染归为体癣。手掌侧缘皮肤角质层较厚，是亲角质的皮肤癣菌最常侵犯的部位。有医者在 1981~1997 年诊断 1132 例手癣，其中红色毛癣菌 1035 株（91.4%），白念珠菌 28 株（2.5%），须癣毛癣菌 23 株（2.0%）；絮状表皮癣菌 18 株（1.6%），酵母菌 16 株（1.4%），紫色癣菌 2 株（0.2%），克柔念珠菌 2 株（0.2%），铁锈色小孢子菌、犬小孢子菌、曲霉菌、近平滑念珠菌、链互隔菌各 1 株，污染菌 3 株。这些真菌可分泌蛋白酶，分解皮肤角质层的角蛋白使菌体易于侵入。手的活动范围较大，在身体其他部位有癣时常以手搔抓，故手易受感染，合并有足癣者用手搓足或剥离趾甲真菌病甲屑是引起手癣的常见主要原因，此种情况常为两足和一手患癣，称为两足一手综合征（two feet one hand syndrome）。患癣的手搔抓身体其他部位也可引起发病。

二、临床表现

本病男性略多于女性，其中 21~40 岁患者超过总例数的一半以上。一般两手都可受累，但以一手受累更多见。手癣中以鳞屑型和慢性湿疹型多见，因两手暴露，皮肤干燥，浸渍糜烂损害相对较少。一般将手癣分为四型：

1.水疱型　在掌心或指侧发生散在或成群分布的小水疱，水疱针头大小，位置深在。疱壁发亮、较厚、内容清澈，有不同程度的炎症和瘙痒，水疱自行干燥后疱壁破裂，形成白色点状及环形鳞屑。

2.鳞屑型　在手掌部发生片状红斑，表面覆有鳞屑，一般边缘清楚，中心纹理比较显著，触之有粗糙感。皮损可为一小片或几片，或融合成大片，累及大部分掌心，在虎口处形成较深的裂隙和鳞屑，也可向手背发展，形成有鳞屑的斑片，皮损可只发于一侧，亦可对称分布。病程慢性，可终年不愈。

3.浸渍型　指间皮肤浸渍发白，基底湿润潮红糜烂，常有渗液，与念珠菌所致的指间擦烂相似。

4.慢性湿疹型　此型祖国医学称之为"鹅掌风"。无明显水疱，掌心皮肤逐渐弥漫性粗糙变厚，皮纹变深，常伴小片鳞屑，边界不清。瘙痒明显。冬季易发生皲裂，引起疼痛。

三、诊断要点

1.手部皮损可呈小水疱，红斑鳞屑，糜烂渗液或皮肤粗糙变厚，伴有瘙痒。

2.实验室检查

（1）真菌镜检　刮取皮损鳞屑于载玻片上，加10%氢氧化钾溶液后加盖玻片，在酒精灯上稍加热以溶解角质，镜下可见孢子和菌丝。由于双手处于暴露状态以及经常洗手等原因，真菌直接镜检的阳性率相对较低，慢性湿疹型更难查到菌丝，同时做真菌培养可提高阳性率。

（2）真菌培养　应尽量多刮取鳞屑，对外用过抗真菌药物者应停药2周后再取标本做培养，反复多次培养可提高阳性率。

四、鉴别诊断

1.汗疱症　易与水疱型手癣相混淆。本病为双手对称性较深在的小水疱，半球形，无炎症反应，水疱不易破裂，常伴有多汗症，自觉瘙痒或灼痛感，夏季症状加重，秋冬季自愈，真菌镜检阴性，汗疱症患者容易合并真菌感染，此时真菌镜检可阳性。

2.癣菌疹　由原发真菌感染灶（头癣、足癣等）释放的真菌抗原，经血流带至皮肤，在该处发生了抗原抗体反应所呈现的一种变态反应性损害。本病皮损标本真菌镜检和培养均阴性，并随原发癣的皮损好转而减轻。

3.慢性湿疹　临床上较难与慢性湿疹型手癣相鉴别，可根据病史、反复多次真菌培养和治疗反应鉴别。

4.掌跖脓疱病　在掌跖部位反复发生群集的约针头至米粒大小的无菌性小脓疱。脓疱常在1~2周内干涸、结痂、脱屑，缓解期一般以红斑鳞屑为主，轻度角化，少有糜烂。

五、治疗方案及原则

1.局部治疗　常用的局部抗真菌药物成分有克霉唑、咪康唑、联苯苄唑及特比奈芬，干燥皲裂的皮损宜用含以上任一成分的霜或软膏，每日1~2次，连用4周。慢性湿疹型损害可用复方苯甲酸软膏局部封包治疗。

2.口服抗真菌药物　对局部外用抗真菌药物治疗效果欠佳或不能坚持外用药者，可考虑同时口服抗真菌药物，常用药如伊曲康唑、特比萘芬或氟康唑。伊曲康唑每日200mg~400mg，连服1~2周；特比萘芬每日250mg，连服1~2周；氟康唑150mg，1周1次，连服3~4次。上述药物对肝功能影响轻微，但既往有肝病者应慎用，用药期间应监测肝功能。

第二节　足癣（无作者）0.15

足癣（tinea pedis）是一种由皮肤癣菌感染引起的足趾间、足底、足跟、足侧缘的皮肤病。本病在人群中发病率50%~90%，是发病率最高的癣病。可自身传染引起手癣、体股癣及甲真菌病，也可通过共用洗脚盆、毛巾或拖鞋等途径传播给他人；患处常由于搔抓继发细菌感染，引起淋巴管炎、蜂窝织炎或丹毒等。

一、临床表现

该病的男女患者比例无明显差异。10岁以下儿童患者少见，20岁左右患者明显增加，老年人相对较少。21~40岁患者约占总数的48.4%。典型的临床表现如下：

1.水疱型　趾间、足底、足侧缘可见针头至绿豆大的深在性水疱，散在或群集分布，疱壁厚、疱液清澈，不易破裂，有不同程度的炎症和瘙痒。随病情发展水疱或干燥或者融合成多房性水疱，除去疱壁露出蜂窝状基底及鲜红色的糜烂面，易继发细菌感染。此型在夏季年轻女性多见，与真菌的种类（须癣毛癣菌更易引起此型），及机体的变态反应有关。本型易引起癣菌疹。

2.趾间型　病变常发生在第三、四趾和第四、五趾缝间。该处皮肤相对较薄而嫩、相互紧密接触、不透气、较潮湿，有利于癣菌滋生繁殖。局部皮肤浸渍发白，呈腐皮状，祛除腐皮后见鲜红色的糜烂面甚至裂隙，伴渗液，呈湿疹样改变，常伴有恶臭及瘙痒。可因搔抓引起淋巴管炎、蜂窝织炎或丹毒。发生在趾屈侧或趾前部的水疱、脓疱有时发展迅速呈湿疹样变，常继发细菌感染、化脓，形成溃疡。

3.鳞屑角化型　最多见，开始偶见趾间有小水疱干燥后形成的环状鳞屑，此后鳞屑逐渐增多，同时出现足底、足侧缘和足跟部的皮肤弥漫性变厚、粗糙、脱屑，鳞屑片状或小点状，反复脱落和新发，鳞屑以下皮肤正常或微红，大都干燥无汗，很少潮湿。此型在冬季多见，常出现皲裂，疼痛出血，影响工作。到夏季又可出现水疱。

临床上将足癣分为3型，同一患者在不同时期可以某一型为主，例如夏季可表现为水疱型，冬季可表现为鳞屑角化型。

二、诊断要点

1.有典型临床表现。

2.实验室检查同手癣，足癣鳞屑标本比手癣易刮取，真菌镜检和培养阳性率较手癣高。

三、鉴别诊断

与手癣大致相同，除应与慢性湿疹、汗疱症、癣菌疹、掌跖脓疱病等鉴别外，鳞屑角化型足癣还应与发生在双足的进行性对称性红斑角化症相鉴别，后者为常染色体显性遗传病，皮损为边界清楚的红斑，常伴有角化过度和鳞屑，有时可见皮损边缘色素加深，鳞屑镜检和培养真菌阴性。

四、治疗方案及原则

1.局部治疗　同手癣，如1%~2%克霉唑霜、咪康唑霜、益康唑霜、酮康唑霜、联苯苄唑霜、特比萘芬软膏或10%冰醋酸溶液及水杨酸制剂等。不同皮损性状对不同药物浓度和剂型的反应不同，如何根据皮损正确选用药物浓度和剂型是治疗的难点。一般对鳞屑角化型应用渗透性比较强，药物浓度比较高的剂型如复方水杨酸软膏，对角化增厚较著者可先用10%水杨酸软膏厚搽，再用塑料薄膜封包，每晚一次，促使其角质剥脱，然后再外用上述抗真菌药。对足底多汗伴有臭味者，可先用10%聚维酮碘溶液浸泡，后用咪康唑（达克宁），可以除臭止汗，使足底保持清洁干燥。

2.口服抗真菌药物　同手癣。对严重足癣或伴有趾甲真菌病者，在外用抗真菌药的同时，可加用内服药物如伊曲康唑、特比萘芬或氟康唑，方法和疗程与手癣相同。

3.注意事项　足癣皮损呈湿疹样改变并继发感染时，应首先治疗继发感染。可选用抗生素抗感染治疗，同时，局部使用1/5000高锰酸钾、0.5%醋酸铅、0.1%依沙吖啶（利凡诺）或10%聚维酮碘溶液浸泡20分钟左右，或者每天使用上述药物之一湿敷2~3次，待渗出好转后再外用刺激性小的抗真菌霜剂。

足癣的治疗效果受到很多因素影响。致病癣菌分布的广泛性和传播途径的多样性，决定了抗真菌药物的使用应该是经常性和长期性的。在治疗同时还应采取预防措施，搞好个人卫生，保持足部干燥，勤换袜子，不与其他人共用拖鞋、毛巾、浴巾、洗脚盆等以免交叉感染，洗脚盆、浴缸要经常消毒，家庭中其他成员患足癣也要同时治疗。

第三节 股癣（无作者）0.16

股癣（tinea cruris）是由皮肤丝状真菌引起的发生于腹股沟、会阴、肛周和臀部皮肤的感染。发病与夏季气候温暖潮湿、患者肥胖或身体局部潮湿多汗有关。集体生活者可发生小范围流行。致病真菌主要为红色毛癣菌（占93.7%），其次为絮状表皮癣菌（占3.1%）、须癣毛癣菌（占1.1%）、白念珠菌（占1.0%，最终诊断应为皮肤念珠菌病）、紫色癣菌（占0.3%）等。在菌种构成比上与体癣有明显不同。

一、临床表现

1.股癣的临床表现与体癣相似，开始为少数丘疱疹，逐渐增多扩大，在上股部近腹股沟处形成弧形皮损。由于皱褶两侧皮肤相互接触，皮损常为鲜红色水肿性红斑，可有多个小片红斑沿腹股沟处播散，融合成匐形状，无中心痊愈。红斑皮损上缘常不甚清晰，皱褶以下部位损害呈半圆形，炎症显著，边缘可有丘疱疹。皮损可扩展至股阴囊皱褶，阴囊较少受累或仅表现为边界不清的鳞屑性红斑，阴茎受累罕见。

2.皮损可向后累及肛周、臀间沟及臀部皮肤，俗称"马鞍癣"。重者可从腹股沟向上蔓延至会阴及耻骨上部，形成有明显边缘的大片红斑。由于瘙痒明显患者不断搔抓，在夏季可引起急性炎症反应，出现少量渗液和结痂，甚至红肿化脓，到秋凉时才缓解。反复搔抓使局部皮肤逐渐变粗增厚，呈苔藓样变，酷似神经性皮炎。炎症消退后局部皮肤的红色逐渐变淡，全部消退时可遗留色素沉着。一般为双侧股部对称受累，也有单侧受累。

二、诊断要点

1.有典型皮损，瘙痒明显。

2.实验室检查

（1）真菌镜检 刮取皮损边缘处鳞屑加10%KOH溶液后在酒精灯火焰上稍加热以溶解角质。镜下可见真菌菌丝和孢子。对鳞屑较少者可用透明胶带粘贴取材镜检。亦可加棉兰或10%KOH-50%派克墨水染色后观察。

（2）真菌培养 置鳞屑于含氯霉素-放线菌酮的沙堡培养基中培养3~5天后可长出菌落，并可进一步鉴定菌种。皮损部取鳞屑作真菌镜检和（或）培养阳性可确诊。

3.组织病理 PAS或银染见菌丝和孢子位于表皮角质层。

三、鉴别诊断

1.**阴囊湿疹** 为变态反应性皮肤病，皮损以苔藓化或糜烂、渗出、结痂为主，边缘不清，无中央"痊愈"趋向，瘙痒明显，皮损轻重与季节无关，皮损鳞屑内一般查不到真菌。但股癣累及阴囊后局部经过搔抓、外用药物刺激也可引起阴囊的湿疹样变，这种情况可查到真菌。

2.**维生素 B_2 缺乏** 为维生素 B_2 缺乏所致的皮肤病，多见于生活困难、青菜供应不足，又缺少其他来源的维生素 B_2 补充的人群。主要表现为阴囊炎，可见阴囊出现弥漫性淡红斑，边缘清楚，略高于皮面，上覆灰白色鳞屑或棕黑色厚痂，鳞屑内查不到真菌。常合并有舌炎或口角炎。

3.**接触性皮炎** 在腹股沟及会阴部出现的接触性皮炎易与股癣相混淆。鉴别要点为，皮损部位常有明确的使用药物史或与化学物品接触史，表现为边界清楚的红斑，阴囊、阴茎等组织疏松部位水肿明显，有时还可出现水疱或大疱，痒、痛剧烈。取鳞屑做真菌镜检阴性。

4.**红癣** 是由微小棒状杆菌引起，在靠近阴囊处发生对称性淡黄色或淡红褐色鳞屑斑。皮损表面呈皱纹纸样改变，边界清楚，边缘无丘疹、水疱或结痂，中央无痊愈趋向，传染性很小，患者常无自觉症状。真菌镜检阴性，皮损在滤过紫外线照射下显示珊瑚色荧光。

5.**疥疮** 是由疥螨所致，常累及阴囊、龟头及会阴部皮肤，皮损表现为针头大小的丘疹和水疱，在阴囊、龟头可出现暗红色结节，称疥疮结节。因瘙痒搔抓可使腹股沟皮肤呈苔藓样改变，易误诊为股癣。以针头挑取水疱在镜下可查到疥虫或虫卵，真菌镜检和培养阴性。

四、治疗方案及原则

1.股癣的治疗方法与体癣相同。原则上以使用外用药为主，如10%冰醋酸溶液、1%克霉唑霜、1%联苯苄唑霜、2%咪康唑霜、1%益康唑霜、1%酮康唑霜、1%特比萘芬软膏等。每日用药1~2次，疗程一般在2周以上。

2.严重股癣可同时口服灰黄霉素、氟康唑、特比萘芬、伊曲康唑等，疗程2周。

3.**注意事项** 原则上与体癣基本相同，由于股部皮肤比较薄而且阴囊对外用药物的吸收率高，所以在未明确诊断前不能随便用药，应先做真菌镜检和培养确定诊断，确诊后选择刺激性小、浓度低的外用药物。每天用药次数不超过2次，疗程至少2周，在皮损消退后还应坚持涂药1~2周，以防止停药后复发。平时所穿内裤不宜过厚过紧，应保持通风透气。

第四节 体癣（无作者）0.27

体癣（tinea corporis）是由皮肤癣菌引起的皮肤的浅部真菌感染。红色毛癣菌所致体癣常先在手、足、甲、头或腹股沟等部位出现皮损，因搔抓而蔓延至躯干，也可因直接或间接接触被病原菌污染的澡盆、浴巾、尿布等而感染。糖尿病、慢性消耗性疾病及长期服用糖皮质激素等患者较易患病。由亲动物性的须癣毛癣菌和犬小孢子菌引起的体癣与近年来家庭饲养宠物增多有关，人们嬉戏带菌猫狗或接触其脱落的毛或皮屑后被传染而发病。

一、临床表现

1.体癣早期损害为针头到绿豆大小丘疹、水疱或丘疱疹，从中心向周围发展，中心有自愈趋向，皮损边缘由散在的丘疹、水疱、丘疱疹、痂和鳞屑连接成狭窄隆起，呈环状，向周围逐渐扩大。中心部可再次出现第二、第三层同心圆样损害，伴有红斑和丘疹。炎症较轻时可只有脱屑。有时可见毛囊炎样、湿润的脓疱疮样及隆起的疣状损害。

2.耳郭部的体癣仅表现为鳞屑性红斑，没有中心愈合趋向。

3.瘙痒明显，搔抓后可引起局部湿疹样改变，易继发细菌感染。

4.个别病例皮损可泛发全身，皮损融合呈红皮病样表现，但仍可见单个损害的特征。

5.一般夏秋季皮损初发或症状加重，冬季减轻或转入静止阶段，留下色素沉着。

6.婴儿尿布区体癣初发部位以臀部为多，其次为腹股沟、耻骨、会阴、股内侧及腰部，甚至蔓延至上腹、背、小腿等处。

不同病原菌感染所致皮损，其形态有一定特点，由亲动物性（须癣毛癣菌、疣状毛癣菌、犬小孢子菌）和亲土壤性（石膏样小孢子菌）真菌引起的损害炎症反应多较明显，以水疱为主，可见小脓疱，皮损面积较小但是数目较多。疣状毛癣菌所致损害主要为与毛孔一致的小脓包。犬小孢子菌感染在女性及幼儿多见，由于菌体常随动物皮毛传播，病灶呈多发性，不易见到中心愈合趋向。由亲人性的红色毛癣菌引起的损害炎症反应较不明显，常呈大片状，数目较少，愈后多有色素沉着，复发皮损常呈暗红色或棕褐色，边缘不清楚。絮状表皮癣菌所致皮损炎症症状不明显，病灶不易扩大，边缘少有隆起。各种原因引起机体抵抗力下降、糖尿病、慢性消耗性疾病、长期内服或外用糖皮质激素等患者皮损分布广泛甚至泛发全身，无冬季缓解趋势，无明显边缘和丘疹、丘疱疹，难以治愈。

滥用糖皮质激素外用制剂使体癣的皮损不典型者，称为难辨认癣（tinea incognito）或激素修饰癣（steroid modified tinea），以面部较多见，其原因除每天受洗脸、化妆、剃须等因素影响外，还与局部外用药物频度高、颜面皮肤的解剖学特点有关，皮损表现为边界不清楚的糜烂性红斑，无中心自愈趋向及丘疹，临床上很像湿疹；有的皮损中心以糠秕状鳞屑为主，边缘为米粒大的脓疱；有的全身遍布黄豆至小指头大的皮损，分布对称，与玫瑰糠疹相似；还有的表现为叶片状脱屑斑，无炎症性潮红，边缘仅轻度发红。由于皮质激素有抗炎作用，初用时局部症状可一时减轻，继续使用则症状加重，皮损面积急速扩大。有报告指出外用激素者菌丝侵入表皮更深，量更多，毛囊容易受累。

二、诊断要点

1.有与动物密切接触史，有典型皮损，瘙痒明显。

2.实验室检查

（1）真菌镜检 用钝刀在皮损边缘处刮取鳞屑，置于载玻片上，滴10%KOH溶液后盖上盖玻片，在酒精灯火焰上稍加热以溶解角质。镜下可见菌丝和孢子。菌丝较细长，有分隔，宽度一致有折光，位于角质细胞之间；孢子为圆形或卵形，有时可见关节样孢子。加棉兰或10%KOH-50%派克墨水染色后更容易辨认菌丝和孢子。

（2）真菌培养 将鳞屑接种在含氯霉素-放线菌酮的沙堡弱培养基中室温培养，3~5天后可长出菌落，以后可根据菌落形态或做小培养鉴定菌种。

鳞屑真菌镜检和培养阳性即可确诊，必要时可做组织病理检查。

3.组织病理 在HE染色切片上见湿疹样改变。PAS或银染见菌丝和孢子位于表皮角质层，有时可在毛囊开口处见到菌体成分。

三、鉴别诊断

1.玫瑰糠疹 有"母斑"，皮损为玫瑰红色，以躯干为主，对称分布，皮损沿皮纹长轴排列，表面有细小糠状鳞屑，病程为自限性，真菌镜检阴性等。

2.银屑病 好发于头皮、躯干和四肢伸侧，皮损多为红斑、丘疹或斑块，上覆较厚银白色的鳞屑，分布对称，一般冬重夏轻。鳞屑做真菌镜检阴性。

3.接触性皮炎 皮损处常有明确的药物或化学物品直接接触史，局部发红明显，边界清楚，常与接触物形态一致。在组织疏松处可出现明显水肿，有时可出现水疱或大疱，痒、痛剧烈。真菌镜检阴性。

4.花斑糠疹 由嗜脂性马拉色菌所致，皮损为淡红色、褐色和棕色鳞屑斑，也有点状色素减退斑，常好发于胸背、颈部等皮脂分泌旺盛部位。刮取鳞屑镜检能查到菌丝和孢子，但菌丝较粗短，略带弧形，孢子为圆形或卵圆形，成簇分布，以此可与皮肤癣菌相区别。马拉色菌在含油培养基上才能生长，在普通沙氏培养基上不能生长。

5.湿疹 为变态反应性皮肤病，皮损表现为多形性（如丘疹、水疱、糜烂、渗出、结痂等），分布呈对称性，病程为复发性，皮损鳞屑一般查不到真菌，但有时湿疹继发真菌感染或体癣出现湿疹样改变时可查到菌丝或孢子。

四、治疗方案及原则

1.局部治疗 在确定诊断后应在药物种类、剂型以及用药方法上给患者以科学指导，尽可能针对性使用抗真菌药，并根据皮损特点正确选择剂型和药物浓度。治疗体癣原则上以外用药为主，局部使用抗真菌药反应良好，包括水杨酸苯甲酸酊、复方雷琐辛搽剂、10%冰醋酸溶液、1%益康唑霜、1%克霉唑霜、2%咪康唑霜、1%联苯苄唑霜、1%酮康唑霜、1%特比萘芬软膏、1%布替萘芬软膏等，每日用药1~2次，一般疗程在2周以上。

2.口服抗真菌药物 全身泛发性体癣除外用药外，可同时口服灰黄霉素，成人每日0.6g，疗程2~4周或口服伊曲康唑、特比萘芬、氟康唑等治疗，疗程2周。

3.注意事项

（1）对同时患有手、足癣，甲真菌病，头癣者应积极治疗，避免和其他患者，包括有癣病的动物密切接触。避免接触污染的毛巾、浴盆，防止交叉感染。贴身衣物、被单等应消毒。肥胖者夏季保持皮肤干燥。避免滥用可能影响机体抵抗力的药物如糖皮质激素、免疫抑制剂等。

（2）教育患者不要以增加用药次数来达到快速治愈的目的，因为在炎症明显时用药次数过多反而刺激局部使炎症反应加重。对儿童患者及面部皮损者应适当降低药物浓度和减少用药次数，避免用药过度而引起局部刺激反应。一旦出现局部刺激反应，应停用抗真菌药，按照急性皮炎进行局部湿敷处理，待炎症反应减轻后再逐渐加用抗真菌药物。

（3）为了巩固疗效，防止复发，应在皮损消失后再继续擦药一段时间，避免皮损稍有好转就停药。

（4）典型的体癣诊断不难，但刮取皮损边缘处鳞屑作真菌镜检和/或真菌培养是非常必要的，这不仅可以帮助明确诊断，而且可筛选出"难辨认癣"，防止误诊和漏诊。对那些临床上不能排除体癣，真菌镜检阴性者，应取鳞屑做真菌培养，在培养结果报告之前，可暂时使用复方咪康唑霜等复合制剂以控制炎症（这些药同时亦有抗真菌作用），待培养结果报告后再改为单纯的抗真菌药（真菌培养阳性时）或抗炎药物（真菌培养阴性时）。

第五节　头癣 0.23

头癣（tinea capitis）是指头皮皮肤角质层和头发的皮肤癣菌感染，可分为黄癣、白癣、黑点癣和脓癣四种。在我国病原菌是：黄癣为许兰毛癣菌（Trichophyton schoenleinii），白癣常见为小孢子菌，较多是犬小孢子菌（Microsporum canis）以及石膏样小孢子菌（Microsporum gypseum），偶见铁锈色小孢子菌（Microsporum ferrugineum），黑点癣常见为毛发癣菌，较多是紫色毛癣菌（Trichophyton violaceum）、断发毛癣菌（Trichophyton tonsurans）以及须癣毛癣菌（Trichophyton mentagrophytes），少数是红色毛癣菌（Trichophyton rubrum）。白癣或黑点癣的一种特殊类型为脓癣，多由亲动物性或亲土性的真菌引起，常见如犬小孢子菌、石膏样小孢子菌、须癣毛癣菌、疣状毛癣菌（Trichophyton verrucosum）等。传染方式主要是直接或间接接触传染，患癣的人、猫、狗、兔等动物是重要的传染源。

真菌感染后，真菌孢子先在表皮角质层内繁殖，继而侵入毛根的角化部分，深达毛球上部的角质形成区，最后引起头皮炎症及头发病变而产生临床症状。由于毛发遭到真菌的破坏，毛干无光泽或易折断。

一、临床表现

1.黄癣（tinea favosa，favus）　俗称"癞痢头"或"秃疮"。初起毛囊口周围有轻微炎症，发根处先出现丘疹或小脓疱，继而变为黏着性的点状黄色或灰色薄痂，称之为黄癣痂。典型黄癣痂为硫黄色，边缘翘起，中心微凹呈碟状，痂中有一根或数根头发穿出。黄癣痂与头皮附着紧，不易刮去，刮去见基底潮红、湿润。黄癣病情发展缓慢，初起黄癣痂呈散在分布，1~2年后相互融合成片。表面转为灰白色。数年后遍及头皮，基底炎症明显，散发出类似谷物发霉的臭味。患者常自幼年患病，至成年逐渐愈合，在头皮上遗留萎缩而光滑的瘢痕，其上只见少数残留稀疏的头发和黄痂。一般发际边缘不被累及，常有一圈宽窄不一的正常发带。

严重的黄癣不但侵犯头皮，面、颈甚至躯干等处亦可发生黄癣痂或表现为群集丘疹及少许鳞屑性损害。指甲受侵犯时可使甲板增厚、变黄、失去光泽，和一般甲真菌病难以区别。

2.白癣（tinea alba） 在学龄儿童多见。初起皮损似体癣，继而变为以鳞屑为主的小斑片。数周内很快扩大，形成圆形或不规则形大片皮损。典型患者初发为一个较大的母斑，以后在母斑周围继发一些较小的子斑，子斑可逐渐融合。鳞屑为灰白色糠样，较干燥。头发无光泽，略稀疏，病发多在距头皮 0.3~0.8cm 处折断，在残留的毛干上常见灰白色套状鳞屑包绕，即所谓"菌鞘"，这是真菌孢子寄生在发干上所形成。偶可出现脓疱、渗液、结痂及近卫淋巴结肿大。有痒感，一般发展半年后皮损不再扩大增多，处于相对静止状态，青春期皮损趋向自愈。愈后头发可完全生长。

3.黑点癣（black dot ringworm） 儿童和成人均可发病。初起为小片丘疹、鳞屑，以后发展为多个指甲盖大小的鳞屑小斑片，散在于头皮，可相互融合形成较大的斑片，外观颇似白癣。特点是患处病发刚出头皮即折断，残发在毛囊口呈黑点状，故称"黑点癣"。本病发展缓慢，可终年不愈，愈后可有瘢痕形成，发生秃发。

4.脓癣（kerion） 病原菌可从动物传染到人或人接触土壤而被感染。可引起强烈的炎症反应，初起为群集的毛囊炎性丘疹，很快发展成由多数毛囊性脓疱组成的肿块，隆起并逐渐扩展，可至胡桃大或更大，肿块边界清楚，质地柔软，表面有许多蜂窝状排脓小孔，从中可挤出脓液。患处头发易拔除。损害常为单发，自觉症状多不明显，耳后及枕后淋巴结常肿大。愈后常有瘢痕形成。

二、诊断要点

1.病史及临床表现 儿童或成人自幼患病。皮损为鳞屑性或痂壳性斑片，碟形黄痂，"菌鞘"发或"黑点"发。

2.实验室检查

（1）真菌镜检 取黄癣的黄癣痂或痂上失去光泽的病发、白癣的"菌鞘"发和黑点癣的点状断发。直接镜检，黄癣可见发内菌丝，有时菌丝分隔似关节孢子。菌丝数量较少，分散在发内与发长轴平行，发内常有气泡。黄癣痂内可见孢子及粗细不一似鹿角的菌丝。白癣标本可见很多圆形小孢子镶嵌堆集在发周（发外型）。黑点癣可见圆形孢子，较白癣标本中所见者稍大，呈链状排列，充满发内（发内型）。

（2）真菌培养 取病发接种于沙堡弱培养基上 25℃，3~5 天后真菌开始生长，1 周左右可作出菌种鉴定。

（3）滤过紫外线灯（Wood 灯）检查 Wood 灯为含有氧化镍的石英玻璃制成的紫外线灯。这种玻璃能透过 365nm 长波紫外线而不能透过可见光。在暗室中用 Wood 灯照射检查，白癣病发呈亮绿色荧光，黄癣病发呈暗绿色荧光，而黑点癣没有荧光。此检查有助于白癣及黄癣的诊断和疗效判断。

三、鉴别诊断

1.头皮脂溢性皮炎 皮疹多为片状的红斑，表面覆以油腻性鳞屑及痂壳，与毛发粘连。皮屑真菌镜检阴性。

2.头皮银屑病 皮损为红斑基础上大量鳞屑，边界清楚，鳞屑较厚呈银白色云母状，患部毛发呈束状，不伴脱发，一般无渗出。真菌镜检阴性。

四、治疗原则及方案

头癣治疗单纯外搽药物无效，因药物难以渗透到发根内；单纯口服抗真菌药也无效，因其对皮肤角质层的真菌作用较弱，必须两者联合应用。

1.拔发治疗 适用于小面积黄癣（病损面积小于五分币大小，3 块以下者）用平嘴镊沿头发生长方向连根拔出病发，勿折断，范围应扩大至病损外围 1~2mm 正常头发。每周拔病发 1 次，连续 3 次，同时每天用 2%酮康唑香波洗头，皮损处外搽 2.5%~5%碘酊或其他抗真菌药物，共 3~4 周。

2.灰黄霉素综合疗法 灰黄霉素剂量：儿童按 15~20mg/（kg·d）分 3 次口服，成人每日 0.6~0.8g，每日 1 次或分 2 次服，疗程 21 天，多吃油脂性食物可以促进灰黄霉素吸收。服药期间应同时每日外搽抗真菌药一次，可将头发全部或部分剃光，以便搽药。还可选用 5%~10%硫黄软膏、复方苯甲酸软膏、联苯唑软膏、特比萘芬软膏、克霉唑软膏或咪康唑软膏等，搽遍全头，以皮损处为重点。外搽药物应连续使用 2 个月。肝肾功能不全者，不宜服灰黄霉素。

3.伊曲康唑 冲击疗法：口服伊曲康唑 5mg/（kg·d），7 天为一疗程。在第 1 个和第 2 个冲击治疗之间停药 2 周，如果病情较重，需要做第 3 次冲击治疗，则在第 2 和第 3 次冲击治疗之间停药 3 周，共 1~3 个冲击治疗。肝功不良者慎用。

4.特比萘芬 儿童体重<20kg 者 62.5mg/d；20~40kg 者 125mg/d；>40kg 者 250mg/d。疗程 6 周。

（殷文浩）

第六节 甲真菌病 0.45

甲真菌病（onychomycosis）泛指由任何真菌所导致的甲感染，甲癣（tinea unguium）则特指由皮肤癣菌引起的甲感染。40~60 岁人群甲真菌病的发病率为 15%~20%，甲疾患中 18%~40%为甲真菌病，皮肤癣菌患者中有 30%、手足癣患者中有 50%患有甲真菌病。甲真菌病的病原真菌一般为皮肤癣菌、酵母菌和霉菌三种。皮肤癣菌中最常见者依次为红色毛癣菌、须癣毛癣菌和絮状表皮癣菌。同一甲可感染多种真菌。

健康的甲不易被感染。甲对真菌的易感性可能与常染色体显性遗传有关，动静脉循环障碍和淋巴回流障碍是常见的易患因素。已有研究发现甲真菌病患者的局部微循环有严重异常改变。易患本病者为慢性静脉机能不全的老年患者、糖尿病患者和激素失调者。在潮湿环境作业者和经常受外伤的指（趾）甲更容易被真菌感染。体育运动员的甲（特别是 趾甲）发病率较高。患周围神经性疾病或甲反复受到损伤，均使甲易受感染。趾甲甲真菌病大多由足癣直接传染而来，指甲甲真菌病则可能从手癣传染或因手经常抓足而染上。真菌先附着于甲上，然后侵入甲缘或外侧的甲沟最后到达甲床，最后向近端甲母质方向侵入。菌丝多易于在抵抗力较差的甲根部角化比较柔软的部位生长。

一、临床表现

临床上可将甲真菌病分为四型：白色表浅型；远端侧位甲下型、近端甲下型及全甲毁损型。

1.白色表浅型 甲病变开始为甲板表面的局限性混浊小片，可为点状或不规则，一个或多个，可出现于甲面的中心，甲边缘或侧缘甲皱处，或整个甲面，病甲表面柔软或破脆，由于病变表浅而无炎症反应。病程慢性，常多年不愈。不易与系统性或局限性疾病引起的白甲病鉴别。

2.远端侧位甲下型　这种病变是最多见的类型。初起时真菌侵犯指（趾）甲的远端侧缘甲床引起轻微炎症，当侵犯及甲母质就进入新长的甲中到达甲板的更浅层，最终真菌充满整个甲板。有时病变处甲变色、变形、失去光泽，并逐渐增厚、变脆，呈灰白褐色或污秽色，表面出现点状凹陷及沟纹，甚至高低不平，呈畸形，其前端蛀空形成碎屑状，病变向后发展使部分或整个甲板向上翘起，与其下甲床分离。病甲畸形或破坏的程度因人而异，即使同一患者的各个病甲也不一样，可有部分或半个、一个或2~3个指（趾）甲累及，严重的所有趾或指甲均可累及。

3.近端甲下型　真菌的感染始于表皮护膜，并沿近端甲根部下面和甲上皮发展。当感染到达甲母质和甲上皮之间的连接处时，则感染甲板的浅层。国外报告在AIDS病患者常有此型甲真菌感染，提示患者全身免疫机能下降，是早期诊断AIDS的一个重要体征。由于真菌随甲的形成而从甲母质向远端推移，一般没有或仅有轻微的炎症。病程长者真菌累及甲床可有严重的炎症并伴有甲毁损。

4.全甲毁损型　此型是各种甲真菌病发展的最终结局，真菌侵入整个甲板，甲的正常结构完全丧失。由于大多数甲真菌病由足癣传播而来，所以趾甲甲真菌病比指甲甲真菌病多见。患者一般无自觉症状。如有继发感染，则可发生红肿化脓的甲沟炎。病程缓慢，如不治疗，可终身不愈。

二、诊断要点

1.有甲损害的临床表现，有甲外伤史或长期患手足癣。实验室检查从病甲中查见真菌可确定甲真菌病的诊断。

（1）镜检　先用小刀刮弃病甲表面的疏松甲屑，再刮取病变甲屑于载玻片上，滴10%氢氧化钾溶液后加盖玻片，在酒精灯上稍稍加热以溶解角质。显微镜下可见孢子和菌丝。

（2）培养　由于致病菌多样，所用培养基应多样化，应分别使用含和不含放线菌酮的沙堡培养基，以避免某些对放线菌酮敏感的菌被抑制而出现假阴性。分离糠秕马拉色菌要用含菜籽油或橄榄油的培养基，35℃~37℃条件下培养。分离出不常见菌不能马上断定为致病菌，但也不能轻易判断为"污染菌"，应多次重复取材培养，才能确定其是否为病原菌。如果多次培养为同一种或同几种真菌生长可以认为是病原菌。

2.组织病理　是确诊甲真菌病的另一种技术，尽量向近端多剪取甲及甲下角化物，经脱钙、软化后切片，PAS或银染色。如果在甲组织中发现大量孢子和菌丝断面可确诊。此法比真菌培养发现真菌的阳性率高，且有助于区别真菌是侵入甲组织还是仅仅定植在甲下脆屑。缺点是因甲组织坚硬，处理过程较复杂，且有时难以确定是菌体或其他成分，需要一定经验。

3.溶甲涂片　采用20%KOH或NaOH溶液在56℃加热30分钟，溶解甲的角蛋白，再经离心、洗涤后取未被溶解的菌体成分涂片，用Parker墨水染色，在镜下可清晰地见到菌丝或孢子，可大大提高查菌阳性率，而且能完整地观察到菌体在甲内的形态特征，此法可发现白念珠菌的顶端厚壁孢子、丝状菌的关节孢子、青霉菌的帚状枝、曲霉的孢子头等结构，与纯培养标本涂片所见一致。

4.电镜观察 包括扫描电镜和透射电镜,分别观察表面和内部结构,主要用于研究。

三、鉴别诊断

1.甲银屑病 在银屑病中有10%~50%可出现甲病变。常有多个甲同时受累,指趾甲增厚、混浊、呈灰褐色。甲板表面可有顶针样凹陷、横嵴或纵嵴,甲板自游离缘起逐渐向后与甲床分离,甲板间隙中堆积较多角质碎片,甲根部及周围皮肤常有红斑鳞屑。甲病理检查可见甲角化不全等银屑病病理改变。发现甲以外有银屑病的典型皮损有助于确定诊断,但在甲银屑病的基础上也有继发真菌感染者。

2.甲扁平苔藓 约10%的扁平苔藓病变可累及甲,常表现为全甲毁损,多个甲受累。表现为近端甲皱凸出,甲有不规则纵沟、纵嵴。甲板变薄、下陷或甲胬肉样改变。甲外可有扁平苔藓的典型皮损。甲病理检查有助于诊断。

3.湿疹所致甲病变 慢性湿疹累及指趾甲周可引起甲病变。出现甲变形、变色、增厚、粗糙、凹陷点、横嵴和沟,严重者甲可脱落。甲外局部及全身有湿疹样皮损,甲真菌检查阴性可鉴别。

4.斑秃的甲病变 在斑秃患者中常见单个或多个指趾甲受累。甲早期病变与脱发程度一致,有时甲病变早于毛发脱落出现,但与毛发再生无关。甲板上有较多点状凹陷,这种点状凹陷比银屑甲小,呈纵线或横线排列。甲可有弥漫性颜色改变,有黄色、灰色或褐色,甲板表面粗糙、失去光泽,甲板变薄、缺损以至全甲脱落。在斑秃病甲中也可分离出真菌。

5.先天性厚甲症 为遗传性皮肤病,从小发病,有家族史。患者所有指趾甲进行性增厚,几年脱落一次,以后新甲又不断增厚,严重影响甲的外观和功能。查体可发现毛周角化症、皮肤干燥、毛发生长不良等外胚叶发育障碍的表现。

四、治疗方案及原则

1.局部用药治疗

(1)常规治疗方法 对于表浅或者较轻型的甲真菌病,先用小刀尽量刮去病变甲屑,再外搽抗真菌药,可选用30%冰醋酸或咪唑类、三唑类及丙烯胺类霜剂或溶液,每日1~2次,连续3个月以上,大多数可达到满意的治疗。也可用复合碘制剂如聚维酮碘按上述方法局部治疗。

(2)新治疗方法及新药

①8%环匹罗司(ciclopirox olamine)指(趾)甲涂剂(巴特芬) 用于甲真菌病的治疗。与已有的抗真菌药不同,环匹罗司通过抑制某些必需氨基酸和金属进入真菌细胞以及其螯合性质作用于真菌细胞呼吸链而起到抗真菌作用。有研究证明环匹罗司对甲组织有良好的附着性和渗透力,在感染部位具有杀真菌活性,对几乎所有导致甲真菌病的真菌及某些细菌都有作用。该药具有以下特点:良好的附着力;渗透性强;使用方便;药物抗真菌谱广、活性强,能有效地杀灭各种病原真菌和细菌。已有报道其对甲真菌病的真菌学治愈率和临床有效率均在84%以上。该药有良好的耐受性和安全性,可与化妆品及指甲油同时使用,特别适用于青年女性。

②阿莫罗芬(amorolfine)指(趾)甲涂剂(罗美乐) 为吗啉类抗真菌药,作用机制为通过抑制真菌细胞膜麦角固醇的合成。该药对皮肤癣菌的最低抑菌浓度远低于环吡

酮和联苯苄唑。用5%阿莫罗芬甲涂剂治疗甲真菌病，每周涂药1~2次，连用6个月。

（3）拔甲术　已应用了数十年，部分病甲可治愈，但患者较痛苦并易复发，应联合足够的抗真菌治疗。拔甲增加了甲组织的损伤，更利于真菌的感染。外用50%碘化钾或40%尿素（非外科性拔甲）常常效果更好，且不损害甲组织。

在皮肤真菌病中甲真菌病的治疗最难，对严重的甲真菌病，由于感染达甲板深部，单独外用药物不能有效透入甲板以杀灭真菌，故难以彻底治愈。指甲疗效较趾甲佳，但若未去除易感因素，复发率可高达80%~90%。患者的手足癣若不治疗，已治愈的甲真菌病易在1~2年内复发。

2.口服抗真菌药物　甲真菌病的口服药物治疗始于灰黄霉素，但只对皮肤癣菌引起的甲真菌病有效，对酵母菌或霉菌效果不佳，且有一定的副反应。20世纪80年代酮康唑问世，对甲真菌病的治疗效果虽好，但因其肝毒性（发生率为1/10000），使用受到限制。近年来氟康唑、伊曲康唑和特比萘芬的出现，甲真菌病的治疗有了突破性的进展。

（1）药理　咪唑、三唑类已在有关章节叙述，特比萘芬可特异性地抑制角鲨烯环氧化酶，使角鲨烯堆积于膜内，导致胞膜及胞内膜脆性增加而破裂。

（2）临床应用

①氟康唑水溶性好，与血中蛋白结合率低，但治疗甲真菌病的方案尚未统一。有报道为150mg，每周1次，连服9个月；也有100mg，隔日一次，连服3月；或每周2次，每次150mg，共12~16周，治愈率和有效率为40%和90%左右。

②伊曲康唑的抗菌谱广，对皮肤癣菌，酵母菌及霉菌均具有杀菌作用，亲脂性高，与角蛋白结合力强，推荐的治疗方案是：200mg每日2次，连用7天，停药21天为一个冲击疗程，指甲病变需2个冲击疗程，趾甲病变需3个冲击疗程。因伊曲康唑为高度脂溶性，餐后立即服药，吸收效果最佳，空腹服药时相对生物利用度降低2/3。

③特比萘芬为丙烯胺类药，抗皮肤癣菌作用强，治疗方案有：①长程疗法：每日250mg，指甲病变连服6个月，趾甲病变连服12个月，疗效可分别达到95%和80%。②短程疗法：每日250mg，趾、指甲病变连服3个月，指甲真菌学治愈率71%，趾甲真菌学治愈率29%，随访48周趾甲真菌学治愈率上升为82%，现认为3个月疗法可替代12月疗法。③超短程疗法：每日或隔日服250mg，共6周，也有每日250mg，连服7日，以后改为250mg，隔晚口服1次，持续2周或更长。

（3）注意事项

①伊曲康唑对肝脏的毒副作用小，其毒性远远低于酮康唑，对普通人群的安全性高，但对肝功能异常者应慎用，既往患肝脏疾病而目前肝功正常者可以内服该药，但需密切监测肝功能，若肝功异常应立即停药。

②应注意伊曲康唑与其他药物的相互作用，如利福平、苯妥英钠可加速药物代谢，使伊曲康唑在血浆中的浓度降低，应避免与伊曲康唑同时服用；当伊曲康唑增加至每日400mg时，可导致环孢素A血浆水平增高，故两药同用时环孢素A的剂量应减半；伊曲康唑可明显延长地高辛的半衰期，当与地高辛联合应用时应监测地高辛的血清水平，以便发现地高辛的早期中毒现象。

③特比萘芬对哺乳类动物肝脏中细胞色素P450结合力极低，所以不会发生肝毒性反应。特比萘芬最常见的副反应为食欲缺乏、恶心、轻度腹胀和腹泻等消化道症状，少

数患者可出现轻微皮肤反应（如皮疹、荨麻疹等），极少数可见引起味觉障碍，包括味觉丧失，停药数周后可恢复。

④甲真菌病的诊断应该通过刮取甲屑作真菌镜检和/或培养来确诊，再依据病甲受累的面积和程度来决定治疗方案。单个指甲受累，面积小于60%可仅外用巴特芬或罗美乐，多个甲同时受累，或面积大于60%时则应考虑以内服药为主，同时配合外用药治疗。正规、足疗程用药是治疗成功的关键。

⑤甲真菌病的治疗时间较长，所需费用较高，在内服抗真菌药前应作真菌镜检和培养以确定菌种，以便选择合适抗真菌药物。即使诊断明确，用药方案合理，也并非所有患者都有效，此时应仔细分析治疗失败的原因（包括局部原因和全身原因），尽可能祛除或避免或同时采取综合治疗措施。

⑥尽量刮去病甲组织，配合外用抗真菌药，治疗期间注意消毒和隔离等，有助于提高疗效，防止复发和再感染。

(殷文浩)

第七节　花斑糠疹 0.17

花斑糠疹以前称花斑癣（tinea versicolor），俗称"汗斑"，是由嗜脂性马拉色菌属（Malsseziaspp.）侵犯皮肤角质层所引起，皮损表现为色素沉着或减退、表面常覆盖有细小糠秕状鳞屑。迄今马拉色菌属被分为糠秕马拉色菌（M.furfur）、球形马拉色菌（M.globosa）、钝形马拉色菌（M.obtusa）、合轴马拉色菌（M.sympodialis）、限制马拉色菌（M.restricta）、斯洛菲马拉色菌（M.slooffiae）、厚皮马拉色菌（M.pachydermatis）、皮肤马拉色菌（M.dermatis）、纳娜马拉色菌（M.nana）、大和马拉色菌（M.yamatoensis）、日本马拉色菌（M.japonica），共11个种。有文献报道从皮损中分离的菌种以糠秕马拉色菌、球形马拉色菌或合轴马拉色菌为主。

全世界范围均可见本病发生，热带及亚热带地区更为多见，我国南方此病较多见。诱发因素有高温潮湿、多脂多汗、糖皮质激素、免疫抑制剂的使用、库欣病、糖尿病、妊娠、营养不良等。患者中有阳性家族史者占18.8%，表明遗传因素在本病的发生中起重要作用。

一、临床表现

1.青壮年好发，男性患者明显多于女性，婴儿及老年人也可发病。

2.皮损为不同程度的色素沉着和（或）色素减退斑，呈点滴状或融合成片，上覆少许细糠状鳞屑。

3.皮脂腺丰富部位如胸、背、颈、上臂、腋窝、腹部为好发部位，会阴、臀部也可受累，热带地区患者皮损可出现于面部及头皮。婴儿常见于额面部。

4.大部分患者可无自觉症状，约1/3患者有痒感并在出汗时加重。病情常可持续数年，冬轻夏重。皮损可自愈或经治疗后痊愈，易复发。

二、诊断要点

1.典型临床表现及皮损。

2.实验室检查

(1) 真菌镜检　刮取鳞屑涂片加10%氢氧化钾（KOH）溶液直接镜检可见菌丝和孢子。孢子为圆形至卵形、厚壁、芽颈较宽，常成簇分布；菌丝粗短，呈腊肠样，可有分隔，与皮肤癣菌或念珠菌不同。

(2) 染色　派克墨水加等量10%氢氧化钾混匀后染色，30分钟以后菌体染为蓝色，放置过夜再观察效果更好。

(3) 透明胶带粘贴取材　对鳞屑较少或婴幼儿患者可用，透明胶带直接贴于皮损表面，数分钟后揭下，直接或加染液后贴于载玻片上置显微镜下观察。此法未改变标本中菌与皮肤细胞的相对位置，能客观地反映菌体在皮损中的自然状态，可判断单位面积的相对菌量。

(4) 真菌培养及菌种鉴定　将鳞屑接种入含橄榄油或菜籽油的沙堡培养基（SDA）32℃~37℃，多在72小时以后长出乳酪色菌落，表面光滑，镜下可见圆形或/和卵圆形出芽孢子，初代培养可见菌丝。转种后可根据形态、生理生化特性及分子生物学方法鉴定菌种。

3.滤过紫外灯（Wood灯）检查　照射皮损部位可见黄色荧光。

4.组织病理　取活组织作切片，经过碘酸-雪夫（PAS）染色可见角质层中有大量的孢子和菌丝。

三、鉴别诊断

1.白色糠疹　是病因不明的非特异性皮炎，皮损表现为圆形或椭圆形淡红色或苍白色斑，境界较清楚，表面干燥，覆盖少量灰白色细小鳞屑，基底炎症反应轻微。本病好发于儿童或青少年面部，病程较长，多可自然消退。

2.白癜风　皮损表面没有鳞屑，呈乳白色或瓷白色斑，边界清楚，多无自觉症状，病理表现为表皮黑素减少或缺如。取鳞屑作真菌检查阴性。

3.玫瑰糠疹　是一种自限性炎症性皮肤病。皮损初起有母斑，很快波及全身，好发于躯干和四肢近端，呈椭圆形玫瑰红色斑，其长轴与皮纹方向一致，中央有糠状鳞屑，真菌检查阴性。

4.色素性毛发性表皮痣（becker nevus）　大多于十余岁开始发生，单侧肩、胸、上臂出现淡黄色至深棕色斑片，表面无鳞屑，可伴有局部毛发增生。本病一般无自觉症状，呈缓慢离心性发展。

四、治疗方案及原则

1.局部治疗　可使用40%硫代硫酸钠溶液外搽，稍干后再搽4%稀盐酸溶液，每日1次。或外用5%~10%硫黄软膏，50%丙二醇（propylene glycol）。亦可外用抗真菌药物包括咪唑类、三唑类，常用其霜剂或溶液，如2%克霉唑霜（clotrimazole）、2%咪康唑霜（miconazole）、1%联苯苄唑乳膏，每日1~2次。还可用二硫化硒香波（selenium sulfide）、吡啶硫代锌及2%酮康唑香波（ketoconazole）等，涂擦几分钟后淋浴洗去，每晚1次，连用2周。因其比霜膏剂更易涂遍全身，效果更好。

2.全身治疗　对皮损面积大、严重而单纯外用药治疗效果不满意者可口服抗真菌药物。氟康唑（400mg）顿服或口服伊曲康唑，每日200~400mg，治疗应坚持到真菌培养阴性为止，以后可改为伊曲康唑 200mg，每月 1 次。口服酮康唑对本病亦有效，但少数患者可出现肝酶升高等副作用，必要时可在严格监测肝功能情况下使用，有肝病史者禁用。

保持皮肤清洁干燥，避免或减少促发因素，定期使用抗真菌药可减少复发。长期稳定的色素减退斑，表面无鳞屑、经反复真菌镜检和培养阴性者为炎症后色素减退斑，无须再用抗真菌药治疗。

(殷文浩)

第八节　糠秕孢子菌毛囊炎 0.0610

糠秕孢子菌毛囊炎又名马拉色菌毛囊炎（malassezia folliculitis）。本病见于世界各地，热带地区更为常见。

一、病因
致病菌为圆形糠秕孢子菌（参见"花斑糠疹"）。糠秕孢子菌嗜脂，皮脂分泌旺盛使毛囊局部环境有利于糠秕孢子菌生长繁殖，后者分泌的脂酶可分解脂质，产生游离脂肪酸，刺激毛囊及其周围组织而发生炎症反应。

二、临床表现
1.多见于中、青年。好发于胸、背、颈、面和上肢。
2.患者皮肤上油脂性分泌物常较多。基本损害为米粒至绿豆大的毛囊性丘疹，色红有炎症，稀疏而对称性分布，丘疹上可有小脓疱。
3.无明显自觉症状，偶有瘙痒、灼热或刺痛感。
4.头部有较多油性分泌物，伴脱屑，同时有散在性毛囊性丘疹者，曾认为系早期脂溢性皮炎，现已证实大多为圆形糠秕孢子菌所致，属于发生在头部的糠秕孢子菌毛囊炎。

三、实验室检查
用丘疹挤出物或局部刮取鳞屑制片，10%氢氧化钾溶液处理后镜检，可见到圆形真菌孢子及短菌丝。用含脂质的沙保培养基可培养出奶油色或白色菌落。

四、病理变化
可见扩大的毛囊口及毛囊漏斗部有 PAS 染色阳性、呈紫红色的圆形或卵圆形孢子，常较多而成堆存在。

五、治疗
本病的治疗方法与花斑癣基本相同，因皮损有一定炎症，应避免使用刺激性过强的药物。对炎症明显或损害较多的患者应予口服药，如酮康唑或伊曲康唑，200mg/d，连服 14~21 日。也可采用伊曲康唑冲击疗法，即 200mg/次，2 次/日，共 7 日，停药 3 周，为一疗程，需 2 个疗程。也可用氟康唑，50mg/d，顿服，连续 7~14 日，或 150mg/次，1 次/3d，连续 4 次。

(殷文浩)

第九节 癣菌疹 0.0918

癣菌疹（dermatophytid）是机体对皮肤癣菌或其代谢产物在远离癣病灶或其邻近部位产生的变态反应性皮疹。

患皮肤癣菌病（主要是足癣、头癣）后，皮肤癣菌或其代谢产物作为抗原性物质进入血循环，然后到达皮肤，引发速发型或迟发型变态反应性皮疹。癣菌疹的发生与原发癣病的炎症程度有密切关系，癣病愈活跃，炎症愈重，癣菌疹愈易发生。亲动物性的癣菌（如犬小孢子菌、石膏样小孢子菌）较亲人性的癣菌（如红色毛癣菌）更易引起癣菌疹。治疗癣病时，外用刺激性过强的药也可诱发本病。

一、临床表现

发疹急，皮疹形态多种多样，常见的有四种类型：

1. 疱疹型　较常见，主要见于足部。真菌感染时，可在手指侧缘或手掌突然出现群集小水疱，内容清亮，周围无红晕，多对称发生，甚痒。局部找不到真菌，偶可继发细菌感染。

2. 丹毒样型　好发于小腿，如丹毒样红斑。常为数片，疼痛较轻，无淋巴管炎，亦无全身症状。

3. 苔藓样丘疹型　多见于头癣患者，损害为成群丘疹、斑丘疹或毛囊性丘疹，约针头大小，顶平或略尖，常呈苔藓样，好发于背部、肩部，亦可见于四肢或泛发全身。

4. 湿疹型　多见于四肢，尤多见于双下肢突然发生多形性红斑、丘疹、丘疱疹等，可融合成片，类似湿疹损害，但具自限性。原发癣病减轻后自然消退。

此外，尚有结节性红斑样、猩红热样及麻疹样等癣菌疹。

二、诊断要点

1. 原发癣病灶处于活动阶段，可查到真菌，而癣菌疹则查不到。
2. 患者对癣菌素皮试常呈阳性反应，癣病灶消失或缓解后，癣菌疹随之消退。

三、鉴别诊断

本病应与汗疱症、丘疹性湿疹、丹毒鉴别。

1. 汗疱症　为手指两侧和手掌出现小水疱或脱屑。夏季易反复发作，无癣病活动病灶。癣菌素皮试阴性。

2. 丘疹性湿疹　皮疹多形性，以丘疹为主，有渗出倾向，易反复发作，癣菌素皮试阴性。

3. 丹毒　有发热、畏寒等全身症状，皮损呈片状红斑，境界清楚，有时红斑基础上有大疱。

四、治疗方案及原则

1. 治疗原发癣病　癣菌疹发疹比较剧烈时，治疗原发癣病应用较为温和的药物，如擦烂型足癣可先用1∶8000高锰酸钾溶液或0.1%依沙吖啶溶液湿敷，待糜烂减轻后，再外用唑类霜膏。头癣可口服灰黄霉素、伊曲康唑或特比萘芬（见头癣节）。

2.抗过敏药物　可酌情服用抗组胺药，严重者可口服糖皮质激素类药物。

3.局部治疗应对症处理，一般可用炉甘石洗剂或皮质类固醇霜。

(殷文浩)

第六章 病毒性皮肤病 2.15

第一节 单纯疱疹 0.36

单纯疱疹（herpes simplex）系由人类单纯疱疹病毒（herpes simplex virus，HSV）所导致。该病毒分为Ⅰ、Ⅱ两型，即人类疱疹病毒Ⅰ型和Ⅱ型（human herpes virus，HHV-Ⅰ，HHV-Ⅱ）。该病毒为双链 DNA 病毒，四周由具有对称的二十面体结构的蛋白质衣壳包绕，其外围再包以类脂质的囊膜，直径约为 180nm。这个二十面体的衣壳则由 162 个六棱柱体形的衣壳粒组成。HSV-Ⅰ主要感染腰以上部位，多无症状。HSV-Ⅱ主要感染腰以下部位，多通过性交传染。

人是单纯疱疹病毒唯一的自然宿主，70%~90%的成人曾感染过 HSV-Ⅰ，有临床表现的约占 10%。该病毒存在于患者或健康带菌者的水疱疱液、唾液及粪便中，经过口腔、呼吸道、生殖器以及皮肤微小伤口侵入人体，在入口处生长繁殖。在原发感染消退后，病毒可潜伏于局部感觉神经节细胞中，当某些诱因如发热、受凉、日晒、情绪激动、消化不良、月经、妊娠、过度疲劳、机械性刺激、药物过敏、肿瘤以及任何可引起细胞免疫机能减退的原因均可使 HSV 病毒激活而导致发病。HSV 与唇癌、宫颈癌及多形红斑的发病有关。

一、临床表现

临床上分为原发型和复发型，原发型 HSV-Ⅰ感染主要发生于 5 岁以内的幼儿，但很少发生于 6 个月以内的婴儿，因其体内有从母体获得的 IgG。原发型潜伏期 2~10 天，水疱在原发型感染 14 天、复发型感染 7 天左右结痂。复发型倾向于反复在原发部位及其周围发生。

根据发病部位分为以下临床类型：

1.口唇疱疹（颜面疱疹） 多系直接接触患者唾液导致的皮肤黏膜交界处的 HSV-Ⅰ感染，常发生于唇、口角、鼻孔周围，也可见于面颊、额等处。前驱症状为轻度瘙痒不适、灼热感或刺痛，一至数天后出现水肿性红斑，很快变成簇集性针头或米粒大小水疱群，水疱壁薄，疱液清亮，很快出现溃破、糜烂、渗液，然后逐渐结痂，脱痂后不留瘢痕，可遗留暂时性色素沉着。全病程为 1~2 周。

2.疱疹性齿龈口腔炎 多见于 1~5 岁儿童，成人少见，为原发型感染 HSV-Ⅰ的常见类型。初起有高热、咽喉痛、区域淋巴结肿大及压痛等前驱症状，于口腔黏膜、舌、唇、齿龈出现较多小水疱，可波及咽部和食管。水疱常易破溃形成白色斑片，继而转变为小溃疡，上覆淡黄色假膜，伴剧痛，影响进食，齿龈肿胀易出血。在唇红部和口周亦常发生水疱，经 3~5 日热退后溃疡逐渐愈合，整个病程约 2 周。

3.生殖器疱疹 主要为 HSV-Ⅱ感染所致。生殖器、会阴、外阴周围、股部和臀部皮肤均可受累，出现水疱、溃疡及点片状糜烂及溃疡。男性多发生在龟头、包皮、冠状沟、阴茎，亦可累及阴囊；女性则多见于大小阴唇、阴蒂、阴道、宫颈，亦可累及尿道。有肛交史者可发生疱疹性直肠炎，继而出现肛周和直肠化脓性感染或腹股沟淋巴结炎。原发者病程可长达3~6周，复发者1~2周可愈。

4.眼疱疹　表现为单纯疱疹性角膜炎、结膜炎，大多为单侧性，常伴患侧眼睑疱疹或水肿及耳前淋巴结肿大。反复发作可致角膜溃疡、浑浊，甚至穿孔致盲。在新生儿和AIDS患者中，可发生脉络膜视网膜炎。

5.疱疹性瘭疽　为经手指的微小伤口进入手指表皮导致的手指HSV尤其是HSV-Ⅰ感染，多见于成人，多与职业接触有关，如牙科医生。可见手指末端有疼痛性成簇小水疱或脓疱，感染可深入至甲床形成蜂窝状坏死，剧烈疼痛，可呈跳痛样。常伴发热、肘窝和腋窝淋巴结炎。病程7~10天。

6.疱疹性湿疹或称卡波西水痘样疹　为在原有皮肤病变基础上感染HSV出现的分布广泛的小水疱样改变。基础皮肤病最多见于特应性皮炎、湿疹，也见于脂溢性皮炎、慢性家族性良性天疱疮，也有个别发生于免疫抑制状态的银屑病的报道。多系HSV-Ⅰ的初次感染，也有再次感染的。虽然成人也可发生，更多见于儿童。

7.新生儿疱疹　为感染HSV母亲所生新生儿经产道感染HSV所致，先天性感染常是原发性HSV感染的母亲在妊娠期导致胎儿宫内感染。病原70%为HSV-Ⅱ。宫内感染的胎儿可早产或先天畸形，或智力发育障碍，即Torch综合征。新生儿感染多见于早产儿或缺乏获得性母体IgG的新生儿。常在出生后第4~6天起病，表现为喂养困难、高热、肝脏肿大和黄疸，口腔、皮肤及眼结合膜可发生疱疹，重者可致中枢神经系统感染甚至全身播散性感染导致死亡。幸存者容易遗留永久性大脑功能障碍。

8.播散性单纯疱疹　多发生于6个月至3岁的儿童，也可发生于营养不良、淋巴肉瘤、Wiskott-Aldrich综合征、特应性皮炎、严重灼伤以及使用免疫抑制剂等患者。初起表现为重症疱疹性口龈炎、食管炎、外阴阴道炎，可发生高热、惊厥，继而全身发生广泛性水疱，疱顶脐凹，同时可发生病毒血症，引起疱疹性肝炎、脑炎、肺炎、胃肠炎以及肾上腺功能障碍等内脏损害，常可导致死亡。

9.疱疹性肝炎　HSV所致病毒性肝炎较少见，大多发生于全身播散性感染。临床表现有发热、腹痛，常在皮肤黏膜疱疹（尤其是齿龈口腔炎）后发生黄疸、肝大，胆红素及转氨酶升高，粒细胞增多或减少，出现非典型性淋巴细胞，弥漫性血管内凝血（DIC）及胸部X线检查异常。大多在1周内循环衰竭和严重出血而死亡。确诊有赖于肝活检组织的病毒培养或细胞学检查。

10.疱疹性脑膜炎　其临床表现与其他病毒所致的脑膜炎极为相似，常与原发性生殖器HSV感染有关，多在生殖器发生疱疹损害1周后发生，有发热、头痛、颈项强直、畏光、精神紊乱及昏迷等。死亡率很高，脑脊液检查淋巴细胞增多，但在血液或脑脊液难以分离出HSV。诊断上，在症状出现3天以上，可利用免疫印迹法检测脑脊液的HSV-IgG抗体或做脑脊液的PCR检测。

二、诊断要点

1.根据其好发部位、反复发作、皮损特点、自觉症状等可以作出诊断。

2.对于少见的原发型或仅有内脏损害而无皮损者，应注意搜集流行病学资料，仔细采集病史及全面体检，配合特殊的实验室检查以明确诊断。

三、鉴别诊断

皮损有时可类似于面部带状疱疹、脓疱疮或固定型药疹，应注意鉴别：

1. 带状疱疹　多见于中老年人，为多发的群集性水疱排列成带状，沿神经呈单侧分布，不超过人体中线，常伴明显神经痛。

2. 脓疱疮　多见于儿童，流行于夏秋季节，以脓疱与脓痂为主，疱壁薄易破，脓液沉积呈半月形为其特征。有接触传染和自身接种的特点。

3. 固定型药疹　有明确的服药史，有一定的潜伏期，皮疹呈圆形或类圆形的水肿性紫红斑，严重者可出现水疱或大疱，约1周后红斑消退，留下色素沉着斑。

四、治疗方案及原则

1. 局部治疗

（1）外用抗病毒药　3%~5%阿昔洛韦霜或1%喷昔洛韦乳膏外用，每天4~5次，直至结痂；1%阿昔洛韦溶液外涂，每日4次；3%酞丁胺霜或0.5%酞丁胺搽剂，每日3次。

（2）外用干扰素　重组人α-2b干扰素凝胶或涂膜剂（10万U/g）每日3次，共用7天。

（3）3%膦甲酸钠软膏外用，每日3~4次。

（4）湿敷　如红肿、灼热感或痒痛症状明显，可用3%硼酸液、1%醋酸铝溶液或4%硫酸锌溶液间断冷湿敷，每日2次，每次10分钟。

（5）继发细菌感染　可外用金霉素、红霉素、莫匹罗星软膏或夫西地酸乳膏。

（6）疱疹性角膜炎、结膜炎　应请眼科医生会诊。可用0.1%碘苷眼液、1%阿昔洛韦眼液及0.1%利巴韦林眼液等滴眼，每2小时1次。复发性患者，可用3%阿昔洛韦眼膏与0.1%地塞米松眼液联合治疗，较单用抗病毒药物见效快、疗程短及疗效好。

（7）阴部疱疹　水疱易破，早期即呈现糜烂，可用3%过氧化氢溶液清洗患部，治疗应以冷湿敷为主，辅以20%~40%氧化锌油外用，同时外用抗病毒药物。

2. 全身治疗　严重的疱疹病毒感染需尽早系统使用抗病毒药物。

（1）核苷类抗疱疹病毒药物　在病毒复制的活动期显效。颜面部HSV感染者，可用阿昔洛韦200mg，每日5次，连服10天；或万乃洛韦300mg，每日2次，连服7天。亦可口服喷昔洛韦、更昔洛韦等治疗。生殖器疱疹首发者，口服阿昔洛韦7~10天或万乃洛韦7~10天。若10日后未完全愈合，可适当延长疗程。重症播散型单纯疱疹患者，可用阿昔洛韦每次5mg/kg，每8小时1次静脉滴注，连用10~20天；或更昔洛韦250mg/d，每日1次静脉滴注。

（2）新生儿单纯疱疹　应尽早静脉滴注阿昔洛韦30~60mg/kg或阿糖胞苷30mg/kg，疗程10~21天。

（3）单纯疱疹性脑炎　用静脉滴注阿昔洛韦10~15mg/（kg·d），分3次，连用21天，同时静脉滴注甲泼尼龙10~15mg/kg，每日1次，连用3天，后续用地塞米松并递减，疗程4~6周。干扰素100万U肌内注射，每日1次；或300万U肌内注射，隔日1次。静脉人免疫球蛋白、转移因子等均可使用。

（4）疱疹性湿疹　主要由HSV-Ⅰ引起，故给予阿昔洛韦100~200mg，每日5次，连服 5 天。静脉滴注阿昔洛韦 5mg/kg，每日 3 次滴入，共 4~5 天，可迅速见效。同时联合应用静脉注射用人免疫球蛋白（IVIg）250mg/（kg·d），连续 3 日。

（5）复发性单纯疱疹的预防和治疗

①阿昔洛韦口服 200mg，每日 5 次，共 5 天，然后改为 200mg，每天 3 次，共 90 天。结束时开始用胸腺素 5mg 皮下注射，每周 3 次，共 6 周，然后减到 5mg，每周 1 次，共 8 周。泛昔洛韦 0.25g，每日 2 次，可用 1 年以上。

②注意避免诱发因素，如受凉、日晒、精神压力、消化不良、机械刺激等。

（殷文浩）

第二节　水痘 0.11

水痘（varicella）是由水痘-带状疱疹病毒引起的急性具高度传染性的发疹性疾病。以皮肤黏膜上分批出现水痘且伴有轻度全身症状为其主要特点。病毒存在于患者的血液、疱液、口腔分泌物中，经飞沫或直接接触疱液传染，一般冬春季发病率较高。孕妇在妊娠 4 个月内感染水痘-带状疱疹病毒可能导致先天畸形和自身生命危险。母亲在分娩前不久感染水痘可以传染给胎儿。新生儿水痘可以是良性的，也可伴有广泛的甚至致命的系统性损害。水痘可继发感染，如肺炎、脑炎及暴发性紫癜。

一、临床表现

1.潜伏期为 12-21 天。

2.起病较急，可有发热、乏力、头痛、咽痛等前驱症状。

3.多在发病 24 小时内出现皮疹。损害初起为散在性红色斑疹或小丘疹，迅即变为米粒至豌豆大的圆形紧张性水疱，清澈发亮，壁薄易破，孤立存在，互不融合，周围明显红晕，有的水疱中央呈脐窝状。经 2~3 天水疱干涸结痂，2 周内痂壳脱落，不留瘢痕。皮损呈向心性分布，躯干较多，面部、四肢较少。黏膜也常受累，见于口腔、咽部、眼结膜、外阴、肛门等处。皮损常分批发生，丘疹、水疱、结痂往往同时存在。若抵抗力低下，皮损可进行性全身性播散。

4.常有瘙痒。

5.不典型水痘有大疱型、坏疽型、出血型，但均较少见。

二、诊断要点

1.水痘患者接触史。

2.典型皮损　皮肤黏膜分批出现丘疹、水疱、结痂，孤立存在，皮疹呈向心性分布。

3.全身症状可出现发热、乏力、头痛、咽痛。

4.疱液做 Tzanck 涂片可见多核气球样细胞和细胞内特征性包涵体。

5.病毒培养或电镜观察。

三、鉴别诊断

1.脓疱疮　好发于唇周或四肢暴露部位，初为水疱，继为脓疱，然后结痂，无分批出现的特点，不累及黏膜，无全身症状。抗生素治疗有效。

2.带状疱疹　沿一定的神经径路分布，局部有显著的神经痛。

3..丘疹性荨麻疹为梭形水肿性红色丘疹，扪之较硬，甚痒。好发于躯干、四肢，不累及头部或口腔。

四、治疗方案及原则

1.患者应隔离到全部皮疹干燥结痂为止。与水痘患者接触过的儿童，应隔离观察3周。

2.加强护理，保持皮肤清洁，发热期卧床休息，给予足够的营养支持。忌食辛辣刺激性食物。对发热者可用乙酰氨基酚及冷敷等。

3.局部药物治疗以止痒和预防感染为主。皮肤瘙痒较著者可口服抗组胺药物，也可用黄连炉甘石洗剂、黄连硼酸扑粉。有继发感染局部应用莫匹罗星软膏。水痘性角结膜炎可用0.1%阿昔洛韦眼液或0.1%磺苷眼液滴眼。口腔黏膜溃烂者可用西瓜霜或冰硼散。

4.全身症状明显时可给予抗菌药物治疗。

5.抗病毒治疗　对免疫正常的儿童和青少年可用阿昔洛韦治疗；对免疫受损者，除用阿昔洛韦治疗外，可给予大剂量干扰素。

6.重症水痘可静脉滴注丙种球蛋白。

(殷文浩)

第三节　带状疱疹和带状疱疹后遗神经病 0.26

带状疱疹（herpes zoster）是由水痘-带状疱疹病毒导致的，以沿皮神经呈带状分布的群集性丘疹及水疱，伴显著神经痛为特点的感染性皮肤病。水痘-带状疱疹病毒的初次感染，可表现为水痘或隐性感染，多见于儿童。以后病毒长期潜伏在脊神经后根的神经节或三叉神经节内，如遇某些诱因如疲劳、感染、精神压力、外伤、恶性肿瘤、放疗、使用免疫抑制剂等，机体的免疫功能减退，潜伏的病毒再次活动，可引起带状疱疹。

一、临床表现

1.带状疱疹好发于春秋季节。

2.典型表现是在出现皮疹前，先有疲乏、发热、食欲缺乏等前驱症状，2天或3天后，在某一神经分布区，如肋间神经、三叉神经、坐骨神经等，出现红斑、丘疹以及成簇的米粒至黄豆大的厚壁小水疱，疱壁紧张不易破，疱液清亮，尼氏征阴性。皮疹沿神经呈带状分布，一般单侧发生，很少超过人体中线。

3.在皮疹出现之前或者同时，在该神经分布区，有或无皮疹的部位，可有明显的感觉异常，如瘙痒、蚁行感及疼痛等，最常见的是刀割样、火烧样、闪电样或针刺样疼痛，衣服摩擦或风吹过也能诱发或加重疼痛。疼痛程度不等，与皮疹严重程度无关。儿童患者一般不痛或痛轻，而高龄患者易于在皮损消退后遗留较长时间的神经痛。

4.皮损愈后可后遗暂时性色素沉着，亦可因水疱破溃继发细菌感染。总病程2~3周，老年患者病程稍长。临床表现不典型的带状疱疹有以下几种：①顿挫性带状疱疹：只有红斑、丘疹，不出现水病。②大疱性带状疱疹：病程中出现大疱。③出血性带状疱疹：

水疱内容物呈血性。④坏疽性带状疱疹：高龄或营养不良患者，皮疹可发生坏疽，结黑痂，愈后留瘢痕。⑤双侧性带状疱疹及泛发性带状疱疹：年老、体弱或患有慢性疾病者、恶性肿瘤患者以及其他原因所致免疫功能受损者，皮损可双侧发生，甚至在局部发疹数日后，全身出现类似水痘样发疹，伴高热，可并发肺、脑损害，重者致死。

此外，尚有一些特殊部位或特殊类型的带状疱疹：

1.眼带状疱疹　多见于老年人，症状重，疼痛剧烈，常伴有同侧三叉神经第一支受累，可发生眼睑红肿、结膜充血、水疱及结痂；若累及角膜，水疱可破溃形成溃疡性角膜炎，亦可因瘢痕形成而失明；重者可发生全眼球炎、脑炎导致死亡。由于三叉神经眼支鼻分支的受累，鼻尖常有水疱。

2.耳带状疱疹　又称为 Ramsay-Hunt 综合征，是由于病毒侵犯面神经及听神经所致，表现为同侧面瘫、耳痛、外耳道疱疹、听力下降，还可有舌前 1/3 味觉消失、眩晕、恶心、呕吐及眼球震颤等。

3.带状疱疹性脑膜脑炎　为病毒直接从脊髓神经前、后根向上侵犯到中枢神经系统所致，多发生于发疹时或发疹后 3~4 天，但亦可发生于发疹前，大多见于脑神经或颈胸脊髓神经节段受侵的患者。常发生头痛、呕吐、惊厥或其他进行性感觉障碍，尚可有共济失调及其他小脑症状。

4.内脏带状疱疹　病毒由脊髓后根侵及交感神经和副交感神经的内脏神经纤维，引起胃肠道或泌尿道症状，当侵犯胸膜、腹膜时，则发生刺激症状或出现积液。

5.带状疱疹后遗神经痛　为带状疱疹皮损消退后，受累皮肤的疼痛持续超过 3 个月。

二、诊断要点

1.根据皮损为群集性水疱排列成带状，沿神经呈单侧分布，不超过人体中线，伴神经痛等，易于诊断。

2.病理变化　表皮内水疱，内含棘层松解细胞及多核巨细胞；棘细胞气球变性，细胞质丰富淡染，核呈钢灰色，边缘浓染；有坏死的角质形成细胞，真皮乳头水肿，可见血管外红细胞，真皮内不同程度炎细胞浸润。

三、鉴别诊断

1.其他原因导致的疼痛　当出现神经痛而水疱未出现，或仅表现为顿挫型带状疱疹时，可能将神经痛误为其他疾病，如心绞痛、胆囊炎、溃疡病、肾绞痛、阑尾炎、肋肌痛或早期青光眼，应予注意。

2.单纯疱疹　带状疱疹初发的一簇水疱易与单纯疱疹混淆，但单纯疱疹好发于皮肤黏膜交界处，常反复发作，不沿神经分布，疼痛轻或无痛。

3.疱疹性湿疹　泛发性带状疱疹皮损可以类似疱疹性湿疹，但前者先发生某部位的疱疹伴疼痛，再出现泛发全身的水痘样损害；后者多发生于特应性皮炎或湿疹基础上，皮疹多形，可见脐凹，无一定好发部位，多对称分布，剧痒。

四、治疗方案及原则

1.局部处理　以消炎、干燥、收敛，防止继发感染为原则。早期单纯水疱阶段外用炉甘石洗剂或外用重组人干扰素凝胶，每日 4 次，连用 7 天。酞丁安软膏或搽剂、1%喷昔洛韦乳膏或 3%~5%阿昔洛韦霜外涂，每日 3~4 次。若继发感染，可选用 5%~10%聚维酮碘溶液、1%新霉素软膏、莫匹罗星软膏、夫西地酸乳膏等。有坏疽或溃疡形成，用 0.5%新霉素溶液或 0.1%依沙吖啶溶液冷湿敷，创面干燥后外涂抗生素软膏。

2.全身治疗

（1）止痛　非甾体消炎药如阿司匹林、吲哚美辛等可常规使用。

（2）抗病毒　核苷类抗病毒药有阿昔洛韦、泛昔洛韦、伐昔洛韦、更昔洛韦等。

（3）糖皮质激素　宜于早期短程使用于高龄、病情重，尤其是皮损位于三叉神经分布区，又没有激素禁忌的患者。可减轻炎症，阻止对神经节和神经纤维的破坏作用。与强效抗病毒药联用，可减少带状疱疹后遗神经痛的发生。应密切观察，严防感染扩散及激素副作用。

（4）带状疱疹后遗神经痛的治疗

①三环类抗抑郁药效果较好，主要通过抑制去甲肾上腺素和 5-羟色胺的再摄取，增强对痛觉脊神经元的抑制程度。常用：阿米替林 25mg，每日 2~3 次，因有较明显的中枢抑制作用和抗胆碱能作用，可致嗜睡、眩晕、排尿不畅等，有前列腺疾病患者慎用。去甲替林 10mg，每日 3 次。多塞平 25mg，每日 2~3 次，或 25mg，每晚 1 次，止痛效果较满意。地昔帕明，又称去甲丙咪嗪，也是一种选择性去甲肾上腺素再摄取抑制剂，是经典的三环类抗抑郁药，用法：25mg，每日 2~3 次。

②抗癫痫药有卡马西平、苯妥英钠、加巴喷丁、普瑞巴林等。

③非甾体消炎药有美洛昔康、阿司匹林、吲哚美辛等。

④阿片类的代表药物为曲马朵，该药是一种人工合成的中枢止痛剂，具有阿片样和非阿片样止痛作用，是阿片受体激动剂。非阿片样作用与在脊髓水平抑制去甲肾上腺素重吸收，消除 5-HT 释放有关。一次 50~100mg，必要时可重复，日剂量不超过 400mg。偶见出汗、恶心、呕吐、食欲缺乏、头晕、无力、嗜睡等。也可选用硫酸吗啡控释片（美施康定），每次 10mg，每日 2 次，易成瘾，禁用于呼吸抑制已出现发绀、颅内压增高和颅脑损伤、支气管哮喘、肺源性心脏病代偿失调、甲状腺功能减退、肾上腺皮质功能不全、前列腺肥大、排尿困难及严重肝功能不全、休克尚未纠正前及炎性肠梗阻等患者。

⑤局部封闭　沿脑神经分布者，选用患侧星状神经节阻滞，注入 2%利多卡因 5ml，维生素 B_1 200mg，维生素 B_{12} 500μg，地塞米松 4~5mg，隔日一次。沿肋间神经分布者，选用相应肋间神经进行阻滞。

⑥局部止痛　局部可以使用 0.025%辣椒碱软膏，每日 3~4 次。偶有在用药部位产生烧灼感和刺痛感，但随时间的延长和反复用药会减轻或消失。

⑦外科治疗　适用于临床久治不愈或药物治疗无效者，可试用后根传入区凝固术，或脊髓刺激术。

（殷文浩）

第四节　Kaposi 水痘样疹 0.12

Kaposi 水痘样疹（Kaposi varicelliform eruption）又名急性水痘样脓疱病（acute varicelliform pustulosis），包括由牛痘病毒引起者称为种痘性湿疹（eczema vaccinatum），

由单纯疱疹病毒引起者称为疱疹性湿疹（eczema herpeticum），由柯萨奇A16引起者称为柯萨奇湿疹（eczema herpeticum）。1845年首先由卡波西描述，系在原有某些皮肤病或异位性皮炎的基础上由病毒感染而引起的急性水痘样皮疹。发病急骤，病情较严重。

一、临床表现

1.多见于5岁以内患湿疹或特异性皮炎的儿童，也可发生在成人。偶见于外伤、脂溢性皮炎、脓疱疮及疥疮等皮肤病患者。

2.感染单纯疱疹病毒或牛痘病毒数日后，经5~12天的潜伏期，即出现高热、恶心、呕吐、头痛、食欲缺乏及嗜睡等症状。

3.第二天开始发疹，在原有皮损及其附近突然发生绿豆至豌豆大群集的小水疱，疱周炎症显著。有的水疱迅速变为脓疱，基底明显红肿，部分疱顶有脐窝状凹陷。

4.2~3天后损害可互相融合成片，但也可散在于原皮损周围。损害多局限于原有皮肤病的部位，少数患者亦可累及其他正常皮肤或口腔黏膜。附近淋巴结肿大伴压痛。

5.5~10天内，水疱或脓疱成批出现，经1~2周后皮损破溃、干燥、结痂，易于剥离，脱落后遗留浅表性瘢痕及色素沉着。

6.当皮疹渐渐干燥结痂时，全身症状也随之减轻和消失。可合并结膜炎、角膜炎、角膜溃疡、脑炎、中耳炎、肺炎、便血或婴儿坏疽性皮炎等。

二、诊断要点

1.有湿疹及遗传过敏性皮炎病史。

2.发病前有种痘或与种痘及单纯疱疹患者接触史。

3.出现高热、恶心、呕吐、头痛、食欲缺乏、嗜睡等全身症状。

4.原有皮损及其附近突然发生绿豆至豌豆大群集的小水疱，疱周炎症显著。有的水疱迅速变为脓疱，中央有脐窝。水疱或脓疱成批出现，经1~2周后破溃、干燥、结痂，易于剥离，脱落后遗留浅在瘢痕及色素沉着。

5.Tzanck细胞学检查，疱液细胞涂片，由单纯疱疹病毒引起的在细胞核内可见李氏包涵小体，由牛痘病毒引起的在细胞质中可见瓜氏（Guarnier）包涵小体。

三、鉴别诊断

1.水痘　患者发疹前无湿疹及异位性皮炎病史，全身症状轻，皮疹散发全身。

2.脓疱疮　常先有痱子、皮炎、湿疹等瘙痒性皮肤病，多见于颜面、四肢等暴露部位，典型损害为脓疱。

3.单纯疱疹　常有过度疲劳等引起机体抵抗力下降的诱因，好发于皮肤黏膜交界处，病程有自限性。

4.带状疱疹　患处有神经痛，皮肤感觉过敏，好发部位是肋间神经、三叉神经、臂丛神经及坐骨神经支配区域的皮肤，皮损表现为单侧、带状分布的群集性水疱，病程有自限性。

5.天花　有流行传染病史，发疹前无遗传过敏性皮炎病史，全身症状严重，有密集脐凹状脓疱。

四、治疗方案及原则

1.患有湿疹、异位性皮炎等皮肤病的儿童和成人勿接种，避免与种痘及单纯疱疹患者接触。已患有本病者应隔离。

2.卧床休息，加强护理，给予一般支持疗法，防止并发症。

3.局部治疗　要保护皮肤，消炎、收敛，防止继发感染。可选用3%硼酸溶液、0.1%依沙吖啶溶液冷湿敷或外用莫匹罗星软膏。

4.全身疗法

（1）抗病毒治疗　可选用阿昔洛韦，成人也可选用泛昔洛韦。

（2）症状重者可同时静脉用人血清丙种球蛋白。

（3）瘙痒者可给予抗组胺药。

（4）使用中医中药的原则为清热、解毒、利湿。

（殷文浩）

第五节　传染性单核细胞增多症 0.14

传染性单核细胞增多症（infectious mononucleosis，IM）是一种单核吞噬细胞系统急性增生性传染病。小儿常见。主要由 Epstein-Barr（EB）病毒引起，特征为不规则发热、咽峡炎、淋巴结肿大。6岁以下幼儿常表现轻症甚至隐性感染。

一、临床表现

1.小儿潜伏期较短，一般4~15天，大多为10天。

2.起病或急或缓，半数有前驱症状，表现为全身不适、恶心、疲乏、出汗、呼吸急促、头痛、颈淋巴结肿大等。

3.绝大多数有不同程度的发热，热型不定，一般波动在39℃左右，偶可高达40℃以上。发热持续一周左右，严重病例也可持续2周或更长。

4.发病几天后出现咽峡炎，其特点是弥漫性膜性扁桃体炎，硬腭、软腭联合部可出现多个小出血点，偶可在腭或扁桃体上形成假膜，约1/3患儿的前腭黏膜可出现丘疹及斑疹。

5.早期即有淋巴结肿大，常为全身性，淋巴结急性肿大为本病的特征之一，肿大部位主要在双侧前后颈部（环绕胸锁乳突肌的上段），且后颈部常较前颈部先出现，两侧可不对称，较柔韧，无压痛，互不粘连。肿大淋巴结亦可出现于腋窝、肱骨内上髁和鼠鼷部，直径1~4cm，有时可见于胸部纵隔，一般在热退后数周内逐渐缩小，但偶可持续数月甚至数年。

6.约50%患者有中度脾大，2~3周后脾脏即渐次缩小。

7.约20%的患者可有肝大、肝区压痛，还可出现类似肝炎的症状，约10%出现黄疸，基本上不会转变为慢性肝病或肝硬化。少数患者可发生肺炎及神经系统症状。

8.10%~15%患者在发病后4~6天出现皮疹，常为斑疹或斑丘疹，但也可表现呈麻疹、荨麻疹、猩红热样皮疹，主要发生在躯干或上肢，有时也出现在面部、前臂、下肢，皮疹多在3~7天内消退，无脱屑及色素沉着。

二、诊断要点

1.发热、咽峡炎及全身淋巴结肿大，即应考虑本病。腭部瘀点有诊断价值。

2.异常淋巴细胞占淋巴细胞总数 10%以上。
3.血清嗜异凝集反应阳性。
4.特异血清学改变呈阳性；抗病毒衣壳的 IgM 及 IgG 抗体效价增高。
5.$CD4^+/CD8^+$ 比值下降被视为本病的重要诊断依据。
6.如能证明外周血中 $CD8^+HLA-DR^+$、$CD8^+$、$CD45RO^+$ 淋巴细胞增多，有助于诊断。
7.鼻咽部拭子培养出 EB 病毒。

三、鉴别诊断

1.风疹 临床表现为发热、皮疹、淋巴结肿大及异常淋巴细胞轻度升高，根据流行病学资料及风疹病毒抗体检测可明确诊断。

2.链球菌性咽部感染 临床表现相似，以颌下淋巴结和颈前淋巴结肿大多见，不伴有肝脾肿大，咽拭子培养有助于诊断，但需排除咽部带菌者。

3.儿童传染性淋巴细胞增多症 是一种病因不明的疾病，特征是发热、淋巴结肿大，几乎所有淋巴细胞均为成熟的小淋巴细胞。常见于小儿，可呈流行性，与 EBV 感染无相关性。

4.急性弓形虫病 同样有类似表现，异常淋巴细胞仅轻度升高，血清学检查可助诊断。

四、治疗方案及原则

本病无特效治疗，以对症及支持治疗为主。

1.一般治疗 急性期应卧床休息，加强护理，避免发生严重并发症。脾脏显著增大时尤应避免剧烈运动，以防破裂。抗生素对本病无效，只用于伴发细菌感染时。如咽拭子培养出 A 组链球菌，可使用西林或红霉素。应用氨苄西林发生皮疹者可高达95%，通常在用药 1 周后出现，可能和本病的免疫异常有关，故宜慎用，但青霉素 G 则无此并发症。盐水漱口可改善咽炎引起的疼痛及不适。

2.抗病毒治疗 可试用人白细胞干扰素。

3.对症治疗 可对症使用退热止痛、镇静、止咳及保肝等措施。对严重病例如持续高热，伴有咽喉部梗阻或脾脏肿痛症状者宜短期应用肾上腺皮质激素 3~7 天，可减轻症状。并发心肌炎、严重肝炎、溶血性贫血或血小板减少性紫癜有出血倾向时，激素可延至 2 周。但对一般病例，激素并非必要。

(殷文浩)

第六节 传染性软疣 0.11

传染性软疣（molluscum contagiosum）是良性病毒性皮肤疾病。由病毒引起，属痘类病毒，不侵犯黏膜。由直接接触传染，也可自身接种，常见于免疫功能低下或使用皮质类固醇及免疫抑制剂的患者。本病的传染性虽低，但幼儿园、小学中常有流行。由母亲传染给婴儿者也不少见。同义名有皮脂性软疣、传染性上皮瘤、上皮软疣。

一、临床表现

1.多见于幼儿及儿童,潜伏期为14~50天。

2.初起为米粒大半球形丘疹,以后逐渐增至豌豆大,直径2~10mm,中央略为低凹,状似脐窝。表面有蜡样光泽,早期质地坚韧,后逐渐变软,呈灰白色或珍珠色。可挤出白色乳酪样物质,称为疣样小体。

3.损害数目不等,由数个至数十个,陆续出现,或少数散在,或数个簇集,互不融合。

4.好发于躯干、四肢、肩胛、阴囊和肛门等处,但全身任何部位均可出现,有时还发生于唇、舌、颊黏膜及结膜。

5.极少数患者皮损直径可达10~15mm,称为巨大软疣,常为单发。有的可角化似皮角,称为角化性软疣。部分皮损可自然消失,愈后不留瘢痕。

6.局部如继发细菌感染,疣体排出,炎症消退后软疣能自愈。一般经过6~9个月可自行消退,也常因治疗不及时而病程迁延。

7.一般无自觉症状。

二、诊断要点

1.典型皮损　半球形丘疹,米粒至豌豆大,中央略为低凹,状似脐窝。表面有蜡样光泽,早期质地坚韧,后逐渐变软,呈灰白色或珍珠色。可挤出疣样小体。好发于面部、躯干、四肢、肩胛、阴囊和肛门等处。

2.一般无全身症状。

3.组织病理　病变主要在表皮。在早期,感染细胞开始有卵圆形小体形成,以后细胞体积逐渐增大,胞核固缩,最后整个胞质均为嗜酸性包涵体(软疣小体)所占据。软疣小体在颗粒层从嗜酸性变成嗜碱性。

4.组织培养可分离出病毒。

三、鉴别诊断

1.角化棘皮瘤　多见于老年人,好发于面部、手背,皮损呈圆形、椭圆形,表面光滑,中央为脐状凹陷。通过病理组织检查鉴别。

2.基底细胞癌　多见于老年人,好发于头、面、颈、手背,皮损为蜡样、半透明状结节,有高起卷曲的边缘。通过病理组织检查鉴别。

四、治疗方案及原则

1.外科疗法　在无菌条件下,用刮匙刮除或用小血管钳夹破疣体、去除软疣小体,然后涂以2%碘酊或5%碘伏,压迫止血。若有多数疣体,可分批治疗。年幼或皮损泛发的患者,采用局部外科疗法往往难以忍受,可在刮、拔、挤疣前60分钟用局部麻醉剂。如果损害为有蒂的巨大软疣,可手术切除治疗。

2.物理疗法　液氮冷冻疗法、电干燥法和化学腐蚀剂(鬼臼毒素、0.05%~0.1%维A酸乳膏、25%~50%三氯醋酸溶液、硝酸银等)。

3.中药治疗　用香附、木贼各12g煎服,药渣外擦局部,连续7~10天,可使疣体脱落。

4.全身疗法　对皮损泛发或不能接受外科疗法的患者,可试用美替沙腙口服。合并细菌感染者可外用抗生素制剂。

对一般传染性软疣患者，皮损消退前应避免进行接触性活动，避免共浴和共用毛巾。生殖器部位有皮损的患者，应避免性接触，并要进一步检查是否患有其他性传播疾病。经治疗的患者每2~4周随访一次，连续2~4次，以观察是否治愈。

（殷文浩）

第七节　疣 0.12

疣（verruca）是人类乳头瘤病毒（human papillomavirus，HPV）感染所致。该病毒是直径50~55nm的正二十面体DNA病毒，有80种以上亚类，到目前为止尚不能培养。它选择性感染皮肤和黏膜上皮，可致寻常疣、跖疣、扁平疣、生殖器疣及疣状表皮发育不良等。皮肤癌、舌癌以及宫颈癌等与HPV的关系近年来备受关注。

病毒通过直接接触传染，皮肤的微小损伤可以促进感染，如跖疣好发于足部着力点。生殖器疣主要通过性接触传染，也有通过污染物间接传染，潜伏期平均3个月。能自身接种。

疣的临床类型与感染的HPV类型相关。

一、临床表现

1.寻常疣（verruca vulgaris）多由于HPV-Ⅱ感染所致，也有其他多种类型HPV感染。初发为数毫米大小的丘疹，渐长大，表面粗糙，呈疣状增殖，有时直径可达1cm以上。初起多为单发，亦可多发，甚至数十个，可以融合成斑块状。好发于青少年的手指、手背、足缘等处。发生于甲缘者，根部常位于甲廓内，表现为单纯性角化，当侵及皮肤时，才出现典型疣状损害。部分寻常疣可自然消退。

寻常疣的特殊类型包括：

（1）丝状疣（filiform warts）　好发于眼睑、颈、颏等处，为单个细软的丝状突起，正常皮色或棕灰色，无自觉症状。

（2）指状疣（digitate warts）　常发生于头皮、趾间及面部，为在同一个基础上发生的一簇指状突起，质地柔软，突起参差不齐，末端为角质样物质。多无自觉症状。

2.跖疣（verruca plantaris）　发生于足底的寻常疣称为跖疣。好发于足跟、跖骨或趾间受压处。初发为针头大小丘疹，逐渐长到黄豆大或更大，类圆形，灰褐色、污黄色或污灰色。由于足底的角质层厚，损害常表现为黄色胼胝状，周围略高起，中心稍凹，质硬，表面粗糙，皮纹中断，常有黑色出血点。有时数个疣聚集在一起或互相融合形成一角质斑块，削去表面角质层后，可见多个角质软芯，称为"镶嵌疣"。行走时有疼痛感，亦可不痛。

3.扁平疣（verruca planae）　多由HPV-2、3、4、10、28、41感染导致，常见于青少年，尤其是青年女性的额、颊、手背等处。皮疹大多骤然出现，为多数密集的稍隆起的扁平丘疹，正常皮色或淡褐、淡红色，圆形、椭圆形或多角形，米粒至绿豆大小，有时融合。可见呈线状排列的损害——同形反应，所以患该病者最好不要剃须。一般无自觉症状或微痒。若皮损突然发红、瘙痒，是消退的前兆。有自行消退的，也有数年不退者。

二、诊断要点

根据发病部位、临床表现即可诊断。

三、鉴别诊断

1. **疣状痣** 不典型的扁平疣或寻常疣应与之鉴别。疣状痣为单侧发生，隆起呈硬性疣状，不能自愈。

2. **疣状表皮发育不良** 皮损发生数目较多时，应与疣状表皮发育不良鉴别。后者为一种罕见的遗传性皮肤病，患者的父母近亲结婚常见，10%左右的疣状表皮发育不良患者具有家族史，多数自幼年开始发病。除寻常疣样损害外，常见扁平疣样损害，面部四肢常见，有脂状鳞屑，可伴鱼鳞病、掌跖角化症等，具有发生皮肤恶性肿瘤的倾向。

3. **鸡眼、胼胝** 后者削去表面角质层后没有出血点，而跖疣由于有真皮乳头层血管延伸到疣体，削去角质层后可见出血点。

4. **毛发上皮瘤及汗管瘤** 面部的扁平疣应与之鉴别。汗管瘤主要发生在眼周，无同形反应，病理表现不同。

四、治疗方案及原则

使用液氮冷冻、电灼、CO_2激光，局部注射平阳霉素、干扰素，外用5-氟尿嘧啶软膏均有效。

(殷文浩)

第八节 疣状表皮发育不良 0.17

疣状表皮发育不良（epidermodysplasia verruciformis，EV）为一种罕见的遗传性皮肤病，1922年Lewandowsky和Lutz首次报道。特点是幼年发病，表现为多发性、散在、多形性的扁平疣样、花斑癣样或点状瘢痕型皮损，部分患者皮损可发展成为鳞状细胞癌。该病与遗传、免疫、环境和特定类型的HPV感染有关。EV患者的父母近亲结婚常见，10%左右的EV患者具有家族史，EV家系中约25%的成员受累，男女之比为1:1，遗传方式为常染色体隐性遗传，少数为X连锁遗传。分子遗传学研究显示：EV存在遗传异质性，其易感位点位于17q25和2p21~p24，其中17q25存在该病的两个致病基因，迄今已发现6种突变。绝大多数该病患者细胞免疫功能降低，尤其是病程短的患者更为明显，但病情的严重性与细胞免疫功能的异常无相关性。细胞免疫功能低下主要表现为T细胞缺陷和对接触致敏剂敏感性增强。在EV的皮损每单位表皮中Langerhans细胞数量明显减少，这可能促使EV皮损发生恶变。EV患者持久性HPV感染可能与具有调节细胞免疫功能的几种细胞因子的免疫遗传缺陷有关。与IL-10低水平合成有关的IL-10基因型在EV发病过程中起重要作用，包括EV患者易于发生皮肤癌。TGF-β_1和TNF-α可能参与HPV感染的角质形成细胞的生长和分化的调节及与持久性HPV感染有关。对遗传物质具有毒性作用的UVB很可能是EV发病的协同致病因素。此外p53基因的功能失调亦可能在EV发生恶变过程中起一定的作用。目前已从EV患者的皮损中检测到HPV-3、4、5、8、9、10、12、14、15、17、19~25、36~38等20余种亚型，感染

HPV 的亚型与 EV 的临床表现存在关联，其中 HPV-5、8 和 HPV-47 通常与 EV 光暴露部位的皮损恶变有关。

一、临床表现

多数自幼年开始发病，也可起病于任何年龄。依皮损形态分为三型：

1.扁平疣型　多系 HPV-3 和 HPV-10 引起，为最常见的一型，好发于面、颈、躯干及四肢，也可泛发全身，口唇、尿道口也可出现小的皮损。典型皮损为米粒至黄豆大的扁平疣状丘疹，圆形或多角形，暗红、紫红或红褐色，表面光滑或覆有灰白或淡黄色鳞屑，可融合成斑块状，有的呈线状。皮疹以面、颈、手背最多而密集，其他部位较少而散在。发生于躯干四肢者，皮损较大而硬，似寻常疣。

2.花斑癣型　与 HPV-5 与 HPV-8 关系较密切。此型较少见，皮损为大片鲜红色或棕红色斑或脱色斑，类似花斑癣。

3.点状瘢痕型　极少见。皮损轻度角化及凹陷。

此外，可伴有掌跖角化、指甲改变、雀斑样痣及智力发育迟缓。

更少见的类型有脂溢性角化样皮损及连圈状糠秕疹样皮损。脂溢性角化症样损害与恶性型有关。

30%~50%的患者具有发生皮肤恶性肿瘤的倾向，恶性型皮损形态多样，常见为日光暴露部位发生基底细胞癌和鳞状细胞癌。

二、诊断要点

根据临床表现及病理检查可以诊断。病理表现：HPV-3 所致者组织学改变与扁平疣相同，可见在棘细胞上半及颗粒层内三五成群的空泡细胞，胞体大，胞质淡蓝色。临床上表现似寻常疣的皮损，组织病理亦似寻常疣。HPV-5、8 所致者，病理变化更广泛而明显，且空泡细胞大小不一。有不同程度的表皮增生，病变细胞肿胀，呈不规则形，胞质轻度嗜碱性，含有多数圆形嗜碱性透明角质颗粒。有些细胞核固缩，核变空，呈"发育不良"外观。

三、鉴别诊断

需与以下疾病鉴别：

1.扁平疣　无家族史，常见于青少年面、手背，为紫红色或淡褐色扁平丘疹，损害较小，表面无油腻性鳞屑，常伴同形反应，病理有特异性改变。

2.疣状肢端角化症　在手背、足背、肘膝等处出现扁平疣状丘疹，手掌有弥漫性增厚及小片角化，病理检查表皮上部细胞无空泡形成。

四、治疗方案及原则

无满意疗法。治疗目的是预防癌前病变及恶性病变的发生。

1.对扁平疣治疗有效的方法均可试用，如 5-FU 软膏、0.05~0.1%维 A 酸霜、20%尿素霜外用，或液氮冷冻、微波、高频电刀等均可试用，皮损多者疗效欠佳。

2.口服维 A 酸类药物具有一定的临床疗效，可以阻止日光性角化和原位癌的发生。依曲替酸：每日 20~30mg，或 0.5mg/（kg·d）；异维 A 酸：0.5~1mg/（kg·d），若无副作用改为 10~20mg，每周 2 次，维持数月。

3.联合用药　有人应用依曲替酸和 IFN-α2b 的联合疗法治疗 1 例并发口腔和生殖器

黏膜多发性鳞状细胞癌的 EV 患者：依曲替酸的剂量为 0.2mg/（kg·d），IFN-α2b 的剂量为每周 1mg/kg，连续使用 1 年。结果发现患者的疣状损害显著改善，黏膜部位未见新发的癌肿。干扰素和异维 A 酸联合治疗：α2b-干扰素 150 万~600 万 U 肌内注射，每日一次；皮损内注射 α 或 γ 干扰素 300 万 U，每周 2~3 次，连用 3-4 周。

4.较大损害或发生癌前病变及恶性病变的损害，应早期切除。

5.避免日晒，提高机体免疫功能。长期随访观察，预防和治疗癌变。

(殷文浩)

第九节　小儿丘疹性肢端皮炎 0.0758

小儿丘疹性肢端皮炎（papular acrodermatitis of childhood，PAC）是发生于小儿的自限性疾病，主要特征为面、臀、四肢苔藓样丘疹，浅部淋巴结肿大及无黄疸型肝炎。传播途径为通过消化道、皮肤、黏膜，是以皮疹为主要表现的一种乙型肝炎病毒感染。其他病毒如 EB 病毒、副流感病毒、柯萨奇病毒 A16、肠病毒、巨细胞病毒等也与本病有关。同义名有小儿无痒性肢端皮炎、Gianotti-Crosti 综合征。

一、临床表现

1.发病年龄 6 个月至 12 岁，主要发生于 2~6 岁儿童。

2.患儿一般无前驱症状而突然出现皮疹。

3.皮疹呈暗红色或葡萄酒样红色苔藓样丘疹，针头至绿豆大小，边界清楚，孤立散在，不融合，无痒感，黏膜一般不受侵犯。对称分布于四肢远端伸侧，3~4 天内依次向上扩展至臀、股及上肢伸侧，最后延伸到面部，但躯干受累少见。肘膝和足背处因受机械性刺激而呈同形反应出现线状排列。皮损一般 3~4 周后逐渐消退，可有糠秕样脱屑。

4.发疹时，全身浅表淋巴结肿大，以腋窝，腹股沟处明显，无痛感，可持续 2~3 个月。

5.皮疹出现同时或发疹 1~2 周后发生急性无黄疸型肝炎，可持续 2 个月至数年。表现为肝脏肿大，肝功能异常，但无自觉症状，少数患者可有低热、倦怠和全身不适。

二、诊断要点

1.面部和四肢散在、对称分布的扁平实质丘疹。

2.浅表淋巴结肿大和无黄疸型肝炎。

3.血清肝酶可升高，乙肝表面抗原阳性。

三、鉴别诊断

1.玫瑰糠疹　好发于躯干和四肢近心端，面部一般不受累。皮疹为直径 0.5~2cm 的圆形或卵圆形斑，淡红色或黄褐色，边界清楚，覆有糠秕样鳞屑，皮损长轴与皮纹方向一致。

2.扁平苔藓呈紫色、紫红色扁平多角形丘疹，多有黏膜损害，口腔好发，伴阵发性剧痒或微痒。

3.药疹　皮疹类型多样，可伴发肝损害，有服药史，乙肝表面抗原阴性。

四、治疗方案及原则

1.本病有一定的自限性,预后好,不复发。尚无特异疗法。
2.保肝、对症治疗。
3.局部治疗。可用炉甘石洗剂外搽。

(殷文浩)

第十节 手足口病 0.11

手足口病(hand, foot and mouth disease,HFMD)是由肠道病毒引起的传染病,多发生于婴幼儿。可引起手、足、口腔等部位的水疱,个别患者可引起心肌炎、肺水肿、无菌性脑膜脑炎等并发症。引发手足口病的肠道病毒有 20 多种(型),柯萨奇病毒 A 组的 16、4、5、9、10 型,B 组的 2、5 型以及肠道病毒 71 型均为手足口病较常见的病原体,其中以柯萨奇病毒 A16 型(COXA16)和肠道病毒 71 型(EV71)最多见。传染源包括患者和隐性感染者。患者在发病急性期可自咽部排出病毒,疱液中含大量病毒,病后数周,患者仍可从粪便中排出病毒。传播方式多样,以通过人群密切接触传播为主。人群对引起手足口病的肠道病毒普遍易感,感染后可获得免疫力。手足口病四季均可发病,以夏秋季高发。常呈暴发流行后散在发生。同义名有疱疹和口炎(vesicular exanthema and stomatitis)。

一、临床表现

1.潜伏期 2~7 天,短暂的 12~24 小时。
2.前驱症状为低热、头痛、食欲缺乏。
3.主要表现为疼痛性口腔炎。硬腭、颊部、齿龈及舌部出现疼痛性小水疱,周围绕以红晕,水疱迅速破裂形成糜烂和溃疡。其余水疱融合成大疱,未融合、亦不形成溃疡的水疱则被吸收。皮疹呈离心性分布,主要发生在指(趾)背面、指甲周围及足跟边缘,其次见于手掌、足底、臀部、大腿内侧及会阴部,皮疹开始为玫瑰色红斑或斑丘疹,24 小时后部分形成疱疹,周围绕以红晕,疱壁薄,呈卵圆形或半球状,单房性,有时排列成线形。疱液微混浊。一般不破溃,继发感染少见。可于 2~4 天后吸收,结痂,愈后不留瘢痕。复发罕见,但有时有慢性间歇性发作过程。
4.有时也可出现呼吸道症状甚至肺炎。肠道病毒 71 型(EV71)感染者,还可出现病毒性脑炎、脑膜脑炎及脊髓灰质炎样麻痹症状。

二、诊断要点

1.幼儿多发,夏秋季流行,有手足口病接触史。
2.指(趾)、口腔为皮疹必发部位。
3.骤起的斑丘疹,部分迅速转为疱疹。
4.皮肤疱疹不破溃,全身症状轻。
5.患者咽、直肠拭子和疱液组织培养,用不同的方法分离出病毒。急性期患者血清中常出现中和抗体。恢复期患者血清补体结合抗体滴度升高。

三、鉴别诊断

1. 疱疹性咽峡炎　咽部明显充血，水疱破后形成溃疡，皮肤无皮疹。
2. 疱疹性齿龈口腔炎　唇、齿龈、口腔散在 2~5mm 大小的水疱，有发热、倦怠等前驱症状，皮肤无皮疹。
3. 口蹄疫　与病畜的接触史，发热、口腔齿龈潮红、水疱，也可见于掌跖、足趾。

四、治疗方案及原则

1. 患儿应隔离　隔离期通常为 7~10 天或至皮疹消退。卧床休息，给予流质、清淡饮食，加强护理。
2. 本病有自限性　注意口腔清洁，多饮水。口腔溃疡用冰硼散，或用溃疡糊（泼尼松 100mg，西黄芪胶 25mg，丁卡因 5mg，依沙吖啶 2.5mg，薄荷油和 96%乙醇适量，加水至 1000ml 调成糊状）止痛、安抚、保护溃疡面。手足皮损可外用炉甘石洗剂，一日 3 次。
3. 预防　主要是加强环境及个人卫生，严格消毒个人物品。

(殷文浩)

第十一节　口蹄病 0.0600

口蹄病（Foot and Mouth Disease）又称阿夫他热，是一种侵犯牛、羊、猪等有蹄类家畜的病毒性烈性传染病。对家畜危害甚大。偶尔传染给人，使人发病。

一、病因

本病是柯萨奇 A 组病毒所致，有人认为与 O 型病毒、C 型病毒有关，均属小 RNA 病毒。由于人直接与患病家畜接触或通过挤奶时，病毒通过微小伤口进入人体而发病，偶尔通过牛奶、牛油等食品感染发病。人与人之间一般不易互相传染。

二、临床表现

潜伏期为 2~18 天。开始病人有倦怠、发热、头痛、全身不适，口腔黏膜充血，有干燥及灼热感。2~3 天后，于口腔黏膜、鼻黏膜、舌唇、掌跖及指间皮肤出现水疱，此时体温降为正常。皮疹逐渐增大或融合成大疱。疱液透明或混浊。疱破形成浅溃疡。附近淋巴结肿大。婴幼儿病情比成人重。病程一周。

三、辅助检查

组织病理：皮肤黏膜深层有局限性水疱，在其邻近的细胞中有细胞核内包涵体。

四、诊断

根据有接触患病家畜病史。手、足、口腔出现水疱、溃疡及发热等症状，可以诊断。有条件可做水疱液病毒分离，血清检出特殊补体及中和抗体，即可确诊。应与手、足、口病鉴别。

五、鉴别诊断

应与手足口病相鉴别：手、足、口病好发于学龄前儿童。人与人之间互相传染。水疱不易破溃，水疱周围有红晕，呈珠白色。全身症状轻，预后良好。

六、治疗

以对症治疗为主。

对患病家畜要隔离并及时治疗。病人应卧床休息，多饮水，保持口腔清洁。吃易消化食物。全身症状明显时给予抗生素及对症治疗。

中药宜用牛黄解毒丸和连翘败毒丸。

(殷文浩)

第十二节　其他病毒性皮肤病 0.48

一、腺病毒病

腺病毒病（adenovirus disease）的病原体腺病毒于1953年首先从人类腺样增殖体组织培养中找到，直径60~90纳米，是DNA病毒，耐乙醚。目前已知人类腺病毒有31型之多，其中有10型与人类疾病有关，腺病毒是通过呼吸道和眼结膜侵入人体而引起发病的。现在已经知道人类腺病毒1~7型和21型引起呼吸道疾病和结膜炎，8型引起流行性结膜炎，3、7、12、14、16、18、21、31型引起肿瘤。病毒侵入人体后引起皮肤上的皮疹多种多样，常见的有麻疹样、风疹样、猩红热样、多形红斑样，还有表现为风团、水疱、大疱、甚至坏死性血管炎等。皮疹多在发热时出现，也有的在热退后发生。皮疹呈向心性分布，主要发生于面、颈、躯干，有时四肢也可发生。

腺病毒诊断主要根据临床表现及实验室病毒检查。如在患者的咽分泌物、眼结膜拭液及粪便内分离出病毒，可以确诊。

本病的治疗主要是对症处理，患者应卧床休息，多饮水，吃易消化食物，防止继发感染并注意隔离。中药可以试用板蓝根、大青叶、双花等药物。

二、风疹

风疹（rubella german measles）是由风疹病毒引起的急性传染病，其特征为全身红色斑丘疹，颈部、枕后、耳后淋巴结肿大、伴低热、乏力等轻微全身症状。

（一）病因病机

病原体为风疹病毒，RNA病毒，直径120~280纳米，早期患者的血液、眼、鼻、口腔分泌物中，可分离出病毒。风疹患者为唯一的传染源，通过空气、飞沫传播。病毒侵入人体后，开始在上呼吸道及颈淋巴结处生长繁殖，以后通过血液播散到全身各处，病后可获得终身免疫。

中医认为本病为外感风热邪毒，或内存肺胃郁热，风邪郁蕴热于肌肤腠理，熏于肺卫而发本病。

（二）临床表现

本病多发生于冬春季节，青少年发病率高。潜伏期2~3周，平均18天。前驱期1天，也有长达5天者。有短暂的全身症状，如发热、头痛、乏力、咽痛、咳嗽、流涕、恶心、呕吐、腹泻等。幼儿患者症状轻微或无前驱症状。很快在软腭、颊、腭垂等处出现暗红色斑疹或瘀点（Forscheimer，征），次日面部、颈部发生皮疹，1~2日内蔓延到躯干、四肢，但不发生于手掌和足底。皮疹为粟粒大小淡红色斑疹或斑丘疹，分布均匀，压之褪色。面、颈、躯干部的皮疹有时融合成片，自觉轻度瘙痒。皮疹持续1~4天后按出疹的先后次序逐渐消退，疹退后不留痕迹，或有少量脱屑。在发疹前5~7天，枕后、耳后、腋窝、腹股沟淋巴结肿大，有触痛而不化脓，可存在10天左右。

风疹的并发症有 ①风疹综合征：孕妇在妊娠四个月内患风疹，可发生流产、死产、早产或胎儿畸形，此种胎儿畸形称为风疹综合征。常见的有先天性白内障、耳聋、齿缺损、先天性心脏病、视网膜病、青光眼、角膜混浊、小头、脑积水、智力障碍、骨发育异常、消化道畸形、肝脾肿大、血小板减少性紫癜等。②关节炎：发生在较大儿童和成人。一般在皮疹消退后再度发热伴一个或多个大小关节肿痛，关节症状在发疹1~2周后明显。从关节液里不能分离病毒，大多数患者类风湿因子阳性。③其他：少数患者并发中耳炎、支气管炎，偶见心肌炎、脑炎。

（三）实验室检查

在前驱期及出疹期白细胞总数降低，淋巴细胞和中性粒细胞均减少，出疹后五天淋巴细胞增多，多数患者发病1周内可有浆细胞出现。有条件者，可进行组织培养病毒分离。

（四）诊断与鉴别诊断

根据流行病学资料、接触史、短暂的前驱期、轻微的全身症状、弥漫性全身性斑疹，以及枕后、耳后、颈部浅表淋巴结肿大，可以诊断。测定血内风疹病毒的特异性抗体，有助于确诊。应与下列疾病鉴别。

1.麻疹 全身中毒症状重，皮疹为紫红色或棕红色，有"麻疹黏膜斑"，病程长，约10~14天，发疹后见糠麸状脱屑。

2.猩红热 突然发热伴咽痛，皮疹呈猩红色，全身弥漫分布，面部见环口苍白区，草莓状舌，皮肤皱褶处皮疹密集，形成深红色线条。

3.药疹 有用药史，皮疹颜色鲜艳，剧烈瘙痒，抗过敏治疗效果好。

（五）治疗

1.中医治疗

（1）治疗原则为疏风清热。可用加味消毒饮、荆芥、防风、蝉衣、生甘草、炒牛子、升麻、赤芍、连翘等。

（2）板蓝根冲剂口服。

2.西医治疗

（1）主要是对症治疗：如发热时给退热药，咳嗽者给镇咳药，瘙痒时给止痒药等。

（2）妊娠早期患本病后，最好作人工流产，以免生产畸形胎儿，且在以后的1~2年内避免再怀孕。

（六）预防与护理

1.按时预防接种风疹疫苗。

2.流行本病时，尽量少去公共场所。

3.孕妇可注射丙种球蛋白6~9毫升，以提高抵抗力。

4.患者应卧床休息，多饮水，进食易消化、富营养食物。

三、登革热

登革热（denque fever）是一种急性发热性疾病，其特征是发热、关节痛、皮疹及白细胞减少。

（一）病因病机

病原体是登革热病毒，属于 RNA 病毒，直径 17~24 纳米，目前已分离出四种类型。埃及伊蚊和白蚊伊蚊为传播媒介。从潜伏期末到发病后 9~20 天，患者血液中可发现病毒。当蚊子吸了患者的血液后，在其体内生长繁殖，经 11~14 天，再叮咬健康人即可传播。病蚊始终保持其传染性，并可把病毒传给下一代。人对登革热普遍易感，病后免疫力一般保持 1 年，可重新感染再度发病。我国东南沿海地区曾有流行。

（二）临床表现

潜伏期 5~10 天，平均 6 天，发病急骤，突然高热，体温可达 40℃，并伴有头痛、肌肉痛、恶心、呕吐、食欲不振、极度疲劳等全身症状。全身大关节如膝、肘、髋，脊椎等关节疼痛剧烈。发热持续 3~4 天后下降，短暂缓解后可再次发热。这时可发生心动过缓，全身淋巴结肿大，全身症状随体温的升降而反复出现和缓解。发热 2~3 天时，全身出现麻疹样、猩红热样或荨麻疹样的皮疹，压之褪色，疏密不一，大小不等，部位不定。一般先见于前臂，渐蔓延至上下肢及躯干，自觉轻度瘙痒。体温下降后皮疹消退，有些病例在手背、足背出现瘀点或瘀斑。

本病的并发症较少见，偶见鼻出血、牙龈出血及胃肠道出血、血栓性静脉炎、神经炎、脑膜炎、腮腺炎、睾丸炎、角膜炎和虹膜炎等。

（三）实验室检查

组织病理检查：小血管内皮细胞肿胀，血管壁水肿，周围单核细胞浸润，瘀点损害显示红细胞外渗，没有明显炎症。

血液中白细胞减少，而淋巴细胞增多，并出现异形淋巴细胞，血小板减少。有出血倾向的患者，凝血酶原时间延长。血清转氨酶升高，常发生低血钠，代谢性酸中毒，多数儿童发生氮质血症，但肾功能衰竭少见。

（四）诊断与鉴别诊断

根据流行地区、伊蚊繁殖季节、急性发病、骨关节疼痛及皮疹形态进行诊断。确诊需在急性期或恢复期进行特异的血清学检查。对散发病例应与斑疹伤寒、沙蝇热、黄热病、疟疾、麻疹等进行鉴别。

（五）治疗和预防

目前尚无特效疗法，主要是对症治疗，本病有自限性，一般预后良好。预防主要是开展爱国卫生运动，采取灭蚊、防止蚊咬等综合措施。

四、病毒性出血热

病毒性出血热（virus hemorrhagic fevers）是一组虫媒病毒引起的自然疫源性疾病，其临床特征为发热、出血、休克。此类疾病在世界上分布很广，临床表现较严重，病死率很高，其病因、贮存宿主和传播途径各不相同，临床表现也有一些差异，并常在一定地区流行。

（一）临床表现

各种病毒性出血热，临床表现虽有差异，但都有以下几种基本表现。

1. 发热　病毒性出血热最基本的症状是发热，不同的出血热发热持续的时间和热型不完全相同。以蚊为媒介的出血热多为双峰热，各种症状随第二次发热而加剧。流行性出血热和新疆出血热为持续热。

2. 出血及发疹　各种病毒性出血热都有出血及皮疹。轻的出血仅在皮肤上表现为紫癜、瘀斑，重者可发生消化道，呼吸道或泌尿生殖系大出血，而危及生命。有的患者皮肤上出现形态不同的皮疹，多为麻疹样或猩红热样。

3. 低血压休克　流行性出血热最易发生休克而且症状严重，其他病毒性出血热也可发生休克，其严重程度及预后有很大差异。

4. 肾脏损害　病毒性出血热多有不同程度的肾脏损害，表现为轻到中度的蛋白尿。流行性出血热常有较严重的肾损害，甚至发生肾功能衰竭。

5. 血液中血小板减少、血沉加快、凝血异常是各种出血热的共同特点。流行性出血热可见白细胞增多，甚至类似白血病反应。其他出血热多为白细胞减少。有肾功能衰竭者常有尿素氮增高和电解质紊乱，尿常规检查见不同程度的蛋白、红细胞、白细胞或管型。

（二）诊断

根据流行病学资料、临床表现和实验室检查结果进行综合分析，可以诊断，而确诊必须有血清学或病毒学检查的证据。

（三）治疗

本病的治疗，目前尚无特效药物，主要是对症处理，积极治疗休克、大出血、肾衰、肺水肿、心衰等，有报道早期应用皮质激素治疗，可获较好疗效。

（四）预防

采取综合性措施，大力开展爱国卫生运动，灭鼠灭蚊。

五、传染性红斑

传染性红斑（Erythma Infectiosum）又名第五病（fifth disease），常散发流行于世界各地。因为常成批发生，故有人认为是肠道病毒引起的传染性疾病，但至今尚未分离出病毒。本病春季多发，好发于4~12岁的儿童。

（一）临床表现

潜伏期1~2周。一般无全身症状，偶有低热、咽痛、恶心、呕吐、乏力、关节痛以及淋巴结触痛。皮疹常突然发生于两侧面颊部，为水肿性红斑，重者呈紫红色，常融合成片，边缘隆起，界限清楚，呈蝶形分布。皮疹表面无鳞屑，局部温度增加，自觉微痒或烧灼感。1~2天后，皮疹可蔓延至躯干、四肢。为对称分布的花边状或网状的斑丘疹，也有表现为麻疹样或猩红热样，颊黏膜、生殖器黏膜处亦可发生暗红色斑疹。气温低时，皮疹若隐若现，温度高时，皮疹清晰可见。约经1周左右，皮疹按出疹顺序渐消退，消退后不留痕迹。往往中心部分先消退而形成一红色小环，有时相邻的环可以互连接呈多环形或轮回状。本病预后良好，未发现有任何并发症。

（二）实验室检查

组织病理检查见表皮细胞水肿，真皮乳头层血管扩张，内皮细胞肿胀，在血管、毛囊和汗腺周围有组织细胞浸润,但为慢性炎症改变。

白细胞总数早期增加,淋巴细胞相对减少,到后期淋巴细胞及嗜酸性粒细胞往往增多。

(三)诊断与鉴别诊断

根据面颊部蝶形水肿性片状红斑,多发于儿童,常集体发生,全身症状轻微等特点,诊断不难,但应与麻疹、风疹相鉴别。

(四)治疗和预防

本病主要是对症治疗,局部可外用炉甘石洗剂,瘙痒者可适当应用抗组胺药,中药可口服板蓝根冲剂,或用板蓝根 30 克、大青叶 30 克、双花 30 克,水煎服,每日 1 剂。

本病流行期间,应对患儿进行隔离,一直到皮疹消退。

(殷文浩)

第七章　变态反应性皮肤病 1.96

第一节　特应性皮炎 0.28

特应性皮炎（atopic dermatitis）又称遗传过敏性皮炎、遗传过敏性湿疹、异位性皮炎，是具有遗传史，有易患哮喘、过敏性鼻炎、湿疹的家族倾向，对异种蛋白过敏、血清 IgE 升高、血嗜酸性粒细胞增多的慢性复发性、瘙痒性及炎症性皮肤病。本病的病因及发病机制尚不完全清楚，目前倾向认为与遗传、免疫、和生理药理性介质的反应异常等有关。在整个人群中发病率大约为 1%，儿童中的发病率为 2%~3%。在过去 30 年来，特应性皮炎的发病率呈不断上升趋势。

一、临床表现

本病的临床表现多种多样，主要特点是慢性反复发作、瘙痒剧烈、病程长，在不同的年龄阶段皮疹的特点和发病部位有所不同。本病通常分为三个阶段，即婴儿期、儿童期和青年成人期。部分患者各期症状相继发展，也有的患者仅有一、两个阶段。婴儿期一般发生较早，约 60% 在生后 1~6 月内发病，也可早至 1 周发病。约 90% 的患儿在 5 岁内发病，35 岁以上发病的不超过 5% 左右。

1.婴儿期　又称婴儿湿疹（infantile eczema）。主要发生在头皮、额面部、耳郭，重者可波及躯干、四肢。初发皮疹为急性红斑，其上逐渐出现针头至粟粒大小的丘疹、丘疱疹及水疱，密集成片。皮疹呈多形性，剧烈瘙痒，搔抓后出现红肿、渗出、鳞屑、结痂。头皮处常呈黄色脂溢性痂壳，时轻时重；进食鸡蛋、牛奶、鱼虾、海产品及季节气候变化等均可使病情加重。大多数患儿在 2 岁内逐渐痊愈。被单纯疱疹病毒感染后病情多较严重，可发生持续高热、厌食、呕吐等全身症状，在原有湿疹的基础上，红肿扩大加重、可出现密集的脐窝状小水疱或脓疱，并可互相融合成片；破溃后渗液较多，皮损面潮红、糜烂、渗血，痊愈后可留下浅表性瘢痕。

2.儿童期　少数患儿可由婴儿期迁延所至。多数在婴儿期缓解 1~2 年后自 4 岁再发病。本期皮损多累及四肢伸侧或屈侧，易局限在肘窝、腘窝，炎症较轻，丘疹暗红，渗出减少，局部皮损肥厚、增殖呈苔藓样变，边界较清楚。少数患儿可表现为黄豆大小皮色或暗褐色的干燥丘疹或结节，以四肢伸侧分布为主，可伴有附近淋巴结肿大。

3.青年成人期　12 岁以上的青少年及成人阶段发生。主要是儿童期未愈发展至本期或直接发生。皮损以苔藓样变和丘疹、鳞屑、结痂等湿疹样改变为主，好发于肘窝、腘窝及躯干和四肢伸侧。

特应性皮炎以婴儿期发病率最高、皮疹形态多样、炎性渗出明显、皮损以面部及四肢为主。随着年龄的增长，皮损的炎症逐渐减轻、渗出减少、皮损逐渐增厚以苔藓样变为主，主要分布在四肢和肘窝、腘窝。除上述表现外，患者常伴有轻度的鱼鳞病、掌纹明显加深、面部较苍白、眼眶周围轻度色素沉着、毛周角化性小丘疹，皮肤经钝物刺激呈白色划痕反应，冷热刺激、情绪紧张波动、出汗、接触羊毛制品等易加剧瘙痒，皮肤易伴发细菌感染等。个人或家族成员中伴发支气管哮喘、过敏性鼻炎、本病或具有这些遗传过敏性疾病史是特应性皮炎诊断的重要依据。冻疮是一种常见的好发于寒冷季节的皮肤病，特点是肢端和末梢部位皮肤瘀血性红斑。可伴有严重的瘙痒、灼热或者疼痛。

二、诊断要点

国内康氏等在 Rajika 和 Hanifin 提出的诊断标准基础上加以修正并提出其诊断标准。

1. 基本特征　瘙痒性、慢性、复发性皮炎，在婴儿和儿童分布于面及肢体伸面的炎症、渗出性湿疹性损害，青年和成人肢体屈面和伸面的苔藓样损害。个人或家族中遗传过敏史（哮喘、过敏性鼻炎、特应性皮炎）。

2. 次要特征

（1）与遗传相关　①早年发病；②干皮症，鱼鳞病，掌纹症；

（2）与免疫相关　①与Ⅰ型反应有关的：立即皮试反应，嗜酸性细胞增多，血清 IgE 升高，血管性水肿，过敏性鼻炎，食物过敏；②与免疫缺陷有关：皮肤感染倾向（特别是金黄色葡萄球菌、单纯疱疹），损伤的细胞中介免疫；

（3）与药理生理相关　①白色皮肤划痕，乙酰胆碱迟缓发白，面色苍白；②毛周隆起，非特异性皮炎倾向，眶周黑晕。

凡有二项基本特征或第一项基本特征和三项（每项中任何一点）次要特征的即可作出诊断。

附：Rajika 和 Hanifin 提出的诊断标准如下

基本特征：（1）瘙痒；（2）典型的形态分布：成人屈面苔藓化或条状表现，婴儿和儿童面及伸面受累；（3）慢性或慢性复发性皮炎；（4）个人或家族遗传过敏史（哮喘、过敏性鼻炎、特应性皮炎）。

次要特征：（1）干皮症；（2）鱼鳞病，掌纹症，毛周角化症；（3）即刻型（Ⅰ型）皮试反应；（4）血清 IgE 增高；（5）早年发病，皮肤感染倾向（特别是金黄色葡萄球菌和单纯疱疹）；（6）损伤的细胞介导免疫；（7）非特异性手足皮炎倾向；（8）乳头湿疹；（9）唇炎；（10）复合性结膜炎；（11）旦尼-莫根（Dennie-Morgan）眶下皱痕；（12）锥形角膜；（13）前囊下白内障；（14）眶周黑晕；（15）苍白脸/面部皮炎；（16）白色糠疹；（17）前颈皱褶；（18）出汗时瘙痒；（19）对羊毛敏感；（20）毛周隆起；（21）对饮食敏感；（22）病程受环境或情绪因素影响；（23）白色划痕/迟缓发白。

具有 3 个以上基本特征加上 3 个以上次要特征，即可确诊为特应性皮炎。

三、鉴别诊断

1. 湿疹　可于任何年龄发生，皮损的形态和部位与年龄无特定的关系；而特应性皮炎多早年发病、病程迁延反复，皮损的形态和部位随年龄不同有一定的特点，本人或家族多有遗传过敏病史及其他的一些特殊表现。

2. 婴儿脂溢性皮炎　无家族遗传过敏史。头皮、面部等部位呈油腻性灰黄色或棕黄色痂屑、瘙痒轻。除严重者外，一般不波及其他部位，病程数周左右，愈后少有复发。

3. 神经性皮炎　本病好发于成年人。皮损好发在颈项部、额面部、骶尾等处，苔藓样变十分明显，无遗传过敏性疾病史。

四、治疗方案及原则

1.一般治疗　本病与遗传、免疫和生理药理性介质的反应异常等有关，其治疗十分困难，以对症治疗为主。迄今仍无特殊有效的药物和方法从根本上加以治疗和防止复发。因此，应注意避免各种可疑的致病因素。禁食辛、辣、燥等食物及海产品、鱼、虾等，避免过度洗烫、肥皂及各种有害因子的刺激，应用有效的保湿霜作为皮肤的基本护理，可有效地减少经皮肤水分的丢失，缓解皮肤的干燥和瘙痒。

2.内用药物治疗　曲尼司特（tranilast，肉桂氨茴酸）可抑制肥大细胞脱颗粒及组胺等介质的释放，可用于防治支气管哮喘和特应性皮炎，100~200mg，每日3次；雷公藤多甙10~20mg，每日2~3次；治疗儿童和成人患者有较好的疗效。抗组胺药物如咪唑斯汀、氯雷他定或西替利嗪每日10mg口服等。

3.外用药物治疗　药物剂型根据皮疹的急性、亚急性和慢性期改变，有无渗出或继发感染等来选用湿敷、乳霜剂、糊剂或软膏。同样，外用多塞平霜剂可以有效地减轻患者的瘙痒而避免皮损的继发加重。其他外用和内服药物可参照湿疹治疗。目前0.03%、0.1%两种浓度的他克莫司软膏外用治疗特应性皮炎效果较好。

4.紫外线　应用光化学疗法（PUVA）或单用中波（UVB）、长波（UVA）紫外线照射特应性皮炎患者皮损，根据患者皮肤的耐受性和对紫外线的照射反应，照射剂量由小剂量开始、逐渐增加，可获得较满意的效果。近来有大量研究认为窄谱中波紫外线对特应性皮炎的治疗效果优于其他波长紫外线，可作为首选的光谱。

5.脱敏治疗　室尘螨在特应性皮炎的发病中起着重要的作用，对室尘螨过敏的患者可试用螨浸液进行脱敏治疗。

（王小波）

第二节　湿疹 0.28

湿疹（eczema）是由多种内外因素引起的一种渗出倾向明显的皮肤炎症性疾病，病因十分复杂、不易明确。外在因素如气候季节变化，生活环境中的诸多因素如阳光、寒冷、炎热、干燥、多汗、搔抓、摩擦，皮肤的细菌、真菌感染，各种动物的皮毛、皮屑，植物花粉、尘螨，各种化妆品、肥皂、洗涤剂、合成纤维等；食物中的鱼、虾、海产品等均可影响湿疹的发生。内因方面如慢性胆囊炎、扁桃体炎、肠道寄生虫病、肠道功能紊乱、神经精神紧张、情绪波动、失眠、劳累、内分泌及代谢障碍等也与本病的发生密切相关。个体素质影响患者健康状况使其对生活和工作环境中的许多物质的敏感性增强。湿疹的发病与Ⅳ型变态反应有关，其组织病理变化在急性期主要是表皮的细胞间或细胞内水肿至海绵形成；亚急性期时除表皮细胞内水肿、海绵形成及水疱外，表皮轻度肥厚和角化不全；慢性期时棘层肥厚，表皮突明显延长。

一、临床表现

根据皮疹的形态特点一般分为急性、亚急性和慢性湿疹三种类型。

1.急性湿疹（acute eczema）　可发生在身体的任何部位，多对称性分布。常见于头面、耳后、四肢、手足、外阴及肛周等处，重时可泛发至全身。自觉有明显的瘙痒，皮疹呈多形性损害，可在红斑基础上出现针头至粟粒大小的红色丘疹、丘疱疹、小水疱，并可融合成片，边界不清。在皮损的周边部位出现类似散在的"卫星"状皮疹。常因搔抓很易出现糜烂、渗出或继发感染，皮损表面可有较多的脓液、黄绿色、污褐色痂壳。病程一般为1~2周，愈后容易复发。

2.亚急性湿疹（subacute eczema）　此期是急性湿疹缓解或向慢性期过渡的表现。皮损以丘疹、鳞屑和结痂为主；糜烂、渗出明显减轻，皮损基底面呈暗红色。

3.慢性湿疹（chronic eczema）　多因急性或亚急性湿疹反复发作不愈、迁延所致，亦可因炎症轻、反复搔抓引起。患部皮肤肥厚、不同程度的苔藓样变、表面粗糙、覆盖少许糠秕样鳞屑、有色素沉着或部分色素减退区域，抓破后可出现结痂，皮损边缘较清楚。外周可有散在丘疹、丘疱疹，皮损时轻时重、迁延数月或经久不愈，自觉瘙痒难忍、阵发性加剧。慢性期改变好发于手足、小腿、肘窝、股部、乳房、外阴及肛门等处。

皮疹发生在不同部位，临床表现可有一定的差异。

1.手部湿疹（hand eczema）　多呈亚急性或慢性期改变。加重时可有丘疹、水疱及急性渗出、糜烂，易发生在手指、手背处，冬季常发生皲裂。由于接触外界各种刺激因子频繁，故较顽固难治。

2.小腿湿疹（leg eczema）　多见于小腿胫前，对称分布，呈亚急性或慢性湿疹表现。小腿下部因静脉曲张、瘀滞而皮肤呈暗红色、密集的丘疹、丘疱疹、渗出、糜烂或溃疡，皮肤肥厚变硬及色素沉着，皮损可单侧发生。

3.外阴、肛门湿疹（privates and perianal eczema）　外阴湿疹主要发生于男性阴囊，女性累及大小阴唇及附近皮肤、肛门及肛周皮肤。常有潮湿、渗出、糜烂；因奇痒难忍、经常搔抓而易致皮肤浸润、肥厚、苔藓样变，亦可发生皲裂。

4.乳房湿疹（breast eczema）　多见于哺乳期妇女。乳头、乳晕及乳房下出现边界不清楚的暗红斑、丘疹、丘疱疹；亦可伴有糜烂、渗出和皲裂，或表面结痂。自觉瘙痒剧烈，可单侧或双侧发生，停止哺乳后，多自愈。如迁延不愈或单侧发生者应注意与佩吉特病（Paget's disease）鉴别。

5.脐窝湿疹（navel eczema）　脐窝处皮肤呈鲜红或暗红色斑疹，有渗液及结痂，边界清楚、反复发作而易迁延慢性化。

此外，临床上还有部分湿疹，其症状表现较特殊。

1.钱币形湿疹（orbicular eczema）　好发于四肢、手足背，边界清楚，直径约1~3cm的圆形或类圆形钱币状斑块，表面有小丘疹、丘疱疹或渗出；慢性改变可致皮损肥厚、色素沉着。

2.汗疱症（pompholyx）　好发于手掌、跖、指（趾）侧面，皮疹为粟粒至绿豆大小的深在性、半球形水疱，疱壁厚而紧张，周围皮肤正常或潮红。水疱成批发生，伴有痒感，可出现脓疱，疱液混浊。好发于春秋季节，是一种特殊类型的湿疹。

3.裂纹性湿疹（eczema craquele）　多见于老年人，好发于冬季。在四肢伸侧，尤其以小腿胫前部出现淡红斑，皮肤干燥，发生裂纹，皮损表面可有细薄鳞屑，热水烫洗后加重。有报道认为此型湿疹的泛发型可能与体内的恶性肿瘤有一定关系。

二、诊断要点

1.根据病史，皮疹对称性发生，呈红斑、丘疹、丘疱疹、水疱等多形性损害。
2.易于渗出、瘙痒剧烈。
3.皮损易复发以及慢性者皮肤肥厚、浸润、苔藓样变等特征易于诊断。

三、鉴别诊断

1.接触性皮炎　急性湿疹的皮疹呈多形性、对称发生或泛发、易迁延复发、慢性化，病因大多不明。而接触性皮炎的皮损多单一、局限在接触部位，脱离接触后皮损很快痊愈，病因较易明确。

2.神经性皮炎　又称慢性单纯性苔藓，应与慢性湿疹鉴别。本病与精神、情绪紧张、失调及机械物理性刺激有关。皮损多发生在上眼睑、颈侧、项背部、骶部等，皮损很快呈典型的苔藓样变、无多形性及渗出倾向。

3.手、足癣　皮损境界较清楚、多覆着叶状鳞屑，常并发指趾间糜烂，夏季加重复发、冬季自然减轻，皮屑镜检可见真菌菌丝和孢子，培养可有真菌生长。

4.多型性日光疹　好发于春、夏季，皮疹发生在暴露部位，多为小丘疹、丘疱疹、水疱、糜烂、苔藓样变，病情与日晒有明确的关系。

四、治疗方案及原则

1.湿疹系病因复杂的过敏性疾病，易迁延复发，因此，应注意避免各种可疑的致病因素。禁食辛、辣、燥等食物及海产品、鱼、虾、饮酒等，避免过度洗烫、肥皂及各种有害因子的刺激，积极寻找和清除原发病灶。

2.内用药物　以止痒、抗炎为主。多用抗组胺药物，如氯苯那敏 4~8mg，每日 3 次；赛庚啶 2~4mg，每日 3~4 次；苯海拉明 25~50mg，每日 2~3 次，或 20mg 肌内注射，每日 1~2 次；多塞平 12.5~25mg，每日 2~3 次；氯雷他定 10mg，每日 1 次；西替利嗪 10mg，每日 1 次；咪唑斯汀 10mg，每日 1 次；地氯雷他定 5mg，每日 1 次；依巴斯汀 10mg，每日 1 次；盐酸左西替利嗪 5mg，每日 1 次；亦可用 10%葡萄糖酸钙 20ml 加维生素 C2~3g 加入 5%葡萄糖溶液中，静脉滴注，每日 1 次。瘙痒剧烈患者可采用普鲁卡因（procaine）封闭治疗（肌肉封闭：2%普鲁卡因 4ml 肌内注射；小静封：普鲁卡因每千克体重 50mg，维生素 C100mg 加入生理盐水 20ml，静脉缓慢注射，约需 5 分钟；大静封：普鲁卡因每千克体重 4~6mg、维生素 C1~2 克加入生理盐水 500ml 中静脉滴注，每日 1 次，10 次为一疗程。）治疗前应询问有无过敏史并作皮试，对普鲁卡因过敏者或有心脏、肝肾疾病患者应禁用。

3.外用药物　根据皮疹的急性、亚急性和慢性期改变，有无渗出或继发感染等来选用湿敷、乳霜剂、糊剂或软膏。急性湿疹无渗出时可用薄荷炉甘石洗剂、渗出明显时可用生理盐水、1%~3%硼酸液、0.1%依沙吖啶、1：20 醋酸铝或 1：（5000~10000）高锰酸钾溶液，感染较重时可用生理盐水 100ml 加庆大霉素或妥布霉素 32 万~40U 湿敷患处，每日数次，渗出减少后可选用皮质类固醇霜剂和湿敷交替使用。亚急性湿疹仍可用上述溶液湿敷或外搽锌氧油、2%~5%糠馏油、黑豆溜油及煤焦油糊剂，亦可用糖皮质激素霜剂。慢性湿疹时常选用糖皮质激素霜剂如地塞米松霜、倍他米松霜；而强效的 0.1%糠酸莫米松乳膏和 0.05%卤米松霜具有很好的疗效且副作用小。糠馏油、松馏油、黑豆馏油及煤焦油类软膏亦常使用。局限性肥厚性损害可用 2.5%醋酸泼尼松龙混悬液或 1%曲安奈德混悬液 0.5~1ml，皮损内注射、每周 1 次，4~6 次为一疗程。他克莫司（tacrolimus，普特彼）软膏对肥厚、浸润型湿疹有良好的治疗效果，成人可用 0.1%浓度，儿童可用 0.03%浓度。

(王小波)

第三节　荨麻疹 0.20

荨麻疹（urticaria）是皮肤、黏膜细小血管扩张和通透性增加而引起的局限性水肿反应，可发生于任何年龄和身体任何部位，且多合并剧烈瘙痒。15%~20%的人群在一生中患过荨麻疹。引起发病的原因很多，与食物、吸入物、药物、感染、物理因素、精神因素以及环境变化等因素有关。

一、临床表现

1.荨麻疹可发生于任何年龄和身体任何部位，或局限，或泛发。

2.以风团和红斑为主，常合并剧烈瘙痒。皮疹多突然发生，通常在数十分钟或数小时内完全消退，可此起彼伏、反复发作。

3.可伴有恶心、呕吐、腹痛、腹泻等消化道症状。部分患者可出现气紧、喉头水肿、喘息等呼吸道症状；也可出现心率变快、血压下降、出冷汗等心血管症状，严重者发生过敏性休克。合并高热应怀疑感染同时存在。

4.如风团、红斑反复发作超过 6 周，诊断为慢性荨麻疹，其中部分患者可能与免疫异常有关。风团持续 24 小时不消退，应考虑荨麻疹性血管炎。血管神经性水肿是一种特殊类型的荨麻疹，常突然出现皮肤或黏膜疏松部位（如面部、喉头、外阴等）明显肿胀，稍有坚硬感，可持续存在数天。

5.其他特殊类型的荨麻疹

（1）人工性荨麻疹　患者搔抓皮肤后出现条状或与抓痕一致的红斑风团，可伴有瘙痒。胆碱能性荨麻疹，多在运动、饮酒、精神紧张、情绪激动或运动发热等情况下发病。皮损为小风团，为 2~3mm 大，不融合，可有红晕，可伴有瘙痒、恶心、呕吐、腹痛及腹泻等症状。

（2）寒冷性荨麻疹　表现为遇寒冷刺激后，在暴露部位出现风团。瘙痒不明显，可出现关节肌肉疼痛及头痛等全身症状。

（3）压力性荨麻疹　常见于受压部位，如臀部、足底及系腰带处，受压后出现水肿性斑块。

（4）日光性荨麻疹　当皮肤暴露于日光后，于曝光部位出现风团伴瘙痒。

伴全身症状或发热的患者应查血、尿常规。腹痛者应查血、尿淀粉酶。通常致敏原特异性诊断分两大类：一是体内诊断，包括皮试和激发试验；二是体外试验。皮试是以吸入物、食物、药物等制成标准的致敏原，于患者上臂外侧作皮内注射，筛选可疑的致敏原。特异性 IgE 检测，是一种敏感性和特异性均较高的方法。由于体内特异性 IgE 含量甚微，有放射变应原吸附试验、改进的酶标方法及荧光酶标法对其进行检测。这些方法中，以后者为好。嗜酸性细胞阳离子蛋白检测对诊断及治疗有一定指导意义。嗜酸性细胞阳离子蛋白的测定一般在 Pharmacia CAP 系统中通过酶联免疫荧光法进行。荨麻疹性血管炎应作免疫全套检查及活检，以明确诊断排除自身免疫性疾病如系统性红斑狼疮。

二、诊断要点

本病依据临床症状及体征诊断不难。皮疹和症状有很大的个体差异，应特别警惕皮疹轻、皮疹少而胃肠道症状和呼吸道症状重的患者，尤其要注意有无过敏性休克。

三、鉴别诊断

需与丘疹样荨麻疹鉴别，本病好发于儿童，四肢及躯干散在蚕豆大小水肿性丘疹，或丘疱疹，奇痒，常在每年某季节发作。此外应区分血清病性荨麻疹，注射血清或血清制品后发生大片风团，伴发热、关节疼痛，个别有肝、肾损害发生。

四、治疗方案及原则

1.寻找病因并加以去除甚为重要。

2.内用药物

（1）第一代抗组胺类药（或称第一代 H_1 受体拮抗剂） 自19世纪40年代进入市场以来一直沿用。如苯海拉明、氯苯那敏、羟嗪、异丙嗪、美吡拉敏等，有一定治疗作用，且价格便宜。缺点是副作用多。突出的是镇静作用，其次是口干、恶心、呕吐等。由于这类药的受体选择性差，能阻断乙酰胆碱、α-肾上腺素和色胺能受体，故导致便秘、排尿困难等。第一代 H_1 受体拮抗剂服用期间不要从事驾驶车辆、高空作业等；有严重中枢神经系统疾病、青光眼、前列腺肥大、幽门梗阻、体质虚弱者慎用；去氯羟嗪、赛庚啶孕妇忌用或慎用。

（2）新一代抗组胺药 包括氯雷他定、西替利嗪、地氯雷他定、依巴斯汀、盐酸左西替利嗪、咪唑斯汀等。新一代抗组胺药对 H_1 受体亲和力更高，分子量大，脂溶性差，故对血-脑脊液屏障的穿透力低，镇静作用和酒精附加作用低，半衰期长，每日给药1次。抗胆碱作用很弱，无抗毒蕈碱作用。通过肝脏代谢，经粪便排出体外。由于很少中枢神经系统副作用，给药每日1次，使用方便，临床上应用于各型急性或慢性荨麻疹。90年代文献报道特非那定和阿司咪唑引起一种少见的室性心律失常（尖端扭转型室性心动过速）而导致死亡。近几年也有类似报道，特非那定出现的概率较大。使用应注意以下四方面：不要超剂量服用，血药浓度升高并不能提高临床疗效但却增加药物蓄积的危险性；避免同时服用已知会干扰肝脏药酶代谢系统的药物，如咪唑类抗真菌药（酮康唑）和大环内酯抗生素（红霉素）等；对有严重心功能缺陷者，严重心律失常，尤其是 QT 间期延长或房室传导阻滞者，接受这类药物治疗时应监测心律；对于有心律失常风险的患者，宜选用不具有奎尼丁样作用和不通过细胞色素 P450 途径代谢的抗组胺药物。如发生严重的过敏性休克反应，须立即使用肾上腺素、糖皮质激素、升压药、吸氧等抢救药品及措施。

（3）对于慢性荨麻疹，如常规治疗无效可以在抗组胺药物治疗同时加用火把花根片，每次3片，每日3次；或氯化喹啉、利血平、维生素 K、6-氨基己酸等。此外白三烯受体抑制剂如孟鲁司特，抗凝剂华法林也用于慢性荨麻疹的治疗。

（王小波）

第四节 药疹 0.55

药疹（drug eruption）又称药物性皮炎（dermatitis medicamentosa），是药物通过口服、注射、吸入或栓塞等途径进入人体而产生的局部或泛发的急性或慢性皮肤黏膜的炎症反应。重症药疹还可引起内脏组织和器官的受损。

引起药疹的药物多种多样，任何一种药物在一定条件下都可以引起药疹。临床使用的药物中最容易引起药疹的有磺胺类（sulfonamides）、抗生素类（antibiotics）、解热镇痛类（analgesics）、镇静安眠及抗癫痫药（sedatives，hypnotics. And antiepileptic drugs）、抗血清及疫苗（antisera and vaccine）等。近年来，中药广泛应用于临床治疗，单味中药及中成药引起的药疹也逐渐增多。

药疹的发病机理十分复杂，主要有免疫性和非免疫性两类。变态反应引起的药疹具有一些共同的特点，同一种药物对不同的患者可引起不同类型的药疹，同一类型的药疹亦可由不同的药物引起。此外，药物仅发生在少数人，与所用药物的药理作用及剂量无关。具有一定的潜伏期，一般为4~20天，平均7~8天，重复致敏者数分钟或更短的时间内即可发生。药疹患者对与致敏药物化学结构相似的药物也可发生同样的反应即交叉过敏，有些患者高度敏感时对一些化学结构不同的药物也可发生过敏，即多价过敏。药物本身可以是复杂的蛋白制品，也可以是简单的低分子量化合物，后者作为半抗原需与作为载体的某些大分子物质如蛋白质等相结合，形成半抗原-载体复合物而成为全抗原。这种具有免疫原性的结合物，通过共价键的结合成为不可逆性。其中的蛋白质载体使它具有抗原性，药物抗原使它具有特异性，引起机体对该种药物的特异免疫反应。其类型可为Ⅰ至Ⅳ型变态反应或类型不清楚。此外，药疹也可由非免疫性机理引起，如某些药物阿司匹林、吗啡（morphine）可直接引起过敏介质的释放产生荨麻疹、血管性水肿；药物过量引起中毒性反应，如氨甲蝶呤（methotrexate，MTX）的中毒剂量与治疗剂量十分接近，易引起口腔溃疡及出血性皮疹和白细胞减少；某些药物如碘化物、溴化物蓄积在体内引起痤疮样皮损；有些药物如磺胺、四环素、灰黄霉素、补骨脂等可引起光敏性药疹。

一、临床表现

药疹的临床表现多种多样、皮疹的变异性极大、病情程度亦有很大的差异。根据临床表现的不同，常有以下一些类型。

1.固定型药疹　最为常见。常由磺胺、解热镇痛剂或巴比妥类等引起。皮疹呈圆形或类圆形的水肿性紫红斑，严重者皮损上可出现水疱或大疱，直径1~4cm，多为单个，也可以发生数个皮损。皮疹好发于唇、口周、外阴及肛门等皮肤黏膜交界处，手足背、躯干亦常发生。有些患者可有灼热感或痒感，皮损糜烂可引起疼痛。轻症者可无自觉症状，约一周后红斑消退，留下色素沉着斑，可持续数月或数年。如再服致敏药物时，在同一部位出现相同的红斑或向周围扩大，也可出现新的皮损，数目增多，消退后色素进一步加深而呈灰黑色，此种色素斑因具有特征性而具诊断价值。重者可伴有发热，甚至出现休克。

2.荨麻疹型药疹　较常见。常由青霉素、解热止痛剂、呋喃唑酮（痢特灵）、破伤风抗毒素或白喉抗毒素引起。用药致敏后，可迅速出现大小不等的红色或白色风团，可融合成大片的斑块样损害，一般持续数分钟或数小时消退。在消退过程中又可新发红斑、风团，绝大多数患者伴有明显的瘙痒，皮疹可反复成批发作，消退后不留任何痕迹。有时可合并血管性水肿或在风团表面形成大疱称之为大疱性荨麻疹，亦有的患者风团处可见出血、瘀斑。病情严重者可伴有心慌、胸闷、气紧、烦躁、恶心、呕吐，甚至血压下降、四肢冰凉、出冷汗、脉细弱、神志不清或昏迷等过敏性休克的表现。如累及喉头黏膜可出现明显的呼吸困难、甚至窒息。累及胃肠道黏膜引起水肿、肠道平滑肌痉挛出现腹痛、腹泻等类似急腹症状，亦可伴有里急后重及黏液样便。如伴有寒战、高热、脉速等全身症状应注意有无严重感染。

3.发疹型药疹　主要表现为麻疹样或猩红热样皮疹，此类型较为常见。常由青霉素、链霉素、磺胺、解热止痛剂、巴比妥类药物引起。发病较突然，多伴有畏寒、发热等全身症状。麻疹样型药疹多先在躯干部位出现散在或密集的红色帽针头至米粒大小的斑疹或斑丘疹，常对称分布，可泛发至四肢、面部，形似麻疹，严重者可伴发小出血点。猩红热样药疹初起为小片深红色斑，由面、颈、上肢、躯干向下发展，于2~3日内可遍布全身并互相融合，面部及四肢肿胀明显，红斑以四肢屈侧及皱褶部位为重。

本型药疹患者的皮疹虽鲜红，但全身中毒症状较麻疹及猩红热为轻，无麻疹或猩红热的其他症状。白细胞可升高，少数患者肝肾功能可有一过性异常，停药后1~2周病情好转、体温也逐渐下降，皮疹颜色变淡，继以糠状或大片脱屑，病程一般较短。本型药疹如未及时停用致敏药物可向重型药疹发展。

4.多形红斑型药疹　本型也较多见。常由磺胺类、解热止痛剂及巴比妥类药物引起。皮疹为米粒、豌豆至蚕豆大小的圆形或椭圆性水肿性红斑、丘疹，中心呈紫红色、形似靶样或虹膜状，有时中央也可出现小血疱或中央消退呈环状、边界清楚。皮疹多对称分布于四肢伸侧、躯干、口腔、唇，伴有痒痛感。有些患者可出现水疱或大疱，甚至发生严重的重症多形红斑型药疹（Steven-Johnson综合征），可在眼、口、生殖器、肛门及全身泛发大疱、糜烂，并伴有剧烈的疼痛、高热、腹痛、关节痛、肝肾功能异常、肺炎等表现。

5.紫癜型药疹　可由甲丙氨酯（meprobamate，眠尔通）、巴比（barbital）、利尿剂（diuretics）、奎宁（quinine）等引起。因血小板破坏减少或毛细血管壁炎症、通透性增加、血液渗出到皮下而发生紫癜。可在双小腿出现鲜红色瘀点或瘀斑，有的微隆起于皮面、散在或密集分布。重者四肢、躯干也可受累，有的患者还可有黏膜出血、贫血等。有时可伴有风团发生或皮损中心出现水疱。

6.湿疹型药疹　常因外用磺胺或抗生素软膏引起接触致敏后，再内服或注射同类药物或化学结构相似的药物而引起泛发性湿疹样损害。皮损好发于面部、颈部、腋窝、腹股沟及肘窝、腘窝等处，皮损为粟粒大小丘疹及丘疱疹，可融合成片并泛发至全身。也可继发出现糜烂、渗出、感染，伴有发热、不适、头痛等症状。有的患者手部可发生汗疱疹样小水疱，停药后皮损逐渐好转，病程可反复持续1月左右。

7.痤疮型药疹　主要由碘剂（iodine）、溴剂（bromides）、糖皮质激素（steroids）、口服避孕药（oral contraceptives）、异烟肼（isoniazid，INH，雷米封）等引起。皮疹发生缓慢、潜伏期较长，常于服药后1~2月发生，病程亦较长、停药后数月皮损才逐渐消退痊愈。皮损多见于面部、背部，表现为毛孔中心黑色小点、略高出皮面易挤出黄白色脂栓（又称黑头粉刺）；有的呈皮肤色或微红的小丘疹，针头大小、无黑头、不易挤出脂栓（又称白头粉刺）。病情发展可出现毛孔为中心的炎性丘疹、脓疱、结节、囊肿，以及形成瘢痕而影响美容。

8.光感性药疹　常因使用氯丙嗪（chlorpromazine，冬眠灵）、磺胺、异丙嗪（promethazine，非那根）、四环素、灰黄霉素、氢氯噻嗪（hydrochlorothiazide，双氢克尿塞）、补骨脂素等药物后，再照射日光或紫外线而引起。根据发病的不同可分为光毒性红斑（phototoxic erythema），皮疹与晒斑相似，多发生于暴露光线后7~8小时，皮损局限于曝光部位，任何人均可发生；光变应性药疹（photo-allergic eruption），仅少数人发生，需经一定的潜伏期，皮疹表现如湿疹样，以暴露部位较严重，亦可发生在远隔暴露的身体其他部位。停用药物后，过敏反应可持续数星期，当再次使用致敏药物加上光线照射，可于48小时内激发湿疹样反应，少数患者可发生荨麻疹样风团、红斑或苔藓样变。

9.剥脱性皮炎或红皮病型药疹　此型为重型药疹。多由巴比妥类、磺胺、苯妥英钠、保泰松（phenylbutazone）、解热镇痛剂、青霉素、链霉素等药物引起。首次发病者潜伏期大约20天，有的患者可在已发生的麻疹样或猩红热样药疹基础上继续用药或治疗不及时而转化成本型药疹。皮损表现为全身皮肤弥漫性潮红肿胀，尤以面部、躯干、手足部为重。可出现丘疱疹、小水疱、糜烂、渗液、结痂，黏膜亦见明显充血、水肿、糜烂。2周左右后，全身皮肤继发出现大片叶状或鳞片状脱屑，手足部可呈手套或袜套状剥脱，头发、指趾甲亦可受累脱落。口腔、唇、外阴肛门黏膜受累时出现潮红、肿胀、水疱、糜烂、溃疡，影响进食，疼痛明显；眼结膜可充血、水肿、畏光、分泌物增多或出现脓性分泌物，重者可出现角膜溃疡。患者常伴有畏寒、发热、恶心、呕吐、全身浅表淋巴结肿大，亦可伴有支气管肺炎、中毒性肝炎、黄疸等症状，白细胞显著增高或降低，甚至出现粒细胞缺乏、蛋白尿等，重者可因全身皮肤长期剥脱而出现衰竭或继发严重感染而导致死亡。

10.大疱性表皮松解型药疹　本型是药疹中最严重的类型。多由磺胺类、水杨酸类、氨基比林、保泰松、青霉素、链霉素及巴比妥类等药物引起。起病急，皮疹初见于面、颈、胸部，呈深红色或暗红色斑片，迅速融合成大片而波及全身。自觉疼痛和触痛明显。红斑处很快出现大小不等的松弛性水疱、大疱及大面积的表皮坏死松解，稍微用力表皮即可被擦掉，呈现鲜红色糜烂面、渗血，如浅Ⅱ度烫伤样外观，尼氏征（Nikolsky′s sign）阳性。眼、口腔、外生殖器、肛门、呼吸道、胃肠道黏膜也可出现广泛的糜烂、溃疡、剧烈疼痛。全身中毒症状明显，多伴有高热及内脏病变。患者常因广泛的表皮坏死、松解、剥脱而出现严重的继发感染，毒血症或败血症，肝、肾衰竭，酸碱平衡及电解质紊乱或内脏出血，从而引起死亡。部分患者初起时，皮损类似多型红斑或固定型药疹，可很快泛发至全身。此时，应立即停用一切可疑的药物并积极治疗、避免出现严重的并发症。

除上述常见的药疹类型外，还可出现其他形态的皮疹，如避孕药可引起黄褐斑；氯丙嗪可致色素沉着；肼屈嗪、普鲁卡因、异烟肼、丙硫氧嘧啶、苯妥英钠等可引起狼疮样综合征，出现类似系统性红斑狼疮的临床表现，可有多关节痛、肌肉痛、发热等症状，

LE 细胞、抗核抗体、抗核蛋白抗体阳性等，但病情较轻，在用药时症状又迅速出现；药物如青霉胺、卡托普利等可引起天疱疮或大疱性类天疱疮样皮损；氯喹、米帕林、对氨苯甲酸、砷剂等可引起扁平苔藓样皮疹，鳞屑显著，愈后色素沉着明显。

二、诊断要点

1. 有明确的服药史。
2. 有一定的潜伏期。
3. 除固定型药疹外，皮疹多对称分布，颜色鲜红。
4. 瘙痒明显。
5. 排除与皮损相似的其他皮肤病及发疹性传染病。

三、鉴别诊断

1. 麻疹样或猩红热样药疹应与麻疹或猩红热相鉴别，如麻疹可有较特征性的 Koplik 斑，猩红热可有典型的草莓状舌等。此外，这类药疹的全身中毒症状相对较轻，皮疹以躯干为主而渐向全身扩散。

2. 大疱性表皮松解型药疹应与葡萄球菌性烫伤样皮肤综合征相鉴别，前者皮损往往呈多形性、发病年龄以成人为主；后者主要发生于婴幼儿，由口、面部向躯干、四肢扩展，口周放射状皲裂具有特征性。

3. 生殖器部位的固定性药疹出现破溃时，应与生殖器疱疹、硬下疳等鉴别。生殖器疱疹发病时表现为单个或数个米粒大小的水疱，分泌物可查见单纯疱疹病毒抗原 DNA；硬下疳为圆形光滑或浅糜烂性、质地较硬的鲜红或肉红色的结节样丘疹或斑块，梅毒血清试验阳性等，不难鉴别。

四、治疗方案及原则

停用一切可疑致敏药物及结构相似药物，加速致敏药物的排出，注意药物的交叉过敏或多价过敏。

1. 过敏性休克的抢救与治疗　过敏性休克是药物过敏的一种严重反应，以注射青霉素等抗生素发生者最多。

（1）本病一旦发生，必须争分夺秒，立即抢救。

（2）可用 0.1%肾上腺素 0.5~1ml 肌内注射，以减轻呼吸道黏膜水肿及平滑肌痉挛，并可升高血压。

（3）可先用地塞米松 5~10mg 肌内注射或静脉注射，然后，可将氢化可的松 200~400mg 加入 5%~10%葡萄糖溶液 500~1000ml 内静脉滴注。

（4）上述处理后，收缩压仍低于 80mmHg 时，可给升压药。

（5）支气管痉挛严重时，可静脉注射 0.25g 氨茶碱；喉头水肿呼吸受阻时，可行气管切开。

（6）心跳呼吸骤停时，应进行心肺复苏术。

2. 轻型药疹停用致敏药物后，皮损多迅速消退　一般给予抗组胺剂、维生素 C 等。必要时给予中小剂量泼尼松（30~60mg/d），待皮疹消退后逐渐减量以至停药。

3. 重型药疹应及时抢救，防止病情加重，减少并发症及后遗症，加强护理，缩短病程，降低死亡率。

（1）及早、足量使用糖皮质激素　一般可给氢化可的松 300~400mg/d 静脉滴注，或用地塞米松 10~20mg/d，分 2 次静脉滴注；重症大疱性表皮松解型药疹可加大糖皮质激素的用量。糖皮质激素足量，病情应在 3~5 日内控制，否则，应加大糖皮质激素用量（原剂量的 1/3~1/2），待皮疹颜色转淡，无新发皮疹，体温下降，症状缓解后可逐渐减量。

（2）预防和治疗感染及并发症　①选用抗生素时，应注意避开易发生过敏的药物，注意交叉过敏或多价过敏。②对抗生素治疗效果不佳者，应注意真菌感染的可能。③若伴发肝脏损害，应加强保肝治疗。④注意电解质紊乱并及时予以纠正。⑤若有粒细胞降低、贫血、衰竭等，可少量多次输血。⑥注意眼睛护理，定期冲洗，减少感染，防止球睑结膜粘连。闭眼困难者应用油纱布盖眼，以防角膜长久暴露而损伤。⑦注意大剂量糖皮质激素引起的副作用。

（3）加强支持疗法　及时纠正低蛋白血症、水电解质紊乱。注意蛋白质的摄入量，必要时输新鲜血及血浆或白蛋白以维持体内的胶体渗透压，可有效减少渗出。

（4）加强护理及局部治疗　①对皮损面积广、糜烂渗出重者，应注意保暖，加强病室的消毒隔离，每日更换无菌被单；②对红肿伴有渗出的皮损，用 3%硼酸溶液或生理盐水湿敷；③对大疱性表皮松解型药疹的糜烂面，以暴露干燥和创面湿敷相交替为宜，可暴露于温度适宜且干燥的专用灯箱，适当湿敷；④注意防止褥疮发生。

五、预防

药疹预防尤为重要，临床中必须注意以下几点：

1.用药前应仔细询问患者的药物过敏史及症状，避免使用已知过敏或结构相似的药物。

2.应用青霉素、链霉素、血清、普鲁卡因等药物时，应按规定方法作皮肤试验，阳性者不可用该药治疗。作皮试前，应备好急救药物，以应急需。

3.避免乱用药物，采取安全给药途径。对过敏体质者，尽量选用致敏性较低的药物，尤应注意复方制剂中含有的已知过敏药物。

4.注意药疹的早期症状，如突然出现瘙痒、红斑、发热等反应，应立即停用一切可疑药物，密切观察，及时处理。

5.已确诊为药疹者，应将致敏药物记入病历首页，或建立患者药物禁忌卡片，并嘱患者牢记，每次看病时应告诉医生勿用该药。

(王小波)

第五节　丘疹性荨麻疹 0.10

丘疹性荨麻疹（papular urticaria），又名急性单纯性痒疹，是一种常见的、好发于儿童的皮肤病，成人也可发病。患者发病多与蚊、虱、跳蚤、各种螨等节肢动物叮咬有关，是叮咬后的一种变态反应，故现趋向于将其称为"虫咬皮炎"（insect bites）。

一、临床表现

1.常在夏秋暖和季节发病。

2.主要发生于1岁以上的儿童及青少年,尤以学龄期前儿童更为多见。

3.本病往往好发于躯干、四肢伸侧,头面部较少累及。

4.皮损表现为风团样丘疹或斑丘疹。典型皮肤损害为风团状似纺锤形,中央有小丘疹或水疱。还可在四肢远侧端和掌跖部位出现张力性水疱或大疱。皮疹可群集或散在分布,但一般不对称。患儿多有剧痒,以夜间为甚。常因搔抓而继发脓疱疮等化脓性皮肤病,但通常无全身症状,局部浅淋巴结也不肿大。

5.病程为1~2周,损害消退后,可遗留暂时性色素沉着斑,但易复发,亦可因继发感染而病程迁延。本病可随着年龄增加或复发次数增多而病情逐渐缓解,直至不再发病。

二、诊断要点

1.好发于夏秋季节。

2.多有蚊虫叮咬等诱因。

3.皮疹好发于躯干、四肢。

4.皮损呈风团样丘疹、丘疱疹,瘙痒剧烈。

5.病程1~2周。

三、鉴别诊断

1.水痘 本病应与水痘相鉴别。水痘是水痘-带状疱疹病毒引起的传染性皮肤病,传染途径多为呼吸道传播。好发于儿童,主要皮疹为红斑、水疱及丘疹,水疱中央可有脐窝,散发于头面部、躯干及四肢,常累及口腔黏膜,损害无风团样皮疹。痒感常不明显。水痘有流行性,可于幼儿园或学校等场所群集发病,发疹前常有1~2天发热、不适等前驱症状。

2.荨麻疹 荨麻疹的皮损是大小不等、形状不规则的风团,无丘疱疹或大疱等损害。

3.Hebra痒疹 Hebra痒疹又称小儿痒疹,是一种慢性痒疹。皮损好发于四肢伸侧,对称分布,为肤色或淡红色小丘疹,质硬,又称痒疹小结节,伴剧烈瘙痒,皮损经数日消退后可以反复发作。

四、治疗方案及原则

本病应注意环境、居室和个人卫生,以杜绝引起本病的蚊虫等滋生。所处室内外可喷洒对人体无害的杀虫剂,消灭臭虫、跳蚤、蚊、螨虫等有害的节肢动物。

1.外用药治疗 可选择具有止痒、消炎作用的洗剂或乳剂外搽,局部外用止痒洗剂如薄荷炉甘石洗剂,也可使用糖皮质激素霜剂;有继发感染时,若渗出不明显可外用莫匹罗星等含抗生素的霜剂,渗出明显可用0.1%依沙吖啶等冷湿敷。

2.内用药物治疗 抗组胺类药可作为常规应用,一般多采用既有抗组胺作用又有镇静作用的苯海拉明、异丙嗪、氯苯那敏、赛庚啶等内服。钙剂,乳酸钙或葡萄糖酸钙片口服或维丁胶性钙肌内注射。如有皮损化脓感染,应使用抗生素。也可选用一些以祛风清热为主的中药进行内服外洗治疗。

(王小波)

第六节 多形红斑 0.21

多形红斑（erythema multiforme）又名多形性渗出性红斑（erythema-multiforme exudation）。本病是一组病因复杂的自限性炎症性皮肤病。皮疹具有多形性，虹膜样红斑是其特征性损害，常伴黏膜损害，严重者出现全身症状。好发于春秋季，易复发，复发率为20%~25%。

一、临床表现

多形红斑（EM）以水肿性红斑、斑丘疹、水疱及虹膜样红斑为特征。

1. 发疹前约有1/3病例有前驱症状，包括中度或轻度发热、全身无力、头痛、咽喉痛和食欲不佳等。

2. 最常见的发病部位是手背、足和四肢伸侧，少数严重者可波及躯干，但头皮很少发疹。

3. 可累及口腔（发生率占患者的25%~60%）、鼻黏膜、阴部黏膜等。皮损也是红斑、水肿、水疱、糜烂及假膜形成。黏膜损害常伴有疼痛感。

4. 皮疹往往突然出现，常对称发生，最初为绿豆至蚕豆大小的圆形鲜红斑，边界清楚。继而形成水肿性红斑，向周围扩大，成为较大圆形的或不规则形的红斑。

5. 部分红斑同心性扩大，中心呈暗紫红色或形成水疱，外围为水肿性红斑，形状似虹膜，称虹膜样红斑（erythema iris）。该损害是本病特征性表现。

6. 部分红斑中心颜色消退，向外扩展一环至数环，称为环状红斑（erythema annulare），还可形成回状红斑（erythema gyratum）、荨麻疹性红斑（erythemaurticatum）、大疱性红斑（erythema bullosum）等。

7. 除上述各种形态红斑外，尚可有红色水肿性丘疹、斑丘疹、出血性瘀斑、水疱及大疱性损害，因此以多形性红斑命名。

8. EM的临床表现各式各样，轻重相差悬殊。轻型EM只有少量皮疹，瘙痒；重型EM（Steven-Johnson syndrome，SJS）的皮损表现为广泛的炎症性红斑和大疱，口唇、口咽和眼结膜常受累，有时还可累及鼻黏膜、尿道、阴道、气管和食管。患者一般情况差，高热、头痛、乏力，有时还可出现各种内脏损害。病程长短不一，轻者10余天，重者数周。重型EM（SJS）的病死率较高。

二、诊断要点

1. 多见于青少年，两性无明显差异。

2. 好发于肢端、手、足、口周、鼻及耳郭，也常侵犯皮肤黏膜交界处如口腔。一年四季均可发病但以冬春季更多见，而且容易复发。

3. 典型皮损为靶形（虹膜状）损害，为大小不等水肿性红斑，中央有出血、水疱、渗出，色泽较深，似靶形或虹膜状，具有特征性。

4. 口腔及外生殖器黏膜也常受累，容易破溃，形成糜烂面。

5. 重症多形红斑除皮损广泛而严重外，常有眼结膜、口腔黏膜及消道黏膜受累，出现大疱、糜烂等，严重时可危及生命。

三、鉴别诊断

1.梅毒　主要与二期早发梅毒疹鉴别。该病患者有冶游史，硬下疳消退后3~4周出现玫瑰疹，发疹前可有发热、头痛及四肢酸痛等全身症状，但皮疹出现后上述症状即缓解。皮疹为0.5cm大小，圆形或椭圆形红斑，铜红色，各个独立存在互不融合，表面可脱屑，自觉症状轻微或无，损害先发生于躯干，渐延及四肢，梅毒血清反应呈阳性。

2.冻疮　发生于寒冷季节，手足平素发凉、多汗。手足、耳轮及面颊出现局限性暗红色肿胀，严重时出现水疱、糜烂，但无虹膜样损害。皮损瘙痒灼痛，夜间遇热后尤甚。

3.药疹　多形红斑型药疹表现可与多形红斑相似，但药疹有明确的用药史，发病有一定的潜伏期，特别是磺胺类药，常发热，无反复发作的特点，发病与患者年龄及季节因素无关。借此可资鉴别。

4.疱疹样皮炎　皮疹可呈多形性，但以簇集性的成群小水疱为主，常排列成环状，皮疹分布于躯干及四肢近端，瘙痒剧烈，黏膜较少累及，病程慢性反复发作，对氨苯砜治疗反应良好。

5.系统性红斑狼疮　可出现多形性皮损，皮疹也好发于面部、耳郭及手足，但面部红斑呈蝶形。实验室检查有ANA、ds-DNA及Sm抗体阳性。

四、治疗方案及原则

1.一般处理　因为EM的病因不同，病情轻重差别很大，在治疗上必须分别对待。对轻症，可不必做特殊处理，或内服抗组胺药和外涂糖皮质激素制剂。对有广泛皮肤黏膜损害的重症，应给予良好的护理和积极的支持治疗，纠正水电解质平衡紊乱，预防继发感染。尽可能去除诱因，如控制感染，停用可疑致敏药物，在治疗期间更应注意避免（包括滴眼药）。须要警惕的是，有些长期使用糖皮质激素的患者容易发生疱疹病毒感染和EM，只有停用糖皮质激素才能使这两种病得到控制。

2.系统治疗

（1）糖皮质激素　重型EM，早期、足量使用糖皮质激素可控制病情发展和减轻症状。用法为泼尼松，每日60~80mg，分次口服。也可用相当量的其他糖皮质激素口服或静脉点滴。待症状控制后应尽快减量。

（2）抗组胺药　主要用于轻症病例，具有止痒作用。如羟嗪25~50mg，每日3次。盐酸赛庚啶2~4mg，每日3次。氯雷他定10mg，每日1次。可选用1种或2种口服。

（3）抗生素　对有广泛水疱和糜烂、渗液的严重病例，要随时警惕继发细菌感染和败血症的可能。有时虽未发现明显细菌感染的征象，但从预防的角度出发，在用糖皮质激素的同时适当并用抗生素是必要的。

（4）免疫抑制剂　个别病例单用大剂量糖皮质激素仍难以控制病情者，可并用硫唑嘌呤，每日100mg，口服。

（5）抗病毒药　对HSV相关的EM，须用抗病毒药物积极预防单纯疱疹复发，如阿昔洛韦、万乃洛韦和泛昔洛韦。EM发病后用药基本无效。局部外涂抗病毒药也无好处。

（6）其他可试用氨苯砜和抗疟药。

3.局部治疗　可酌情选用糖皮质激素制剂外涂，或用生理盐水、0.02%呋喃西林溶液、醋酸铅（Burow）溶液湿敷。

4.口腔损害 经常用 3%过氧化氢或复方硼酸溶液含漱，起清洁、杀菌作用。进食前含黏性利多卡因液，有止痛效果。局部使用倍氯美松喷雾剂有抗炎作用。对口腔黏膜的细菌感染，可全身应用青霉素或红霉素 7~10 天。念珠菌感染可内服伊曲康唑、氟康唑或酮康唑。

5.眼损害 一般只需滴含糖皮质激素和抗生素的眼药水。病情较重者，做眼冲洗和湿敷。必要时，及时请眼科医师处理，以免日后发生角膜瘢痕等严重后遗症。

（王小波）

第七节　接触性皮炎 0.23

接触性皮炎（contact dermatitis）是指皮肤黏膜接触外界刺激物或致敏物后，在接触部位发生的急、慢性炎症反应。引起接触性皮炎的刺激物或致敏物种类繁多，主要有动物性的如毛虫的毒毛；植物性的如漆树、荨麻、金钱草；化学性的如金属镍、铬、钴、塑料、皮革、各种合成橡胶、化学纤维、染料、颜料、各种化妆品中的香料、局部使用的药物如磺胺等。接触性皮炎可以分为原发性刺激性接触性皮炎和过敏性接触性皮炎。前者炎症的轻重和发病的快慢与接触物质的刺激性、浓度和接触时间的长短等有关，多由有强刺激性的化学物质如各种强酸或强碱引起，不论任何人接触该类物质后，短时间内即可发生急性皮炎。若反复接触这类弱刺激性物质可导致慢性皮炎。而过敏性者只发生在少数人，属于典型的Ⅳ型变态反应。

一、临床表现

1.本病因年龄、性别、接触部位、接触物的性质、浓度、季节及个体反应差异等因素，发生皮炎的形态、范围和严重程度亦不尽相同。

2.一般起病较急，在接触部位出现局限性、边界清楚的红斑、丘疹、丘疱疹，皮损红肿明显，并可发生水疱或大疱，疱壁紧张、疱液澄清，水疱破后呈现鲜红色糜烂面或继发感染而出现脓性分泌物。患者自觉瘙痒、灼热或灼痛；如搔抓可将接触物带到其他部位出现类似的皮疹。有些接触物如气体、粉尘、花粉可在皮肤暴露部位出现境界不太清楚的皮疹，也可泛发至全身。发生在面部、外阴等组织疏松部位，红斑、肿胀明显。发生在某些部位的皮损有助于判断常见的一些接触物质，如头皮与染发剂有关；面部多与化妆品、外用药物、眼镜架等有关；颈部可因衣领、围巾、项链等引起；腋窝与使用除臭剂，消毒敛汗剂等有关；手、足处因戴橡皮手套、表带、手镯及肥皂、洗涤剂等引起；臀部、外阴处多因接触油漆便桶、塑料痰盂、化纤织物、染料引起；婴儿因尿布更换不勤致细菌分解尿液产生氨刺激皮肤引发皮炎。

3.本病去除接触物后，一般在 1~2 周内痊愈，可留下暂时性色素沉着。若反复接触刺激或致敏，皮损可以出现肥厚、增殖及苔藓化等慢性皮炎的改变。部分患者因皮损继发细菌感染或泛发全身可引起局部淋巴结肿大，伴有畏寒、发热、全身不适等症状。

二、诊断要点

1.有明确的接触史。

2.接触部位或暴露部位发生边界清楚的水肿性红斑及丘疹、水疱等急性皮炎的表现，皮疹形态多较单一。

3.去除接触物或适当处理后皮疹很快消退，不再接触该物质皮疹不再复发。

4.对原因不明或接触多种物质时，可通过斑贴试验寻找病因和明确诊断。

本病诊断不难。但有些患者长期或反复接触一些弱刺激物，如有机物、去污剂，或暴露于含致敏物质的空气环境中，或使用不同的化妆品等而不被患者注意，认为与本病无关。因此，详细询问各种可疑的接触因素，结合临床表现加以综合分析是十分重要的。

三、鉴别诊断

1.湿疹　病因复杂，常难明确，皮疹往往呈对称性发作且易泛发至全身，皮疹的形态多样可为红斑、丘疹、水疱、糜烂、渗液、结痂，皮损周边可有卫星状皮疹、境界不清，皮疹容易反复发生或加重。

2.光敏性皮炎　在食用某些植物如灰菜、芹菜、泥螺等，或服用磺胺、氯丙嗪等药物后，经光照射后即可出现红斑、丘疹或水疱等皮疹，皮损发生在日光可照射到的暴露部位，而非仅局限于接触部位。因此，多见于面部、耳轮、颈前V字区、项背、手背、前臂伸侧及小腿伸侧等；头皮、颏部、四肢屈侧、掌跖部位几乎从不受累。

3.化妆品皮炎　属于接触性皮炎，是由使用各种化妆品而引起的皮炎，近年来较常见并呈增加趋势。在化妆品引起的接触性皮炎中，刺激性皮炎占80%，变应性皮炎占20%左右。

四、治疗方案及原则

1.首先应明确病因，去除接触物或脱离接触环境。

2.内用药物　多选用抗组胺药物止痒抗炎，常用的有氯苯那敏（chlorpheniramine）4~8mg，每日3次；赛庚啶（cyproheptadine，安替更）2~4mg，每日3~4次；苯海拉明（diphenhydramine，可太敏）20mg肌内注射，每日1~2次；多塞平（doxepin，多塞平）12.5~25mg，每日2~3次。近年来，非嗜睡性的长效抗组胺及抗过敏药广泛被使用，这些药物可选择性地拮抗H_1受体，抑制组胺介导的变态反应和后期炎症介质的释放、抑制肥大细胞脱颗粒，调节迷走神经的兴奋性等作用；起效较快、维持时间长、无抗胆碱作用，副作用少而安全性高。常用的有氯雷他定（克敏能）10mg，每日1次；西替利嗪（仙特敏、赛特赞）10mg，每日1次；地氯雷他定（恩理思）5mg，每日1次；依巴斯汀（开思亭）10mg，每日1次；盐酸左西替利嗪（迪皿、优泽）5mg，每日1次。咪唑斯汀（皿治林）10mg，每日1次。钙剂亦常应用于临床，10%葡萄糖酸钙10ml加维生素C 0.25~0.5g，静脉缓慢注射；或用10%葡萄糖酸钙20ml加维生素C 2~3g加入5%葡萄糖溶液500ml中，静脉滴注，每日1次；轻症者亦可口服钙剂如葡萄糖酸钙片0.5g或磷酸氢钙片0.3~0.6g，每日3次。一般轻度或小面积的接触性皮炎仅需用常规治疗即可很快痊愈。如皮损广泛、红肿严重、水疱大疱及炎症明显时，可系统使用皮质激素。常用泼尼松每日30~40mg，口服；或氢化可的松每日150~200mg，静脉滴注；地塞米松每日5~10mg，肌内注射或静脉使用。

3.外用药物　在急性期按有无渗出和继发感染选用不同的药物，以冷湿敷为主。无渗液时可外搽炉甘石洗剂；红肿、渗出明显时可用生理盐水、1%~3%硼酸水、0.1%依沙吖啶（雷佛奴尔）、1∶20醋酸铝或1∶（15000~10000）高锰酸钾溶液湿敷，感染较重时可用生理盐水100ml加庆大霉素或妥布霉素32万~40万U,用4~6层纱布浸上述溶液、拧干不滴水为宜敷贴于患处，每日3~4次；若有大疱时可将疱液抽出后再行湿敷。亚急性期皮损红肿减轻、渗出减少或有少许痂壳、鳞屑时仍可用上述溶液湿敷或外搽氧化锌油，亦可用糖皮质激素霜剂；无渗出或皮肤肥厚粗糙、苔藓样变时可选用糖皮质激素霜剂如地塞米松霜、倍他米松霜或氧化锌乳剂、2%~5%糠馏油等焦油类糊剂或软膏。外用0.1%糠酸莫米松乳膏（艾洛松）、5%多塞平霜具有很好的消炎、止痒效果。伴有明显的细菌感染、出现较多的脓性分泌物、发热及血象升高时，可选用抗生素。局部抗生素如莫匹罗星软膏（百多邦），夫西地酸乳膏（奥络）每日2~3次。

(王小波)

第八节　离心性环形红斑 0.0796

离心性环形红斑（erythema annulare centrifugum）本病也称持久性回状红斑、浅表性或深在性回状红斑，是一种具有向周围扩大，表面有鳞屑的多环形红斑性皮肤病。

一、临床表现

1.单个或多个环状、弧状或多环状红斑，边缘略隆起，逐渐向外扩展，中央趋于消退。有的皮损直径可达10cm。

2.好发于躯干部，尤其是臀部和股内侧。

3.无黏膜损害。

4.本病分2型

①深型　环状红斑的边缘隆起，质韧，无鳞屑，基本不痒。

②浅型　环状红斑的边缘不太清楚，表面有鳞屑，常感瘙痒。病程长短不一，从数日、数月至2~3年不等，症状时轻时重。大多数病例可自然痊愈。

二、诊断要点

1.本病可发生于任何年龄，但以中老年居多，无性别差异。

2.皮损可发生于躯干及四肢，但以发于股、臀及小腿者居多。

3.开始为风团样红斑，逐渐向外扩大，呈环状红斑，有的圆环形红斑扩大后逐渐断开，呈不规则环形，有的互相融合成花朵形。在红斑边缘内有糠秕状鳞屑。

4.自觉轻度瘙痒。

5.部分病例可伴有关节痛或咽喉痛。

三、鉴别诊断

1.脂溢性皮炎　红斑上覆油腻性鳞屑，以头面为好发部位，皮疹边缘也可很清楚，但无离心性扩展及多环表现。

2.多形红斑　皮疹呈多形性，有虹膜样损害，很少有环状和多环状发疹。

3.体癣　皮疹虽可呈环形，但边缘有丘疹、小水疱，表面有鳞屑性损害，瘙痒明显，炎性浸润较明显，真菌直接镜检及培养阳性。

4.结核型麻风　皮疹发展缓慢，有明显的感觉（痛觉、触觉）减退或消失，病理检查为结核样肉芽肿。

四、治疗方案及原则

1.尽量查清病因，并作相应的处理，这是根本性治疗措施。原发疾病治愈后，皮疹也会随之消退。

2.糖皮质激素内服，可有效地控制症状，但停药后往往很快复发。

3.抗组胺类药有一定止痒效果。

4.若怀疑到发病与感染因素有关，可凭经验选用适当的抗生素或抗真菌药物。

5.其他可试用的药物包括碘化钾、次柳酸铋油剂、胎盘组织液、维生素C和钙剂等。局部紫外线照射可能也有效。

6.皮损局部可外涂糖皮质激素制剂、焦油软膏或其他温和的止痒安抚剂。

(王小波)

第八章 寄生虫及昆虫性皮肤病 0.26

第一节 疥疮 0.0987

疥疮是由疥虫寄生在人体皮肤表皮层内所引起的慢性传染性皮肤病。以发生于指间等褶皱部位、不发于头面部及常集体发病为特征，接触传染。

一、诊断要点
1. 好发于指间、腋前缘、脐周、阴部及大腿内侧。仅儿童可波及头面。有接触传染史，常见于集体感染。
2. 皮疹为米粒大红色丘疹，有水疱及隧道，男性阴囊、阴茎可为绿豆至黄豆大结节。
3. 夜晚瘙痒剧烈，白天轻微。
4. 一般无全身症状。
5. 可因日久搔抓继发化脓感染、湿疹样变、脓疱疮、疖肿、蜂窝织炎、淋巴管炎或淋巴结炎，少数并发肾炎、剥脱性皮炎。
6. 水疱及隧道等皮损处可找到疥螨。

二、鉴别诊断
1. 痒疹 好发于四肢伸侧近端、腰背部，皮损多为米粒大，淡红或肤色，群集，但指间腕屈侧多无皮疹，无夜间剧痒、白天一如常人的特点。病程缓慢，多是儿童期开始发病，无传染性。
2. 湿疹 为红斑、丘疹、水疱等多形性皮疹，对称分布，无一定好发部位，无传染接触史。
3. 丘疹性荨麻疹 为散在纺锤形丘疹、丘疱疹及水疱，易反复发作，虫咬后易发生。
4. 皮肤瘙痒症 主要为皮肤瘙痒，损害为继发皮损，如抓痕、血痂等，发无定处，缺乏丘疹及水疱，无集体发病的特点。
5. 虱病 主要发生于躯干，皮损为继发性，在衣缝中可找到虱及虱卵。

三、治疗方法
1. 一般治疗

（1）全身治疗：①抗组胺药口服，如赛庚啶、西替利嗪等；②继发感染者给予抗生素口服。

（2）局部治疗：以杀虫止痒为原则。①10%（儿童用5%）硫黄软膏外搽，全身搽膏一遍，每日早、晚各1次，连用3d后第4日再洗澡更衣；②30%丙体666乳剂（每周使用不能超过30g）、25%苯甲酸苄酯乳剂或5%β-萘酚乳剂、10%克罗米通乳剂，按前法使用；③疥疮结节可用康宁克通针加入利多卡因针局部封闭，每周1次；或外用皮质类固醇软膏，配合维A酸软膏，每天2次；亦可试用液氮冷冻。

2.中医治疗

（1）中药内服：荆芥、防风、刺蒺藜、苦参、苍术、黄芩、生地黄、蝉蜕，水煎，每日1剂，分2次内服。中成药：大黄䗪虫丸、桂枝茯苓丸。

（2）外治疗法：①苦参、百部等煎水外洗；②百部的乙醇浸泡液每日搽2~3次；③豚脂、硫黄粉、古月粉混合成膏，外用。

（3）其他治疗：①25%硫黄、3%水杨酸软膏于洗澡蘸药自上而下用力反复擦药，第2日洗澡、换衣。如2~3周后复查未愈再重复1次。②苯甲酸苄酯、硬脂酸及三乙醇胺加水，混匀外用。

四、预防与护理

1.注意个人卫生，勤洗澡、勤换衣。

2.不与患病者同居，病人衣物应煮沸消毒。或在阳光下暴晒。

（杨万军）

第二节　隐翅虫皮炎 0.0905

隐翅虫皮炎亦称线状皮炎，是隐翅虫的毒液接触人体皮肤引起的线条状、点状或片状损害。以发病表浅及灼痛为特征。好发于夏季夜间。病因为隐翅虫虫体内的一种强酸性毒液沾染皮肤引起急性皮炎。

一、诊断要点

1.好发于颜面、颈部、上肢及下肢等暴露部位。

2.皮疹为红斑、脓疱，呈点状、条状及片状，尤以条状者多见。皮损色鲜红微肿，其上可有条状或不规则排列小脓疱，极似皮肤被竹签刮伤后继发感染所致形态。

3.自觉有剧烈灼痛及灼痒感。

4.皮损范围广、炎症较显著者，常伴头痛、头晕及发热等全身症状。浅表淋巴结可肿大。

5.有的可侵犯眼结膜和鼻及口角黏膜，形成糜烂面。

6.8~9月间发病较多，病人多于第2日起床后发现皮疹。

7.一般1~2周痊愈，愈后遗留色素沉着或减退斑。

二、鉴别诊断

1.接触性皮炎　有接触史可寻，多为境界明显的水肿性红斑可出现大疱。

2.湿疹　损害界限不清，皮疹多形性、对称性，一般不呈条索状分布。自觉症状以瘙痒为主。

3.脓疱疮　多发于儿童，为大的脓疱、脓痂，不形成条索状损害。

三、治疗方法

1.一般治疗

（1）全身治疗：①全身症状重者，可用抗组胺药，如氯苯那敏、赛庚啶、氯雷他定等；②皮损广泛者可用小剂量类固醇皮质激素治疗；③有明显感染者，可酌情选用抗生素或磺胺类药物治疗。

（2）局部治疗：以杀虫、收敛、干燥、消炎为原则。①发现后尽早用肥皂水洗净，然后涂皮康霜、恩肤霜软膏等类固醇皮质激素霜剂；②若红肿明显或有糜烂者，可选用1%明矾液、3%硼酸溶液、0.1%依沙吖啶液、5%碳酸氢钠液、10%氨水、1∶5000高锰酸钾溶液等湿敷，后涂炉甘石洗剂；③若有脓疱者可涂莫匹罗星软膏、2%甲紫或搽10%硫黄鱼石脂糊剂。

2.中医治疗

（1）中药内服：金银花、野菊花、蒲公英、黄芩、甘草各适量，水煎，每日1剂，分2次内服。

（2）外治疗法：①鲜马齿苋捣烂敷于患处；②黄檗、玄明粉，煎水，冷后湿敷；③半边莲干品，加水，煎煮半小时，浸洗或湿敷患处。

（3）其他治疗：①季德胜蛇药片以凉开水搅拌成糊状，涂于患处；②红外线照射或磁疗均有杀虫、消炎作用。

四、预防与护理

1.搞好环境卫生，清除杂草及垃圾，适当应用杀虫剂。
2.房间安装纱门、纱窗防止害虫侵入。
3.发现有虫落在皮肤上，不要用手捏或拍击，应将其拨落在地。

(杨万军)

第三节　虫咬皮炎 0.0788

虫咬皮炎系指某些昆虫刺伤皮肤，其涎液或毒液侵入皮肤引起的炎性皮肤反应。以有虫咬史、自觉奇痒及灼痛为特征。常有季节性，且以夏季多见。常见的有虱、螨、隐翅虫、桑毛虫及恙螨等昆虫所致的皮炎。

一、诊断要点

1.皮损多见于暴露部位，但由跳蚤及臭虫引起的多在覆盖部位。
2.皮疹以丘疹、风团或瘀点为多见，亦可出现丘疱疹或水疱。皮损中央常可见刺吮点，散在分布或数个成群。
3.自觉奇痒，烧灼或痛感。
4.常因搔抓引起继发感染或局部淋巴结肿大。
5.常有虫咬史或找到害虫。常有季节性，以夏季多见。

二、鉴别诊断

单纯性痒疹：与虫咬皮炎相似，但皮损初起为小米至绿豆大小淡红色或皮色、质硬坚实的丘疹，且数目较多，主要分布在四肢近端、腰、肋下等，与虫咬皮炎不同。

三、治疗方法

1.一般治疗

（1）全身治疗：①内服抗组胺药物，如赛庚啶、氯苯那敏、氯雷他定等；②变态反应重时可予小剂量糖类固醇皮质激素治疗；③继发感染可酌情选用抗生素。

（2）局部治疗：以杀虫、止痒及消炎为主。①皮质类固醇软膏，如丁酸氢化可的松霜；2%冰片、5%明矾炉甘石洗剂及艾叶油等外搽。②20%氨水外搽，重型水疱明显者以0.02%呋喃西林或3%硼酸液湿敷。

2.中医治疗

（1）辨证施治：①热毒证，治以清热解毒，方用五味消毒饮加减；②风毒证，治以祛风解毒，方用消风散加减。

（2）外治疗法：①雄黄解毒散与百部酊混匀外涂，或用鲜芦荟雄黄解毒散外涂；②百部、蛇床子、苦参、黄檗等药煎水外洗；③南通蛇药片等蛇药解毒片以冷开水或食醋等调成糊状外搽；④鲜菊叶、三七或半边莲等捣烂外敷。

（3）其他治疗：①红外线照射，可起到杀虫止痒作用；②伏龙肝（灶心土）以米醋调敷；③20%三季红叶酊 20ml、甘油 20ml、氢化可的松注射液 20ml、水 55ml.混合均匀外用，出现刺痛即停用。

四、预防与护理

1.加强卫生宣传教育，注意个人卫生，消灭害虫。

2.虫接触人体皮肤时，切勿在皮面上将虫拍死或捏碎。

3.忌用乙醇、碘酊等消毒剂或刺激剂。

(杨万军)

第九章 神经精神功能障碍性皮肤病 0.27

第一节 神经性皮炎 0.13

神经性皮炎又名慢性单纯性苔藓，是一种常见的慢性皮肤神经功能障碍性皮肤病。以皮肤局限性苔藓样变，伴剧烈瘙痒为特征。属中医学"牛皮癣"的范畴。

一、诊断要点

1. 好发于颈部、项部、四肢伸侧及骶尾部等处。
2. 先有局部间歇性瘙痒而无明显皮损，经反复搔抓或摩擦后出现集粒至绿豆大圆形或多角形扁平丘疹，密集或散在。呈正常皮色或淡褐色，表面光滑或有少量鳞屑。以后丘疹增多，扩大并融合成片，皮纹加深，边缘清楚，呈苔藓样变。由于搔抓还可见抓痕、血痂或继发感染。
3. 自觉阵发性剧痒，夜间尤甚。情绪激动、局部刺激、饮酒及食辛辣刺激性食物等常可使病情加重或诱发本病。
4. 病程慢性，反复发作。可分为局限性和泛发性两型。

二、鉴别诊断

1. **慢性湿疹** 多有糜烂、渗出等急性湿疹的发病过程，以皮肤肥厚粗糙为主，边界欠清楚。
2. **扁平苔藓** 为多角形、中央略凹陷的扁平丘疹，呈暗红、紫红或正常皮色，表面有非常细小鳞屑。形成一有光泽的膜。有条状损害，颊黏膜常有灰白色扁平多角形皮损，组织病理有特异性。
3. **原发性皮肤淀粉样变** 两小腿伸侧有对称性的圆形丘疹样苔藓样斑片，圆形丘疹，呈半透明状。高粱米至绿豆大小，粗糙而坚硬，组织病理有特异性。

三、治疗方法

1. 一般治疗

（1）全身治疗：①有神经衰弱症状及瘙痒剧烈者，可选用抗组胺药，如氯苯那敏、异丙嗪（非那根）、羟嗪、赛庚啶、咪唑斯汀，或服镇静催眠药，如甲丙氨酯（安宁）等，并合用谷维素及复合维生素B；②泛发者，可行静脉封闭疗法，常用0.25%普鲁卡因、维生素C等。

（2）局部治疗：①可选用含各种消炎和止痒等成分的药物，如10%黑豆馏油膏、5%~10%糠馏油或煤焦油软膏、松馏油软膏、1%~3%蒽林软膏、4%甲醛溶液、升汞乙醇溶液、复方硫黄软膏、苯酚（石炭酸）醑剂及皮炎搽剂等。②类固醇皮质激素软膏、霜剂或溶液，如恩肤霜、倍他米松软膏及氟轻松软膏等。若采用封包疗效更好；若局部苔藓化、肥厚明显者可先用肤疾宁硬膏贴3~5d，待薄后再用其他疗法。③局部封闭疗法，可选用类固醇皮质激素,如泼尼松龙及曲安西龙(去炎松)等。也可用普鲁卡因、苯海拉明、2%苯甲醇、山莨菪碱(654-2)等局部封闭。

(3) 物理疗法:可酌情选用浅层 X 线、紫外线、^{32}P(^{32}磷)及 ^{90}Sr(^{90}锶)敷贴、液氮冷冻、氦-氖激光或二氧化碳激光、磁疗、蜡疗及矿泉浴治疗。

2.中医治疗

(1) 辨证施治:①肝郁化火证,治以疏肝理气,清肝泻火,方用龙胆泻肝汤加减;②风湿蕴肤证,治以疏风清热利湿,方用消风散加减;③血虚风灼证,治以养血祛风,润燥止痒,方用当归饮子加减。

(2) 中成药:①当归片 5 片,口服,3/d;②乌蛇止痒丸 10g,3/d;③地龙片 5 片,口服,2/d;④丹参片 5 片,口服,2/d。⑤润燥止痒胶囊,3 粒,口服,3/d。

(3) 外治疗法:①皮损较薄者,可外搽 2 号癣药水、斑蝥醋、百部酊及川楝皮酊;②皮损较厚者,可外搽皮癣水、黑油膏及藜芦膏等;③皮损泛发者,可选用布帛搽剂外搽。

(4) 针灸疗法:①针刺疗法,取穴曲池、外关、血海、三阴交,施泻法,每日 1 次;②梅花针疗法,用梅花针局部皮损轻巧叩刺,以少许渗血为度,每 3~5 天 1 次;③耳针疗法,取穴神门、枕部、肺区、肾上腺、皮质下,针刺留针 30min,1/d。

四、预防与护理

1.解除思想负担,生活规律化,劳逸结合。

2.避免饮酒、喝浓茶及食辛辣刺激性食物。

3.避免搔抓、摩擦及热水烫洗。

(殷文浩)

第二节 瘙痒症 0.14

瘙痒是许多皮肤病共有的一种自觉症状。临床上将只有皮肤瘙痒而无原发损害者称之为瘙痒症,分局限性和全身性两型。属中医学"痒风"的范畴。

一、诊断要点

1.全身性泛发者,最初仅局限于一处,逐渐扩展至身体大部或全身。局限性者,发于身体的某一部位,以肛门、男性阴囊及女阴等处多见。

2.无原发性皮损,由于搔抓可引起皮肤上出现抓痕、血痂、色素沉着、湿疹样变及苔藓样变。

3.阵发性剧烈瘙痒,瘙痒发作常有定时,此外,尚有烧灼、虫爬及蚁行等感觉。感情冲动、温度变化及衣服摩擦等刺激都可引起瘙痒发作或加重。

4.临床类型,根据发病部位、季节、年龄及诱发因素等,可分为全身性瘙痒病,如老年瘙痒病、冬季瘙痒病及夏季瘙痒病等;局限性瘙痒病,如肛门瘙痒病、女阴瘙痒病及男性阴囊瘙痒病等。若继发于全身情况,如糖尿病、肝胆病及妊娠等称为症状性瘙痒病。

二、鉴别诊断

1.虱病　发于体部、阴部及头部，可找到虱虫或虱卵。
2.神经性皮炎　好发于颈、项、骶尾及四肢伸侧，因搔抓迅速出现皮肤苔藓样变。

三、治疗方法

1.一般治疗

（1）全身治疗：①抗组胺药如氯苯那敏、咪唑斯汀、羟嗪、赛庚啶、去氯羟嗪、美喹他嗪及盐酸曲普利啶等口服，或选用钙剂、维生素C及硫代硫酸钠。若有失眠等神经衰弱症状者，给予镇静催眠药，如地西泮（安定）等。②全身性瘙痒较重者，可选用盐酸普鲁卡因静脉封闭。③对老年性瘙痒病，可酌情选用性激素，男性用丙酸睾酮或甲睾酮，女性用己烯雌酚或黄体酮。④其他可选用维生素B、氨苯砜等。

（2）局部治疗：选用镇静止痒力强、刺激性小的药物，常用药有1%~2%苯酚（石炭酸）、2%~3%水杨酸、1%~2%薄荷脑、2%~4%醋酸、5%~20%糠馏油或黑豆馏油、1%麝香草酚、1%达克罗宁、3%~5%苯唑卡因等配成酊剂、洗剂、软膏及霜剂。①根据季节及个体皮肤情况选用不同制剂，夏季用溶液、酊剂、洗剂，冬季皮肤干燥肥厚用软膏及霜剂；②局限性瘙痒可选用类固醇皮质激素的软膏或霜剂，如0.25%醋酸氢化可的松软膏、地塞米松霜及氟轻松霜；③局部注射疗法，局限性瘙痒可用曲安奈德（确炎舒松-A）、地塞米松及普鲁卡因等药物做局部封闭，或用维生素B_{12}、苯海拉明及异丙嗪等穴位注射。

（3）物理疗法：①全身性瘙痒可行紫外线照射、皮下输氧、淀粉浴、糠浴及矿泉浴等；②局限性瘙痒经过多方治疗无效时，可考虑用放射性核素^{32}P（^{32}磷），^{90}Sr（^{90}锶）或浅层X线照射。

2.中医治疗

（1）辨证施治：①血热生风证，治以凉血清热、消风止痒，方用止痒熄风汤加减；②血虚生风证，治以养血消风、润燥止痒，方用养血润肤饮加减；③瘀血证，治以活血化瘀、祛风止痒，方用活血祛风汤加减；④风盛证，治以搜风清热，方用乌蛇祛风汤加减；⑤风湿证，治以祛风除湿、清热止痒，方用全虫方加减；⑥风寒证，治以祛风散寒、调和营卫，方用桂枝麻黄各半汤加减；⑦阴亏证，治以滋养肝肾，方用地黄饮子加减。

（2）中成药：①乌蛇止痒丸每次10g，3/d；②祛风换肌丸每次6g，口服，2~3/d。

（3）外治疗法：①周身皮肤瘙痒者，外搽苦参酒、九华粉洗剂及三石水；②皮肤干燥发痒者，外搽润肌膏。

（4）针灸疗法：①针刺疗法，取穴曲池、足三里、合谷、三阴交、血海，施泻法，每日1次；②耳针疗法，取穴神门、交感、肾上腺、内分泌、肺区、痒点等区域，单耳埋针，双耳交替，每周轮换1次；③耳背放血。

四、预防与护理

1.祛除病因，忌食辛辣刺激性食物，如饮酒，喝浓茶、咖啡等。
2.避免各种外界刺激，如搔抓、热水、肥皂烫洗。
3.生活要规律化，加强营养，保证充足睡眠。

（殷文浩）

第十章 红斑鳞屑性皮肤病 1.03

第一节 银屑病 0.26

银屑病又称牛皮癣，是一种常见的具有特征性皮损的慢性易于复发的皮肤病。临床上以红斑、鳞屑为主要特征，或与感染、免疫、遗传、环境及精神压力相关。有明显季节性，冬季发病或加剧，夏季自行痊愈或减轻。多见于青壮年。根据临床表现一般分为4型，即寻常型、脓疱型、关节病型和红皮病型。属中医学"白疕"的范畴。

一、诊断要点

1.寻常型银屑病

（1）临床特点：①典型皮损为境界清楚、形态、大小不一的红斑，稍有浸润增厚，红斑表面覆盖银白色层积性鳞屑。轻轻刮去鳞屑，可见一层淡红半透明薄膜，称薄膜现象。刮除薄膜后可见小出血点，称为点状出血现象（即 Auspiz 征）。进行期中，外伤或针孔处常可出现新皮损，称为同形反应（Koebner 现象）。②头皮皮损鳞屑较厚，毛发呈束状，但不脱发。指甲甲板出现点状凹陷似顶针样，变形，肥厚失去光泽。皮肤皲裂部位易造成浸渍皲裂。③皮损以头皮、躯干及四肢伸侧为主，黏膜（如口腔黏膜、龟头黏膜）损害较轻。④初发多在青壮年，病程慢性，有一定季节性，冬重夏轻，可反复发生，也有冬轻夏重者。

（2）病程：一般分3期。①进行期：不断出现新皮损且原有皮损逐渐扩大。伴有同形反应，瘙痒明显。②静止期：皮损稳定，经久不消，无新发疹。③退行期（恢复期）：皮损减少、变平，逐渐消退，留有色素减退斑。如经治疗后消退则留有色素沉着斑。

（3）组织病理学改变：主要为显著角化不全，可见 Munro 脓肿，颗粒层变薄或消失，棘层增厚，表皮突延长，深入真皮。真皮乳头呈杆状向表皮内上伸。真皮浅层血管周围淋巴细胞浸润。

2.脓疱型银屑病

（1）泛发脓疱型银屑病：①皮损特点是在红斑上出现群集性浅表的无菌性脓疱，脓疱如粟粒，可融合成脓湖；②皮疹可泛发躯干及四肢，口腔黏膜亦可受累，常见沟纹舌；③可伴高热、关节肿痛等全身症状；④病情好转后可出现典型银屑病皮损，病程可达数月或更久，常易复发，预后较差；⑤实验室检查，白细胞增高，血沉增快，可有低蛋白血症及低钙血症。

（2）掌跖脓疱型银屑病（又称局限性脓疱型银屑病）：①皮疹在红斑基础上出现多数粟粒大小脓疱，1~2周后自行干涸，形成黄色痂痂或小鳞屑，以后又在鳞屑下出现小脓疱，反复发生，逐渐向周围扩展；②皮损好发于掌跖部；③病人一般情况良好，但病情顽固。

(3）组织病理学改变：表皮内海绵状脓疱，疱内多数中性粒细胞。脓疱多位于棘细胞上层。真皮浅层血管扩张，周围有淋巴细胞和组织细胞及少量中性粒细胞浸润。

3.关节病型银屑病（又名银屑病性关节炎）

（1）典型的关节改变，多侵犯远端指（趾）间关节，常不对称，发生类风湿关节炎样损害。关节红肿疼痛、变形及功能障碍。

（2）常与寻常型银屑病或脓疱型银屑病同时发生，多见于男性。病程迁延，关节炎随银屑病皮损的轻重而变化。

（3）实验室检查类风湿因子阴性，血沉增快，X线检查见类似类风湿关节炎的骨关节破坏。

4.红皮病型银屑病（又名银屑病性红皮病或银屑病性剥脱性皮炎）

（1）银屑病活动期治疗方法不当或脓疱型消退过程中可转为本型。

（2）表现全身皮肤弥漫性潮红、肿胀和脱屑，在潮红浸润中，可见片状正常"皮岛"为本病特征之一。

（3）可伴发热、畏寒、头痛及关节痛等不适，浅表淋巴结肿大。血象白细胞可升高，低蛋白血症。

（4）本病顽固，愈后易复发。治愈后，可有典型的银屑病损害。

二、鉴别诊断

1.慢性湿疹　多发于屈侧，有剧痒及色素沉着，鳞屑少。无银白色多层鳞屑及薄膜现象，亦无出血现象。

2.玫瑰糠疹　多发于躯干，为鲜红色斑片，沿皮纹排列鳞屑少，多数在1~2个月可自愈。

3.脂溢性皮炎　皮损边界不清，头皮常有油腻鳞屑，无典型束状发、日久常有脱发现象。

4.连续性肢端皮炎　须与局限性银屑病相鉴别，二者皮损类似，但前者多有外伤史。

三、治疗方法

1.一般治疗

（1）全身治疗：①抑制表皮细胞分裂药物，如氨蝶呤钠、氨甲蝶呤，或复方胺肽素胶囊。②维A酸类药，如阿维A、异维A酸。③类固醇皮质激素，一般仅用于红皮病型、关节病型或泛发性脓疱型银屑病且使用他药无效者，并需采用联合治疗。④免疫抑制药，如他克莫司、霉酚酸酯（骁悉）、环孢素（环孢菌素A）；免疫调节药，如胸腺素、转移因子。⑤抗生素，如青霉素、红霉素。⑥维生素A、维生素B、维生素C、维生素D等。⑦生物制剂，如依那西普、英利昔单抗等。

（2）局部治疗：①角质促成剂、焦油制剂（如5%~10%黑豆馏油、煤焦油等）、5%水杨酸、5%氧化氨基汞、0.1%~0.4%蒽林、芥子气、0.025%~0.1%维A酸、10%~15%喜树碱及10%~20%尿素，配成软膏或泥膏。②皮质类固醇制剂，如糠酸莫米松、地塞米松、氟轻松及哈西奈德等霜剂。曲安奈德（确炎舒松-A）或泼尼松龙混悬液加等量1%普鲁卡因溶液做皮损区封闭。③维A酸类药，如全反式维A酸软膏、他扎罗汀软膏。④维生素D_3衍生物，如钙泊三醇（达力士）、他骨化醇等。⑤免疫抑制药，如他克莫司软膏和匹美莫司软膏。

(3) 其他疗法：紫外线照射和光化学疗法，包括口服 8-甲氧补骨脂素，配合长波紫外线照射（UVA），利用光化学物质和光线照射的相互作用，达到治疗目的；温泉治疗或海水浴。

2.中医治疗

(1) 辨证施治：①风热血热证（常见于进行期），治以疏风清热，凉血化斑，方用消风散合犀角地黄汤加减；②风湿寒痹证（多见于关节炎病型），治以疏风散寒、调营活络，方用桂枝汤加减；③湿热蕴结证（多见脓疱型），治以清热利湿，方用萆薢渗湿汤加减；④火毒炽盛证（多见于红皮病或脓疱病型），治以清热解毒，兼以凉血，方用黄连解毒汤合五味消毒饮加减；⑤血虚风燥证（静止期），治以滋阴润燥，养血祛风，方用养血润肤饮加减；⑥血瘀证，治以活血化瘀，养血润燥，方用桃红四物汤加减。

(2) 中成药：①银屑灵冲剂 10g，口服，3/d；②复方青黛丸 10g，口服，3/d；③竹黄颗粒剂 10g，口服，3/d；⑤雷公藤总苷片，2 片，口服，3/d。

(3) 外治疗法：①进行期（脓疱型、红皮病型等），可用安抚保护药，如黄连、黄檗、青黛膏或调麻油外搽。也可用京万红烫伤膏、湿润烧伤膏外搽。②静止或消退期，用一扫光、10%硫黄软膏外搽，牛皮癣药膏或风油膏外搽。③药浴疗法（各型银屑病），浴洗方，侧柏叶、楮桃叶、艾叶、枫球子、千里光、黄檗、地骨皮、狼毒及白鲜皮各 30g，煎水浴洗。

四、预防与护理

1.少食脂肪和肉类，忌食辛辣及酒类，多食新鲜蔬菜水果。
2.增强体质锻炼，防止感冒（病毒感染）及精神刺激。
3.治疗中应注意：服用氨甲蝶呤等药物应每周复查血象，定期检查肝、肾功能。
4.外用药物原则上从温和无刺激药物开始，浓度由低到高，避免长期大面积外用强效类固醇皮质激素。

第二节 玫瑰糠疹 0.0964

玫瑰糠疹是一种常见的具有自限性的急性红斑鳞屑性皮肤病。临床以好发于躯干、长轴与皮纹一致的圆形、椭圆形或环形玫瑰色鳞屑斑为其特征。能自愈、罕见复发。多见于青壮年，好发于春秋季，可能与病毒感染有关，属中医学"风癣"范畴。

一、诊断要点

1.部分病人有前驱症状，如全身不适、头痛、咽痛、关节及肌肉酸痛等，持续 1~2 周时间。
2.50%~90%的病人发生在颈部以下、躯干或四肢某部出现 1 个玫瑰色较大（直径 2~5cm）圆形或椭圆形斑，境界清楚，上有糠秕状鳞屑，称母斑或前驱斑。
3.1~2 周后在躯干部出现多数蚕豆大小椭圆形淡红斑，中心略呈黄褐色，边缘有领圈样薄屑，皮损长轴与皮纹走行一致，称子斑或继发斑。

4.皮损好发于躯干及四肢近心端。

5.无自觉症状或有不同程度瘙痒。

6.病程自限，一般6~8周自愈，很少复发，预后良好。

二、鉴别诊断

1.银屑病　发病部位不定，但以四肢伸侧及头皮多见，基底为淡红色炎性浸润，覆有多层银白色鳞屑，刮去鳞屑有薄膜反应，除去薄膜可见点状出血。病程长，易复发。

2.体癣　好发于颜面及躯干，皮损数目少，呈环状，边缘有丘疹、水疱及鳞屑，可查见真菌。

3.药疹　有时可呈玫瑰糠疹样型，但有服药史，不出现母斑。经过短促，停药后易于消退。

4.梅毒　二期梅毒玫瑰疹应与此区别。前者无硬下疳史、皮损不痒、梅毒血清试验阳性，二者不难鉴别。

三、治疗方法

1.一般治疗

（1）全身治疗：①抗组胺类药，如氯苯那敏4mg，口服，3/d；②10%葡萄糖酸钙或硫代硫酸钠静脉注射；③较严重的病例，口服泼尼松40~60mg/d；④红霉素肠溶片，连服2周为1个疗程。

（2）局部治疗：保护及止痒为原则。①炉甘石洗剂外涂；②类固醇皮质激素霜剂外涂，必要时配合维A酸类软膏；③尿素软膏。

2.中医治疗

（1）辨证施治：①风热证，治以疏风清热，方用银翘散加减；②血热证，治以凉血祛风，方用凉血消风散加减；③血燥证，治以养血润燥、消风止痒，方用养血润肤饮加减。

（2）中成药：①板蓝根冲剂10g，口服，3/d；②抗病毒口服液10ml，口服，3/d；③消风合剂50ml，口服，3/d；④雷公藤总苷片；⑤复方青黛丸。

（3）外治疗法：①三黄洗剂外搽，清凉粉外扑，每月2次；②药浴疗法，用苦参汤煎水外浴洗。

（4）其他治疗：①物理疗法，用紫外线照射或氧气皮下注射；②糠浴及矿泉浴。

四、预防与护理

1.忌食辛辣、酒类及腥发之品。

2.注意皮肤护理、避免搔抓、忌热水烫洗和使用碱性肥皂。

(刘起锟)

第三节　副银屑病（无作者吗？还是刘起锟）0.13

副银屑病又称类银屑病，是一组病因不明的慢性皮肤病。以红斑、丘疹、浸润及鳞屑而无自觉症状为其特征。病程顽固，多不易治疗。可发于任何年龄，但以青年男性为多见。

一、诊断要点

根据临床表现通常分为3型，即点滴状、痘疮样及斑片状副银屑病。

1. 点滴状副银屑病

（1）常于青年发病，男性多于女性。

（2）主要分布于躯干、四肢。

（3）皮损为淡红色或褐红色针头至指甲大小，略有浸润的斑丘疹，互不融合，表面细薄鳞屑，不易剥掉，用力刮除鳞屑后无点状出血。

（4）无自觉症状，病程缓慢。

2. 痘疮样副银屑病（又称急性痘疮样苔藓状糠疹）

（1）主要分布于躯干及四肢屈侧，口腔及生殖器也有受累。

（2）发病急，病程短，一般数周至半年可自然消退。

（3）为泛发性淡红色或棕色鳞屑性扁平红斑丘疹、丘疱疹，常有坏死、脓疱、结痂。愈后留下天花样瘢痕，皮疹成批不断出现。检查时可见处于不同阶段的皮损为本病特点。

（4）任何年龄可发病，以青年多见。

3. 斑片状副银屑病

（1）好发于躯干和四肢近侧，两侧对称。

（2）皮损为紫色或黄红色斑块，呈圆形、椭圆形或不规则形，边界清楚，表面有少许鳞屑，硬币至手掌大小。

（3）病程慢性，可达数年至数十年。部分可发展成蕈样肉芽肿。

（4）多中年发病，以男性多见。

（5）无自觉症状。

4. 组织病理学改变　呈急性炎症及灶性坏死，表皮角化不全，棘层内有少许坏死角质形成细胞，基底细胞液化变化。真皮浅层及深层血管周围以淋巴细胞为主的浸润。

二、鉴别诊断

1. 银屑病　鳞屑较厚，呈多层银白色鳞屑，有刮除鳞屑后的薄膜现象和点状出血现象。

2. 扁平苔藓　皮疹为多角形红褐色或正常皮色的扁平丘疹，表面平滑，有蜡状光泽。

3. 玫瑰糠疹　有子母斑，有黄红色糠秕样鳞屑，皮损常沿皮纹排列，病程有自限性。

4. 丘疹坏死性结核疹　皮损多散在分布于四肢伸侧，在关节部位有群集倾向。初多为黄豆大青红或紫红色丘疹，后中央发生脓疱而坏死结褐色厚痂，去痂后形成凹陷性小溃疡，渐自愈后形成圆形萎缩性瘢痕及色素沉着。结核菌素试验阳性。

三、治疗方法

1. 一般治疗　目前尚无疗效肯定的药物和方法，用下述处理在一定程度上可控制症状。

（1）全身治疗：①抗组胺药，如氯苯那敏及去氯羟嗪、氯雷他定等，可减轻瘙痒；②急性泛发者，可用类固醇皮质激素如泼尼松10mg，3/d；③四环素或红霉素1g/d；④

雷公藤总苷片 10~20mg，3/d，或氨苯砜 50mg，2/d，口服，硫代硫酸钠静脉注射；⑤维生素 D_2、抗疟药等。

（2）局部治疗：外涂类固醇皮质激素霜剂、5%水杨酸氧化氨基汞软膏、维生素 E 霜、维 A 酸软膏或护肤霜类。

2.中医治疗

（1）辨证施治：①风寒证，治以祛风散寒、调和营卫，方用桂枝汤加减；②热毒证，治以凉血清热解毒，方用犀角（水牛角）地黄汤加减；③气阴两虚证，治以益气养阴、清热活血，方用养阴解毒汤合竹叶石膏汤加减。

（2）中成药：①雷公藤总苷片 3 片，口服，3/d；②竹黄颗粒剂 10g，口服，3/d；③六味地黄丸 10g，口服，3/d。

（3）外治疗法：①外涂黄檗霜、维肤膏或三黄洗剂；②药浴治疗，千里光、忍冬藤、野菊花、侧柏叶、地骨皮、黄檗、皂角刺及明矾煎水浴洗以清热解毒、祛风止痒。

（4）其他疗法：紫外线照射或光化学疗法也可采用。

四、预防与护理

1.急性期不宜用刺激性强烈的外用药，应避风寒，禁酒及食辛辣饮食。

2.慢性期不宜用类固醇皮质激素和免疫抑制药，如氨甲蝶呤。

3.对斑片状副银屑病病人，应注意随访，以免发展为蕈样肉芽肿。

第四节 毛发红糠疹 0.16

毛发红糠疹（pityriasis rubra pilaris），本病是一种少见的慢性鳞屑角化性炎性皮肤病。病因不明，目前认为遗传代谢障碍或维生素 A 的缺乏可能与其发病有关。幼年发病者多有家族史，为常染色体显性遗传，其特点是发病早、症状轻、病程迁延以至终身。成年患者多为后天获得，发病迅速，可发展为红皮病，常在 1~3 年后自然缓解。

一、临床表现

1.基本损害为毛囊角化性丘疹，淡红或棕色，质硬，触之似棘刺感，密集成片。可逐渐融合成红色鳞屑性斑片，周围仍可见到散在的毛囊性丘疹。

2.头面部可呈脂溢性皮炎样表现，掌跖角化过度，重者皮损可波及全身形成红皮病，指（趾）甲混浊、肥厚。

3.皮损好发于手指、肘、膝伸侧，其次为躯干和四肢伸侧。指（趾）背面毛囊性丘疹具有特征性。

4.病程慢性，有不同程度瘙痒、干燥及灼热感。

二、诊断要点

1.特征性圆锥形毛囊角化性丘疹，棕红或橙红色鳞屑性斑片皮损。

2.指趾背侧毛囊性丘疹，掌跖角化过度。

3.皮损具有不同程度的瘙痒。

4.组织病理　角化过度与毛囊角栓是本病最基本的变化,其中可见到毛干的残余,角化不全围绕在毛干周围,颗粒层与棘层肥厚。真皮浅层血管周围轻度慢性炎性细胞浸润。

三、鉴别诊断

1.银屑病　银白色鳞屑,刮除表面鳞屑后出现筛状出血。累及头皮时发呈束状,皮损很少累及掌跖。

2.扁平苔藓　紫红或暗红色多角形扁平丘疹,表面可见白色纹,很少累及头面及掌跖部。

3.脂溢性皮炎　覆着油腻性鳞屑的黄红色斑片,无毛囊角化性丘疹。

4.毛周角化病　毛囊性小丘疹,不融合,无炎症,皮损以四肢伸侧为主。

四、治疗方案及原则

本病治疗原则为改善症状,减轻干燥,止痒,本着"个性化"治疗方案,尽量选择不良反应轻微的药物。

1.全身治疗

①维生素 A,有一定疗效,毒性较大,应慎用。一般每日 15 万~20 万 U,分次口服。若吸收不良,可肌内注射。治疗 2 个月效果不佳者应停用。即使效果显著,若出现口唇干裂、厌食、头痛及脱发等严重不良反应也应停药。

②维 A 酸是治疗本病较好的药物,但这类药物副作用亦比较突出,常见的不良反应除同上述维生素 A 外,还有明显皮肤干燥、脱屑、瘙痒。少数患者会出现精神抑郁、眼干、胃肠不适、全身乏力及掌跖脱皮等症状,偶有血脂增高、肝肾功能受损者。因此服药期间应定期检查血、尿常规、血脂及肝功检查。这类药有严重致畸胎作用,孕妇、哺乳期女性及儿童禁用。准备怀孕者应在停药后 2 年方可考虑。异维 A 酸初始量为 0.5mg（kg·d）,随后酌情加至 1~1.5mg（kg·d）。皮损一般 3~6 个月内逐渐消退。个别病例耐受剂量可到 2mg/（kg·d）。阿维 A 及维胺酯均可应用。

③维生素 E 口服,每日 300mg,分 3 次服,可同维生素 A 合用,以增强疗效。

④复合维生素 B、维生素 D、烟酸、酵母等口服或注射,均有一定效果。

⑤甲状腺素片 30mg,每日 1~2 次。

⑥免疫抑制剂　对皮疹泛发或红皮病型,在其治疗效果不佳时可试用,但不能与维 A 酸类药物合用,注意血象变化。MTX 与硫唑嘌呤均可采用,具体治疗方案与治疗银屑病疗法相同。

⑦糖皮质激素　适应证同免疫抑制剂。泼尼松每日 40~60mg,分次口服,见效后逐渐减量至停药。

⑧环孢素 A（cyclosporin A）,有报道该药对成人有效。初始剂量 3~5mg/（kg·d）,临床治愈后减量至 1mg/（kg·d）,维持 1~2 个月。该药小剂量口服副作用较明显,可有胃肠道反应、头痛及血压增高等。

⑨其他还可选择的疗法。胎盘组织液 2ml 肌内注射,每日或隔日 1 次。

⑩中医中药　中医称本病为"狐尿刺",辨证为阴虚内热、血虚风燥为主。以养阴清热、活血通络、息风润燥为治则。选生地 30g、玄参 15g、天花粉 30g、白花蛇舌草 30g、

紫草 15g、当归 30g、僵蚕 10g、鸡血藤 30g、桃红各 10g、莪术 10g，水煎日服 1 剂。中成药皮肤血毒丸内服也有一定效果。

2.局部治疗

①外用药　常用的外用药有 10%尿素软膏，0.1%~0.3%维 A 酸软膏、2.5%~5%水杨酸软膏、10%~20%鱼肝油软膏及糖皮质激素类乳膏或软膏等。

②卡泊三醇（calcipotriol）或他卡西醇（tacalcitol），均有调节表皮代谢作用，外用该药有较好效果。

③矿泉浴、糠麸浴及药浴均可获较好疗效。

④UVB 照射方法基本与治疗银屑病相同。

(刘起锟)

第五节　红皮病 0.13

红皮病（erythroderma）又称剥脱性皮炎（exfoliative dermatitis），是一种广泛而严重的炎症性皮肤病，主要表现为皮肤广泛的弥漫性炎症性红斑和脱屑，皮损面积超过 90%的体表面积。

一、临床表现

1.全身皮肤潮红，脱屑。鳞屑黄色或白色，大小不定。皮损较干燥，但有时也可以变得湿润和渗液，形成浅表的黄色结痂。后期，皮肤可出现明显的水肿。

2.掌跖皮肤可受累，不侵犯黏膜。

3.部分病例伴有脱发；甲营养不良，甚至脱落。

4.有时可见色素沉着或色素减退斑。

5.在全身症状方面，包括淋巴结大、肝脾大。在病程中往往有 38℃以下的发热（在大多数情况下不能证实是由感染引起的）。

6.其他异常变化包括体温过低（28~30℃）；心动过速、高排出量心力衰竭；基础代谢率增高（+50~+100）；男性女子型乳房发育；贫血、嗜酸性粒细胞增多、低蛋白血症；血中免疫球蛋白增高；血清电解质紊乱、肾外性水丧失明显增多。

二、鉴别诊断

可由多种疾病发展而来，所以主要是原发疾病的鉴别。如毛发红糠疹、蕈样肉芽肿、白血病、霍奇金病等。

三、治疗方案及原则

1.一般处理　要选择最适当的疗法，首先必须明确病因。如为药物反应引起，撤除致病药物后，病情往往很快缓解。若发病与某种恶性疾病有关，在治愈该病之前，皮肤损害很难完全控制。对特发性红皮病或与某种皮肤病相关的剥脱性皮炎，则应采取相应地对症处理措施。病情较重的病例，应住院治疗，记出入量，纠正水和电解质平衡紊乱，维持充足的营养，必要时可静脉给电解质和高营养液体。尤其是对婴幼儿，要谨防高钠性脱水。保持环境最适温度。温水浴或糠浴，并在浴后涂布温和的润滑剂，可使患者感到舒适。

2.内用药

（1）糖皮质激素　主要适用于原因不明的特发型和药物反应型红皮病。当病情十分严重时，激素的及时足量使用常可使之转危为安。泼尼松的起始量为1~3mg/（kg•d），待症状控制后逐渐减至维持量[0.5mg/（kg•d）]，此时也可采用隔日给药法。继发于银屑病的红皮病不宜用激素；与特应性皮炎或脂溢性皮炎相关的红皮病在用激素时也要十分慎重。

（2）免疫抑制剂　主要用于某些用糖皮质激素治疗无效的病例，尤其是那些继发于银屑病或毛发红糠疹的病例。MTX（氨甲蝶呤）2.5~10mg，口服，每12小时1次，每周连服3次；或10~60mg，每周1次肌内注射、静脉注射或口服。对顽固的特发性红皮病，可试用环孢素，起始量为5mg/（kg•d），其后逐渐减至1~3mg/（kg•d）。此外，也可使用环磷酰胺和硫唑嘌呤等。

（3）维A酸类　维A酸主要用于银屑病性红皮病，异维A酸对毛发红糠疹性红皮病有显著疗效。

（4）抗组胺药　如氯苯那敏或羟嗪内服，可减轻瘙痒。

（5）抗生素　对有明显继发感染征象的红皮病，应及时使用适当的抗生素。

（6）其他　静脉注射免疫球蛋白，用于严重病例。

3.外用药　外涂糖皮质激素软膏或霜剂，可减轻皮肤症状。通常选用弱效和中效的，一般不用强效的。若皮肤炎症不重，可用无刺激性的润滑剂。发现有继发感染，应外涂抗生素制剂。不宜外用水杨酸和乳酸制剂，以免因皮肤屏障减弱导致过多吸收，引起中毒反应，尤其是对婴幼儿。焦油类制剂有刺激性，易使皮损症状加重，通常不宜使用。对有明显糜烂、渗液的局部，可用适当的溶液进行湿敷。

4.光化学疗法和其他　以下疗法主要用于红皮病性皮肤淋巴瘤，包括PUVA、体外光化学疗法、全身电子束照射、外用氮芥和抗肿瘤化疗等。

(刘起锟)

第六节　白色糠疹 0.0641

本病又称单纯糠疹或面部干性糠疹，是一种原因不明的慢性皮肤病，表现为边缘模糊的色素减退斑，组织病理示黑素细胞减少。易发生于皮肤较黑或有异位性素质的人。

一、病因和发病机制

病因不清。目前认为是非特异性皮炎，特应性体质、风吹、日晒、使用肥皂、维生素缺乏等可能促进本病发生。也有人提出可能与链球菌、糠秕孢子菌、肠道寄生虫感染有关，均未能得到证实。有研究显示，儿童白色糠疹患者体内铜、铁、锌、钙等微量元素低于正常。

二、临床表现

本病多见于儿童，青少年也时有发生。皮损直径为0.5~2cm，或可呈更大的圆形或椭圆形斑疹，边界尚清楚，初起呈淡红色伴少量的糠秕状鳞屑，1~2周后转为鳞屑性色素减退斑，少数皮疹表面出现轻微的干裂。斑疹陆续出现，数目不等。主要分布于面部，亦可发生于上臂、肩、颈部。一般无自觉症状，也可有轻微的刺痒感。病程大多持续数月，随季节加重或减轻，部分患者的皮疹在鳞屑消失一年后仍留有色素减退斑。

三、组织病理

无诊断价值，表现为棘层肥厚，轻度棘层水肿，中度角化过度，斑片状角化不全，黑色素减少。

四、诊断与鉴别诊断

根据好发于儿童青少年，春季发病及皮损特点不难诊断。

本病应与下列疾病进行鉴别诊断：

1.白癜风 为局限性色素脱色斑，乳白色，白斑处毛发可变白，全身泛发，病程慢性；组织病理表现为表皮明显缺乏黑色素细胞及黑色素颗粒。

2.花斑癣 皮损类似，好发于躯干部位；真菌直接镜检阳性。

五、治疗

可不予治疗或仅对症治疗。可外用一些温和药物加以保护，一般不提倡使用糖皮质激素霜；内服B族维生素有时有效。

(刘起锟)

第七节　单纯糠疹（无作者吗？还是刘起）0.0562

单纯糠疹又称白色糠疹，是一种原因不明的好发于儿童和青少年面部的表浅性干燥鳞屑性减色斑。多发于春季，属中医学"吹花癣""桃花癣""虫斑"范畴。

一、诊断要点

1.皮疹多发于面部，有时可见于颈部、躯干。

2.皮疹为圆形或椭圆形淡色斑，边缘较清晰，表面干燥，附有少量细小灰白色糠状鳞屑。斑通常为多发，直径为1~4cm。

3.一般无自觉症状，有时有轻度瘙痒。

二、鉴别诊断

1.白癜风 皮损白斑明显，境界清楚，无鳞屑，可发生于任何部位，周边皮肤色素加深。

2.体癣 皮损呈环状，周边有炎性丘疹，中心治愈，鳞屑刮取镜检可见真菌。

三、治疗方法

1.一般治疗

（1）全身治疗：无特殊疗法，可口服复合维生素B或多种维生素胶丸。有肠寄生虫时，应做驱虫治疗。

（2）局部治疗：可选择5%硫黄软膏、2.5%氧化氨基汞软膏，1%咪康唑或3%克霉唑霜；泛发者可用酮康唑洗剂洗澡，起泡沫稍保留后冲去；必要时亦可用皮质类固醇霜剂外涂局部。

2.中医治疗

（1）辨证施治：一般不需内服中药，如有脾虚证，可用参苓白术散加减；蛔虫证则可用苦楝根或使君子汤加减。

（2）中成药：可内服犀角化毒丸或小儿香橘丹。

（3）外治疗法：①雄黄膏、白玉膏、黄檗霜及润肌膏，可任一种外搽，2/d；②苍耳子酒外搽，2/d。

四、预防与护理

1.有肠道寄生虫者，及时驱虫治疗。

2.注意加强小儿营养.增强体质。

3.注意卫生，减少或防止微生物的感染。

第八节　扁平苔藓 0.12

扁平苔藓又称扁平红苔藓，是一种原因不明皮肤和黏膜的慢性炎症性皮肤病，有自身免疫、精神、遗传、感染等学说。以紫红色扁平多角形丘疹、表面蜡样光泽、好发于皮肤与黏膜为特征。病程慢性，多发于成年，男女皆患。属中医学"紫癜风"范畴。

一、诊断要点

1.皮损可同时侵犯皮肤黏膜，甚或散发全身，但常局限于四肢，以屈侧为主，对称发生。

2.典型皮损为红色或紫红色、扁平多角形丘疹，针头至扁豆大，边界清楚，表面有蜡样光泽。用放大镜观察，丘疹表面有灰白色斑点，以及互相交错的网状条纹，称魏克姆（Wickham）纹，为本病的重要特征，搔抓后可有同形反应。

3.黏膜可同时受累，以口腔及外阴为主，呈乳白色斑点或白色网状条纹。也可发于毛发、指（趾）甲，毛囊和甲板可破坏，出现秃发、甲裂隙、甲纵嵴等。

4.病程慢性，常持续多年，可出现许多不同的临床特殊类型，如色素性扁平苔藓、肥厚性（疣状）扁平苔藓、大疱性扁平苔藓、光化性扁平苔藓、毛囊性扁平苔藓、掌跖扁平苔藓及环状扁平苔藓等。

5.多见于成年人，自觉瘙痒或瘙痒不明显，黏膜损害则有烧灼感。

6.组织病理学变化为角化过度，颗粒层显著增厚，棘层不规则增生，基底层液化变性，真皮上部单一核细胞浸润带。可见淋巴细胞及散在嗜酸性粒细胞浸润。

二、鉴别诊断

1.神经性皮炎　多发于颈部，先有瘙痒而后有苔藓样变，无魏氏纹，不发生口腔及甲损害。

2.皮肤淀粉样变　皮损为高粱米大小圆形丘疹，表面粗糙，没有蜡样光泽，多对称分布于小腿伸侧和背部。刚果红试验阳性。

3.银屑病　浸润明显，有多层银白色鳞屑，刮除鳞屑后可见到点状血点。

4.玫瑰糠疹　急性泛发的扁平苔藓须与之区别。

5.结节性痒疹　皮损色素暗褐，表面无 Wickham 纹及同形反应，黏膜未见受累，多有蚊虫叮咬史。

三、治疗方法

1.一般治疗　目前尚无特效疗法。

（1）全身治疗：抗组胺类药及镇静药，如羟嗪等口服。类固醇皮质激素用于急性或重症者，症状缓解后减量。其他可选用氯喹、氨苯砜、异烟肼、维 A 酸及灰黄霉素等。

（2）局部治疗：以止痒、消炎为原则。①类固醇皮质激素制剂外涂，如氟轻松、地塞米松、曲安西龙霜或软膏；②维 A 酸类；③各类焦油制剂，如黑豆馏油、糠馏油、松馏油、煤焦油；④对肥厚型可用封包疗法或肤疾宁硬膏外贴，小面积皮损可用泼尼松龙加普鲁卡因局部注射。

2.中医治疗

（1）辨证施治：①风湿热证，治以祛风清热，利湿止痒，方用消风散；②血虚风燥证，治以养营活血、祛风润燥，方用四物消风散；③阴虚火旺证，治以滋阴降火，补益肝肾，方用知柏地黄丸。

（2）中成药：①雷公藤片 3 片，口服，3/d；②火把花根片 3 片，口服，3/d；③知柏地黄丸 10g，口服，3/d。

（3）外治疗法：①泛发瘙痒者，10%三黄洗剂外擦；②皮损肥厚萎缩者，黄檗霜或一扫光外涂；③口腔皮损或阴部损害者，青吹口散涂布患处，或涂布锡类散、西瓜霜及青黛散等；④有足溃疡，用红油膏掺九一丹外敷。

3.其他治疗　物理及放射治疗：浅层 X 线、放射线核素（^{32}P、^{90}Sr）、激光或冷冻治疗。

四、预防与护理

1.忌用烟酒及食辛辣刺激性食物。

2.日常生活规律化，精神愉快。

3.避免剧烈搔抓和避免用热水、肥皂水烫洗。

4.治疗慢性病灶。

(刘起锟)

第十一章 皮肤附属器疾病 1.21

第一节 痤疮 0.47

痤疮（acne）是青少年易患的常见皮肤病，它是一种世界性的疾病。青春期发病率较高，据文献报道，12~24岁痤疮发病率高达85%，而且发病年龄向儿童和中年两极扩展，患者数有逐渐增加的趋势。由于痤疮是慢性毛囊皮脂腺炎症，好发于面部，常有粉刺、结节、脓疱、囊肿、瘢痕等多种皮肤损害，使患者身心受到严重影响。

痤疮的病因、发病机制尚未完全清楚，一般认为与以下三大主要因素有密切关系。

1.雄性激素水平偏高导致的皮脂溢出增多，这是痤疮发生发展的基本因素。

2.皮脂腺导管内的感染，大部分痤疮患者的皮损常合并有炎性丘疹、脓疱等，还伴有不同程度的疼痛，这是皮脂腺感染的主要表现；而厌氧的、嗜脂的痤疮丙酸杆菌是主要的致病菌。痤疮丙酸杆菌大量滋生参与了粉刺生成和炎症过程。近年来有学者提出，不仅痤疮杆菌是痤疮的致病菌，螨虫和糠秕孢子菌也参与了痤疮的发病。

3.皮脂毛囊开口部导管角化异常，漏斗部角化过程增强的原因，可能与患者过多皮脂中的游离脂肪酸刺激毛囊引起炎症有关，此外，痤疮患者皮肤亚油酸含量低，可能是使漏斗部上皮角化增强的另一个原因。由于毛囊漏斗部角化增强，其细胞致密增厚不易脱落，而导致皮脂腺毛囊开口部导管角化过度，皮脂瘀积于毛囊形成脂栓，即粉刺。

此外，痤疮的发生发展尚与遗传、饮食、生活习惯、心理、化妆品等因素有关。

一、临床表现

一般常把它们分为寻常型痤疮、结节痤疮、囊肿痤疮、聚合型痤疮、暴发型痤疮等。

1.临床表现

（1）寻常痤疮（acne vulgaris）　皮脂溢出明显，局部毛孔粗大，皮损好发于面部，尤以前额、双颊、颌部、鼻周，重者可发展到胸、背部，常对称分布，为粉刺、丘疹、脓疱、结节、囊肿等，若疱疹破溃，可流出乳白色脂栓样物，可有痒、痛感，时轻时重，病程长，反复发作，重者可影响美容。大多数患者，尤其是皮损较轻的患者，青春期后可好转，甚至痊愈。

（2）聚合型痤疮（acne conglobata）　是比较严重的痤疮类型，本型以男青年多见，除了发生在面部，还见于胸背部、臀部及大腿。皮损主要有较多的黑头粉刺、丘疹、脓疱、脓肿、结节、囊肿，皮损通常较大，表面隆起，色泽鲜红、暗红或正常皮色，可有分泌物和触痛。破溃后可流出异味的脓液或浆液，部分可形成瘘管，经久不愈。表面可有一个或多个开口，以后可形成显著的瘢痕，甚至瘢痕疙瘩，病情逐渐加重，明显影响美容。本型发展严重时，可有全身发热、关节痛等不适症状。本类型痤疮病程长可持续多年，反复发作，病情顽固，常于青春期发病，青春后期不消退，有的逐年加重，甚至可以持续终身。本型患者常有家族遗传倾向。本型的发生常与瘢痕体质、内分泌失调或免疫功能缺陷等有关。

2.痤疮的分级　根据皮肤损害的不同类型与皮疹数量,可把痤疮从轻到重分为3度4级,它的分级可以了解病情的轻重,也可以根据不同的级别,制定不同的治疗方案。

Ⅰ级（轻度）：以粉刺为主,有少量的丘疹和脓疱,皮损数少于3个。

Ⅱ级（中度）：有粉刺,有中等数量的丘疹、脓疱,皮损总数在3个以上,50个以下。

Ⅲ级（中重度）：有大量丘疹、脓疱,皮损总数在50个以上,100个以下,结节数少于3个。

Ⅳ级（重度）：皮损总数多于100个,结节、囊肿皮损多于3个,伴有疼痛等全身不适症状。

Ⅴ级（极重度）：皮损累及所有面部,各种皮疹均可出现,常有疼痛、瘙痒、发热等全身不适症状。

二、诊断要点

1.多发于青少年,青春期后大多自愈。
2.皮损好发于面部、胸背部等皮脂腺丰富的部位。
3.皮疹具有多形性。对称分布,可有黑头或白头粉刺、丘疹、脓疱、囊肿、结节、皮脂溢出等多种损害。病情严重者,常几种皮疹同时存在,有的出现瘢痕。
4.多无明显自觉症状,较重者可有痒感、痛感。严重者常伴有全身不适症状。
5.粉刺局部轻度挤压可见呈黄白色、半透明的脂栓排出。严重者皮损可有渗液、脓液等溢出。

三、鉴别诊断

1.口周皮炎　常见于女性,表现为口周丘疹、脓疱,皮疹形态较单一,无粉刺,在皮疹和口唇间有正常皮肤,皮损伴有瘙痒。

2.酒渣鼻　好发于面中部、鼻部,多发生在中年人,皮损为弥漫性红斑、丘疹、脓疱及局部毛细血管扩张。

3.脂溢性皮炎　为发生在皮脂溢出部位的慢性皮肤病。本症多发生在头皮、面、胸背、腋窝、会阴等处,可见丘疹、红黄色斑片,覆盖有油腻性鳞屑、痂皮、头屑；可引起脱发,不出现粉刺,伴有痒感。

4.须疮　胡须部位有毛囊炎性丘疹或脓疱,中央有毛贯穿。

5.糠秕孢子菌毛囊炎　丘疹常见,脓疱少见,微痒,局部检查或培养可发现糠秕孢子菌。本病常与痤疮同时存在。

6.颜面播散性粟粒狼疮　皮损为棕黄色或暗红色略扁平状丘疹,对称分布于眼睑、鼻唇沟及面颊部,在下眼睑可融合成堤状,病程长,病情顽固,痛痒不明显。

7.螨虫性皮炎　多见于年龄较大者,好发于前额和颊部,炎性丘疹较多,局部皮损涂片检查可见较多蠕形螨,有痒感,本病常与痤疮同时存在。

8.粟丘疹　为白色或黄白色坚硬小丘疹,无炎症,不破溃,可自然消失,无痛痒,常见于眼睑及周围皮肤。

9.扁平疣 主要发生在青少年的颜面、手背部，皮疹系如米粒大小的扁平丘疹，呈圆形或椭圆形，可沿抓痕排列成线状，一般为淡褐色，或近于正常皮色，无痛痒。

四、治疗方案及原则

1.一般治疗 少食糖类和脂肪含量高的食品以及其他刺激性食物，如辣椒、酒类等，多吃水果、蔬菜，保持大便通畅，避免使用油性化妆品、护肤品、矿物油，以免阻塞毛孔加重病情。用温热水、中性肥皂或硫黄香皂、硫化硒洗剂（希尔生）清洗患处，勿用手挤压粉刺以免炎症扩散。

2.局部治疗

（1）阿达帕林凝胶 0.1%阿达帕林凝胶，系第三代维 A 酸类，本品能改善炎症，溶解粉刺，抗增殖，调节角化过程。每晚外搽 1 次。

（2）维胺酯乳膏 作用同上，适宜浓度 0.3%，每天外搽 2~3 次。

（3）全反式维 A 酸霜 系 0.025%的维 A 酸霜或凝胶，其治疗痤疮的机制是能防止角栓阻塞，抑制角蛋白产生，从而防止粉刺形成，增强血管渗透性，与抗生素合用，可使抗生素在炎症部位的浓度增高，每晚外搽 1 次，疗程为 4~6 周。

（4）克林霉素液 其主要成分为 1%的克林霉素液，主要特点是有效抑制痤疮丙酸杆菌，减少毛囊周围组织的炎症反应。每天外搽 2 次，4 周为 1 疗程。

（5）克林霉素甲硝唑搽剂 是在 1%的克林霉素液基础上增加了抗螨虫、抗糠秕孢子菌的甲硝唑等成分，两者合用加强了抗菌杀螨。对炎性和非炎性皮损均有不同程度疗效，尤以对脓疱和丘疹作用为佳。外搽每日 2~3 次，4 周为 1 个疗程。

（6）过氧化苯甲酰 是一种有机过氧化物，有强杀菌、角质剥脱、溶解粉刺和抑制皮脂分泌作用。适用于丘疹性、脓疱性痤疮。常用 1%~5%凝胶或软膏，外用可能有轻度刺激、皮肤干燥。

（7）必麦森 制剂中含有 3%的红霉素和 5%的过氧化苯甲酰，两者结合，既可明显提高疗效，也可减少耐药性及减轻局部刺激反应。外搽早晚各 1 次，2~4 周为 1 个疗程。

（8）壬二酸乳膏 对不同类型痤疮均有效，能抑制痤疮丙酸杆菌、抗毛囊皮脂腺导管过度角化，常用 I5%~20%软膏外用，每日数次。

3.全身治疗

（1）抗生素类 痤疮发病与多种因素有关，其中细菌、糠秕孢子菌、螨虫对本病的发生和发展起着重要作用，其中以痤疮丙酸杆菌最多，应用抗生素是治疗痤疮的有效药物。较常用的有以下几种。

①米诺环素 对多种细菌、某些真菌和蠕形螨均有抑制作用，尤其对痤疮杆菌抑菌作用更强，还具有抑制皮脂分泌功效，能显著减少面部皮肤游离脂肪酸水平，且持续时间较长，还能抑制中性粒细胞趋化作用，抑制参与炎症的氧中间体而有抗炎作用。50mg，每日 2~3 次口服。

②克林霉素 能有效抑制痤疮丙酸杆菌，降低表皮游离脂肪酸。口服，1 次 150mg，每日 2 次。患有肠道疾病者慎用，以防引起假膜性肠炎。

③阿奇霉素 在痤疮皮损中浓度高，更有利于抑杀痤疮丙酸杆菌。口服，每日 1 次，首日剂量可加倍，即 0.5g 顿服，以后每日服 0.25g，共用 5 天为 1 个疗程。

④甲硝唑 可以抑制痤疮杆菌 DNA 合成，杀灭细菌，对螨虫也有一定的抑杀作用。口服，每次 0.2g，每日 3 次，连服 2 周为 1 个疗程。

（2）维 A 酸类 用于治疗痤疮的口服药，主要是第 1 代维 A 酸类

①异维 A 酸 本品对痤疮发病的三个基本因素（皮脂大量分泌、痤疮杆菌大量滋生、皮脂毛囊开口部细胞角化异常）都有抑制和治疗作用，不仅疗效好，还可减少复发。服法：体重≥50kg 者，第 1 月，每日 3 次，每次 10mg；第 2 月，每日 2 次，每次 10mg。体重＜50kg 者，第 1 月，每日 2 次，每次 10mg；第 2 月，每日 1 次，每次 10mg。两组均为 6~8 周 1 个疗程。本药的副作用应引起重视，可产生口干、皮肤干燥，明显影响胎儿发育，因此，孕妇、哺乳期妇女禁服，服药后 1~2 年禁止怀孕，肝肾功能不全者禁服，服本药期间禁服维生素 A 同类药，还要避免和四环素类抗生素合用，以免引起颅内压升高。

②维胺酯 具有维 A 酸的治疗作用，不良反应较维 A 酸少。口服每次 25~50mg，每日 3 次，或 1.2~2mg/（kg•d），分 3 次内服，连服 4~6 周为 1 疗程。

（3）性激素类 炔雌醇环丙孕酮（达英-35）：具有抑制雄性激素，减少油脂分泌的作用，可治疗重度女性痤疮，调节月经周期，还可以避孕。从月经来潮第 1~3 日开始口服，每次 50mg/片，每日 1 次，连服 21 天，停药 7 天，3 个月为 1 个疗程，可服 1~2 个疗程。本药只适合月经来潮已两年以上的女性，用药期间，不能随意停服，以免导致月经紊乱。禁用于孕妇、哺乳期妇女，肝脏病、高血压、糖尿病患者。

此外，抗雄激素的药还有西咪替丁（甲氰咪呱），它可阻断二氢睾酮对毛囊受体的结合，抑制皮脂排出，减轻炎症反应。常用量 0.2，每日 2~3 次口服，必要时也可间断内服，4 周为 1 个疗程。螺内酯（安体舒通），每日 40~60mg，分 2~3 次口服，连服 1 个月。

（4）其他类 四环素、红霉素、罗红霉素、土霉素、多西环素、林可霉素、替硝唑等药也可选择应用。复合维生素 B、维生素 B_2、维生素 B_6、葡萄糖酸锌、硫酸锌、甘草锌等，均可选择配合治疗。

4.中医药治疗

（1）中医药治疗痤疮强调辨证施治，需根据患者病程长短、皮损颜色、部位以及伴有的症状，综合考虑后用药。①病程短，主要皮损为额部、鼻周的痤疮，色红、伴痒痛，中医属肺经风热型，以清热宣肺为主，选枇杷清肺饮加减。②病程长，以结节、脓病为主，而胸背均有，伴红肿疼痛、便秘，属湿热蕴结型，以茵陈蒿汤加减。③皮疹以囊肿为主，伴有便溏等，属痰湿凝结型，以化瘀散结丸加减。

（2）外用可考虑选择蛇胆霜、四黄洗剂、消痤膏等中药治疗。

（3）疗效较好的中成药。

①丹参酮 是中药丹参根的乙醇提取物。具有较温和的雌性激素活性及抗雄性素作用的药物，能调节内分泌、抑制皮脂腺分泌。对脓疱、丘疹、结节疗效较好；对粉刺、囊肿疗效较差。口服，每日 2 次，每次 1g，6 周为 1 疗程。

②月见草油丸 可减少皮脂分泌，还可以稳定角质层屏障的通透性，从而减少皮肤水分丢失。口服，每日 2 次，每次 3 丸，6 周为 1 个疗程。

③积雪苷片 是从中药积雪苷中提取，可活血化瘀，对成纤维细胞有双向调节作用，

抑制分泌过多的胶原，防止瘢痕产生，同时又可以促进受损组织分泌胶原，有助皮肤修复，防治痤疮瘢痕和纤维结节的形成。口服，每日3次，每次3片。

5.特殊治疗 主要适用于病情严重、顽固、其他疗法效果不显著的痤疮患者，应慎重选择。

（1）曲安奈德混悬液局部注射 0.05~0.1ml（10mg/ml）加利多卡因等量，适宜囊肿性、结节性皮损内注射，间隔1~2周，注射数次。

（2）手术切开 适宜囊肿感染者、愈后瘢痕明显者。

（3）紫外线照射 适宜结节性、囊肿性皮损。

（4）冷冻疗法 适宜结节性、囊肿性皮损。

（5）倒膜面膜 一方面着重于皮肤表面的杀菌消炎，另一方面控制皮脂的分泌，可消除面部粉刺、丘疹等。

（6）皮肤磨削术 是一种利用机械性磨损来磨除病变部位的表皮和真皮乳头层，主要适宜治疗痤疮形成的瘢痕。

（7）激光 痤疮的囊肿、结节和瘢痕，可慎重采用本疗法。

（8）强脉冲光疗法 是近些年兴起的一种疗法，又叫光子嫩肤，可改善面部粗大毛孔，减轻痤疮瘢痕，但极少数痤疮患者可能会引发皮疹增多，不可滥用。

（姬静静）

第二节　脂溢性皮炎 0.29

脂溢性皮炎（seborrheic dermatitis）是一种皮脂溢出部位的慢性皮肤炎症，病变多为黄红色斑片，表面覆有油腻性鳞屑或痂皮。其发生发展是在皮脂溢出过多的基础上，滋生大量的嗜脂性的细菌、糠秕孢子菌和螨虫有关；或表面分泌出多量游离脂肪酸刺激皮肤而导致该部位皮肤的炎性损害。此外，还可能与遗传因素、神经精神障碍、内分泌失调、代谢失调等因素有关。局部化学刺激、过勤外洗、卫生习惯不良、汗液及脂肪腐败分解等对本病的发生和发展也有一定影响。

一、临床表现

本病皮损好发于头皮、面部、胸骨前区、肩胛间区等部位；皮损呈暗红色或黄红色，上覆油腻性鳞屑、痂皮。头皮屑常是本病的最早期症状，主要表现有三种形式。

1.鼻旁红斑 年轻妇女较多见，易发生面部潮红。

2.湿疹样疹 是本病的轻型。头皮、眉部、鼻唇沟、耳后区、胸骨前区及肩胛间区出现皮脂溢出、鳞屑、痂皮及轻微红斑，常伴有不同程度瘙痒。

3.斑片状皮疹 是本病的典型病变，皮损好发于头皮、颞部、耳后皱褶部、外耳道、眉间、眉部内侧、鼻唇沟、胸部及背部、颈侧、腋窝、乳房下、脐部及外生殖器、腹股沟皱褶部。开始表现为毛囊和毛囊周围发红、隆起；逐渐扩展为边界清楚的暗红色或黄红色斑片，上覆油腻性厚痂或鳞屑，散在或融合。

（1）头皮部皮损 表现可弥漫性分布在毛发部位，但秃发部位及邻近发际的额部皮肤不受影响，鳞屑呈干燥的粉末状或油腻性鳞片状，可伴有不同程度的脱发，常有睑缘发红、结痂，上覆白色很细的鳞屑，严重者可遗留瘢痕并破坏睫毛毛囊。

（2）躯干部皮损　好发于男性的胸前及肩胛间区。皮损初期表现为黄红色毛囊性小丘疹，上覆油腻性鳞屑，以后扩展、融合成各种环状斑片，中央有糠状鳞屑，边缘覆油腻性鳞屑的深红色丘疹。躯干和四肢上有时有广泛糠状损害，无明显瘙痒。

（3）皱褶部位的皮疹　表现为弥漫性红斑，边界清楚，上覆油腻性鳞屑或结痂性皲裂。外生殖器损害可呈现轻度红斑及脱屑或结痂性皮炎，慢性皮损可出现暗红色鳞屑性斑片。

本病的严重程度及病程变化很大，经常慢性反复发作。整个病程可持续多年，甚至数十年，有的症状在温暖季节可改善，寒冷季节反而加重，不适当的治疗或刺激可使皮损扩散。少数可发展为红皮症。

二、诊断要点

1.皮损好发于皮脂腺丰富的部位，如头皮、面部、肩胛间和腋窝、各皱褶部位、阴部等。

2.皮损对称分布，为界限较清楚的红斑、淡黄色斑，基底微红，有油腻性鳞屑或结痂，严重者可发生糜烂。

3.伴不同程度的痒感，男女老幼都可发病，但常见于青年人和婴幼儿。

4.病程经过缓慢，常反复发作。

三、鉴别诊断

1.银屑病　本病鳞屑呈银白色，无油性，皮损边界清楚，当发生于头皮部位，可使头发呈束状，无脱发，四肢伸侧同时有典型银屑病皮损。全身银屑病皮损呈云母状，Auspitz征阳性，有同形反应。

2.副银屑病　本病不痒，病程长，更顽固，皮损长期变化不大，皮疹多分布在躯干和四肢。

3.玫瑰糠疹　本病具有母斑，椭圆形皮疹的长轴与皮肤纹理一致，一般不波及头部，主要分布在躯干近心端，病程较短有自限性。

4.褶烂　本病发生在肥胖妇女和婴幼儿的皱褶处，多发生于夏季，以红斑和糜烂为主，无油腻性鳞屑、痂皮。

5.湿疹　本病不具有脂溢性鳞屑和痂皮，皮疹具有多形性，如红斑、丘疹、水疱等。

6.白念珠菌感染　本病局部皮损的真菌镜检和培养为阳性，这具有重要的鉴别意义。

7.口周皮炎　本病口周有细小丘疹、水疱、鳞屑，口唇周围有正常皮肤。

8.花斑癣　本病损害平坦，上覆褐色鳞屑，形如花斑，发病与汗多有关，夏季，汗多部位易发，真菌检查可确诊。

9.体癣　本病皮疹数目少，为单个或两三个环形斑片，不对称，发展过程中呈中心痊愈，向周围扩展，真菌检查阳性，病程短，容易治愈。

10.头癣　白癣很少见于成年人，黄癣颇似结痂型脂溢性皮炎，但有断发点，并有特殊的碟形黄癣痂，具有萎缩性瘢痕和特殊鼠尿臭味。此外，病发时可检出真菌。

四、治疗方案及原则

1.一般治疗

（1）少吃油腻性食物，如肥肉、脂肪油、油炸食品、火锅等，少吃刺激性饮食，如麻辣烫、辣椒等，少饮酒，少吃甜食，主张适当多食新鲜蔬菜、水果。这样除补充了维生素和各种微量元素外，又有利于大小便通畅，促进自身代谢产生的毒素排泄，还有利于本病的防治。

（2）避免精神过度紧张，保持足够睡眠，避免搔抓或用力梳头，洗头不宜过勤，更不要用热水及碱性强的肥皂洗，以免刺激皮肤使皮脂腺分泌亢进加重病情。

2.局部治疗

以减少皮脂，抑杀细菌、真菌、螨虫，消炎、止痒去头屑，控制脱发为原则。

（1）本病无糜烂皮损，可用5%硫黄乳膏与糠酸莫米松乳膏或丁酸氢化可的松乳膏混合外用，也可外用醋酸曲安奈德乳膏。

（2）合并有细菌感染者，可加用莫匹罗星乳膏或其他抗生素软膏外用。

（3）合并有糠秕孢子菌感染者，可加用克霉唑乳膏、咪康唑乳膏或联苯苄唑乳膏等。

（4）合并睑缘炎者，可外用四环素可的松眼膏。

（5）面部不宜外用强效可的松制剂，以免引起局部毛细血管扩张，皮肤萎缩等（副作用较小的糠酸莫米松乳膏或丁酸氢化可的松乳膏在无感染情况下可适量外用）。

（6）皮损较轻者可谨慎外用硫黄洗剂。

（7）皮损有渗出糜烂时，首先用2%~3%的硼酸液或1∶5000~1∶10000的高锰酸钾液冷湿敷，外用氧化锌油或黄连油外搽；待渗出糜烂明显改善后，再逐渐外用上述非糜烂阶段的药物治疗。

（8）头皮鳞屑多者，且无糜烂时，可用2%的酮康唑洗发剂或复方酮康唑洗发剂洗头，效果较好。硫化硒洗剂洗头疗效亦不错，但要注意刺激性。

3.全身治疗

（1）维生素类药物　维生素B_2，口服每次10mg，每日3次。维生素B_6，口服每次20mg，每日3次。上述两药每月各服一种，交替使用。维生素B_{12}片，口服每次1片，每日2次，或维生素B_{12}心肌内注射，每次0.1~0.5mg，每日肌内注射1次。维胺酯，口服每次25~50mg，每日3次。

（2）抗组胺药物　皮损充血或剧痒时可给氯雷他定口服，每晚1片（10mg），可连服2~4周。也可口服西替利嗪、咪唑斯汀或赛庚啶等。

（3）抗细菌类药物　合并感染时，可口服红霉素、罗红霉素、四环素或米诺环素等。

（4）抗真菌类药物　顽固性病例往往合并糠秕孢子菌感染，可考虑伊曲康唑口服，每日0.1g，连服21日。

（5）糖皮质激素　在病情严重或范围扩大时，包括发展到红皮病，可选用糖皮质激素类药物，如泼尼松，注意不良反应。

4.中医药治疗　本症中医辨证为湿热内蕴，风邪外袭，郁久生燥及肌肤失养所致。治则为祛风、润燥、清热。方为荆防牛蒡汤加减、除湿胃苓汤加减或当归饮子加减。

（1）中成药有　①陈五苓丸，每次10g，每日3次。②甘露消毒丹，每次6g，每日3次。③六味地黄丸，每次6g，每日3次。④两仪膏，每次15g，每日2次。⑤防风通圣丸，每次6g，每日3次。

（2）中药外治有　①海藻6g，艾叶6g，菊花6g，薄荷6g，甘松6g，蔓荆子10g，荆芥穗 6g，水煎洗头，每日 1 次，适合皮损头瘙痒干燥者。②侧柏叶 15g，皂荚 15g，明矾 10g，苍耳子 10g，地肤子 20g，煎水外洗，每日 1 次，适合油腻皮损者。③马齿苋 20g，野菊花 20g，黄檗 15g，大黄 15g，千里光 20g，水煎湿敷局部，适用于渗出或伴感染者。④蛇床子 10g，苦参 10g，土槿皮 10g，薄荷 10g，侧柏叶 10g，用 10%乙醇 500ml 浸泡 1 周后外搽皮损，每日 2~3 次。适用于皮损头皮油腻性痂壳及头屑多者，但无渗出糜烂。⑤绿豆粉 20g，滑石粉 6g，白芷粉 6g，珍珠粉 10g，水调敷洗，每日 1 次。⑥三黄洗剂，颠倒散外搽，每日 2~3 次。适用于油腻者。⑦芦荟 10g，虎杖 6g，皂荚 3g，野菊花 6g，煎水洗面，早晚各 1 次。上述外用中药可任选 1 剂使用。

（姬静静）

第三节 斑秃 0.0979

斑秃（alopecia areata）俗称"鬼剃头"，是一种突然发生的局限性斑状脱发，无自觉症状。发病机制尚不完全清楚，现在研究发现该病与精神因素、内分泌功能障碍、遗传因素、自身免疫性疾病等相关。

一、临床表现

本病以青壮年多见，两性发病率相同，求医者以女性居多。表现为头部突然出现一个或多个圆形或椭圆形的脱发区，边界清楚，无自觉症状。如果整个头部毛发脱落，则称为"全秃"（alopecia totalis），如果合并眉毛、睫毛、胡须、腋毛、阴毛、毳毛的脱落，则称为"普秃"（alopecia universalis）。

病情发展可分为 3 期 ①进展期：一般为 3~4 个月，秃发范围不断扩大，边缘头发松动，易拔出。②稳定期：一般为数月至数年，边缘头发紧，不易拔出。③恢复期：脱发区有新发长出，开初细软色淡，逐渐增多，变粗黑，最后恢复正常。

一般病轻者预后较好，病重者预后差，约 50%病例会复发。

二、诊断要点

根据头部突然发生的圆形或椭圆形的秃发斑，局部头皮光滑，无炎症，亦无自觉症状，一般不难诊断。

三、鉴别诊断

1.假性斑秃 患处头皮萎缩、光滑，呈白色或淡红色，看不清毛囊口。秃发区边缘毛囊不松动，进展缓慢形成永久性秃发。

2.局限性硬皮病 多在头皮前部，呈条带状，秃发似刀砍状，局部变硬，常有色泽改变。

3.头癣 病损处常可见残存断发，且头皮往往覆有鳞屑，真菌检查可鉴别。

4.拔毛癣 主要见于儿童，通过仔细询问，可知患儿有拔毛习惯。病损区可见较长的残留断发，头皮无鳞屑。

四、治疗方案及原则

1.全身治疗 对迅速广泛脱发（包括全秃及普秃）可口服泼尼松，每日 15~30mg，数周后逐渐减量，维持数月，一般 2 个月内开始生长，但停药后有的患者很快复发。

2.局部治疗　原则为刺激局部充血，改善局部血循，促进毛发生长。①用激素做局部封闭，如得保松（7mg/ml），根据皮损面积，加 2~5ml2%的盐酸利多卡因做局部封闭，每月 1 次，一般 2~3 次以后头发开始生长。②光化学疗法为局部外搽 8-甲氧沙林软膏或酊剂，1 小时后照射长波紫外线，每周 2~3 次，逐渐增加照射剂量，一般需要 20~30 次。③局部外搽米诺地尔能改善局部头皮血液循环，从而促进头发生长。④民间验方局部涂抹生姜也是同样的道理。

3.中医治疗　可用梅花针弹刺治疗，隔日 1 次，连续 7 次，休息 1~2 周后，可再连续治疗 7 次。另外，中药以补肾、养血、祛风为原则，药用首乌、熟地、白芍、丹参、桑叶、威灵仙等煎服，或用中成药如七宝美髯丹、神应养真丹、养血生发胶囊、何首乌片、薄盖灵芝片、精乌冲剂等。

（姬静静）

第四节　酒渣鼻 0.23

酒渣鼻（rosacea）是一种好发于鼻部及其周围的慢性皮肤病。病变为弥漫性皮肤潮红，伴有丘疹、脓疱及毛细血管扩张以及局部皮脂腺增生肥大，皮脂腺开口明显，病程长，容易反复发作，多发生于中年人。发病因素比较复杂，内分泌功能失调、神经因素、嗜酒、病灶感染、免疫因素等。近年来还有学者提出，与螨虫、糠秕孢子菌感染有关。多种或某些因素刺激均可使颜面（尤其鼻部）血管运动神经失调，致使毛细血管长期扩张而促发本病。总之，本病确切病因及发病机制尚无定论，有待进一步研究分析。

一、临床表现

本病好发于中年人，也可延续到老年，女性多于男性，自觉局部灼热感，有时有痒痛感，妨碍美容，常常影响患者心理健康。病情进展缓慢，一般可分为三期。

1.红斑期　初期鼻部潮红，病情进展可加重，红斑蔓延到额部、颊部、眉间、颏部等处，开始红斑为暂时性，受冷热及吃刺激性食物后可加重，既而红斑持久不退，皮疹处逐渐出现毛细血管扩张，鼻翼处常见细丝状或树枝状红丝，毛囊扩大或阻塞，皮脂增多。

2.丘疹脓疱期　在红斑期基础上，逐渐出现针头至绿豆大的红色丘疹、脓疱、结节，局部毛细血管扩张，毛囊口扩大阻塞更加明显，皮疹逐渐加重，往往在冬季病情更为严重，部分患者可并发结膜炎、睑缘炎等症。

3.鼻赘期　病期长久者，部分患者鼻部皮脂腺及结缔组织增生、肥大并出现大小不一的紫红色结节或统状隆起，表面凹凸不平，皮脂腺口扩大，分泌大量皮脂，毛细血管更为扩张，致使鼻尖、鼻翼肥大，形成鼻赘。

以上三期之间并无明显界限，各期经过的时间长短不一。有的酒渣鼻患者常同时出现脂溢性皮炎、痤疮等。

二、诊断要点

1.好发于中年人鼻部,病程慢性,自觉症状不明显。

2.临床特点为初期局部红斑毛细血管扩张,开始为阵发性皮肤潮红,继后出现毛囊孔扩大,毛细血管扩张;继之为丘疹脓疱甚至结节、囊肿,可反复发作;晚期鼻部软组织增生肥厚,形成鼻赘。

3.在病变处可查见螨虫。

三、鉴别诊断

1.痤疮　痤疮多发生于青春期,基本损害是黑头粉刺和白头粉刺,常见于面部,此外还会发生在前胸、后背和颈部,皮疹无弥漫性红斑及显著的毛细血管扩张,鼻部常不受侵犯。

2.口周皮炎　好发于青年或中年妇女,于口周反复发生红色小丘疹、丘疱疹、脓疱等,伴有灼热感等,口唇周围有一狭窄皮肤带,无皮损。

3.鼻红粒病　发生在儿童,除了红斑丘疹外,鼻部多汗是重要特点。

4.酒渣鼻样结核疹　本病皮损主要为淡红色或黄褐色丘疹,米粒大小,好发于颊部、前额及下颌部,聚集分布,而鼻部少有病损。玻片压诊,玻片下显示有散在苹果酱色颗粒分布。

5.脂溢性皮炎　本病有油腻性鳞屑或结痂,鼻部不一定有皮损,没有局部毛细血管扩张。常在头皮、面部、前胸及肩胛间和腋窝等部位有皮疹,常有不同程度的痒感。

6.激素依赖性皮炎　本症常见于面部长期外用高效糖皮质激素霜,如醋酸氟轻松、地塞米松、丙酸氯倍他索等乳膏,局部除有弥漫性红斑、毛细血管扩张外,还有表皮萎缩和多毛等。

四、治疗方案及原则

1.一般治疗　应避免饮酒及辛辣刺激性食物,多吃新鲜蔬菜、水果等富含维生素、微量元素食物,保持胃肠道功能正常及大小便通畅,避免冷热刺激及精神紧张,防止病变部位皮肤用热水、肥皂、乙醇制剂、摩擦剂、剥脱剂等刺激。

2.局部治疗　可选用0.75%甲硝唑凝胶或2%~10%甲硝唑霜、5%过氧化苯甲酰凝胶、0.025%维A酸霜或维胺酯软膏外用有效。

3.全身治疗

(1)抗生素　四环素族常可有效控制或减轻皮损。开始给予足够剂量,四环素1g/d,或米诺环素或多西环素0.1g/d,分2次口服,一般在2周后,改为维持剂量,即四环素为0.25~0.5g/d,米诺环素或多西环素为50mg/d。疗程可3个月,但要根据病情,如四环素族无效或不耐受,可选用红霉素或氨苄西林。

(2)甲硝唑　每次口服0.2g,每日2次,20日为1疗程。

(3)口服葡萄糖酸锌或硫酸锌　对本病也有效。

(4)维生素类　维生素B_2、维生素B_6、复合维生素B,较长时期交替内服,有辅助疗效。

(5)严重顽固患者,可考虑选用微小剂量异维A酸口服,2.5~5mg/d,疗程较长,暂定3个月,但要根据病情变化及用药反应,必要时再作调整。

4.特殊治疗

(1) 持久性毛细血管扩张可采用电凝、氩激光、脉冲染料激光等均可使血管闭塞。
　　(2) 鼻赘可采用手术切除、电切除、氩激光、二氧化碳激光、脉冲染料激光等，也可通过磨削术削去过厚的鼻赘。
　　(3) 封闭疗法，用 0.25%~0.5%盐酸普鲁卡因溶液 4ml，沿两侧鼻唇沟分 4 点封闭，每点 1ml，隔日封闭 1 次，8~10 次为 1 疗程。
　　5.中医药治疗
　　中医辨证本病多由肺胃积热上蒸，加之风寒外袭、瘀血凝滞而成。治则以清热凉血、活血化瘀为主，可用桃红四物汤或枇杷清肺饮加减。
　　(1) 一般红斑期（肺胃滞热型）治宜清泄肺胃积热，方用枇杷清肺饮加减。丘疹脓疱期（热毒炽盛型）治宜清热解毒，方用五味消毒饮加减。鼻赘期（血瘀凝结型）治宜清热凉血、活血化瘀，方用桃红四物汤加减。
　　(2) 常用中成药
　　内服中成药　①大黄䗪虫丸：每次 6g，每日 2 次。适用于气血凝滞者。②归参丸：每次 9g，每日 2~3 次。③夏枯草膏：每次 15g，每日 2 次。④三黄片：每次 6g，每日 3 次。⑤黄连上清丸：每次 6g，每日 2 次。⑥牛黄解毒丸：每次 3g，每日 3 次。⑦枇杷叶膏：每次 10ml，每日 2 次。⑧牛黄上清丸：每次 6g，每日 2 次。
　　外敷中药　①外用颠倒散，加用冷开水调敷。②大黄、硫黄各等份，研末，调敷患处，每日 2 次。③金黄散、茶水调敷，每日 2 次，适用于脓痂者。④大黄、芒硝、槟榔、苦参各等份，研细末，清水调敷患处，每日 2 次。⑤鸡冠花、槐花、玫瑰花、金银花、凌霄花各等份，捣汁外搽。⑥大青叶 30g、郁金 30g、黄芩 30g、黄连 30g、山栀子 30g、柳树叶 30g、雄黄 15g、朱砂 10g、冰片 10g、珍珠 5g、麝香 1g 组成的软膏。⑦大枫子油加珍珠散调敷患处。⑧轻粉 6.5g、苦杏仁 8.5g、樟脑 12g、大枫子仁 12g、核桃仁 12g、蓖麻子仁 12g 研成细末，用植物油（或凡士林）均匀调成油膏或糊状，外搽，每日 2 次。本方中应严密观察轻粉对皮肤的刺激，还要防止其吸收性。⑨紫金锭，研末，冷开水调，每日 2~3 次。

（姬静静）

第五节　雄激素源性脱发 0.11

　　脂溢性脱发（alopecia seborrheica）的学名叫作雄激素源性脱发（androgenetic alopecia），是一种多基因遗传性疾病，患者大多有家族史，但家族中不一定所有人都会发病。这种脱发的病因和雄激素的代谢有一定关系，患雄激素源性脱发的病人血清和头皮中双氢睾酮水平比正常人高，头皮额顶部的头发在双氢睾酮的长期作用下，逐渐变细、变短、颜色变淡，最后变得和汗毛相似，不能有效的覆盖头皮，形成脱发。脱发区大多数毛囊并没有消失，得到及时而适当的治疗后可以产生正常的头发。双氢睾酮是由睾酮经过 5a-还原酶的作用下转化而来的，所以治疗上的一个关键就是抑制 5a-还原酶，减少双氢睾酮的生成，使毛发脱落减少并能再生。以前对雄激素源性脱发的病因有一种误解，认为脱发是由于头皮出油多，阻塞毛孔以至影响毛囊的营养供应而导致的，但抑制头皮油脂溢出的治疗并不能改善脱发的情况，使很多患者耗费了大量的费用和时间，也耽误了治疗时机。

一、临床表现

早在青春期可发病，开始是前发际后退，以后病情进展可引起秃发。根据脱发程度可分为以下几级：1级为两侧鬓角处脱发；2级为除鬓角脱发外，头后部也可出现秃斑；3级为头顶部头发稀疏，秃发区融合成片；4级仅有马蹄形的头皮边缘部分留有头发。脱发处头皮无萎缩，毛囊口可见短细毳毛。

二、诊断要点

1. 好发于中青年男性。
2. 通常有家族史。
3. 表现为前发际后退，脱发处皮肤无萎缩鳞屑，显得油腻、光亮。

三、鉴别诊断

1. 斑秃　常与神经精神因素相关，表现为局限性片状脱发，脱发处头皮正常，无红肿鳞屑。
2. 其他疾病继发的脱发　如头癣、红斑狼疮、扁平苔藓、梅毒等，各自有相应的临床表现可鉴别。

四、治疗方案及原则

对于轻中度男性脱发患者，首选治疗方法是口服非那雄胺片。非那雄胺是一种合成的选择性抑制5a-还原酶的药物，因而能够针对脱发的病因进行治疗，有效地降低患者血清和头皮中双氢睾酮的水平。国内外近期完成的临床研究显示，服药半年到一年后可以使大多数患者停止脱发，并有不同程度的头发再生，延长服药时间可获得更好的疗效。外用米诺地尔制剂具有一定疗效。米诺地尔本是一种降压药，后来发现其生发作用，但其治疗的机理不清。治疗半年到一年后，脱发情况可以缓解，变细变短的头发部分恢复。对于男性雄激素性脱发，5%浓度的制剂比2%的效果更好。由于药物治疗不能根本改变患者的先天遗传特性，所以无论是口服非那雄胺还是外用米诺地尔都需坚持使用，否则脱发还会继续，并恢复到治疗前的状况。

对于严重的雄激素源性脱发患者，需要考虑手术治疗。手术方法包括移植、头皮缩减术、转移皮瓣等。但目前普遍认为效果较好的是自体毛囊移植，也就是从后脑部切下头皮，将毛囊分离出来，分别移植到额颞部发际和头顶脱发区，移植过去的毛囊会持续产生正常的头发，达到美容的效果。但移植术后的患者为保证原头顶部的头发不再脱落，使移植后的效果得到保持，仍需联合应用以上介绍的药物治疗。

（姬静静）

第十二章 结缔组织病 0.87

第一节 红斑狼疮 0.37

红斑狼疮（lupus erythematosus，LE）是一种具有代表性的自身免疫性结缔组织病。红斑狼疮为一种病谱性疾病，病谱的一端为盘状红斑狼疮，另一端为系统性红斑狼疮。其间还包括播散性盘状红斑狼疮、深部红斑狼疮、亚急性皮肤型红斑狼疮及药物性红斑狼疮等多个亚型。临床常见的有盘状红斑狼疮、亚急性皮肤型红斑狼疮及系统性红斑狼疮三种。

一、盘状红斑狼疮（discoid lupus erythematosus，DLE）

（一）临床表现

1.DLE 多见于青年女性，男女之比为1:3，若皮损局限于头、面部时为局限型，若累及手、足、四肢和躯干等处称为播散型。

2.皮损为境界清楚的持久性萎缩性红斑或斑块，形如盘状，故称盘状损害。其上覆有黏着性鳞屑，鳞屑底部有钉状角质栓，揭去鳞屑可见扩大的毛囊口，萎缩红斑上可见毛细血管扩张。此外，盘状损害周围可见色素脱失或色素沉着带。

3.皮损好发于面部，尤以两颊和鼻背突出，可呈蝶形分布，偶可侵及头皮、耳轮及唇部；若皮损同时累及四肢及躯干者称为播散型。患者对日光敏感，在日晒或过度劳累后加重。

4.自觉症状极少或有微痒 有时可发生低热、乏力、关节酸痛。

5.病程慢性，故又称慢性皮肤型红斑狼疮（chronic cutaneous lupus erythematosus）。少数病例皮损可自然消退，1%~5%DLE 患者可发展为 SLE。

（二）诊断要点

1.典型皮损 皮损为红色、鳞屑性斑疹或斑片，中央萎缩，边缘微隆起，自觉症状轻微，好发于日光暴露部位，日晒可使皮损加重。

2.多无全身症状，极少数患者可有低热、乏力、关节酸痛等。

3.实验室检查 一般无明显异常。播散型 DLE 患者可有血沉增快，白细胞减少，抗核抗体阳性，但滴度较低。

4.组织病理 表皮角化过度、棘细胞层萎缩、基底细胞液化变性，毛囊角栓，真皮浅层水肿，血管扩张，血管周围和附属器周围炎性细胞浸润。

5.直接免疫荧光检查 示表皮、真皮交界处可有 IgG、IgM 及（或）补体 C_3 沉积，即狼疮带试验（LBT）阳性。

（三）鉴别诊断

1.扁平苔藓 皮损多为多角形扁平紫红色丘疹，有蜡样光泽，边界清楚，自觉瘙痒明显，无毛囊角质栓，无毛细血管扩张。可借助典型的病理改变与 DLE 鉴别，但有时可与 DLE 合并存在。

2.多形性日光疹 有明显的季节性，好发于春夏季。皮损有红斑、丘疹、水疱、结节等多种类型，日光照射后加重。无黏着性鳞屑，无萎缩性红斑表现。

（四）治疗方案及原则

1.避免日晒、寒冷刺激及过度劳累等诱发或加重的因素。

2.局部治疗 外搽糖皮质激素乳膏。顽固性皮损可作损害内糖皮质激素注射。顽固皮损可作液氮冷冻治疗或考虑手术切除（疑有恶变的皮损）。

3.全身治疗 口服氯喹或轻氯喹。也可用沙利度胺或氨苯砜口服。必要时可用小剂量糖皮质激素。中药如青蒿素、雷公藤多甙、昆明山海棠等均可应用。

二、亚急性皮肤型红斑狼疮

（一）临床表现

1.亚急性皮肤型红斑狼疮（subacute cutaneous lupus erythematosus，SCLE）是 DLE 与 SLE 之间的亚型，一般预后良好。占红斑狼疮的 10%，男女比例为 3∶7，多见于中青年。

2.皮疹主要有丘疹鳞屑型和环状红斑型两种皮疹形态

（1）丘疹鳞屑型 此型占 SCLE 的 2/3，较常见，初起为红色小丘疹，逐渐扩大成斑疹或斑块，表面有少许鳞屑，颇似银屑病样皮疹。

（2）环状红斑型 皮疹初起为略带水肿的红色丘疹或斑丘疹，逐渐向四周扩大，皮损中央消退呈环形、半环形、或不规则形。边缘水肿略突出于皮面，表面平滑覆有细小鳞屑。愈后不留瘢痕。可有持久性毛细血管扩张，暂时性色素沉着或色素减退。

（二）诊断要点

1.皮损特点 特征性的丘疹鳞屑型或环状红斑型损害。

2.全身症状 表现有程度不同的肌肉和关节痛、低热、乏力等全身症状，偶有肾脏、心脏和中枢神经系统受累。

3.实验室检查 可有血白细胞减少，血小板减少，血沉增快，血清 IgG 升高，补体 C_3 下降，抗核抗体阳性，抗 Ro、抗 La 抗体阳性等。

4.组织病理 界于 DLE 和 SLE 之间（与 DLE 相似）。

5.直接免疫荧光检查 皮损表皮、真皮交界处可有 IgG、IgM 及补体 C_3 呈带状沉积，即狼疮带试验阳性。

（三）鉴别诊断

1.银屑病 发病有明显的季节性，多在冬季发病或加重。皮损为边界清楚的红斑或斑块，上覆有厚层银白色鳞屑，可见薄膜现象和点状出血现象（即 Auspitz 征），无明显全身症状，组织病理具有特征性。

2.玫瑰糠疹 皮损呈向心性分布，多呈椭圆形鳞屑性红斑，其长轴与肋骨方向或与皮纹方向一致，病程有自限性，免疫学指标阴性。

3.多形红斑 皮损多分布于四肢远端及面部，典型损害为同心圆状靶形红斑，呈急性经过，病程有自限性，在春秋季易于发病。

（四）治疗方案及原则

参考 DLE，亦可酌情选用中小剂量糖皮质激素，病情控制后缓慢减量至维持量。

三、系统性红斑狼疮

（一）临床表现

系统性红斑狼疮（systemic lupus erythematosus，SLE）可侵犯全身结缔组织和多个内脏器官。

1.皮肤损害　皮损多种多样。典型皮损：①好发于两颧部和鼻梁的蝶形红斑及盘状红斑狼疮损害；②甲周及指（趾）尖的红色斑点或瘀斑。此外，尚可见雷诺现象、参差不齐的短发（狼疮发 lupus hair）和毛发稀疏现象。

2.发热　约占92%以上的病例在活动期有不规则发热，多为低热。

3.骨关节症状　为常见的前驱症状。表现为腕、踝关节疼痛，或手指小关节红肿。少数患者因血管病变，供血不足，营养障碍，而发生无菌性缺血性骨坏死，以股骨头最常见。可有肌痛。

4.多脏器受累

（1）肾脏病变　临床有肾损害表现者占75%，肾穿刺活检有肾损害者占80%~90%，尸检肾病变发现率几乎100%，表现为肾炎或肾病综合征。病理分型包括系膜增殖型、局灶性或弥漫性增殖型肾小球肾炎，或膜性肾小球肾病，严重者可威胁患者生命。

（2）心脏病变　约30%患者有心血管表现。以心包炎最常见（纤维素性心包炎或心包积液，积液多时可出现心包填塞症状）。也可发生心肌炎，甚至导致充血性心力衰竭。部分患者仅有心电图改变而无临床症状。心内膜炎常与心包炎并存，尸检时可发现非细菌性心内膜炎。约10%的患者可发生周围血管病变。

（3）肺病变　约有1/3患者有中小量的胸腔积液；有的可发生狼疮性肺炎，主要表现为发热、干咳、气促，轻者可无明显症状；少数患者可出现肺间质性病变。胸片可见肺纹理增多及片状浸润影。

（4）消化道症状　约40%病例有消化道症状，如食欲缺乏、恶心、呕吐、腹痛及腹泻。少数患者发生各种急腹症，如急性腹膜炎、胰腺炎、胃肠炎，有时类似阑尾炎症状。胃肠道症状主要是血管病变的结果。约40%患者血清转氨酶升高，一般不出现黄疸，肝脏不一定肿大。

（5）神经精神症状　约25%患者累及中枢神经系统，多为脑部血管炎病变及抗神经元抗体所致。中枢神经系统受累者称为神经精神狼疮（neuropsychiatric systemic lupus erythematosus，NPSLE）。引起 NP 狼疮的病理学基础为脑局部血管炎及微血栓形成，可表现为各种神经精神障碍症状，如躁动、幻觉、猜疑、妄想、强迫观念及癫痫等。出现 NP 狼疮表现者均为疾病处于活动期、病情危重。如及时治疗，症状可以缓解。

（6）血液系统　6%~15%可有自身免疫性溶血性贫血（Coombs 试验阳性）；约40%患者白细胞减少；大约20%患者出现血小板减少性紫癜，严重者出现全身各系统出血。

（二）诊断要点

参照美国风湿学会（ACR）1997年推荐 SLE 分类标准制定出诊断要点。

1.颊部红斑　在两颧突出部位，红斑平或肿胀高起。

2.盘状红斑　片状隆起性皮肤红斑，黏附有角质脱屑和毛囊角栓；陈旧病变可发生萎缩性瘢痕。

3.光过敏　对日光有明显的反应，引起皮疹，从病史中得知或医生观察到。

4.口腔溃疡　医生观察到的口腔或鼻咽部溃疡，一般为无痛性。

5.关节炎　非侵蚀性关节炎，累及 2 个或更多的外周关节，有压痛，肿胀或积液。

6.浆膜炎　胸膜炎或心包炎。

7.肾脏病变　尿蛋白＞0.5g/24 小时或＋＋＋，或管型（红细胞、血红蛋白、颗粒或混合管型）。

8.神经病变　癫痫发作或精神病，除外药物或已知的代谢紊乱。

9.血液学疾病　溶血性贫血，或白细胞减少，或淋巴细胞减少，或血小板减少。

10.免疫学异常　抗 dsDNA 抗体阳性，或抗 Sm 抗体阳性，或抗磷脂抗体阳性（包括抗心磷脂抗体、或狼疮抗凝物、或至少持续 6 个月的梅毒血清试验假阳性三者中具备一项阳性）。

11.抗核抗体　在任何时候和未用药物诱发"药物性狼疮"的情况下，抗核抗体滴度异常。在上述 11 项中同时或相继出现任何 4 项者，即可诊断为系统性红斑狼疮。

（三）鉴别诊断

1.多形红斑　多形红斑好发于面部及四肢远端，皮损呈多形性损害，且以某一种损害为主，典型损害为虹膜状（靶形）红斑；免疫学指标阴性。

2.皮肌炎　典型皮损为双上眼睑水肿性紫红色斑，Gottron 征（＋），血清中肌酶升高，肌电图显示为肌源性损害，组织病理可见横纹肌炎症性病变。

3.日光性皮炎　皮疹发生于日光直接照射的暴露部位，红斑、丘疹为主，无全身症状，免疫学指标阴性，脱离日光照射后多在一周内逐渐好转。

（四）治疗方案及原则

1.治疗原则　遵循治疗个体化，重视中西医结合、调节免疫、心理平衡的原则。以糖皮质激素全身治疗为主，积极防治各种并发症。

2.轻型病例　除注意休息，避免日晒、劳累、感染、精神刺激等加重因素外，可用非甾体消炎药，包括吲哚美辛、阿司匹林、沙利度胺等，或用氯喹或羟氯喹，或结合中医中药，也可应用中小剂量糖皮质激素。

3.重型病例　以糖皮质激素治疗为主，通常采用中等剂量。糖皮质激素的应用时间依据病情而定，以控制病情活动为准。当病情得到控制并稳定后，应逐渐减量，以不引起病情反跳为准。糖皮质激素冲击疗法仅用于神经精神狼疮、严重狼疮肾炎等患者，但应注意不良反应。

4.免疫抑制剂可与糖皮质激素联合应用　常用免疫抑制剂包括环磷酰胺、硫唑嘌呤、环孢素等。对狼疮肾炎可用环磷酰胺冲击治疗。注意使用免疫抑制剂时应密切监测肝肾功能、造血功能和防治并发感染等。

5.大剂量丙种球蛋白冲击疗法、免疫调节剂、血浆置换疗法等，可酌情选用。

6.中医辨证论治和合理使用中成药有助于提高临床疗效，同时减轻或避免治疗过程中的药物不良反应。

(刘起锟)

第二节 皮肌炎 0.19

皮肌炎（dermatomyositis，DM）是一种以皮肤、肌肉及小血管的弥漫性炎症为基础的自身免疫性结缔组织病。若皮肤未受累者称多发性肌炎（polymyositis，PM）。本病可见于任何年龄，但以中年以上发病者居多，男女之比为1:2。

一、临床表现

临床症状突出表现为皮肤和肌肉症状两方面，皮肤损害多先于肌肉症状数天、数周，甚至数月出现。

1.皮肤损害　皮疹常为成人皮肌炎患者就诊的原因。皮损与肌无力有时可同时发生，有时则无任何关系。具有特征性的皮疹是：①为以双上眼睑为中心的持久性水肿性紫红色斑，可扩展至额、颧、颊、耳前（后）、颈及上胸部。②Gottron征：手指关节以及肘膝关节侧面可见散在、扁平的紫红色鳞屑性丘疹。Gottron征和面部、颈部及上胸部"V"字区红斑，也具有相当的特征性。③甲周皮肤潮红，伴甲周皮肤毛细血管扩张和瘀点。有的常有皮肤异色、弥漫性红斑、网状青斑及稀疏脱发，约有1/3患者有雷诺现象。皮损可轻可重，约30%皮肌炎患者以皮损为首发症状。部分患者对光敏感。

2.肌肉症状　初起时主要临床表现为对称性近端肌无力，也可同时伴有皮损。肌肉症状特点为：①四肢近端横纹肌（股四头肌、三角肌）软弱无力常为本病的早发症状。②对称性四肢近心端肌肉进行性乏力、疼痛、触痛为特征的肌肉症状。③体格检查，早期肌肉肿胀，以后进行性肌萎缩。

其他：颈肌受累，则抬头困难；咽喉及食管肌肉受累可出现吞咽受阻、咀嚼无力，进流食时发呛；眼肌受累可出现复视；颜面肌肉受累，可出现面具脸；若膈肌、肋间肌和心肌受累可出现呼吸困难、胸闷、心悸、传导阻滞及心电图改变，甚至可发生窒息或心力衰竭；5%~10%的患者肺部可发生弥漫性间质纤维化；咽部肌肉受累可导致吸入性肺炎。尸检发现约1/4患者有心肌炎。

3.全身症状　常见的全身症状有不规则发热、关节痛、倦怠、体重减轻，少数患者可有肝脾肿大，淋巴结肿大。

4.儿童皮肌炎　主要症状有皮疹和肌肉无力，但其特点为　①常伴有血管炎，出现消化道出血、胃肠黏膜坏死、胃肠穿孔或视网膜血管炎等表现。②起病急骤，肌肉肿痛明显。③后期多发生皮下和肌钙化、肌萎缩。

5.恶性肿瘤相关DM　约占DM总数的10%，所患恶性肿瘤多为肺癌、乳腺癌、宫颈癌、胃癌、鼻咽癌、肝癌及淋巴瘤等。有报道40岁以上患者合并肿瘤者达20%~50%。

二、诊断要点

1.皮肤表现为以眼睑为中心的眶周水肿性紫红色斑和Gottron征等。

2.肌痛、肌无力，以四肢近端肌群和颈前屈肌受累为主。

3.血清肌酶升高　血清中肌酶增高，如肌酸磷酸激酶（CPK）、醛缩酶（ALD）、谷草转氨酶（GOT）及乳酸脱氢酶（LDH）等。其中CPK、ALD的改变与症状活动与否有较平行的关系。

4.此外 ①自身抗体,抗 Jo-1 抗体特异性强,PM 患者阳性率可达 30%,DM 为 10%;②尿肌酸（尿/24 小时）明显增高,严重时高达 1200mg/d（正常为 0~200mg/d）,尿肌酸是观察疾病活动性的指标;血沉常增高。

5.组织病理 受累肌肉病理改变有重要诊断意义,主要病理改变为局灶性或弥漫性的肌纤维颗粒及空泡变性、肌纤维肿胀、横纹消失,尚可见血管炎及肌纤维间淋巴细胞浸润。皮损处有表皮萎缩,基底细胞液化变性;真皮上层水肿,粘蛋白沉着,胶原纤维肿胀,血管扩张及血管周围淋巴细胞浸润。

6.肌电图 显示为肌源性萎缩相肌电图。在皮肌炎诊断上用以证明为肌源性,而不是神经源性病变。

根据典型皮疹和肌肉症状即可确诊,必要时测定血清肌酶,尿肌酸及肌电图、肌活检以协助诊断。

三、鉴别诊断

1.日光性皮炎 皮疹与日光直接照射有关,以红斑、丘疹为主,自觉有灼痒感,全身症状不明显,病程呈急性经过,脱离日光照射后逐渐好转,免疫学指标阴性。

2.接触性皮炎 发生在面部的接触性皮炎表现为红斑、丘疹、水疱,自觉瘙痒或灼痛,全身症状不明显,有接触过敏史,发病多呈急性经过。

3.进行性肌营养不良症 多见于男性儿童,与遗传因素有关,是由肌纤维假性肥大所致,表现为无肌痛地对称性、进行性肌无力,肌肉活检无肌纤维变性坏死、炎细胞浸润等。糖皮质激素治疗无效。

4.重症肌无力症 表现为特征性的眼睑下垂,患部肌肉活动后迅速疲劳无力,休息后恢复。肌酸磷酸激酶、醛缩酶等不升高。

四、治疗方案及原则

1.治疗原则 急性期应用糖皮质激素或免疫抑制剂,配合应用蛋白同化剂,中医辨证及支持治疗;缓解期中西医治疗并重,调节免疫,并继续给予高蛋白和维生素丰富的饮食。小儿皮肌炎在用糖皮质激素的同时,应配合抗生素治疗。

2.治疗方案

（1）糖皮质激素 目前仍为治疗本病的首选药物。治疗应早期、足量,减量要稳妥。急性期以泼尼松为例,1~1.5mg/（kg·d）,待病情稳定后逐渐减量。若能配合能量合剂治疗则效果更好。

（2）免疫抑制剂 对糖皮质激素疗效不够理想的患者,可配合免疫抑制剂治疗。如氨甲蝶呤（MTX）,每周 1 次,口服 20~30mg,或每周静脉滴注 1~2 次,每次 10~25mg。环磷酰胺及中药雷公藤也有一定疗效。

（3）蛋白同化剂 给予丙酸睾酮 50~100mg,或苯丙酸诺龙 25mg,肌内注射,每周 2 次。可给维生素 E 口服 50mg/次,一日 3 次。

（姬静静）

第三节 硬皮病 0.21

硬皮病（scleroderma）是一种以皮肤及各系统胶原纤维进行性硬化为特征的结缔组织病，临床分为局限性和系统性两型。前者局限于皮肤，后者除皮肤外还常累及肺、胃肠、心脏及肾脏等内脏器官。男女之比为1∶3，以20~50岁者多见。中医称本病为"皮痹"。

一、临床表现

（一）局限性硬皮病（localized scleroderma）

1. **硬斑病（morphea）** 又叫斑状型硬皮病。可单发亦可多发。发病初期局部可感瘙痒，继而出现淡红或淡紫红水肿性斑块，呈圆形、椭圆形或不规则形，境界明显，皮损逐渐硬化，中央略凹陷，表面颜色渐变为蜡黄色或黄白色，呈象牙状光泽。周围有淡紫色晕。晚期皮肤萎缩变薄、硬化、皮纹消失、无汗、干燥、弹性消失，周围可有毛细血管扩张。本型多见于额部、颊部、四肢、乳房及臀部。

2. **点滴状硬斑病（guttate morphea）** 表现为多数0.1~0.5cm直径大小的白色或象牙色的小圆形斑片，质较软，稍凹陷，进行期周围可见紫晕，缓解期消退。好发于前胸、肩、颈等部位。消退后可留下萎缩性色素沉着斑。

3. **线（带）状硬皮病（hand or linear scleroderma）** 儿童和青少年多见，常沿单侧肢体呈线（带）状分布。在头皮和额部损害，可呈刀劈状、带状萎缩、凹陷、头发脱落。

4. **泛发性硬斑病（generalized morphea）** 皮损如局限性硬皮病，多见于30~50岁的女性，初发于躯干，逐渐扩大、增多而泛发于躯干上部、乳房、上肢，偶见泛发全身者。

本病病程慢性，5%局限性硬皮病可发展为系统性硬皮病。

（二）系统性硬皮病（systemic scleroderma）

系统性硬皮病，又可分为肢端硬皮病和弥漫性硬皮病，CREST综合征；但其皮肤病变均有水肿、硬化、萎缩三期的特点。

1. **肢端硬皮病（acroscleroderma）** 又名肢端硬化症。本型较多见，占系统性硬皮病的90%。初见于成年妇女，尤多见于青年期，经过缓慢。初期可有轻度发热，手部雷诺现象，表现为阵发性肢端皮肤发白、发绀及发红，精神激动或寒冷刺激可诱发。皮损开始时为手指非凹陷性肿胀发亮，渐发展至皮纹消失及皮肤硬化绷紧，手指变细，病变逐渐向上臂、面部、躯干发展，晚期皮肤萎缩变薄，受损皮肤无汗或出汗减少，毛发脱落及皮脂缺乏。面部受损时，皮肤绷紧变薄，鼻变尖，口唇有放射状沟纹及张口困难，表情丧失似假面具面容。久病者可出现皮肤钙化、坏死及溃疡。

2. **弥漫性硬皮病（diffuse systemic scleroderma）** 本型较少见，男女皆可发病。进展较快，常在短期内累及多个系统，出现相应症状。皮肤硬化常自躯干开始，以后逐渐向四肢、面部发展。皮肤发红、紧张光亮，与皮下组织粘连，不易捏起；胸部皮肤硬化紧缩时呼吸运动受限；四肢皮肤硬化时关节活动受限；面部无表情、张口困难。内脏各器官均可受累。若食管受累，表现为吞咽困难、呕吐及胸骨后灼痛（反流性食管炎所致）；肺脏主要为弥漫性间质纤维化，肺活量降低，呼吸短促，尸解发现约70%患者有肺部病变。心脏改变主要为心肌受累，亦可出现心内膜、心包损害。肾脏发生硬化性肾小球肾炎，常伴高血压、氮质血症，严重时可致急性肾衰竭。

3.CREST 综合征　系一种预后较好的系统性硬皮病亚型。命名依据：该病具有 calcinosis（皮肤钙质沉着），Raynaud's phenomenon（雷诺现象），esophagus（食管受累），sclerodactylia（指硬皮病），telangiectasis（毛细血管扩张）等症状，根据其第一个字母的组合而命名。

二、诊断要点

1.具上述特征表现的皮肤损害。

2.内脏受累表现　可有吞咽困难、胸闷、心悸、高血压、血尿或蛋白尿等。

3.辅助检查

（1）感觉时值测定　皮肤感觉时值测定明显延长（较正常延长 5~12 倍）。

（2）系统性硬皮病血沉常增快　抗核抗体阳性率达 70%，常呈细斑点核型。抗 Sd-70 抗体可作为系统性硬皮病的标志抗体；抗着丝点抗体可作为 CREST 的标志抗体。

（3）病理学检查　主要表现为真皮中、下层的胶原纤维肿胀、均质化，伴淋巴细胞浸润，真皮和皮下组织可见钙质沉积等。

（4）影像学检查　可见食管下段蠕动减缓、肺部纤维化等内脏受累。

（5）肺功能检查　提示肺部一氧化碳弥散功能异常。

三、鉴别诊断

1.硬化萎缩性苔藓　本病需与局限性硬皮病鉴别，皮损为轻度硬化的斑块由白色光泽的多角形扁平丘疹组成，斑上有毛囊性黑色角栓，可发生水疱，继而发生萎缩分布聚集，而不互相融合。

2.成人硬肿病　常发生于感染或发热性疾病后，表现为皮肤深层及肌肉呈实质性木质样硬肿。自颈部开始发病，逐渐延至面部、躯干及臀部，而手足很少受累。无雷诺氏现象和系统病变。

3.雷诺病　系统性硬皮病早期时雷诺现象应与雷诺病鉴别，雷诺病很少有皮肤硬化、骨骼变化以及系统受累的表现。但部分雷诺现象病例可能代表硬皮病的最轻型，需随访、密切观察。

四、治疗方案及原则

1.治疗原则　避免诱发或加重的因素，早期给予防寒保暖，中西医结合辨证治疗，应用改善微循环、抑制纤维合成的药物及免疫抑制剂，以及对症与支持治疗。以达到改善硬化、阻止病情发展的目的。

2.一般治疗　去除感染病灶，注意保暖，避免物理和精神刺激，加强营养。

3.改善微循环　可用丹参、川芎嗪注射剂静脉滴注，或口服硝苯地平等血管扩张剂。

4.抑制纤维合成　可用 D-青霉胺，秋水仙碱口服。这些药物的应用原则为剂量逐渐增加，并监测骨髓造血功能、肝肾功能等。

5.糖皮质激素　对于局限性硬皮病，可用糖皮质激素局部外用或注射，而对于系统性硬皮病，疾病早期可口服中、小剂量糖皮质激素。

6.免疫抑制剂　包括硫唑嘌呤、环磷酰胺、环孢素等。这些药物与糖皮质激素合用，可减少其用量和提高疗效。

7.其他治疗　包括阿司匹林、物理疗法、中药熏蒸、针灸及保健按摩等。

（姬静静）

第四节　混合结缔组织病 0.0887

混合结缔组织病（mixed connective disease，MCTD）是指具有类似系统性红斑狼疮、硬皮病及皮肌炎等的部分临床表现，以血清中抗核糖核蛋白抗体（RNP）阳性为特征的一种结缔组织病。

一、临床表现

具有类似系统性红斑狼疮、皮肌炎、硬皮病等的混合症状，临床表现不一。特点为患者同时或先后出现上述各种结缔组织病的症状和体征，而这些表现多不典型或表现不完全。

1.皮肤损害　手肿胀，手指硬化，似 SLE 样蝶形红斑，似皮肌炎样眶周水肿性紫红斑及 Gottron 丘疹。

2.关节症状　关节痛或关节炎，一般无关节畸形。

3.雷诺现象。

4.肌肉损害　近心端肌压痛、肌无力、肌酶高。

5.系统症状　多为胸膜炎、间质性肺炎和纤维化。此外，可有心包炎、心肌炎、心律失常及瓣膜病变，肝脾轻度肿大及周围神经病变，肾损害少见。

二、诊断要点

根据雷诺现象、手肿胀、皮肤硬化、高滴度 RNP 抗体，除外 SLE、PSS 和 DM 可诊断。1983 年 Sharp 提出的诊断标准如下。

1.雷诺现象或食管蠕动功能低下。

2.重度肌炎。

3.肺一氧化碳弥散功能（DLCO）<70%，或肺动脉高压，或肺活检示血管增殖性损害。

4.手肿胀或手指硬化。

5.抗 ENA 抗体滴度≥1∶13。

6.上述有 4 项，加上血清抗 nRNP 抗体滴度≥1∶4000 阳性，Sm 抗体阴性可确诊。

三、鉴别诊断

1.系统性红斑狼疮　本病多有典型的蝶形红斑、狼疮发、光敏感及肾脏病变，血清学检测抗 dsDNA 抗体，抗 Sm 抗体阳性。而混合结缔组织病一般肾脏损害少而轻，血清学检测有高滴度的抗 RNP 抗体等与之鉴别。

2.皮肌炎　典型皮损为 Heliotrope 征（双上眼睑浮肿性紫红色斑），Gottron 征阳性；肌肉症状明显，突出表现为四肢近端肌肉进行性肌无力、肿胀及压痛，血清中肌酶升高，肌电图显示为肌源性损害，组织病理可见横纹肌炎症性病变。而混合结缔组织病为轻度肌炎，肌酶正常或轻度增高，具系统性红斑狼疮或硬皮病的某些表现，血清中检测到高效价抗RNP抗体可予鉴别。

3.重叠结缔组织病　本病症状、体征及实验室检查需同时符合两种以上结缔组织疾病的诊断标准，而没有高滴度的抗RNP抗体。

四、治疗方案及原则

1.一般治疗　注意保暖，防寒，避免刺激，切勿过度劳累。

2.糖皮质激素　对本病有较好效果，一般用小剂量口服。

3.其他治疗　包括秋水仙碱、雷公藤多甙、丹参以及各种对症、支持治疗。积极防治感染等并发症。

（姬静静）

第十三章　自身免疫性疱病 0.71

第一节　天疱疮 0.23

天疱疮是一种常见的严重的慢性、复发性表皮内大疱性皮肤病。以在正常皮肤或黏膜上成批出现松弛性水疱，易破裂，尼氏征阳性，自觉瘙痒或灼痛为特征。可危及生命。好发于30-50岁的青壮年，男女发病率相等。根据临床特点，可分为寻常型、增殖型、落叶型和红斑型4种类型，而以寻常型最为多见。其中寻常型可转化为增殖型，红斑型可发展成落叶型。本病属中医学"天疱疮""火赤疮"等的范畴。

一、诊断要点

1.寻常型天疱疮

（1）一般先有口腔黏膜损害，皮损多见于头、颈、面、胸、背、腋下及腹股沟等处，并可累及鼻、耳、眼、阴部和肛门等部位。

（2）初起出现大小不一的浆液性水疱，疱壁薄而松弛，疱液初为黄色澄清，无红晕，以后浑浊含有血液。疱壁极易破裂，形成红色湿润糜烂面，结黄褐色痂。不易自愈，不断向周围扩展。外观似脓疱病或脂溢性皮炎继发感染，常有腥臭。

（3）尼氏征阳性。

（4）自觉症状有不同程度的瘙痒或灼痛感。

（5）全身常有畏寒、发热、厌食及乏力等症状。

（6）组织病理学示棘细胞层松解、表皮内裂隙及水疱形成，其表皮内大疱位于基底细胞上方。

2.增殖型天疱疮

（1）为寻常型天疱疮的一种异型，常发生于免疫力较强或经治疗后，已控制病情的寻常型天疱疹病人，一般发病年龄较轻。

（2）早期损害与寻常型天疱疮相同，但以糜烂面上出现蕈样及乳头瘤样增殖为特点。周围有炎性红晕，表面结成厚痂，常有腥臭。

（3）好发于腋窝、腹股沟、肛门、外阴、乳房下及脐窝等皱褶部位。

（4）尼氏征可为阳性。

（5）病情发展慢，自觉症状轻微，全身可有发热、疲倦及不适等症状。

（6）组织病理学所见与寻常型天疱疮基本相同，但尚见棘层肥厚，表皮呈乳头瘤样增殖。

3.落叶型天疱疮

（1）开始为小而松弛的水疱，疱壁薄，易破裂，形成浅在性糜烂面。以后水疱较少发生，主要以表皮浅在分离和剥脱为特征，表面有叶状鳞痂，基底潮红湿润。

(2) 初发多在颜面、头部、胸部和背部上方。损害日渐扩大，逐渐遍及全身，外观似剥脱性皮炎，自觉灼热及疼痛，间有严重瘙痒。

(3) 黏膜损害少见，多呈浅在性糜烂面，症状轻微。

(4) 尼氏征强阳性。

(5) 病情发展缓慢，全身症状轻重不一，可有畏寒、发热及精神障碍等。

(6) 组织病理学示棘细胞层松解，表皮内裂隙及水疱形成，其表皮松解性大疱位于角层下或粒层下。

4.红斑型天疱疮

(1) 皮损主要限于头面、胸及上背部，一般无黏膜损害。

(2) 早期面部可出现蝶形红斑，表面有脂溢性鳞屑，除去鳞屑可见浅在性糜烂面。胸、背及四肢等处可见在红斑基础上，出现松弛性小水疱，疱壁薄而易破裂及结痂。

(3) 尼氏征阳性。

(4) 自觉有不同程度的瘙痒感。

(5) 全身症状不明显，病程慢，可自然缓解，但常复发，一般健康不受影响。

(6) 组织病理学所见与落叶型天疱疮基本相同。

二、鉴别诊断

1.大疱性类天疱疮　多见于老年人，皮损为张力性大疱或血疱，不易破裂，破裂后创面易于愈合，尼氏征阴性，极少黏膜损害，组织病理学检查水疱位置在表皮下。

2.疱疹样皮炎　皮疹多形性，有红斑、丘疹、水疱、结痂，水疱呈环形排列，周围红晕明显，不易破裂，好发于两肩、腰骶及四肢伸侧，尼氏征阴性，自觉剧烈瘙痒，可自愈但易反复发作，血嗜酸性粒细胞明显增高，组织病理学检查水疱位于表皮与真皮之间。

3.大疱性表皮松解症　幼年发病，为先天遗传性疾病，其特点为水疱多发生在撞击或摩擦部位，如手、足、肘及膝关节等处，常因受机械性损伤后而出现损害。

三、治疗方法

1.一般治疗

(1) 全身治疗：①类固醇皮质激素为首选药物，宜早期足量使用，如泼尼松及地塞米松等，待症状控制数周后，逐渐减量；②免疫抑制药，如硫唑嘌呤及环磷酰胺等药物可单独应用，也可与类固醇皮质激素合用；③支持疗法，给予多种维生素、能量合剂及蛋白制剂，纠正水、电解质紊乱，必要时可输血。有感染者，应及时选用抗生素。

(2) 局部治疗：以保护创面、抗菌、消炎、收敛、止痛及预防感染为原则。①皮损面积小，有糜烂，渗出不多，可选用0.1%依沙吖啶液或0.5%新霉素溶液外洗或湿敷，或用2%甲紫液外搽；②皮损泛发、结痂、渗液较多，可选用0.1%苯扎溴铵、1∶10000高锰酸钾液外洗或湿敷；③黏膜处可外用0.1%新霉素或金霉素甘油涂搽；④口腔糜烂可选用2%硼酸溶液、1%过氧化氢（双氧水）或1%明矾溶液含漱，含漱后外用1%甲紫溶液；⑤皮损感染，有脓性分泌物，可选用新霉素软膏、红霉素软膏或莫匹罗星软膏等外搽，或根据细菌培养及药敏试验，外用高敏抗生素。

2. 中医治疗

（1）辨证施治：①热毒炽盛证，治以清热凉血、解毒利湿，方用犀角地黄汤或清瘟败毒饮加减；②心火脾湿证，治以清火健脾、利湿解毒，方用清脾除湿饮或除湿胃苓汤加减；③气阴两虚证，治以益气养阴、和胃解毒，方用益胃汤加减。

（2）中成药：①雷公藤总苷片 3 片，口服，3/d；②益气养阴口服液 10ml，口服，3/d。

（3）外治疗法：①皮损糜烂，渗出不多，可选用青黛散调麻油外涂，也可用清凉膏调甘草粉外搽；②皮损泛黄，糜烂、渗出较多，可选用大黄、黄檗、苦参、蒲公英、黄等、野菊花、地榆、千里光、白矾，煎水外洗或湿敷；③局部糜烂、结痂，可先用明矾溶液洗去脓痂，再用青黛、黄檗及苍术研细末，麻油调匀后外敷，或将冰硼撒于创面；④口腔黏膜糜烂、破溃，选用金银花、白菊花及麦冬煎水含漱，再用冰硼散、锡类散或青吹口散外吹，或外涂患处。

（4）其他治疗：①渗液较多不止，用青黛散、煅海螵蛸粉及煅牡蛎粉各等份，在患处先用麻油湿润后干扑，或麻油调搽；②滑石粉、绿豆粉各适量，研细末和匀后外扑；③口舌糜烂，可用金莲花片口含，或用西瓜霜片含服。

四、预防与护理

1. 在治疗过程中，需要严密观察使用激素的不良反应。
2. 给予高蛋白、高维生素及低盐饮食。
3. 卧床休息，要经常翻动身体，防止发生压疮。
4. 注意加强眼、口腔及外生殖器等局部损害的护理，病人的衣服及被单，应每日消毒。皮损广泛的严重天疱疮病人，宜按严重烫伤病人一样消毒隔离。

（姬静静）

第二节　类天疱疮 0.11

类天疱疮又称大疱性类天疱疮。是一种慢性、全身泛发性表皮下的大疱性皮肤病。以红斑或正常皮肤上发生紧张性水疱或大疱，疱壁紧张，不易破裂，尼氏征阴性，有不同程度的瘙痒或灼痛感为特征。病人全身情况一般较好，预后良好。多见于老年人，亦可见于幼儿，偶见于青壮年，性别上无明显差异。本病属中医学"天疱疮"等的范畴。

一、诊断要点

1. 好发于老年人，全身皮肤均可出现，但以腹股沟部、腋窝、下腹及四肢屈侧多见。
2. 皮疹为红斑或正常皮肤上发生散在分布得紧张性水疱或大疱，内含浆液，疱壁紧张，不易破裂。破裂后的糜烂面易于愈合。
3. 尼氏征阴性。
4. 黏膜损害少而轻微。
5. 自觉有不同程度的瘙痒或灼痛，无明显全身症状。
6. 组织病理学示表皮下水疱形成，无棘层松懈现象。

二、鉴别诊断

1.寻常型天疱疮　在正常皮肤或黏膜上出现松弛性水疱或大疱，疱壁薄而松弛，极易破裂，破裂后的糜烂面不易愈合，尼氏征阳性，病情重，可危及生命，好发于青壮年，组织病理学示表皮内水疱及棘层松解。

2.疱疹样皮炎　多见于中年人，皮损主要为成群的丘疹和水疱，水疱较小，多呈环状排列，主要发生于四肢伸侧、肩胛及臀部等处，不侵犯黏膜。碘试验阳性。

3.妊娠疱疹　皮疹发生于妊娠期和产后期，发病前常有发热、寒战、头痛和全身瘙痒等前驱症状。分娩后能自愈。

三、治疗方法

1.一般治疗

（1）全身治疗：①类固醇皮质激素为首选药物，如泼尼松及地塞米松等；②其他，如免疫抑制药物，硫唑嘌呤或环磷酰胺等，可根据病情单用或与类固醇皮质激素合并使用；③另外少数病人用氨苯砜及磺胺吡啶等治疗也有效果。

（2）局部治疗：以保护创面、干燥、止痛及预防感染为原则。①皮损局限，无继发感染，可选用类固醇皮质激素外用，如1%氢化可的松软膏、氟轻松软膏及地塞米松霜等外搽；②皮损广泛，有渗液或继发感染，可先用0.1%依沙吖啶液或0.5%新霉素溶液外洗或湿敷，再用四环素软膏、红霉素软膏或莫匹罗星软膏等抗生素软膏外涂。

2.中医治疗

（1）辨证施治：①湿热内蕴证，治以清热利湿，方用龙胆泻肝汤加减；②脾胃气虚证，治以健脾益气，方用参苓白术散加减。

（2）中成药：①雷公藤总苷片3片，口服，3/d；②火把花根片3片，口服，3/d；③益气养阴口服液10ml，口服，3/d。

（3）外治疗法：①皮损局限，无渗出或糜烂，可选用黄檗搽剂外涂，再用青黛散外扑；②皮损泛发，有渗液或糜烂，可选用大黄、黄檗、黄芩、苦参及明矾煎水外洗或湿敷，再用青黛散调麻油外搽。

（4）其他治疗：①滑石粉、白及粉及冰片研细末外扑；②水疱破裂后的糜烂面，可用生肌玉红膏外涂。

四、预防与护理

1.加强营养，给予高蛋白、高维生素及低糖饮食，增强机体抵抗力。

2.注意休息，保持创面干燥、清洁，经常翻动身体，防止压疮发生。

3.在使用类固醇皮质激素治疗过程中，要严密观察药物的不良反应，早期预防、早期发现、早期处理。

4.避免精神刺激，保持心情舒畅，忌食辛辣发物，戒除烟酒。

（姬静静）

第三节　疱疹样皮炎 0.11

疱疹样皮炎是一种良性复发性大疱性皮肤病，常伴有对谷胶敏感的小肠病变。有红斑、风团、丘疹及水疱等多形性皮损，而以水疱为主要损害，对称分布，剧烈瘙痒，反复发作为特征。多发生于20~55岁；儿童一般发生于5岁以后。属中医学"蜘蛛疮""火赤疮"等的范畴。

一、诊断要点

1.好发于肩胛、臀部及四肢伸侧等处，常呈对称分布。
2.皮疹呈多形性，可有红斑、风团、丘疹、水疱、血疱及脓疱等，但以水疱为主要损害。
3.水疱常发生于红斑基底上，常呈环形成群排列。水疱紧张、饱满，疱壁较厚，不易破裂。尼氏征阴性。
4.自觉有剧烈而持久的瘙痒，一般无明显全身症状。
5.病程较长，呈反复发作与缓解的慢性过程，预后良好。
6.部分病人对谷胶饮食及碘剂呈变态反应。
7.组织病理学示表皮下水疱，无棘层松解，真皮乳头顶部有中性粒细胞脓肿。
8.实验室检查血象中嗜酸性粒细胞增多。

二、鉴别诊断

1.大疱性类天疱疮　皮损以大水疱为主，无多形性损害，多分布在颈、腋、腹股沟和四肢的屈侧，发病较急。
2.寻常型天疱疮　皮损以水疱及大疱为主，疱壁薄而松弛，易破裂。尼氏征阳性，常有口腔黏膜糜烂。
3.多形性红斑　病程短，多在数周内痊愈，皮损好发于手足、前臂、小腿、颜面、颈部及口唇黏膜等处。碘试验阴性。
4.疱疹样脓疱病　多见于妊娠后期或产后不久的妇女，皮损为在红斑上起针头到绿豆大小的脓疱群，没有水疱是本病的特征。

三、治疗方法

1.一般治疗
（1）全身治疗：氨苯砜是治疗本病的首选药物，其次为磺胺吡啶、类固醇皮质激素及抗组胺类药物等。另可配合无谷胶饮食。
（2）局部治疗：以止痒和预防感染为主。①皮损局限：无继发感染，可选用1%樟脑炉甘石洗剂、1%薄荷及苯酚炉甘石洗剂外搽，也可用类固醇皮质激素软膏外涂，如1%氢化可的松软膏、氟轻松软膏或0.075%地塞米松霜剂等；②皮损广泛，有继发感染者或渗液，可选用碳酸氢钠浴、糠浴，或用1：10000高锰酸钾溶液浸泡后，外用1%土霉素锌氧油或1%甲紫锌氧油。
2.中医治疗
（1）辨证施治：①心火亢盛证，治以泻火解毒、疏风止痒，方用芩连解毒汤加减；

②脾虚湿困证，治以健脾除湿、疏风止痒，方用参苓白术散加减；③气血两虚证，治以益气养血、滋阴润燥，方用八珍汤加减。

（2）中成药：①竹黄颗粒剂10g，口服，3/d；②健脾除湿颗粒10g，口服，3/d；③益气养阴口服液，10ml，口服，3/d。

（3）外治疗法：①皮损以丘疹及丘疱疹为主，剧烈瘙痒，选用苍肤水洗剂或路路通洗剂；②皮损以水疱及脓疱为主，渗出较多，选用石榴皮水洗剂湿敷，再用青黛散加植物油调匀外涂。

（4）其他治疗：①黄檗、石榴皮、徐长卿及蛇床子煎水外洗；②祛湿散加甘草油调敷，痒甚时可加入适量雄黄解毒散。

四、预防与护理

1.保持精神愉快，注意身体健康，避免受凉。

2.尽可能进食无谷胶饮食，禁食紫菜、海带或碘盐等含碘类食物，避免服用含碘和溴剂的药物，以免加重病情。

3.保持皮肤清洁，避免搔抓，防止继发感染。

（姬静静）

第四节　线状 IgA 大疱性皮肤病 0.12

线状 IgA 大疱性皮肤病是一种以皮损直接免疫荧光检查显示基底膜带，有线状 IgA 沉积为特点的大疱性皮肤病。其病因多数学者认为是自身免疫反应。临床表现类似大疱性类天疱疮和疱疹样皮炎。本病慢性经过，预后良好。临床上分为成人型和儿童型。属中医学"天疱疮""蜘蛛疮"的范畴。

一、诊断要点

1.成人线状 IgA 大疱性皮肤病

（1）多见于成年人。

（2）好发于躯干及四肢屈侧。

（3）皮损表现类似疱疹样皮炎，呈多形性。可见水肿性红斑、丘疹及疱壁厚且紧张的小水疱或大疱，可沿红斑边缘呈弧形或环形排列。

（4）尼氏征阴性。

（5）伴轻微瘙痒。

（6）可有口腔黏膜损害。

（7）直接免疫荧光检查，病变皮肤或正常皮肤发现 IgA 呈线状沉积于表皮基底膜带。

（8）不会自愈。

2.儿童线状 IgA 大疱性皮肤病

（1）多见于学龄前儿童。

（2）皮损分布广泛，多见于口周、四肢屈侧、腹股沟及外阴部，常呈对称分布。

（3）皮损表现为正常皮肤或红斑上出现张力性水疱或大疱，破后形成糜烂面，易愈合，不留瘢痕，仅留色素沉着。
（4）尼氏征阴性。
（5）伴不同程度瘙痒。
（6）腔黏膜很少累及。
（7）直接免疫荧光检查：发现 IgA 呈线状沉积于表皮基底膜带。
（8）2~3 年可自愈。

二、鉴别诊断

1. 疱疹样皮炎　皮疹呈多形性，以张力性群集水疱为主，剧痒，直接免疫荧光检查，真皮乳头部有 IgA 颗粒状沉积。

2. 大疱性类天疱疮　表现为张力性大疱，疱壁厚，不易破裂，直接免疫荧光检查，基底膜带有线状 IgG 沉积。

3. 大疱性表皮松解症　多在出生后不久发生，有家族遗传史，于易受压及摩擦部位发生大疱，伴黏膜病变，指甲发育不良、牙齿发育不良及毛发脱落等。

三、治疗方法

1. 一般治疗

（1）全身治疗：①成人型首选氨苯砜，100mg/d，若疗效不显著，则可与类固醇皮质激素联合用药；②儿童型首选泼尼松 1~2mg/（kg·d），分 2~3 次服用，疗效不满意，可以加用氨苯砜联合用药；③部分病人用碘胺吡啶有效；④有感染者，选用抗生素治疗。

（2）局部治疗：①局限且无继发感染者，可选用 1%樟脑炉甘石洗剂、1%薄荷及苯酚炉甘石洗剂外搽，也可用类固醇皮质激素软膏外搽；②皮损广泛，有糜烂、渗出者，可选用 1%依沙吖啶溶液或 1:10000 高锰酸钾溶液浸泡外洗，再外用复方新霉素软膏、红霉素软膏；③有口腔黏膜损害者，可外用 2%硼酸溶液含漱。

2. 中医治疗

（1）辨证施治：①热毒炽盛证，治以清热解毒，方用犀角（水牛角代）地黄汤合黄连解毒汤加减；②心火脾湿证，治以清心泻火，健脾除湿，方用导赤散合除湿胃苓汤加减；③气阴两虚证，治以益气养阴，方用竹叶石膏汤合益胃汤加减。

（2）中成药：①双黄连口服液 10ml，口服，3/d；②鱼腥草口服液 10ml，口服，2/d；③益气养阴口服液 10ml，口服，3/d。

（3）外治疗法：①皮损泛发，糜烂、渗出多者，选用生地榆 15g，黄檗 30g，马齿苋 30g，煎水外洗或湿敷；②皮损糜烂、渗出不多，可选用青黛散，麻油调成糊状搽于患处；③皮肤干燥、结痂，可选用三黄软膏外搽；④有口腔黏膜损害，可选用菊连液含漱后，冰硼散、青吹口散外涂患处。

四、预防与护理

1. 加强营养，给予高蛋白、高维生素饮食，忌辛辣腥发食物。
2. 注意休息，保证充足睡眠。
3. 加强疮面护理，保持局部干燥清洁，防止继发感染。
4. 避免搔抓患处。

（姬静静）

第五节 家族性良性慢性天疱疮 0.11

家族性良性慢性天疱疮（familial benign chronic pemphigus）又称 Hailey-Hailey 病，为常染色体显性遗传的慢性皮肤病，有家族性发病倾向。其临床特点是在颈、腋、腹股沟反复出现水疱、糜烂，无全身症状，慢性经过。病理变化为表皮内棘刺松解性水疱。

一、临床表现

1.多在儿童及青春期开始发病。

2.好发于颈、腋窝、脐周、腹股沟、股内侧、腘窝、外阴、肛周等易摩擦部位，少数有黏膜损害，波及口腔、食管和阴道。

3.基本损害为红斑或正常皮肤上成群水疱或大疱，疱液早期澄清、很快浑浊，破裂后留下糜烂和结痂，中心渐愈、周边又出现新皮疹，从而呈环形，也可呈扁平柔软、湿润增殖面，有腥臭。水疱尼氏征阳性，也可阴性。不典型损害有斑丘疹、角化性丘疹，乳头瘤样增殖。掌跖偶有点状小坑及散在分布的角化。

4.可伴近卫淋巴结肿大或疼痛。一般无全身症状。夏季易恶化，冬季能自行缓解。皮损数周后能自愈，但易再发，多在原处复发。有轻重不等瘙痒感。病程较长，预后良好。50 岁以后病情减轻，痊愈者少见。

二、诊断要点

1.儿童及青春期开始发病。

2.损害常发生于颈、腋窝、肛周、腹股沟等摩擦部位。

3.红斑或正常皮肤上出现成群小水疱或大疱，有向周围发展和相互融合倾向，易形成糜烂面和继发感染，也可形成湿润增殖面。

4.夏天易发，并加重，冬季能自行缓解。

5.损害能自愈，但易再发，反复多年。

6.有轻重不等的瘙痒感。

7.可有家族史。

8.组织病理 表皮内基底层上形成裂隙、绒毛或大疱，广泛棘刺松解。透射电镜为棘刺松解细胞桥粒数目减少，绒毛形状奇特，张力丝从桥粒附着板上脱离，聚集在核周围。

三、鉴别诊断

1.寻常型天疱疮 病理与本病相似，但该病口腔黏膜损害常见且严重，糜烂面不易愈合，一般情况差。棘刺松解限于基底层上，棘刺松解细胞变性严重，不见角化不良细胞。直接免疫荧光棘细胞间有 IgG 沉积。

2.毛囊角化病 为染色体 12q 上发生基因突变，虽然也可以发生水疱，但主要皮损是在脂溢部位发生角化性丘疹，常伴甲萎缩。病理为基层上小的裂隙，不形成大疱，棘刺松解不显著，角化不良细胞明显。

3.复发性线状棘刺松解性皮病 其病理和临床与本病相似，但其皮损限于身体一侧，且沿 Blaschko 线分布。好波及掌跖，皮损为红斑、水疱。家族性良性慢性天疱疮一般不侵犯掌跖，其表现为点状小凹。

四、治疗方案及原则

1. 避免摩擦刺激。

2. 抗生素　多数患者抗生素治疗有效。可选用四环素米诺环素和红霉素，皮损改善后要小剂量长期服药一段时间，如四环素250~500mg/d。

3. 糖皮质激素　仅限于个别严重病例，多主张慎用，局部外用或皮损内局部注射，每周一次。最好与抗生素软膏联合外用。

4. 放射治疗　X线、境界线和放射核素均能治疗本病。境界线治疗（10kV，300r/次，每周3次），可缓解数月。

5. 整形手术　皮损局限的可以手术切除后植皮。

6. 其他　氦-氖激光局部照射，少数病例报告用氨苯砜、氨甲蝶呤和PUVA治疗有效。

（姬静静）

第十四章 皮肤血管炎 0.70

第一节 变应性皮肤血管炎 0.17

变应性皮肤血管炎（allergic cutaneous vasculitis）又叫白细胞碎裂性血管炎（allergic leukocytoclastic vasculitis）。白细胞碎裂性血管炎实际上是一种病理学诊断，它包含后面介绍的多种皮肤血管炎。变应性皮肤血管炎多种，病变侵犯真皮上部和（或）内脏组织毛细血管及小血管，发生坏死性血管炎。临床上常见紫癜、红斑、风团、结节、溃疡等多形性皮损，可伴有发热、乏力、关节痛及系统损害，也可与系统性疾病伴发。病程为急性、亚急性或慢性过程。目前认为该病是由免疫复合物介导所致的一组血管炎性疾病，病理改变以血管壁的纤维素样坏死，中性粒细胞浸润与核碎裂为特征。

一、临床表现

1.皮肤损害　典型者皮损呈多形性，表现为红斑、丘疹、风团、紫癜、血疱、出血性大疱、结节、溃疡等损害。紫癜性斑丘疹是最常见的也是特征性的表现，常呈鲜红色至紫红色，压之不褪色。紫癜及紫癜样斑丘疹上可发生血疱、坏死及溃疡，有的发展为真皮结节。皮疹直径从 1cm 到数厘米不等，偶尔可见环状多形红斑样损害。最常侵犯小腿，也可广泛分布其他部位，特别是病情较重的患者，包括臀部、上臂、双足、踝部、躯干和面部，常呈对称性分布。皮损也可见于卧床不起的患者的受压部位，如背部和臀部。常伴小腿和踝部水肿。皮损中度瘙痒或疼痛。单个皮损持续 2~4 周可反复发作，使病程迁延数月至数年。

2.黏膜损害　可侵犯黏膜而发生鼻衄、咯血、便血。

3.系统损害　2/3 的病例有发热、关节痛及关节肿胀，1/3 的病例有肾脏受累。胃肠受累时可发生腹痛和便血。肺部受损时可出现弥漫性或结节样浸润性损害，可有胸腔积液。周围和中枢神经系统也可受侵犯，表现为头痛、复视、出血性视网膜炎以及咽下困难、感觉或运动机能障碍等，亦可侵及心、脾、肝脏而表现为多脏器损害。

二、诊断要点

1.皮疹呈多形性，为红斑、丘疹、风团、紫癜、血疱、出血性大疱、结节、溃疡等损害，其中具有特征性的是紫癜性斑丘疹。

2.实验室检查　血常规白细胞一般无明显变化，有时可增高，严重者伴贫血。约有 1/5 的病例嗜酸性粒细胞增高，一般占 4%~8%，少数可达 56%。急性发疹时有血小板暂时性降低、血沉快。肾脏受累者可有蛋白尿、血尿及管型尿。血清总补体可降低。

3.组织病理　主要侵犯真皮浅层毛细血管后微静脉和毛细血管袢，严重病例炎症改变可扩展至真皮网状层甚至皮下脂肪层血管系统。组织学上特征性的改变是血管壁纤维素样坏死，伴内皮细胞肿胀；血管壁中性粒细胞浸润及明显的核尘；可见不等量的单核细胞及嗜酸性粒细胞。

三、鉴别诊断

1. 过敏性紫癜　过敏性紫癜皮损形态较单一，主要为紫癜或有风团样皮疹，可伴关节疼痛、胃肠症状和血尿、蛋白尿。一般不出现结节、溃疡，可与本病鉴别。

2. 结节性血管炎　多发于中青年妇女，皮损为疼痛性结节，分布在臀部以下，小腿居多，结节可排列为线状，反复发作，不破溃。很少有全身症状，无内脏受累症状及体征。关于本病的组织病理同结节性红斑，有作者认为是结节性红斑的一个特殊类型。

3. 持久性隆起红斑　病因不甚清楚。皮损为红色或暗红色斑块、结节，分布于手背关节处，亦可分布于头面，少数可出现水疱、溃疡。病程可持续多年。早期组织病理表现为血管周围密集的中性粒细胞浸润，可见破碎的中性粒细胞形成核尘。新近有人主张归为白细胞破碎性血管炎类。

4. 结节性结核性静脉炎　好发于青年人下肢，尤其是小腿、足缘、足背或手背，为豌豆大小沿浅静脉分布的结节，无明显症状，亦不破溃。组织病理为肉芽肿性血管炎表现。本病不同于结节性红斑和硬红斑，亦无证据认为是一种血源性皮肤结核。

四、治疗方案及原则

1. 治疗原则　①一般治疗。②寻找并祛除过敏和感染因素。③抗过敏治疗。④免疫抑制剂。⑤对症治疗。

2. 治疗方案

（1）休息，重者应住院治疗　补充多种维生素，5%葡萄糖注射液250ml＋10%葡萄糖酸钙10ml＋维生素C1g静脉滴注，每日1次。

（2）停止应用一切可疑的致敏药物和食物　仔细系统查体，寻找体内的急、慢性感染灶，采用相应抗生素控制感染。

（3）抗过敏　西替利嗪10mg，每日1次，氯苯那敏4mg，每日3次。控制患者的瘙痒。泼尼松每日30~40mg，能较好地控制症状，稳定病情，发热及关节痛亦可得到改善，皮疹停止发展，病情稳定后可逐渐减至维持量。

（4）免疫抑制剂，雷公藤多甙20mg，每日3次。

（5）氨苯砜，每日100~150mg，有一定的疗效。

（6）外用药物　地塞米松霜外搽于红斑、丘疹、结节处，1∶40聚维酮碘溶液或3%硼酸溶液湿敷于糜烂或溃疡处，每日4次。

（李仰琪）

第二节　过敏性紫癜 0.21

过敏性紫癜（anaphylactoid purpura）是皮肤、消化道、肾脏的毛细血管和细小动脉对致敏物质发生变态反应，出现血管炎，血管壁通透性和脆性增加，导致皮肤黏膜出血，表现为皮肤上的瘀点、瘀斑以及消化道、关节和肾脏的损害。本病较常见，以儿童及青少年多见，男性多于女性。

一、临床表现

1.单纯型　最常见。大多以皮肤反复出现瘀点、瘀斑为主要表现。最多见于下肢及臀部，对称分布，分批出现，瘀点大小不等，呈紫红色，可融合成片或略高出皮肤表面，呈紫癜性丘疹或小风团，可伴轻微瘙痒。严重者可融合成大血疱，中心呈出血性坏死。瘀点、瘀斑可在数日内消退，也可反复出现。少数病例可伴眼睑、口唇、手、足等局限性血管性水肿。

2.腹型（Henoch 紫癜）　主要表现为腹痛，位于脐周和下腹部，常呈阵发性绞痛或持续性钝痛，可伴恶心、呕吐、腹泻、便血。严重者可出现肠套叠。本型发生在皮疹之前易误诊为急腹症。

3.关节型（Schönein 紫癜）　以关节肿胀、疼痛为主，以踝、膝关节多见，也可波及肘、腕、指关节。疼痛反复发作，呈游走性，一般在数月内消退，消退后不留畸形。发生在紫癜之前易误诊为风湿性关节炎。

4.肾型　又称为紫癜型肾炎，多见于少年，常在紫癜发生后 1 周发生，偶有延至 7~8 周者。表现为蛋白尿、血尿、管型尿，有时伴有水肿，一般在数周内恢复，也可反复发作，迁延数月。少数病变累及整个肾脏，发展为重型，出现慢性肾炎或肾病综合征，表现为肉眼血尿、肾功能不全，个别发生尿毒症。

5.混合型和少见类型　以上各种临床表现中如有两种以上同时存在则称为混合型。其中同时有腹型和关节型症状者称 Henoch-Schonein 紫癜。其他如病变累及中枢神经系统、呼吸系统等可出现相应症状，少数可有视神经萎缩，虹膜、结膜或视网膜出血。

二、诊断要点

1.皮疹好发于下肢，为瘀点、瘀斑、出血性丘疹，对称性分布，反复发作。

2.系统症状可出现恶心、呕吐、腹痛、腹泻、便血；蛋白尿、血尿、管型尿；关节酸痛、肿胀、活动受限。

3.实验室检查　毛细血管脆性试验阳性。血沉快，白细胞轻度增高，血小板计数及出、凝血时间多为正常。尿常规可有蛋白尿、血尿、管型尿；大便常规可出现隐血阳性。近年来有学者已证实由于血小板衍生的生长因子、黏附分子和组胺在紫癜性血管炎发生中起着损伤内皮细胞的作用，通过对血小板和内皮抗炎发现 von Wilbrand factor（vWf）的异常存在。

4.组织病理　可显示典型的白细胞碎裂性血管炎的表现，有明显的纤维蛋白样坏死，伴大量红细胞渗出。

三、鉴别诊断

1.变应性皮肤血管炎　皮损多形性，有结节和溃疡，而过敏性紫癜皮损单一，无结节和溃疡可鉴别。

2.老年性紫癜　主要发生于老年人，暴露部位好发，受压迫或外伤后发生，压脉带试验阳性，病变处皮肤变薄，缺乏弹性。病理示真皮上部弹力纤维变性而下部萎缩，胶原纤维疏松、分离而成束，红细胞外渗处内部静脉破裂而毛细血管正常，无毛细血管和细小动脉炎症。易与过敏性紫癜鉴别。

3.毛细血管内压增高性紫癜　在儿童多见于眶周、颜面，常在剧烈哭闹或屏气用力后发生，无变态反应性血管炎的表现，可与过敏性紫癜相鉴别。

4.自身免疫性疾病症状性紫癜　此类疾病如系统性红斑狼疮、皮肌炎、多发性肌炎等，在各病程中均可发生紫癜。尤以系统性红斑狼疮多见。

5.暴发性紫癜　此病又有出血性、坏死性紫癜之名。多见于婴幼儿，在细菌感染（如链球菌、脑膜炎双球菌感染）后发生。患者全身呈现大面积瘀斑、坏死，病情迅速发展，预后极差。

6.色素性紫癜性苔藓样皮炎　好发中年以上，以男性居多。病因多为患肢静脉压力增高如静脉曲张时，或长时间站立导致静脉回流受阻，致使血液成分外溢。皮疹反复发作，后期色素沉着或伴苔藓化改变。经改善患肢静脉回流，减轻血管内压力，症状可改善，常反复发生。

四、治疗方案及原则

1.治疗原则　①一般治疗。②寻找并去除过敏和感染因素。③抗过敏治疗。④免疫抑制剂。⑤对症治疗。

2.治疗方案

（1）休息，重者应住院治疗。补充多种维生素，5%葡萄糖注射液250ml＋10%葡萄糖酸钙10ml＋维生素C 1~3g静脉滴注，每日1次。芦丁20mg每日3次。维生素E 0.1g每日3次。

（2）停止应用一切可疑的致敏药物和食物。仔细系统查体，寻找体内的急、慢性感染灶，抗生素控制感染。有上呼吸道感染如扁桃体炎，用青霉素钠800万U，静脉滴注。如青霉素过敏或身体其他部位感染，则用林可霉素1.8g/d，静脉滴注，连续7~14天，或头孢曲松3.0g/d，静脉滴注，连续7~14天。

（3）抗过敏　①抗组胺药：西替利嗪10mg，每日1次，氯苯那敏4mg，每日3次。②糖皮质激素：泼尼松每日40~60mg，当胃肠症状明显时，可改为琥珀酸氢化可的松或甲泼尼龙，能较好地控制症状，稳定病情，腹痛、便血及关节痛亦可得到改善，皮疹停止发展，病情稳定后可逐渐减至维持量，疗程一般1~3个月。激素不能缩短病程，对肾病疗效不明显，也不能预防肾炎并发症的发生。除系统用激素外，也可外擦地塞米松乳膏，一日3次。

（4）免疫抑制剂　激素疗效不佳或肾脏有损害者应用免疫抑制剂，如雷公藤多甙20mg每日3次，或环磷酰胺小剂量脉冲疗法150~200mg，每周1~2次，连续2~3周。

（5）对症治疗　剧烈腹痛时除激素外可加用阿托品0.5mg肌内注射，或山莨菪碱10mg肌内注射；当有明显胃肠出血时增加激素用量可止血，同时肌内注射维生素K1 10mg；胃肠道损害重时禁食，补充水盐电解质；当有胃肠穿孔时应转普外科做手术治疗。

（李仰琪）

第三节　结节性红斑 0.13

结节性红斑（erythema nodosum）是发生于真皮血管和皮下脂肪层的炎症性皮肤病。起病急，基本损害为红斑、结节，好发于双侧小腿伸侧上1/3，不发生溃疡，经3~6周消退，不留瘢痕和萎缩。多见于女性。病因尚不十分清楚，一般认为系细菌、病毒、真菌感染，结核或药物所致的血管迟发性过敏反应。

一、临床表现

1.多见于女性，女与男之比为6.7：1。大多数病例发病年龄在20~40岁。

2.春秋季好发。

3.皮肤损害　典型皮损为双小腿伸侧上1/3处对称发生的疼痛性、核桃大小的红斑，触之为结节，局部皮温高，皮肤紧张，周围水肿，自觉疼痛和压痛。在疾病发展过程中，皮损颜色逐渐由鲜红色变为紫红色，最后变为黄色。结节持续几天或几星期，多不发生溃疡，慢慢消退，消退后可遗留暂时性的色素沉着。皮损很少侵及大腿、上臂伸侧、面及颈部。

4.系统症状　发病初期有低热，少数可高至38~39℃。全身不适，伴有肌肉痛及关节痛，但多轻微。

5.结节性红斑的亚型　①游走性结节性红斑（亚急性结节性游走性脂肪炎，游走性脂膜炎）：在老年人多见，平均年龄为50岁。与典型的结节性红斑相似，但由于皮损中央消退后周围又出现新的结节，呈游走性。皮损可持续数月至数年，症状较轻。可有复发。不留瘢痕。皮损多不对称，单侧发生，只分布于下肢。以女性多见（男女之比约1：9）。②慢性结节性红斑：本型的命名尚有争议。多发于妇女小腿，通常结节症炎轻微，有轻度压痛，很少变为急性炎症，亦不发生溃疡，病程常常超过数月或数年。虽然多发生于小腿前侧，但也可发生于腓肠肌部、大腿及臀部。

二、诊断要点

1.发病前有感染史或服药史。

2.双胫前对称发生的疼痛性红斑结节。

3.实验室检查　血白细胞总数增高，血沉增高。咽拭子培养可见链球菌感染。

4.组织病理　组织学表现为典型的小叶间隔性脂膜炎。其特点表现为多样化，包括血管炎改变，小叶间隔炎症、出血和不同程度的急性或慢性脂膜炎。

三、鉴别诊断

1.结节性血管炎　多见于双足背及侧缘和小腿下1/3，表现为豆大的皮下结节，多呈线状和串珠样排列，可有压痛，有的表面皮肤红斑不明显。可与结节性红斑鉴别。

2.变应性皮肤血管炎　典型者皮损呈多形性，表现为红斑、丘疹、风团、紫癜、血疱、出血性大疱、结节、溃疡等损害，病理改变以血管壁的纤维素样坏死，中性粒细胞浸润与核碎裂为特征。

3.硬红斑　双小腿屈侧指头大小质硬、紫红或暗红的结节，病程持久，可破溃形成溃疡，愈后可留有色素沉着性瘢痕。

4.胫前黏液性水肿　胫前黏液性水肿在结节型进展期时表现为红斑、结节，但无自觉疼痛和压痛。组织病理表现为血管周围炎和真皮黏蛋白沉积所致的黏液性水肿。可与结节性红斑鉴别。

四、治疗方案及原则

1.治疗原则　①一般治疗；②寻找并去除感染灶；③抗过敏治疗；④对症治疗。

2.治疗方案

(1) 休息，重者应住院治疗　补充多种维生素，5%葡萄糖注射液250ml＋10%葡萄糖酸钙10ml＋维生素C1g静脉滴注，每日1次。

(2) 采用抗生素控制感染，如青霉素每日800万U，分次静脉滴注，或头孢曲松每日3.0g，静脉滴注，如过敏则采用林可霉素每日1.8g静脉滴注，连续5~7天。

(3) 对症止痛　吲哚美辛25mg，每日3次。

(4) 抗过敏　泼尼松每日30~40mg，能较好地控制症状，稳定病情，发热及关节痛亦可得到改善，皮疹停止发展，病情稳定后可逐渐减至维持量。

(5) 免疫抑制剂　感染控制后结节消退不显著者，加用雷公藤多贰20mg，每日3次。

(6) 局部外用炉甘石洗剂，每日7~8次。

(刘起锟)

第四节　色素性紫癜性皮病 0.0999

色素性紫癜性皮肤病（pigmentary purpuric dermatosis）是一组以瘀点和含铁血黄素沉着为特征的慢性毛细血管炎症性皮肤病。包括进行性色素性紫癜性皮炎（progressive pigmentary purpuric dermatosis）、色素性紫癜性苔藓样皮炎（pigmented purpuric lichenoid dermatosis）及毛细血管扩张性环状紫癜（purpura annularis telangiectodes）。本病病因不明。

一、临床表现

1.进行性色素性紫癜性皮炎

(1) 多见于成年男性。

(2) 皮损为针尖大小红色瘀点，为辣椒粉样，皮损逐渐密集成片，向外扩展，中心部逐渐变成棕褐色，新的瘀点不断发生，散在于陈旧皮损的边缘。

(3) 好发于胫前、踝部及足背部。常单侧首发，病程进展可致双侧。

(4) 一般无自觉症状　病程缓慢，可自愈。

2.色素性紫癜性苔藓样皮炎

(1) 多发于40~60岁男性。

(2) 皮损为细小铁锈色苔藓样丘疹，丘疹表面光滑，伴紫癜样损害，可融合成境界不清的苔藓样斑块，伴有毛细血管扩张。

(3) 好发于小腿伸侧，可扩展至大腿、躯干和臀部。

(4) 自觉痛痒，慢性病程。

3.毛细血管扩张性环状紫癜

(1) 多见于青壮年，男女均可发病。

(2) 皮损开始为紫红色环状斑疹，斑疹中见点状暗红色毛细血管扩张或辣椒粉样小点，皮损由于含铁血黄素沉积而呈暗紫色、黄色或褐色。边缘慢慢向四周扩展，呈同心样或环形、多环形。皮损中央可有轻度萎缩，常旧皮损消失、新皮疹又出现。

(3) 多发于小腿伸侧，可至大腿、躯干和臀部。
(4) 无自觉症状，病程慢性，有自愈倾向。

二、诊断要点

1. 多好发于双下肢及典型皮损。

2. 组织病理　三种病的组织病理变化基本相似，表现为真皮毛细血管内皮细胞肿胀；毛细血管周围红细胞外溢，有淋巴细胞、组织细胞浸润及不同程度的水肿，偶见少数中性粒细胞浸润，有含铁血黄素沉着。

3. 实验室检查　毛细血管脆性试验常为阴性。

三、鉴别诊断

1. 静脉曲张性瘀积性皮炎　有静脉曲张，多发生在一侧下肢，皮疹为湿疹样损害，有时可出现溃疡。

2. 过敏性紫癜　多发生于儿童，皮损以大小不等瘀点和瘀斑为主，常伴有腹痛及关节和肾脏的改变。组织病理无含铁血黄素沉着。

3. 三病之间的主要区别　毛细血管扩张性环状紫癜是以毛细血管扩张及环状损害为特点；色素性紫癜性苔藓样皮炎的特征是丘疹、紫癜、苔藓样损害及瘙痒；进行性色素性紫癜性皮炎是以点状、斑片状红斑，紫癜，色素沉着为主要表现。

四、治疗方案及原则

1. 注意休息，避免持重或长久站立。

2. 降低血管壁渗透性药物。维生素 C 0.2g，每日 3 次口服；葡萄糖酸钙 1.0~2.0g，每日 3 次口服。

3. 有感染病灶存在，可适当应用抗生素治疗。

4. 有瘙痒者可外涂糖皮质激素制剂。

(刘起锟)

第五节　荨麻疹性血管炎 0.0792

荨麻疹性血管炎（urticarial vasculitis）为一种新的免疫复合物疾病，其特点是皮疹表现为风团，持续时间长，还可出现血管性水肿、关节疼痛、肠胃道症状及肾脏受累。多见于 21~50 岁女性。组织学特征为白细胞破碎性小静脉炎。

一、临床表现

1. 皮肤损害　皮损主要表现为风团，持续时间长达 24~72 小时，甚至数天不消退。风团触之有浸润感，有时损害可见点状出血，风团消退后留有含铁血黄素的色素沉着。少数病例有水疱，自觉瘙痒、烧灼感或疼痛，起病时常伴有发热。

2. 系统损害　常伴有关节疼痛、僵硬和肿胀，特别是在手、肘、双足、踝和膝部；但症状明显的关节炎罕见。也可出现胃肠道症状，如腹痛、恶心、呕吐、腹泻。晚期可出现肾脏损害可见蛋白尿和血尿。

二、诊断要点

1. 皮损主要表现为持续24小时以上的风团,风团消退后留有含铁血黄素的色素沉着。皮损伴有疼痛,常伴有关节症状。

2. 实验室检查　周围血白细胞正常或增加,中性粒细胞比例增加,血沉快。严重而持久的低补体血症为最常见的异常,特别是C_4降低更明显。

3. 组织病理　血管炎主要侵犯浅表血管丛并以白细胞破碎性模式为特征。红细胞渗出表明有血管损害。真皮可见水肿。组织学特征比较隐晦,仅有局部纤维蛋白样血管改变、少数中性粒细胞及稀少的核碎裂。

三、鉴别诊断

荨麻疹　风团持续时间短,24小时内自行消退,消退后不留痕迹。血沉、血清补体正常,组织病理无血管炎变化。

四、治疗方案及原则

1. 治疗原则　①一般治疗。②抗过敏治疗。③糖皮质激素。④对症治疗。

2. 治疗方案

(1) 休息,重者应住院治疗　补充多种维生素,5%葡萄糖注射液250ml+10%葡萄糖酸钙20ml+维生素C1~3g静脉滴注,每日一次。芦丁20mg,每日3次。维生素E0.1,每日3次。

(2) 抗过敏　用抗组胺药止痒:西替利嗪10mg,每日1次;氯苯那敏4mg,每日3次。

(3) 要使风团消退、疼痛减轻,首选糖皮质激素。泼尼松每日40~60mg口服,病情重者可选用静脉使用的糖皮质激素制剂。

(4) 氨苯砜(DDS)对本病有一定的疗效。

(刘起锟)

第十五章 色素性皮肤病（无作者）1.09

黑素细胞（melanocyte）及其产生的黑素（melanin）是决定皮肤颜色的重要因素之一。当出现黑素细胞活性增加（黑素合成增加及黑素向角质形成细胞转移增加）和（或）黑素细胞数目增加时，就可引发皮肤颜色的加深。本章主要介绍一些色素增加的皮肤病。

第一节 雀斑 0.0913

一、概述
雀斑（freckles）是以好发于面部等曝光部位的棕褐色斑点为临床特征的常染色体显性遗传性皮肤病。

二、临床表现
1.常于5岁左右发病，女性居多。
2.皮损好发于面部，以鼻部及两颊最常见；也可见于颈、肩、上背部及手背等日晒部位。
3.皮损表现为针头至米粒大小、淡褐至黑褐色不等的色素性斑点，圆形、椭圆形或不规则形，有数十个至上百个不等，散发或密集成群，但不发生融合。皮损数目可随年龄增长而增多。
4.日晒后色素性斑点数目增多，颜色加深，斑点变大，常呈夏季加重、冬季减轻的特点。
5.无自觉症状。
6.痣细胞痣等色素性皮损的发生率增加。

三、诊断要点
1.发病情况　患者常于5岁左右起病，女性居多，有家族史。
2.典型皮损　鼻部及面颊等日光暴露部位出现无自觉症状的多发性针头至米粒大小、淡褐至黑褐色斑点，不发生融合。
3.紫外线相关性　日光或其他形式的紫外线光源照射可使色素性斑点数目增多，颜色加深，斑点变大。
4.组织病理　表皮基底层黑素含量增多，但黑素细胞数目并不增加。

四、鉴别诊断
1.单纯性雀斑样痣　虽可见于儿童，但可发生于任何年龄，表现为直径约1~2mm的褐色或黑褐色斑点，损害数目较少，颜色较深，无曝光部位发生倾向，日晒后皮损颜色不加深、数目不增多。其组织病理显示表皮突轻度延长，基底层黑素细胞密度增加，但并不成巢状。

2.着色性干皮病　着色性干皮病也可出现持久性雀斑样损害，但其与雀斑的主要鉴别点在于前者的雀斑样损害发病更早，常于出生后 6 个月至 3 岁发病，随年龄增长皮损进行性增多，颜色更深，分布范围更广，冬季也不消退。其组织病理改变可有基底层黑素细胞数量增加，黑素细胞不规则聚集。

五、治疗方案及原则

1.减少日光或其他紫外线光源的照射。

2.对于皮损数目较少者，可行液氮冷冻，也可点搽纯苯酚或 33%三氯醋酸使雀斑剥脱。

3.对于皮损数目较多者，可点搽 3%氢醌霜、3%过氧化氢与 10%软肥皂水等量混合的溶液、3%乳酸溶液等。

4.短脉冲激光治疗，如调 Q 红宝石激光或紫翠玉激光可试用。

第二节　咖啡斑 0.0578

一、概述

咖啡斑（cafe-au-laitspots），又称咖啡牛奶斑，是一种好发于躯干部的、边界清楚的淡褐色或类似于咖啡和牛奶混合色的色素沉着斑。

二、临床表现

1.常于新生儿或在婴幼儿期发病。

2.皮损好发于躯干部。

3.皮损表现为大小不等（数毫米至数厘米，甚至数十厘米）、形状不一、表面光滑、边缘规则、边界清楚的淡褐色或类似于咖啡和牛奶不同比例混合色的色素沉着斑或斑片，可随年龄增长而逐渐变大、数目增加。

4.无自觉症状。

5.可单独发病，也可伴发神经纤维瘤、Albright 综合征、Watson 综合征等疾病。患者有 6 个以上直径大于 1.5cm 的咖啡斑时，常提示有神经纤维瘤病存在。

三、诊断要点

1.起病情况　常于新生儿或婴幼儿期发病。

2.典型皮损　好发于躯干部的数毫米至数厘米（甚至数十厘米）、形状不一、表面光滑、边缘规则、边界清楚的淡褐色或类似于咖啡和牛奶不同比例混合色的色素沉着斑或斑片，可随年龄增长逐渐变大且数目增加。

3.组织病理　表皮基底层黑素含量增多且黑素细胞数目增加。在神经纤维瘤病的咖啡斑中，可见巨大黑素小体。

四、鉴别诊断

雀斑与咖啡斑通常容易鉴别，二者在好发部位、皮损大小、是否因紫外线照射而加重、是否伴发神经纤维瘤病等疾病，以及组织病理显示黑素细胞数目是否增多等方面均不同。但当咖啡斑较小时，有时可与雀斑类似，但咖啡斑的组织病理示基底层黑素细胞增多，而雀斑在组织病理上无黑素细胞增加。

五、治疗方案及原则

可用染料脉冲激光治疗。

第三节 黄褐斑 0.0987

一、概述

黄褐斑（chloasma，melasma）是面部黑变病的一种，表现为分布于两侧面颊部及前额部的黄褐色斑片。祖国医学将本病称为"肝斑"或"黧黑斑"。

二、临床表现

1.虽可发生于两性，但以女性多见，青春期至绝经期均可发生。常可见于妊娠、口服避孕药、长期服用氯丙嗪或苯妥英钠等药物、慢性肝病、结核病或内脏肿瘤者，但也有不明原因而发病者。

2.皮损好发于两颊、颧部及前额，亦可见于颏和上唇部，但不累及眼睑及口腔黏膜。

3.皮损表现为淡褐色至淡黑色的色素沉着斑，起病时可多发，逐渐融合并形成大小不一、形状不规则、边界较清楚、分布对称的色素性斑片。

4.皮损常经久不退，其色素可因日晒、服用某些药物或内分泌变化等因素稍有变化。

5.一般无自觉症状。

三、诊断要点

1.发病情况　多见于妇女，可见于妊娠、口服避孕药、长期服用氯丙嗪或苯妥英钠等药物者，也有不明原因而发生者。

2.典型皮损　对称分布于前额、两颊及颧部的大小不一、形状不规则、边界较清楚的淡褐色至淡黑色斑片。

3.组织病理　表皮基底层黑素含量增加，但黑素细胞不增多，真皮浅层可见黑素颗粒或噬黑素细胞，有时可见血管和毛囊周围有少数淋巴细胞浸润。

四、鉴别诊断

1.黄褐斑　皮损颜色为纯褐色，边界较清楚，无炎症表现，组织病理示表皮基底层色素增加，但无基底层液化变性。

2.焦油黑变病　有焦油及其衍生物的接触史，面颈等暴露部位出现弥漫性色素沉着，皮损范围更广泛，常有特征性的痤疮样炎症反应。

3.Civatte 皮肤异色病　曾被认为是 Riehl 黑变病的异型，好发于更年期妇女，在颈侧及上胸部暴露部位出现网状或多发性斑点状红褐色或青铜色色素斑，间杂有毛细血管扩张和轻度萎缩性淡白色斑点。

五、治疗方案及原则

目前已很少使用化学剥脱法治疗黄褐斑。下面一些治疗措施可供选用。

1. 去除病因 停用避孕药等可疑药物，避免过度日晒，积极治疗月经不调等原发疾病。
2. 补充维生素 C 可根据严重程度选择口服或静脉给药。
3. 外用药物。

（1）脱色剂 可选择 3%过氧化氢、1.5%~4%氢醌、2%~4%曲酸、20%壬二酸、7%熊果苷等霜剂。

（2）经典的复方制剂 将 0.05%~0.1%维 A 酸、4%~5%氢醌或 4%曲酸、0.1%地塞米松或 0.05%倍他米松置于亲水软膏基质或乳剂基质中，每日两次外用。

4. 物理治疗 Q 开关红宝石激光、短脉冲二氧化碳激光及染料激光等可试用。
5. 中医治疗 经中医辨证，黄褐斑常见证型有肝郁脾虚、肝肾阴虚、气滞血瘀等，可给予逍遥散、六味地黄丸、桃红四物汤等加减治疗。此外，中药喷雾疗法及针灸治疗也有一定疗效。

第四节 面颈毛囊性红斑黑变病 0.0552

一、概述

面颈毛囊性红斑黑变病是以主要累及中青年男性耳周及颈侧部的红褐色色素沉着及密集的浅色毛囊性丘疹为特征的一种面部黑变病。

二、临床表现

1. 多见于青年或中年男性。
2. 皮损常始于耳前部，缓慢扩展至耳下、耳后区以及颈侧部。
3. 皮损常表现为边界清楚的具有毛细血管扩张的棕红色斑片，在此基础上散布密集的浅色毛囊性丘疹。局部无萎缩及瘢痕。
4. 皮损区毛囊受累可使毳毛脱落。

三、诊断要点

1. 发病情况 多见于中青年男性。
2. 典型皮损 耳周及颈侧出现边界清楚的具有毛细血管扩张的棕红色斑片，在此基础上散布密集的浅色毛囊性丘疹。
3. 组织病理 表皮轻度角化过度，扩张的毛囊漏斗部充以板层状角质栓，毛囊上方的表皮突变平且其基底层色素增加，真皮浅层扩张的血管周围有少量淋巴细胞浸润。

四、鉴别诊断

根据发病部位、红褐色斑片基础上的密集浅色毛囊性丘疹、无瘢痕及萎缩等特点，本病可与多种毛囊角化性皮肤病及面部黑变病相鉴别。主要与以下疾病相鉴别。

1. 萎缩性红色毛周角化病 好发于青少年，常对称发生于耳前的颊部，表现为淡红斑及毛囊性丘疹，严重时有网状萎缩及瘢痕。

2.色素性口周红斑　多见于中青年女性，好发于口周及额部，表现为棕红色的色素沉着斑，无毛囊性丘疹，无毛发缺失。

五、治疗方案及原则

一般给予对症处理。可口服维生素 A，外用氢醌及维 A 酸乳膏。

第五节　瑞尔黑变病 0.0943

一、概述

瑞尔黑变病（Riehl's melanosis）曾称为战争黑变病（war melanosis），是一种以前额、颞部、颧部及颈侧等曝光部位出现网状或斑状灰褐色或蓝灰色色素沉着为特征的面部黑变病。其病因可能涉及维生素缺乏、内分泌失调、外用粗制化妆品及日光照射等多种因素。

二、临床表现

1.男女均可发病，但多见于成年女性。

2.皮损好发于面部、颈部、上胸部及手背等暴露部位，尤以额部、颞部、颧部为著，面中部则轻，口周及下颌常不受累，黏膜不被累及。

3.皮损表现为灰褐色或蓝灰色的网状色素沉着，边界不清楚。典型病程大致分为三期：①炎症期：皮肤轻度潮红，少许糠秕状脱屑，可有瘙痒、灼热感。②色素沉着期：最初在毛孔周围形成灰褐色或蓝灰色的色素沉着，可呈点状或网状，逐渐融合形成不规则片状，边界不清楚，表面有特征性的细粉状鳞屑，呈"粉尘"外观。皮损区可有毛细血管扩张。日晒后或月经前后皮损颜色在短期内可有很大变化。③萎缩期：部分患者病情，可发展至第三期，表现为与色素沉着部位一致的轻度皮肤萎缩。

4.自觉症状一般不明显，部分患者诉有轻微乏力、食欲缺乏、头痛等不适。

三、诊断要点

1.发病情况　好发于成年女性，发病可能与内分泌失调、外用粗制化妆品及日光照射等因素有一定关系。

2.典型皮损　以额部、颞部、颧部等区域为主的面部暴露部位出现边界不清楚的网状或片状灰褐色或蓝灰色的色素沉着，表面常有特征性的细粉状鳞屑。

3.组织病理　早期可有表皮轻度角化过度，基底层液化变性；真皮浅层噬色素细胞内外有大量黑素颗粒，真皮血管周围有炎性细胞浸润。后期可见表皮恢复正常，炎性浸润消失。

四、鉴别诊断

1.Riehl 黑变病　好发于前额、颞部、颧部及颈侧，初期可有潮红、脱屑的炎症阶段，以后在毛孔周围形成灰褐色或蓝灰色的色素沉着，可呈网状或斑片，边界常不清楚，表面常有特征性的细粉状鳞屑。

2.Civatte 皮肤异色病　好发于更年期妇女，在颈侧及上胸部暴露部位出现网状或多发性斑点状红褐色或青铜色色素斑，间杂有毛细血管扩张和轻度萎缩性淡白色斑点。

五、治疗方案及原则

1.避免可疑病因，减少日晒。

2.外用疗法在炎症期，可短期外用激素类霜剂以控制炎症、减轻炎症后色素沉着。在色素沉着期使用的外用制剂可参照黄褐斑的治疗。

3.内用疗法可系统应用大剂量维生素 C 及硫代硫酸钠，维生素 A、维生素 B、泛酸钙、六味地黄丸等口服也有一定效果。

第六节　摩擦黑变病 0.0567

一、概述

摩擦黑变病（friction melanosis），曾称"尼龙浴巾黑变病""骨隆起部皮肤异常色素沉着"或"Kobner 型黑皮病"，是一种在体形消瘦的年轻女性的骨隆起部位因长期反复机械刺激而出现的以网状色素沉着为特征的获得性色素障碍性皮肤病。

二、临床表现

1.好发于体形消瘦年轻女性，发病前有皮肤受尼龙或人造丝等制品长期机械摩擦刺激史。

2.皮损好发于锁骨、肋骨、肩胛、脊柱、肘、膝及胫前等部位的骨隆起处。

3.皮损表现为在骨隆起部位的皮肤上出现境界范围比较清楚的、与皮丘基本一致的弥漫性淡褐色至暗褐色网状色素沉着，表面光滑，局部无丘疹、鳞屑及角化倾向。

4.自觉症状不明显或有轻微瘙痒。

三、诊断要点

1.发病情况　好发于体形消瘦的青年女性，有皮肤经受尼龙或人造丝等制品长期机械摩擦刺激史。

2.典型皮损　在骨隆起部位的皮肤上出现境界范围比较清楚的弥漫性淡褐色至暗褐色网状色素沉着，色素沉着以皮丘为显著，毛囊口及皮沟常无色素加深。

3.组织病理　表皮下部色素增加，病理变化主要以色素失禁为特征，真皮浅层可见多数噬黑素细胞，真皮乳头内无淀粉样蛋白沉积。

四、鉴别诊断

主要与斑状皮肤淀粉样变鉴别。斑状皮肤淀粉样变好发于中年女性，以上背部多见，表现为对称分布、边界不清的由点状或波纹状组合而成的网状褐色斑，伴有瘙痒。其组织病理显示真皮乳头层有淀粉样蛋白沉积。

五、治疗方案及原则

停止强力摩擦刺激局部皮肤。

第七节　遗传性泛发性色素异常症 0.0458

一、概述
泛发性色素异常症（dyschromatosis universalis）是一种起病于婴儿期，以全身泛发大小、形状及颜色深浅不等的色素性斑疹并间杂形状不规则的小片色素减退斑为特征的常染色体显性或隐性遗传性色素障碍性皮肤病。

二、临床表现
1.常在 1~2 岁的婴儿期起病，可有家族史。

2.皮损泛发全身，以腹部为明显，但面部常不受累。

3.皮损表现为大小不一、形状各异、颜色深浅不等的色素性斑疹，间杂形状不规则的小片色素减退斑，从而形成不规则的斑驳状外观。色素减退斑上毛发可变白。

4.无自觉症状。

5.不伴其他缺陷。

三、诊断要点
1.发病情况　1~2 岁起病，可有家族史。

2.典型皮损　全身泛发但尤以腹部为明显的大小、形状及颜色深浅不等的色素性斑疹并间杂有形状不规则小片色素减退斑，呈不规则的斑驳状外观。

3.不伴其他缺陷。

四、鉴别诊断
主要与网状色素皮病（见下一节）相鉴别。该病属于常染色体显性遗传，也常在 2 岁左右起病，皮损以躯干为明显但可波及颈、肩及股部，表现为细网状色素沉着斑，但不伴色素减退，另可有甲营养不良、脱发、出汗过少、掌跖角化等异常。

五、治疗方案及原则
无特殊治疗方法。

第八节　网状色素性皮病 0.0409

一、概述
网状色素皮病（dermatopathia pigmentosa reticularis）是起病于婴幼儿期的以躯干部泛发的细网状色素沉着斑为特征的常染色体显性遗传性皮肤病。

二、临床表现
1.患者有家族遗传背景，一般在婴儿期起病，以 2 岁左右起病为多见。

2.皮损以躯干部明显，可扩展至肩、颈、大腿等部位。

3.皮损表现为泛发性不规则细网状棕色斑，可有轻微凹陷。

4.可有甲营养不良、脱发、出汗过少、掌跖角化和阿洪病样指（趾）缩窄等缺陷。

三、诊断要点

1. 发病情况　一般在 2 岁左右起病，有家族史。
2. 典型皮损　躯干部泛发不规则细网状棕色斑。
3. 可有甲营养不良、脱发、出汗过少、掌跖角化和阿洪病样指（趾）缩窄等缺陷。

四、鉴别诊断

主要与皱褶部网状色素性皮病（reticulate pigmented dermatosis of the flexures）相鉴别。该病也属于常染色体显性遗传，但通常于 20~30 岁起病，皮损表现为腋窝、腹股沟及乳房下等皱褶部位发生的深棕色网状色素沉着，中央有融合倾向，可伴有颈部散发性黑头粉刺样损害及口周点状凹陷性瘢痕。

五、治疗方案及原则

无特殊治疗方法。

第九节　色素性玫瑰疹 0.0711

一、概述

色素性玫瑰疹（roseola pigmentosa）是一种病因不明的，以在青春期后青年人躯干及四肢近端出现多发性淡褐色至黑褐色斑为特征的色素沉着性皮肤病。

二、临床表现

1. 好发于青春期后的青年人，男女均可发病。
2. 皮损好发于躯干及四肢近端。
3. 皮损表现为散在分布的、与皮纹走向一致的粟粒至蚕豆大小的淡褐色至黑褐色斑，可持续多年不消退。皮损的颜色呈逐渐演变过程，初为玫瑰色斑，约 10 天左右转为淡褐色，以后逐渐演变为黑褐色。
4. 一般无自觉症状。

三、诊断要点

1. 发病情况　好发于青春期后的青年。
2. 典型皮损　在躯干及四肢近端散在分布、与皮纹走向一致的粟粒至蚕豆大小的淡褐色至黑褐色斑。
3. 组织病理　在红斑期，表皮角质层稍增厚，角化不全，棘层轻度增厚，基底细胞液化变性，真皮浅层扩张的毛细血管周围有淋巴细胞为主的炎性浸润。在色素沉着期，真皮浅层色素颗粒及噬黑素细胞增多。

四、鉴别诊断

1. 色素性荨麻疹　好发于儿童，以躯干部为主，为散在或群集的扁豆至硬币大小的圆形或椭圆形红褐色或暗灰紫色斑，局部划痕或摩擦后可出现风团（即 Darier 征阳性）。组织病理检查可见真皮上部有大量肥大细胞浸润，以血管周围更为明显，用吉姆萨染色或甲苯胺蓝染色可显示肥大细胞胞质内有异染颗粒。

2. 色素性扁平苔藓 皮损表现为面部、躯干及上肢对称分布的无症状性边缘模糊或清楚的蓝灰色斑，另可兼有扁平苔藓的典型皮疹。组织病理检查除显示扁平苔藓典型的病理改变（角化过度，颗粒层楔形增厚，棘层不规则增厚，基底细胞液化变性，真皮浅层密集的单一核细胞呈带状浸润）外，可见有表皮色素增加和明显的色素失禁。

五、治疗方案及原则

无有效疗法。可给予口服或静脉滴注大剂量维生素C。如患者愿意，色素斑局部可外用氢醌类制剂。本病预后良好。

第十节 特发性多发性斑状色素沉着症 0.0468

一、概述

特发性多发性斑状色素沉着症（pigmentation maculosa multiplex idiopathica）是一种病因不明的以青年人躯干及四肢近端出现多发性淡褐色至灰褐色斑为特征的色素沉着性皮肤病。

二、临床表现

1. 好发于10~30岁的青年人，男女均可发病。
2. 皮损好发于躯干及四肢近端等非暴露部位。
3. 皮损表现为对称性、散在分布的多发性、指甲至钱币大小、圆形或不规则形、境界不清的青灰至棕灰色斑片。
4. 无自觉症状。

三、诊断要点

1. **发病情况** 好发于10~30岁青年男女。
2. **典型皮损** 在躯干及四肢近端出现对称性散在分布的多发性、指甲至钱币大小、圆形或不规则形、境界不很清晰的青灰至棕灰色斑片。
3. **组织病理** 表皮基底层色素轻度增加，真皮浅层色素颗粒及噬黑素细胞增多，或可有少量单一核细胞浸润。

四、鉴别诊断

本病须与色素性荨麻疹和色素性扁平苔藓鉴别，参见上一节的鉴别诊断。此外，有些学者认为特发性多发性斑状色素沉着症与色素性玫瑰疹并无本质区别，只是色素性玫瑰疹的病程初期存在红斑期，可有玫瑰色红斑。

五、治疗方案及原则

无有效疗法 可给予口服或静脉滴注大剂量维生素C。如患者愿意，色素斑局部可外用氢醌类制剂。

第十一节　其他系统疾病伴发的黑素过度沉着症 0.15

一、概述

除了皮肤科可见到的一些色素沉着性疾病外,在临床上也可见到其他系统疾病伴发的黑素过度沉着症(hypermelanosis in other systemic disorders),可以表现为局限性或泛发性的色素沉着。

二、临床表现

黑素过度沉着症(hypermelanosis)可见于多种疾病状态。

1.慢性感染　黑热病、疟疾、血吸虫病、结核和亚急性细菌性心内膜炎等慢性感染性疾病可发生皮肤色素沉着。如亚急性细菌性心内膜炎晚期可出现弥漫性淡褐色色素沉着。

2.肿瘤性疾病　色素沉着可表现为以下几种方式。

(1)恶性黑棘皮病　恶性黑棘皮病常为胃肠癌、肺癌和乳腺癌等内脏肿瘤之皮肤表现。在颈项部、腋部及腹股沟区等皱褶处皮肤出现色素沉着、天鹅绒样增厚及疣状增生。

(2)恶病质时出现的弥漫性色素沉着　与艾迪生病(Addison's disease)相似,色素沉着以摩擦、压迫及暴露部位最为明显,原色素较深部位如乳头、乳晕及生殖器部位色素加深,口腔及阴道黏膜也见点状或片状色素沉着。

(3)异位 ACTH 分泌综合征时的色素沉着　多见于支气管癌患者,可有满月脸、向心性肥胖、痤疮、糖尿病和高血压等库欣综合征(Cushing's syndrome)的临床表现,并可有艾迪生病样的色素沉着。

(4)恶性黑素瘤患者出现的泛发性色素沉着过度　见于少数黑素瘤患者,可发生广泛的颜色极深的色素沉着。

(5)某些淋巴瘤出现的色素沉着　约 10% 的霍奇金病患者可发生类似于艾迪生病的皮肤色素沉着,但色素沉着不累及黏膜,另可因皮肤瘙痒而出现抓痕处的色素沉着。

3.神经系统疾病　在室管膜瘤、肝豆状核变性、精神分裂症、帕金森病、长期精神紧张等状态下可出现色素沉着。间脑受累的疾病,可出现类似于艾迪生病的色素沉着。

4.结缔组织疾病　硬皮病、系统性红斑狼疮、皮肌炎等结缔组织病患者可发生不同程度的色素沉着。皮肌炎患者可出现弥漫性色素沉着。约 10% 的系统性红斑狼疮患者在暴露部位出现色素沉着。系统性硬皮病常有弥漫性色素沉着,类似于艾迪生病,但并不侵犯口腔黏膜。局限性硬皮病有时可有皮损局部的色素沉着。

5.哮喘　在发病前 3~4 天患者皮肤可呈弥漫性色素沉着,色素痣变大且数目增多,称为黑皮哮喘。

6.肾衰竭　慢性肾病出现氮质潴留时,可有弥漫性黄褐色色素沉着,以手背和面部为主,皮肤中的尿色素原、胡萝卜素及黑素含量可有增加。某些病例可出现类似于艾迪生病的色素沉着。

7.肝硬化　可发生弥漫性色素沉着,尤其是原发性胆汁性肝硬化在病程早期即可发生较严重的色素沉着。

8.贫血　各型贫血可发生色素沉着斑。恶性贫血在面部和手部可有弥漫性淡褐色斑，可伴白癜风及早老性白发。溶血性贫血患者小腿部可出现色素斑及含铁血黄素沉积。

9.血色病　本病患者可在手背等暴露部位发生蓝灰色或古铜色色素沉着，以后色素沉着可泛发。

10.皮肤淀粉样变　可出现局限性色素沉着。

11.维生素缺乏症　严重的维生素 A 缺乏患者常见有皮肤弥漫性色素沉着及毛囊角化性丘疹，另可在眼结合膜出现色素沉着，尤以结膜囊穹窿处及球结膜为明显。维生素 B_{12} 和叶酸缺乏的患者也可出现弥漫性褐色色素沉着，尤以手足为著，掌跖也可有片状色素沉着，颊和舌黏膜也可有色素沉着。烟酸缺乏症的患者可出现类似于艾迪生病的色素沉着，以面部及手足等暴露、摩擦或受压部位为明显，因烟酸缺乏而发生的皮炎也可能引发炎症后色素沉着。维生素 C 缺乏时，也可出现类似于艾迪生病的色素沉着。

12.吸收不良综合征　慢性腹泻及其他吸收不良综合征患者常见艾迪生病样皮肤色素沉着，但色素沉着不累及黏膜。患者的鳞屑性红斑也可出现炎症后色素沉着。

13.流浪者病　在继发于营养缺乏、卫生不良、严重虱病并持续搔抓皮肤之后，患者可出现类似艾迪生病的皮肤色素沉着，黏膜也可受累。

三、诊断要点

在慢性感染、肿瘤性疾病、结缔组织疾病、维生素缺乏、营养不良等基础疾病存在的情况下出现一定特征的色素沉着。

四、治疗方案及原则

以积极治疗基础疾病为主。对局限性色素沉着可酌情予以对症处理。

第十二节　白癜风 0.14

一、概述

白癜风（vitiligo）是一种常见的后天性、局限性皮肤色素脱失病，中医称之为"白癜""白驳风"等。本病易诊而难治。本病病因病机的认识尚不完全明了，目前主要有以下几个学说：自身免疫学说、遗传学说、黑素细胞自毁学说等。

二、临床表现

1.皮损特点　初期皮损为指甲至钱币大小，近圆形、椭圆形或不规则形的色素脱失斑，境界多明显，白斑除色素脱失外，患处没有萎缩或脱屑等变化，白斑多对称分布，一般无自觉症状。在进展期，白斑向正常皮肤移行，有时机械刺激如压力、摩擦，其他如烧伤、外伤后也可继发白癜风（同形反应）。在稳定期，皮损停止发展，呈境界清楚的色素脱失斑，损害边缘的色素增加，在有的皮损中可出现散在的毛孔周围岛状色素区。

2.好发部位　全身各处皮肤均可发生，好发于易受摩擦及阳光照射等暴露部位，掌跖、黏膜及视网膜也可累及。

3.患病率在 1%~2% 之间，其发病率随地区、人种、肤色而异。

三、诊断要点

本病根据白斑为后天发生，境界清楚，无炎症，无鳞屑，不萎缩等易于确诊。

1. 皮肤颜色变白，或斑或点，形状不一，无痛、痒。
2. 可发生于身体各处，以四肢、头面多见。
3. 组织病理　表皮黑素细胞及黑素颗粒明显减少。基底层往往缺乏多巴染色阳性的黑素细胞。

四、鉴别诊断

本病需与下列几种色素脱失性皮肤病相鉴别。

1. 贫血痣　为先天性白斑，多在出生时即已存在，摩擦局部周围皮肤充血发红而白斑处不发红，因此白斑更趋明显。以玻片压之，贫血痣与周围变白的皮肤不易鉴别。
2. 花斑癣　损害为黄豆、绿豆大小圆形、长圆形、大小相似淡白色斑片，多发于胸前、躯干等多汗部位，表面覆以极微细鳞屑，鳞屑中可查见菌丝和孢子。
3. 单纯糠疹　好发于儿童头面部，为圆形或长圆形浅色斑片，白斑的周围无色素沉着环，表面覆以极微细之糠状鳞屑，可自然痊愈。

五、治疗方案及原则

（一）中医治疗

1. 气滞血瘀　宜调和气血，祛风通络。方选活人方化裁。血虚者加阿胶；气不足者加生黄芪；汗出恶风者加桂枝、白芍。
2. 肝肾阴虚　滋补肝肾，养血祛风。方选一贯煎加女贞子。伴有家族史者可配服六味地黄丸；妇人伴崩漏者，加阿胶；男子遗精者加生龙骨、生牡蛎。

外治可用25%的补骨脂酊外搽。

（二）西医治疗

1. 呋喃豆素类

（1）内服法　口服8-甲氧补骨脂素（8-MOP）或5-甲氧基补骨脂素（5-MOP），2小时后照射日光或长波紫外线。照射时间因人而异，可根据耐受性逐渐增加。

（2）外用法　用上述光敏物质的酒精溶液或软膏外涂白斑处，1小时后照射日光或长波紫外线。须根据反应程度调节次数和涂药时间。

（3）免疫调节剂　可口服免疫调节剂，如转移因子、匹多莫德、他克莫司等。

（4）新药　国外有报道一些新药有治疗白癜风的功效，如卡泊三醇、他卡西醇、前列腺素E2，他克莫司及米诺地尔外用等。

2. 糖皮质激素

（1）内服法　适用于进展期及泛发性白癜风。泼尼松15mg，晨8时口服，或泼尼松每日15mg，分3次口服。见效后每2~4周递减1片，至隔日服1片时维持3~6个月。

（2）外用法　白斑处皮内注射曲安奈德-A、泼尼龙混悬液、曲安西龙混悬液、氢化可的松混悬液等。或外涂0.2%倍他米松酒精或霜、氟轻松软膏、地塞米松软膏、氯倍他索软膏等，适量外用。

（三）光疗

1. 窄波UVB（UVB 311nm）　1972年Westerhof等首次报道单独照射治疗白癜风，

该波段紫外线光毒性小，长期照射皮肤无过度角化，安全性好。

2.PUVA　口服或外用光敏剂及照射长波紫外线的方法，前述呋喃香豆素类药为常用的光敏剂。

3.单频准分子激光（UVB 308nm）　是一种新型的紫外线光源。

（四）手术

适用于稳定期局限性小面积白癜风患者，可有组织移植和细胞移植，目前最广泛应用的是自体表皮移植。

（五）预防

1.避免滥用外涂药物，以防损伤肌肤。

2.适当进行日光浴，有助于白癜风恢复。

3.多食动物内脏，如肝、肾等。

第十三节　贫血痣 0.0493

一、概述

贫血痣（nevus anemicus）系一种先天性局限性血管发育缺陷的少见病。其病因为血管组织的发育缺陷，但不是结构而是功能异常。

二、临床表现

1.贫血痣为一局限性皮肤浅色斑，该处血管组织发育缺陷，功能异常，对儿茶酚胺的敏感性增强，血管处于收缩状态，当患处注射交感神经阻滞剂后皮色可恢复正常。

2.本病一般是儿童期以前发生，但也有晚发者，终身不退。好发于躯干，特别是胸部，面部和四肢亦可累及。

3.为圆形、卵圆形、局部网状或不规则形状的浅色斑点或斑片，边缘不整齐但边界清楚，周围皮肤可完全正常，无任何自觉症状。

4.摩擦患部时，浅色斑本身不发红，周围皮肤却发红充血，使白斑更趋明显。此时若用玻片压迫，周围皮肤充血退去，减色斑就不易辨认。

三、诊断要点

1.多在出生后或儿童时期发生，也可晚发。

2.单个或多发，圆形、卵圆形或不规则形状的淡白色斑，境界清楚。以玻璃压之，则与周围变白皮肤不易区分，或以手摩擦局部，白斑不红。

3.可发生于任何部位，但以躯干部多见。

四、鉴别诊断

1.白癜风　白斑周围有色素沉着的边摩擦后有红斑反应。

2.无色素痣　好发于躯干的一侧，往往沿神经节段分布，摩擦后有红斑反应。

五、治疗方案及原则

本病尚无有效的治疗法。

第十四节　无色素性痣 0.0502

一、概述

无色素性痣（achromic nevus）又称脱色素痣，是一种少见的先天性局限性白斑。因本病先天发病，没有家族史，损害局限一侧，故认为它是一种发生学上的畸形，为先天间质的改变抑制了成黑色素前体细胞的移行所致。

二、临床表现

1. 表现为大小不一，苍白色局限性减色斑，而且为一致性不完全脱色，故白斑没有白癜风那样明显。白斑的境界一般模糊而规则，有时边缘呈锯齿状，周围几乎无色素增殖晕。有时其内混有淡褐色粟粒至扁豆大雀斑样斑点，感觉正常。
2. 本病在出生或出生后不久发病，好发于躯干、下腹、四肢近端，颈部亦可受累，往往沿神经节段分布，四肢多呈条状或带状，躯干可呈方形。
3. 损害可随身体发育而按比例扩大，但白斑区内色素不会再生，故不会自然消失，持续终身不变。

三、诊断要点

1. 生后即有的局限性一致性的不完全脱色斑，大小不一，有时边缘为不规则的锯齿形。持续终身不变。
2. 好发于躯干部，常单侧发生往往沿神经节段分布，而四肢多为条状或带状分布。

四、鉴别诊断

本病应与局限性或节段性白癜风相鉴别。其鉴别要点是白癜风的白斑为完全性色脱失斑，其边界清楚，在白斑边缘或中央常可见到色素再生现象，且为后天发病。

五、治疗方案及原则

本病无满意疗法。

第十五节　老年性白斑 0.0362

一、概述

随着近年来白癜风患者数量的增多，一些人常把老年人身上出现的点状白斑误认为白癜风。其实老年人身上出现的点状白斑，医学称之为老年性白斑（senile leukoderma），只是由于皮肤老化的缘故，并不是白癜风。该病病因至今尚不清楚。

二、临床表现

老年性白斑多见于 45 岁以上的中老年人,是由于年龄增加,皮肤中的多巴阳性黑素细胞数量减少、萎缩,制造正常色素的能力下降所致。白斑一般好发于胸、背、四肢等处,呈米粒至绿豆大小,稍凹陷,边缘清楚,无自觉症状。

三、诊断要点

1.多见于 45 岁以上的中老年人。
2.白斑一般好发于胸、背、四肢等处,呈米粒至绿豆大小,稍凹陷,边缘清楚。
3.无自觉症状。

四、鉴别诊断

应与白癜风相鉴别,白癜风可发生于任何年龄,而且白斑大小不一,可分布全身,且白斑中央无凹陷。

五、治疗方案及原则

老年性白斑一般无须治疗,因为它不影响健康。

实用皮肤病中西医结合诊疗学（下）

李福伦　丁颖果◎主编

吉林科学技术出版社

第十六章 皮肤肿瘤 5.36

第一节 恶性皮肤肿瘤 1.37

皮肤恶性肿瘤有多种，但以皮肤癌最为常见。目前皮肤癌患者有不断扩大之势，皮肤恶性黑瘤虽较少见，但其发病率正在迅速上升，近年来已引起普遍重视。

一、皮肤癌

（一）流行病学

1.发病率

皮肤癌的发病率有以下特点：

（1）白种人发病率较高。在澳大利亚，皮肤癌占所有癌症患者的50%以上。在皮肤癌中又以基底细胞癌（basal cell carcinoma，BCC）和鳞状细胞癌（squamous cell carcinoma，SCC）最为常见。浅肤色人种较深肤色人种发病率高。

（2）愈近赤道发病率愈高。纬度每降低10°，发病率增加1倍。

（3）室外工作者发病率高。

（4）男性较女性发病率高。中老年人发病率高，青少年很少发生皮肤癌。

（5）BCC与SCC发病率之比，因人种与地区不同而异。白种人BCC发病率高于SCC，而有色人种则SCC发病率高于BCC。

2.好发部位

皮肤癌好发于经常遭受日晒的部位。McCormack等（1997）报告1885例BCC，发生于头颈、躯干、上肢和下肢者分别占57.9%、25.2%、5.8%和8.8%。

BCC在所有人种均最常见于头颈部，尤其是面部，但SCC的好发部位则因人种与生活习惯不同而有所差别。白人SCC多发于头颈和上肢，美国黑人SCC在暴露部位和非暴露部位的发生率大致相同。克什米尔人由于习惯于用热陶瓷罐取暖，常致胸、腹和大腿烧伤，SCC（Kangri癌）好发于上述部位。某些部落的印第安人因长期围腰带，SCC（Dhoti癌）则好发于腹股沟、肋和臀部。某些地区的亚洲人由于习惯于咀嚼烟草和槟榔，SCC好发于口腔。

（二）病因学

1.日光照射

日光照射是皮肤癌的致病因素之一。流行病学研究提供的证据主要有以下几个方面：①身体上经常遭受日光照射的部位易患皮肤癌；②室外工作者较室内工作者易患皮肤癌；③浅肤色人种较深肤色人种易患皮肤癌；④在世界上日光照射量大的区域居住的白种人较在日光照射量小的区域居住的白种人易患皮肤癌。有实验表明，用紫外线照射小鼠可诱发皮肤癌，致癌紫外线波长在280~320nm之间，日光中正含有这种波长的紫外线。其致癌机制是紫外线可直接造成细胞 DNA 损伤，干扰正常的 DNA 合成与修复，导致基因突变，最终致癌。

2.放射线

X 线、γ 射线、跨界射线、β 射线以及一些放射性颗粒可引起 SCC 和 BCC。

3.某些化学物质

煤烟、焦油、液状石蜡、杂酚油、蒽油、沥青等有机碳氢化合物可致皮肤癌发生。

4.慢性皮肤病损

不稳定瘢痕、放射性皮炎、慢性溃疡或窦道、日光性角化病、增殖性红斑、寻常性红斑狼疮等可发生恶变，成为皮肤癌，多为 SCC。因此，当这些慢性病损出现渗出增加、疼痛加剧、病灶扩大等征象时，应疑有恶变。瘢痕癌变最早由 Marjolin 于 1828 年报告，这种病变多有溃疡形成，故又称 Marjolin 溃疡。慢性放射性皮炎癌变的发生率为 10%~28%。

5.遗传因素

一些遗传性综合征如白化病、着色性干皮病、病样基底细胞癌综合征、Rombo 综合征、Rasmussen 综合征等较一般人群易患皮肤癌。

6.免疫抑制

接受器官移植的患者，皮肤癌发生率远较一般人群为高。器官移植患者皮肤癌发生率高的确切原因尚不明了，但不少学者认为，这种现象归因于免疫抑制剂的大量应用，后者可致机体免疫监视功能减弱，从而强化紫外线等外界因素的致癌作用。

7.病毒感染

疣状表皮发育不良（epidermodysplasia verruciformis）是一种罕见的常染色体隐性遗传病，以身体暴露部位多发性疣为特征。Pierceall 和 Goldberg 应用 PCR 技术，在 60% 的肾移植患者所患的 SCC 中检测到人类乳头瘤病毒 5 和 80。这些研究表明，这种病毒可能是人类 SCC 的一种致病因素。

（三）基底细胞癌

基底细胞癌（BCC）又称基底细胞上皮瘤（basal cell epithelioma），是源于表皮基底细胞或毛囊外根鞘的上皮性恶性肿瘤。好发于头面部，尤以鼻、眼睑及颊部最为常见。其恶性程度较低，很少发生转移。据 von Domarus 等回顾性分析，到 1984 年，世界上文献报道的 BCC 转移病例不超过 200 例。

1.临床分型

根据肉眼所见，BCC 可分为以下几种类型。

（1）结节溃疡型（noduloulcerative type）　是最常见的一种类型。初起表现为坚固的蜡样结节，表面可见少数扩张的毛细血管。随着肿瘤的逐渐增大，中心可形成溃疡，边缘隆起，形如火山口样。

（2）色素型（pigmented type）　临床特征与结节溃疡型相似，仅伴有不同程度的色素沉着。

（3）硬化型（sclerosing type）　病变呈淡黄色，边界不清，类似于硬皮病斑块。可高出正常皮肤，也可略显凹陷，病变伴随着中心部位的硬化和瘢痕化向周围生长。病史久者可形成溃疡。

（4）表浅型（superficial type） 表现为单个或多处红斑，表面有鳞屑，有稍微隆起的线状边界，中心部位常出现表浅性溃疡和痂皮。可呈湿疹或银屑病样改变。

（5）纤维上皮瘤型（fibroepithelioma type） 背部多见，表现为一处或多处突起、中等硬度、有蒂或无蒂的结节，被覆以平滑、轻度发红的皮肤，罕见溃疡形成。临床上类似纤维瘤。

（6）痣样基底细胞上皮瘤综合征（nevoidbasal cell epithelioma syndrome） 又称基底细胞痣综合征（basal cell nevous syndrome）。为常染色体显性遗传性疾病。在童年或青少年期发病。皮肤出现突起、发硬、光滑的结节性肿物，可为正常肤色或有轻度色素沉着。部分病例肿物逐渐增大，最终形成溃疡。多数伴有上下颌骨囊肿、肋骨畸形和智力迟钝。

（7）囊性基底细胞癌（cystic basal cell carcinoma） 较为罕见。为癌肿中心部位发生变性，形成单房性囊肿所致，通常呈蓝灰色。

2.诊断与鉴别诊断

BCC 有多种临床类型，临床上与多种其他皮肤病变有相似之处，因此确诊需依靠病理学检查。活检是明确诊断的主要手段，常用的方法有刮除活检、削除活检、针刺活检和切除活检等。

在鉴别诊断上，结节溃疡型应与溃疡型 SCC 鉴别；色素型应与恶性黑素瘤等鉴别；表浅型应与硬皮病等鉴别；硬化型应与湿疹、银屑病等鉴别；纤维上皮瘤型应与纤维瘤鉴别；囊性 BCC 应与其他皮肤囊肿鉴别。

BCC 因临床类型不同，组织病理学变化也不尽相同。基本的病理改变是，基底样细胞增生，细胞轮廓模糊，胞浆稀少，染色淡，核浆比值增大。核呈卵圆形，嗜碱性，染色均匀，不见核仁，核的长轴与基底膜垂直。这些细胞组成不规则的团块，最外层细胞排列成栅栏状，中部的细胞则排列紊乱。癌细胞团块周围的基质常出现纤维化反应。

病理学上，BCC 可分为分化和未分化两类。但无明显界限，不少未分化类，在某些区域可表现出一些分化，而一些分化类，在某些区域则缺少分化。分化类 BCC 具有向皮肤表皮及其附属器分化的趋向。其中向分泌皮脂结构分化者称为囊性 BCC，向汗腺分化者称腺性 BCC，发生角化的称为角化性 BCC。

未分化类 BCC，称为实性（solid）BCC，是最常见的类型。通常肿瘤和表皮之间的连续性可以看到，但肿瘤与毛囊之间的连续性非常罕见。某些病例，在肿瘤部位可看到因坏死而发生的假性囊肿形成。这种囊肿不同于囊性 BCC，后者紧靠囊肿腔隙的肿瘤细胞胞浆内含有空泡，类似于它们分化的皮脂腺细胞。

结节溃疡型 BCC，可表现出上述任何组织学类型。其他临床类型的 BCC，在组织学上通常表现为实性，伴有一些变异。

3.治疗

BCC 恶性程度低，罕见转移，因此治疗的重点在局部病变的处理上。一般认为控制了局部病变即意味着治愈。常用的治疗方法有以下几种。

（1）刮除和电灼 局麻下先用刮匙刮除病变组织，继之对治疗区施以电灼，缺损区通过换药愈合。该法尤其适用于表浅型、结节溃疡型或以前未曾治疗的直径＞1cm 的病变。治疗后除偶尔发生增生性瘢痕和色素沉着外，一般可获得较好的美容效果，治愈率也高达95%。但对发生于鼻翼和眼睑上的BCC，不宜用本法，因瘢痕挛缩可致继发畸形。对复发性病变或硬化型BCC，该法应视为禁忌。

（2）放疗　多数BCC对放射线敏感。据文献报告，对较小的BCC，放疗治愈率可达96%，但对直径>1.0cm的BCC，疗效较差，复发率为7.9%~25%。放疗主要适用于老年患者（>60岁），尤其是位于鼻、唇、眶周等处的癌肿。因在这些部位尽可能多地保留正常组织，对减少继发畸形甚为重要。放疗后早期，美容效果较为满意，但晚期可出现皮肤萎缩、色素沉着、持久性脱发等后遗症。过度放疗可引起溃疡形成、邻近结构损伤等并发症。放疗尚可作为不适宜手术切除病例的姑息疗法。该法不适用于放疗后复发的或在慢性放射性皮炎基础上发生的BCC，因这些BCC对放疗敏感性差。

（3）冷冻疗法　该法用于皮肤癌的治疗已有多年历史，主要适用于小的非侵入性癌肿。常用方法是将液氮涂抹或喷洒在癌肿及其周围5mm范围内的正常皮肤上，冷冻后治疗区水肿，坏死，结痂，最终愈合。该法对皮肤癌的治愈率可达96.4%。但该法对直径>2cm或复发性癌肿不宜采用。冷冻治疗后可出现皮肤萎缩和瘢痕形成等晚期后遗症。

（4）化疗　5-Fu（5-氟尿嘧啶）疗效不肯定，目前很少应用。

（5）手术疗法　是BCC的常用治疗方法，尤为外科医师所推崇。对直径>2cm的BCC，治愈率可达95%；对直径>2cm者，治愈率为90%。术前应尽可能根据体检及B超、CT扫描和MRI等检查结果，估计癌肿的范围和侵犯层次。

切除的范围与深度：以前未曾治疗过的早期病例，切除的广度应超过病变边缘2~5mm；对病程长，癌肿较大者，超过癌肿边缘1cm；对复发性癌肿切除的广度还要酌情扩大，至少应超过病变边缘1.5~3cm。切除的深度应视侵袭情况而定。对表浅局限的癌肿，应包括皮下脂肪；侵犯较深者尚应包括深筋膜；对侵袭性溃疡，应切除与基底相邻的组织；对骨膜、骨、软骨受累者，应将这些结构一并切除。

创面修复方法的选择：对早期、面积小，尤其是位于颜面的病变，切除后创面可直接缝合封闭；对范围较广、恶性程度较高或复发性病变，宜用皮片移植修复，以便术后及时发现癌肿复发；对确认病变已切除彻底者，可用局部皮瓣修复；对有重要结构，如脑、大血管、神经或骨、软骨、关节等结构暴露的创面，必须用皮瓣修复。

（6）Mohs手术　是一种将切除与病理检查技术密切结合的手术方法，由Mohs于1932年首创。其原则是，将病变组织由浅入深逐层切除，分块病检，有癌细胞存在者，再将其相应部位向深处及周边扩大切除。如此切除-病检（阳性）-扩大切除，直至切下的标本中无癌细胞存在为止。这种手术是在显微镜监控下完成的，不仅彻底切除的可靠性大，而且也最大限度地保留了正常组织，有其独特的优越性。据Mohs（1978）报告，对以前未曾治疗过的BCC，Mohs手术的总治愈率为99.9%；对直径>3cm者，治愈率为90.5%。

目前Mohs手术是将切除的新鲜组织在体外固定，然后制成冷冻切片进行组织学检查。可在数小时内完成多阶段的病理检查；若创面较小，可一期缝合封闭，若创面较大也可即时予以修复。自1985年起，Mohs手术这一术语已改为Mohs显微图形手术（Mobs micrographicsurgery）。

4.预后

BCC患者的预后取决于肿瘤类型、大小、部位、是否具有侵蚀性、治疗是否及时等诸多因素。一般而言，BCC因生长缓慢，极少转移，患者可不经治疗而生存多年。单纯由BCC引起死亡的病例较为罕见，死亡者多是长期患病而未行治疗者，或求治时已为时过晚的患者。

（四）鳞状细胞癌

鳞状细胞癌（SCC），又称表皮样癌，系源于表皮角质形成细胞的恶性肿瘤，也可发生于黏膜。生长速度较BCC快，可发生淋巴和血行转移，预后较BCC差。

1.类与临床表现

SCC有表皮内SCC（intraepidermal squamous cell carcinoma）和侵袭性SCC（invasive squamous cell carcinoma）之分。前者又称原位SCC（SCC insitu）。

（1）表皮内SCC　可长期保持在表皮内，也可穿过基底膜进入真皮，成为侵袭性SCC，并可发生区域淋巴结和远处转移。常见于一些慢性皮肤病，如慢性放射性角化病、瘢痕性角化病、日光性角化病、砷角化病、烃角化病等，也可为Bowen病和奎纳增殖性红斑及Jadassohn表皮内上皮瘤形态学上的一种表现形式。

（2）侵袭性SCC　多由原位SCC发展而成，少数源自一些癌前病变，极少发生于正常皮肤。日光性角化病、Bowen病、奎纳增殖性红斑和Jadassohn表皮内上皮瘤发展为侵袭性SCC的百分比分别为12%~13%、5%、10%和8%~9%。

根据临床特征通常可将侵袭性SCC分为两种类型：

1）乳突型：癌肿突出正常皮肤表面呈乳头状，基底较广，生长缓慢，向深部侵犯较少。高度发展时，往往呈质地硬脆的菜花状肿块。晚期，中心部位可形成溃疡，伴有臭味。较少发生转移。

2）溃疡型：癌肿呈坚硬的结节状，生长迅速，早期即形成溃疡，较快侵犯深部结构，转移倾向大。

2.SCC的转移率

SCC的转移发生率，各家报告相差较大，由0~50%不等。这种差别与病例的选择有关。一些研究表明，SCC的转移率因病因、部位、病程及形态学特征等不同而异。慢性溃疡和窦道、不稳定瘢痕恶变为SCC的危险较小，但一旦恶变，则转移率较高。继发于日光性角化病的SCC，几乎不转移或转移率很低。

3.组织病理学

侵袭性SCC由穿过表皮-真皮交界线向真皮内生长的恶性表皮细胞组成。增生的癌细胞可形成细长的、串珠样或团块状的细胞巢。癌细胞形状不尽一致，分化程度也有所不同。Broder根据未分化细胞在癌细胞中所占的百分比，将侵袭性SCC分为4级：

Ⅰ级：未分化细胞＜25%；

Ⅱ级：未分化细胞＜50%；

Ⅲ级：未分化细胞＜75%；

Ⅳ级：未分化细胞＞75%。

未分化细胞所占比例越大，恶性程度越高。此外，侵袭的深度也是估计恶性程度的一个重要因素。在低度恶性的SCC中，罕见癌细胞侵入到汗腺以下的组织。

恶性程度低的SCC，癌细胞形状较为一致，与成熟的鳞状细胞相似。可见细胞间桥，并有角化珠形成。在真皮中可见淋巴细胞浸润和血管增多。随着恶性程度的增加，癌细胞巢与基质的分界线变得模糊，癌细胞的退变程度增加，表现为形状和大小不规则的细胞数目增多，核增大，有丝分裂异常，丧失细胞间桥，角化珠小，且不常见。在高度恶性的 SCC 中，几乎所有的癌细胞均为非典型的，缺乏角化，无细胞间桥，有丝分裂象异常。

4.临床分期

临床上可将 SCC 分为以下 5 期：

0 期：原位癌。

Ⅰ期：Ⅰ-A 期，病变＜2cm 局限于皮肤或皮下组织；Ⅰ-B 期，病变＞2cm，局限于皮肤或皮下组织。

Ⅱ期：Ⅱ-A 期，病变＞cm，侵犯到深层组织，如筋膜、肌肉、骨、软骨等；Ⅱ-B 期，局部复发癌肿。

Ⅲ期：病变＞5cm，有深层组织如筋膜、肌肉、骨、软骨等受累，或有区域淋巴结转移者。

Ⅳ期：发生远处转移者。

5.诊断与鉴别诊断

SCC 发展至晚期，通常较易诊断。但早期 SCC 很难与 BCC、恶性前角化病（premalignant keratosis）、角质棘皮瘤及附属器肿瘤等相区别。临床诊断通常是不准确的，确诊必须依据活检。诊断确立后，尚应注意测量癌肿的厚度和范围，判断侵犯的深度及有否转移，这对选择治疗方案和估计预后很有帮助。Friedman（1985）等报告，躯干和四肢的 SCC 厚度＞4mm 时，局部复发率较高；＞8mm 时区域淋巴结转移率较高。Immerman 等（1983）报告，按 Clark Ⅰ~Ⅴ级分级法，Ⅳ和Ⅴ级 SCC 局部复发率为 24%。

6.治疗

直径＜1cm 的 SCC，治疗方法同 BCC，包括刮除加电灼、放疗、冷冻、手术切除 Mohs 手术等。由于 SCC 较 BCC 更具侵袭性，而且生长较快，因此不论病变大小，均以尽早手术切除为宜。

SCC 的切除范围较 BCC 为大。对病程短、病变小的癌肿，一般应超过病变边缘 1cm；对病程长、癌肿较大者，至少应超过病变边缘 2~3cm，但在面部五官处，可适当保守些，在其他对功能与形态影响小的部位，可适当扩大些。切除的深度视侵犯情况而定。除非癌种已侵犯到重要器官或结构，原则上对已受侵犯的组织均应予以切除。

在面部，如侵袭性 SCC 直接位于面神经分支上方，可保留面神经，将癌肿和腮腺浅叶切除；若面神经已受侵犯，应予切除。上颌和眶部的 SCC，如发现骨已受累，应将癌肿连同受侵犯的骨组织一并切除。

对颅顶、前额、颞部的头皮 SCC，如欲获得局部治愈，必须考虑切除相应部位的颅骨外板。如有证据表明颅骨已受侵犯，应将受累颅骨做全层切除。术前 X 线平片、CT 扫描和 MRI 检查，有助于判断骨骼是否受累，对确定手术方案有重要的参考价值。

外耳部位的 SCC，局部复发率和早期淋巴结转移率均较高，分别为 14%、6%，手术时常需将外耳与浅部腮腺组织切除。躯干及四肢的 SCC，除手部以外，常在不稳定烧伤瘢痕、慢性溃疡和窦道基础上发生。由于原发病变具有慢性过程，SCC 的诊断常被延误。总体上，这类 SCC 侵袭性强，术后复发率和淋巴结转移率均较高。因此，切除的宽度和深度应更大。发生于肢体的 SCC，必要时可考虑截肢。

对所有部位的 SCC，术中冷冻切片病理检查对判断切除的彻底性很有帮助。如术后病理报告表明切除标本的边缘仍有癌细胞存在，应考虑二次切除。如手术有困难或患者拒绝手术，应辅以放疗。

对临床上比较肯定有区域淋巴结转移者，应在原发灶切除的同时行区域淋巴结清扫术。不能肯定者，可先行活检，再做处置。对躯干和四肢上继发于不稳定瘢痕、慢性溃疡和窦道的 SCC，因淋巴结转移率较高，即使临床上无淋巴结转移证据，也应考虑行区域淋巴结清扫术。

二、皮肤恶性黑色素瘤

皮肤恶性黑色素瘤（malignant melanoma of the skin，以下简称恶黑），是源于表皮正常黑素细胞或原有痣细胞的一种恶性肿瘤，虽较少见，但恶性程度高，进展迅速，预后极差。近几十年来其发病率在全球范围正在迅速上升，已引起人们高度重视。

（一）流行病学

1.发病率

皮肤恶性黑色素瘤的发病率有以下特点：

（1）白种人较有色人种发病率高　在同一地理区域白种人发病率至少是黑人的 6~7 倍。蓝眼睛、金黄或红头发的白种人，患黑色素瘤的危险性高，且头发颜色比眼睛的颜色更重要。

（2）越近赤道发病率越高。

（3）发病率迅速上升　美国自 20 世纪 50 年代起，恶黑的发病率以每年 6% 的速度递增，其增加速度比其他任何肿瘤都快，目前已成为第五位最常见的恶性肿瘤。到 2000 年每 57 个美国人就有 1 人被诊断为黑色素瘤。

（4）中老年人恶黑发病率高　研究表明，35~55 岁和 65 岁以上是恶黑发病率的两个高峰年龄段。男女两性发病率大致相同。

2.好发部位

皮肤恶黑的好发部位因人种和性别而异。白种人可广泛发生于体表各处，而黑人和东方人则大多发生于手掌、足底、甲床和黏膜。就性别而言，男性多发生于躯干，女性则多见于下肢。

（二）病因学

恶黑的病因学尚未完全阐明，其发生可能与下列因素有关。

1.阳光曝晒

阳光曝晒可能是重要的黑色素瘤危险因素。流行病学研究表明，对紫外线损伤抵抗力低的白种人，尤其是生活在日照量大的热带和亚热带地区的白种人，恶黑发病率高。提示紫外线辐射对恶黑有诱发作用。Lee 等（1992）发现，在日照强烈的低纬度地区，虽然恶黑总发病率高，但暴露部位皮肤恶黑的百分比并不增加。自 1969 年以来，臭氧层已经减少 3%~7%，据估计臭氧数量每减少一个百分数，黑色素瘤的发生率增加 1‰。

2.色素痣恶变

色素痣恶变是恶黑常见的病因之一。Morales（1991）报告 247 例恶黑，其中 42% 起源于色素痣。在各种色素病中，以发育不良病（dysplastic nevus）和巨毛病（giant hairy nevus）发展为恶黑的倾向性大，两者均被认为是恶黑的前身病变（procurser lesion to melanoma），前者恶变为恶黑的发生率为10%~15%，后者的恶变率为8%~10%。

3.免疫抑制

器官移植患者，因长期使用免疫抑制剂，恶黑发病率高，肿瘤患者，如淋巴瘤患者，发生恶黑的危险性增加。

4.创伤

发生于头皮、手掌、足底等经常遭受摩擦部位的色素痣易发生恶变，因此创伤可能是刺激色素细胞恶变的因素之一。但也有人认为，这些色素性病变可能本身就是恶黑或其前期病变，创伤仅起到加速其发展的作用。

5.遗传因素

据统计，1%~6%的恶黑患者有家族史，尤其是多发性恶黑患者，有家族史者占44%，表现为常染色体显性遗传，但目前尚未找到与恶黑相关的基因。

6.妊娠

对妊娠是否具有增加恶黑的发病率、恶化恶黑的病情等作用，长期以来一直存有争议。有作者认为，妊娠可诱发色素痣恶变，加剧已有恶黑的发展。恶黑患者妊娠后，生存期明显缩短，复发率高，预后不良。但也有研究表明，妊娠、女性激素、口服避孕药对恶黑的发生发展并无影响，甚至少数恶黑患者妊娠分娩后反而部分或完全缓解。尽管如此，对恶黑患者劝其暂缓妊娠，对已妊娠的恶黑患者采取同样积极的措施是比较明智的。恶黑通过胎盘传播致新生儿先天性黑瘤发生，已有报告。

（三）分型

据Clark研究，恶黑的发展分为两个明显不同的阶段。初期，瘤细胞位于表皮颗粒细胞和基底膜之间，沿水平方向扩展，形成辐射状斑片，这一阶段称为辐射生长期，此期的恶黑称为原位恶性黑瘤（malignant melanoma msku）。经过一段时间后，黑瘤细胞开始突破基底膜垂直向真皮方向增殖生长，依次侵及真皮乳头层、网状层、皮下组织，同时可侵入真皮的血管和淋巴管，此阶段称为垂直生长期，此期的恶黑称为侵袭性黑瘤（invasive melanoma）。Clark根据恶黑的临床和病理学特征将其分为雀斑样痣型、表浅扩散型和结节型3种类型。

1.雀斑型恶黑（lentigo malignant melanoma）

又称Hutchinsen黑素性雀斑。在3种类型恶黑中约占14%。常见于老年人，多发生于身体暴露部位，尤其是面部，约占头颈部恶黑的50%。病变大体上呈圆形，直径通常在3~6cm或更大，轮廓不规则，扁平状。颜色可由浅棕色至黑色，或黑色病变中夹杂有灰白色或淡蓝色区域。随着病程进展，病变中出现单个或多个黑色结节。该型恶黑，初期呈辐射性生长，最终才进入垂直生长期，有些根本不进入垂直生长期。

2.表浅扩散型恶性黑瘤（superficial spreading type malignant melanoma）

在3种类型中最为常见，约占54%。常在原先存在多年的色素性病变基础上发生。可见于身体任何部位。病变较雀斑样痣型恶黑小，直径约2.5cm或更小，边缘锐利，形状不规则，略微隆起，颜色为黄褐色、棕色、灰色、黑色、粉红色、蓝色或白色等多种混杂。病变中可出现灰色或红灰色的结节，发展快时，可有出血或形成溃疡。在病变周围常可见色素脱失晕。该型恶黑较雀斑样痣型发展快，经过一段辐射生长期后即转入垂直生长期。

3.结节型恶性黑瘤（nodular malignant melanoma）

在3种类型中约占32%。身体任何部位均可发生，但最常见于足底。病史短，病变表现为暗黑、蓝黑或灰色结节，有时呈粉红色，周围可见散在的棕色恶黑踪迹。随病程进展，病变可发展成息肉样。该型恶黑进展快，常无辐射生长期，直接进入垂直生长期。

4.特殊类型的恶黑

除上述3种基本类型外，恶黑尚有一些特殊类型。

（1）肢端雀斑样痣型黑瘤（acrallentiginous melanoma）　临床上类似于雀斑样痣型黑瘤，但好发于日光暴露少的体表部位，如手掌、足底和甲下等处，并且侵袭性更强。该型恶黑以黑人和东方人较为常见。表现为边界不规则，颜色混杂的色素性的斑块，其中常见丘疹和结节。

（2）无色素性黑瘤（amelanotic melanoma）　较为少见，在Giuliano等报告的2881例恶黑中约占1.8%。病变通常呈结节状，缺乏色素，常被延误诊断，预后较差。

（3）恶性蓝痣（malignant blue nevus）　更为罕见。由蓝痣细胞恶变而成。常见于女性臀部。其明显的特征是，即使发生淋巴结转移，患者仍可生存多年。

（4）巨毛痣中的恶性黑瘤（malignant melanoma in giant hairy nevus）　30%~40%的儿童恶黑源于巨毛痣。表现为巨毛痣中出现结节和溃疡，并有颜色改变。因此，对先天性巨毛痣应密切观察或做预防性切除。

（5）纤维增生性黑瘤（desmoplastic melanoma）　由Conley等首先报告，好发于头颈部，呈结节状生长，约2/3病例无色素沉着。其特征是少数黑瘤细胞位于大量的纤维组织之中，预后较差。

（6）原发病灶不明的黑瘤（melanoma with an unknown primary origin）该型黑瘤找不到原发病灶，黑瘤仅在区域淋巴结或其他器官被发现。其预后与原发灶明确并有区域淋巴结转移者无显著差别。

（四）组织病理学

典型的恶黑，镜下可见黑素细胞异常增生，在表皮内或表皮-真皮交界处形成一些细胞巢。这些细胞巢大小不一，并可互相融合。这种情况很少在色素痣中见到。巢内黑素细胞的大小与形状，以及核的形状存在着不同程度的变异。有丝分裂（包括异常的有丝分裂）较良性色素痣更为常见。核仁通常呈嗜酸性的"鸟眼样"。在侵袭性恶黑，可在真皮或皮下组织内见到恶黑细胞。

雀斑样痣型黑瘤的组织学特征是，在病变的褐色、棕色和黑色区域，表皮内黑素细胞形态有很大变异。在褐色区域，黑素细胞数量增多，有些细胞大小正常，有些较正常细胞大，有些是典型的或怪异的。所有的细胞均沿基底膜分布。在扁平的黑色区域，许多形态不同的黑素细胞取代了基底膜，沿表皮-真皮交界面形成条带状，角质形成细胞位于其上方，真皮乳头层在其下方。在表皮-真皮交界面，可见显著的色素沉着及角化表皮萎缩，伴有广泛的非典型黑素细胞增生。邻近的真皮乳头层常见密集的淋巴细胞和充满黑色素的巨噬细胞浸润。在真皮的某些区域，可见恶黑细胞侵入，形成大的细胞巢，这些细胞巢与临床上所见的结节相对应。

表浅扩散型恶黑的组织学特征是，成群的黑素细胞均是恶性的，不像雀斑样痣型恶黑那样，恶黑细胞呈多形性。瘤体中略微隆起并有色素的部分，镜下可见表皮中有大的黑素细胞呈派杰样分布（Pagetoid distribution）。这些大的黑素细胞可单个或成巢出现。在瘤体的结节部分，镜下可见真皮中有密集的瘤细胞聚集。在侵袭区，也可见大的黑素细胞。这些细胞胞浆丰富，含有分布规则的细小色素颗粒，整个细胞呈"布满尘土"样改变。偶尔表浅扩散型恶黑中的瘤细胞呈纺锤样。

典型的结节型恶黑，瘤细胞起源于表皮-真皮交界处，可分别向上方和下方侵入表皮和真皮，尤以向真皮侵入的倾向性大。瘤细胞可表现为上皮样细胞或梭形细胞。

肢端雀斑样痣型黑瘤，在其斑块区，镜下可见基底层有大的黑素细胞增生，核增大，染色质类型不典型。胞浆充满黑素颗粒，树状突变长，可伸展到颗粒层。在丘疹或结节区，瘤细胞通常是梭形的，并扩展到真皮层。

以上几种较为典型的恶黑，通过常规 HE 染色切片病理学检查，一般均可明确诊断。但一些非典型的恶黑，如无色素性恶黑等，常需附加一些特殊技术（如 S-100 和 HMB-45 免疫组化检查）才有助于诊断。

（五）病理分级

Clark 等（1969）进一步研究恶黑侵袭深度与预后的关系，并将侵袭深度由浅至深分为 5 级，发现分级越高，预后越差。

Ⅰ级：瘤细胞限于基底膜以上的表皮内；

Ⅱ级：瘤细胞突破基底膜侵犯到真皮乳头层；

Ⅲ级：瘤细胞充满真皮乳头层，并进一步向下侵犯，但未到真皮网状层；

Ⅳ级：瘤细胞已侵犯到真皮网状层；

Ⅴ级：瘤细胞已穿过真皮网状层，侵犯到皮下脂肪层。

Breslow（1970）研究了恶黑垂直厚度与预后的关系。根据目镜测微器测量的恶黑最厚部分从颗粒层到恶黑最深处的厚度，将恶黑分为 <0.75mm、0.76~1.50mm，1.51~3.00mm，3.01~4.50mm 和 >450mm 5 级，发现厚度越大，预后越差。这一显微分级法被广泛采用，并被证实对判断预后具有重要价值。

（六）临床分期

为判断病程早晚，便于制订治疗方案，估计预后和评价疗效，除对恶黑进行分型和病理分级外，尚需对其进行临床分期。目前常用的是美国癌症联合会分期法。

美国癌症联合会（The American Joint Committee on Cancer，AJCC）于 1980 年根据 TNM 系统，结合 Breslow 和 Clark 病理分级，提出了更具综合性的分期方法。该分期法目前在国际上被广泛采用。

Ⅰ—A 期：T_1，N_0，M_0：局部病变，厚度 <0.76mm，无区域淋巴结和远处转移；

Ⅰ—B 期：T_2，N_0，M_0：局部病变，厚度为 0.76~1.5mm，无区域淋巴结和远处转移；

Ⅱ—A 期：T_3，N_0，M_0：局部病变，厚度为 1.5~4.0mm，无区域淋巴结和远处转移；

Ⅱ—B 期：T_4，N_0，M_0：局部病变，厚度 >4.1mm，或在原发灶周围 2cm 以内有卫星灶，无区域淋巴结和远处转移；

Ⅲ期：T,N_1，M_0：任何厚度或 Clark 分级的原发灶，伴有一组区域淋巴结转移，淋巴结可活动，直径 <5cm，或区域淋巴结阴性，但距原发灶 2cm 以外，存在着少于 5 处

的途中转移（in-tmnsit），无远处转移；

Ⅳ期：T，N₂，M₀或M₁，或T，N，M₂：任何伴有一组以上区域淋巴结转移的恶黑，同时原发灶引淋巴结以外的皮肤和皮下组织已受累，或已有内脏转移。

（七）诊断与鉴别诊断

详细的病史与体检对诊断十分重要。体表任何色素性皮损，若突然增长加速，周围出现色素晕或色素脱失，表面出现鳞屑、渗出、破溃、出血、脱毛，附近出现卫星结节，局部痒痛等情况，均应考虑恶黑的发生。当恶黑已发生广泛转移时，尿中可出现大量黑素原及其代谢物而呈黑尿.恶黑的确诊有赖于病理检查。

典型的恶黑，镜下观察常规HE切片即可明确诊断。但对一些非典型的恶黑，如无色素性恶黑，常需采用一些辅助技术，如S-100蛋白的免疫组化检查才可明确诊断。病理学检查不应只对恶黑作定性诊断，尚应对肿瘤的类型、侵袭深度、最大垂直厚度、细胞分裂象、表面有无溃疡、基底血管和淋巴管的侵犯情况及有无细胞性炎症反应等情况作出详细描述。对已确诊为恶黑的患者，尚应详细检查有无区域淋巴结转移和远处转移。这些对制订治疗方案和估计预后有重要意义。

临床上通过触诊发现有区域淋巴结转移者，较行选择性淋巴结清扫时镜下发现有淋巴结微转移（micrometastasis）或称亚临床转移（subclinical metastasis）者，长期生存的机会减少20%~50%。因此，早期确定是否有淋巴结微转移，对提高5年生存率具有重要意义。

对恶黑应注意与色素痣、色素型基底细胞癌、色素性脂溢角化病、皮肤纤维瘤或硬化性血管瘤等鉴别。甲下恶黑尚须与陈旧性甲下血肿相区别。

（八）治疗

恶黑的主要治疗手段是外科手术。化疗、放疗以及免疫疗法等通常仅作为手术的辅助治疗措施或作为无法手术的晚期患者的姑息性疗法。

1.手术治疗

恶黑的手术治疗主要包括原发灶切除、区域淋巴结处理及创面修复三方面问题。

（1）原发灶的切除范围　其原则是将原发肿瘤及其周围5cm范围内的皮肤、皮下组织和深筋膜一并切除；对甲下或远端指（趾）节的恶黑行患指或趾的掌指或跖趾关节离断，对近端指或趾节的恶黑行患指或趾的掌腕或跖趾关节离断。近年来，根据大量回顾性和一些前瞻性研究，人们对恶黑原发灶的切除范围渐趋保守，并多根据肿瘤厚度和侵袭深度决定切除范围：对原位恶黑（ClarkⅠ级），或厚度<1mm的原发性恶黑，距病灶边缘1cm即可，厚度超过1mm者，应超过病灶边缘2~3cm，进一步扩大切除范围并不能减少局部复发和改善预后。切除的深度不再强调包括深筋膜，研究表明，深筋膜切除与否对5年生存率无大的影响，甚至有作者认为保留深筋膜可作为屏障，有利于提高5年生存率。

（2）区域淋巴结的处理　AJCC Ⅱ期恶黑，临床上已有一组区域淋巴结转移，应在切除原发灶的同时或之后2~3周行治疗性淋巴结清扫术（therapeutic lymph node dissection，TLND）。有研究表明，该期施行淋巴结清扫者，5年生存率为16.4%，显著大于不施行者。

AJCC Ⅳ期恶黑患者，已出现多区域淋巴结或（和）远处转移，一般认为此时施行淋巴结清扫术并不能显著提高5年生存率。

AJCC Ⅰ-A，Ⅰ-B，Ⅱ-A和Ⅱ-B期患者，临床上无区域淋巴结转移体征，是否应施行选择性淋巴结清扫（elective lymph node dissection，ELND）或预防性淋巴结清扫（prophylactic lymph node dissection，LPND），意见尚未统一。但更多的作者认为应综合考虑多种因素来确定，如原发灶的部位、大小、形状、病理分级、生物学特征，以往的治疗情况，患者年龄、性别，以及随访是否方便等进行考虑。尤其是恶黑的厚度，是决定是否施行ELND最重要的因素。有研究表明，淋巴结微转移的发生率随恶黑厚度增加而增加：厚度＜0.76mm者，微转移率为0~5%；厚度0.76~4.0mm者，为5%~60%；厚度＞4.0mm者＞60%。

Wasson和Robin（1990）根据近年来的一些研究，对ELND的适应证和禁忌证作出了以下概括：

厚度＜0.76mm者，不考虑ELND，但对患者应进行定期随访。临床诊断为雀斑样痣型恶黑者，一般不施行ELND，因这种病变侵袭性小，但应密切随访。

厚度介于0.76~1.5mm之间者，在下述情况下可考虑施行ELND：①不易随访者；②男性患者；③发生于预后差部位的恶黑，如头颈和背部的恶黑；④广泛切除恶黑将跨越一组区域淋巴结界限者；⑤在此厚度内的恶黑，同时属ClarkⅡ级或Ⅲ级者；⑥结节型恶黑；⑦所有溃疡型恶黑。

所有厚度大于1.5mm的恶黑，除非有手术禁忌证，一般应施行ELND，因为在诊断确定3年内约有57%的患者将发生区域淋巴结转移。

为减少ELND的盲目性，近年来，逐渐发展了淋巴结勘测和标记淋巴结活检技术，若标记淋巴结活检阳性，即施行ELND，若阴性则放弃。这种新技术，目前已被越来越多地采用。

如患者全身情况良好，能耐受手术，积极切除远处（包括内腔）转移灶，对强化非手术疗法效果、延长患者生存期有帮助。

（3）创面的修复　由于对原发灶的切除范围趋向保守，小的恶黑切除后，可通过分离创缘，直接缝合修复创面。恶黑较大，创面不能直接缝合修复者，多主张用皮片移植封闭创面，这样有助于及时发现局部复发。在一些特殊部位，如面部、足底负重区等处，出于美容和功能需要，可采用皮瓣修复。病变组织切除后，局部出现凹陷畸形者，也可用肌皮瓣修复创面。需要说明的是，皮瓣较厚，局部复发时不易察觉，因此选择时应慎重。

2.非手术疗法

（1）放疗　恶黑对放射线不敏感，故放疗仅偶尔用于骨、脑等转移灶的姑息性治疗。

（2）化疗　适用于术后复发或扩散的病例，或因故不能施行手术的病例。常用的化疗药物有卡莫司汀、长春新碱（VCR）等，可单独也可联合用药，但效果不够理想。有作者报告，对预后较差或已复发的肢体恶黑，可在肢体近端上止血带，同时行肱或股动静脉插管，连接体外循环，应用化学药物做局部加温灌注治疗，有一定疗效。亦有作者报告，若病理切片中查出恶黑细胞有雌激素受体，应用雌激素受体竞争剂，如他莫昔芬（tamoxifen）有一定疗效。

（3）免疫疗法　转移因子、免疫RNA、白介素、淋巴因子激活的杀伤细胞、干扰素、肿瘤浸润的淋巴细胞、恶黑单克隆抗体、特异性疫苗等也曾用于治疗恶黑，其确切疗效有待于进一步评价。

（九）影响预后的因素

皮肤恶黑的预后与多种因素有关。一般认为淋巴结是否有转移仍然是判断复发和生存期的最重要因素。其他因素如厚度、溃疡、部位和性别等，只有在淋巴结状况确定之后，对判断预后才具有参考意义。

三、纤维肉瘤

纤维肉瘤（fibrosarcoma）又称黏液纤维肉瘤（myxofibrosarcoma），是一种源自成纤维细胞的恶性肿瘤。

（一）临床表现

本病多见于中年男性，好发于躯干及四肢。常继发于慢性放射性皮炎、着色性干皮病、烧伤瘢痕或寻常狼疮瘢痕。初期，通常表现为单个局限性结节，质较硬，可移动，表面肤色正常。以后，肿物逐渐增大，表面皮肤萎缩，呈红色或紫红色，紧张发亮，附近可出现多个结节。晚期可发生转移，多为血行转移，局部淋巴结转移者罕见。

（二）诊断与鉴别诊断

本病需与纤维瘤、瘢痕疙瘩等鉴别，确诊常需病理检查。

镜下分化良好的纤维肉瘤，质较硬，切面为灰白色，均匀一致，可有钙化及骨化。镜下可见肿瘤内有大量紧密排列成束状或涡形的梭形细胞。这些细胞大小一致，无不典型性，核分裂较少见。间质内含有较丰富的胶原纤维和网状纤维，血管较少。分化差者，质地较软，切面呈灰红色，似鱼肉状，可见出血、坏死、黏液样变性及囊性变。镜下可见瘤细胞形状多样，核大而不规则，核仁明显，核分裂象多见，多不典型。间质内胶原纤维少，血管较多，偶见黏液性基质。

（三）治疗

首选的治疗方法为手术切除，但术后易复发，本病对放疗不敏感。

四、Paget 病

Paget 病（Paget's disease），又称湿疹样癌（eczematoid carcinoma），是一种特殊类型的癌症。

（一）临床表现

本病主要发生于乳房。其他部位也可发生，称乳房外 Paget 病（extramammary Paget's disease）。发生于乳房者，绝大多数为中年以上的女性，少数病例为男性。病变一般发生于单侧乳头、乳晕及其周围。表现为红斑、脱屑、糜烂、渗出、结痂，酷似湿疹，但皮损界限清楚。通常，病变缓慢向周围扩展，无自愈倾向。几乎所有病例迟早将发生乳腺癌或乳腺导管。

乳房外 Paget 病，好发于大汗腺分布区域，如外阴、肛周、腋窝等处，其皮损与发生于乳房者颇为相似。极少数患者可伴发乳房 Paget 病。

（二）诊断与鉴别诊断

本病在临床上应与湿疹、Bowen 病、基底细胞癌、恶性黑瘤等鉴别。确诊需行病理检查。

乳房及乳房外 Paget 病的病理变化相同。可见表皮水肿，伴有角化不全或角化过度。棘细胞层肥厚，表皮突伸长增宽。表皮内，尤其是基底层或棘层下部可见 Paget 细胞成群或散在分布，细胞呈圆形，胞体大，胞浆淡染，甚至呈空泡状。核大而不规则，可含多个核仁或巨大核仁，并可见核有丝分裂象。Paget 细胞数目多时，可将表皮细胞挤压成网状。有时可见基底细胞被压扁于基底膜与 Paget 细胞之间，呈扁平带状，即所谓 Paget 样现象。Paget 细胞一般不进入真皮，但可沿汗腺导管、汗腺、毛囊及皮脂腺蔓延。真皮内常有炎细胞浸润。乳房及乳房外 Paget 病常伴发腺癌。

（三）治疗

对乳房 Paget 病，应做单纯乳房切除术；如合并乳腺癌，应行乳腺癌根治术。

（丁颖果）

第二节 良性皮肤肿瘤 3.98

按组织来源的不同，体表良性肿瘤可分为脉管组织良性肿瘤、黑素细胞良性肿瘤、神经组织良性肿瘤、纤维组织良性肿瘤、表皮和皮肤附属器良性肿瘤、脂肪组织良性肿瘤、肌肉组织良性肿瘤、其他少见良性肿瘤等 8 种。

一、脉管组织良性肿瘤

（一）血管瘤

血管瘤（hemangioma）是由血管组织构成的先天性良性肿瘤，是一种血管发育异常的常见疾病。婴幼儿常见，全身任何部位均可发生，面、颈、四肢为好发部位。除发生于皮肤和皮下组织外，也可发生在肌肉、骨骼以及内脏等深部组织器官。

关于血管瘤的分类极多，大多不能反映疾病的本质。传统上，Virchow 于 1863 年根据临床表现将血管瘤分为毛细血管瘤（capillary hemangioma）、海绵状血管瘤（cavernous hemangioma）、蔓状血管瘤（racemose hemangioma）和混合性血管瘤。其中毛细血管瘤根据其形状不同又可分为葡萄酒色斑和草莓状血管瘤。然而，同属毛细血管瘤，草莓状血管瘤常可自然消退，而葡萄酒色斑则不能消退；海绵状血管瘤中大部分有自然消退表现，少数则不能消退；蔓状血管瘤的组织形态和临床演变更与其他血管瘤不同。总之，传统分类在形态、行为和预后方面并不一致。

1982 年 Mulliken 和 Gowacki 应用组织培养、自体放射造影、免疫荧光测定、组织超微结构观察等技术提出新的分类。他们依据血管内皮细胞特征，将传统意义上的血管瘤病变分为血管瘤和血管畸形两大类，并指出血管瘤是以血管内皮细胞活跃增殖为特征的胚胎性良性肿瘤，临床上草莓状毛细血管瘤、绝大多数海绵状血管瘤和混合型血管瘤均属此类，而血管畸形是随患儿年龄增长而呈管道样生长，并具有正常内皮细胞生物特性的一种血管病变，临床上的葡萄酒色斑、蔓状血管瘤、极少部分的海绵状血管瘤均属此类。血管畸形多于出生时发现，以后随年龄增长而按比例生长，无突然增大的病史，不会自行消退。目前多数学者对此分类予以肯定。本书对血管瘤按生物学分类进行分析。

1.病因

（1）血管瘤的发病机制：血管内皮细胞和血管形成在血管瘤病程中起重要作用。

1）血管瘤增长期：增生的内皮细胞呈团块状排列，并形成内皮细胞条索，有毛细血管样大小腔穴存在，其腔内覆以丰富的内皮细胞。体外实验证实血管瘤的内皮细胞较正常组织的内皮细胞更易生长，并可见血管形成现象。快速生长的血管瘤需要瘤体周围的血管按比例地形成和扩张以满足瘤体的营养和引流。随着血管瘤的成熟，瘤体被纤维间隔分为小叶状，纤维隔内含有大的营养和回流血管。

2）血管瘤退化期：在出生后1年左右，血管瘤的退化和增生同时存在。在随后的2~5年内，衬以单层内皮细胞的血管通道逐渐占优势。血管瘤内细胞成分减少，可见散在呈岛状分布的脂肪和纤维组织，肥大细胞在退化的早期的血管瘤组织中明显升高。此时其颗粒中含有干扰素、转化生长因子（TGF）、前列腺素等血管形成抑制因子，被认为在血管瘤退化机制中起重要作用，但其颗粒内容的转化机制并不清楚。

（2）血管畸形的发病机制：血管畸形是血管结构异常，只是血管管壁异常扩张，其内皮细胞为正常的组织结构和呈正常的生长周期。胚胎第4~10周是血管系统发育成形期，此期间的发育障碍则导致血管发育异常。血管畸形基本上呈单发性，没有家族史。不是所有的血管畸形出生时即可见先天性体征，大部分血管畸形是在出生后多年或数十年后才发现的体征。其病理机制目前尚不清楚。发病机制的各种学说主要有以下几种：

1）血流动力学说：Thoma于1893年首先提出了血流动力学影响血管形态发育的"法则"：①血流速度决定血管管径；②周围组织的牵拉力决定血管的长度；③血流侧压决定血管壁厚度；④终末血管压力增加，导致新的毛细血管形成。血管畸形如何形成及在哪个具体发育阶段出现，尚不清楚。现在认为除了血流压力和流速外，生化物质和激素也是重要的因素。但目前尚不能确认致畸胎药、毒素、化学药品或创伤诱发类似人类血管畸形。

2）神经系统发育相关学说：从"神经营养理论"推论，自主神经系统发育过程中出现了原始差错，可导致血管畸形。皮肤的毛细血管畸形是按体节分布，在血管畸形部位的皮肤上有多汗现象即是佐证。葡萄酒色斑沿三叉神经区域分布，也提示周围神经系统发育异常可能是其病因。由于神经外胚层为血管壁形成提供了周细胞和平滑肌细胞，因此神经外胚层成分异常发育可能与血管畸形有关。葡萄酒色斑的血管周围神经密度减少，缺乏神经支配可能影响血管张力而导致进行性血管扩张。

3）遗传学说：家族性血管疾病并不都是一出生都能被发现。某些血管畸形有遗传性，Fabry病（弥漫性体血管角质瘤）是一种神经鞘脂类代谢异常的性连锁隐性疾病，表现为皮肤血管性丘疹及进行性致命的心肾衰竭。

2.临床表现

（1）血管瘤的临床表现

1）血管瘤的发生率和自然消退发生率：血管瘤是小儿最常见的良性肿瘤，发生率为1.1%~2.6%，多见于头面及颈部，常可多发，男女发生率之比为1:3。血管瘤同样有较高的自然消退率，一般认为，5岁以内的自然消退率为50%~60%，7岁以内为75%，9岁以内达90%。血管瘤的退化并不受性别、种族、部位、大小、出生后出现时间、增生期长短、血管瘤临床表现的影响。

2）血管瘤的临床演变：血管瘤的自然病程包括增生期（proliferation phase）、退化期（involuting phase）、退化完成期（involuted phase）三个阶段。约40%的血管瘤在出生时即存在,而其余的病例在出生后10~40天出现。

最初常见一个淡红色、边界清、不高于皮肤的先驱斑,2~3个月后即进入生长期,瘤体迅速增大、变厚,皮肤瘤体常变成鲜红色、不规则斑块,触诊较坚实,压缩性不明显,并高出皮肤,似草莓。生长期长短不一,一般认为很少持续6~8个月者。经过1~2个月的静止期后,多在8~12个月时进入消退期。

血管瘤消退的最初表现为褪色,皮肤毛细血管瘤颜色常由鲜红变为暗红、淡红,甚至灰白色,从中央到周围逐渐扩散;瘤体张力减低、软化、变平、体积缩小。80%以上的血管瘤经过2~5年的消退期而完全消退,局部皮肤恢复正常。10%~20%病例有残留皮肤改变,常见的是局部皮肤灰白色或毛细血管扩张,极少病例可有皮肤松弛、瘢痕或萎缩。

深部组织血管瘤,在增殖期表现为界清、均质、造影增强,在退化期则为质地不均,分叶状。MRI表现为高流速,含有固体组织成分,T_1加权像上为等信号影,T_2加权像上为高信号影,有明显流空效应。

3)血管瘤的并发症

①溃疡或出血:溃疡通常发生于增生期高峰及局部张力大的部位。在溃疡基础上可继发感染。体表血管瘤出血少见,并发溃疡时偶有发生。由全身性凝血功能紊乱引发的瘀斑或内出血常较难处理。由于巨大血管瘤或广泛多发性血管瘤导致的血小板减少,引起的出血紊乱被称为Kasabach-Merritt综合征。研究证明,大范围血管瘤导致血小板存活期缩短,血管瘤有类似脾的功能,具有从血液中分离出血小板的作用。

②压迫或骨骼变形:因瘤体所在部位不同,受压迫的组织器官不同,而有不同临床表现。骨骼变形发生在血管瘤之后,如鼻外形偏斜、颅骨凹陷、眶区扩大。其机制可能是血管瘤瘤体的挤压邻近骨的作用。

③充血性心力衰竭:多发性新生儿血管瘤病例可发生此严重致死性并发症。一般在出生后2~8周出现,呈充血性心力衰竭、肝大、皮肤多发性血管瘤三联征。内脏的血管瘤发生部位依次为肝、肺、胃肠道。肝血管瘤在女婴中最多见。尽管内脏及肝脏血管瘤存在自发性消退的可能,但其死亡率达54%。

(2)血管畸形的临床表现

1)低流量血管畸形

①毛细血管畸形

葡萄酒色斑(port-wine stains,PWS):又称鲜红斑痣,由真皮内血管网扩张的毛细血管构成。发病率为0.3%,无性别差异。通常出生时即可见边缘不规则的平坦红色斑。部分红斑因新生儿出生时的红润肤色所掩盖,或新生儿贫血而可能不被发现。红斑可以发生在全身任何部位,但以面颈部多见,占75%~80%,多以单侧并以右侧为多见。面部的PWS中45%局限在三叉神经中一个感觉分支支配区域,而55%累及二分支分布区域、超过中线或双侧并发。黏膜部位往往与面部斑痣延伸相连。在躯干或四肢的PWS呈弥漫性散在分布,其中部分病例与面部斑痣同时存在。

PWS面积随年龄增大而相应扩大。其颜色早期为粉红色或红色,在小儿哭闹、发热、温暖环境时颜色加深。随着年龄增长,其色泽也发生变化:到青少年可成为深红色,到中年成为紫色。皮肤可逐渐出现增厚和结节,同时也可伴有软组织和骨骼的过度发育。

Sturge-Weber 综合征：颜面部沿三叉神经分支走行区域的葡萄酒色斑伴有同侧软脑膜血管畸形称为 Sturge-Weber 综合征。该综合征是由于头侧神经嵴某个区域形态发生异常造成颜面浅表真皮、脉络膜和软脑膜的血管畸形。如葡萄酒色斑仅沿三叉神经的眼神经分布区域，或同时累及三叉神经的上颌、下颌神经分布区域，往往会伴有眼部及颅内血管畸形。但葡萄酒色斑只出现在三叉神经的上颌、下颌神经分布区域，很少伴有眼部及颅内血管畸形。Sturge-Weber 综合征的斑痣也可分向四周血管外续，分布在全面部、颈部、躯干和四肢。面部斑痣覆盖区域的结缔组织和骨骼可能出现过度生长而肥厚，形成巨头或中面部发育过度畸形。X 线平片可以发现颅内脑回特别在顶枕叶区域有钙化灶。

新生儿焰红痣（nevus flammeusneonatorum）：其发病率较高，新生儿中发病率为 23.4%~40.3%。大多数红斑在 2~3 岁内，特别是 1 岁内会自然消失。新生儿焰红痣为边缘不规则的粉红色斑，压之褪色，哭闹时明显，好发于颈项部和眉间。常常容易与 PWS 混淆，要注意鉴别。细胞学检查未发现明显的皮肤血管扩张。本病女婴发病率较男婴高，因而认为能调节血管舒缩状态的激素可能影响特殊解剖区域的皮肤真皮的微循环状态所致。

②血管角化过度（hyperkeratotic vascular stains）：根据组织病理学可以分为出生时即可见的侵及真皮和皮下组织的先天性血管扩张畸形（毛细血管淋巴畸形）和出生后出现的只侵及真皮乳头层的血管角化瘤。

毛细血管淋巴畸形：通常出生时即明显可见。开始为单发的蓝红色结节，边缘清楚，表面凹凸不平呈疣状，随着年龄增长，皮损慢慢扩大，无自愈趋势。组织学检查，病灶的真皮和皮下组织为扩张的毛细血管和静脉样血管，管壁缺乏弹性纤维，畸形的淋巴管成为较大的扩张腔道，部分腔内充满蛋白质物质。表皮出现反应性过度角化和角化不全。病灶由局灶性淋巴畸形和真皮血管畸形混合组成。

血管角皮瘤（angiokeratomas）：该病的基本皮损表现为大小 1~10mm 直径的暗红色至紫黑色丘疹，病灶发生在手和足部者称为肢端血管角皮瘤（angiokeratoma of mibelli）；生在外生殖器（阴囊）者称为阴囊血管角皮瘤（angiokeratoma of fordyce）；发生在躯干和大腿者称为局限性血管角皮瘤（angiokeratoma circumscriptum）。

肢端血管角皮瘤，为遗传性疾病，通常儿童期和青春期发病，常有反复冻疮发作的家族史和手足遇冷发生发展情况。好发于指（趾）背侧、膝和肘部。损害为数个暗红或紫黑色丘疹，表面角化过度或稍呈疣状，直径 2~5mm，中央可有血栓。

阴囊血管角皮瘤好发于 30 岁以上中年人，表现为阴囊部位圆顶状丘疹，早期呈鲜红色，质软，可压缩，一般不超过绿豆大小；后期变大，颜色加深，数量增多，角化明显，常伴精索静脉曲张。

局限性血管角皮瘤，通常出生时即有，也可在儿童期或青春期发病，呈单侧，女性较男性发病率高。早期损害为单个，偶尔为多个淡紫红色聚集性丘疹或充满血液的囊性结节，以后融合成一个或数个疣状斑块，可呈线状排列。皮损可随着年龄增长而增大或加多。皮损往往局限于腿部和足部，也可在躯干、臀部、腹部或会阴部。

③毛细血管扩张（telangiectasias）

泛发性特发性毛细血管扩张症（generalized essential telangiectasia）：该病大多于成年期逐渐出现，女性多见，表现为全身性，或在肢体及躯干较广泛区域发生分散的或融合的毛细血管扩张，不伴有出血倾向，不伴有其他皮肤损害及全身性疾病。小腿多见，向上波及大腿、腹部、臀部、躯干、上肢或沿皮神经方向分布，但头皮、掌跖、生殖器区常不受累。皮损以毛细血管扩张为主，可伴有静脉扩张，扩张的血管可融合成小的血管斑痣。皮损长期存在，无自觉症状，病程缓慢。病理上为真皮上部血管扩张，血管壁仅由内皮构成，内皮细胞中碱性磷酸酶活性消失。

Von Lohuizen 综合征：又称先天性毛细血管扩张性大理石样皮（cutis marmorata telangiectatica congenita，CMTC）。女性多于男性，该病一般不合并其他异常。表现为广泛的网状大理石样皮，静脉淤滞和蜘蛛痣样毛细血管扩张。患者在出生时即有广泛的或节段性的青紫灰色网状大理石样皮，蜘蛛痣样毛细血管扩张和静脉扩张，可以在病损皮肤上形成溃疡。病损可以是局部、节段性或泛发性，但在躯干和四肢较面部和头皮多见。患儿随着年龄增长，症状逐渐好转，健康和智力发育均不受影响，有正常人的寿命期。

蜘蛛痣（spider telangiectasia）：蜘蛛痣多见于妊娠和肝硬化者，也可发生于健康人，好发于面部和上胸部。皮损中心为略高起的鲜红色小点，向周围放射出扩张的毛细血管，形态颇似蜘蛛。在中央小点处加压，皮损可以完全消失，解除压力，扩张的毛细血管又复充盈。妊娠期出现蜘蛛痣被认为是激素能调节真皮血管的舒缩状态。

④静脉畸形（venous malformations）：静脉畸形即传统分类中的"海绵状血管瘤"及"静脉血管瘤"，是静脉异常发育产生的静脉血管结构畸形。其病理上表现为从毛细血管到大腔穴不等的扩张血管腔窦，腔内壁衬以正常扁平的内皮细胞。内皮细胞下为一单层基底膜。大管腔壁平滑肌稀少，外膜纤维变性。静脉畸形通常以单一静脉结构存在，也可与其他血管结构混合形成毛细血管静脉畸形或淋巴静脉畸形。

临床表现：静脉畸形临床表现不一，出生时即存在，大部分可以被发现，少部分在幼年或青少年时才被发现。头、颈、颌面为好发部位，四肢、躯干次之。其生长速度与身体生长基本同步，不会自行退化，发病无性别差异。覆盖在静脉畸形上皮肤可以正常，如累及皮肤真皮层则表现为蓝色或深蓝色；毛细血管静脉畸形的皮肤为深红色或紫色；淋巴静脉畸形混合型表现为皮肤淋巴小滤泡（常伴有过度角化）。局部为柔软、压缩性、无搏动的包块。包块体积大小可随体位改变或静脉回流快慢而发生变化。如静脉畸形在面颈部者，在屏气或压迫颈浅静脉时充盈增大；小儿表现为哭闹或用力挣扎时膨大；在四肢者，肢体抬高缩小，低垂或上止血带则充盈增大。有时可触知瘤体内有颗粒状静脉石。静脉血栓形成，表现为反复的局部疼痛和触痛。也可因血液淤滞于扩张静脉腔内造成消耗性凝血病。瘤体逐渐增大后，可引起沉重感和隐痛。

位于眼睑、口唇、舌、咽壁等部位的瘤体，常引起局部肥厚变形，并可引起相应的视力、吞咽、语音、呼吸等功能障碍。侵及关节腔可引起局部酸痛、屈伸异常。静脉畸形也可只侵犯肌肉不侵入皮肤，其中侵犯咬肌最为常见。皮下静脉畸形可影响邻近的骨骼变化，在面部多数表现为骨骼变形及肥大，而在四肢者多数表现为骨骼脱钙和萎缩。淋巴静脉畸形则多表现为肥大和变形。

实验室检查：从病史及详细的体格检查可以确诊大部分静脉畸形，但对于不明确（特别是在深部组织内）和为下一步治疗提供治疗依据者，可以行如下检查。

X线平片可用于确定瘤体范围及骨质的变化，很少可以确认静脉畸形腔内钙化灶及静脉石。CT扫描可以显示瘤体轮廓、局部组织间关系和组织成分。由于静脉畸形内有丰富的血液及流动性，用MRI在加权下能清楚显示静脉畸形的范围及与周围组织紧密的关系，应作为检查首选。如用血管增强剂，图像更加清晰。MRI提示为实性肿块，T_1加权像为等信号影，T_2加权像为较均匀的高信号影，看不到线性或扭曲状流空效应，骨髓腔信号改变，提示骨内侵犯。

瘤体穿刺：从瘤体中央处穿刺，很容易抽到回血，可排除非血管疾病包块。

直接穿刺方法，可确定穿刺的瘤腔大小，特别可以确认瘤体回流静脉血管与正常主干静脉的关系。瘤体往往多个瘤腔，而瘤腔间交通有时不畅，要注意瘤体多点穿刺造影，才能较真实地反映瘤体大小及侵及范围。

瘤体造影：有经手背或足背浅静脉穿刺的肢体顺行静脉造影和瘤体直接穿刺造影两种静脉造影方法。顺行静脉造影适合于四肢部位的静脉畸形，尤其对广泛多发性的病例。静脉畸形的静脉造影特征为造影剂进入并储留在与静脉沟通的异常血窦组织内，后者分隔为多腔，单或多发，形态各异，可表现为：①团块状，边界清晰光整，术中发现瘤体外周常有完整的包膜；②团絮状，边界模糊不清，与瘤体内血栓机化、造影剂不能充分进入有关；③绒球状，瘤体边界毛糙如绒球；④串簇状，由多个点状扩张的血窦聚集呈葡萄状。瘤体与主干静脉之间常以数条引流静脉沟通。但如瘤体过大或瘤体与静脉间的交通过细，顺行造影常不能充分显示整个瘤体，或造影剂不能进入瘤体使之不显影，此时选用瘤体直接穿刺的造影法。

选择性动脉造影：可以显示瘤体的营养和回流血管，对是否存在动静脉瘘有帮助。由于是创伤性检查，可酌情考虑。

（3）高流量型血管畸形：高流量型血管畸形（high flow vascularmalformations）包括传统分类中的蔓状血管瘤（racemose hemangioma）、搏动性动脉瘤（pulsating angioma）、蜿蜒状动脉瘤（racemose aneurysm）、蔓状动脉瘤（cirsoid aneurysm）、吻合动脉瘤（aneurysm by anastomosis）。高流量型血管畸形可再分为：动脉畸形（arterialmalformation，AM）即动脉瘤扩张或缩窄；动静脉瘘（arteriovenous fistulas，AVF）即来自大的动脉分支的局部动静脉吻合短路；动静脉畸形（ateriovenous malformations，AVM）富含极其丰富的小动静脉瘘，弥漫或局限分布在组织间。

1）病理生理：由于血压增高和血流加快，组织学难以确定异常血管是原发的血管畸形部分还是继发性改变。静脉可表现为动脉化，即内膜增厚、中层平滑肌增多，血管滋养血管扩张。而近端动脉因管壁纤维变性，中层变薄，弹力组织减弱而进行性扩张。壁薄的动脉和静脉破裂相通可以形成新的瘘管，这可能是在外伤或妊娠时动静脉畸形出现快速增大的原因。

先天性动静脉畸形为多发性，其动静脉瘘细小、数量多。由于高压、高阻力的动脉系统与低压、低阻力的静脉系统间的直接交通，高压的动脉血流通过瘘注入静脉，向心回流，使静脉压升高，周围血管阻力下降，中心动脉压亦随之下降，继发心脏扩大，心率加快，以维持有效的周围循环。患部静脉逐渐扩张，瓣膜关闭功能亦因失常而出现静脉高压的临床症状。瘘管近端动脉因动脉流量增加或血管壁结构缺陷亦继发扩张成为扭曲状，静脉亦因内膜、中膜和外膜进行性纤维变性而扩张。

2）临床表现：先天性动静脉畸形好发于头面部，或颈部的颈动脉分支附近，也可见于四肢。颅内动静脉畸形发生率是颅外的20倍。表现为皮下有搏动呈曲张状态如蚯蚓样聚集的不规则血管团块。肤色潮红，局部皮温升高，有震颤、搏动和压缩性，听诊可有持续性往复杂音。局部组织因血氧分压增高，往往过度发育而增大肥厚。儿童期瘤体局部同步发育生长并不引起注意，但有的瘤体在局部创伤，不完全手术切除或结扎，青春期或妊娠期可能发生快速增大。AVM也可引起疼痛、溃疡出血、充血性心衰或压迫重要组织结构。位于头面部者，可自感搏动及自闻杂音，有头痛和耳鸣等症状，甚为烦恼和痛苦。位于四肢部位者，肢体可由于超常供血的营养而过度发育，致较对侧增长或肥大，位近骨骼时更加显著。

3）放射学检查：X线平片可显示患肢骨骼增长、增粗，但骨小梁可显示稀疏，骨密度减低。前者系动脉血流加快、刺激骨质过度生长所致，后者则与骨髓腔内毛细血管扩张以及血流加快造成的破骨细胞活跃有关，常见于骨骺闭合者。

动脉造影可显示动静脉瘘发生的部位、范围，以及分流量的大小，是本病主要的基本X线检查方法。主要X线征象有：动静脉增粗呈蜿蜒扭曲状，血流加快，可有不同程度的短路交通支；动脉分支增多、紊乱。静脉早期显影征象，即动静脉可在同一张动脉影像片中出现。动脉注射数字减影血管造影（IADSA）较动脉造影能更好地显示异常动脉和动静脉短路交通支情况，但要考虑如下肢部位的多视野和肢体不自主移动造成的移动伪影。

MRI能确定病变范围，表现为扭曲状的信号缺失，T_1、T_2加权像为低信号影，髓腔信号不均或消失，提示骨内侵蚀。

3.鉴别要点

（1）临床表现：通过详细的病史和体格检查，可以将大部分血管瘤和血管畸形区分开，仅一些不能确定的深部组织病变还需进行其他检查以便确诊。

在血管瘤中，大部分在出生后1个月左右出现，小部分出生时可见。初起为小的不高出皮肤的红斑，以后迅速生长，并以快于身体发育的速度迅速增大、变厚，在皮肤的瘤体为鲜红色，并高于皮肤，酷似"草莓"。1岁左右可达到静止期，大部分瘤体可以自然消退。女婴的发病率是男婴的3倍。

血管畸形在出生时即存在，大部分可以看到，少部分在幼年或青少年时才被发现。其瘤体生长速度与身体生长发育基本同步，不会自行退化，发病性别无差异。

（2）血液病学检查：大范围的血管瘤瘤腔能捕获血小板，血小板半衰期缩短，引起严重的血小板减少症（如Kasabach-Merritt综合征），血管瘤也可引起继发性消耗性凝血病。

血管畸形，特别是静脉畸形，可引起血管内凝血，产生轻度血小板减少症。

（3）影像学检查：血管瘤界线清楚，为高密度多叶状实质显影伴相应大小的滋养、引流血管。血管畸形为弥漫、无实质显影，血管造影表现为畸形的主要血管通道。

多数血管瘤不引起骨骼的变形或增生，但在增长期血流增加可形成巨耳、上下颌骨过度增生。瘤体也可产生肿块挤压作用，发生颅盖凹陷、鼻骨移位或眶区增大等。血管畸形常引起骨骼畸形。低动力型血管畸形常引起弥漫性骨骼增生、变形或发育不全，高动力型血管畸形易造成骨质破坏。

（4）病理学检查：血管瘤的内皮细胞增生活跃，呈团状排列，内皮细胞下为增厚的多层基膜，肥大细胞在增殖和退化早期明显增多。内皮细胞体外培养比正常组织的内皮细胞更易生长，能摄取 ^{3}H-胸苷，并可见血管形成现象。

血管畸形为异常扩张的血管，其内皮细胞正常，基膜为单层，肥大细胞计数正常，其血管内皮细胞体外难以培养，无摄取 ^{3}H-胸苷和血管形成现象。

（5）试验性治疗：类固醇对血管瘤治疗效果明显，但对于血管畸形效果不佳。对于诊断困难的血管瘤和血管畸形，可通过试验性治疗来判断。

4.治疗

（1）血管瘤的治疗：由于血管瘤有明显的自然消退趋势，对绝大多数病例的处理应以随访观察为主。小儿血管瘤的主要损害不是来自病变本身，因此，对血管瘤的治疗，要选择好适应证。

1）随访：对大多数能自然消退的小儿血管瘤应尽可能避免积极治疗，对于有颜色变浅、面积变小的患者应对家长及患者进行细致的解释，同时进行随访，避免进行积极治疗，多取得较好效果。应仔细测量肿瘤大小，照相记录，进行 8~12 个月定期随访。随访期间局部无须特殊处理，即便出现溃疡、出血或感染等并发症，只需局部敷料加压、清洁和抗炎处理即可。但是小儿家长往往担心瘤体迅速生长造成损害，怀疑会自然消退，对随访有顾虑。因此，需向家长详细解释大部分血管瘤有自然消退的可能，建立互相信任的亲密关系，经常给予指导帮助，以消除顾虑，获得较满意的结果。

如有下列情况，可选择适当的治疗手段：①累及口、咽、颈、生殖器等重要器官或组织，或有生命危险；②血管瘤伴血小板减少综合征（Kasabach-Merritt 综合征）；③广泛血管瘤或内脏血管瘤伴有心功能衰竭；④活动性出血；⑤但若 8~12 个月后无缩小，可进行积极治疗。

2）类固醇治疗：1963 年 Zarem 和 Edgerton 在用泼尼松治疗伴血小板减少症的面部大范围血管瘤过程中，意外地发现血管瘤瘤体缩小。泼尼松等类固醇能加快血管瘤消退现象，在以后临床实践中得到进一步确实，治疗的消退率在 30%~90%不等。

皮质类固醇治疗血管瘤的适应证包括：①引起面颈部畸形的血管瘤；②大面积血管瘤，特别是伴有出血、溃疡或感染；③威胁到正常生理功能如呼吸、视力、饮食等的病变；④并发血小板减少症如 Kasabach-Merritt 综合征；⑤并发充血性心力衰竭。

由于血管瘤对类固醇治疗反应在增长期明显优于消退期，因此，只在血管瘤的增长期进行治疗。治疗前一般检查，精神好，无发热，四肢活动自如，心、肺、腹、血常规均正常，常用泼尼松龙口服，瘤体变软、颜色变淡、生长速度减慢等，表明为治疗有效。激素治疗的副作用包括：兴奋、厌食、多尿、多毛、短暂性生长停滞、面部水肿及免疫抑制，一般当剂量递减后，症状都会逐渐消失，但在治疗过程中，仍须密切注意。其治疗方法是泼尼松按 4mg/kg 体重计算，但总量不得超过 50mg，隔日晨起 1 次服完，共服 8 周，以后每周减量 1/2，一直减到每日总量 5mg 为止，1 个疗程为 10~11 周，如需要第 2、第 3 疗程者，可以间隔 4~6 周。如经 2 个疗程无效，则应改用其他疗法。治愈后应继续巩固 1 个疗程。

如面部血管瘤导致面部畸形或影响视力等，可以行激素局部注射治疗。治疗前一般检查，精神好，无发热，四肢活动自如，心、肺、腹、血常规均正常。用药量根据年龄、瘤体大小不同而异。碘酒、酒精常规消毒。抽取含量 40mg/ml 的曲安奈德 0.5ml 和生理盐水稀释到1ml，再用稀释液和0.5%利多卡因1∶1混合（浓度约为10mg/ml）。根据年龄和瘤体抽取一定数量混合液，在距瘤体1cm处进针，将针头进到瘤体中央推药，以瘤体表面肿胀到苍白为度，迅速出针后用棉球压迫针孔，防止药液外渗，注射量5~15mg。20~30天注射1次，一般注射2~3次。曲安奈德是一种长效糖皮质激素，此药注射后数小时生效，1~2天达最大效应，药效可维持2~3周以上，尤其直接注射瘤体药效更加有效发挥，从1995年以来我们采用此法治疗血管瘤40余例，效果满意，安全可靠。

　　类固醇如何加速血管瘤退化的机制仍不清楚。有两种学说。一种认为，有实验证实在肾上腺功能不全时可的松能引起血管收缩，增长期血管瘤的管道及血窦对类固醇敏感，血管易收缩而导致瘤体毛细血管收缩。另一种认为，类固醇调节控制内皮细胞增殖状态，即在肝素和肝素片段存在的条件下，类固醇激素具有抑制血管形成的作用。血管瘤组织雌二醇特异性受体增加；低或高剂量可的松能抑制雌激素与血管瘤组织结合；对泼尼松治疗有效的血管瘤患儿，在治疗期血清雌二醇明显比非血管瘤患儿高；这些事实支持本学说。

　　3）干扰素治疗：有学者用α-2a干扰素，发现对类固醇无效患者的致命性血管瘤大部分对α-2a干扰素有效。其治疗方法是：重组的人α-2a干扰素，第1周每日按100万U/m²体表面积皮下注射。1周后增至300万U/m²体表面积。待瘤体缩小为治疗前的三分之一，即可停药，此时停药不易产生血小板减少症。大剂量、长时间用药是治疗的关键。一般治疗期为5~11个月。干扰素治疗的并发症有发热、白细胞减少、转氨酶升高等。其治疗机制不太清楚。有实验证明，干扰素在体外能抑制内皮细胞移行及增殖，在活体能抑制血管形成，被认为具有类似血管形成抑制因子的直接作用。还可能通过抑制血管源性激活物的间接作用，如通过抑制特殊生长因子对内皮细胞、平滑肌细胞或成纤维细胞的作用，减少胶原产物，或增加内皮细胞生成或释放前列环素。另外，干扰素还可能有减少内皮细胞对血小板的黏附和捕俘作用。

　　4）硬化剂注射法：分瘤腔内注射和瘤体间质注射。瘤腔内注射是利用刺激性液体破坏血管内皮细胞及血液中有形成分，形成栓塞，以闭塞瘤腔。常用的硬化剂有鱼肝油酸钠、明矾、高渗盐水、乙醇等。此法因闭塞血管，易造成局部皮肤坏死，形成溃疡，适用于治疗深部血管瘤，以阻止血管瘤进一步发展。另一种注射方法是将硬化剂注射于瘤体间质内或周边组织间隙内，以诱发血管内膜炎，导致血栓形成，纤维组织增生，使管腔闭塞，最终血管瘤发生萎缩减小。宜"多点少量"注射，不可注射过浅，以免皮肤坏死。该方法目前少用。

　　5）平阳霉素局部注射治疗：国内学者用平阳霉素局部注射血管瘤组织内，取得较满意疗效。认为瘤内注射平阳霉素可迅速抑制内皮细胞增生，促使血管瘤消退。方法是平阳霉素8mg用2%利多卡因2ml备用；小面积血管瘤直接用皮试针头刺入注药，注射后血管瘤变苍白和肿胀为佳，每次注射量不超过10mg。大面积血管瘤分点注入。注射1次未能消退者每隔30天重复1次，总量不超过40mg，儿童不超过20mg，应注意，平阳霉素可能引起肺纤维化，总量及每次注射量均不能过量。

　　6）激光治疗：可用氢激光治疗皮肤毛细血管瘤。氢激光的优点是有选择性，其蓝绿光能被瘤内和正常真皮内的血管腔红细胞吸收，吸收的光能转化为热能，损伤或凝固血管。凝固深度局限在1mm，皮肤表面冷敷后再行激光照射可减轻皮肤损害，并可延长照射时间，其凝固深度可达 3.5mm。我们治疗的毛细血管瘤患者中，选用带冷却头的可调脉冲宽度倍频 Na:YAG532nm 的绿色光，使用能量密度一般为 7~16J/cm^2，脉宽 2~10ms，治疗间隔一般为 2-5 个月。激光治疗后，立刻用冰袋冷敷 20~30min。对于创面处理，我们用百多帮软膏外用，疗效较好且无瘢痕。目前治疗 5000 余例，仅 10 例激光治疗后有表浅瘢痕形成。激光治疗对小儿草莓状毛细血管瘤效果很好，一般治疗 1 次可以治愈。

7）放射治疗：以往用放射治疗血管瘤获得良好疗效，但以后随访发现，放疗容易造成皮肤改变，如瘢痕挛缩、色素沉着等，并影响骨骼生长发育。有面颈部血管瘤放疗后产生甲状腺癌、甲状旁腺功能低下、腮腺瘤、颈内动脉闭塞等的报道。因此，目前应用放疗更加慎重。

8）手术治疗：由于大部分血管瘤能自然消退，而手术治疗往往有麻醉、出血、局部组织缺损及手术瘢痕等过程及不良结局，因此，国内外学者逐渐趋向于严格选择手术适应证。在不同年龄应选择不同的治疗手段。在婴幼儿期，一般不进行手术治疗，但血管瘤对药物治疗无效，或威胁生命或损害视力时，可以切除皮肤病变。学龄前，如果患儿已能意识到面部血管瘤造成畸形，导致异常社会心理因素，可以进行手术，手术主要是矫正局部形态，即切除因血管瘤退化后的多余皮肤组织。术中注意按皮纹方向操作，也不要切除过多，以免造成继发畸形。如血管瘤消退完全，可以切除多余的纤维脂肪组织。由于血管瘤的自然消退过程在 9 岁时基本完成，因此等到学龄期及青少年（8~12 岁）血管瘤退化完全时是局部整形的最佳时期。血管瘤自然消退后，有的皮肤基本正常，有的局部萎缩及小区域毛细血管扩张，还有溃疡后产生的色素减退性瘢痕，也有皮肤组织富余呈松垂状。切除多余皮肤组织或瘢痕，多可直接缝合，如有皮肤缺损，以扩张周围正常皮肤修复缺损最为合适。

9）普萘洛尔治疗：普萘洛尔是一种非选择性 β 受体阻滞剂，能作用于 $β_1$ 和 $β_2$ 肾上腺素能受体，主要用于治疗各种心律失常、心绞痛、高血压等。2008 年，法国波尔多儿童医院 Lteute-Labrteze 首次报道了普萘洛尔用于治疗 11 例血管瘤，结果显示在用药 24h 后瘤体颜色变暗，体积即开始缩小。随后不同国家和人群的研究均证实，1~2mg/（kg·d）普萘洛尔口服用于严重或混合型血管瘤，能使瘤体快速明显地缩小，而且这种快速消退主要出现在治疗的前 20 周，以后的瘤体消退不如前期明显。

普萘洛尔治疗血管瘤的机制尚不完全清楚，β 肾上腺素受体属于 G 蛋白受体超家族，当被激活后受体可通过活化腺苷酸环化酶改变胞内信号转导通路，β 受体阻滞剂普萘洛尔即能阻断此信号通路，下调血管发生的相关信号因子的表达。Storch 等认为早期普萘洛尔能通过减少 NO 释放促使微血管收缩，从而减小瘤体面积，使颜色变暗变软；中期可能通过阻断血管相关信号因子（VEGF、bFGF、MMP）产生，减少血管的发生；远期则通过诱导血管内皮细胞凋亡而进一步使瘤体消退。

口服普萘洛尔 1~2.0mg/（kg·d），分 3 次口服，前 3 天留院观察，无异常体征及症状者，出院后由家长每天按时给患儿用药并按期回院随访。

普萘洛尔的潜在副作用包括心动过缓、低血压、低血糖、支气管痉挛等。本文 12/59 例（20.34%）患儿发生不良反应，其中以睡眠改变（18.64%）为主，未经停药症状均可自行消失，未发现低血压、低血糖、心律失常等并发症。但为保证治疗安全，强调治疗前均应常规进行心电图、血糖、血压和心率的监测，并应至少留院观察 3 天。

治疗前均接受心电图检查、血压测定，接受彩色超声多普勒检查。治疗后3天内，每天监测血压和心率，服药后1~3h内监测，每月来医院随访照相并进行血管瘤严重程度视觉评分，同时常规体检，包括血压、心率、血糖，并记录不良反应。

(2) 血管畸形的治疗

1) 低血流量畸形的治疗：治疗葡萄酒色斑，以往的治疗方法较多，均有不同疗效，但难以避免出现各种并发症。如冷冻治疗易导致瘢痕增生或残留瘢痕；文身法也遇到染色不持久、色素沉着的不同反应，病灶与正常皮肤交界处的色泽差异、针刺损伤后的血管样丘疹等并发症；放射治疗历史悠久，有 ^{90}Sr、^{32}P 敷贴和浅X线照射等方法，由于葡萄酒色斑不属于血管瘤，只在较大放射剂量才对毛细血管产生有效损伤，但同时不可避免地损伤病灶区域正常皮肤组织，因此往往产生放射性皮炎、皮肤瘢痕、病灶花斑等并发症，严重者可诱发皮肤恶性肿瘤，并可造成局部软组织或骨骼的发育障碍，目前已不主张使用。其他的疗法如电针凝固法、皮肤磨削、硬化剂注射等均疗效不佳。目前常见的治疗方法有以下几种。

激光：最早用于治疗PWS是二氧化碳激光，其远红外光能被组织中水分吸收产生汽化作用，它通过激光本身的热效应直接损伤病灶部位，病灶区域的毛细血管网和皮肤组织都发生损伤，极易产生瘢痕，效果不理想。Nd：YAG激光也属于这种非选择性光热损伤作用。Argon激光能连续输出的蓝绿色光（488和514nm），其最大优点是有选择性，能被色素和血红蛋白吸收，被周围组织吸收较少，可以凝固血管产生血栓，又较少产生瘢痕。其凝固深度局限在1mm。皮肤表面冷敷后再行激光照射，可以减轻皮肤损害，并可延长照射时间，凝固深度可达3.5mm因此使用Argon凝光照射血管病变是通过色素等物质吸收光能量后而产生的热效应，而不是激光直接照射后所产生的热效应，局部正常皮肤组织结构如汗腺、皮脂腺不会有损伤，是有选择性的。它对紫红型PWS，即成人患者疗效好，对小儿的粉红型效果差。肥厚型PWS需多次反复治疗。

脉冲染料激光为很短的脉冲，光谱范围为577~588nm，与血红蛋白的吸收峰重叠，被血红蛋白吸收强，而被皮肤黑色吸收少。由于脉冲周期大大短于靶血管结构吸收后残余的光热向四周组织释放所需要的时间，大大减少了血管外组织的坏死和损伤，作用于血管的能力比其他激光有更好的选择性。同样正常组织也有少量的光吸收，并致组织损伤产生色素沉着或脱失、轻度皮肤凹陷。该种激光对PWS病灶压之褪色的效果好，对紫色、肥厚型PWS效果不理想。

我们采用Versapulse-c多功能激光治疗仪对葡萄酒色斑患者进行治疗，治疗时，先期行试验治疗，待治疗参数选择适当，观察治疗效果后，再行进一步大面积治疗。治疗时可根据患者病损局部对激光的反应，适当加大能量，如面积较小，甚至用裸镜（即去掉冷却头）治疗，掌握不留瘢痕的方法是局部冷敷的时机与持续时间。我们治疗的葡萄酒色斑患者，选用带冷却头的可调脉冲宽度倍频Na：YAG532nm的绿色光，使用能量密度一般为7~16J/cm^2，脉宽2~10ms，治疗间隔一般为2.5个月。激光治疗后，立刻用冰袋冷敷20~30min。对于创面处理，采用百多帮软膏外用，一般5~7天创面可以愈合。疗效较好。其治疗原理是利用激光器输出的蓝绿色光，能选择性地被色素和血红蛋白吸收，而周围组织吸收较少，因此既可以凝固血管，又较少形成瘢痕，因此使用Versapulse-c多功能激光治疗仪治疗葡萄酒色斑，不是利用激光直接照射形成的热效应，而是利用色素选择性吸收光能量后产生的热效应，故较少引起汗腺、皮脂腺的损伤，较少引起瘢痕。我们治疗 3000 余例葡萄酒色斑患者，发现对于紫红色的葡萄酒色斑效果较好，而对于粉红型葡萄酒色斑效果欠佳。

手术治疗：由于随着年龄增长 PWS 皮损发生明显增厚，其皮下软组织也可发生过度生长，此时选择手术切除病变，矫正局部软组织畸形是较好的办法。修复皮肤缺损可选用与受区肤色、质地比较一致的供区，如耳后、上臂内侧等的皮片移植。但由于皮片移植可能产生皮片挛缩、色泽差异、植皮边缘瘢痕增殖等问题，可以考虑用真皮下血管网皮瓣或局部皮肤扩张法修复皮肤缺损。对于一次不能完全切除的葡萄酒色斑患者，有时可采用分次切除，为一种较好的方法。

血管角皮瘤以电灼或冷冻治疗效果较好。

蜘蛛痣可用点烧灼或激光凝固法治疗，一般可一次治愈。

对于确诊的静脉畸形，宜尽早治疗。治疗静脉畸形的方法有非手术和手术切除疗法，可视畸形的范围、界限、部位合理选用，必要时各类方法相结合。目前的非手术切除疗法包括硬化剂治疗、栓塞硬化治疗及铜针留置术，这些方法可以完全消除异常腔窦，或为手术切除做准备。手术切除治疗包括单纯手术切除、硬化术后手术切除及微波热凝后手术切除。目前较理想的静脉畸形治疗方法如下。

硬化剂注射治疗（sclerotherapy）：硬化剂注射法有瘤体间质内注射和瘤腔内注射。瘤体间质注射是将硬化剂注于瘤体间质内或周边组织间隙内，以诱发血管内膜炎，导致血栓形成，纤维组织增生，管腔闭塞，可使静脉畸形部位组织萎缩减小；宜"多点少量"注射，但不可过浅，以免皮肤坏死。由于硬化剂主要在间质内，对畸形血管起间接作用，但畸形的腔窦一直存在血液流动，因而难以彻底消除，易复发。另一种瘤腔内注射，是通过注入快速或缓慢作用的刺激性液体，刺激血管痉挛，损伤血管内皮细胞及血液中有形成分，导致腔窦内血栓形成，以后血栓机化及缓慢吸收，可致静脉畸形消失。其注射方法主要是直接穿刺于腔窦内，回抽有血液后再注射。上述两种方法注射后，用弹力绷带加压包扎 2~3 天，以期药物集聚，防止外流散失，以充分发挥作用。注射后，局部疼痛，或暂有体温升高等轻度全身反应。常用的硬化剂有鱼肝油酸钠、明矾、高渗盐水、乙醇等。因其简单、安全，并发症少，不产生组织缺损，应用广泛。

铜针治疗：关于铜针治疗的报道最早见于 19 世纪中叶，以后 Wener 等（1941）和 Mullan 等也有类似报道。其机制是铜针表面带有正电荷，而肿瘤内血液中的血小板、白细胞和红细胞等表面带有负电荷，铜针插入后，改变了正常血窦和血管内的负电位，血细胞主要是红细胞在正极处贴于管壁，释放出导致血液凝固的各种因子，将血中的固体成分凝集于铜针周围，形成凝血块，诱发血管内腔炎导致血栓形成，以后血管变性、机化，血管壁呈玻璃样变，血管结构逐渐被吸收、消失。负极有气泡生成。铜针插入静脉内留置 48h 后，见局部形成血栓，针周 1cm 以内组织呈明显的局部反应，其他无异常。

操作方法：选直径 1~3mm 铜针，截成 3~7cm 长，将一头磨尖，另端呈弯或圆形，用洗砂纸将外膜擦净，使纯铜外露，行高压灭菌。使用前用洗砂纸擦亮露出纯铜，在局麻下，用与铜针直径相应的注射针头，在瘤体外缘的正常皮肤处刺孔，将铜针由刺孔刺入，直达血窦，每隔 1~2cm 刺入一针，针的另端外露留置。针刺时注意不要伤及主要血管、神经。对于较大瘤体，可以在刺入的针外端通以 4.5~6.0V 直流电，持续 5~15min 后断电。一般留置3~7天，待局部水肿渐消，针已松动，并有似脓性坏死的血栓样物自针孔周围溢出时，即可拔除。拔除的针上多黏有灰白色血栓样坏死物，尽量将血栓样物挤出。以后每天局部换药，将针孔处的结痂去除，挤压孔内的分泌物使之排出。一般留置6h开始出现轻度炎症反应。24~72h内局部肿胀、发热，压痛明显，并多伴有发热（38.5℃左右）。72h后水肿减轻，拔针后1周左右疼痛消失，肿胀迅速消退，局部可有瘙痒。如一次效果不佳，可术后3~6个月再次铜针治疗。

注意事项：避免针距过窄和铜针通电时间和留置时间过长，以免发生表皮坏死。我们的经验是针距不得低于1cm，通电时间不得长于17.5mm，电压以4V和4.5V最佳。同时治疗巨大血管瘤时应注意急性溶血发生的可能，一旦患者出现深棕色尿，伴腹痛、恶心、寒战发热，继之渐出现重度贫血外观、黄疸、意识淡漠和呼吸急促等，应注意急性血管内溶血的发生，及时予以静脉滴注5%碳酸氢钠、20%甘露醇和输血等处理，以免发生严重危害。

铜针置入法痛苦小，方法简单，对外貌及功能影响小，有一定的疗效。由于针刺到的血管才发生血栓，对于大范围弥漫性静脉畸形，特别是其营养和回流血管丰富者，难免有"漏网"者，这些残留异常血管成为静脉畸形的复发"基地"。有时，为减少血管瘤切除术时出血，可铜针一次治疗后，3~6个月再行切除。

手术切除：静脉畸形有丰富的腔窦及周围血管，除了部分界线较清楚的局限性异常扩张瘤体行手术较容易切除外，大多为弥漫性、界限不清，畸形血管侵入正常组织内，手术难以彻底切除，并对局部组织的功能和形态影响较大，创伤大、出血多。由于手术切除不彻底，往往术后半年就复发。因此，要选择好手术适应证，做必要的术前准备，特别是对术中出血的控制、瘤体切除及创面修复要做充分的准备。

手术治疗原则应在保存基本功能的情况下，尽量切除一切病变组织。手术径路宜在瘤体边缘正常组织处进入，仔细分离，保护神经、血管、肌腱等重要组织结构，做完整地切除。畸形组织切除后，对一些重要组织内的散在病灶，可在手术显微镜下进行电凝处理，以达到破坏瘤体，减少复发机会，改善组织功能的目的。血管畸形侵及骨组织，小面积局限的病灶，可予旷置，但骨表面宜留有一些软组织，便于止血。

对于静脉畸形局部血管异常扩张，其瘤体界线较清楚，侵及范围局限，未广泛侵及深部的重要组织、脏器，可以在用止血带情况下将瘤体完整切除。

对于弥漫性、界限不清、侵及周围组织广泛者，术前须有充分估计和准备。可先进行一些手术使瘤体缩小，如结扎瘤体四周可见的输入血管，贯穿褥式缝合结扎术，或分期切除小范围瘤体。要做大范围切除时，术前做好输血准备。手术时，可以采取控制性低血压麻醉。头面部可选行颈外动脉结扎。四肢手术应在使用止血带的情况下进行。

栓塞硬化后手术切除：为了减少出血，减轻因大范围切除造成功能和形态的影响，减少术后畸形血管残留后引起的复发，我们采用先栓塞硬化瘤体，再进行手术切除治疗，获得良好疗效。对于中小范围静脉畸形，栓塞硬化后，瘤体中央部栓塞硬化，并将侵及周围正常组织的瘤体周围营养和回流静脉也栓塞，不仅消除了手术治疗后复发的隐患，而且只需将瘤体中央部硬块手术切除，不需大范围切除瘤体周边范围，手术创伤小，术中出血少。一般在栓塞硬化治疗后7~10天进行手术。也可在注射治疗后3~6个月进行。

2）高流量型血管畸形的治疗：动静脉畸形在处理上较棘手，单纯手术切除往往因残留病变血管很易复发,甚至加重。近端营养血管结扎术是一个古老的外科处理手段,通过观察研究长期随访的治疗结果,目前认为这实际是一种危害性处理方法,特别在面颈部动静脉畸形。其原因是,结扎近端的动脉,造成其远端分支血压下降,引起侧支循环形成。如结扎颈外动脉,可引起从颈内动脉系统而来的逆行血流,这种"盗流现象"的出现,可来自其他的吻合支,特别是经由脑膜动脉到眼部动脉这一途径。随着时间推移,同侧或对侧血管的侧支通道开放,畸形血管进一步增粗。有报道,颈动脉结扎可导致严重的幕上血管动脉粥样硬化,慢性半球缺血,脑干萎缩。还有报道,结扎动静脉畸形的近端血管后,发生膨大和组织破坏。

目前趋于用超选择性动脉内栓塞术（superselectiv eintra-arterial embolization）,作为控制出血、术前辅助性栓塞和治疗性栓塞。

超选择性动脉栓塞术与单纯近端动脉结扎的结果是不一样的。超选择性动脉内栓塞是通过血流将栓塞物堵于血管畸形病变的中心部位,首先堵塞的是最小的血管,由内向外开始堵塞。面部动静脉畸形的选择性动脉造影证实,栓塞一支营养动脉,立即出现来自面部其他血管血流增加。

按栓塞目的分临时性术前栓塞和永久性栓塞。临时性栓塞是在诊断明确的前提下进行栓塞,阻断瘤体血供,使瘤体缺血,手术出血少;手术的最佳时间一般认为在栓塞后的5~7天内进行为合适。治疗时,先对有关动脉穿刺,放置造影导管。动脉造影为了了解动静脉畸形血管的概貌,主要供血血管、血流速度,大血管间的交通情况,并可进一步对有关动脉分支作超选择性造影,以了解动、静脉间的异常交通。然后再行栓塞。栓塞的并发症有皮肤坏死、肺栓塞及脑血管栓塞造成偏瘫、失语和死亡。

（二）淋巴管瘤

淋巴管瘤（lymphangbma）是由增生扩张的淋巴管构成的一种良性肿瘤。多出现于童年,发展缓慢,一般不自行消退。其发病率远较血管瘤为低。

1.分型及临床表现　按组织结构,淋巴管瘤可分为毛细淋巴管瘤、海绵状淋巴管瘤和囊状淋巴管瘤三种基本类型。

（1）毛细淋巴管瘤（capillary lymphangioma）:最常见于股部、上臂和腋部,亦可见于面、颈等处。表现为聚集为成群的多个水疱,每个水疱直径多为1~3mm,呈淡黄色或淡红色。水疱壁较厚,一般不易破溃。

（2）海绵状淋巴管瘤（cavernous lymphangioma）:位于真皮或皮下组织内,好发于头颈及下肢,尤其是唇、舌、颊等处。病变界限不清,柔软而有压缩性,但不随体位变化而变化。体积可大可小,大者局部组织明显肿胀变形,并影响功能,如巨唇（macrocheilia）、巨舌（macroglossia）等。瘤体表面皮肤正常,或呈淡红色,穿刺可抽出淡黄色透明液体。

（3）囊状淋巴管瘤（cytic lymphangioma）:又称囊状水瘤（cystic hygroma）。最常见于颈部,亦可见于腹股沟、臀等处。位于颈部者,多于出生时即已出现,通常位于颈后三角部位,左侧多于右侧,向下可延伸至锁骨后、腋下甚至纵隔;向上可波及颌下及口底。肿物呈多房性,表面皮肤正常,触之柔软,有囊状感,透光试验阳性。穿刺可抽出草黄色液体。一般增长缓慢;如并发感染或囊内出血,肿物可迅速增大,压迫呼吸道及消化道而出现相应症状。

淋巴管瘤除可分为上述三种基本类型外，尚有与血管瘤相混合的淋巴血管瘤等。

2.诊断与鉴别诊断　根据临床表现及穿刺检查，一般可作出诊断。有时毛细淋巴管瘤需与带状疱疹相鉴别；海绵状淋巴管瘤需与海绵状血管瘤、脂肪瘤、神经纤维瘤等鉴别；囊状淋巴管瘤需与其他囊性肿物相鉴别。

镜下毛细淋巴管瘤由扩张的微小淋巴管构成，内含淋巴液，位于真皮上部。表皮可萎缩或增生。海绵状淋巴管瘤则有大而薄的淋巴管囊腔，位于真皮及皮下组织内，其内充满淋巴液，并有丰富的结缔组织间质。囊状淋巴管瘤内含有大的淋巴管囊腔，壁厚，内含胶原，有时可见平滑肌。通常位于真皮深部，也可延及皮下组织或更下层的肌肉结构。

3.治疗　淋巴管瘤的治疗因类型而异。

毛细淋巴管瘤，体积小无症状者，一般无须治疗。必要时可行冷冻、激光或电干燥治疗。面积较大、影响形态及功能者，可行切除植皮术。

海绵状淋巴管瘤，如范围较小，可行硬化剂注射治疗；体积大者，多需手术切除。如有可能应予完全切除，完全切除有困难者，可作选择性切除，以改善形态和功能。

颈水囊瘤，原则上应尽早手术切除，并力求彻底。

二、黑素细胞良性肿瘤

黑素细胞良性肿瘤可分为痣细胞性、真皮黑素细胞性和表皮黑素细胞性三类。

（一）痣细胞性良性肿瘤

通常称痣细胞痣（nevus cell nevus），也称黑素细胞痣（melanocytic nevus），是一种由痣细胞组成的色素性病变，为最常见的皮肤良性肿瘤。临床上常说的色素痣或色痣（pigmented nevus），多指痣细胞痣。

痣细胞（nevus cells）与黑素细胞（melanocytes）有一些相似之处，如在超微结构上两者均缺乏桥粒或细胞间联结，具有相似的线粒体、高尔基复合体、黑素体等。同时两者又有所不同，表现在痣细胞在皮肤内往往呈巢状排列，而黑素细胞则散在分布；光镜下可见黑素细胞有树枝状突，而痣细胞则缺乏树枝状突；痣细胞中的酪氨酸酶活性远较黑素细胞为低；痣细胞形状多种多样，在表皮层和真皮浅层似表皮细胞，在真皮中下部则似组织细胞、纤维细胞、淋巴细胞或Schwann细胞。关于痣细胞的来源有不同看法，或认为源自黑素细胞，或认为源自神经膜前体细胞，也有人认为痣细胞有双重来源，即位于表皮和真皮上部的痣细胞来源于表皮黑素细胞，而位于真皮下部的痣细胞则来源于神经膜细胞。

痣细胞痣几乎每个人均有，可发生于身体任何部位的皮肤，但以面颈部最为常见。少数可发生于黏膜，如口唇、阴唇、睑结合膜等处。有多种类型，各有特点。可先天具有，也可后天获得。多数生长缓慢，或多年不变，较少自然消退。形状多为圆形或椭圆形，少数呈不规则状。面积大小不一，颜色多种多样，色调也有深有浅。痣细胞痣虽属良性病变，但如生长在颜面等暴露部位，尤其是面积较大者，往往有损外观，个别类型的痣细胞痣，可发生恶变而危及生命。

1.分类与临床表现

根据痣细胞在皮肤病理切片中所处的位置，通常可将痣细胞痣分为交界痣、皮内痣和混合痣三种基本类型。此外，痣细胞痣尚有一些特殊类型，如晕痣、Spitz 痣、先天性色素痣、发育不良痣等。

(1) 交界痣（junctional nevus）　痣细胞集中分布在表皮与真皮交界处而得名。临床上表现为光滑无毛、浅棕色至黑色、平坦或稍隆起的圆形或椭圆形色素斑或丘疹，直径多在 1~8mm 之间。大多在儿童期出现，可见于皮肤黏膜的任何部位。发生于手掌、红唇及外阴部的色素痣几乎均为交界痣。

(2) 皮内痣（intmdermal nevus）　系指所有痣细胞均位于真皮内的色素痣。临床上多见于中老年人，表现为半球形隆起皮面的小肿物，呈棕色或黑色，表面或光滑或粗糙，有时中央可见 1 根或数根毛发生长。直径通常在 1cm 以内。

(3) 混合痣（compound nevus）　痣细胞既可见于表皮-真皮交界处，也可见于真皮内，具有交界痣和皮内痣的双重特点。临床上多见于中青年人，表现为轻度隆起皮面、褐色至黑色的半球形丘疹或斑丘疹，境界清楚，常有毛发生长。

(4) 晕痣（halo nevus）　因色素痣周围绕以色素脱失晕而得名。其中心的色素痣直径约 0.5cm，色素脱失晕的大小由数毫米至数厘米不等。以躯干、面颈部多见。可单发，也可多发。常见于青少年，无自觉症状。病理上常为混合痣，也可为皮内痣。恶性黑瘤周围有时也有色素脱失晕存在，应注意鉴别。晕痣内的色素痣位置居中，外观整齐，色素脱失晕对称，而恶性黑瘤，瘤体外观不规则，呈偏心分布，晕不对称。

(5) Spitz 痣（Spitz nevus）　又称良性幼年黑瘤（benign juvenile melanoma）、假性黑瘤（pseudomelanoma）。该病为痣细胞痣的一种异型，大都为复合痣，也可为皮内痣或交界痣。临床表现为粉红色、紫红色、棕褐色或黑色丘疹或小结节，界限清楚，通常表面光滑无毛，直径一般＜1cm。好发于面部和下肢，也可见于其他部位。该痣以儿童多见，在组织学上与恶性黑瘤表现相似，但在生物学行为上却通常表现为良性，欲有良性幼年黑瘤或假性黑瘤之称。但这两种命名并不确切，因该病变也可见于成年人，且并非总是良性。Spitz 痣与恶性黑瘤的鉴别要点是：①Spitz 痣直径一般＜6mm，瘤体对称，境界清楚，在表皮最边缘痣细胞巢外无个别不典型黑素细胞向水平方向伸展；而恶性黑瘤一般较大，境界不甚清楚，可见单个非典型黑素细胞散布在瘤体两侧。②Spitz 痣痣细胞在真皮内位置越深，体积越小，基底很少有有丝分裂象；而恶性黑瘤细胞在真皮下部，一般体积不变小，并可见有丝分裂象及大片黑素。③Spitz 痣在表皮内可见单个或巢状均一的嗜酸性小体，而恶性黑瘤表皮内无成巢的均一性嗜酸性小体。

(6) 先天性色素痣（congenital pigmented nevus）　系指出生时即已存在的色素痣。病变有小有大，小者直径仅数毫米，大者可覆盖整个头皮、肢体、躯干的大部分，形如帽、靴、袜套或泳衣。面积巨大的先天性色素痣称为巨痣（giant nevus）。但究竟面积多大，才算巨痣，意见尚未统一。有人主张病变面积 900cm^2 为巨痣诊断标准。也有认为，大于 2%体表面积者即为巨痣。尚有认为不能单纯依面积大小为巨痣下定义，一些发生于颈面部波及眼睑或耳郭，或发生于手、生殖器、肛门等特殊部位的病变，面积虽不够上述标准，但如行手术切除，创面处理比较复杂者，也应称为巨痣。非巨型先天性色素痣通常表现为圆形或椭圆形斑疹或丘疹，呈褐色、蓝黑或黑色，表面或平滑或粗糙起皱，有毛或无毛，可单发，也可多发。巨痣通常呈棕褐至深黑色，深浅不一，表面粗糙，高低不平，可有疣状突起，多生长有粗而长的毛发，故又名巨毛痣（giant hairy nevus）。

巨痣分布于身体一侧者，称为单侧性色素病（nevus pigmentation umlateralis）。发生于头皮和颈部者，可伴发软脑膜黑素细胞增生症，出现癫痫和精神障碍，甚至可发生原发性软脑膜黑瘤。位于脊柱部位者可伴有脊柱裂、脑脊膜膨出等畸形。在组织病理学上，巨痣属混合痣或皮内痣。

（7）发育不良痣（dysplasti cnevus）　又称 B-K 痣（B-K mole）。临床表现为淡褐色、淡红色或褐黑色、中央高起、边界不清晰、单发或多发的色素斑或丘疹，直径 5~15mm。好发于躯干，其次为肢体，再次为面部。中青年人多见。组织学上绝大多数表现为混合痣，少数表现为交界痣，可见痣细胞巢同时存在于表皮-真皮交界处及真皮乳头内。表皮内病变境界不甚清晰，在最边缘的痣细胞外，仍可见数量较多的单个黑素细胞向水平方向伸展。真皮乳头层增厚，其中有痣细胞巢，胶原纤维增多，并有少许淋巴细胞浸润。偶在表皮-真皮交界面见有不典型的黑素细胞。该痣由 Clark 在 1978 年首先提出，他发现在一个家族中恶性黑瘤的发病率较高，通过调查进一步发现，该家族成员常有多发性的上述色素痣存在，并以该家族的姓氏命名该痣，即 B-K 痣。

痣细胞痣属良性肿瘤，对生命并无威胁。但在一些诱因的作用下，有些类型的痣细胞痣可发生恶变，成为恶性黑瘤。痣细胞痣恶变的诱发因素尚不清楚，与内分泌因素可能有关。长期遭受摩擦和压迫等慢性刺激，日光照射和不适当的治疗（如以腐蚀性化学药物烧灼）也可能是一些诱发因素。痣细胞痣一旦恶变，则病程进展迅速，预后不良。一般认为，皮内痣性质稳定，通常不恶变。交界痣因具有增大活跃的特点，即所谓"交界活性"（junctional activity），有恶变的可能，但不常见。混合痣因含有交界痣成分，也有恶变倾向。发育不良痣和先天性巨毛痣恶变倾向较大，被认为是原发性黑瘤的前期病变（precursor lession of primary melanoma）。资料表明，发育不良痣患者发生恶性黑瘤的危险性为 5%~10%。先天性巨痣恶变的发生率，各家报告相差甚大，1%~30%不等。据 Kaplan 对文献上报告的 59 例及其本人经治的 7 例源自先天性巨痣的恶性黑瘤的回顾分析，巨痣发生恶变的高峰年龄段在 5 岁以内。痣细胞痣恶变倾向的大小除与类型有关外，尚受所在部位的影响。一般认为，发生于手掌、足底、外生殖器和甲下的病变较易恶变。

痣细胞痣的恶变征兆有多种表现：①病变扩大，或深度增深；②颜色增深，或见有淡蓝色调出现；③发生脱毛、脱痂现象；表面破损、出血，形成溃疡；④紧邻病变四周出现针头大小色素斑点；⑤局部有炎症表现，同时可排除毛囊炎、表皮囊肿继发感染等情况；⑥有刺痒或疼痛症状出现；⑦黑尿（melanmia）。

2.诊断与鉴别诊断

痣细胞痣有多种类型，有些类型如先天性巨毛痣、晕痣，由于具有比较鲜明的临床特征，一般通过询问病史和体格检查即可明确诊断。而有些类型的痣细胞痣，有时仅靠临床表现，诊断尚不甚可靠，确诊需靠病理检查。

在鉴别诊断上，首先应注意与色素型基底细胞癌、恶性黑瘤等含有色素的皮肤恶性肿瘤鉴别。其次，应注意与单纯由色素沉着所致的皮肤病变，如雀斑、外伤性文身等，以及无痣细胞的疣状痣、雀斑样痣、血管痣等鉴别。各型痣细胞痣之间，有时也需相互鉴别。

3.治疗

痣细胞痣，一般不需治疗。如需治疗，其目的主要有两方面：①改善外观；②防止恶变。治疗方法主要有两类：即非手术疗法和手术疗法。

非手术疗法：适用于面积小、位置浅、诊断明确的病变。常用方法有冷冻、电解、电灼、激光及化学药物烧灼等。这些方法虽可使患者免遭手术之苦，但有时治疗不彻底，且不能随治疗进行病理检查。

手术疗法：对任何类型的痣细胞痣，不论面积大小均可采用，效果也较为确切、可靠，并可随治疗进行病理检查。手术疗法涉及病变组织切除和创面修复两个方面。痣的切除，原则上应力求彻底，但对巨痣或多发性散在分布的色素痣，则可根据具体情况进行选择性切除。切口的设计应顺应皮肤纹理或天然皱褶。小的病变可梭形切除，位于睑缘、唇缘者可做楔状切除，切口直接缝合。切口通常距病变边缘2mm左右即可，有恶变倾向者，可适当扩大切除范围。切除的深度一般应达皮下脂肪浅层，深度不足，可致复发。较大的病变，若一次完全切除后，切口不能直接缝合，可采用分期切除法：初次切除时应自病变中央部位开始，以免痣细胞针刺播植，切除的范围以使创面能直接缝合封闭为度；再次切除待3~5个月局部皮肤组织恢复原有松动性后再施行，原则同上。痣切除后，创面大，不能直接缝合修复者，则需植皮修复。有皮片移植和皮瓣移植两种方法。若用皮片，以中厚或全厚皮片为佳，供区应尽量选择与受区皮肤色泽、质地、厚度相似的部位。若用皮瓣，以局部皮瓣效果较好。

（二）真皮黑素细胞良性肿瘤

真皮黑素细胞良性肿瘤，由真皮内黑素细胞增生所致，包括蒙古斑、蓝痣、太田痣和伊藤痣。

1.蒙古斑

蒙古斑（mongolian spot），又称儿斑，为一种先天性真皮黑素细胞增多症（congenital dermal melanocytosis），多见于黄种人婴儿，白种人少见。有资料表明，90%以上的亚洲人和印第安人出生时具有本病变，而白种人出生时有此病变者少于10%。

（1）临床表现　病变为蓝色或蓝灰色斑片，呈圆形、卵圆形或不规则形，界限不清，大小不定，直径由数厘米至十多厘米不等。多为单个病变，也可多发，无自觉症状。通常到3~4岁时可自然消退，不留痕迹。但在我国，4岁以后仍有此病变者并不少见。

（2）诊断与鉴别诊断　蒙古斑出生时即有，几年内消退是其特点。诊断不难。有时需与蓝痣鉴别。后者颜色更深，界限清楚，且多高出皮面。发生于面部者，尚需与太田痣鉴别。后者病变常呈斑驳状，混杂有褐色与蓝色斑点。

光镜下，可见表皮基本正常，真皮下1/2或2/3部有黑素细胞，胞体伸长变细，常有双极，每极有数个树枝状突伸出。这些细胞广泛而稀散地分布于胶原纤维之间，一般均与皮面平行，无噬黑素细胞。电镜下可见这些黑素细胞含有无数完全黑素化的黑素体。

（3）治疗　蒙古斑一般无须治疗，位于面部者，可影响外观，但无理想的治疗方法。必要时可用化妆品涂饰。

2.蓝痣

蓝痣（blue nevus），由真皮内异常黑素细胞聚集而成。可与生俱来，也可生后出现。除常见于皮肤外，也可发生于口腔黏膜、子宫颈、阴道、精索、前列腺和淋巴结。蓝痣有恶变可能。

（1）分型及临床表现　蓝痣可分为普通型、细胞型和联合型三种类型。

1）普通型蓝痣（common blue nevus）：通常是后天性的，自幼发生。病变多单发，偶尔多发。表现为蓝色、蓝灰色或蓝黑色丘疹，直径极少大于 10mm，界限清楚。可发生于任何部位，但半数发生于手背和足背。此型蓝痣一般不恶变。

2）细胞型蓝痣（cellular blue nevus）：女性多见，一般出生时即存在。表现为蓝灰或蓝黑色结节或斑块，直径 1~3cm，偶或更大。通常表面光滑，或不规则，界限清楚。约半数病例发生于臀部或下背部。面积大者，常伴有多发性卫星灶。该型蓝痣偶可从先天性痣细胞痣发展而来，较易恶变为恶性黑瘤。

3）联合型蓝痣（combined blue nevus）：即蓝痣上并发痣细胞痣。一般颜色较深，大小不一，表面光滑或不规则。此型蓝痣有恶变可能。

（2）诊断与鉴别诊断　临床上，蓝痣有时可与硬化性血管瘤、皮肤纤维瘤、血管球瘤、原发或转移性黑瘤、化脓性肉芽肿和创伤性文身等混淆，确诊常需病理检查。此外，蓝痣有时可被误认为是蒙古斑、太田痣和伊藤痣，也应注意鉴别。

在普通型蓝痣中，真皮黑素细胞数量较多，主要位于真皮中、深部，偶或向下延伸至皮下组织或向上靠近真皮乳头层。黑素细胞呈长梭形，似成纤维细胞，含有黑素，Dopa 反应阳性。真皮网状层有广泛的纤维组织产生。在黑素细胞聚集处，常混杂有不等量成纤维细胞和噬黑素细胞。后者与黑素细胞不同，其胞体较大，所含黑素颗粒较粗，无树枝状突，Dopa 反应阴性。在细胞型蓝痣中，通常可见普通型蓝痣成分，如色素增深的树枝状突细胞。此外，常见一些梭形细胞，其胞体较大，核呈卵圆形，胞质丰富，染色淡，黑素极少或缺如。这些细胞常紧密排列成岛状或条索状，周围可见富含黑素的噬黑素细胞。在联合型蓝痣中，蓝痣本身可为普通型，也可为细胞型。并发的痣细胞痣，可为交界痣、皮内痣或混合痣，罕为 Spitz 痣。

（3）治疗　蓝痣直径小于 10mm，稳定多年无变化者，通常不需治疗。对直径大于 10mm，近期突然出现蓝色结节，或原有蓝色结节扩大者，应手术切除，并行病理检查。切除的深度应包括皮下脂肪，以保证能完全去除异常的黑素细胞。如病理检查证实已有恶变，应按恶性黑瘤的治疗原则进行处理。

3.太田痣

太田痣（nevus of Ota），又称眼上颌褐青色症（nevus of fuscocaeruleus ophthalmomaxillaris）、眼真皮黑素细胞增多症（oculodermal melanocytosis）。由太田于 1938 年首先报告。是一种发生于面部三叉神经（主要是第一、二分支）分布区皮肤，并常波及巩膜等组织的色素性病变。

（1）临床表现　本病女性多见。约半数以上患者出生时即见病变存在，少数有家族史。病变一般限于单侧三叉神经第一、二支分布区域，但有 6%~10% 的患者病变呈双侧性分布。临床上通常表现为眼周、颞、颧、颊、额、鼻和眉部，有时尚包括耳、耳后、枕部、上唇、下颌等处的皮肤发生淡青、灰蓝、淡褐、深褐或蓝褐色斑疹或斑片，呈斑驳状。一般斑片中央色深，边缘渐变淡，或中央为斑片，边缘为斑点，或整个病变为疏密不一的斑点，界限多不甚清晰。偶尔病变的某些区域可略微隆起或有粟粒到绿豆大小的蓝黑色隆起物。有 44%~74% 的患者患侧巩膜受累，出现褐青色斑，结膜、角膜、虹膜、视网膜、视神经、眼外肌、球后脂肪、骨膜等亦可有色素过度沉着。少数患者患侧硬腭、咽、鼻黏膜、颊黏膜、鼓膜也受波及。

根据病变分布范围将太田痣分为轻、中、重及双侧四型。轻型：包括眼眶型和颧骨型。前者，病变呈褐色，限于上下眼睑；后者亦呈淡褐色，限于颧部。中型：病变呈青灰色或紫褐色，分布于眼睑、颧部及鼻根部。重型：病变呈深蓝或褐色，分布于三叉神经支配区。双侧型：病变呈双侧性分布。

（2）诊断与鉴别诊断　根据色素斑的颜色及分布特点，太田痣一般不难诊断。有时需注意与黄褐斑、咖啡斑、蒙古斑、蓝痣等鉴别。

镜下见黑素细胞一般位于真皮中部，可累及真皮上部或皮下组织。黑素细胞数目较多，在病变的隆起处更多，胞体伸长，呈梭形，散在分布于真皮胶原纤维之间。少数病变中可见噬黑素细胞。病变累及眼部者，除皮肤组织外，其他组织包括深部的骨膜，亦可见黑素细胞浸润。

（3）治疗　以往太田痣的治疗比较困难，切除植皮、冷冻或皮肤磨削加冷冻等疗法，效果不尽如人意。自1998年以来我们采用Versapulse-c多波长激光治疗太田痣，取得良好疗效。成人激光治疗前患处用5%EMLA外敷1h，婴幼儿氯胺酮静脉麻醉。治疗时多采用QS 1064nm、QS 755nm两种波长治疗，能量密度6~11J/cm^2，Versapulse-c多波长激光的治疗原理是黑色素细胞被瞬间高温所破坏，但黑色素破坏所形成的微小颗粒被吞噬细胞所清除是一个漫长的过程。因而对于太田痣等色素性疾病治疗开始多间隔2~3个月，3次治疗后一般间隔时间为4~5个月。术后创面外敷莫匹罗星软膏，每日3次。一般治疗7~10天后创面可以愈合。目前我们已治疗太田痣超过3000例，除个别婴幼儿患者效果不佳外，一般8~10次可以治愈。

4.伊藤痣

伊藤痣（nevus of Ito），由伊藤于1954年首先报告，又称肩峰三角肌褐青色痣（nevus fuscocaeruleus acromiodeltoideus），指发生于一侧肩颈、锁骨上区及上臂部等后锁骨上神经和臂外侧皮神经分布区的一种色素性病变。

本病患者80%见于女性，约60%的患者在出生时即有病变存在。除发生部位外，其临床表现与病理改变与太田痣基本相同。有时两者可同时存在。

本病诊断不难，应注意与蒙古斑、牛奶咖啡色斑等鉴别。

伊藤痣一般无须治疗。需要治疗者可按照太田痣进行治疗。

（三）表皮黑素细胞良性肿瘤

表皮黑素细胞良性肿瘤由表皮内黑素细胞增生所致，主要包括单纯性雀斑样痣、日光性雀斑样痣、恶性雀斑样痣等。

1.单纯性雀斑样痣（lentigo simplex）

（1）临床表现　本病通常发生于童年，也可出生时即已存在。病变可发生于身体任何部位的皮肤、皮肤黏膜交界处或结合膜。呈圆形、卵圆形或不规则形，与皮肤表面平齐或略微隆起的棕色或棕黑色斑点，边界清晰，直径通常小于5mm。表面光滑，皮纹存在。可单发，也可多发。由童年至成年，病变数目可逐渐增多，也可在短期内突然弥散性地大量出现。病变可长期存在，也可经数年后自行消失。在Addison病、妊娠及其他黑素细胞刺激素（MSH）水平增高的疾病或情况下，病变颜色可加深，数目亦可明显增多。一般认为，该痣的分布和颜色的深浅与日光照射无关。该痣有恶变可能。

本病可伴有其他系统疾病，成为某些遗传性综合征的一部分。这些综合征主要包括多发性雀斑样痣综合征、面中部雀斑样痣病、口周雀斑样痣病、LAMB综合征。

（2）诊断与鉴别诊断　在临床上，本病往往与雀斑、交界痣、日光性雀斑样痣、恶性雀斑样痣等不易区别，确诊常需病理检查。雀斑无表皮黑素细胞增生；交界痣中可见痣细胞；日光性雀斑样痣中可见表皮突弯曲伸长；恶性雀斑样痣可见黑素细胞不典型增生和退化现象。而单纯性雀斑样痣通常无上述病理改变。由于本病可见于某些遗传性综合征，因此不能忽视对身体其他部位的检查，以免漏诊或误诊。

光镜下可见表皮基底层黑素细胞数目增多，但通常无灶性增生或成巢分布。黑素细胞内和基底层角质形成细胞内黑素增多，有时表皮上层亦可见黑素。表皮突轻度至中度延长，真皮上部常有少量炎性细胞浸润，混杂有噬黑素细胞。偶尔在表皮真皮交界处可见小的痣细胞巢，兼有雀斑样痣和交界痣的表现。

（3）治疗　单纯雀斑样痣通常不需治疗。如患者要求，或疑有恶变，可行激光、冷冻或手术切除治疗。对伴发的其他系统疾病，应根据具体情况做相应处理。

2.日光性雀斑样痣

日光性雀斑样痣（solar lentigo）过去曾称老年性雀斑样痣（senile lentigo），是指由自然或人工紫外线照射引起的界限清楚的色素斑。

（1）临床表现　本病多发生于50岁以上中老年人，好发部位为经常遭受紫外线照射的面部与前臂，尤其是手背。病变呈暗褐色斑疹，直径大多小于5mm，散在分布，有时可融合成片。

（2）诊断与鉴别诊断　本病易与单纯性雀斑样痣、恶性雀斑样痣、交界痣、色素性脂溢角化病和日光性角化病等混淆，诊断时应加以注意，必要时做病理检查以资鉴别。

光镜下，可见病变组织表皮突明显伸长，常常分支并互相融合。表皮突间的表皮变薄或萎缩。表皮黑素细胞数目增多，Dopa反应增强。在真皮内血管周围可见少量单核细胞浸润，混杂有噬黑素细胞。电镜下，可见病变组织中角质细胞内含有丰富的黑素体（melanosome），这些黑素体一般大于邻近皮肤角质形成细胞内的黑素体。

病变中的黑素细胞较非光照部位皮肤中的黑素细胞活性增加，表现为对Dopa的反应性增强，树枝状突变长，正常形态的黑素体增多，核周体增大，伴有发育良好的粗面内质网、大量的线粒体和增生的高尔基复合体。

（3）治疗　本病一般不需治疗。对有损外貌者，可行冷冻、激光或手术治疗。

3.恶性雀斑样痣

恶性雀斑样痣（lentigo maligna）又称Hutchinson雀斑（Hutchinson's freckle）。

（1）临床表现　本病常见于中老年人，好发于经常遭受日光照射部位的皮肤。起病时，病变表现为界限清楚的褐色或棕色小斑疹，以后可缓慢或迅速扩大，原先颜色较深的区域可能变浅，甚至发生色素脱失，而较浅的区域可以加深，形成颜色深浅不一、形状不规则的病变。面积小者直径为3~5mm，大者直径通常大于3cm。恶性雀斑样痣可保持稳定，可缓慢生长，可完全自然消失，也可演变为表皮内原位黑瘤或侵袭性黑瘤。一般认为恶性雀斑样痣属于恶性黑瘤的前驱病变。有资料表明，约30%的这种病变可发展为侵袭性黑瘤。至于恶性雀斑样痣本身是否属表皮内（原位）黑瘤，尚有争议，但多数作者认为该病变不应归类于后者。

（2）诊断与鉴别诊断　本病应注意与日光性雀斑样痣、交界痣、脂溢性角化病、色素性基底细胞癌、色素性日光性角化病、表浅扩散型黑瘤等鉴别。

恶性雀斑样痣基本的病理学特征是，表皮萎缩，其基底层有不典型黑素细胞呈非巢状增生，色素增深。真皮上部有不等量的淋巴细胞浸润，混杂有一些噬黑素细胞。在病变的退化区，表皮黑素细胞严重变性，真皮有轻度纤维化，伴有淋巴细胞和噬黑素细胞浸润。当基底膜上增生的非典型黑素细胞呈巢状或条索状排列，且多为梭形细胞时，表明已成为表皮内（原位）黑瘤并预示真皮受侵即将发生。

（3）治疗　本病手术效果可靠；非手术疗法治疗后的复发率高。

三、表皮及其附属器良性肿瘤

（一）疣状痣

疣痣（verrucous nevus），又称表皮痣（epidermal nevus）。

1.临床表现

疣状痣通常自幼年发病，表现为淡黄、灰白或棕黑色丘疹。表面粗糙，大小不定，触之坚硬。可见于身体各处，通常为单侧性，排列为连续或断续的束条状、带状或斑片状。发生于躯干部位者往往横行排列，而在下肢者常呈纵向排列，故有线状痣之称。有时病变可为双侧性，甚至广泛分布于全身，称为泛发型。一般无自觉症状，偶有瘙痒感。表皮痣，尤其是泛发型，可并发骨骼畸形和中枢神经系统疾患，如癫痫、神经性耳聋等。少数可伴发基底细胞癌或鳞状细胞癌。

2.诊断与鉴别诊断

根据临床表现特点，本病一般不难诊断。有时应注意与色素痣、线状银屑病、线状苔藓、寻常疣等鉴别。

表皮痣光镜下可见表皮有不同程度的增生，表现为角化过度、棘层肥厚，并可见颗粒层增厚和灶性角化不全。基底层黑素增多，但无痣细胞和黑素细胞增生。

3.治疗

病变范围小者，可采用激光、电灼、冷冻等方法治疗；范围较大者，可手术治疗。

（二）老年疣

老年疣（verruca senilis），又称脂溢性角化病（seborrheic keratosis），基底细胞乳头瘤（basal cell papilloma）等。

1.临床表现

本病多见于中老年人，尤其是男性。好发于面、颈、胸、背等处，也可见于四肢或其他部位，但不累及掌跖。表现为浅棕、暗棕或黑色丘疹，界限清楚，一般如扁豆或蚕豆大小，偶或更大。表面或光滑，或呈疣状，有时可见油性鳞屑或痂皮。可单发，也可多发。一般无自觉症状，偶有瘙痒感。病程进展缓慢，无自愈倾向，甚少恶变。

2.诊断与鉴别诊断

本病变应与痣细胞痣、日光性角化病、基底细胞癌、鳞状细胞癌、恶性黑瘤等鉴别。

病理学上，本病可分为三种类型，即角化型、棘层肥厚型和腺样型。三型均具有角化过度、棘层肥厚和乳头瘤样增生三种基本病理改变。病变基底部不向下生长，两侧边界清楚，增生的表皮中可见鳞状细胞与基底样细胞。在表皮真皮交界处及表皮上部尚可见黑素细胞。角化型以角化过度和乳头瘤样增生较为显著，棘层肥厚较轻，并且由于角质内陷，多有假性角质囊肿形成。棘层肥厚型以棘层肥厚最为显著，而角化过度和乳头瘤样增生较轻，有时亦可见假性角质囊肿，偶尔可见真正的角质囊肿。腺样型由多数细束条状表皮细胞组成。此种束条相互交织成网并分支，似腺体。三种类型中，角化型者黑素增多不明显，腺样型者黑素增多，棘层肥厚型者则多少不一。

3.治疗

本病一般不需治疗。病变较大，影响外观者，可行冷冻、电干燥、激光治疗，或手术切除。

（三）角化棘皮瘤

角化棘皮瘤（keratoacanthoma），又称皮脂软疣（molluscum sebaceum）。

1.临床表现及分型

本病可分为单发性、多发性及发疹性三种类型。

（1）单发性角化棘皮瘤（solitary keratoacanthoma）：多见于中年男性，好发于暴露部位，特别是面部中央。其次为手腕背侧及前臂伸侧，其他部位较为少见。病变初起时，表现为坚实的小丘疹或结节，呈正常肤色或淡红色，中央有充满角质的凹陷。表面光滑或有结痂。病变直径可在数周内增至 1~2cm 或更大。一般在半年左右可自行消退，但遗有瘢痕。

（2）多发性角化棘皮瘤（multiple keratoacanthoma）：发病年龄较早，通常在 20~36 岁，多为男性。皮损与单发性者相似，但数目较多，一般为 3~10 个。可有家族史。

（3）发疹性角化棘皮瘤（eruptive keratoacanthoma）：较为罕见。初期表现为全身出现多发性坚硬的小丘疹，顶端有细鳞屑，直径一般为 2~7mm，呈正常肤色或淡红色，数目成千上万。皮损可在数周内增大为半球形结节，直径可达 1~2cm 或更大，中央有角栓。一般无自觉症状，有时可有瘙痒感。当皮损达最大限度时，一般维持 2~3 周，以后可逐渐消退，遗有稍显凹陷的瘢痕。

2.诊断与鉴别诊断

本病早期无论在临床表现上还是镜下均与鳞状细胞癌类似，两者间鉴别比较困难。但本病发展较鳞癌快，通常无破溃，可以自愈，这些可作为临床鉴别要点。典型的角化棘皮瘤瘤细胞膜上含有自由花生凝集素结合位，可被花生凝集素染色。鳞癌细胞膜上虽也含有同样的结合位，但因被唾液酸遮盖，故不能被花生凝集素染色。这种方法，有助于鉴别诊断。

镜下各型角化棘皮瘤的基本相同。早期可见表皮凹陷呈火山口样，其中充满角质，表皮底部增生，表皮突不规则地向真皮内延伸。这些表皮突与周围的间质分界不清，并含有不典型细胞和许多核分裂象。在真皮内可见炎性细胞浸润。在发育成熟的病变中，其中心部位可见大而不规则的表皮凹陷，其中充满角质。两侧表皮像口唇状伸展于凹陷处两侧。基底部表皮呈不规则性增生，并可出现一定程度的不典型性，但较早期病变为轻。在消退期，表皮增生停止，火山口样表皮凹陷逐渐变平，角质消失，基底部大多数细胞发生角化。

3.治疗

治疗方法依病变类型和病程早晚而定。早期病变，单发性者可手术切除，局部化疗或放疗也可采用；病变较大而且多发时，如全身情况允许，可考虑系统化疗。对晚期遗留的瘢痕，如明显影响容貌，可做手术治疗。

（四）表皮样囊肿

表皮样囊肿（epidermoid cyst），又称角质囊肿（keratin cyst），是位于真皮或皮下组织内的含有角质的囊性肿物。其壁由表皮构成。分布于头皮者称毛发囊肿（pilar cyst）。表皮样囊肿可由外伤将表皮或其附属器上皮植入真皮或皮下组织而引起，此种囊肿称为植入性囊肿或创伤性表皮囊肿（traumatic epidermal cyst）。无外伤史者，发病原因不明。

1.临床表现

本病好发于青年。肿物生长缓慢，呈圆形或椭圆形，隆起皮面，硬固，有弹性，正常肤色，表面光滑，可移动。直径多在 0.5~5cm 之间。通常好发于头皮、面颈部及躯干。由外伤所致者，多见于指端、手掌和足跖。可单发，也可多发。在 Gardner 综合征中，头、面部可出现多发性表皮样囊肿。除继发感染外，一般无任何不适。少数可恶变为鳞状细胞癌或基底细胞癌。

2.诊断与鉴别诊断

典型的表皮样囊肿，诊断多无困难。有时需与皮样囊肿、皮脂腺囊肿、纤维瘤等鉴别。

镜下表皮囊肿位于真皮或皮下组织内。其内壁为上皮组织，囊内含角化物质，呈环状排列，有时可见一些角化不全的细胞，偶有钙化。囊肿外壁由纤维组织构成。如囊肿破裂，则内容物进入周围组织，可引起异物反应，出现多数多核巨细胞。

3.治疗

手术摘除。术中应注意防止囊肿破裂，否则囊壁难以剥除干净，术后易复发。

（五）皮样囊肿

皮样囊肿（dermoid cyst）是一种先天性疾患，由偏离原位的皮肤细胞原基所构成，属于错构瘤。

1.临床表现

病变于出生时即已存在，但多在幼儿或青年期变得明显。好发于眼眶周围及鼻根、枕部等躯体中线部位。为单房性肿物，呈圆形或椭圆形，质软有波动感，也可坚韧而有张力。肿物通常位于皮下组织内，与皮肤无粘连，但与基底组织粘着固定，有时可有窦道通向皮面，易继发感染。一般生长缓慢，罕见恶变。

2.诊断与鉴别诊断

本病首先与皮脂腺囊肿鉴别。后者与表面皮肤紧密相连而与基底不粘连，前者则相反。其次，需与表皮样囊肿鉴别。后者常有外伤史，肿物一般与基底不相连。发生于鼻背部者，需与神经胶质瘤、脑膜膨出等相鉴别。胶质瘤多位于鼻侧，质实韧；脑膜膨出与颅内相通，有压缩性和搏动，垂头或用力进时见体积增大；位于舌下、颏下的皮样囊肿尚需与水囊瘤、舌下囊肿、甲状腺舌管囊肿等鉴别。

镜下皮样囊肿位于皮下组织内。囊壁由复层鳞状上皮构成，含有各种成熟的表皮附属器。囊腔内含有角质细胞，排列成网状或板层状，并有皮脂及毛发。囊外真皮内，有时可见大汗腺。

3.治疗

手术切除。手术时应顺皮纹设计切口，切除应彻底，基底与骨膜粘连者应同骨膜一并切除。切除后如局部有骨凹陷或组织变形，应另行组织移植或组织代用品充填整复。

（六）毛囊瘤

毛囊瘤（trichofolliculoma），又称毛囊上皮瘤（follicular epithelioma）或毛囊痣，是一种源于毛囊组织的良性肿瘤。

1. 临床表现

本病多见于成年男性，好发于面部、头皮及颈部。通常为单发，表现为略高出皮面的丘疹，顶圆，中央凹陷，其中含有黑色或白色毛发，可排出皮脂样物。正常肤色或淡红色，直径一般在4mm左右。通常无自觉症状。

2. 诊断与鉴别诊断

本病在临床上不易诊断，确诊需依靠病理检查。在组织学上应注意与毛发上皮瘤（trichoepithelioma）、基底细胞癌鉴别。

镜下毛囊瘤位于真皮内，由边界清楚的结缔组织包裹。可见单个囊状结构，其中充满角质，有时可见毛干。偶尔可见2~3个囊状结构聚集在一起。囊壁为角化的复层扁平上皮，与表皮相连。可见许多束条状增生的上皮组织自囊肿中央向外呈放射状排列，有的形成不成熟的毛囊。增生的上皮组织内尚可见到皮脂及小角质囊肿。

3. 治疗

手术切除。

（七）毛母质瘤

毛母质瘤（pilomatrixoma）又称钙化上皮瘤（calcifying epithelioma），是源自向毛母质细胞分化的原始上皮胚芽细胞的一种良性肿瘤。

1. 临床表现

本病多见于女性，通常在儿童期或青年期发病。好发于头皮及面颈部，躯干、肢体及其他部位也可发生。肿物位于皮内或皮下，通常单发，偶或多发。表现为坚实的结节，偶呈囊性，直径一般在0.5~3cm之间，偶尔更大，基底可推动。表面皮肤外观正常，或呈红色、淡蓝色。本病可恶变为毛母质癌，其恶变率约2.6%。

2. 诊断与鉴别诊断

本病应注意与基底细胞癌、鳞状细胞癌、纤维瘤等鉴别。

镜下毛母质瘤位于真皮深部或皮下组织内，边界清楚，常有结缔组织包膜，与表皮无联系。瘤细胞聚集成不规则的岛状，埋于富含成纤维细胞的间质中。瘤细胞岛主要由两种类型的表皮细胞组成，即嗜碱性细胞（basophilic cells）和影子细胞（shadow cells）。嗜碱性细胞，胞浆稀少，核呈圆形或卵圆形，主要排列在瘤细胞岛的周边。较成熟的细胞靠近岛的中央，核逐渐消失，称"过渡细胞"（transitional cells）。最后呈现为嗜酸性影子细胞。表现为核消失，中央不染色。早期病变，瘤细胞岛内以嗜碱性细胞为多，至晚期则以影子细胞为主。偶尔在瘤体内可见黑素、小的皮脂腺和毛透明颗粒存在。在接近影子细胞的间质中，有时尚可见异物巨细胞反应。约3/4肿瘤可见钙质沉着，主要存在于影子细胞内，间质内也可存在。约15%的病例，肿瘤间质中可见骨化区域。

3. 治疗

手术切除。

(八)汗管瘤

汗管瘤（syringoma），是一种常见的表皮附属器良性肿瘤。

1.临床表现

本病可发生于任何年龄，但半数以上患者在20~30岁时发病。以女性多见。表现为小而硬韧的丘疹，通常多发，可呈正常肤色、红色或棕褐色，直径一般为数毫米。约半数以上病例皮损出现于下眼睑及颊部，颈侧、胸部也较为常见，也可见于腰、背、四肢及生殖器等处。一般无自觉症状，有时可有瘙痒感。妊娠、月经前期或服用雌激素时病变可增大肿胀。部分患者有家族史。病变很少自行消退，但一般不恶变。

2.诊断与鉴别诊断

本病一般不难诊断，有时需与黄色瘤、扁平疣鉴别。

镜下汗管瘤位于真皮内。在真皮上部和中部可见许多囊状导管和一些实性表皮细胞索，包埋于纤维基质中。囊状导管壁常衬以两层细胞，大都扁平。内层细胞偶呈空泡状。一些导管的外壁细胞向外凸出弯曲，形如逗号。在连续切片中，可见这些囊性导管与表皮，内导管的扩张囊相连，但不与下方的大汗腺分泌段相连。

3.治疗

本病完全属于良性病变，可不予治疗。如影响容貌，可行电解、冷冻或皮肤摩擦术治疗。数目少者，也可手术切除。

(九)皮脂腺痣

皮脂腺痣（nevus sebaceus）又称皮脂腺错构瘤（sebaceous gland hamartoma）。

1.临床表现

本病多于出生时或生后不久发生。好发于头皮和面部，病变表现为略高出皮面的圆形、卵圆形或带状肿物。呈淡黄、黄褐或红褐色，边缘不规则，表面多呈颗粒状，无毛发，有时可见扩大的皮脂腺开口。多为单发，大小不定，通常在数厘米以内。病史久者，皮损可呈疣状或乳头瘤状。10%~40%的皮损伴发其他皮肤肿瘤，最常见者为基底细胞癌，其他包括乳头状汗管囊腺瘤、大汗腺瘤、角化棘皮瘤等。线状皮脂腺痣，伴发癫痫、精神发育迟缓和骨骼畸形者，称线状皮脂腺痣综合征（linear sebaceous nevus syndrome）。

2.诊断与鉴别诊断

患者早年在头皮及面部出现圆形、卵圆形或不规则形淡黄、黄褐或红褐色丘疹，应考虑本病。病理检查若见病变组织中皮脂腺增多，伴有表皮及其附属器发育异常，可确诊。临床上应注意与黄色瘤、幼年性黄色肉芽肿、良性幼年黑瘤、毛母质瘤等鉴别。

皮脂腺痣的镜下组织表现因病史长短而异。在婴儿和童年，病变中皮脂腺发育不良，不能辨认出大汗腺。表皮轻度增生，可见小毛囊及未分化的上皮细胞条索或胚芽。到青年发育期，皮损中可见大量成熟或近于成熟的皮脂腺，其上方的表皮往往呈乳头瘤样增生，可见棘层肥厚。在皮脂腺小叶下方，可见异位的大汗腺。在老年患者的皮损中，表皮多呈疣状增生，有时可见皮脂腺呈肿瘤样增生。

3.治疗

本病可行冷冻、电灼、电干燥、激光或手术治疗，以手术切除效果可靠。

(十)老年性皮脂腺增生

老年性皮脂腺增生（senile sebaceoushyperplasia），又称老年性皮脂腺痣（senile

sebaceous nevus），是由老年皮肤正常皮脂腺增多所致的一种良性肿瘤。

1.临床表现

本病多见于50岁以上的中老年人，好发于额部及颊部，表现为散在隆起的圆形丘疹，有时中央常有轻度凹陷，直径2~3mm。呈黄色或淡黄色。

2.诊断与鉴别诊断

中老年人面部出现中央略微凹陷的黄色小结节，应考虑本病。病理检查若见皮脂腺增生肥大，而无其他异常，可确诊。临床上应注意与皮脂腺痣、酒渣鼻、表皮样囊肿、黄色瘤、皮脂腺腺瘤等鉴别。

老年性皮脂腺增生镜下皮损主要由一个或几个增生肥大的皮脂腺构成，皮脂腺中央导管短粗，开口于病变中央凹陷处的表皮。可见多叶的皮脂腺，呈葡萄串状，皮脂腺细胞多已成熟或接近成熟。

3.治疗

本病一般不需治疗。如明显影响外貌，可采用电灼、冷冻、激光或手术治疗。

（十一）**皮脂腺腺瘤**

皮脂腺腺瘤（sebaceous adenoma），是由分化不全的皮脂腺增大所引起的一种良性肿瘤。

1.临床表现

本病多见于男性，好发于头皮和面部。一般单发，偶或多发。病变通常表现为圆形坚实的结节，直径一般小于1cm。表面光滑，呈淡红、黄红或正常肤色。本病可合并角化棘皮瘤和内脏系统恶性肿瘤。成为Torre综合征的一部分。

2.诊断与鉴别诊断

本病应注意与老年性皮脂腺增生、皮脂腺癌、黄色瘤等鉴别。

镜下皮脂腺腺瘤境界清楚，由形状和大小不规则的小叶构成。肿瘤细胞主要有两种类型：①小的嗜碱性细胞，与正常皮脂腺小叶周边的生发细胞相同；②成熟有空泡的皮脂腺细胞，与接近正常皮脂腺小叶中央处的细胞相同。

3.治疗

可采用电灼、冷冻或手术治疗。

（十二）**皮脂腺囊肿**

皮脂腺囊肿（sebaceous cyst），又称粉瘤（ateatoma）。系由皮脂囊管开口闭塞或狭窄，皮脂瘀积而形成的囊性肿物，并非真性肿瘤。

1.临床表现

本病可发生于任何年龄，但以青春期较多见。好发于头面及臀背部。病变可单发，偶或多发。肿物隆起，呈圆形，质韧而有张力，表面光滑，呈正常肤色或淡蓝色。囊肿表面的皮肤，也可因受不断增大的肿物的逐渐压迫而日显薄弱，平滑光亮，或可见有毛细血管走行分布。病变顶点可见一扩大的皮脂腺开口。肿物与表面皮肤粘连，基底可推动。有时在此开口处可见黑头粉刺样小栓，用力挤压时可自开口处排出白色泥状物。大小不等，小者如豆粒，大者直径可达7~8cm。增长缓慢。易继发感染，形成脓肿，以至破溃，可见有皮脂随脓液排出。肿块数目特别多者称多发性皮脂腺囊肿（steatocystoma multiplex）或称皮脂腺囊肿病（sebocystomatosis），多发生于面、前胸、背部和阴囊等处。皮脂腺囊肿有恶变可能。据 Caylor 报告，其恶变率为 3.44%。但在国内未见如此高的恶变率。

2.诊断与鉴别诊断

本病一般不难诊断。有时需与表皮样囊肿、皮样囊肿及脂肪瘤等鉴别。

镜下皮脂腺发囊性变，囊内充满白色粉状物。囊壁外层为纤维结缔组织，内层为上皮细胞构成。囊肿破裂时，周围可出现异物巨细胞。

3.治疗

继发感染时可应用抗菌药物；有脓肿形成者，尚应做切开引流；如近期曾发生感染者应待炎症完全消退后进行。对有损外观者，可予手术切除。手术时，应顺皮纹作切口，并力求将紧密相连于皮肤的腺体导管开口与囊肿一起完整摘除。对明显突起的囊肿，其表面皮肤多较菲薄，切口应设计成梭形，将囊肿连同其表面皮肤一并切除，否则在剥离过程中易发生破裂。若囊肿破裂，应尽可能将囊肿壁剥除干净，以免复发。

四、纤维组织良性肿瘤

（一）皮肤纤维瘤

皮肤纤维瘤（dermatofibroma），又称组织细胞瘤（histiocytoma）、结节性表皮下纤维化（nodular subepidermal fibrosis），是由成纤维细胞或组织细胞灶性增生所致的一种真皮内良性肿瘤。

1.临床表现

本病较为常见，多发生于成年人，可自然发生或由外伤后引起。多见于四肢伸侧和肩背部，一般为单发，或 2~5 个，偶或多发。皮损表现为坚硬的结节，基底可推动，但与表皮相连，直径通常小于 2cm，偶大于 2cm 或更大。可呈正常肤色、黄褐色、黑褐色或淡红色。通常无自觉症状，偶或有轻度疼痛感。

2.诊断与鉴别诊断

本病易与恶性黑瘤、纤维肉瘤、结节性黄色瘤、瘢痕疙瘩混淆，确诊常需病理检查。

病理变化结节位于真皮内，无包膜，境界不清。切面呈灰白、黄褐或黑褐色。光镜下，可见病变组织由增生的成纤维细胞、组织细胞、内皮细胞和成熟或幼稚的胶原纤维组成。根据细胞成分与胶原纤维所占比例，可将病变分为细胞型和纤维型。前者细胞成分多，胶原纤维少，后者则相反。不论是细胞型还是纤维型，病变中央上方的表皮多有明显增生。

3.治疗

一般不需治疗。如影响外观，可手术切除。

（二）软纤维瘤

软纤维瘤（soft fibroma），又称皮赘（skint ag）。

1.临床表现

本病多见于中老年人，尤其是更年期后的妇女。临床上通常分为两型，即多发丝状和单发有蒂状软纤维瘤。前者，好发于颈侧面，皮损为多发性丝状突起，质软，宽约 2mm，长约 5mm。后者，多见于躯干下部，皮损质软，表面光滑，直径约 1.0cm，通常有蒂。两型皮损，均呈正常肤色或色素稍增深。

2.诊断与鉴别诊断

本病一般不难诊断。有时需与神经纤维瘤、皮角、脂溢性角化病鉴别。

镜下观察肿物由疏松结缔组织组成,类似乳头层的结缔组织。其中有很多毛细血管。丝状型,可见表皮过度角化、棘层肥厚及乳头瘤样增生。有蒂型,可见表皮变薄,基底细胞较平而且色素增深,有时真皮很薄。

3.治疗

本病可用冷冻、电干燥或手术等方法进行治疗。

(三) 指节垫

指节垫 (knuckle pads),是一种特殊类型的皮肤纤维瘤,往往有家族史。

1.临床表现

病变常见于手指近侧指间关节背侧,也可发生于足趾。表现为扁平或隆起的局限性斑块,表面皮肤正常或过度角化。病变与表皮粘连,但不与关节粘连,可随皮肤自由活动。病变可出现于任何年龄,发展缓慢,不自行消退。无自觉症状。

2.诊断

根据发病部位及病变特点,临床上即可作出诊断。病理变化可见表皮过度角化,棘层肥厚,真皮结缔组织增生。

3.治疗

本病一般不需治疗,必要时可局部注射皮质类固醇治疗。一般不主张手术切除。

(四) 获得性指(趾)纤维角化瘤

1.临床表现

获得性指(趾)纤维角化瘤 (acquired digital fibrokeratoma),多见于男性成人指(趾)间关节附近,偶见于掌环部。病变表现为坚实而突起的肿物,呈粉红色,表面多光滑,多少有些角化。

2.诊断与鉴别诊断

根据发病部位及病变特点,本病一般不难诊断。有时需与皮角、指节垫、多指畸形、婴儿指(趾)纤维瘤等鉴别。镜下观察肿物表皮过度角化,棘层肥厚,中心处可见相互交织的胶原纤维,垂直排列。周围是毛细血管及网状纤维。

3.治疗手术切除。

五、神经组织良性肿瘤

(一) 神经鞘瘤

神经鞘瘤 (neurilemmoma),是由周围神经 Schwann 鞘(神经鞘)所形成的一种良性肿瘤。

1.临床表现

本病多见于中年以上的妇女。好发于四肢,尤其是下肢。也可见于面、颈、躯干等处。表现为真皮或皮下组织内单个或多个坚实结节,呈圆形或卵圆形,直径通常不超过2~4cm。可推动,一般无自觉症状,但触之有酸麻感,有时沿神经有放射性疼痛。如肿瘤显著压迫神经时,可出现感觉及运动障碍。

2.诊断与鉴别诊断

本病临床上很难作出诊断，易误诊为纤维瘤、神经纤维瘤、脂肪瘤、表皮囊肿、皮样囊肿及血管病等，确诊需做活检。

镜下观察肿瘤具有完整的包膜，切面可呈淡红、灰白或黄色。有时可见因变性而形成的囊肿，内含血性液体。瘤实质主要由神经鞘细胞构成，偶见成熟神经节细胞和神经干参与。根据组织结构特点可分为致密型和网状型两种。

（1）致密型（Antoni 甲型）　　有下列特点：①Schwann 细胞通常呈窦状或束条状排列，有细的结缔组织纤维；②胞核有呈栅栏状排列倾向，并与无核区相间。

（2）网状型（Antoni 乙型）　　Schwann 细胞排列疏散紊乱，间质水肿。可见组织变性形成多个小囊肿，小囊肿可相互融合形成大囊腔，腔内充满液体。瘤体内可见较多的肥大细胞。

3.治疗

手术切除。

（二）神经纤维瘤与神经纤维瘤病

神经纤维瘤（neurofibroma）系发生于神经主干或末梢神经轴索鞘神经膜细胞及神经束膜细胞的良性肿瘤。多见于皮肤组织，也可发生在胸、腹腔内。可单发也可多发，多发并有其他系统疾患者称为神经纤维瘤病（neurofibromatosis）。

1.临床表现

神经纤维瘤表现为单发或多发，突出皮面或皮下可触及的圆形、梭形或不规则肿物，质地可韧可软，大小不等，小者如米粒，大者重达数千克，可松弛悬垂于体表，致明显畸形和功能障碍。瘤体表面或光滑或粗糙，可呈正常肤色，或略带淡红色，也可有显著色素沉着。

神经纤维瘤病由 von Recklinghausen 于 1882 年首先报告，故又称 von Recklinghausen 病。其临床特点为：①肿物呈多发性，数目不定，少者几个，多者成百上千而难以记数。②肿物大小不等，小者如米粒，大者如拳头，甚至可达数十千克，柔软松垂。③肿物可沿神经干走行方向分布，多呈念珠状或索条状，如蚯蚓蜿蜒伸展盘绕，称蔓状神经纤维瘤。④皮肤表面可见牛奶咖啡色斑，多呈圆形，数目不定，大小不等，小者如点状，大者成片。⑤本病除可有上述皮肤病变外，尚可累及其他系统：侵犯中枢神经系统者可致智力发育障碍、癫痫或瘫痪；波及骨关节者可引起骨折、脱位、脊柱畸形；有些患者可伴有内分泌系统疾病、骶部多毛症、巨毛痣及巨舌等。⑥本病具有遗传性，属常染色体显性不规则遗传，无性别差异。发病年龄早晚不定，发展缓慢，但在青春期或妊娠期可加速发展，有恶变可能。

2.诊断与鉴别诊断

典型的神经纤维瘤与神经纤维瘤病，临床容易诊断。非典型者需与脂肪瘤、神经鞘瘤、血管瘤、淋巴管瘤、结节性硬化病、瘤型麻风等鉴别。

镜下观察神经纤维瘤无包膜，界限多不清楚。位于真皮和皮下组织内，瘤体主要由神经膜细胞和神经鞘细胞组成，并可见很多增长的神经轴索和丰富的小血管。其中的纤维组织较细，排列紧密，轻度卷曲而成波浪状。有时可见纤维发生黏液变性。牛奶咖啡色斑中表皮基底细胞层黑色素增多，可见巨大的色素颗粒。

3.治疗

手术切除是治疗本病唯一有效的疗法。小而局限者,应完全切除;大而广泛或多发性者通常难以彻底切除,不能根治,只能对有损外观,或妨碍功能,或疑有恶变的部位进行选择性切除。需要注意的是,神经纤维瘤,尤其是体积巨大者,因瘤组织内有许多大小不等的血管窦间隙,出血较难控制。术前应对此有充分估计,并做好必要准备。肿瘤切除后,若创面不能直接缝合封闭,可用皮片移植修复。

六、脂肪及肌肉组织良性肿瘤

(一)脂肪瘤

脂肪瘤(lipoma)通常被认为是由成熟脂肪细胞组成的一种常见良性软组织肿瘤,但其性质是真性的肿瘤、错构瘤还是局部脂肪的过度堆积,目前尚不能确定。

脂肪瘤发病的男女比例报道不一,国内报道男女比例为2.5:1,国外报道男女比例为1:3~1:20。脂肪瘤主要在成人期发现,尤其常见于30~50岁年龄组,在小于20岁的人群中十分罕见。一般到个体开始出现脂肪沉积时才逐渐表现出来;单发病灶的发现年龄较大,对称性分布的多发性病灶多在较早期即被发现。临床常见的体表脂肪瘤完全由成熟的脂肪组织构成,据报道,在病理标本统计中,脂肪瘤占皮肤良性软组织肿瘤及瘤样病变的20%~30%。大多数脂肪瘤除了表现为局部肿块外,基本上不导致功能问题,许多脂肪瘤往往等到体积增大至影响外观或导致一些并发症后才被引起重视。因此,以往所报道的脂肪瘤的患病率可能明显低于实际,即使如此,脂肪瘤也无疑是最常见的软组织肿瘤。

1.临床表现与分型

脂肪瘤好发于躯干,如肩背、颈项、乳房和臀部,其次也见于面部、头皮与外生殖器。脂肪瘤通常表现为单发或多发的皮下扁平圆形肿块,或呈分叶状、蒂状,质地柔软,覆盖的皮肤多无明显异常。肿块大小不一,可自芝麻至拳头大。脂肪瘤的生长具有一定的自限性,大多数脂肪瘤仅在最初表现为隐匿性生长,到一定体积以后则几乎没有明显的变化,终身存在,有时也偶见自发萎缩现象。脂肪瘤本身多无自觉症状,较大肿块可致行动障碍,或引起神经卡压症状。除了好发于皮下外,脂肪瘤还可发生于肌间隔或肌肉深层。位于皮下的脂肪瘤常由薄弱的纤维结缔组织包绕,深部的脂肪瘤则往往无明显包膜。

脂肪瘤包括四种类型:①通常最常见的脂肪瘤是普通的皮下脂肪瘤。由成熟的脂肪及少量间质组织组成,可以单发,也可以多发,表现为皮下或深部的质软肿块。②其他类型的特殊脂肪瘤。如血管脂肪瘤、肌肉脂肪瘤等,在临床或病理上与普通的皮下脂肪瘤有所不同。③异位脂肪瘤。此类可能是错构组织,在发生部位上与皮下脂肪瘤有所不同,如肌肉间脂肪瘤、血管肌肉脂肪瘤、神经纤维脂肪瘤等。④良性棕色脂肪瘤。

多发性脂肪瘤还应考虑到脂肪瘤病(Hpomatosis)的可能,这是具有明显遗传倾向的、家族性的、以多发性脂肪瘤为特征的一组疾病,其脂肪瘤往往较小,多者可达数百个。多发性脂肪瘤又常见两种表现:一种是出生时即发现的、多呈弥漫性的脂肪瘤,位于一侧肢体,随着年龄增大而逐渐扩大,质地柔软,无边界。此类脂肪瘤多伴发弥漫性肢体血管畸形,如静脉性血管畸形,以及骨关节畸形和横纹肌发育畸形,上述畸形可能构成巨肢。另一类脂肪瘤病出生时多无表现,以对称性躯干脂肪瘤为特征,此类脂肪瘤病多并发神经系统疾病。

2.诊断与鉴别诊断

本病一般不难诊断。有时需与神经纤维瘤、淋巴管瘤、海绵状血管瘤、皮样囊肿等鉴别。

镜下观察脂肪瘤多为淡黄色切面,在术中可见完整的薄层纤维包膜,瘤体常被纤维分隔成大小不一的小叶状。镜下脂肪瘤主要由成熟的脂肪细胞组成,间杂少量核大、空泡小的脂肪母细胞,有时病灶内还见黏液变性、囊性变或钙化。

3.治疗

脂肪瘤一般无自觉症状,如无碍外观与功能,可不治疗。对较大的脂肪瘤,尤其是出现囊肿样变或有碍行动者,可以考虑手术切除,手术治疗几乎是唯一的有效治疗方法。

对于表浅的单个脂肪瘤,我们采用小切口、局部膨胀吸脂术治疗巨大脂肪瘤患者,取得良好疗效。术中首先在肿瘤及其周围大量注射局麻膨胀液,然后在肿瘤边缘做切口,以容纳吸引器为宜,然后用负压吸引器将肿瘤组织及其周围脂肪一并吸出。治疗最大脂肪瘤直径 16cm,手术刀口仅 0.5cm 长。术后无复发,患者十分满意。

(二)平滑肌瘤

平滑肌瘤(leiomyoma),是源自平滑肌的良性肿瘤。生长缓慢,罕见自行消退,极少恶变。

1.分型与临床表现

(1)源自立毛肌的平滑肌瘤 通常表现为多发性硬固结节,大小不一,直径由数毫米至数厘米不等。肿物与皮肤粘连,但基底可被推动。表面皮肤呈红棕色、褐色或蓝色。结节通常成群发生,也可散在分布。成群的结节有时可融合成斑块。皮损好发于四肢伸侧和面颈部。大多数病变对触觉敏感,可有自发性疼痛症状。多发性平滑肌瘤可合并其他软组织肿瘤,如脂肪瘤、纤维瘤、表皮样囊肿等,也可与骨外生骨疣和肠息肉并存,成为 Gardner 综合征的一部分。

(2)肉膜状平滑肌瘤(dartoicl eiomyoma) 源自乳头或生殖器平滑肌。发生于乳头或阴囊、大阴唇。病变呈单发性结节,界限清楚,直径 0.5~1cm,表面可为正常肤色,或呈红色或淡蓝色,常无自觉症状。

(3)血管平滑肌瘤(angioleiomyoma) 源自血管平滑肌,皮损通常为单发性结节,直径可达 4cm。最常见于女性下肢。通常位于皮下组织内,也可涉及真皮。

2.诊断与鉴别诊断

对出现单个或群集的痛性丘疹或结节,且在寒冷刺激下皮损表面出现皱缩时,应考虑为本病。通常本病应与神经鞘瘤、神经纤维瘤、血管球瘤、纤维瘤等鉴别。

镜下平滑肌瘤由平滑肌细胞组成,这些细胞大都是长梭形或略显波纹状,常平行排列。胞核位于中央,端钝,胞质丰富,含有纵向的原纤维。位于皮下组织内的平滑肌瘤常有包膜;位于真皮内者,虽然界限清楚,但一般无包膜。血管平滑肌瘤,常有完整包膜,瘤内含有很多较大的血管,这些血管不含弹力膜。

3.治疗

手术切除。

七、疣及黄色瘤

（一）疣

疣（verruca，warts）是由人类乳头瘤病毒感染所引起的一种皮肤良性肿瘤。

1. 分型与临床表现

根据临床表现及发病部位，疣一般可分为四种类型。

（1）寻常疣（verruca vulgaris）　最为常见，好发于青少年，多见于手指、手背、足缘等处。病变初期，表现为硬固、突出皮面的小丘疹，呈灰黄、灰白、黄褐或淡黄色，表面粗糙角化。数目不定，初起多为一个，以后可增多至数个或数十个不等。随病程进展，皮损可增大呈斑片状。在甲周或甲下发生的寻常疣称为甲周疣（periungual warts）或甲下疣（subungual warts）。两者在受压时均可引起疼痛症状。寻常疣一般发展缓慢，部分患者可在发病后 2 年内自行消退，偶见恶变。其特殊类型有丝状疣和指状疣。丝状疣（filiform warts）好发于眼睑、颈、颊等处，为顶端有角质的细长小疣，呈正常肤色或棕灰色，一般无自觉症状。指状疣（digitate warts）是聚集在同一柔软基底上的多个参差不齐的指状突起，其尖端为角质样物。常发生于头皮，也可发生于面部和趾间。

（2）扁平疣（verruca planae）　最常发生于面部，也可见于手背等处，主要见于青少年。病变表现为芝麻至黄豆大小的扁平丘疹。表面光滑，质硬，粉红、淡黄、浅褐或正常肤色。可呈圆形、椭圆形或不规则形，边界清楚。数目较多，或散在或成群分布。相邻者可互相融合，有时可随抓痕成串排列。一般无症状，偶有疼痛感。病程发展缓慢，可自行消失，也可持续多年不变。

（3）跖疣（verruca plantaris）　是发生于足底的寻常疣。经常遭受磨压可能为诱发因素。足部多汗也可能与其发生有一定关系。病变特征是轻度突起的斑丘疹为胼胝包围或覆盖。可单发，也可多发。表面角化，粗糙不平。好发于足跟、骨头等受压处。这种病变也可见于手掌，称为掌疣。本病通常可有疼痛症状。病程缓慢，可自行消退。

（4）尖锐湿疣（acuminate warts）又称性病疣（venereal warts）。好发于身体较为湿润的部位，如外生殖器、肛门、腋窝、脐窝等处，也可见于乳房。尤其易发生于有慢性淋病、白带过多及包皮过长者。病变初期表现为细小而尖锐的丘疹，呈淡红色。以后逐渐增大，数目增多。皮损表面凹凸不平，柔软红肿，湿润糜烂，渗出液有臭味。可呈乳头样、覃样或菜花样，根部常有蒂，触之易出血，常有瘙痒及压迫感。本病不易自然消退，往往经久不愈，或愈后容易复发，有恶变可能。

2. 诊断与鉴别诊断

各种类型的疣均具有一定的特点，诊断一般不难。有时寻常疣需与疣状结核、皮肤纤维瘤等鉴别；扁平疣需与汗管瘤、疣状痣、扁平苔藓等鉴别；跖疣需与鸡眼、胼胝等鉴别；尖锐湿疣需与鳞状细胞癌等鉴别。

寻常疣的病理变化特征是棘层肥厚、乳头瘤样增生和过度角化，伴有角化不全现象。跖疣除角质层较厚外，其他变化同寻常疣。扁平疣有明显的棘层肥厚和过度角化现象，但无乳头瘤样增生，棘层上部和颗粒层细胞空泡化较为广泛。尖锐湿疣主要表现为角化不全，棘层高度肥厚，乳头瘤样增生，表皮突增厚延长，可呈假性上皮瘤样增生，常见大量的核分裂象，易误诊为鳞状细胞癌。但细胞排列不紊乱，表皮与真皮界线明显。尖锐湿疣中，可见很多表皮细胞有空泡，胞浆染色淡，核染色很深。真皮乳头层伸长扭曲，浅部可见扩张的毛细血管及淋巴管，伴有细胞浸润。

3.治疗

疣的治疗方法有全身及局部治疗两类。

全身治疗方法很多，但疗效不肯定。局部治疗方法又有非手术疗法和手术疗法之分。前者包括 5-Fu（氟尿嘧啶）软膏局部涂抹、激光、冷冻、电灼等法。

手术疗法主要适用于数目较少的寻常疣及尖锐湿疣。但无论是非手术疗法还是手术疗法，治疗后均有复发的可能。

（二）黄色瘤（xanthoma）

通常是指真皮内因含有脂质的组织细胞积聚而形成的黄色皮肤丘疹或结节，是黄色瘤病的皮肤表现。黄色瘤病从病因来看，可分为原发性与继发性两大类，原发性黄色瘤病又可进一步分为家族性与非家族性两类。

原发性黄色瘤病包括：①家族性黄色瘤病：此类患者均同时伴有明显的血脂异常及全身其他表现，并伴有明显的家族遗传倾向。根据高脂血症的类型不同，可分为 I-Ⅳ 型，其中Ⅰ、Ⅱ型高脂血症在 10 岁前往往就已发病，其他类型多在成年时发病。除了皮肤黄色瘤外，还同时伴有心血管、肝、脾、视网膜、胰腺等器官的受累，及尿酸代谢紊乱等并发症。②非家族性黄色瘤病：此类黄色瘤病系散发病例，无家族遗传史，且血脂均正常，根据临床特点的不同，可再分为播散性黄色瘤和泛发性黄色瘤。

继发性黄色瘤病是指由各种其他病因导致真皮内含有脂质的细胞积聚而形成的黄色瘤，此类病例血脂可增高，也可正常。主要的病因包括胰腺炎、肾病综合征、甲状腺功能低下、糖尿病、梗阻性胆汁肝硬化等。

1.分型与临床表现

黄色瘤病的皮疹主要有三类：①扁平黄色瘤：常见于眼睑周围，泛发的可波及面、颈、躯干上部和手臂，为扁平的黄色丘疹，边界清晰，表面光滑。②结节性黄色瘤：起病缓慢，直径 0.5~3cm，多见于膝、肘关节伸面，常为半球形，边界清，黄色，围以红晕，质硬；如结节附着于肌腱、韧带、筋膜或骨膜，又称腱性黄色瘤。③发疹性黄色瘤：可自全身各处成批发出，起病迅速，皮疹直径 1~3mm，高出皮面，黄色，基底为红色，有时累及口腔黏膜，可迅速消退，不留痕迹。

2.诊断与鉴别诊断

对临床所见的体表黄色丘疹和结节性病灶应考虑到黄色瘤，必要时需结合活检，结合家族史、血脂升高及其类型和其他可能相关的系统疾病等作出诊断。非家族性的黄色瘤患者，往往血脂正常且无其他原发病因，主要依据疾病的临床特征来进行诊断。

播散性黄色瘤多出现于青年期，初期为黄色丘疹或结节，继而逐渐扩大，融合成片状，好发于大关节屈侧，如黏膜被累及，应注意是否同时有累及呼吸道而造成的窒息潜在危险，但不少患者可能出现自行缓解，预后好，甚至消退后不留痕迹。泛发性扁平黄色瘤多发于 45 岁以后，眼睑周围是最好发部位，为稍高出皮面的黄色扁平斑块，呈圆形、椭圆形或不规则形，尤其常见于上睑内侧，部分患者还累及躯干、肢体，此类患者预后多良好。

黄色瘤的镜下组织学特征是富含脂质的组织细胞，常被称为泡沫细胞，空泡为胞浆内的脂质成分被溶解所致，同时可见多核巨细胞在真皮内不同程度地聚集。

3.治疗

原发性家族性黄色瘤病患者，主要应接受内科治疗，包括低脂饮食、药物降脂等。对于伴有血脂升高的继发性黄色瘤病患者，除了上述治疗外，还应积极控制原发疾病。对于非家族性黄色瘤患者，面积不大的可以考虑局部切除后直接缝合；较大的则需局部皮瓣转移或植皮，但术后复发的可能性较大。由于部分非家族性黄色瘤患者的病灶可能自行消退，一般不立即进行治疗。

（丁颖果）

第十七章　性传播疾病 2.77

第一节　淋病 0.55

一、概述

淋病（gonorrhea）是一种由奈瑟淋球菌（Neisseria gonorrheae）引起的泌尿生殖系统的化脓性炎症，主要通过性接触传播，也可通过非性接触传播。临床上，男性淋病主要表现为尿道炎，不及时治疗可引起附睾炎、尿道球腺炎、包皮腺炎及前列腺炎等。女性淋病以宫颈炎最为常见，但多数患者无自觉症状，若上行感染可引起盆腔炎，严重者会导致不孕症。未经治疗的孕妇，产道分娩时可引起新生儿淋菌性眼炎，少数患者出现血行播散引起播散性淋病及淋菌性败血症。

二、临床表现

1.男性无并发症淋病　潜伏期2~10天，常为3~5天。患者出现淋菌性尿道炎（gonococcal u-rethritis），表现为尿痛，尿急，或尿道灼热、不适感，有尿道分泌物，开始为黏液性，以后出现脓性或脓血性分泌物。出现包皮龟头炎者，龟头表面和包皮红肿，有渗出物，局部破溃。可并发包皮嵌顿。严重者腹股沟淋巴结红肿疼痛。少数可发生尿道瘘管，瘘管外开口处有脓性分泌物流出。少数患者可出现后尿道炎，尿频明显，会阴部轻度坠胀，夜间常有痛性阴茎勃起。部分患者症状可不典型，仅有少量稀薄的脓性分泌物。有明显症状和体征的患者，即使未经治疗，一般在10~14天后逐渐减轻，1个月后症状基本消失，感染可继续向后尿道或上生殖道扩散，甚至发生并发症。

2.女性无并发症淋病　常因病情隐匿而难以确定潜伏期。

（1）宫颈炎　白带增多、呈脓性，宫颈充血、红肿，宫颈口有黏液脓性分泌物，可有外阴刺痒和烧灼感。

（2）尿道炎、尿道旁腺炎　尿频、尿急，排尿时有烧灼感。尿道口充血，有触痛及少量脓性分泌物。挤压尿道旁腺时尿道口有脓性分泌物渗出。

（3）前庭大腺炎　多为单侧，大阴唇部位红、肿、热、痛，严重时形成脓肿，局部剧痛，有全身症状和发热等。

（4）肛周炎　肛周红、肿、瘙痒，表面有脓性渗出物，局部可破溃。

3.儿童淋病

（1）男性儿童多发生前尿道炎和包皮龟头炎，龟头疼痛，包皮红肿，龟头和尿道口潮红，尿道脓性分泌物。

（2）幼女表现为外阴阴道炎，阴道胺性分泌物较多，外阴红肿，可有尿频、尿急、尿痛和排尿困难。

4.男性淋病并发症

(1) 附睾炎 常为单侧，伴发热，患侧阴囊肿大，表面潮红，疼痛明显，触痛剧烈，同侧腹股沟和下腹部有反射性抽痛。

(2) 精囊炎 急性期可伴发热，有尿频、尿急、尿痛、终末尿浑浊带血，亦可有血精，有时可有下腹痛。慢性时自觉症状不明显。

(3) 前列腺炎 会阴部不适、坠胀感、放射性疼痛等。

(4) 系带旁腺（Tyson 腺）或尿道旁腺炎和脓肿 少见（<1%），系带的一侧或两侧疼痛性肿胀，脓液通过腺管排出。

(5) 尿道球腺（Cowpei 腺）炎和脓肿 少见，会阴部跳痛、排便痛、急性尿潴留，直肠指检扪及有触痛的肿块。

(6) 尿道周围蜂窝织炎和脓肿 罕见，脓肿侧疼痛、肿胀，破裂产生瘘管。可扪及有触痛的波动性肿块。常见于舟状窝和球部。

(7) 尿道狭窄 少见，因尿道周围蜂窝织炎、脓肿或瘘管形成而致尿道狭窄。出现尿路梗死（排尿无力、困难、淋漓不尽）和尿频、尿潴留等。

5.女性淋病并发症 多为淋菌性宫颈炎未及时治疗，淋球菌上行感染而致，表现为淋菌性盆腔炎，包括子宫内膜炎、输卵管炎、输卵管卵巢脓肿、盆腔腹膜炎、盆腔脓肿等。其表现为：月经后发作，突发高热，体温常高于38℃，伴有寒战、头痛、食欲缺乏、恶心、呕吐等；脓性白带增多；双下腹痛，以一侧为重，咳嗽或打喷嚏时疼痛加剧；可有腹膜刺激症状，肠鸣音减弱，双侧附件增厚、压痛；双合诊检查可在附件处或子宫后凹陷扪及肿物，有波动感，欠活动。

6.其他部位淋病

(1) 淋菌性眼炎 常为急性化脓性结膜炎，于感染后 2~21 天出现症状。新生儿淋菌性眼炎多为双侧感染，成人多为单侧。表现为眼睑红肿，眼结膜充血水肿，有较多脓性分泌物；巩膜充血，呈片状充血性红斑；角膜浑浊，呈雾状，严重时发生溃疡，引起穿孔。

(2) 淋菌性直肠炎 主要见于肛交者，女性可由阴道分泌物污染引起。表现肛门瘙痒、疼痛和直肠充盈坠胀感。肛门有黏液性或脓性分泌物。重者有里急后重感。检查可见直肠黏膜充血、水肿、糜烂。

(3) 淋菌性咽炎 见于口-生殖器接触者，通常无明显症状，有症状者大多数只有轻度咽炎，表现咽干、咽痛和咽部不适。咽部可见潮红充血，咽后壁可有黏液样或脓性分泌物。

7.播散性淋球菌感染（disseminated gonococcal infection，DGI）

(1) 全身不适、食欲缺乏、高热、寒战等。

(2) 淋菌性关节炎 开始时以指、趾等小关节红肿为著，其后局限于膝、肘、腕、踝、肩等大关节，关节外周肿胀，关节腔内积液，活动受限。

(3) 淋菌性败血症 病情重，可发生淋菌性心内膜炎、心包炎、脑膜炎、肺炎、肝炎等。

三、诊断要点

1.流行病学史 有多性伴，不安全性行为，或性伴感染史。有与淋病患者密切接触史，儿童可有受性虐待史，新生儿的母亲有淋病史。

2.临床表现　符合淋病的临床症状和体征。

3.实验室检查

（1）分泌物涂片　能检出多形核白细胞内革兰阴性双球菌，适用于男性急性尿道感染病例的诊断，不推荐用于口咽、直肠部位感染和女性淋菌性宫颈炎的诊断。

（2）淋球菌培养　为淋病的确诊试验，适用于男、女性及各种临床标本的淋球菌检查。

（3）核酸检测　聚合酶链反应（PCR）法等检测淋球菌核酸阳性。核酸检测应在通过相关机构认定的实验室开展。

四、诊断分类

1.疑似病例　符合男性或女性临床表现，有或无流行病学史。

2.确诊病例　同时符合疑似病例的要求和涂片检查阳性（只限于男性急性尿道炎患者）或淋球菌培养阳性或核酸检测阳性。

五、鉴别诊断

1.男性淋菌性尿道炎　需与生殖道沙眼衣原体感染和其他原因引起的尿道炎鉴别。

2.女性淋菌性宫颈炎　应与生殖道沙眼衣原体感染、念珠菌性阴道炎、滴虫性阴道炎及细菌性阴道炎等鉴别。

3.淋菌性前列腺炎、精囊炎、附睾炎　需与急、慢性细菌性前列腺炎、精囊炎、附睾炎及由沙眼衣原体引起的前列腺炎、精囊炎、附睾炎鉴别。淋菌性附睾炎还要与睾丸癌、附睾结核等鉴别。

4.淋菌性盆腔炎　需与急性阑尾炎、子宫内膜异位症、异位妊娠、卵巢囊肿蒂扭转或破溃等鉴别。

5.淋菌性眼炎　需与细菌性眼结膜炎、沙眼衣原体性眼结膜炎鉴别。

6.淋菌性直肠炎　需与细菌性痢疾、阿米巴痢疾、直肠息肉等鉴别。

7.淋菌性咽炎　需与慢性咽炎、扁桃体炎、梅毒性咽黏膜斑鉴别。

8.淋菌性关节炎　需与急性细菌性关节炎、急性风湿性关节炎、类风湿性关节炎、性病性反应性关节炎鉴别。

9.淋菌性败血症　需与各种菌血症、脑膜炎球菌引起的脑膜炎、乙型脑炎、急性心肌炎、急性肝炎等鉴别。

六、治疗方案及原则

1.治疗原则

（1）遵循及时、足量、规则用药的原则。

（2）根据病情采用相应的治疗方案。

（3）注意多种病原体尤其是沙眼衣原体感染。

（4）性伴如有感染应同时接受治疗。

（5）定期复查随访。

2.治疗方案

（1）淋菌性尿道炎、宫颈炎、直肠炎。

1）推荐方案

头孢曲松 250mg，肌内注射，单次给药；或大观霉素 2g（宫颈炎 4g），肌内注射，单次给药；或头孢噻肟 1g，肌内注射，单次给药。

如果衣原体感染不能排除，应同时用抗沙眼衣原体感染药物。

2）替代方案

头孢克肟 400mg，口服，单次给药；或其他第三代头孢菌素类，如已证明其疗效较好，亦可选作替代药物。

如果衣原体感染不能排除，加上抗沙眼衣原体感染药物。

由于耐药性较为普遍，青霉素类、四环素类和氟喹诺酮类药物目前已不作为治疗淋病的推荐药物。

（2）儿童淋病　应禁用喹诺酮类药物，年龄小于 8 岁者禁用四环素类药物，体重大于 45kg 按成人方案治疗，体重小于 45kg 儿童按以下方案治疗：

1）推荐方案

头孢曲松 125mg，肌内注射，单次给药；或大观霉素 40mg/kg，肌内注射，单次给药。

如果衣原体感染不能排除，同时用抗沙眼衣原体感染药物。

（3）淋菌性前列腺炎、精囊炎、附睾炎

1）推荐方案

头孢曲松 250mg，肌内注射，每天 1 次，共 10 天；或大观霉素 2g，肌内注射，每天 1 次，共 10 天；或头孢噻肟 1g，肌内注射，每天 1 次，共 10 天。

如果衣原体感染不能排除，同时用抗沙眼衣原体感染药物。

2）替代方案

头孢克肟 400mg，口服，每天 1 次，共 10 天。

如果衣原体感染不能排除，同时用抗沙眼衣原体感染药物。

（4）淋菌性盆腔炎　门诊治疗参照上述治疗方案，任选一种药物，均需加甲硝唑 400mg，口服，每天 2 次，共 14 天。住院治疗方案如下：

1）住院治疗推荐方案 A：

头孢替坦 2g，静脉注射，每 12 小时 1 次；或头孢西丁 2g，静脉注射，每 6 小时 1 次，加多西环素 100mg，静脉注射或口服，每 12 小时 1 次。如果患者能够耐受，多西环素应尽可能口服。在患者情况允许的条件下，头孢替坦或头孢西丁的治疗不应短于 1 周。对治疗 72 小时内临床症状改善者，在治疗 1 周时酌情考虑停止肠道外治疗，并继之以口服多西环素治疗 100mg，每日 2 次，加甲硝唑 500mg，口服，每日 2 次，总疗程 14 天。

2）住院治疗推荐方案 B：

克林霉素 900mg，静脉注射，每 8 小时 1 次，加庆大霉素负荷量（2mg/kg），静脉注射或肌内注射，随后给予维持量（1.5mg/kg），每 8 小时 1 次。也可每日 1 次给药。

患者临床症状改善后 24 小时可停止肠道外治疗，继以口服治疗，即多西环素 100mg，口服，每日 2 次；或克林霉素 450mg，口服，每日 4 次，连续 14 天为一疗程。

多西环素静脉给药疼痛明显，与口服途径相比没有任何优越性。孕期或哺乳期妇女禁用四环素、多西环素。妊娠头 3 个月内应避免使用甲硝唑。

（5）淋菌性眼炎

1）推荐方案

新生儿：头孢曲松 25mg~50mg/kg（总量不超过 125mg），静脉注射或肌内注射，每天 1 次，连续 7 天。或大观霉素 40mg/kg，肌内注射，每天 1 次，连续 7 天。成人：头孢曲松 1g，肌内注射，每天 1 次，连续 7 天；或大观霉素 2g，肌内注射，每天 1 次，连续 7 天。

同时应用生理盐水冲洗眼部，每小时 1 次。新生儿的母亲如患有淋病，应同时治疗。新生儿如合并衣原体感染，应予抗沙眼衣原体药物治疗。

（6）淋菌性咽炎

1）推荐方案

头孢曲松 250mg，肌内注射，单次给药；或头孢噻肟 1g，肌内注射，单次给药。

如果衣原体感染不能排除，同时加用抗沙眼衣原体感染药物。

大观霉素对淋菌性咽炎的疗效差，因此不推荐使用。

（7）新生儿播散性淋病及淋球菌性头皮脓肿

1）推荐方案

头孢曲松 25~50mg/（kg·d），静脉注射或肌内注射，每天 1 次，共 7 天，如有脑膜炎疗程为 14 天；或头孢噻肟 25mg/kg，静脉注射或肌内注射，每天 1 次，共 7 天，如有脑膜炎疗程为 14 天。

（8）儿童淋菌性菌血症或关节炎

1）推荐方案

体重小于 45kg 儿童：头孢曲松 50mg/kg（最大剂量 1g），肌内注射或静脉注射，每天 1 次，共 7 天；或大观霉素 40mg/kg，肌内注射，每天 1 次，共 7 天。体重大于 45kg 儿童：头孢曲松 50mg/kg，肌内注射或静脉注射，每天 1 次，共 7 天；或大观霉素 2g，肌内注射，每天 2 次，共 7 天。

（9）成人播散性淋病　推荐住院治疗。需检查有无心内膜炎或脑膜炎。如果衣原体感染不能排除，应加上抗沙眼衣原体感染药物。

1）推荐方案

头孢曲松 1g，肌内注射或静脉注射，每天 1 次，10 天以上。

2）替代方案

大观霉素 2g，肌内注射，每天 2 次，10 天以上；或头孢噻肟 1g，静脉注射，每天 3 次，共 10 天以上。

淋菌性关节炎者，除髋关节外，不宜施行开放性引流，但可以反复抽吸，禁止关节腔内注射抗生素。淋菌性脑膜炎上述治疗的疗程约 2 周，心内膜炎疗程需 4 周以上。

七、随访

1.无并发症淋病患者经推荐方案规则治疗后,一般不需复诊做判愈试验。

2.治疗后症状持续者应进行淋球菌培养，如分离到淋球菌，应做药物敏感性试验，以选择有效药物治疗。

3.经推荐方案治疗后再发病者,通常是由再感染引起,提示要加强对患者的教育和性伴的诊治。

4.持续性尿道炎、宫颈炎或直肠炎也可由沙眼衣原体及其他微生物引起,应进行针对性检查,以做出判断,并加以治疗。

5.部分淋菌性尿道炎经规则治疗后,仍有尿道不适者,查不到淋球菌和其他微生物,可能是尿道感染受损后未完全修复之故。

6.淋菌性眼炎患儿应住院治疗,并检查有无播散性感染。

7.淋菌性附睾炎经治疗后,若3天内症状无明显改善,则应重新评价诊断与治疗。按推荐方案治疗后,若睾丸肿胀与触痛仍持续,则应做全面检查,以排除其他疾病。

8.盆腔炎门诊患者应在开始治疗72小时内进行随访(有发热症状患者在24小时内随访),若病情没有改善则入院治疗。患者应在3日内出现明显的临床好转(退热、腹部压痛减轻、子宫、附件和宫颈举痛减轻)。3日内无好转的患者需入院治疗。

9.淋菌性脑膜炎、心内膜炎如出现并发症,应请有关专家会诊。

八、性伴的处理

1.成年淋病患者就诊时,应要求其性伴检查和治疗。

2.在症状发作期间或确诊前60天内与患者有过性接触的所有性伴,都应做淋球菌和沙眼衣原体感染的检查和治疗。

3.如果患者最近一次性接触是在症状发作前或诊断前60天之前,则其最近一个性伴应予治疗。

4.应教育患者在治疗未完成前,或本人和性伴还有症状时避免性交。

5.感染淋球菌新生儿的母亲及其性伴应根据有关要求做出诊断,并按成人淋病治疗的推荐方案治疗。

6.淋菌性盆腔炎患者出现症状前60天内与其有性接触的男性伴应进行检查和治疗,即便其男性伴没有任何症状,亦应如此处理。

九、特殊情况的处理

1.过敏和不能耐受

(1)对头孢菌素过敏或对喹诺酮类药物不能耐受者,应予大观霉素治疗,必要时,可选择其他类药物治疗。

(2)若为淋菌性咽炎,且对头孢菌素过敏或对喹诺酮类药物不能耐受,一般不用大观霉素治疗,应选择其他类且疗效较好的药物治疗。

2.孕妇的处理　孕妇禁用喹诺酮类和四环素类药物。对推断或确诊有沙眼衣原体感染的孕妇,推荐用红霉素或阿莫西林治疗。

推荐方案:

头孢曲松250mg,肌内注射,单次给药;或大观霉素4g,肌内注射,单次给药。

如果衣原体感染不能排除,同时用抗沙眼衣原体感染药物。

3.男性同性性行为者的处理

(1)男性同性恋者感染淋球菌,常发生淋菌性直肠炎,其治疗无特殊要求。

(2)由于男性同性接触者具有感染HIV、其他病毒性和细菌性传播疾病的高度危险，因此医生应做好预防咨询，以减少其感染 HIV 和其他性传播疾病的危险性。

(3) 应建议男性同性接触者至少每年作一次全面的性传播疾病检测。

4.合并 HIV 感染的处理

(1) 同时感染淋球菌和 HIV 者的治疗与 HIV 阴性者相同。

(2) 淋菌性盆腔炎、附睾炎同时感染 HIV 者，如其免疫功能已受抑，治疗时应注意其可能合并念珠菌及其他病原体感染，并予针对性治疗。

（丁颖果）

第二节 梅毒 0.75

一、概述

梅毒（syphilis）是一种由梅毒螺旋体（Treponema pallidum）引起的慢性、全身性的性传播疾病，主要传播途径是性接触，也可通过胎盘、血液及其他非性接触途径传播。该病临床经过缓慢，几乎可侵犯全身各个系统，在临床表现方面，可以多年无症状而呈潜伏状态，也可以产生多种多样的症状与体征，易与其他疾病混淆。

通常根据传染途径分为后天获得性梅毒和先天梅毒（胎传梅毒）；根据病程的长短分为早期梅毒和晚期梅毒，早期梅毒病程在2年以内，晚期梅毒病程长于2年。其中早期获得性梅毒又分为一期梅毒、二期梅毒及早期潜伏梅毒；晚期获得性梅毒包括三期梅毒及晚期潜伏梅毒。

二、一期梅毒

(一) 临床表现

1.硬下疳（hard chancre）潜伏期一般为 2~4 周。多为单发，也可多发；直径为 1~2cm，为圆形或椭圆形潜在性溃疡，界限清楚，边缘略隆起，创面清洁；触诊基底坚实、浸润明显，呈软骨样的硬度；无明显疼痛或触痛。多见于外生殖器部位。

2.腹股沟或患部近卫淋巴结肿大可为单侧或双侧，不痛，相互孤立而不粘连，质硬，不化脓破溃，其皮肤表面无红、肿、热。

3.一般无全身症状。

4.自然病程 3~6 周，愈后不留瘢痕或留有浅表瘢痕。

(二) 诊断要点

1.流行病学史 有多个性伴，不安全性行为，或性伴感染史。

2.临床表现 符合一期梅毒（primary syphilis）的临床表现。

3.实验室检查

(1) 暗视野显微镜检查 皮肤黏膜损害或淋巴结穿刺液可查见梅毒螺旋体。

(2) 非梅毒螺旋体抗原血清学试验（USR 或 RPRh）：阳性。如感染不足 2~3 周，该试验可为阴性，应于感染 4 周后复查。硬下疳出现后 6~8 周，全部患者血清学反应呈阳性。

(3) 梅毒螺旋体抗原血清学试验（TPPA、TPHA 或 FTA-ABS） 阳性，少数可阴性。

(三)诊断分类

1.疑似病例　根据临床表现和非梅毒螺旋体抗原血清学试验阳性,可有或无流行病学史。

2.确诊病例　应同时符合疑似病例的要求和暗视野显微镜检查阳性、梅毒螺旋体抗原血清学试验阳性中的任一项。

(四)鉴别诊断

1.硬下疳　需与软下疳、生殖器疱疹、性病性淋巴肉芽肿、糜烂性龟头炎、白塞氏(Behcet)综合征、固定型药疹、皮肤结核等发生在外阴部的红斑、糜烂和溃疡鉴别。梅毒螺旋体血清学试验可明确诊断。

2.梅毒性腹股沟淋巴结肿大　需与软下疳、性病性淋巴肉芽肿引起的腹股沟淋巴结肿大鉴别。梅毒螺旋体血清学试验可明确诊断。

三、二期梅毒

(一)临床表现

1.二期梅毒换着可有一期梅毒史,病程在2年以内。

2.早期有低热、头痛、流泪;咽喉疼痛及肌肉骨关节痛等症状。

3.皮损呈多形性,包括斑疹、斑丘疹、丘疹、鳞屑性皮损、毛囊炎及脓疱疹等,常泛发。掌跖部易见暗红斑及脱屑性斑丘疹。外阴及肛周皮损多为丘疹及疣状斑片。皮损一般无自觉症状,可有瘙痒。口腔可发生黏膜斑。可发生虫蚀样脱发。二期复发梅毒皮损数目较少,皮损形态各异,常呈环状或弓形或弧形。

4.偶见骨膜炎、关节炎、眼部损害及神经系统受累。

5.自然病程2~6周,约25%患者会反复发作,成为二期复发梅毒。

(二)诊断要点

1.流行病学史　常有硬下疳史,多性伴、不安全性行为史或性伴感染史,或有输血史。

2.临床表现　符合二期梅毒的临床表现。

3.实验室检查

(1)暗视野显微镜检查　二期皮损尤其扁平湿疣及黏膜斑,易查见梅毒螺旋体。

(2)非梅毒螺旋体抗原血清学试验　阳性。

(3)梅毒螺旋体抗原血清学试验　阳性。

(三)诊断分类

1.疑似病例　根据临床表现和非梅毒螺旋体抗原血清学试验阳性,可有或无流行病学史。

2.确诊病例　应同时符合疑似病例的要求和暗视野显微镜检查阳性、梅毒螺旋体抗原血清学试验阳性中的任一项。

(四)鉴别诊断

二期梅毒皮损形态多样,需与多种皮肤病相鉴别,一般皮损暗视野显微镜检查梅毒螺旋体或梅毒血清学检查可明确诊断。

1.梅毒性斑疹　需与玫瑰糠疹、银屑病、扁平苔藓、手足癣、白癜风、花斑癣、药疹、多形红斑、远心性环状红斑等鉴别。

2.梅毒性丘疹和扁平湿疣　需与银屑病、体癣、扁平苔藓、毛发红糠疹、尖锐湿疣等鉴别。

3.梅毒性脓疱疹　需与各种脓疱病、脓疱疮、臁疮、雅司等鉴别。

4.黏膜梅毒疹　需与传染性单核细胞增多症、地图舌、鹅口疮、扁平苔藓、麻疹、化脓性扁桃体炎等鉴别。

5.梅毒性脱发　需与斑秃鉴别。

四、三期梅毒

（一）临床表现

1.三期梅毒（tertiary syphilis）患者可有一期或二期梅毒史，病程2年以上。

2.常有皮肤黏膜、骨关节、内脏、心血管系统或神经系统受累的症状。

3.晚期良性梅毒表现

（1）皮肤树胶样肿（gumma）　好发于下肢、面部、臀部、头部及掌跖部，表现为暗红色或古铜色结节或斑块，可发生溃疡，中心破溃后有生橡胶样分泌物流出，愈后中心色素减退，周围色素沉着。

（2）黏膜树胶样肿　好发于腭部、咽喉部、舌部及鼻中隔，硬腭及鼻中隔损害容易发生穿孔。

（3）结节性梅毒疹　好发于四肢伸侧及大关节附近，对称分布，表现为皮下结节，不发生破溃。

（4）骨梅毒　好发于长骨，尤其是胫腓骨；表现为骨膜炎、骨炎及骨髓炎。

（5）眼梅毒　好发于角膜，表现为角膜炎，引起角膜混浊或角膜穿孔，严重时导致失明。

4.内脏梅毒　受累脏器包括肝、食管、胃、喉、眼、睾丸及造血系统，临床上较少见。

5.心血管梅毒　包括单纯性主动脉炎、主动脉瓣关闭不全、冠状动脉狭窄及主动脉瘤等。

6.神经梅毒　包括无症状神经梅毒、梅毒性脑膜炎、脑血管梅毒、麻痹性痴呆及脊髓痨等。

（二）诊断要点

1.流行病学史　有早期梅毒的病史、有多性伴、不安全性行为史或性伴感染史。

2.临床表现　符合三期梅毒的临床表现。

3.实验室检查

（1）梅毒血清学检查　非梅毒螺旋体抗原血清学试验（USR或RPR）阳性；梅毒螺旋体抗原血清学试验（TPPA、TPHA或FTA-ABS）阳性。

（2）脑脊液检查　白细胞计数≥10×10^6/L，蛋白量>500mg/L，且无其他引起这些异常的原因；荧光梅毒螺旋体抗体吸收试验（FTA-ABS）及性病研究实验室玻片试验（VDRL）阳性。

（3）组织病理　有三期梅毒的组织病理改变。

（三）诊断分类

1.疑似病例　根据临床表现和非梅毒螺旋体抗原血清学试验阳性，可有或无流行病学史。

2.确诊病例　应同时符合疑似病例的要求和暗视野显微镜检查阳性、梅毒螺旋体抗原血清学试验阳性中的任一项。

（四）鉴别诊断

1.结节性梅毒疹　需与寻常狼疮、结节病、瘤型麻风等鉴别。

2.树胶肿　需与寻常狼疮、瘤型麻风、硬红斑、结节性红斑、小腿溃疡、脂膜炎、癌肿等鉴别。

3.神经梅毒　梅毒性脑膜炎需与结核性脑膜炎、隐球菌性脑膜炎、钩端螺旋体病引起的脑膜炎等相鉴别。脑膜血管梅毒需与各种原因引起的脑卒中鉴别。麻痹性痴呆需与脑肿瘤、动脉硬化、阿尔茨海默病（老年性痴呆）、慢性酒精中毒和癫痫发作等鉴别。脊髓痨需与埃迪（Adie）综合征、糖尿病性假脊髓痨等鉴别。

4.心血管梅毒　梅毒性主动脉瘤需与主动脉硬化症鉴别。梅毒性冠状动脉病需与冠状动脉粥样硬化鉴别。梅毒性主动脉瓣闭锁不全需与感染性心内膜炎、先天性瓣膜畸形等引起的主动脉瓣闭锁不全鉴别。

五、后天获得性潜伏梅毒

（一）临床表现

1.早期隐性梅毒（early latent syphilis）　病程在2年内，根据下列标准来判断：①在过去2年内，有明确的非梅毒螺旋体抗原试验由阴转阳，或其滴度较原先升高达4倍或更高。②在过去2年内，有符合一期或二期梅毒的临床表现。

2.晚期隐性梅毒（late latent syphilis）　病程在2年以上。无法判断病程者亦视为晚期隐性梅毒。

3.无论早期或晚期隐性梅毒，均无梅毒的临床表现。

（二）诊断要点

1.流行病学史　有多性伴、不安全性行为史或性伴感染史，或有输血史。

2.临床表现　无梅毒的临床症状和体征。

3.实验室检查

（1）梅毒血清学检查　非梅毒螺旋体抗原血清学试验（USR或RPR）阳性；梅毒螺旋体抗原血清学试验（TPPA、TPHA或FTA-ABS）阳性。

（2）脑脊液检查　无异常。

（三）诊断分类

1.疑似病例　根据临床表现和非梅毒螺旋体抗原血清学试验阳性，可有或无流行病学史。

2.确诊病例　应同时符合疑似病例的要求和暗视野显微镜检查阳性、梅毒螺旋体抗原血清学试验阳性中的任一项。

六、先天梅毒

（一）临床表现

1. 早期先天梅毒（early congenital syphilis） 一般在2岁以内发病，类似于获得性二期梅毒，发育不良，皮损常为红斑、丘疹、扁平湿庞、水疱及大疱；梅毒性鼻炎及喉炎；骨髓炎、骨软骨炎及骨膜炎；可有全身淋巴结肿大、肝脾肿大、贫血等。

2. 晚期先天梅毒（late congenital syphilis） 一般在2岁以后发病，类似于获得性三期梅毒。出现炎症性损害（间质性角膜炎、神经性耳聋、鼻或腭树胶肿、克勒顿关节、胫骨骨膜炎等）或标记性损害（前额圆凸、马鞍鼻、佩刀胫、胸锁关节骨质肥厚、赫秦生齿、腔口周围皮肤放射状皲裂等）。

3. 隐性先天梅毒 即先天梅毒未经治疗，无临床症状，梅毒血清学试验阳性，脑脊液检查正常，年龄小于2岁者为早期隐性先天梅毒，大于2岁者为晚期隐性先天梅毒。

（二）诊断要点

1. 流行病学史 生母为梅毒患者。
2. 临床表现 符合先天梅毒的临床表现。
3. 实验室检查

（1）暗视野显微镜检查 在早期先天梅毒儿的皮肤黏膜损害或胎盘中可查到梅毒螺旋体。

（2）非梅毒螺旋体抗原血清学试验 阳性。其抗体滴度高于母亲4倍或以上有确诊意义。

（3）梅毒螺旋体抗原血清学试验 阳性。其IgM抗体检测阳性有确诊意义。血清19s-IgM-FTA-ABS试验阳性。

（三）诊断分类

1. 疑似病例 根据临床表现和非梅毒螺旋体抗原血清学试验阳性，可有或无流行病学史。
2. 确诊病例 应同时符合疑似病例的要求和暗视野显微镜检查阳性、梅毒螺旋体抗原血清学试验阳性中的任一项。

七、梅毒的治疗、随访与特殊情况处理

（一）治疗原则

1. 及早发现，及时治疗早期梅毒经充分足量治疗，90%以上的早期患者可以达到根治的目的，而且越早治疗效果越好。!
2. 剂量足够，疗程规则不规则治疗可增加复发机会及促使晚期损害提前发生。
3. 治疗后要经过足够时间的追踪观察。
4. 对所有性伴应同时进行检查和治疗，以免交叉感染。

（二）治疗方案

1. 早期梅毒（包括一期、二期及病期在2年以内的潜伏梅毒）

（1）推荐方案

普鲁卡因青霉素G每天80万U，肌内注射，连续15天；或苄星青霉素240万U，分为两侧臀部肌内注射，每周1次，共2次。

（2）替代方案

头孢曲松为250~500mg，每日1次，肌内注射，连续10天。

对青霉素过敏者用以下药物：

多西环素 100mg，每日 2 次，连服 15 天；或米诺环素 100mg，每日 2 次，连服 15 天；或盐酸四环素 500mg，每日 4 次，连服 15 天（肝、肾功能不全者禁用）；或红霉素 500mg，每日 4 次，连服 15 天。

2.晚期梅毒（三期皮肤、黏膜、骨骼梅毒，晚期潜伏梅毒或不能确定病期的潜伏梅毒）及二期复发梅毒

（1）推荐方案

普鲁卡因青霉素 G 每天 80 万 U，肌内注射，连续 20 天为一疗程，也可考虑给第二疗程，疗程间停药 2 周；或苄星青霉素 240 万 U，分为两侧臀部肌内注射，每周 1 次，共 3 次。

对青霉素过敏者用以下药物：

多西环素 100mg，每日 2 次，连服 30 天；或米诺环素 100mg，每日 2 次，连服 30 天；或盐酸四环素 500mg，每日 4 次，连服 30 天（肝、肾功能不全者禁用）；或红霉素 500mg，每日 4 次，连服 30 天。

3.心血管梅毒

（1）推荐方案

如有心力衰竭，首先治疗心力衰竭，待心功能可代偿时，可注射青霉素，但从小剂量开始以避免发生吉海反应，造成病情加剧或死亡。水剂青霉素 G，第 1 天 10 万 U，1 次肌内注射；第 2 天 10 万 U，日 2 次肌内注射；第 3 天 20 万 U，日 2 次肌内注射；自第 4 天起按下列方案治疗：普鲁卡因青霉素 G 每天 80 万 U，肌内注射，连续 15 天为一疗程，总剂量 1200 万 U，共 2 个疗程（或更多），疗程间停药 2 周。不用苄星青霉素。

对青霉素过敏者用以下药物：

多西环素 100mg，每日 2 次，连服 30 天；或米诺环素 100mg，每日 2 次，连服 30 天；或盐酸四环素 500mg，每日 4 次，连服 30 天（肝、肾功能不全者禁用）；或红霉素 500mg，每日 4 次，连服 30 天。

4.神经梅毒

（1）推荐方案

水剂青霉素 G，1800 万~2400 万 U 静脉滴注（300 万~400 万 U，每 4 小时 1 次），连续 10~14 天。继以苄星青霉素 G，每周 240 万 U，肌内注射，共 3 次；或普鲁卡因青霉素 G 每天 240 万 U，1 次肌内注射，同时口服丙磺舒，每次 0.5g，每日 4 次，共 10~14 天。必要时，继以苄星青霉素 G，每周 240 万 U，肌内注射，共 3 次。替代方案头孢曲松，每日 2g，肌内注射或静脉注射，连续 10~14 天。

对青霉素过敏者用以下药物：

多西环素 100mg，每日 2 次，连服 30 天；或米诺环素 100mg，每日 2 次，连服 30 天；或盐酸四环素 500mg，每日 4 次，连服 30 天（肝、肾功能不全者禁用）；或红霉素 500mg，每日 4 次，连服 30 天。

5.早期先天梅毒（2 岁以内）

（1）推荐方案

脑脊液异常者水剂青霉素 G，10 万~15 万 U/（kg·d），出生后 7 天以内的新生儿，

以每次 5 万 U/kg，静脉注射每 12 小时 1 次；出生 7 天以后的婴儿每 8 小时 1 次，直至总疗程 10~14 天；或普鲁卡因青霉素 G，5 万 U/（kg·d），肌内注射，每日 1 次，疗程 10~14 天。

脑脊液正常者：

苄星青霉素 G，5 万 U/kg，1 次注射（分两侧臀肌）。如无条件检查脑脊液，可按脑脊液异常者治疗。

6.晚期先天梅毒（2 岁以上）

（1）推荐方案

普鲁卡因青霉素 G，5 万 U/（kg·d），肌内注射，连续 10 天为一疗程（对较大儿童的青霉素用量，不应超过成人同期患者的治疗量）。

（2）替代方案

对青霉素过敏者，可用红霉素治疗，7.5-12.5mg/（kg·d），分 4 次口服，连服 30 天。8 岁以下的儿童禁用四环素。

（三）随访

梅毒经足量规则治疗后，应定期随访观察，包括全身体检和复查非梅毒螺旋体抗原血清学试验滴度，以了解是否治愈或复发。

1.早期梅毒

（1）随访时间　随访 2~3 年，第 1 次治疗后隔 3 个月复查，以后每 3 个月复查一次，1 年后每半年复查一次。

（2）复发　如非梅毒螺旋体抗原血清学试验由阴性转为阳性或滴度升高 4 倍以上，属血清复发；或有临床症状复发，均应加倍量复治（治疗 2 个疗程，疗程间隔 2 周），还要考虑是否需要作腰椎穿刺进行脑脊液检查，以观察中枢神经系统有无梅毒感染。通常一期梅毒在 1 年内，二期梅毒在 2 年内，血清可阴转。

（3）血清固定现象　少数患者在正规抗梅治疗后，非梅毒螺旋体抗体滴度下降至一定程度（一般≤1∶8）即不再下降，而长期维持在低滴度（甚至终生）。其原因可能为：抗梅毒药物剂量不足或治疗不规则，或使用非青霉素药物治疗；梅毒的病程长，开始治疗的时间晚；有过复发或再感染，体内仍有潜在的病灶；发生隐性神经梅毒；或合并 HIV 感染。对于血清固定者，如因药物剂量不足或治疗不规则者应该补治一个疗程；进行全面体检，包括神经系统和脑脊液检查，以早期发现无症状神经梅毒、心血管梅毒。必要时作 HIV 检测。严格定期复查，包括全身体检及血清随访。如滴度有上升趋势，应予复治。

2.晚期梅毒　需随访 3 年，第 1 年每 3 个月一次，以后每半年一次。对血清固定者，如临床上无复发表现，并除外神经、心血管及其他内脏梅毒，可不必再治疗，但要定期复查血清滴度，随访 3 年以上判断是否终止观察。

3.心血管梅毒及神经梅毒　需随访 3 年以上，除定期作血清学检查外，还应由专科医师终生随访，根据临床症状进行相应处理。神经梅毒治疗后 3 个月做第一次检查，包括脑脊液检查，以后每 6 个月一次，直到脑脊液正常。此后每年复查一次，至少 3 年。无症状性神经梅毒、梅毒性单纯性主动脉炎可完全治愈；但梅毒主动脉瓣闭锁不全、冠状动脉口狭窄、梅毒性主动脉瘤及有症状的神经梅毒等，虽经充分治疗，其症状和体征也难以完全改善。

（四）判愈
梅毒的判愈标准分为临床治愈和血清治愈。

1.临床治愈

（1）判断标准　一期梅毒（硬下疳）、二期梅毒及三期梅毒（包括皮肤、黏膜、骨骼、眼、鼻等）损害愈合消退，症状消失。

（2）以下情况不影响临床判断

①继发或遗留功能障碍（视力减退等）。

②遗留瘢痕或组织缺损（鞍鼻、牙齿发育不良等）。

③梅毒损害愈合或消退，梅毒血清学反应仍阳性。

2.血清治愈　抗梅毒治疗后 2 年以内梅毒血清反应（非梅毒螺旋体抗原试验）由阳性转变为阴性，脑脊液检查阴性。

（五）性伴的处理
梅毒患者的所有性伴都应通知，进行相应的检查和治疗。

1.通知检查　对于一期梅毒患者，应该通知其近 3 个月内的性伴；二期梅毒，通知其近 6 个月的性伴；早期潜伏梅毒，通知其近 1 年的性伴；晚期潜伏梅毒，通知其配偶或过去数年的所有性伴；先天梅毒，对其生母及生母的性伴进行检查。

2.治疗　如果性伴的梅毒血清学检查阳性，应该立即开始驱梅毒治疗。如果为阴性，推荐在 6 周后和 3 个月后再次复查。如果不能保证其后的随访检查，建议进行预防性驱梅毒治疗。同样，如果性伴无法立即做血清学检查，也应进行预防性驱梅毒治疗。早期梅毒的传染性强，因此，在 3 个月之内有过性接触者，无论血清学检查结果如何，都应考虑进行预防性驱梅毒治疗。

（六）特殊情况的处理

1.妊娠期梅毒

（1）治疗　在妊娠早期，治疗是为了使胎儿不受感染；在妊娠晚期，治疗是为了使受感染的胎儿在分娩前治愈，同时也治疗孕妇。对分娩过早期先天梅毒儿的母亲，虽无临床症状，血清反应也阴性，仍需进行适当的治疗。治疗原则与非妊娠患者相同，但禁用四环素、多西环素及米诺环素。

1）推荐方案

普鲁卡因青霉素 G 每天 80 万 U，肌内注射，连续 15 天或苄星青霉素 240 万 U，分为两侧臀部肌内注射，每周 1 次，共 3 次。

2）替代方案

对青霉素过敏者，用红霉素治疗（禁用四环素）。服法及剂量与非妊娠患者相同，但其所生婴儿应该用青霉素再治疗，因红霉素不能通过胎盘；或头孢曲松钠 250~500mg，肌内注射，每天 1 次，连用 id 天。

上述方案在妊娠最初 3 个月内，应用一疗程；妊娠末 3 个月应用一疗程。治疗后每月作一次定量 USR 或 RPR 试验，观察有无复发及再感染。

青霉素过敏用上述方法治疗者，在停止哺乳后，要用多西环素复治。早期梅毒治疗后分娩前应每月检查 1 次梅毒血清反应，如 3 个月内血清反应滴度未下降 2 个稀释度，或上升2个稀释度，应予复治。分娩后按一般梅毒病例进行随访。

（2）对于梅毒孕妇所生婴儿的随访

1）经过充分治疗的梅毒孕妇所生婴儿婴儿出生时，如血清反应阳性，应每月复查一次；8个月时，如呈阴性，且无先天梅毒的临床表现，可停止观察。婴儿出生时，如血清反应阴性，应于出生后1个月、2个月、3个月及6个月复查，至6个月时仍为阴性，且无先天梅毒的临床表现，可排除梅毒感染。在随访期间出现滴度逐渐上升，或出现先天梅毒的临床表现，应立即予以治疗。

2）未经充分治疗或未用青霉素治疗的梅毒孕妇所生婴儿，或无条件对婴儿进行随访者，可对婴儿进行预防性梅毒治疗，对孕妇进行补充治疗。

2.合并HIV感染的处理

（1）艾滋病与HIV感染使梅毒病程发生改变　表现为病程进展快，可出现不典型的皮肤损害，眼部病损的发生率增加，早期神经梅毒发生率增加。

（2）梅毒血清反应试验结果发生异常变化

1）在HIV感染的早期，由于激活多克隆B细胞使其反应性增强，抗体滴度增高，甚至出现假阳性反应。

2）在HIV感染的晚期，由于机体免疫力已明显降低，梅毒患者的梅毒血清反应可呈阴性，即假阴性。

3）同时感染HIV的患者梅毒血清反应试验（RPR，VDRL等非梅毒螺旋体抗原血清试验）的滴度下降速度比较慢，在治疗后6个月内滴度不能下降≥4倍（2个稀释度）或阴转。

3.处理原则

（1）所有HIV感染者应作梅毒血清学筛查；所有梅毒患者应作HIV抗体筛查。

（2）常规的梅毒血清学检查不能确定诊断时，可做活检，进行免疫荧光染色或银染色，找梅毒螺旋体。

（3）所有梅毒患者，凡有感染HIV危险者，应考虑作腰椎穿刺以排除神经梅毒。

（4）对一期、二期及潜伏梅毒推荐用治疗神经梅毒的方案进行治疗。

（5）对患者进行密切监测及定期随访。

（王小波）

第三节　生殖器疱疹 0.33

一、概述

生殖器疱疹（genital herpes，GH）是一种由单纯疱疹病毒（herpes simplex virus，HSV）引起生殖器部位感染的性传播性皮肤病，导致生殖器疱疹的病毒有两种类型：LHSV-Ⅱ和HSV-Ⅰ，多数生殖器疱疹是由HSV-Ⅱ引起。本病好发于青壮年，主要通过性接触传播，也可通过母婴传播。临床上以外生殖器部位及肛门反复发生成群小水疱为特征。孕妇患病，可通过胎盘或产道传染给胎儿或新生儿，引起死胎、死产或新生儿疱疹病毒感染。

二、临床表现

1.原发性生殖器疱疹　既往无 HSV 感染，为第一次感染 HSV 出现症状者。

（1）潜伏期 2~20 天（平均 6 天）。

（2）男性好发于包皮、冠状沟、龟头、阴茎体等部位；女性好发于大阴唇、小阴唇、会阴、肛周、阴道等处。男性同性性行为者常见肛门、直肠受累。

（3）初起为红斑和丘疱疹，很快发展为簇集的或散在的小水疱，2~4 天后破溃形成糜烂或溃疡，自觉疼痛、瘙痒、烧灼感。病程多持续 2~3 周。

（4）常伴发热、头痛、肌痛、全身不适或乏力等全身症状。

（5）可有尿道炎、膀胱炎或宫颈炎等表现。

（6）腹股沟淋巴结可肿大，有压痛。

2.非原发的初发生殖器疱疹　既往有过 HSV-Ⅰ感染（主要为口唇或颜面疱疹），再次感染 HSV-Ⅱ而出现生殖器疱疹的初次发作。与上述的原发性生殖器疱疹相比，自觉症状较轻，皮损较局限，病程较短，全身症状较少见，腹股沟淋巴结多不肿大。

3.复发性生殖器疱疹　首次复发多出现在原发感染后 1~4 月。复发频率的个体差异较大，平均每年 3~4 次，有达 10 数次者。

（1）多在发疹前数小时至 5 天有前驱症状，表现为局部瘙痒、烧灼感、刺痛、隐痛、麻木感和会阴坠胀感等。

（2）皮损数目较少，为集簇的小水疱，很快破溃形成糜烂或浅表溃疡，分布不对称，局部轻微疼痛、瘙痒、烧灼感。病程常为 6~10 天，皮损多在 4~5 天内愈合。

（3）全身症状少见，多无腹股沟淋巴结肿大。

4.亚临床感染　指无临床症状和体征的 HSV 感染，可有传染性。

5.不典型或未识别的生殖器疱疹　不典型损害可为非特异性红斑、裂隙、硬结（或疖肿）、毛囊炎、皮肤擦破、包皮红肿渗液等。

6.特殊类型的生殖器疱疹

（1）疱疹性宫颈炎　表现为黏液脓性宫颈炎。出现宫颈充血及脆性增加、水疱、糜烂，甚至坏死。

（2）疱疹性直肠炎　多见于有男性同性性行为者，表现为肛周水疱或溃疡，肛门疼痛、里急后重、便秘和直肠黏液血性分泌物，常伴发热、全身不适、肌痛等。

7.新生儿疱疹　可分为局限型、中枢神经系统型和播散型。常在生后 3~30 天出现症状，侵犯皮肤黏膜、内脏和中枢神经系统。表现为吃奶时吸吮无力、昏睡、发热、抽搐、惊厥或发生皮损，可出现结膜炎、角膜炎，可伴有黄疸、发绀、呼吸困难、循环衰竭以至死亡。

8.并发症　少见。中枢神经系统并发症，包括无菌性脑膜炎、自主神经功能障碍、横断性脊髓炎和骶神经根病。播散性 HSV 感染，包括播散性皮肤感染、疱疹性脑膜炎、肝炎、肺炎等。

三、诊断要点

1.流行病学史　有多性伴，不安全性行为，或性伴感染史。

2.临床表现　符合生殖器疱疹的临床症状和体征。

3.实验室检查

（1）培养法　细胞培养 HSV 阳性。

（2）抗原检测　酶联免疫吸附试验或免疫荧光试验检测 HSV 抗原阳性。

（3）核酸检测　聚合酶链反应法等检测 HSV 核酸阳性。核酸检测应在通过相关机构认定的实验室开展。

四、诊断分类

1.临床诊断病例　符合临床表现，有或无流行病学史。

2.确诊病例　同时符合临床诊断病例的要求和实验室检查中的任一项。

五、鉴别诊断

1.带状疱疹　多见于老年人，为多发的群簇性水疱排列成带状，沿神经呈单侧分布，不超过人体中线，常伴明显神经痛。

2.接触性皮炎　有过敏原接触史，皮损多为鲜红斑、丘疱疹及水疱。境界清楚，自觉灼热、瘙痒。

3.固定型药疹　有用药史，皮损为水肿性圆形或椭圆形鲜红或紫红色斑，重者可有水疱，愈后遗留灰紫色沉着斑，多见皮肤与黏膜交界处。

4.念珠菌病　阴道黏膜见白色薄膜附着物，有白色或黄色凝乳状的渗出物，黏膜红肿、糜烂、剧烈瘙痒。龟头及冠状沟有没红色糜烂、乳酪状斑及粟粒大的脓疱。分泌物镜检可找到孢子和假菌丝。

六、治疗方案及原则

1.治疗原则

（1）无症状或亚临床型生殖器疱疹病毒感染无须药物治疗　有症状者的治疗包括全身治疗和局部处理。全身治疗主要是抗病毒治疗和治疗并发症，局部处理包括清洁创面和防止继发感染。

（2）由于生殖器疱疹极易复发，常给患者带来很大的心理压力，引起紧张、抑郁或焦虑等，应在患病早期及时给予医学咨询、社会心理咨询、药物治疗等综合处理措施，以减少疾病复发。

2.系统性抗病毒治疗

（1）初发生殖器疱疹（包括原发性生殖器疱疹）

1）推荐方案

阿昔洛韦 200mg，口服，每天 5 次，共 7~10 天；或阿昔洛韦 400mg，口服，每日 3 次，共 7~10 天；或伐昔洛韦 300mg，口服，每天 2 次，共 7~10 天；或泛昔洛韦 250mg，口服，每天 3 次，共 7~10 天。

（2）疱疹性直肠炎、口炎或咽炎适当增大剂量或延长疗程至 10~14 天。

（3）播散性 HSV 感染指原发感染症状严重和损害广泛者，给予阿昔洛韦 5~10mg/kg，静脉滴注，每 8 小时 1 次，疗程为 5~7 天或直至临床表现消失。

（4）复发性生殖器疱疹发作时的抗病毒治疗，最好在出现前驱症状或皮损出现 24 小时内开始用药。

1）推荐方案

阿昔洛韦 200mg，口服，每天 5 次，共 5 天；或阿昔洛韦 400mg，口服，每日 3 次，共 5 天；或伐昔洛韦 300mg，口服，每天 2 次，共 5 天；或泛昔洛韦 125~250mg，口服，每天 3 次，共 5 天。

（5）频繁复发（每年复发＞6 次）者

1）推荐方案

阿昔洛韦 400mg，口服，每天 2 次；或伐昔洛韦 300mg，口服，每天 1 次；或泛昔洛韦 125mg~250mg，口服，每天 2 次。

需长期持续给药，疗程一般为 4 个月~1 年。

3.局部处理

（1）皮损局部可采用生理盐水或 3%硼酸溶液清洗，要保持患处清洁、干燥。

（2）可外用 3%阿昔洛韦霜、1%喷昔洛韦乳膏等，但单独局部治疗的疗效远逊于系统性用药。

七、随访与预后

1.对无 HIV 感染及其他并发症者，治疗后一般无须随访。

2.经治疗后，全身症状消失，皮损消退，局部疼痛、感觉异常及淋巴结肿大消失，即为临床痊愈。

3.本病易复发，尤其在原发感染后 1 年内复发较频繁。生殖器 HSV-Ⅱ感染较 HSV-Ⅰ感染者易复发。随着病程的推延，复发有减少的趋势。

4.有临床发作的患者均存在亚临床或无症状排毒，生殖器疱疹的性传播和垂直传播大多数发生在亚临床或无症状排毒期间。

5.生殖器疱疹的复发频率还与诱发因素有关，如饮酒、辛辣食物、疲劳、感冒、焦虑、紧张、性交、月经等。保持规律的生活习惯、适当的体育锻炼、良好的心理状态和避免诱发因素是减少和预防复发的重要措施。

八、性伴的处理

对患者的性伴可视具体情况给予相应的治疗或预防性用药。

九、特殊情况的处理

1.妊娠期生殖器疱疹

（1）在孕妇中，阿昔洛韦等药物的使用尚有争议。目前主张孕妇初发生殖器疱疹患者可口服阿昔洛韦治疗。有并发症者，应静脉滴注阿昔洛韦治疗。

（2）对于频繁复发或新近感染的孕妇生殖器疱疹患者，在妊娠最后 4 周时，可通过持续的阿昔洛韦治疗以减少活动性损害的出现，从而降低剖宫产率。

（3）对于既往有复发性生殖器疱疹病史，但近足月时无复发迹象的孕妇，可不进行阿昔洛韦治疗。

（4）对于有活动性皮损或有发作前驱症状的孕妇，在无禁忌证的前提下，可于破膜之前进行剖宫产术，但剖宫产术并不能完全防止新生儿疱疹的发生。

（5）对无活动性皮损的孕妇患者，可从阴道分娩，但分娩后要对其新生儿是否出现发热、昏睡、吃奶时吸吮无力、抽搐或发生皮损进行密切监测，以便及时处理。

2.免疫缺陷者或 HIV/AIDS 感染者的生殖器疱疹

（1）合并 HIV 感染的生殖器疱疹有以下特点①症状重或不典型，皮损持续时间长，可表现为广泛、多发、慢性坏死性溃疡，痛剧。②临床复发和亚临床复发（有病毒复制和排毒，但无症状）频繁。③并发症多且严重，常合并细菌和白念珠菌感染，易发生疱疹性脑膜炎及播散性 HSV 感染，引起多器官损害。④治疗较困难，治疗时间长，常需作抗病毒抑制治疗，且对阿昔洛韦易产生耐药性。

（2）可适当增加药物的剂量，持续给药直至临床缓解。阿昔洛韦 400mg，一日 3~5 次。

（3）如阿昔洛韦治疗后，皮损或症状持续存在，除了要排除可能存在的其他感染（如梅毒）外，应怀疑 HSV 对阿昔洛韦耐药。

（4）所有耐阿昔洛韦的 HSV 毒株均对伐昔洛韦耐药，大多数也对泛昔洛韦耐药。可改用膦甲酸钠静脉滴注治疗，剂量为 40~60mg/kg，每 8 小时 1 次，直至临床缓解。

3.男性同性性行为者　该人群获得 HSV 感染的机会较大，更多的是引起疱疹性直肠炎、口炎和咽炎。治疗时应适当增加剂量和延长疗程。

(刘起棍)

第四节　艾滋病 0.33

一、概述

艾滋病，医学全名为"获得性免疫缺陷综合征"（acquired immune deficiency syndrome，AIDS），是人体感染了人类免疫缺陷病毒（HIV），又称艾滋病病毒所导致的传染病。艾滋病主要通过血液、不洁性行为、吸毒和母婴遗传四种途径传播。国际医学界至今尚无防治艾滋病的特效药物和方法。

二、临床表现

1.潜伏期一般 2~15 年，平均 8~10 年。

2.HIV 感染临床分类很多，1986 年美国 CDC 建议的分类如下：

Ⅰ组：急性 HIV 感染期，临床表现类似一过性传染性单核细胞增多症，血清 HIV 抗体阳性。

Ⅱ组：无症状 HIV 感染期，无临床症状，血清 HIV 抗体阳性。

Ⅲ组：有持续性全身淋巴结肿大，非腹股沟部位，数目在 3 个以上，直径 > 1cm，持续 3 个月而原因不明者。

Ⅳ组：有其他的临床症状，又分五个亚型：

A 亚型：有非特异性的全身症状，如持续 1 个月以上的发热、腹泻、体重减轻 10% 以上而找不出其他原因者。

B 亚型：表现为神经系统症状，如痴呆、脊髓病、末梢神经病而找不到原因者。

C 亚型：由于 HIV 感染后引起细胞免疫功能缺陷，导致二重感染。又分为两类：

C1：导致卡氏肺囊虫性肺炎、慢性隐孢子虫病、弓形虫病、类圆线虫病、念珠菌病、隐球菌病、组织胞浆菌病、鸟型结核分枝杆菌感染、巨细胞病毒感染、慢性播散性疱疹病毒感染、进行性多灶性白质脑炎等。

C2：导致其他感染如口腔毛状黏膜白斑病、带状疱疹、复发性沙门氏菌血症、奴卡菌症、结核及口腔念珠菌病等。

D亚型：继发肿瘤，如 Kaposi 肉瘤、非霍奇金淋巴瘤及脑的原发性淋巴瘤等。

E亚型：其他并发症如慢性淋巴性间质性肺炎等。

3.皮肤表现

（1）非特异性皮肤表现　如脂溢性皮炎、瘙痒性丘疹性皮损、皮肤干燥等，皮损常见于面、上肢及躯干部。

（2）感染性皮肤病

1）病毒感染性皮肤病　如单纯疱疹、生殖器疱疹、传染性软疣、毛状黏膜白斑、带状疱疹等。水痘带状疱疹病毒感染，常累及多个皮区，皮损广泛，皮疹除水疱、大疱外，还可见血疱。

2）细菌感染性皮肤病　如脓疱疮、丹毒等，皮损一般较重。

3）真菌感染性皮肤病　HIV 感染者常见的浅部真菌感染如体股癣、手足癣、花斑癣，皮损广泛而不典型。白念珠菌感染多发生于口咽部，称为鹅口疮，是免疫缺陷最早出现的一种表现。新型隐球菌感染多数发生在中枢神经系统，皮损有带脐窝状丘疹、结节和紫色斑块，可与传染性软疣及卡波西肉瘤相似。

（3）肿瘤

1）卡波西肉瘤。开始为粉红色斑疹，以后颜色变暗，形成淡紫色或棕色的斑疹或斑块，最后为出血性皮损和结节。

2）其他恶性肿瘤。淋巴瘤、鳞状细胞癌、基底细胞癌、恶性黑素瘤、肛门生殖器肿瘤等。

4.系统损害

（1）神经系统　20%~40%的 AIDS 患者有周围神经炎。此外还可见隐球菌性脑膜炎、脑弓形虫病、B 细胞淋巴瘤、亚急性脑炎等。

（2）肺　85%的 AIDS 患者有卡氏肺囊虫肺炎。此外，还可见巨细胞病毒性肺炎、结核病、肺部卡波西肉瘤等。

（3）消化系统　口腔、肛周及食管念珠菌病；胃肠道感染，恶心、厌食、呕吐、中上腹痛、腹泻、吸收不良、体重减轻等；胆道系统病变。

三、传染途径

1.性传播　通过性行为传播是艾滋病病毒的主要传染途径。

2.血液传播　通过静脉注射毒品的人共用未经过消毒的注射器，输用未经艾滋病病毒抗体检查的供血者的血或血液制品。

3.母婴传播　已受艾滋病病毒感染的孕妇可通过胎盘，或分娩时通过产道，也可通过哺乳，将病毒传染给婴儿。

4.其他途径　器官移植、人工授精以及与艾滋病患者接触的职业人员（如医务人员、警察、理发师、监狱看守、殡葬人员）皮肤有破损时，接触被艾滋病病毒污染的物品，则可能被感染。尽管艾滋病患者的唾液中含有艾滋病病毒，但至今未发现通过唾液或共用口杯而发生艾滋病传播的病例。因此，接吻可能不是艾滋病的传播途径。1988年7月《美国医学协会杂志》刊登了有关艾滋病传播途径的报道，该报道指出，目前没有任何迹象表明艾滋病病毒是通过唾液、泪液、尿液、餐具、偶然的接触或昆虫传播的，说明艾滋病病毒不会通过日常生活接触而传染。

四、诊断要点

1.急性 HIV 感染

（1）接触史

1）同性恋或异性恋有多个性伴史，或配偶、性伴抗 HIV 抗体阳性。

2）静脉吸毒史。

3）输入过未经抗 HIV 抗体检测的血制品。

4）使用过受 HIV 污染的血液制品。

5）与 AIDS 患者有密切接触史。

6）有过梅毒、淋病、非淋菌性尿道炎等性病史。

7）出国有非婚性接触史，或可能的医源性感染史。

8）HIV 抗体阳性孕妇所生的子女。

（2）临床表现

1）有发热、乏力、肌痛、关节痛、咽痛、腹泻、全身不适等似流感样症状。

2）可有散在性皮疹，主要表现为躯干部位的斑丘疹、玫瑰疹或荨麻疹。

3）少数出现头痛、脑膜脑炎、周围神经炎或急性多发性神经炎。

4）颈、腋、枕部有肿大淋巴结，类似传染性单核细胞增多症。

5）肝脾肿大。

（3）实验室检查

1）周围血白细胞总数及淋巴细胞总数起病后下降，以后淋巴细胞总数上升可见异形淋巴细胞。

2）CD4/CD8 比值大于 1。

3）HIV 抗体由阴性转阳性者，一般经 2~3 个月才转阳，最长可达 6 个月。在感染窗口期抗体阴性。

4）少数患者初期血清 P24 抗原阳性。

2.无症状 HIV 感染诊断标准

（1）接触史　同急性 HIV 感染。

（2）临床表现　常无任何症状及体征，部分感染者可出现持续性的全身淋巴结肿大。此期为艾滋病潜伏期，一般 2~15 年，平均 8~10 年，但亦可短至数月，长至 20 年。

（3）实验室检查

1）抗 HIV 抗体阳性，经确诊试验证实者。

2）CD4 淋巴细胞总数正常，CD4/CD8 大于 1。

3）血清 P24 抗原阴性。

3.AIDS 诊断标准

（1）接触史　同急性 HIV 感染。

(2) 临床表现

1) 原因不明的免疫功能低下。

2) 持续不规则低热1个月以上。

3) 持续原因不明的全身淋巴结肿大（淋巴结直径大于1cm）

4) 慢性腹泻多于4~5次/日，3个月内体重下降大于10%以上。

5) 合并有口腔念珠菌感染、卡氏肺囊虫肺炎、巨细胞病毒（CMV）感染、疱疹病毒感染、弓形虫病、隐球菌脑膜炎、进展迅速的活动性肺结核、皮肤黏膜的卡波西（kaposi）肉瘤、淋巴瘤等。

6) 青年患者出现痴呆症。

(3) 实验室检查

1) 抗HIV抗体阳性，经确诊试验证实者。

2) P24抗原阳性（有条件单位可查）。

3) CD4淋巴细胞总数小于200/mm^{3}或200~500/mm^3。

4) CD4/CD8小于1。

5) 周围血WBC、Hb下降。

6) β2微球蛋白水平增高。

7) 可找到上述各种合并感染的病原体依据或肿瘤的病理依据。

五、治疗方案及原则

由于目前对病毒感染性疾病没有特效的治疗药物，所以对AIDS也没有有效的治疗办法。加之HIV病毒核酸与宿主染色体DNA整合，利用宿主细胞进行复制，给药物治疗带来了困难。HIV感染的早期治疗十分重要。通过治疗可减缓免疫功能的衰退。HIV感染者患结核、细菌性肺炎和卡氏肺囊虫肺炎的危险性增加，进行早期预防十分重要。

1.营养支持。

2.免疫调节剂治疗

(1) 白细胞介素2（IL-2） 提高机体对HIV感染细胞的MHC限制的细胞毒性作用，亦提高非MHC限制的自然杀伤细胞（NK）及淋巴因子激活的杀伤细胞（LAK）的活性。

(2) 粒细胞集落刺激因子（G-CSF）及粒细胞-巨噬细胞集落刺激因子（GM-CSF）增加循环中性粒细胞，提高机体的抗感染能力。

(3) 灵杆菌素 激活下丘脑-垂体-肾上腺皮质系统，调整机体内部环境与功能，增强机体对外界环境变化的适应能力，刺激机体产生抗体，使白细胞总数增加，巨噬功能加强，激活机虫防御系统抗御病原微生物及病毒的侵袭。

(4) 干扰素（IFN） α-干扰素（IFN-α），对部分患者可略提高CD4$^+$T细胞，40% Kaposi肉瘤患者有瘤体消退；β-干扰素（IFN-β），静脉给药效果与IFN-α类似，但皮下注射抗Kaposi肉瘤作用较弱；γ-干扰素（IFN-γ）提高单核细胞-吞噬细胞活性，抗弓形虫等条件性致病菌感染可能有一定效果。

3.抗病毒制剂

(1) 抑制HIV与宿主细胞结合及穿入的药物 可溶性rsCD4能与HIV结合，占据CD4结合部位，使HIVgp120不能与CD$_4$T淋巴细胞上的CD$_4$结合，不能穿入感染CD$_4$T

淋巴细胞。剂量：rsCD$_4$临床试验 30mg/d，肌内注射或静脉注射，连续 28 天。

（2）抑制 HIV 逆转录酶（RT）的药物　通过抑制逆转录酶，阻断 HIV 复制。效果较好的药物有：齐多夫定（叠氮胸苷）、双脱氧胞苷等。

4.机会性感染的防治

（1）弓形虫病　联用乙胺嘧啶和磺胺嘧啶治疗。

（2）隐球菌性脑膜炎　给予两性霉素 B 或氟康唑治疗。

（3）巨细胞病毒性肺炎或视网膜炎　更昔洛韦或膦甲酸治疗。

（4）卡氏肺囊虫肺炎　复方磺胺甲基异恶唑或喷他脒治疗。

（5）口腔和食管念珠菌感染　可局部使用制霉菌素，严重者系统使用氟康唑。

5.并发恶性肿瘤的治疗

（1）卡波西肉瘤　可用长春新碱或博来霉素，也可放疗，手术效果不佳。

（2）淋巴瘤　可选用环磷酰胺、长春新碱、丙卡巴肼、泼尼松等治疗。

(刘起锟)

第五节　尖锐湿疣 0.38

一、概述

尖锐湿疣（condyloma acuminatum，CA）是由人类乳头瘤病毒（human papilloma virus，HPV）引起

的性传播疾病。好发于青壮年，主要通过性接触传播，也可通过非性接触传播。引起肛周生殖器部位尖锐湿疣常见的 HPV 有 30 多种型，90%以上的尖锐湿疣是由 HPV$_6$ 型及 HPV$_{11}$ 型引起的。HPV 侵入肛周生殖器部位破损的皮肤和黏膜后，在入侵部位引起增生性病变，早期表现为小丘疹，以后呈乳头状、菜花状、花冠状损害。本病尚无特效疗法，有复发趋势，与癌症有一定关系。

二、临床表现

1.潜伏期 1~8 个月，平均 3 个月。

2.男性好发于龟头、冠状沟、系带、阴茎、尿道口、肛周和阴囊等，女性为大小阴唇、尿道口、阴道口、会阴、肛周、阴道壁、宫颈等，被动肛交者可发生于肛周、肛管和直肠，口交者可出现在口腔。

3.皮损初期表现为局部出现多个丘疹，逐渐发展为乳头状、鸡冠状、菜花状或团块状的赘生物。可为单发或多发，常为 5~15 个皮损，直径 1~10mm。色泽可从粉红色至深红色（非角化性皮损）、灰白色（严重角化性皮损），乃至棕黑色（色素沉着性皮损）。少数患者因免疫功能低下或妊娠而发生大体积疣，可累及整个外阴、肛周以及臀沟。

4.患者可自觉瘙痒、异物感、压迫感或灼痛感，常因皮损脆性增加而出血或继发感染。女性可有阴道分泌物增多。但约 70%的患者无任何自觉症状。

5.临床类型

（1）典型尖锐湿疣　皮损为柔软、粉红色、菜花状或乳头状赘生物，大小不等，表

面呈花椰菜样凹凸不平。常见于潮湿且部分角化的上皮部位，如包皮内侧、尿道口、小阴唇、阴道口、阴道、宫颈、肛门，但也可见于腹股沟、会阴等部位。

（2）丘疹状疣　皮损为圆形或半圆形丘疹状突起，非菜花状，直径1~4mm，见于完全角化的上皮部位。

（3）扁平状疣　皮损稍高出皮面，或呈斑丘疹状，表面可呈玛瑙纹蜡样光泽，有时可见微刺。可见于生殖器任何部位，易被忽视。

（4）亚临床感染　暴露于HPV后，亚临床感染或潜伏感染可能是最常见的后果。亚临床感染的皮肤黏膜表面外观正常，如涂布5%醋酸（醋酸白试验），可出现境界明确的发白区域。

三、诊断要点

1.流行病学史　有多性伴，不安全性行为，或性伴感染史，或有与尖锐湿疣患者密切的接触史，或新生儿的母亲为HPV感染者。

2.临床表现　符合尖锐湿疣的临床症状和体征。

3.醋酸白试验　用3%~5%醋酸溶液湿敷或涂布于待检的皮损处以及周围皮肤黏膜，在3~5分钟内，如见到均匀一致的变白区域为阳性反应。该试验并非HPV感染的特异性试验，其敏感性和特异性尚不清楚。局部有炎症、表皮增厚或外伤等时可出现假阳性。醋酸试验阴性也不能排除HPV感染。临床上较典型尖锐湿疣及HPV检查阳性的损害中有7%~9%为醋酸白试验阴性。

4.阴道镜检查　可发现点状血管、血管袢，以及结合醋酸白试验发现微小、纤细尖锐湿疣疣体。

5.实验室检查。

（1）显微镜检查　通过Pap涂片发现宫颈鳞状上皮内的损害。

（2）病理学检查　符合尖锐湿疣的病理学征象，表现为表皮角化过度及角化不全，棘层肥厚，棘层上部及颗粒层可见空泡细胞。

（3）抗原检测　免疫组织化学法检测HPV抗原阳性。

（4）核酸检测　聚合酶链反应法等检测HPV核酸阳性。核酸检测应在通过相关机构认定的实验室开展。

四、诊断分类

1.临床诊断病例　符合临床表现，有或无流行病学史。

2.确诊病例　同时符合临床诊断病例的要求和实验室检查中（除显微镜检查外）的任1项。

五、鉴别诊断

1.阴茎珍珠状丘疹　多见于青壮年，沿龟头后缘近冠状沟处，为针尖大小表面光滑的乳白色或淡红色小丘疹，圆顶或呈毛刷样，规则地排列成串珠状。皮损互不融合，醋酸白试验阴性。

2.阴茎系带旁丘疹　好发于阴茎系带两旁地陷窝中，为直径0.5~1.5mm的光泽的实质性粟粒状丘疹，醋酸白试验阴性。

3.绒毛状小阴唇　对称分布于小阴唇内侧，呈绒毛状或鱼子状外观，为淡红色或灰黑色丘疹，表面光滑，醋白试验阴性。

4.皮脂腺异位症　呈片状淡黄色针尖大小丘疹，多见于唇和包皮，境界清楚。

5.扁平湿疣　系二期梅毒，皮损呈扁平或分叶状的疣状损害，分泌物中有大量梅毒螺旋体，梅毒血清反应强阳性。

6.鲍恩样丘疹病　皮损为斑疹，苔藓样或色素性丘疹、疣状，组织学类似鲍恩病。

7.生殖器鳞状细胞癌　多见于中年后，呈浸润性生长、质软，常形成溃疡，病理组织检查可确诊。

六、治疗方案及原则

1.治疗原则

以去除疣体为目的，尽可能地消除疣体周围的亚临床感染以减少或预防复发，包括新发皮损在内，本病的复发率为20%~30%。同时也应对其性伴进行检查及治疗。患者治疗和随访期间应避免性行为。任何治疗方法都可发生皮肤黏膜反应包括瘙痒、灼热、糜烂以及疼痛。

2.治疗方案

（1）患者自己用药　男女外生殖器部位可见的中等大小以下的疣体（单个疣体直径<5mm，疣体团块直径<110mm，疣体数目<15个），可由患者自己外用药物治疗。

1) 推荐方案

0.5%足叶草毒素酊（或0.15%足叶草毒素霜）每日外用2次，连续3天，随后，停药4天，7天为一疗程。脱落处产生糜烂面时需立即停药。如需要，可重复治疗达4个疗程。

该法适用于治疗直径≤10mm的生殖器疣，临床治愈率约90%。疣体总面积不应超过$10cm^2$，日用药总量不应超过0.5ml。用药后应待局部药物自然干燥。副作用以局部刺激作用为主，可有瘙痒、灼痛、红肿、糜烂及坏死。该药有致畸作用，孕妇忌用。

2) 替代方案

5%咪喹莫特（imiquimod）霜　涂于疣体上，隔天1次晚间用药，1周3次，用药10小时后，以肥皂和水清洗用药部位，最长可用至16周。

该法的疣体清除率平均为56%，优点为复发率低，约为13%。出现红斑非停药指征，出现糜烂或破损则需停药并复诊，由医生处理创面及决定是否继续用药。副作用以局部刺激作用为主，可有瘙痒、灼痛、红斑、糜烂。妊娠期咪喹莫特的安全性尚未明确，孕妇忌用。

（2）医院内应用

1) 推荐方案

CO_2激光；或高频电治疗；或液氮冷冻。

CO_2激光和高频电治疗　适用于不同大小及各部位疣体的治疗，液氮冷冻可适用于较多的体表部位，但禁用于腔道内疣，以免发生阴道直肠瘘等。缺点是复发率高，疼痛明显，皮下组织疏松部位治疗后可致明显水肿。

2) 替代方案

80%~90%三氯醋酸或二氯醋酸涂少量药液于疣体上，待其干燥，此时见表面形成一层白霜。在治疗时应注意保护周围的正常皮肤和黏膜,如果外用药液量过剩,可敷上滑石粉,或碳酸氢钠(苏打粉)或液体皂以中和过量的、未反应的酸液。如有必要,隔1~2周重复1次,最多6次。

复方硝酸溶液 用涂药棒将药液涂于疣体的表面及根部,至疣体变成灰白色或淡黄色为止,如未愈,3~5天后可再次治疗。

80%~90%三氯醋酸或二氯醋酸和复方硝酸溶液(硝酸、醋酸、草酸、乳酸与硝酸铜的复合制剂)不能用于角化过度、多发性以及面积较大的疣体。不良反应为局部刺激、红肿、糜烂等。

外科手术切除:

外科手术切除适用于大体积尖锐湿疣的治疗,对药物或 CO_2 激光的治疗表现较为顽固且短期内反复发作的疣体也应考虑外科手术切除。

既往在临床使用的10%~25%足叶草脂安息香酊,药物吸收可发生系统性副作用,长期应用有潜在致癌性。目前已不推荐该药在临床使用。干扰素具有广谱抗病毒和免疫调节作用。因对其疗效尚缺乏确切的评价,且治疗费用较高,一般不推荐常规应用。有报告干扰素用于疣体基底部注射,每周3次,共4~12周有一定疗效。

3.治疗方法选择

(1)男女外生殖器部位可见的中等大小以下的疣体(单个疣体直径<0.5cm,疣体团块直径<1cm,疣体数目<15个),一般外用药物治疗。

(2)男性的尿道内和肛周,女性的前庭、尿道口、阴道壁和宫颈口的疣体;或男女患者的疣体大小和数量均超过上述标准者,建议用物理方法治疗。

(3)物理疗法治疗后,体表尚有少量疣体残存时,可再用外用药物治疗。

(4)无论是药物治疗或物理治疗,必须作醋酸白试验,尽量清除包括亚临床感染在内的损害,以减少复发。

4.亚临床感染的处理

(1)对无症状的亚临床感染尚无有效的处理方法,一般也不推荐治疗,因尚无有效方法将HPV清除出感染细胞,且过度治疗反而引起潜在不良后果。

(2)处理以密切随访及预防传染他人为主。

(3)对醋酸白试验阳性的可疑感染部位,可视具体情况给予相应治疗(如激光、冷冻)。

七、随访

1.尖锐湿疣治疗后的最初3个月,应嘱患者每2周复诊1次,如有特殊情况(如发现有新发皮损或创面出血等)应随时复诊,以便及时得到恰当的临床处理。

2.同时应告知患者注意皮损好发部位,仔细观察有无复发,复发多在治疗后的3个月。

3.3个月后,可根据患者具体情况,适当延长随访间隔期,直至末次治疗后6个月。

八、判愈与预后

尖锐湿疣的判愈标准为治疗后疣体消失,目前多数学者认为,治疗后6个月无复发者,则复发机会减少。尖锐湿疣的预后一般良好,虽然治疗后复发率较高,但通过正确处理最终可达临床治愈。

九、性伴的处理

1.患者的所有性伴都应接受检查和随访，同时提供有效的咨询服务。

2.男性尖锐湿疣患者的女性性伴可作宫颈细胞学筛查。

十、特殊情况的处理

1.妊娠

（1）妊娠期忌用咪喹莫特、足叶草脂和足叶草毒素。

（2）由于妊娠期疣体易于增生，脆性增加，孕妇的尖锐湿疣在妊娠早期应尽早采用物理或手术治疗。

（3）虽然需要告知患尖锐湿疣的孕妇，HPV 6 和 HPV 11 可引起婴幼儿的呼吸道乳头瘤病，患尖锐湿疣的妇女所生新生儿有发生该病的危险，如无其他原因，不建议患尖锐湿疣的孕妇终止妊娠，人工流产可增加患盆腔炎性疾病和 HPV 上行感染的危险。

（4）患尖锐湿疣的孕妇，在胎儿和胎盘完全成熟后，在羊膜未破前可考虑行剖宫产，产后的新生儿避免与 HPV 感染者接触。

（5）在临近分娩仍有皮损者，如阻塞产道，或阴道分娩会导致严重出血，最好在羊膜未破前行剖宫产。

2.合并 HIV 感染的处理　由于 HIV 感染或其他原因致免疫功能抑制的患者，常用疗法的疗效不如免疫功能正常者，疗后易复发。

(刘起锟)

第六节　滴虫病 0.0653

滴虫病是由阴道毛滴虫引起的一种以阴道炎表现为主的感染性疾病。病人以青、中年女性为主，常通过共用浴盆、浴池、毛巾、游泳池及不洁器械而相互传播，也可通过性接触而感染对方。

一、诊断

1.潜伏期　4~7d。

2.阴道滴虫病

（1）阴道分泌物增多，呈泡沫状，外阴瘙痒。

（2）阴道及宫颈黏膜红肿，宫颈阴道壁呈特征性草莓状外观。带虫者可无异常表现。

3.男性滴虫性非淋菌性尿道炎

（1）尿道口轻度红肿，并有少量黏液、脓性或血性分泌物。

（2）可有膀胱炎或肾盂肾炎。

4.滴虫检查　阳性。

二、鉴别诊断

1.念珠菌性阴道炎　外阴阴道瘙痒，奶酪样或豆渣样白带，阴道有白色假膜。真菌检查阳性。

2.细菌性阴道炎 ①非化脓性灰白色黏稠分泌物；②阴道分泌物有鱼腥味，胺试验阳性；③阴道分泌物 pH 升高，为 5~6.5；④分泌物中有线索细胞。

三、治疗方法

1.一般治疗

（1）全身治疗：甲硝唑（灭滴灵）0.2g，口服，3/d，7~10d 为 1 个疗程。

（2）局部治疗：①高锰酸钾溶液冲洗（1：500~1：1000）或 1%乳酸钾溶液冲洗；②乙酰胂胺（滴维净）或曲古霉素栓剂塞入阴道，10~20d 为一个疗程；③夫妻同治。

2.中医治疗

（1）辨证施治：①湿热下注证，治以清热利湿，杀虫止痒，方用龙胆泻肝汤加减；②湿毒蕴结证，治以清热利湿，杀虫解毒，方用止带汤加减。

（2）中成药：①妇科千金片 4 片，口服，3/d；②妇炎平胶囊，阴道纳药，每次 1~2 粒，每日 1 次；③苦参片 4~6 片，口服，3/d。

（3）外治疗法：蛇床子、百部、苦参、地肤子各 20g，石榴皮、黄檗、枯矾、土槿皮各 15g，水煎熏洗、坐浴。

四、预防与护理

1.每日更换内裤。

2.消毒洗涤用具。

(刘起锟)

第七节　沙眼衣原体尿道炎 0.0775

沙眼衣原体是一种致病微生物，即不是细菌，也不是病毒。它可以引起尿道感染，是淋病菌以外，较为常见的性传播疾病。

这种尿道炎的典型表现是尿道刺痒、尿痛和排尿困难。在女性，还可同时有阴道炎、宫颈炎，甚至引起盆腔炎。女性感染此病还会导致不孕、宫外孕。孕妇患病，其新生儿经产道感染也可诱发眼结膜炎，或发生肺炎。

沙眼衣原体感染可持续较长时间，需要及时而充分的治疗，否则容易迁延及复发。一般可选用红霉素、四环素、磺胺类药物。

青霉素对于这种非淋菌性尿道炎无效，如若合并淋病感染，才用青霉素。

一、诊断要点

1.多发生在性活跃人群，主要经性接触传播，新生儿可经产道分娩时感染。

2.潜伏期　1~3 周。

3.男性尿道炎　尿道刺痒、刺痛或烧灼感，少数有尿频、尿痛。尿道口轻度红肿，分泌物呈浆液性，量少，晨起可有糊口现象。上行感染可引起附睾炎，前列腺炎，还可引起 Reiter 综合征。

4.女性黏液性宫颈炎　白带增多，宫颈水肿、糜烂。上行感染引起输卵管炎、子宫内膜炎、宫外孕、不育症，肝周围炎。25%出现尿道炎，表现为尿道充血、尿频、排尿困难。

5.新生儿感染　结膜炎或肺炎

6.实验室检查　男性尿道分泌物革兰染色涂片检查，多形核细胞在 1000 倍镜下平均每个视野≥5 个。女性宫颈分泌物 1000 倍镜下多形核白细胞≥10 个。

7.通过抗原检测，细胞培养和核酸检测发现沙眼衣原体感染依据。

二、处理方法

1.推荐方案　阿奇霉素 1.0g，饭前或饭后 1 小时一次顿服。

2.替代方案　米诺环素 100mg/次，2 次/d，共 10 天；四环素 500mg/次，4 次/d，共 2~3 周；罗红霉素 150mg/次，2 次/d，共 10 天；氧氟沙星 300mg/次，2 次/d，共 7 天。

3.妊娠期　红霉素 0.5g/次，4 次/d，连服 7 天；红霉素 0.25g/次，4 次/d，连服 14 天；阿奇霉素 1.0g，一次顿服。不宜用四环素类药物。

4.新生儿衣原体结膜炎　红霉素干糖浆粉剂 50mg/（kg·d），分 4 次口服，连用 2 周，如有效再延长 1~2 周。0.5%红霉素眼膏或 1%四环素眼膏出生后立即滴入眼中。

(刘起锟)

第八节　细菌性阴道炎 0.19

一、病因及病理生理机制

细菌性阴道病（BV）为阴道内正常菌群失调所致的一种混合感染。以往曾称非特异性阴道炎、嗜血杆菌性阴道炎、棒状杆菌性阴道炎、加德纳菌性阴道炎、厌氧性阴道病，1984 年被正式命名为细菌性阴道病。此病非单一致病菌引起，而是多种致病菌大最繁殖导致阴道生态系统失调的一种阴道病理状态，因局部无明显炎症反应，分泌物中白细胞少，故而称作阴道病。

细菌性阴道病为生育妇女最常见的阴道感染性疾病。有统计在 STD 门诊的发生率为 15%~64%，年龄在 15~44 岁，妊娠妇女发病率 16%~29%。正常阴道内以产生过氧化氢的乳杆菌占优势，细菌性阴道病时，乳杆菌减少而其他细菌大量繁殖，主要有加德纳菌、动弯杆菌、普雷沃菌、类杆菌等厌氧菌以及人型支原体，其数量可增加 100~1000 倍。阴道生态环境和 pH 的改变，是加德纳菌等厌氧菌大最繁殖的致病诱因，其发病与妇科手术、既往妊娠数、性伴侣数目有关。口服避孕药有支持乳杆菌占优势的阴道环境的作用，对细菌性阴道病起到一定防护作用。

二、临床表现

10%~40%患者无临床症状，有症状者主要表现为阴道分泌物增多，有鱼腥臭味，性交后加重，可伴有轻度外阴瘙痒或烧灼感。分泌物呈灰白色，均匀一致，稀薄，常黏附于阴道壁，但黏度很低，容易将分泌物从阴道壁拭去，阴道黏膜无充血的炎症表现。

细菌性阴道病除导致阴道炎症外，还可引起非孕妇女子宫内膜炎、盆腔炎、子宫切除术后阴道残端感染，妊娠妇女可导致胎膜早破、早产、绒毛膜羊膜炎等。

三、诊断

主要采用 Aniesel 床诊断标准，下列 4 项中有 3 项阳性，即可临床诊断为细菌性阴道病。

1.匀质、稀薄、白色阴道分泌物，常黏附于阴道壁。

2.线索细胞阳性　取少许阴道分泌物放在玻片上，加 1 滴 0.9%氯化钠溶液混合，高倍显微镜下寻找线索细胞。线索细胞即阴道脱落的表层细胞，于细胞边缘贴附颗粒状物即各种厌氧菌，尤其是加德纳菌，细胞边缘不清。细菌性阴道病时线索细胞需＞20%。

3.阴道分泌物 pH＞4.5。

4.胺臭味试验阳性　取阴道分泌物少许放在玻片上，加入 10%氢氧化钾溶液 1~2 滴，产生烂鱼肉样腥臭气味，系因胺遇碱释放氨所致。

除 Amsel 临床诊断标准外，还可应用阴道分泌物涂片的 Nugent 革兰染色评分，根据各种细菌的相对浓度进行诊断。目前有研究显示厌氧菌代谢产物的检测可用于细菌性阴道病的辅助诊断，但尚未得到公认。细菌性阴道病为正常微生物群失调，细菌定性培养在诊断中意义不大。本病应与其他阴道炎相鉴别。

四、治疗

1.全身用药

（1）甲硝唑：为首选药物。一般 500mg/次，2 次/日。7 天为一疗程。连续 3 个疗程效果最好。也有人采用 400mg/次，2~3 次/日，共 7 天，或单次给予 2g 口服，必要时 24~48 小时重复给药。甲硝唑近期有效率达 82%~92%。

（2）克林霉素（氯林可霉素）：这是目前公认的另一有效药物，可适用于孕妇。口服 300mg/次，2 次/d，连服 7 天，有效率达 94%；另有分析，近期治愈率为 93.5%，远期为 89.7%，不良反应有腹泻、皮疹及阴道刺激症状，但均不严重，不必停药。

（3）匹氨西林：700mg/次，2 次/日，6~7 天为一个疗程。有报道指出，本药可用作甲硝唑的替代治疗。有人曾对 289 例患者分别用本药及甲硝唑治疗，有效率本药为 54%，甲硝唑为 69%。

（4）氨苄西林：500mg/次，1 次/6 小时，5~7 天为一个疗程。有人对几种治疗方案进行比较，结果发现，治愈率氨苄西林为 58%，甲硝唑为 97%。大多数学者认为患者的配偶不必治疗，对无症状的携带者亦不必治疗。妊娠期可选用氨苄西林，不要服甲硝唑。

2.阴道用药

（1）甲硝唑 400mg 或甲硝唑栓 1 枚置于阴道内，1 次/日，共 7 天。

（2）2%克林霉素软膏外涂，每晚 1 次，连用 7 天。

（3）氧氟沙星阴道泡腾片，每晚 1 次，1 片/次，置阴道深部，连用 7 天。偶有灼烧感、瘙痒感，对本品及唑诺酮类药物过敏者禁用。治愈率 96%。

（4）聚维酮碘栓 200mg，置阴道穹窿部，每晚一粒，5~7 天为一疗程，报道有效率为 94.4%。但碘过敏者慎用。

（5）洁尔阴阴道泡腾片 300mg，3 阴道，每晚 1 次，并 7 天。

（6）1%过氧化氢液，洁尔阴洗液，1%乳酸液，0.5%醋酸液，肤阴泰洗液，肤阴洁洗液冲洗阴道，可改善阴道内环境，提高疗效。

3.性伴侣的治疗　本病虽与多个性伴侣有关，但对性伴侣给予治疗并未改善治疗效果及降低其复发，因此，性伴侣不需常规治疗。

4.妊娠期细菌性阴道病的治疗　由于本病与不良妊娠结局有关，应在妊娠中期进行细菌性阴道病的筛查，任何有症状的细菌性阴道病孕妇及无症状的高危孕妇（有胎膜早破、早产史）均需治疗。由于本病在妊娠期有合并上生殖道感染的可能，多选择口服用药，甲硝唑200mg，每日3~4次，连服7日。也可选用甲硝唑2g，单次口服；或克林霉素300mg，每日2次，连服7日。

五、预防

注意个人卫生，增强体质，保持阴部清洁，避免流产及产褥感染，避免分娩及妇科手术操作时损伤阴道，避免用刺激性强之药水冲洗阴道，杜绝感染源。

(刘起锟)

第九节　腹股沟肉芽肿 0.0905

腹股沟肉芽肿又称性病肉芽肿、杜诺凡病。由一种肉芽肿荚膜杆菌引起，主要通过性交传染。其特征为外阴部、腹股沟及肛门等处发生无痛性软溃疡，并增殖，易出血，腹股沟淋巴结不肿大。多见于男性青壮年，大多为黑人，在贫困或卫生条件较差人群中易发病。属中医学"下疳"范畴。

一、诊断要点

1.潜伏期2d~3个月，平均17d。

2.好发部位为外生殖器（包皮、龟头及阴唇等处）、腹股沟面、肛门及会阴部。

3.皮损特征：初为坚硬的丘疹或结节，在逐渐增大过程中，表面破溃，形成进行性、无痛性、边缘清楚隆起的呈牛肉红色的增殖性溃疡。溃疡表面易出血，有恶臭浆液性脓性分泌物。增殖的肉芽组织及基底柔软。溃疡周围可出现多数卫星样损害，局部淋巴结不肿。

4.溃疡向深部进展，形成持久性瘘管或肥厚性瘢痕，淋巴管受阻，造成外生殖器假性象皮肿。病程迁延数年至数十年，少数可演变为鳞癌。

5.病理组织切片，可在巨噬细胞内发现1至数十个Donovan小体。

二、鉴别诊断

1.梅毒　一期梅毒硬下疳，一般仅有1个无痛性表浅糜烂，分泌物为浆液，腹股沟淋巴结肿大、不融合、不化脓，梅毒血清学检查为阳性。

2.性病性淋巴肉芽肿　其原发损害为浅而小的溃疡，很快愈合，腹股沟淋巴结肿大、破溃，形成瘘孔，Frei试验阳性。

3.软下疳　发病急，炎症明显，外生殖器呈数个疼痛性溃疡，伴急性腹股沟淋巴结炎，有疼痛、破溃，分泌物涂片可见杜克雷嗜血杆菌。

三、治疗方法

1.一般治疗

（1）全身治疗：磺胺类、四环素、红霉素、环丙沙星及氯霉素等抗生素类都有效，疗程以 3 周左右为宜。该病青霉素治疗无效。

（2）局部治疗：①溃疡用 1∶5000 高锰酸钾液清洁，局部使用四环素软膏或红霉素软膏换药；②已形成肥厚性瘢痕或持久性瘘管应做外科手术。

2.中医治疗

（1）辨证施治：①湿毒证，治以解毒化湿为主，方用五神汤加减；②气血亏虚证，治以补益气血为主，方用八珍汤加减。

（2）外治疗法：①溃疡脓多者，用三黄溶液外洗，上提脓丹以提脓祛腐，脓尽用生肌散收口；②肉芽隆起色暗不鲜者，平胬丹外撒，去除胬肉，腐肉祛尽，生肌散收口。

四、预防与护理

1.注意加强性卫生教育，杜绝性滥交。

2.注意治疗期间衣物用品的消毒处理及伤口换药用品的隔离使用。

3.治疗期间禁止饮酒及辛辣刺激食物，忌房事。

(刘起锟)

第十八章 皮肤外科治疗手段 2.90

第一节 皮肤外科基本操作 0.16

一、切口

皮肤切口设计时须考虑：①切口的方向；②微创；③隐蔽；④切口尽量不跨越关节或美容单元；⑤避免直线和张力；⑥良好的视野显露。

手术切口选择时，首先考虑切口的方向，与皮纹相平行的切口张力最小，愈合后瘢痕较少，忌作垂直横过皮纹的切口，那样张力最大，愈合后瘢痕较宽。皱纹线随年龄增长而加深，沿皱纹线的切口，术后瘢痕不明显。沿轮廓线作切口也比较隐蔽，如耳根、发际线等。在皮肤比较松弛的部位，可用推挤实验法观察皮肤纹理，选择与其相一致的切口。在四肢关节活动部位选择切口，尽量作与该部位垂直的切口或采用"Z、L、S"等形状的切口，避免作与长轴平行的切口，以防止愈合后产生线形挛缩，影响关节运动。

作切口时应一次切透皮肤全层，切忌反复拉锯式切开，造成不整齐的切口线。应做到切口缘对合密切无张力，轻度外翻。手部切口还应考虑术后感觉恢复要求，示指避免作桡侧切口，以免影响对指时的感觉功能，小指避免作尺侧切口，以防瘢痕接触外物而产生不适感。指腹、手掌、足底等部位避免在易摩擦和受压处作切口，以免发生疼痛和破溃。

二、剥离

皮肤外科在剥离组织时要求层次清楚，动作轻柔。方法应以锐性剥离为主，与钝性剥离结合使用。剥离时应密切注意平面的准确。面部手术一般在脂肪浅层剥离，可减少出血和防止对面神经分支的损伤；头皮组织手术剥离应在帽状腱膜下进行；四肢及躯干手术一般在深筋膜浅层分离。锐性剥离一般用刀或剪作为主要剥离器械。用刀者，适合浅而长的逐层切开；或以刀刮，借组织的弹性和张力，使剥离处的两边各自回缩张开。用剪者，先以闭合之剪由浅入深插到要分离的组织间隙中，使剪微张分离，此时可辨清有无重要结构，或剪断或分离结扎。

三、止血

皮肤外科止血完善与否关系到伤口的如期顺利愈合与组织移植的成败。止血应遵循轻巧、细微与无创技术原则：①压迫止血法：最常用。应用温湿盐水纱布压迫创面3~5min，可使毛细血管闭合加速凝血机制而止血，可避免使用钳夹止血减少组织损伤，又可减少结扎线，减少异物反应。②结扎止血：有单纯结扎和缝合结扎法。处理小血管出血，钳夹出血点迅速准确，以细丝线结扎，夹持组织不宜过多。缝合结扎法在处理较大血管或重要部位止血时应用。③电凝止血法：高频电流由于电热作用可以凝结封闭小血管断端而止血，常用于浅部广泛的小出血点，具有快速、省力、缩短手术时间等优点。目前有微型双极和单极电凝止血仪可以使用。

四、缝合

皮肤外科对缝合的要求是切口达到良好愈合，使切口线平整成线状、无张力、无效腔残留。缝合时应按组织层次严密而准确地对合，勿留无效腔或空隙，以免积血或积液而延迟愈合。进针应与皮肤垂直，伤口两侧进针深度一致，使创缘对位平整或略呈外翻。创缘一侧不稳定时，应由此侧进针，由稳定一侧穿出。缝合皮瓣尖端时，缝针先从一侧皮肤穿入创缘，再横行穿过皮瓣尖端的真皮下或皮下，然后由对侧创缘相应厚度处穿出皮肤，轻轻拉拢结扎，使皮瓣尖部能与两侧吻合，皮瓣尖部的血运不至于因缝线的影响而发生坏死。

五、包扎、固定

手术伤口的包扎与固定在皮肤外科甚为重要。因为手术的成败与否在很大程度上取决于包扎与固定的好坏。包扎的方式因部位或手术的种类不同而异。包扎时所有伤口先用一层凡士林纱布覆盖，再覆以4~6层平整的干纱布，再加上疏松的乱纱布或棉垫（厚2~3cm）包扎，使之有适当而持久的压力和弹性。另外，对于手的包扎一般不建议包扎后使手处于功能位，采取包扎位更佳，这样做的目的是更好地减轻了手术后瘢痕挛缩，从而保证了手更好的功能。

六、换药、拆线

1.换药　一期缝合的伤口，应保持敷料的清洁干燥和固定位置直到拆线。如果敷料被污染、浸湿或移位，应及时更换。如果临床表现为可疑伤口并发感染，更应及时更换，检查有无局部红肿等。伤口愈合过程正常者，则等待5~7天拆线、更换敷料。

2.拆线　拆线的时间应视切口的部位和张力而定。一般创口拆线为7天，面、颊、唇部拆线在4~5天即可，以免缝线瘢痕遗留，影响美观。四肢或张力大者应适当延长至10~14天拆线。

(杨万军)

第二节　皮肤组织移植 0.76

皮肤移植术是解决不能自愈的深度创面常用的方法，必须熟练掌握。皮肤可来自自体称自体皮移植，也可用于别人的皮肤称异体皮，也可植猪皮称异种异体皮，也可先用人造皮或其他代用品覆盖创面为自体皮创造条件，更多用的是自体和异体皮混合移植，以下分别介绍：

一、皮片的移植

（一）自体皮片移植分类

1.根据供皮厚薄分类

（1）表皮移植　厚度在0.2mm以内，原则上只取表皮，常用于白癜风表皮移植和脱细胞真皮移植后的表皮移植。

薄片皮片（0.2~0.25mm）：又称刃厚皮片，包括表皮和少量真皮，皮片薄，易生长，愈合收缩较多，不耐磨，用于烧伤封闭创面，供皮区可多次用，留色素沉着，不留瘢痕。

（2）中厚皮片（0.3~0.45mm）　全部表皮＋1/2~1/3真皮，因含真皮较多，皮肤移植后收缩较轻，可用于肉芽创面，也可用于整形植皮，供皮区可以自行愈合，但多留有瘢痕。

（3）全厚皮片　除脂肪外，包括表皮、真皮全部，由于皮片厚，营养要求高，故要打包，使压力保持适当，拆线也要在18~20天，由于肤色接近正常，是面部整形中常用的。

（4）保留真皮下血管网皮片　包括表皮、真皮全部并含真皮下血管网，由于借用真皮下血管网，易于建立血供，术后弹性好，柔软近正常皮肤，色泽好，多受到整形医师的欢迎。

（5）细胞皮片移植　多用于有一定条件大的医疗单位，用于烧伤创面或细胞真皮移植后做表皮移植，尚不完备。

2.根据形状或大小分类

（1）邮票状皮片移植　是把自体皮剪成小方块来移植，是小块植皮的代表。

（2）网状皮片移植　把皮片打孔制成网状，多用于烧伤清洁创面，可根据供求比例制成1/3~1/6不等的网眼。

（3）微粒皮　把自体皮剪成小粒或皮浆，多用于异体皮内进行混合移植，是烧伤切痂常用的。

（4）大块植皮术　多用于整形，可根据创面大小取相应大小的自体皮，其厚度也相应较厚，多用鼓取皮。

（5）脱细胞真皮＋自体皮移植。

（6）其他　也可制成点状、条状、筛状等，制备方法大体相同。

3.根据移植成分分类

可分为单纯自己皮移植、混合移植等。

（二）邮票状植皮（附网状植皮）

1.邮票状皮制备

肉芽创面植皮最多用的就是取自体刃厚皮片，为了增加其分散度将刃厚皮片皮面平铺在涂凡士林的油纱布上，然后剪成小方块，可根据供皮区是否够多，需要植皮的创面是多是少，来决定剪成皮片大小，一般来说剪成0.5cm×0.5cm常用，也有用压皮机直接压成小方块供植皮用。

2.肉芽创面的处理

Ⅲ度创面经过2周左右会出现痂皮分离，多首先出现在受压部位，应因势利导或手术剥去痂皮或用药物溶去痂皮称为脱痂，在痂皮脱落过程中肉芽也在增生，早期刚分离，肉芽低小，甚至痂皮脱不干净，所植皮片成活率最高，如看到肉芽鲜红、高起，肉芽已偏老化。植皮时，应用浓盐水湿敷，刮除肉芽，去甲肾上腺素盐水止血再植皮，成活率尚可。一般来说，一旦有肉芽创面早期植皮成活率高，越晚成活率越低，为此宁可早植皮。可以认为早期的肉芽就是未来的瘢痕。植皮是游离皮片靠创面渗液使其黏附，再有血管长入，早期从渗液中得到营养，早期创面新鲜、血运好，后期基底纤维化甚至形成厚的"纤维板"影响血运，必要时切除这层"纤维板"，植皮间距可在1cm左右，重要部位此时可植大块均匀的薄断层皮，尤其是面部、上下眼睑、额部、手背、生殖器等，能起到早期整复的功能。

3.新鲜切、削痂创面

小的或中等大小的Ⅲ度创面，早期切、削痂后，可视创面为新鲜创面，要立即植皮，网状或邮票状植皮常用，方法同上。

植皮术后的处理：如果创面新鲜植皮，先放网眼纱布固定并用盐水纱布施压，使其黏附可靠，外放无菌纱布，包扎，注意压力适当，不可太紧，术后3天去除外敷料，视创面可继续包扎或暴露，也可直接半暴露。一般成活率高，但外环境要求高。

网状植皮：以上两种创面均适应自体网状皮移植，大面积烧伤患者自体皮供应相对较多时才能施行，制备同上。网状自体皮制备有压皮机来完成，扩大倍数3~6倍，常用扩大倍数为3倍左右。网状皮边缘要适当缝合固定，也放网眼纱及外敷料，3天内更换外敷料，如3倍以上的最好用生物敷料覆盖，换药时只更换外敷料，不更换生物敷料，网状植皮不要用于面部，以防留下永久样网状变化。

（三）大张中厚皮移植

大张中厚自体皮移植，无论是烧伤还是烧伤后期的整形常用。

1.适应证

（1）严重烧伤特殊部位如面、关节，切、削痂术后直接大张中厚皮片。

（2）烧伤瘢痕切除术后需植皮的新鲜创面。

（3）外形要求或修复功能要求高的肉芽创面植中厚皮要注意：创面要新鲜，要认真清除（湿敷，必要时切除肉芽后植皮）。

2.植皮手术

中厚皮片取皮同前，不再重复。用取皮鼓取皮最好，无鼓时也可滚轴刀或电动取皮刀取皮，但要求术中很好地掌握厚度。

这种植皮成功关键在于：

（1）植皮区创面要清洁，如果肉芽创面陈旧，已有纤维板要彻底切除，盐水多次冲洗，充分止血。

（2）植皮区血供要好，如瘢痕切除要彻底，影响血运的部位要松解。

（3）取皮大小要合适，我们常用植皮区用样布套样，在供皮区根据"套样"标定，然后取皮。具体做法：切除瘢痕或肿瘤或肉芽后充分止血，然后用样布或数层纱布，在创面上压平，充分与创面接触，然后沿着有血迹或变湿的样布外缘剪下就是套好的"样布"，再将样布放回创面上纠正一下大小和形状；在供皮区平铺样布，用标记笔沿着样布外形画好，这就是要取的自体皮。如果是局麻下取皮切不可在画线内进针，进针要在线外，鼓面涂满胶水，供皮区在画样内涂胶，干燥后取皮。这样取下的中厚皮片大小合适，对整齐缝合固定，留长线准备打包。如创面没有血块不要常规冲洗，如止血不好时先充分止血，冲洗后打包缝合，打包时松紧度合适，打紧即可，要紧的是皮面放置油纱布后外用无菌纱布压好，也可用小鱼纱布、剪碎的纱布压好，我们觉得用无菌棉花更好些，因为弹性大，不至于压力过大，所要求的压力更合适，注意这些压迫用的纱布、棉花都要干燥，湿的就无缓冲力，压得太实了。

我们认为，无论中厚皮、全厚皮（无论带毛细血管网的皮，还是ADM＋自体），在这一点上是通用的，区别在于打包时间长短，皮越厚拆线时间越晚，一般在2周，厚的可达3周以上。过早解除压力可因皮肤和创面粘贴不好，使脆弱的血管连接断裂而失败。

（四）真皮下毛细血管网的自体皮片移植

1.适应证

特殊暴露部位，用皮肤扩张器解决有困难时才选择这种植皮。

2.手术注意事项

（1）最好供皮区创面能直接缝合。

（2）如不能直接缝合就要用植皮来解决，使得手术更复杂。

（3）植皮区血供一定要好。

（4）打包缝合要严密，压力要适中，最好用无菌棉花，拆线时间以在3~4周为宜。

二、皮肤混合移植

皮肤混合移植有多种形式，常用有切痂手术的大张异体皮＋自体微粒皮移植、整形手术的ADM＋自体表皮移植。

（一）大张异体皮＋自体微粒皮移植

切痂手术后用大张异体皮覆盖开窗嵌自体小块皮曾开创了抢救特大面积烧伤辉煌时代，在此基础上将小块自体皮变成微粒甚至皮浆，涂于异体皮的内面，再缝合在切痂创面上，使手术省时省力，是目前常用的方法。

我们都用以上两种植皮抢救成功Ⅲ度烧伤超过90%的患者数例，深切体会到它在抢救特大面积Ⅲ度烧伤中的作用。

1.异体皮的制备

过去我们用过新鲜的异体皮，于新鲜尸体上分别于前胸、后背、四肢切取六块皮连同脂肪切下，再用取皮鼓"倒剥皮"，把脂肪及部分真皮去掉，剩下约0.7mm的大块异体皮，用1：1500新洁尔灭消毒15~20min，盐水冲洗干净，用含抗生素的盐水纱布放内，卷起，放置无菌容器内4℃冰箱存放待用。因为本单位有液氮皮库，常规需手术时，护士复温异体皮，交手术室。

2.手术方法

手术室内手术分为三组，两组为手术组，一组为皮肤制备组。手术组按计划分别切不同部位的痂，切痂时先取患者自体刃厚皮，皮量占切痂面积的1/8~1/10，要充分运用患者的头皮，因为头皮可以反复取皮，取下的刃厚皮由制皮组剪成微粒或皮浆。制皮组根据切痂部位取相应部位的异体皮，修补破洞，按切痂大小裁剪合适。将剪好的微粒或皮浆按比例涂于异体皮内面，异体皮上事先开少许洞，创面充分止血，然后将大张皮缝合在创面上，缝合要有一定得紧张度，多余皮剪去，包油纱布，再包纳米银，外用10层无菌敷料稍加压包扎。

3.术后处理

术中注意血压或尿量，根据出血情况输血、输液。切痂患者一般应全麻下插管进行比较安全。术前要给予"立止血"和一次大剂量抗生素，术后要输液注意达到每小时50ml的尿量，常规给二联有效抗生素，注意营养支持。

（二）脱细胞真皮＋自体表皮移植

自体皮的移植供皮靠自己，所移植皮片含真皮量越多，其术后效果越好，但取皮越厚，取皮处瘢痕形成越重，其本质是"拆了东墙补西墙"。现在将异体皮经化学及酶的处理去掉表皮，使其仅保留真皮的基底膜和其真皮的网状结构，把所有抗原的细胞成分破坏并去除，留下脱细胞的真皮基质（英文简称为 ADM），移植在患者的创面上，使其血管化，让各种细胞长入，再在上面植入自体表皮，术后其复合物柔软达到了中厚以上自体皮移植的效果。

1.适应证

（1）凡需要植皮的新鲜创面，如瘢痕、肿瘤等切除后的新鲜创面。

（2）肉芽创面经认真处理需要植厚皮者。

2.手术方法

二步法：将创面充分止血，如果在加肾上腺素的局麻下手术创面更应注意将出血点予以电凝止血，大的出血要缝扎，将盐水纱布暂压几分钟后观察止血是否彻底；这时可取出制备好的 ADM，用盐水冲洗 2 遍，辨明光亮面朝外，确定无出血时平铺于创面上，不要过分牵拉扩大其孔隙，然后用 000 的细丝线缝合固定边缘，再将复温好的异体皮覆盖其上面缝合打包，7~10 天拆去异体皮，取薄断层自体皮置于血管化的脱细胞真皮上，打包 7 天拆线，成功率较高。

一步法：创面处理同前，创面平铺 ADM，同时取薄断层自体皮（越薄越好），先固定 ADM，再将自体皮薄断层皮植放 ADM 之上，缝合打包固定，2 周拆线，成功率次于二步法，但省去一次手术。

改良法：创面处理同上，创面平铺 ADM 固定，然后创面覆盖羊膜，羊膜顺应性好，要超过边缘，不缝合，用网眼纱布固定，也可用猪皮覆盖，要缝合固定；同时取下薄断层自体皮将盐水纱布（有抗生素）卷起，放无菌容器 4℃冰箱保存。5 天后去除覆盖物，植薄断层皮，可缝针固定（局麻）。打包，也可不打包，用网眼纱布多层固定，但手术部位应制动 48h，以防移动。此法即保留二步法使 ADM 血管化，一般 5 天左右，薄断层皮易活，不包扎也可，但需制动，加重护理工作，这种办法还是比较实用的；如果手术后创面血运好，多是儿童或青壮年，一步法成功率也较高。

三、皮瓣移植术

皮瓣（skin flap）是具有自带血供的一块皮肤和皮下组织。在形成与转移过程中，有一部分组织与本体相连，此相连的部分称为蒂，被转移的部分称为瓣，故称皮瓣。皮瓣的血运与营养在早期完全依赖蒂部，它既可是含血供的皮肤皮下组织，也可是单一的血管蒂。皮瓣转移到受区，待与受区创面建立新的血运后，完成皮瓣移植的全过程。皮瓣又分为带蒂皮瓣和游离皮瓣两种，此节只讨论带蒂皮瓣。

（一）适应证

1.肌腱，骨、关节、大血管、神经干等组织裸露的新鲜创面或陈旧创伤，紧贴骨面的不稳定瘢痕、陈旧性溃疡或二期需进行肌腱、神经、骨、关节等组织修复的创面。

2.器官再造。

3.洞穿性缺损的修复，除制作衬里外亦常需要有丰富血运的皮瓣覆盖。

4.放射性溃疡、压疮等局部营养贫乏、愈合困难的伤口，可通过皮瓣转移改善局部营养状态，封闭创面。

5.毛发移植瘢痕性秃发及眉毛缺损的修复。

（二）分类

一般按皮瓣血循环类型分类。

1.任意型皮瓣

（1）局部皮瓣（local skin flap or adjacent skin flap）又称邻接皮瓣或邻近皮瓣，是利用缺损区周围皮肤及软组织的弹性、松动性或可移动性，在一定的条件下重新安排局部皮肤的位置，以达到修复组织缺损的目的。局部皮瓣色泽、厚度、柔软度均与受区近似，手术操作较简单，可即时直接转移，手术可一次完成，不需断蒂。

局部皮瓣的血液供应主要依赖于皮瓣的蒂部，在设计局部皮瓣时，必须充分考虑到皮瓣蒂部有足够的动脉血供应及足够的静脉回流。在剥离皮瓣时一定要保持层次的平面，特别是蒂部不能太薄，以防损伤血管致皮瓣血运障碍。皮瓣长度与宽度之比以1∶1比较安全，并且不能有张力，但在血运较差的部位（如小腿下段）1.5∶1有时也会产生血运障碍。

（2）筋膜皮瓣（fascia skin flap）自1981年Ponten提出筋膜皮瓣这一新概念后，已引起人们的广泛兴趣。此种皮瓣包含皮肤、皮下组织和深筋膜。由于深筋膜上下均有血管网，并于皮下血管网沟通，故筋膜皮瓣血供丰富，可以不经"延迟"而将长宽比例3∶1的皮瓣安全地即刻转移。目前，国内学者多主张凡含深筋膜的皮瓣即称为筋膜皮瓣。

2.轴型皮瓣

轴型皮瓣又称动脉性皮瓣，即皮瓣内含有知名动脉及伴行的静脉系统，并以此血管作为皮瓣的轴心，与皮瓣长轴平行。1973年Daniel Williams等根据皮肤血供的解剖学研究，将皮瓣分为直接由皮肤动脉供血的轴型皮瓣和由肌皮动脉供血的任意型皮瓣两大类。但是近年来轴型皮瓣的范围又进一步扩大，它既包括带皮肤皮下蒂的半岛状（pemnsular）皮瓣及仅带血管蒂的岛状皮瓣外，还包括带血管蒂的肌皮瓣。其蒂部既可以是包含皮肤及皮下、肌肉、血管的蒂，也可以是肌肉、血管蒂，还可以是单纯的血管蒂。

由于含有与皮瓣纵轴平行的知名动、静脉，血运丰富，其成活率显著优于任意型皮瓣。应用方式更灵活，可以呈半岛状或岛状，移转时不受角度影响。大多数情况下可以不经延迟而及时转移，因而急诊时应用设计更显得方便实用。此节仅重点介绍肌皮瓣。

肌皮瓣（myocutaneous Hap）：利用供养肌肉的、易于辨认的动脉为蒂，并将供养的肌肉和其上覆盖的皮肤作为一体转移至需要修复部位的皮肤、肌肉组织称为肌皮瓣。

（1）肌肉的血管解剖 人体肌肉的血液供养方式是复杂的，有不同的分类方法，Mathes和Nahai（1981）通过实验观察，将人体肌肉按主要营养血管蒂分为五种类型。

1）单血管蒂：进入肌肉的营养血管只有一组，腓肠肌、股直肌、阔筋膜张肌属此种类型。

2）大小血管蒂：在肌肉的起点或止点有一组较粗大的血管蒂，此外还有小的血管蒂，大的血管蒂多由一根动脉和两根静脉组成，为肌肉的主要营养血管，即使将小血管蒂完全切断，大血管蒂也能完全供应肌皮瓣的成活。属此类的肌肉较多，如股薄肌、腓骨长短肌、股二头肌、半腱肌、股外侧肌、比目鱼肌、胸锁乳突肌、斜方肌、小指展肌、拇展肌、颈阔肌、颏肌等。

3）双大血管蒂：有两个大的血管蒂供给肌肉。如臀大肌、腹直肌、前锯肌、半腱肌属于此类肌。

4）节段血管蒂：一块肌肉由几组节段性血管蒂供给。如缝匠肌、胫前肌、拇长屈肌、指长屈肌、拇长伸肌、指长伸肌属于此类肌。

5）大血管蒂加节段血管蒂：胸大肌及背阔肌就是典型的例子。

（2）适应证　应用游离植皮和局部皮瓣不能获得满意效果的情况下才应用肌皮瓣，但要严格掌握适应证，一般仅局限于以下几种情况：

1）软组织缺损包括较深的缺损，有肌肉缺损、大血管神经裸露，骨、关节外露或肿瘤切除后较深的创面。

2）局部营养差的慢性顽固性溃疡，如放射性溃疡，恶变溃疡，局部条件差的慢性骨髓炎及骨不连。

3）组织器官再造，如乳房、阴道、阴茎等的再造。

4）肌肉功能的重建或肌肉丧失神经支配又无法修复者。

（3）优点

1）抗感染力强，因其肌肉血液循环非常丰富，具有较强的抗感染能力。

2）愈合力强，放射性溃疡、瘢痕组织、局部血供差的部位均能较快愈合。

3）组织丰厚，缓冲作用强，有良好的衬垫作用，最适宜修复压疮或骨质的空腔。术后复发机会少。

4）有较大的旋转弧，便于向多方向转移，若做成岛状肌皮瓣，可逆转180°。

5）应用范围广，操作简便，不需要特殊条件及设备。

（4）不足

1）外观臃肿欠美观，供区形成较深的疤痕，也影响外观。

2）皮瓣常缺乏感觉。

3）部分肌皮瓣转移后供区肌力有一定的影响，若无协同肌代偿应避免选用。

4.肌皮瓣的选择

只有符合三个条件的骨骼肌才能被切取为肌皮瓣：

（1）由肌肉浅层或肌肉内走行的肌皮动脉供应皮肤血运。

（2）有协同肌代偿其功能。

（3）以血管蒂为轴有相当大的移动性或旋转弧，肌皮瓣的选择应遵守就近取材的原则。

（三）皮瓣的设计（design of skin flap）

1.缺损的判断　首先要明确缺损处的伤情，包括：①部位；②形状；③大小；④有无严重挛缩情况；⑤周围的皮肤条件及创基条件等。并针对上述情况选择适当的供皮瓣区，如颈前及关节部位若有挛缩，瘢痕松解后的缺损区将可能增长数倍等，必须充分估计，此时可用健侧或健康人相同部位的大小作预测，以减少设计上的误差。

2.供皮区与皮瓣类型选择原则

（1）选择皮肤质地、颜色近似的部位为供皮瓣区。

（2）以局部、邻近皮瓣、安全简便的方案为首选。

（3）应尽可能避免不必要的"延迟"及间接转移。

（4）皮瓣设计的面积大小，应比经切除疤痕松解后的实际创面还要大20%左右。

（5）应尽量多选用血运丰富的轴型皮瓣或岛状皮瓣移植。

3.逆行设计　此法为Gillies于1932年所首创，沿用至今。逆行设计或"试样"是皮瓣设计必不可少的步骤，其大致程序如下：

（1）先在供皮瓣区用画线笔设计出与缺损区所需皮瓣形状、大小及蒂的长度同样的皮瓣。

（2）用纸（或布等）按上述图形剪成模拟的皮瓣。

（3）再将蒂部固定于供瓣区，将纸型掀起，试行转移一次，视其是否能比较松弛地将缺损区覆盖。这种在临床上根据患者的实际情况和可以耐受的体位，模拟比较的设计方法叫逆行设计。

4.制备皮瓣的注意要点

（1）长宽比例：任意皮瓣长与宽的比例一般不宜超过2∶1，在面颈部由于血液循环较丰富，长宽比例可略增至2.5~3∶1。

（2）皮瓣与血管走行相一致：设计皮瓣时蒂部略宽于皮瓣，并远端与主要血管的走行方向一致。

（3）皮瓣厚度：一般皮瓣厚度达深筋膜浅层，在分离过程中一定要层次一致，严格掌握剥离平面，如果感到皮瓣太厚，可在皮瓣转移成活3~6个月后，再分次将皮瓣修薄（即去脂术）。

（四）带蒂皮瓣或皮管断蒂前血液循环的阻断与训练

带蒂皮瓣或皮管一般在形成3周后行断蒂，为保证皮瓣成活良好需先行断蒂阻断训练，待确信新的血供建立良好时再行断蒂。

1.橡皮筋阻断法　此法压力均匀并可防止直接伤及皮管（瓣）。具体操作：用一橡皮筋套过皮管的一端（拟切断处），将橡皮筋的两端穿过长约1cm的橡皮管，拉紧橡皮筋再用止血钳将其夹住，皮管的血液供应即被阻断。如皮管颜色无改变，第一天可夹住5min，以后逐天延长阻断时间，直至夹住1h无肤色变化或水肿时，表明皮管已从另一端获得足够的血液供应，此时，即可断蒂行皮管（瓣）转移。

2.肠钳阻断法　在较宽的皮瓣转移时，可用肠钳或特制的血运阻断夹按上法以测定或训练皮管血运、但肠钳须套以橡皮管。血运阻断夹亦应有海绵、胶皮管或纱布衬垫以防损伤皮瓣。

3.血压计或止血带法　多用于四肢，用一气囊式血压计束缚于携带皮管的肢体近侧，充气至压力高于动脉压时即可，观察皮管颜色与温度的改变，如手发麻发凉，皮管也发凉，颜色暗灰或紫灰色，则表示皮管远离肢体的一端血运尚未完全建立，如远离肢体的一端皮管颜色正常，而其他部分凉而发绀，表示已有初步血运建立；如全部皮管颜色正常，温度也正常，甚至接近皮管处的上臂亦正常，则表示皮管已建立了良好的血循环。此法亦应每天进行，并逐步延长打气阻断时间，一方面可测定血运建立的情况，另一方面也可刺激促进血循环的建立。

4.手术延迟术　可采用分次切断法，即第一次切断皮管的1/3~1/2，将切口内的血管结扎止血后缝合，经5~7天后若无血循环改变则可考虑切断转移，或切断修整。这种方法经实践证明是安全可靠的，切断 1/3~1/2 的皮管，可以达到使另一端血管代偿扩张增加血液供养、达到与其他方法训练皮管血运的同样目的。

(杨万军)

第三节　皮肤软组织扩张 0.57

一、概述

自 20 世纪 80 年代以后，特制的扩张器埋在被扩张皮肤的深面，并通过注水壶分次注射盐水，慢慢增加扩张器的体积，进而增加皮肤软组织的表面张力，促进皮肤各层组织和组织细胞分裂增殖，细胞间隙增大，从而增加皮肤面积，以获得额外的满意的皮肤，进行组织修复和器官再造。所谓的满意的皮肤是指扩张后的皮肤在颜色、质地、结构和毛发数量等方面与相邻正常组织十分接近，而扩张皮瓣保留了神经，具有正常感觉，因此在整形外科具有划时代的意义，临床上得到广泛的应用。

扩张器：采用硅橡胶制成，由扩张囊、连接管、注水壶三部分组成。

根据需要设计了各种形状和不同容量的囊。如矩形、肾形、半球形、圆球形、圆柱形；常用的扩张容量有：30ml、50ml、80ml、100ml、150ml、200ml、300~1000ml 不等，在实际应用中由于硅橡胶质量好，可以超量扩张。

注射壶：为特制的底为圆盘（内含金属片）、顶为乳头或半球状特制硅橡胶壶，通过连接管与扩张囊相连。要求可以反复穿刺注射而不漏水。

（一）皮肤扩张器的生物学变化

皮肤包括表皮、真皮、皮下组织并有伴随的血管、神经。在经过皮肤扩张器慢慢扩张挤压下，在血流、生物力学、生化方面发生相应的变化。

1.组织学变化

表皮层：表皮细胞有丝分裂增加，扩张 1 天后皮肤细胞的有丝分裂增加 3 倍，扩张停止，有丝分裂就降低；扩张后的皮肤基底细胞、棘细胞内含有大量的张力细丝和由其组成的张力纤维。基底细胞和基底膜褶皱增多，扩张 5 周后皮肤增厚为原厚度的 137.5%，毛发等附件无异常。

真皮：皮肤扩张后真皮变薄，真皮纤维有重新排列和扩张的表现：网状层内含有大量致密的束状纤维，成纤维细胞明显增多，慢慢有少量肌成纤维细胞，细胞内也出现胶原纤维，弹力纤维大致正常。

皮下组织：其厚度变薄，脂肪明显减少。其中有增粗的胶原纤维分散在脂肪小叶中，深部骨骼肌有不同程度的萎缩。

这些变化在扩张器去除后约 2 年内恢复。

纤维包膜的形成：扩张器周围逐渐形成包膜，扩张后 2~2.5 个月最明显，这种包膜主要由纤维组织组成，有少量细胞成分，包膜中有大量粗细不等的胶原纤维束平行扩裂，其间有扁平的成纤维细胞，胞浆内含有大量粗面内质网和充满嗜碱物质的囊泡，也发现细胞内的胶原纤维细胞。扩张器可见肌成纤维细胞，小血管基底膜增厚，外环绕一层宽的均质状物质，吞噬细胞内有硅胶颗粒。

2.血流动力学变化　皮肤软组织受压后发生一过性的血流阻断，启动了毛细血管自身调节机制，使关闭的毛细血管开放局部血流，10~20min 开始恢复，10~48h 恢复到原水平。总的来看皮肤扩张后血管分布增多，血管增粗，微循环流量增加，脂肪层、肌层血流也增多，包膜也有一些血供，类似于皮瓣延迟一样，扩张形成皮瓣长宽比例和皮瓣生存率均明显增加。

3.生物学变化　皮肤在扩张中皮肤组织氧化率可降至正常20%以下，随囊内压的不断降低，氧化率可恢复到原来80%，72小时可以完全恢复。皮肤扩张后其黏弹性，韧性和强度均下降，虽然其组织内总的胶原量明显增加，其活性也明显增高，其中含量以Ⅴ型胶原为主，Ⅰ型和Ⅲ型变化不大。可能与扩张到一定程度纤维化学键受损有关。

二、皮肤组织扩张的应用范围

（一）适应证

1.头部是应用扩张器最佳部位之一，目前常用于烧伤、创伤、肿瘤切除所形成的创面修复和原发性、继发性秃发。虽然扩张后的头皮毛发数量不增加，但使毛发重新分布，消除部分或者全部秃发区是很见成效的。

2.瘢痕　身体各部位的瘢痕，特别是面颈部瘢痕，要求皮瓣的质量、颜色较高，用邻近皮肤扩张术应是首选。

3.体表肿瘤　特别是美容区的体表肿瘤，根据具体情况，如果一次切除的缺损用扩张器扩出的皮肤能完全覆盖，就首选；如果为较大的面部色素痣，可选分次切除，最后用皮肤扩张器扩出的皮肤覆盖创面为好。

4.供给器官再造选用皮肤　如耳郭再造、鼻再造、乳房再造等，可选适当部位进行皮肤扩张，以备供皮肤软组织。

5.组织供区予扩张　取出予扩张皮肤可直接缝合。

6.其他　现在应用经验较多，应用也越来越广。

（二）禁忌证

1.婴幼儿不合作者。

2.膝下供血较差的部位。

3.易发生感染的部位。

4.眼睑周围。

注意事项：事情均有两面性：组织扩张所供的皮肤质量、颜色均很好，且不留下新疤痕，手术简单，不影响治疗等，但需要分次手术和多次注水，费时，扩张期间影响美观，也疼痛，具有较多的并发症，经费也多。故应做全面的考虑，取用最合适的办法才是完全的。

（三）扩张器的植入和注水

为了不同的目的要求，目前有多种扩张方式，如快速扩张法、手术中扩张法、药物辅助扩张法，但目前应用最多最有效的还是常规扩张法，故重复叙述。

三、手术操作方法

（一）术前准备

根据病情需要制订一个合理计划，应包括：扩张器的形状、容量，埋植部位的选择，皮瓣的设计，治疗计划（包括时间、费用等）。扩张器现在商品化，只要临床需要可满足要求，已消毒用的扩张器一般不重复应用。

（二）手术操作及注意事项

1.标记切口　①植入扩张器的切口通常选在正常组织和待修复区域交界处，正常皮肤一侧约1cm方向与扩张器边缘平行。在能充分暴露植入腔隙的前提下，应尽量缩短切口的长度，两端不宜超越待修复区域的范围。选切口时应与将来皮瓣切取的切口重合一致，并考虑到术后愈合能力。如果需要埋植多个扩张器时尽量共用一个切口。②标记埋填腔隙分离范围，将选用的扩张器放在选好的埋植部位表面，依据扩张器边缘周围0.5~1cm标记，并标记注水壶的位置。

2.术前检查扩张器、壶、导管是否漏水，然后在切口注射0.5%利多卡因，从皮肤垂直切至需要剥离的层次，再从切口深面均匀注入肿胀液。

3.手术中埋植层次的选择　身体的多数部位需要将扩张器埋植在皮下组织的深层、深筋膜的浅层，如果脂肪太厚，可埋在距皮肤1cm处，操作要仔细，防止脂肪液化。头部应在帽状腱膜深面；面颊部应埋在皮下组织深面、SMAS筋膜浅层；耳后在耳后筋膜的浅面；颈部根据情况需要，可放在皮下，也可放在颈阔肌的深面，这样血运好，但皮瓣的回缩率较高。

4.埋植腔的分离　切口麻醉好，垂直切开皮肤直至所剥离的层次，在切口内注入肿胀液，然后用组织剪钝性分离，进一步确定为所需要的层次以后，在同一平面分离至事先标定画线稍外侧，边分离变电凝止血，注意不要损伤重要神经或血管，但大的深部穿支要结扎，肿胀液含有肾上腺素剥离完后要用湿盐水纱布填塞压迫，观察10mm，再探查有无出血，彻底止血是很重要的。与此同时，把放置注水壶和导管腔处理好，注水壶的位置也很重要，要求易于注水操作，易于取出，避开毛发区，减少注水时感染，并与扩张器保持一定距离，以免扩张器膨胀影响注水，在面部因神经、腮腺等重要神经多，手术始终注意不要损伤重要神经。

5.扩张器植入　确定腔隙符合要求，并无明显出血，在探查扩张器无漏水，用盐水冲洗，向壶内注水10~20ml，以利扩平扩张器，用干净盐水纱布保护切口，先把注水壶面向上放入预定腔隙，助手放皮面上固定，然后顺势把扩张囊底朝下少叠边缘部分，用手指把囊钝性送入腔隙，然后再充分展开，直到充满腔隙边缘，并把注水管放在扩张囊的深面，确定无折叠，再把腔的底部放上剪有小孔的引流管，根据腔的大小放置1~2根，然后缝合切口。要缝两层有时在放置扩张器前预缝好数针，内层缝线，留适当长度不打结，血管钳固定两端，然后将线拉出远离切口，放入囊后再将几条缝线提起拉拢打结，以免缝针刺破扩张囊，再缝浅层，也可用钝器保护，确定囊位置后直线缝合每一针，最后打结，在关闭切口时再次确定囊壶放置合适无误即关闭切口，从壶注入约十分之一左右盐水，从外面轻轻挤压，术后软棉垫包扎。

（三）术后处理

引流管始终保持负压并记录引流量，保持通畅，注意引流血液变化，待3~5天引流少而成活后可拔出引流管。拆线可因不同部位而异，头面颈部至少7~10天后拆线，切口在瘢痕处可延迟3天。

1.扩张器的注水扩张

(1) 注水时间：一般手术后 7~10 天伤口愈合良好后即可开始。

(2) 注水：首次注水量不可过大，以对切口张力不大为准，间隔 3~5 天注水 1 次。

(3) 整个注水过程必须遵守无菌操作规则，用注水器抽取适量生理盐水，选用新的 4.5 号注水针头，常规消毒注射壶的表面皮肤及操作者的左手食指及拇指，并固定注射壶边缘，左手持针头对准注射壶的中央部位，垂直刺入皮肤，达到针头穿过注射壶的前壁，进入注射壶的突破感时停止进针。切勿用力过猛，尽可能避免针头触及注射壶的金属底片，缓慢推动注射器活塞，注入生理盐水，每次注水量以不阻断表皮皮肤血流为度。患者有胀痛感，但尚能忍受，扩张皮肤的硬度触之类似鼻尖，指压扩张皮肤中心部位充血反应减弱，但未消失。如果出现表面皮肤苍白，指压反应消失，仔细观察 5~10min 不能恢复，可能囊内压力高于 5.3kPa（40mmHg），要回抽部分液体，直到皮肤表面血流恢复。注射完毕，拔出针头，再次消毒，用棉签压注射针眼片刻。每次注入后记录日期及注水量。扩张时间一般在 8~12 周。

2.扩张皮瓣量的估计　这种估计，无论什么公式计算受其扩张皮肤都回缩，基底部位血运脆弱，在实际应用起来，可应用皮肤多不宽裕。一般来讲，每 2ml 的扩张器容积，可产生 1cm² 的额外皮肤。有人动物试验证明，注 6ml 生理盐水，修复 1cm² 的缺损，各个部位也不一样。鲁开化报道，头部要 3.5~4ml，面部 8ml，颈部要 10~13ml。这些仅供参考。故有人主张，要超量扩张、超时扩张，都是为了得到更多更好的皮肤。但在实际操作中，要实行"长木匠短铁匠"，先把扩张皮展开，做转移皮瓣，再根据实际皮肤多少来确定处理的创面。

3.扩张皮瓣的转移　取出扩张器时多沿埋植一侧刀口切开，也可以沿扩张皮瓣的设计线切开，首先切开皮肤、皮下组织至纤维膜层面，然后用血管钳提起包膜切开，形成包膜小口后，再向两侧剪开，同时准备好吸引器，以防万一刺破扩张囊后囊内液体涌出，先取出扩张囊，然后分离包绕导管周围的纤维组织，沿导管取出注水壶，一般不再重复应用。

4.扩张包膜的处理　包膜的存在有利于皮瓣的血运，术后影响与深部组织的贴附和愈合，但包膜的存在对皮瓣的移动度和皮瓣的转移有一定阻碍，故去除多少包膜应根据具体情况而定。如果不影响血运，可全部去除剖开，但注意不要损伤皮瓣的血管。有时仅将蒂部下方包膜切开，以利于皮瓣转移，但当皮瓣较薄或皮瓣长宽比例较大有可能发生血运障碍时，应保留在薄膜皮瓣上，仅用手术刀轻轻划开几个长口。

5.扩张皮瓣设计　初学者要小心设计，以防不当切开影响皮瓣的最大利用率，在实际工作中，扩张后的皮瓣为三维曲面，很难全部展平，在尽量保留存活的情况下，最大可能应用所获得的组织。扩张皮瓣的长轴应尽量顺应局部皮肤血管的走行方向，蒂部要保留足够的宽度，皮瓣的大小不应超过血供范围。

(1) 皮瓣转移后不要引起蒂部张力。

(2) 皮瓣的切口走行方向尽量和纹理一致。

(3) 尽量减少附加切口，并使切口置于相对隐蔽位置。

6.常用几种皮瓣

(1) 推进皮瓣：常用较小创口，切开扩张部位两侧，直接向受区滑行推进。

(2) 旋转皮瓣：皮瓣和待修区相邻，其长轴与受区交界平行，蒂部位于长轴供血一端，皮瓣以蒂部为中心旋转，推进到受区，可以较好利用纵横两个方向上的皮肤。

（3）易位皮瓣：也叫交错皮瓣，皮瓣长轴与受区有一定角度，但蒂仍在长轴供血一端，皮瓣与受区之间有一部位正常皮肤。

（4）其他皮瓣：扩张皮瓣内包含有知名血管，如含有颈浅血管、眶上血管等。

7.皮瓣的转移　取出扩张器应遵循先成形皮瓣，后处理缺损区的原则。根据实际情况对原设计进行修改，皮瓣切开本着边转边切开边观察血运情况，当有多个扩张器时应统筹设计，每形成一个皮瓣即固定几针，而后逐个进行。最后根据所有皮瓣覆盖面积切除受损区域组织，眼口周围应用扩张皮瓣时应注意眼口方向牵拉，做深部固定，扩张皮瓣应保持一定张力，对静脉回流有好处，皮瓣转移后应适当深部固定，放置负压引流，适当加压包扎。

8.术后处理　术后常规应用抗生素，注意定时观察血运，保持负压引流通畅，根据引流情况2~3天拔除引流管，按时拆线。手术早期出现皮瓣变硬，逐渐回缩，术后3个月达最大程度，拆线后就用软化瘢痕外用药物，硅胶片和弹力绷带压迫，持续半年以上。

四、并发症及预防

软组织扩张器在临床上应用多年，随着手术技术的熟练，患者全身及局部条件选择，扩张器质量改进，引流管放置并保持通畅，严重的并发症明显减少，但严重并发症一旦发生就是个严重问题，故还是严格要求，预防为主，一旦发生严重并发症，先易后难，早发现早果断处理，将损失减少到最小程度。

（一）血肿

多发生在面颈部，手术后72h以内发生，表现为术区肿胀，局部皮肤青紫，引流管引流不畅，颈部有时出现压迫性呼吸困难。原因为：口面颈血管较多，切口受限，止血困难，止血不完全、不彻底，电凝不完全，打结不牢。应用肾上腺素后反跳，引流管放的位置不当，脱出引流不畅等，或患者有出血倾向，因此手术中把止血当成重要点，多次探查，多次重复止血，切口要够大，视野要清，引流管放在低位，在手术台上要测试，已确定通畅。处理：一旦发生血肿，应及时进入手术室进行手术清除，只要早期进行，后果还是好的。

（二）感染

扩张器是一异物，一旦发生感染很难有效控制，常常需要取出扩张器，造成手术失败，手术放置扩张器后一旦发现刀口红肿热痛或切口裂开有脓溢出，即可诊断。应及时取溢出物培养，确定病原菌很重要，在注水过程中多因无菌操作不严或重复用了不洁针头和盐水所致。多为葡萄球菌感染，多数患者因为手术中无菌操作不严格或切口附近有感染等；如果是导管引流不畅所致，及时疏通引流管，反复用含有抗生素盐水冲洗，有时可挽救，如果处理不理想，只有取出扩张器，控制感染后缝合。预防办法：①严格控制手术指征，局部有感染时不放扩张器；②术前认真备皮，特别是疤痕不平应予以清洁；③严格无菌操作，包括放扩张器时和注水过程；④扩张器消毒一定可靠；⑤引流管一定要通畅。

（三）扩张器破裂

如果在手术中发现扩张器或注水壶漏水，立即更换，不能马虎，术中常规注水试验避免不少麻烦,如果注水后期出现破裂,就应立刻进行二期手术,能改善多少就改善多少,否则导致前功尽弃。

(四) 注水壶渗漏

表现为注水后穿刺点渗水,多发生在扩张中期,有时与扩张器慢性渗漏难以区别。预防措施:要用质量好的扩张器,埋置前认真探查,注水试验。注水必须用 4.5 号针头,操作要仔细,如果固定人员注水,要把穿刺点分散开;如果在中期出现壶漏,可考虑切开改换注水壶,导管用金属接头连接,晚期可将改换的壶外置,更应注意无菌操作,认真护理。

(五) 扩张困难

多为扩张器放置不当或放反,扩张包膜挛缩或导管折叠也表现为注水困难,出现扩张困难,应边注水边搓揉,有时能解决问题。

(杨万军)

第四节　难愈创面的治疗 0.83

一、难愈创面定义

在皮肤外科中我们遇到的伤口,经过外科的正常处理能达到成功的愈合,也就是在伤口或伤面上获得完整的上皮层。但在获得闭合时出现了不寻常的困难,迟迟达不到创面愈合的目的称为难愈创面。

伤口愈合的分期:

一期愈合:伤口边缘直接对合而愈,称一期愈合。典型代表例子:如外科手术切口,使用缝线、钉子或黏合剂等其他办法,使伤口边缘结合在一起并维持稳定状态。伤口经历炎症浸润和早期纤维增生这样一个愈合过程,达到正常愈合。刚愈合的创面是脆弱的,随着时间而逐渐变得结实。

二期愈合:有的伤口由于皮肤缺损、张力过大,不能直接对合,只能通过创面本身有活力的上皮成分和边缘上皮来完成,或通过创面较深处的皮肤干细胞向面上来完成。如深度烧伤创面。这种伤口或形成的创面愈合就伴随着创面开放带来了潜在问题,如长期的炎症,过多的纤维增生,促进了过分的收缩,虽然最后也达成了创面的愈合,这种愈合称为二期愈合。可形成难看的疤痕,如果通过关节,瘢痕挛缩就限制其活动。

三期愈合:有些创面不能自行愈合,只能通过手术,以皮片或皮瓣移植;或其他组织移植到创面上加以封闭,这种愈合称为三期愈合。

难愈创面:有些创面虽经各种处理也很难达到通过一两次手术达到愈合的情况,也就是三期愈合的创面,虽然手术治疗也未能达到创面愈合的目的。我们把这类创面称为难愈创面,最常见的如压疮、糖尿病足、陈旧性溃疡等。必须具体情况具体分析,很有个性特点。有时为了提高患者的生存质量而截肢、截趾,有些情况医师是无可奈何的,但有些病例找准了病因,采取的方法符合实际情况就能达到三期愈合。

原因:①全身原因:患者因各种原因长期卧床,处于严重营养不良、低蛋白、贫血、维生素缺乏,造成负氮平衡,局部缺乏修复的原料。②特殊疾病:如 Ehlers-Danlos 综合征患者胶原沉积和缺陷导致张力减弱、弹性增强；维生素 C 缺乏使脯氨酸不能羟化成羟脯氨酸，引起胶原交联不足；镰状细胞血症对愈合有着明显的局部影响；长期应用类固醇干扰纤维增生等。③局部原因：难愈创面愈合更多见于局部原因，导致生物学上的不足，技术上难以愈合，如各种原因引起的缺血，重力作用形成的压迫，放射线、异物，创伤伤口和细菌污染，特殊污染，癌变。

二、难愈创面的临床表现

难愈创面的临床表现有以下几方面：

1. 皮肤伤口未能按期愈合，肉芽生长缓慢，坏死组织边界不清，有脓性渗液。
2. 皮肤有窦道（有先天性畸形或手术史）长期不封口，或时好时坏，有异物排出。
3. 局部形成慢性溃疡，创面上有增生性瘢痕，中间有不健康肉芽，可有新创面又有部分愈合创面。
4. 局部类似湿疹、有渗出有时又有干痂，创面愈合不定又长期不愈合。
5. 趾端或肢体末端程度不一出现疼痛，进而变成干性坏死、久不分离。
6. 放疗后留下不愈的溃疡。
7. 骶部、骨隆起处压疮，形成深浅不等的溃疡，渗液多、臭味重。
8. 下肢深部静脉栓塞、淋巴回流障碍或严重的静脉曲张，使肢体远端变色、溃疡形成，久治不愈。
9. 骨髓炎形成不愈的创面。
10. 癌变形成不愈创面。
11. 大面积烧伤、自体皮不足，形成多个或成片肉芽创面。
12. 各种原因引起的广泛肌肉坏死，手术不容易清除者。如较大面积的Ⅳ度烧伤，再如深部筋膜炎肌间隙感染引起肌肉广泛坏死。此类患者甚危急，需尽早处理。

三、难愈创面的对策

以上介绍了难愈创面的总体情况，但具体的治疗是一个个鲜活的个体，是具体的治疗，因此对每个类型的难愈创面的治疗应有它的共同特点，有相似的指导方针。

1. 处理压迫性伤口的指导方针　在临床上常见的截瘫病、四肢瘫痪、慢性衰弱性长期卧床的患者，由于感觉丧失，在骶尾部或其他骨骼突出的部位形成不能缓解的压迫，造成压疮（旧称褥疮），由于原发病处理困难，局部难愈创面处理相当困难。多数患者经缓解压迫、换药、清理坏死组织、充分引流，使伤口变成一个可控的伤口，也就是无过多污染的伤口。通过局部治疗可无限期地维持下去，在换药当中使用各种生长因子也有形成二期的成功的闭合，须知道这是少数病例。用手术的办法填充的肌皮瓣需患者具备一定的健康条件，而且成功率不高。

2. 处理缺血性伤口的原则

（1）由于小动脉闭塞引起的缺血，最典型的是糖尿病足，可在治疗时进行下肢脉管 CT 检查或直接做下肢血管造影，如果尚有通畅的小动脉或侧支循环，尚可局部治疗；如果血管栓塞广泛，任何努力的局部处理只是拖延时间，应给患者做思想工作接受不同程度的截趾或截肢。血管外科对广泛的小血管闭塞也无特殊的好办法，血管干细胞移植目前也不乐观，宣传作用大于实际作用。

（2）静脉回流不畅导致的溃疡或淋巴回流不畅导致的水肿从而形成溃疡，治疗也有困难，但有不少靠经验治疗也得到改善，最突出的是水肿问题，水肿容易导致链球菌感染，容易使植皮失败。弹力套等支具的应用对长期改善水肿有效，如果局部水肿明显，又需手术植皮，可用高渗的中药在下肢外用，利用渗透压把水肿液吸入中药散剂，改善局部血供，控制链球菌感染，提高手术成功率。我们配制的"消肿散"以芒硝、枯矾、冰片、豆面为主，效果较好。轻度缺血用负压吸引效果也有一定的效果。

3.面积较大的陈旧性肉芽创面　大面积烧伤供皮区缺乏，留下小而多的残余创面或是大而集中的肉芽创面，患者又长期卧床、贫血、低蛋白，肉芽内残余感染多为多种混合菌，治疗起来十分困难。治疗原则是，加强全身支持、营养（可用经胃肠道的管道营养）；输血：如果贫血，血球压积低于35%，创面很难自愈，必须认识到一个大面积残余创面的患者，创面丢失的蛋白和热量是相当大的，仅靠一日三餐很难达到正平衡。积极消灭创面是相辅相成的，为了清洁创面，我们开展全身温盐水浸浴，利于引流，清洁创面，并有理疗的作用，必须认识到这种温和的浸浴只能起到稀释的作用，能减少多少顽固细菌尚无人统计，如果有合适的超声振荡器则会起到更好的作用。

对肉芽组织的认识：创面没有肉芽就太差了，必须培养肉芽来填充创面，但陈旧性太长太多的肉芽妨碍了周围上皮向内生长，及时剪除过长的肉芽是小创面愈合必需的。大片陈旧性肉芽下面就是以纤维增生形成的纤维板，这种上皮靠自己上皮化是很困难的，必须通过手术将过长的肉芽甚至纤维板一同切掉植皮才能消灭创面，但大面积烧伤自体皮缺乏，可根据情况分批进行，除了头皮可以反复取皮外，愈合创面适当取皮是必需的。

创面细菌培养应在术前进行，以备手术过程中适当应用抗生素。

4.难愈性放射性伤口　多是癌症术后放疗形成，如乳腺癌放疗后形成的难愈溃疡。放疗对组织的最终效能不是导致缺血，事实上放疗伤口大多数有相当好的血管化，容易出血。实际上放射线破坏了再血管化和纤维增生所必需的干细胞，故不少情况下薄断层皮移植能很好地封闭伤口。如果用肌瓣和肌皮瓣或游离移植微血管瓣，因为携带自身的血供和干细胞，为伤口愈合提供了一个好机会。

5.手术后留下的瘘管或难愈创面　应考虑手术过程中留下了异物，如粗结扎线、金属丝或移植物，甚至于死骨。因为创面或瘘管提供了大体位置和深度，可用亚甲蓝标记，手术沿蓝色外围切至深部，充分显露创底，很多情况下能成功取出异物，轻松对合组织，放引流管，逐渐拔出，多数情况下能成功闭合创面。最常见的是刀口出线头，如果刀口不太深，用血管钳沿着脓处探入盲取也能成功。

6.有死骨的患者，X线能够显示变化，按骨髓炎手术处理。

7.创面久治不愈，人们自然会想到有耐药菌的感染，在早期急性期或亚急性期伤口处理中，人们常常关注微生物感染情况，伤口不愈合是否是由微生物引起的，因此必须了解创面微生物情况。在我国大多数医院是可以创面细菌培养加药敏，表面拭子培养不能确定伤口深部细菌，两者是有区别的。正确的办法是先用无菌纱布擦一下表面渗出，用拭子从深部取样培养加药敏。我国不少医院是不能做细菌计数，即每克组织所含细菌个数，在先进国家这种细菌计数应用是很普遍的。

另外还必须认识到人体不是无菌的，我们的皮肤就有暂时性和常住性菌群。暂时性菌群反映我们接触的环境，当接触污染严重的物体时，其数量可相当多，但随着在空气中暴露、营养缺乏，以及伤口处理，数量会很快减少，而且皮脂腺、汗腺以及在表皮以膜状形式存在的常驻菌是相当稳定的，如果每克组织为 10^3 个细菌数，则完全不影响伤口变化。如果不超过 10^5 就不影响伤口愈合。如果创面炎症明显则多超过 10^7，遗憾的是现在不少大医院都不能做细菌计数。局部使用抗生素如莫匹罗星，还有一些中药局部应用也有一定的抑菌和杀菌作用。

四、难愈创面的局部换药

局部换药是难愈创面治疗过程中必不可少的，换药目的无非是引流通畅，并通过外用药物达到改善创面的目的；须知换药过程也是创面自行修复过程，所有创面修复均需要时间。

换药有几项肯定作用：

1.通过换药达到清洁目的。

2.放置油纱布或导管达到引流通畅目的。

3.通过外用药物如莫匹罗星、优锁、中药制剂达到局部控制感染目的。

4.通过换药外用新制剂生长因子、中药制剂起到营养作用。

5.通过换药改善局部循环，为封闭创面做准备。

有的创面可通过换药达到局部上皮化，进而达到创面封闭而治愈，但多数仅靠换药是不行的，换药为手术创造条件，最后用手术方法达到治愈。换药方法非常普遍但有局限性，所使用药物、材料也是五花八门，需要医者熟悉性状、明白作用、灵活应用、趋利避害。

五、难愈创面的其他疗法

1.浸浴疗法　这是一个古老有用的方法，使创面、创口得到清洁和充分引流。通常用水中加盐，浓度大约1%，把创面、创口中的渗出物或脓液冲洗、稀释，使得引流通畅。如果小创面有污染，可用10ml空针抽生理盐水用小针头冲洗，对减少污染物有一定的作用。有人研究要用较大的冲力才能达到减少细菌的目的，一般情况下很难达到。有人把浸浴和超声振荡结合起来，在一个容器中接上超声发生器，放上盐水，把肢体放入容器内，这是有效的，比一般冲洗更有效。如果把大的探头放在浴盆中使用更为方便，但现实中医师不参与探头制造，故实现有一定困难。大面积烧伤浸浴疗法已有多年，方法是因地制宜，可用塑料盆，也可用大塑料薄膜在床栏处形成方形容器，可放温水数十升，并大量加盐，要求温度比体温高1~2℃，盐浓度为1%左右。浸浴时可在水中加入沐浴液以去污，也可当作理疗。注意在浸浴过程中加强患者的活动。浸浴过程中可以让患者一边浸浴一边口服营养液，以提高患者的兴趣和活力。出水时注意保温，尤其在冬季更应注意。浸浴后根据创面情况进行换药，包扎或暴露视情况而定。

2.负压吸引　负压吸引应用于难愈创面近年来得到了很大发展，主要是观念更新，负压吸引器有了供应商，病房有负压吸引装置，取得了良好的效果。

负压吸引术当今已被抬高到一定的高度，就是在一个密闭的空间内形成负压，这种压力差促使多余的创面液体得到充分引流。一般做法是通过一次扩创手术使溃疡形成新的创面，包括溃疡底部和溃疡四壁，液体从组织间流到创面上，再被负压吸引吸走。负压吸引的作用包括：①吸走多余的水分和淋巴液。②吸走细菌及细菌产生的毒素以及这些毒素所介导机体产生的炎性介质。③负压改善了局部血液循环，局部氧气增多，二氧化碳等酸性物质减少。局部环境的大大改善适于细胞分裂，故肉芽形成质量较高，提高了植皮成活率。④形成了密闭的负压环境，防止了外部的污染或理化环境干扰。⑤在负压环境下适合植皮，可用小块植皮同时负压吸引，使皮片和创面结合紧密，更易成活。

3.应用外用神经营养药物　当今信息社会使我们想到在创面愈合过程中机体存在一套信息系统，促使创面有条不紊地愈合。当局部神经损伤后这种信号传递过程受阻，影响创面愈合。通过局部应用神经营养药物如神经肌苷脂来营养神经，改善创面愈合，有一定的疗效。

4.利用高渗药物局部引流的方法　深部静脉栓塞引起的慢性下肢溃疡并非动脉发生栓塞，静脉回流障碍引起的下肢局部水肿导致的严重营养不良，使手术植皮成活率不高，反复发作也常见。因此改善下肢淤血状态是植皮成功的必要准备。有以下三种方法可以选用：①抬高患肢，利用体位增加回流，减轻下肢水肿。②局部负压吸引，改善局部水肿。③利用高渗药物减少整个下肢水肿。水肿液分布在组织间隙，使血管和组织间距离增大，致使细胞代谢产物不能及时随血液循环而清除，同时血液中氧气和营养物质因距离大而吸收减少，造成局部代谢产物淤滞和营养不良。因此，我们设计了中药消肿散，芒硝（或元明粉）、白矾（或枯矾）、大黄、豆粉，以上诸药研为细末，过80目，直接撒于创面，用纱布包裹，外面可以用塑料薄膜包裹。湿透后可适量加新药。

5.在上述处理的基础上，选用皮片移植或皮瓣移植来覆盖创面。

6.如遇Ⅳ度烧伤创面、深筋膜炎引起的间隙感染大量肌肉坏死难以清创的病例，可以采用生物清创疗法，即利用家蝇蛆的食腐特性，即时放置消毒一、二龄家蝇蛆，能在2~4天内清除坏死肌肉，形成新鲜创面，为进行邮票植皮消灭创面提供了良好基础。虽有碍观瞻，短时间内难以被大众接受，但确实是安全有效的治疗方法。

7.清创术　对坏死组织进行清创术是对于慢性溃疡治疗的一个组成成分。因为在有坏死组织、碎屑和（细菌）繁殖的情况下，溃疡是难以愈合的。溃疡底部的组织和无效腔会造成细菌繁殖。清创术有许多功能：切除坏死组织和硬痂；减少压力，评估伤口床，评估窦道，清创术有助于伤口引流，并促进伤口修复。但是，动脉（缺血）性溃疡是清创术的禁忌证。另外，除了缺血性溃疡，必须在应用局部愈合因子、包扎、闭合伤口的操作前进行足够清创。在清创术的五种类型（手术、酶、自溶、机械、生物）只有手术清创被证实在临床试验中是有效的。

（1）手术清创：手术清创是对难愈性创面系统性处理的基石，是使用解剖刀、组织镊、刮匙、弯剪等来完成将无生命力的软组织死骨从开放的伤口彻底地、锐性地清除的工作。清除坏死组织时应尽可能向深部和近端延伸，直至遇到新鲜、健康、切之能出血的软组织和骨组织。溃疡周围的所有坏死组织、痂等，都需要一并去除。外科清创的主要目的是将慢性溃疡变为新鲜的、可愈合的伤口。将坏死组织清除，留下一个整齐的基底，这将有助于加快溃疡的愈合速率，并已被证实提高了溃疡的二期完全愈合率。外科清创的频率降低将降低溃疡的愈合率并有可能增加继发感染的风险。当坏死组织仍不断形成时，需要重复进行清创术。频繁清创，即所谓"维护性清创术"，通常是需要的。虽然外科清创术和锐性清创术是同义词，但是部分临床医师则认为外科清创是在手术室内进行的手术，而锐性清创术则是在一般诊室内进行的。当外科清创和锐性清创不适合时，可选用其他种类的清创术。例如，酶清创对血管伤口有好处，极度痛的伤口则适用自溶性清创。机械清创适用于对洁净伤口的外科清创或锐性清创术之前。在那些医务人员没有接受过外科清创术训练的地区，这些其他的清创术是比较适用的。

（2）酶性清创：这是一种高度选择性的手段，酶性清创包括应用各种特制的外源性蛋白水解酶清创，目前已开发出许多不同的清创酶，包括细菌性胶原酶、植物提取的木瓜蛋白酶/尿素、人纤维蛋白溶解酶（一种抗凝血治疗剂）、DNA酶、胰蛋白酶、链激酶-链道酶（链球菌DNA酶）复合物等，目前仅前三种酶得到了广泛的商业推广。其中，胶原酶是由溶组织梭状杆菌分离而得到的。这些酶会对胶原的两种主要类型表现出高度选择性，而对角质蛋白、脂肪和纤维则没有活性。木瓜蛋白酶是从木瓜树提取出来的，可以有效地使纤维性物质和坏死物质崩解，当与尿素一起应用时，它能使没有生命力的蛋白质等物质变性。这个酶性复合物在遇到过氧化氢、酒精、重金属（包括铅、银、汞）后就会失去活性。有研究表明，使用木瓜蛋白酶和尿素复合物与使用胶原酶相比，伤口生成肉芽组织的速度要快，但是还没有研究比较两者使用后伤口的完全愈合率。

（3）机械性清创：是一种非选择性的清除坏死物质的物理性方法，机械性清创术包括湿到干性敷料包扎（wet-to-dry dressings）、高压洗、脉冲灌洗以及水疗法。湿到干性敷料包扎是最常见的，也是过度使用的在急诊处理时开具的清创方法。旋涡状的水疗法可以去除表面的死皮、细菌、伤口渗液以及碎屑，因此在伤口早期阶段使用这种方法也许具有其正当性，但如果对已有脆弱的肉芽组织生成的伤口，使用这种方法却是有害的。

（4）生物疗法/蛆虫疗法：是应用无菌的丝光绿蝇（蛆虫）或家蝇蛆对坏死和感染的伤口进行清创。这些蛆虫会分泌一种强烈的蛋白水解酶使得坏死物质液化。值得注意的是使用蛆虫治疗后伤口的异味、细菌数量，包括耐甲氧西林金葡菌的数量都显著减少了。蛆虫治疗看起来是很有效的，但是目前尚且缺乏足够的对照试验证明其在糖尿病足伤口处理中常规开展的指征。

（5）湿度平衡：过去50年间对于伤口处理的一大主要突破在于阐述了一定的湿度能促进伤口的表皮细胞再生。组织水分平衡是一个用于表述保持伤口潮湿但又没有过多液体状态的重要性的术语。一个潮湿的伤口环境有利于肉芽组织生长和（坏死组织的）自溶。有效地处理慢性的伤口渗液是溃疡床准备的必要步骤。这方面，中国的香油蜂蜡制剂和油剂矿物质组成的油膏发挥了独特的作用，如东方一号油膏，它有助于对细胞功能不全处和生化失衡的区域进行定位。伤口敷料可分为被动的、活跃的和中等活跃的三类。被动型敷料只能提供伤口保护的功能，活跃型和半活跃型敷料能通过刺激细胞活性、释放生长因子等手段调节伤口的生理状态。例如，ORC/胶缘由胶原和氧化纤维素组成，这种生物可吸收基质，可减少组织损伤和生长因子。最近，该产品中又加入了银，因而又提供了一个有效的抵御感染的屏障。虽然这些产品目前已广泛应用于临床实践，但究竟他们是否有助于伤口愈合，目前还没有定论。

8.最新伤口处理模式　伤口床准备的处理步骤为临床医师提供了消除愈合障碍和刺激愈合过程的多种途径，并由此使最新伤口处理的好处达到最大。最新伤口处理有时意味着达到伤口愈合的一快速有效的手段包括治疗性生长因子、基因疗法、组织工程产品、干细胞疗法等一系列围绕细胞学和分子生物学基础的机制产生的药物和装置的出现，使现代外科医师和伤口护理者们能积极地促进伤口愈合。

生长因子治疗：使用自体血小板提取物以及基因工程产物如重组血小板衍生的生长因子-贝卡普勒明凝胶运用于慢性伤口的治疗已获得收益，该试剂已被证实可以刺激中性粒细胞、纤维细胞、单核细胞和其他一些参与伤口愈合的细胞的趋化和有丝分裂。中国生产的成纤维细胞生长因子、表皮细胞生长因子在临床上得到了广泛的应用。

组织工程产品已经证实，能显著提高静脉性溃疡和难愈性创面的伤口完全愈合率，它们能促进伤口的愈合和血管化。组织工程化皮肤可以同时充当生物敷料，持续输送生长因子和其他细胞外基质成分的系统，这些功能通过他们真皮成分中含有的活的成人纤维细胞的活性实现。双层皮肤替代物（含活细胞）包括双层的皮肤类似物和培养的皮肤复合物已经得到证实可以显著减少静脉性溃疡和难愈性创面完全愈合的时间。单纯细胞外基质型（不含活细胞、组织工程学产物）大体上是从失去活性的组织中提取，用以制造一个无免疫原性的脱细胞真皮支架。它们包括真皮再生模板、同种异体真皮基质、人真皮纤维细胞基质、猪小肠黏膜下层等。

辅助伤口处理方法组织再生基质是一种新的运用于难愈性创面治疗的方法。

高压氧治疗用于那些组织缺氧严重到影响难愈性创面的愈合的情况看来是有希望的；目前已有几种超声仪器应用于对伤口清创和对伤口进行超声治疗。它使用一种细的生理盐水喷雾，以使超声波直接作用于溃疡床，而探头不会接触到受累组织，这样就可以把清创对新生毛细血管芽和上皮细胞造成的破坏减小到最低限度。

伤口负压疗法（NPWT）已经成为难愈性创面治疗的一种常用辅助治疗手段。它使用一种闭式吸引装置，通过在伤口基底部形成局部的低气压或者"负压"来促进伤口的愈合，通过机械应力可以去除伤口的水肿、慢性渗出、细菌克隆并能增强新生血管的形成，促进细胞增殖，并改善伤口的氧供。这些作用是彼此协同的。有好几个使用这种方法的治疗尝试已经被证实获得成功，包括在暴露的骨、肌腱及其他器官等的表面应用以产生肉芽组织。这种方法也常常用于加速移植的断层皮片、旋转皮瓣以及组织替代物向伤口床的黏附，目前在国内已经得到了广泛的应用。

使用电刺激以促进伤口愈合的理论依据是，人体自身就有内源的生物电系统，它可以促进骨折和软组织损伤的修复。实验室研究和临床试验提供了足够的证据支持在伤口治疗中应用电刺激疗法。在一个随机对照试验中评价了电刺激治疗对神经病变型溃疡的疗效，发现治疗12周后伤口愈合率和伤口愈合面积在电刺激疗法组和对照组之间有显著差异。

9.愈合失败的溃疡　疼痛（尤其在有神经病变的糖尿病患者）、红斑、硬结也是明显感染的征象。当溃疡的深度达到可直视或触及骨及关节时，骨感染的可能性将大大增加。当溃疡停止愈合甚至继续扩大时，必须重新检查患肢的血管状态。方法包括动脉脉冲多普勒节段性测压、数字式动脉压测定和经皮血氧分压。此外，也需要考虑其他一些因素，如肾功能不不全、生化失衡、慢性贫血、营养状况不良和非糖尿病性溃疡的可能，如放射性溃疡、恶性溃疡等等。

(杨万军)

第五节　皮肤外科塑性 0.55

一、理化美容术
（一）激光美容术
1.适应证

（1）鲜红斑痣、婴幼儿血管瘤、毛细血管扩张。

（2）太田氏痣、咖啡牛奶斑、雀斑。

（3）面部浅细皱纹的去除。

（4）选择性脱毛。

2.并发症

如若感染可能由于创面未保护好，沾水或出汗所致，此时应按伤口感染换药。防止瘢痕形成。遇此情况，按增生性瘢痕治疗。如有多毛症的人脱毛不彻底，毛发又生。此时可进行再次脱毛。此外鲜红斑痕及太田氏痣一般都要进行 3~5 次的治疗方能治愈。

（二）冷冻美容术

利用制冷剂（如-196℃液氮）作用于病变组织，引起病变组织细胞内外冰晶形成，细胞脱水，细胞内电解质浓缩，细胞膜脂蛋白复合物变性，最终细胞坏死被机体排斥。

1.适应证

（1）皮肤良性肿瘤

瘢痕疙瘩、疣状痣、皮脂腺痣、毛发上皮瘤、汗孔角化病、脂溢性角化症等。

（2）病毒性皮肤病

寻常疣、扁平疣。

（3）色素性疾病

雀斑、雀斑样痣、色素痣、痣细胞痣。

（4）炎症增生性疾病

如结节性痒疹、疥疮结节、肥厚性扁平苔藓、增殖性盘状红斑、慢性肥厚性湿疹、化脓性肉芽肿等。

（5）皮肤恶性肿瘤

黏膜白斑、Bowen 病、增殖性红斑、日光角化病。

2.禁忌证

寒冷性荨麻疹、雷诺病、冷球蛋白血症、冷纤维素血症等及冷耐受差者禁用。

（三）高频电美容术

高频电疗法设备简单、操作简便、治疗成本低廉，尤其经过技术改革后生产的一些多功能电离子治疗仪、微波治疗仪等更适应当今美容医学的需求，尽管近年来受激光技术发展的影响减少了此项技术的应用，但因其独特的经济实用性和良好的美容效果，在基层广大医疗单位中仍有相当的应用价值和前景。

1.高频电的作用机制

医学上通常把 10 万 Hz 以上的电流定为高频电流，根据其振荡频率、电压高低、电流的强度分为：长波、中波、短波、超短波、分米波、微波 6 种。高频电对人体所起的作用可归纳为热效应和非热效应。热效应随着高频电的参数指标和治疗方式的不同可起到组织修复和组织破坏两种作用。非热效应主要是起到组织修复作用。热效应所产生的组织破坏作用在高频电美容术中，应用广泛，主要用以去除皮肤损害或疵斑，以达到美容目的。

2.高频电治疗的种类

根据治疗作用的方式不同，高频电治疗可分为以下几种方法

（1）电灼法或电火花

高频电的电压较高（2000~3000V），电流较小，一般用单极治疗，常用针状电极，主要适用于较小而浅的损害。治疗时病人与地绝缘，治疗区常规消毒，可不作麻醉或术前涂以麻醉制剂恩纳软膏，将电极接近皮损组织，距离1~3mm间隙开启电流，即在电极与皮损组织间产生电火花，将病变组织破坏，达到治疗目的。术后局部涂以抗生素软膏，避免浸水，通常10天左右痊愈。

（2）电干燥治疗

电干燥治疗是将电极接触或插入皮损，利用高频电流在病变组织中产生的高热，使之脱水干枯，甚至炭化，术中也可出现电火花。在治疗较深的皮损时，可将焦痂刮除后再行治疗，直至将病变组织完全去除为止。该法主要适用于较深度的损害，术中常需局部麻醉，术后处理同电灼法。

（3）电凝固治疗

利用高频电流在组织内产生的热能，使组织蛋白凝固而无炭化发生。所用电压低、电流较大。两个电极治疗时可根据损害大小，在治疗区可用单极或双极。用单极治疗时，将作用电极（高频电刀）接触或插入病变组织中，非作用电极隔衣物固定于躯干或四肢，单极治疗仅使作用电极周围组织发生凝固，故其仅做电刀切割较小、表浅损害。用双极治疗时，将两个电极置于皮损的相对外缘，由于电流仅在极间流动，凝固范围限于两极间，对组织破坏的局限性较单极治疗好，适用于较大的损害及血管性损害。

1）适应证：各种疣类损害、脂溢性角化、毛细血管瘤、蜘蛛痣、雀斑、皮赘、角化棘皮瘤、汗管瘤、毛发上皮瘤、各种良性赘生物的去除，也可用于治疗皮肤癌前损害及小范围的基底细胞癌和鳞癌，治愈率可达90%以上。但在治疗恶性肿瘤时，一定要有足够的范围和深度，一般要超过皮损边缘0.5~1cm以上，深度达皮下深筋膜层，以免复发。

（2）注意事项：靠近眼周损害的治疗，应尽可能不用电灼或电干燥法，以免电火花伤及眼球及角膜组织；应严格按无菌操作技术完成治疗与护理；瘢痕体质的病人禁用此法。

（四）化学剥脱术

利用化学制剂腐蚀病损组织，使病损组织发生可控制的化学灼伤而凝固、变性、坏死、脱落，从而达到治疗浅表皮肤病和美容目的的一种治疗方法。如苯酚可使角蛋白和细胞结构蛋白的二硫键被破坏，蛋白质变性限制了苯酚的穿透深度，使苯酚的穿透深度为0.3~0.4mm，破坏表皮和真皮浅层，而不破坏更深层的组织，使皮肤产生一定厚度可控制的损伤，这种损伤最后可自然愈合，不留瘢痕。

1.常用化学剥脱剂

（1）复方酚液：晶状酚500g，达克罗宁10g，樟脑：1g，无水乙醇50ml，甘油50ml，

配成后酚含量为 81.83%。

（2）复方三氯醋酸溶液

1）甲液：三氯醋酸 70g，醋酸泼尼松龙 0.05g，甘油 10ml，水加至 100ml.配成后三氯醋酸含量为 30%~50%溶液。

2）乙液：丙二醇。使用时先涂甲液再涂乙液。

2.适应证

适应证包括雀斑、咖啡斑、表浅性痤疮、面部细小皱纹、老年疣、睑黄瘤、疣状痣等。

3.禁忌证

在进行化学剥脱术时，如果不注意剥脱的深度，容易形成色素沉着、瘢痕。严重心、肝、肾疾病，皮肤恶性肿瘤，瘢痕体质，色素性体质者禁用。

二、塑形美容术

（一）吸脂减肥术

脂肪抽吸术（liposuction）简称吸脂术，是 20 世纪 70 年代发展起来的一种美容外科新技术，其基本原理是通过负压吸引将皮下过多的脂肪组织以颗粒状或液态形式吸除，从而达到体形美的目的。

1.吸脂术的生物化学理论

依据人出生时脂肪细胞数目固定，并在此基础上增加，至成年后其细胞数量保持恒定不变，成年人的肥胖只是脂肪细胞体积增大而未增加数目。药物及非手术治疗肥胖，只能使膨大的脂肪细胞体积缩小，并不减少数目。影响局部脂肪代谢障碍的因素包括遗传、内分泌、饮食习惯等，即使严格控制饮食，进行健美锻炼，由局部脂肪代谢障碍引发的局限性脂肪堆积也难以消失。吸脂术从根本上解决了这个问题，术后长久有效，可以改善人的形体并增加形体曲线的魅力。

2.适应证

无严重心、肝、肾疾病及高血压的体表、面部等肥胖者均可接受，一般以局部脂肪堆积或以局部脂肪堆积为主的轻、中度肥胖为最佳适应证，周身弥漫性单纯性肥胖有弯腰、下蹲、步行等障碍者，也可经手术得到改善，并部分改变其外形。至于受术者年龄，考虑到皮肤的松弛、回缩和弹性情况，一般年龄在 18~50 岁为最佳。抽吸的部位多以腹部、腰部、臀部、大腿内外侧等处为多。

3.方法

根据抽吸工具的不同脂肪抽吸，分为电动式抽吸、超声波式抽吸、医用电子式抽吸、注射器式抽吸。

（1）电动吸脂术

其基本原理是利用负压电动吸引器吸除皮下过多的脂肪组织，从而达到体形美的目的。

（2）超声波吸脂术

其原理是利用超声波作用于脂肪组织发生理化及生物学效应选择性地破坏乳化脂肪组织，而对血管、神经、淋巴管组织无损伤，失血少，最后通过负压吸引将乳化脂肪组织抽出，超声吸脂术又分为体内、体外两种方法。

(3) 医用电子吸脂术

其原理是应用高频电场在人体内皮下脂肪层产生热效应，使脂肪加热，直至脂肪细胞破裂，不损伤肌肉、血管、神经、淋巴管；同时，电子脉冲刺激对治疗区皮肤有显著得紧缩作用。

(4) 注射器吸脂术

使用一次性塑料注射器，规格20~60ml，配以吸脂专用针及针芯固定器或蚊式钳，与传统电动式负压抽吸原理相同，但其有许多优点：①设备简单；②操作简便，易于控制；③损伤小，尤其适用于小范围脂肪抽吸；④抽出的脂肪颗粒便于移植利用。

4.并发症及其预防

总的来说，脂肪抽吸术是比较安全的。一早期文献报道的严重并发症包括脂肪栓塞、深静脉血栓形成甚至死亡等，随着临床新技术的应用及设备的改进，上述并发症已大为减少。术后较为常见的并发症有：①皮肤瘀斑，可在2~3周内基本消退；②感觉减退，于3个月内可恢复正常；③血肿和假性囊肿，适当的加压包扎和术后引流可预防其发生；④皮下硬块，可于术后4周左右消失，理疗有助于皮下硬块的消退；⑤外观不规则，吸脂过程中操作不均匀所致，严重的凹凸不平可通过再次抽吸纠正。

5.手术前后的处理

除常规手术前查体外，还应在术前对所吸部位进行测量、记录、照相，术后应用抗生素预防感染，抽吸量较多时（2000ml以上）可适当补液，局部给予加压包扎，必要时可穿弹性衣裤2~3个月。

(二) 胶原注射术

采用注射性胶原整复人体软组织的缺损或畸形以达到美容的目的。医用美容胶缘由高度纯化的人体胶原蛋白制成，胶原注射进入皮肤后，可刺激自身的成纤维细胞增殖而重建胶原纤维，合成使用者自身的胶原蛋白。

1.特点

这类技术具有美容效果立竿见影、操作简单、损伤小、手术时间短、术后不留痕迹、恢复快等优点，但也存在部分填充材料易吸收、胶原抗体形成、产生免疫反应、过敏反应、取出困难、部分材料需重复多次填充才能达到良好的美容效果等问题。

2.适应证

用于面部和颈部皱纹、皮下缺损、痤疮凹陷性瘢痕等治疗。

3.禁忌证

过敏性体质、患免疫性疾病、瘢痕体质者禁用胶原注射治疗。

(三) 肉毒素注射美容术

肉毒素全称肉毒杆菌素，是肉毒梭菌生长繁殖过程中产生的一种细菌外毒素，它存在于细菌的胞质中，在细菌死亡后释放出来。神经内科、眼科用来治疗眼睑痉挛或面肌痉挛等肌肉神经功能亢进。肉毒素有7种抗原型，即A、B、C、D、E、F、G型，其中A型毒性最强。

A型肉毒素作用于胆碱能神经末梢，以某种方式拮抗钙离子，干扰乙酰胆碱从运动神经末梢的释放，使肌纤维不能收缩。面部皱纹产生的原因之一是由于面部皮下表情肌收缩所致,如眼角的"鱼尾纹"。将肉毒素注射于这些部位,减轻功能过强或反复活动的面部肌肉运动,使面部表情肌不能收缩,消除由表情肌收缩造成的皱纹,达到皮肤平滑的效果。

1.特点

肉毒素注射美容术作为一种治疗面部皱纹的方法,具有安全、快速、侵袭性小的特点。

2.适应证

面部早期皱纹(如额头纹、眉间纹、鱼尾纹、鼻横纹和鼻背纹)的治疗。

3.禁忌证

孕妇,有心、肝、肾严重疾患者,肌无力症患者,过敏体质者。

三、纹饰术

(一)文眉术

眉在颜面五官中起着重要的协调作用,粗细适中、浓淡相宜、线条优美的双眉使整个面部轮廓显得明晰而和谐,使容貌增添风采。文眉术是在原眉缺损的基础上,先绘出理想的眉形,再用文眉器械将适当颜色植染于皮肤表层,使之长期不褪色而形成全新眉毛的一项美容技术。

1.适应证

(1)眉毛残缺不全 如断眉、半截眉者。

(2)眉毛稀疏、散乱者。

(3)眉毛颜色较淡者。

(4)双侧眉形不对称者。

(5)眉形不理想或对原眉形不满意者。

(6)外伤引起的眉毛缺损或眉中有瘢痕者。

(7)某些皮肤病引起的眉毛变白、眉毛脱落者。

2.禁忌证

(1)眉部皮肤有炎症、皮疹或新近有外伤者。

(2)患有传染病(如肝炎、性病)者。

(3)过敏性体质、瘢痕性体质者。

(4)患有糖尿病,严重心、脑疾病及血液病患者。

(5)精神状态异常或精神病患者。

(6)患者对文眉犹豫、亲属不同意也应列为暂时性禁忌证。

(二)文眼线术

眼线对眼睛的作用就像画框对画面的作用一样,衬托得双眸熠熠生辉。文眼线术实际上为文睫毛线,即沿着睑缘和睫毛根文刺,以此扩大眼裂,改变眼形,使睫毛显得浓密,使眼睛明亮有神。

1.适应证

(1)睫毛稀少、睑缘苍白、眼睛暗淡无神者。

(2)眼形不佳者或为美化眼型者。

(3) 重睑术过宽、长期不能恢复者（通过文眼线，可产生缩小重睑宽度的效果）。

(4) 倒睫术或眼袋术后（遮盖瘢痕）。

(5) 求美者的个人爱好及职业要求。

2.禁忌证

(1) 患有眼疾，尤其是患有睑缘炎或患有其他炎症者。

(2) 眼睑有内、外翻，眼球外凸明显，上睑皮肤松弛明显或下垂，眼袋明显者。

(3) 患有皮肤病、传染病（肝炎、艾滋病）者。

(4) 瘢痕体质、过敏体质。

(5) 精神状态异常或精神病患者。

(6) 期望值过高或抱有不切实际要求者。

(7) 亲属坚决反对，患者本人犹豫不决、心理准备不充分者。

(8) 对单睑或眼袋松弛者，应在重睑术或眼袋整形术后，再行文眼线。

（三）文唇（唇线、全唇）术

口唇是构成容貌的重要部位之一，由于它与面部表情肌密切相连，使口唇不仅具有言语、吐纳、亲吻和辅助吞咽等功能，而且富于表情流露，因而成为情感表达的焦点。文唇的原理同文眉、文眼线一样，是在设计好的唇型上进行纹饰，以使唇型变得更鲜明、自然、饱满、富于立体感。

1.适应证

(1) 唇线不明显、不规则、不整齐者，要求加重唇线，以突出立体感及美感。

(2) 唇型不美欲通过文唇纠正唇的厚薄、大小、哭型唇或唇峰不明显者。

(3) 唇外伤后瘢痕致唇线不清或错位。

(4) 先天性唇裂修补术后唇缘对位不齐或留有瘢痕者。

2.禁忌证

(1) 唇部有感染，如细菌、病毒感染者。

(2) 唇部有皮肤病，如湿疹、唇炎等；或全身有皮肤病，且处于活动期。

(3) 过敏体质、瘢痕体质。

(4) 精神状态不正常或精神病患者。

(5) 患有高血压、心心脏病等不能接受手术者。

(6) 孕妇或经期者。

(7) 凝血功能异常者。

(8) 患者期望值过高或犹豫不决，亲属不同意者。

（四）饰术的术后护理及并发症处理

1.创面护理和术后注意事项

术后24小时内不蘸热水，创面可行间断冷敷。

术后3~7天创面表面结痂，此期内可用抗生素药膏涂抹创面，让结痂自然脱落，脱痂之前不能用热水及肥皂清洗创面。

术后注意局部清洁卫生，防止感染。

2.纹饰失败的补救及文色清除方法

(1) 药水褪色法

对欲除色区以空针密文，然后用褪色液擦拭创面反复数次，至创面泛白，1周左右创面脱痂，如脱色不满意可在1个月后重复进行。

（2）激光除色法

可采用具有Q开关技术的YAG激光除色，也可用CO_2激光、扫斑机等除色，但须掌握深度，分次除色。

（3）再纹饰遮盖修补法

采用自然肤色的色料对文色区再纹饰遮盖，也可用红色再文以纠正眉色发蓝。

3.常见纹饰失败及并发症的处理

（1）纹饰失败的处理方法

包括：①空针密文褪色法，②洗眉水褪色法，③电灼褪色法，④激光褪色法，⑤再纹饰法。

（2）并发症的处理

1）局部感染、交叉感染的预防严格无菌操作，坚持一人一针一色料制度，保护创面，合理使用抗生素。

2）文色变蓝的预防和处理

合理配兑文色颜料、严格掌握文刺深度是防止文色变蓝的重要措施。

(杨万军)

第十九章 皮肤病中医证治总论 1.43

第一节 皮肤病的阴阳辨证 0.10

　　中医认为人体各部脏腑、经络、皮、脉、肉、筋、骨和各种功能活动皆由阴阳之间相互作用而生。如阴阳平衡变化正常，即是正常的生理现象，如阴阳失调，一方偏盛偏衰即谓病理现象。所以人体疾病大致可分为阴证与阳证两大类。在中医皮外科证一般统称为痈疽，痈者壅也，不通之意，属阳证，疽者阻也，阻隔之意，属阴证。但痈疽之中又可有阴有阳，要根据临床症状分辨。如《医宗金鉴·外科》说："痈疽原是火毒生，经络阻隔气血凝。"痈疽病因可以相同，而阴证阳证只是病变在人体发展中的不同反应。从外证的临床表现来看，红、肿、热、痛、机能旺盛、紧张、亢进者为阳证，反之表现为暗、冷、塌陷、功能衰退、弛缓者为阴证；亦有病变似阳而锨、热、肿、疼不甚，似阴而木硬平陷不著者为"半阴半阳"之证。同时阴证与阳证不是一成不变的，可以相互转化，如《外科正宗》说："疮发于阳，为痈为热为痛为实，本属易治，但起初或视为小恙，不早求治，又外受风寒，内伤生冷，或医者失于补托，而又以凉药图其内消已病者之意，多致气血冰结，脾胃伤败，疮毒不得补发，遂成内攻之候，往往不救"。又说："疮发于阴，为疽为冷为硬为虚，原属难治，病者觉之，而用辛香酒煎，大方热药服之，医者又敷以热药，冀其发起高肿焮热作脓，于是疮得热药而转阴为阳矣"。说明外证表现为阴为阳是可以相互转化的，同时更有阴中之阳，阳中之阴，俱当详查，如《外科大成》说："阳中之阴者，似热非热，虽肿而虚，赤而不燥，疼而不脓，浮而复消，外盛而内腐，其人多肥，肉紧而内虚也；阴中之阳者，似冷非冷，不肿不实，赤微而燥，疼而有脓，外不盛而内烦闷，其人多瘦，肉缓而内富也"。

　　总之，阴阳辨证是前人实践的总结，是辩证法在医学中的应用，其中已包含有表里寒热虚实，但辩证要以临床望、闻、问、切，以及各种化验、物理学检查所得为依据，并且抓住机体与疾病（正与邪）在斗争中的主要矛盾及矛盾的主要方面及时地加以治疗，以达到痊愈的目的。

　　疮疡阴阳论（摘于《洞天奥旨》）

　　见表 19-1。

表 19-1 疮疡阴阳论

	阳证	阴证
病象	热	寒
体质	实	虚
疮形	高突肿起	低平陷下
疮色	纯红	带黑
初起	痛	痒

溃烂	多脓	多血
收口	身清爽	身沉重
热者	夜轻昼重	夜重日轻
寒者	饮冷水欲吐	饮温汤作呕
滞者	色微红而不止	色紫黑而不变
陷者	色红黄而不起	色黯黑而不起
阳中之阴：似热非热，虽肿实虚，若黑非谵，欲痛无脓，既浮复消，外盛内腐		
阴中之阳：似冷非冷，虽虚实肿，虽淡似赤，若燥寒痛，既平实突，外浅内横		

(李福伦)

第二节 皮肤病的经络辨证 0.14

根据经络分布的区域部位，判定疮疡发生和经络脏象的关系，从而判断病情以指导治疗。俗语说："学医不知经络，开口动手便错"。说明经络辩证的重要。

头为诸阳之会，故头部易生疔毒，又疮疡发于头面四肢者，大抵位于阳经部位者属阳证较多，位于阴经部位者属阴证较多，但还要依病情而定。

病变生于五官者，亦各有所属脏腑经络，"肝主目"，眼部发病属足厥阴肝经，但《内经》说："属五脏六腑精气皆上注于目"，所以还要看发病部位于眼的何部；"肾主耳"，耳部发病属足少阴肾经；"肺主鼻"，鼻部发病属于手太阴肺经；"脾主口"，口部发病属足太阴脾经；"心主舌"，舌部发病属手少阴心经；以五脏所主有经脉与五官相连之故。

又人体十二经（除任、督二脉）所注气血多少不同，所以对发病的转归有很大影响，手阳明大肠，足阳明胃多气多血；手厥阴心包，足厥阴肝，手太阳小肠，足太阳膀胱则多血少气；手少阴心，足少阴肾，手太阴肺，足太阴脾，手少阳三焦，足少阳胆为多气少血，一般多气多血之经发病易治，多气少血之经发病不易治愈易转阳证或阴证。

经络皮部应当分辨，即根据经络走行皮表所属部位看发病与经络脏腑的关系考虑病因及治疗方法，如加用引经药等。

对经络皮部的研究是值得注意的，我们临床常见有些皮肤病循经走行，如线状苔藓等。

诸经向导药（明·王肯堂《证治准绳》）
太阳经：上羌活，下黄檗。
阳明经：上白芷，升麻，下石膏。
少阳经：上柴胡，下青皮。
太阴经：上桔梗，下白芍。
少阴经：上独活，下知母。
厥阴经：上柴胡，下青皮。
手太阴肺：南星、款冬花、杏仁、白茯苓、麻黄、益智仁、丁香、桑白皮、知母、天冬、栀子、黄芩、石膏、白豆蔻、砂仁（檀香、豆蔻为使）。

足太阴脾：吴茱萸、草豆蔻、砂仁（人参、益智仁为使）、防风、代赭石、益智仁、甘草、半夏、赤茯苓、当归、苍术、白术、麻子仁、黄芪、胶饴。

通入手足太阴肺脾：白芍药、酒浸升麻、木瓜、延胡索、藿香、砂仁。

手阳明大肠：升麻、麻子仁、秦艽、薤白、石膏、白芷、肉豆蔻、白石脂、砂仁（白石脂为使）。

足阳明胃：丁香、草豆蔻、砂仁、防风、石膏、知母、白术、神曲、葛根、乌药、半夏、升麻、葱白、苍术、白芷。

通入手足阳明：酒麻黄、连翘、升麻、白术、酒大黄、葛根、石膏、白芷。

手少阳三焦：川芎、酒大黄、柴胡、青皮、白术、黄芪、熟地黄、石膏、细辛、附子、地骨皮。

足少阳胆：半夏、龙胆草、柴胡。

通入手足少阳：青皮、柴胡、川芎、连翘。

手厥阴心包络：丹皮、白芍、沙参、柴胡、熟地黄、败酱草。

足厥阴肝：草龙胆、山茱萸、阿胶、瞿麦、桃仁、蔓荆子、代赭石、当归、甘草、青皮、羌活、吴茱萸、白术、紫石英。

通入手足厥阴：青皮、熟地黄、柴胡、川芎、皂角刺、苦茶、桃仁。

手太阳小肠：白术、生地黄、赤石脂、羌活、赤茯苓、砂仁（赤石脂为使）。

足太阴膀胱：滑石、蔓荆子、猪苓、泽泻、桂枝、茵陈、白茯苓、黄檗、羌活、麻黄。

通入手足太阳：蔓荆子、防风、羌活、藁本、酒大黄、黄檗、白术、泽泻、防己、茴香。

手少阴心：麻黄、代赭石、肉桂、当归、生地黄、黄连、紫石英、栀子、独活、赤茯苓。

足少阴肾：知母、地骨皮、黄檗、阿胶、猪肤、元参、牡丹皮、败酱草、牡蛎、乌药、山茱萸、猪苓、白茯苓、檀香、甘草、益智仁、天冬、泽泻、五味子、丁香、独活或用吴茱萸、砂仁、桔梗或用梢（黄檗、茯苓为使）。

通入手足少阴：五味子、细辛、熟地黄、泽泻、地榆、附子、知母、白术。

命门：附子、沉香、益智仁、黄芪。

(李福伦)

第三节 皮肤病的脏腑辨证 0.22

祖国医学把皮部-经脉-脏腑看作一个整体，如《素问·皮部论》记："黄帝曰：余闻皮有分部……其所病各异，别其分部，左右上下、阴阳所在，病是始终，愿闻其道。岐伯对曰：欲知皮部，以经脉为纪者，诸经皆然"。说明皮部即皮肤上十二经脉所属的部位。如《皮部论》又说："凡十二经脉者皮之部也。""皮者，脉之部也"。皮部又通过经络与脏腑相关联，所以《皮部论》又记："百病之始生也，必先于皮毛邪中之，则腠理开,开则入客于络脉,留而不去,传入于经,留而不去,传入于腑,廪于肠胃。"说明病邪可以通过皮部→经脉→达脏腑。同样,内脏病在皮肤也有所反应,如《灵枢·客邪篇》记:"肺心有邪,其气留于两腋,肝有邪其空留于两胁,脾有邪,其气留于两髀,肾有邪,其气留于两腘"。又如《素问·六节脏象论》记:"黄帝曰:藏象何如?岐伯曰:心者,生之本,神之变也;其华在面,其充在血脉,为阳中之太阳,通于夏。肺者,神之本,魄之处也;其华在毛,其充在皮,为阴中之太阳,通于秋气。肾者,主蛰,封藏之本,精之处也;其华在发,其充在骨,为阴中之少阴,通于冬气。肝者,罢极之本,魂之居也;其华在爪,其充在筋,以生血气,其味酸,其色苍,此为阳中之少阳,通于春气。脾、胃、大肠、小肠、三焦、膀胱者,仓廪之本,营之居也,名曰器,能化糟粕,转味而入出者也;其华在唇四白,其充在肌,其味甘,其色黄,此至阴之类,通于土气,凡十一藏,取决胆也"。此节经文说明脏腑与皮、脉、肉、筋、骨、毛、发、爪、唇间的相互关系以及脏腑的基本性能。

从上述皮部→经脉→脏腑整体论的观点出发,对皮肤病的辨证必须看到内脏的变化,所以脏象辩证对指导皮肤病的诊断及治疗有重要的意义。

1.和心与小肠相关的皮肤病 如《素问·至真要大论》记:"诸痛痒疮,皆属于心"。张仲景说:"热微则疮痒,热甚则疮疼。"痒和疼都是心的感觉,"心主神明"。一切和精神神经有关的皮肤病都和心有关。又"心主血脉",一切皮肤血管病也要考虑心脏的功能,"汗为心之液",阳虚自汗,阴虚盗汗,有多汗或少汗的汗腺障碍皮肤病也要考虑和心的关系。《医宗金鉴·外科》说:"诸痛痒疮疡,皆属心火"。一切痈疽化脓性皮肤病都与火毒有关。心居胸中,其经脉下络小肠,与小肠相表里,心火移热于小肠,可患小肠热证,此时可口舌生疮,小便赤涩或茎中痛,脉滑数,舌质红苔黄,宜导赤散治之,另外心阳虚及心阴虚的症状亦见于红斑狼疮、硬皮症、混合结缔组织病等。

2.和肝与胆相关的皮肤病 如《素问·至真要大论》记:"诸风掉眩皆属于肝。"属风的皮肤病都和肝有关,主要指内风,如老年性瘙痒症属血虚生风者。又"肝藏血",肝火旺造成血热妄行可见于出血紫癜类皮肤病。又"肝主筋,其华在爪",一些关节病及指(趾)甲病也与肝有关。"肝主疏泄",性条达,肝气郁结,皮肤可出现肿痛,结节痰核如瘰疬等。肝经湿热可见于脂溢性皮炎(湿毒疡)、带状疱疹(缠腰火丹)等病,用龙胆泻肝汤治之。肝血虚可见夜盲、肤燥、甲脆、发枯等皮科症状。肝与胆相表里,胆附于肝,内藏清汁,其经脉络肝,为"中清之腑",胆有热则消谷善饥,身体懒惰或见口苦、呕吐、叹息之证,为胆木太过及脾的见证。足少阳胆经起于目内眦经耳前后过身侧近小趾端窍阴穴,在此皮部所发生的肝胆湿热证,如带状疱疹、脂溢性皮炎皆与胆有关,治法同肝。

3.和脾胃相关的皮肤病 《素问·至真要大论》记:"诸湿肿满,皆属于脾",脾主运化水湿,脾不健运引起的流水、渗液、水肿等皮肤见证皆属于脾,如湿疹、狼疮肾炎水肿等。又"脾主肌肉",四肢肌懈无力、衰虚皆因脾虚,见于皮肌炎、硬皮病等;"脾统血,脾虚不能统摄血流则出现紫癜类皮肤病患。脾与胃相表里,有膜相连,开窍于口,其经脉起于睑部承泣、四白至于足第2趾厉兑穴,酒皶、口疮多与胃火上炎有关。"胃者,太仓也",一切消化不良引起的皮肤反应皆与胃有关。如胃肠型荨麻疹,多由脾胃湿热所致。

4.和肺与大肠相关的皮肤病　《素问·至真要大论》记："诸气愤郁属于肺"，肺主气属卫，为宗气出入之所，司呼吸，为气机出人升降之枢纽，又通百脉，气机不疏则血脉不畅，水道不通，所以造成气虚血瘀，肿胀的皮肤病皆与肺有关，又"肺主皮毛"，皮肤的毛孔、汗孔、呼吸交换与肺相一致，肺虚卫外之气衰，腠理疏则易受外邪侵入发生粟疮、瘾疹等。肺热外泄则表现为肺风粉刺等症。肺与大肠相表里，"大肠者，传导之官，变化出焉"。大便秘结的实证见于湿毒疡等，经通便可愈。肠风下血的虚证又常引起体虚，肛门作痒等。

5.和肾与膀胱相关的皮肤病　《素问·至真要大论》记："诸寒收引，皆属于肾""诸病水液，澄澈清冷，皆属于寒"，热主开泄，寒主收引，所以虚寒肢肿、收引的皮肤病如脱疽，肢绀症与肾虚有关。肾为水火之脏，内藏元阴元阳，出现阴虚火旺之证治宜"壮水之主"，如系统性红斑狼疮患者多见斯证，又出现阴阳俱虚之证，治宜"益火之源"。亦见于皮肌炎、硬皮病、混合结缔组织病的患者。肾主骨、生髓，通脑，又司生长发育，一些先天性皮肤病如鱼鳞癣、半面萎缩症、先天营养不良性大疱表皮松解症等都与肾有关。肾其华在发，其色黑，脱发、白发与肾虚有关，色素性皮肤病，鳌黑斑、雀斑等都与肾水亏损有关。肾经络膀胱，互为表里，"膀胱者，州都之官，津液藏焉，气化则能出焉。"肾气虚不能固摄膀胱则小便淋沥、遗尿，可见于淋病后遗症，以桑螵蛸散治之，若见膀胱实热证，茎中痛肿、尿淋沥不畅、脉数苔黄，见于淋症，用八正散之类治之。

以上是根据脏腑生理功能及病理反应，以八纲辨证所归纳的有关皮肤病举例，以说明脏象辩证方法的重要，关于中医脏象学说的皮科临床应用，还须做进一步探讨。

(李福伦)

第四节　皮肤病的病因辨证 0.30

中医对皮肤病病因的认识，同样地分为内因、外因及不内外因。古书谓："内因于人，外因于天"，就是说属于人体内部的致病因素为内因，属于天时或外界环境所致病的因素为外因，同样不属于人体内部也不属于天时，而由有形的起居、饮食、负挑跌仆或膏粱之变藜藿之亏等灾害所致则为不内外因。

一、内因

多由于精神神经损害，以致内部器官功能或器质的改变，从而发生疾病。中医认为七情六欲可以伤人元气引起生病。所谓七情即喜、怒、忧、思、悲、恐、惊，并认为："喜过伤心，怒过伤肝，思过伤脾，悲过伤肺，恐过伤肾，忧久则气结，卒惊则气缩"。这些过度的精神神经改变都可以损害脏腑。所谓六欲即耳、目、鼻、舌、心、意，认为："耳听淫声，目视邪色，舌贪滋味，鼻闻过臭，心思过度，意念忘生"。这些通过人体主要感受器（耳、目、口、鼻）的不良刺激，以及大脑皮质的功能失调，都能损人"元气"，使人体衰弱，发生疾病，这些发病的内因，也是人体致病的主要原因。外因也是通过内因起作用的，所谓无内患不能外乱。例如存于人体脏腑内的湿热与湿气，即外因所成的内因，"湿热"多蕴藏于心肝二经属于阳证，"湿气"多蕴藏以肺脾二经属于阴证，这就是由于夏季酷暑之热外部潮湿多水所形成。冬季寒冷，人体受寒气太甚，致循环障碍，水分运化不畅而生湿气，而脏腑蕴藏有"湿热""湿气"是皮肤科疾病的常见内因。所谓"正气存内，邪不可干"，也说明正气损伤是造成疾病的主要原因，而损伤正气可由以上所提的内因也可由外因所致，这即说明内外因的关系，更综合为"九气"，说明影响正气的因素。

1. 怒则气逆　怒甚时气上行甚至呕吐。
2. 悲则气消　悲痛时肺上举，心跳速，使荣卫之气聚于心肺不散，热气在中而气消变虚。
3. 喜则气缓　喜甚则气达志和，营卫行利，故气缓而为病。
4. 恐则气下　恐惧使气缓，下焦胀满，气不得行而生病。
5. 热则气泄　热则腠理开，开则荣卫外通，汗出而气泄。
6. 寒则气收　寒则腠理密闭，气不行，气聚而为病。
7. 忧则气乱　忧则心无所寄，神无所归，虑无所定，因而气乱。
8. 劳则气耗　劳过度而喘气，皮肤及脏腑出汗，汗出而致气衰消耗。
9. 思则气结　思重则心有所存，神有所止，气留不行，故气结而生病。

二、外因

多由外界环境（天时）的改变时，各种不良因素作用于人体所致，中医常谓外因不正常的风、寒、暑、湿、燥、火六淫所造成，其中尤以风、湿、火最常见，下分述之。

1. 风　风善行数变，性上行，所以在颜面头颈人体上身疾病多因受风。正常情况下依季节不同，四时有八风：即①冬至日正北大罡风；②立春日东北凶风；③春分日正东婴儿风；④立夏日东南弱风；⑤夏至日正南大弱风；⑥立秋日西南弱风；⑦秋分日正西罡风；⑧立冬日西北折风。此八风应时而至重生养万物，不应时而生杀害万物，人若感受则引起疾病，内生重病外生痈疽，风又往往和其他病因结合在一起而发病，例如风湿、风热、风火、风温、风痰、风寒等，说明各病因之间常互相结合而为病，不能机械分开。

（1）风温、风热、风火：其中温、热、火仅是程度不同，温较热为轻，火较热为甚，而温、热、火和风结合所引起的皮肤病，多生于颜面、颈项，如耳根痛、牙龈痛、唇风、面游风、头痛等表现为不同程度的红肿热痛，病程转归也有急有缓，如耳根痛则干硬而少红，舌质红而苔白，脉浮数，为风温而成，面游风、水肿、潮红落皮屑继而瘙痒而流黄水，为湿热上蒸，外受邪风而成；唇风，多下唇浮肿红胀，痒后继疼痛，为风火凝结而成；颈痛则纯属阳证，起即风火相搏而成。

（2）风湿：多数皮肤病是因风湿所成，一般上部多风重，下部多湿重，如风湿疡（湿疡）发于上部多小丘疹发痒，流水少为风胜，在下部多丘疹水疱、结痂、流水多为湿胜，在治疗上也有偏重，若风湿入内常致关节酸痛、四肢失灵。

（3）风寒：多为阴证，损害凝结而少脓漫肿无头，皮色不变而少红，病程缓慢，舌苔薄白，脉浮紧，如失荣症（颈淋巴结结核），生于耳前后及肩项，初起如痰核按之不动，坚硬如石，皮色如常，日久渐长难愈，行色渐衰，肌肉消瘦后破溃流水、色暗、疮口开大形似翻花瘤，内因气瘀血滞，外因风寒所致。

（4）风痰：多生腮部、颌下、颈项两旁如颊腮毒（颈淋巴结炎），初起大如枣核渐大如核桃，皮色不变，周围高肿、按之疼痛、脉浮数，以后皮色渐红、自觉抽痛、按之柔软，此时脓已成，一般成脓7~8天，如正气虚2周才成脓。

2.寒（冬之寒）　外证因寒而发者也不少，如阴疽、附骨疽、流注、脱疽、冻疮等均属于寒，寒邪常合并风、湿、痰，可在表在里，入经入络，如脱疽（血管栓塞性脉管炎），内因养生失节、肾水内竭，伤于七情，外因受寒涉冷水故得此症。

3.暑（夏之暑热）　夏季热湿多汗毛孔张开，腠理不密，细菌污物易于侵入多生皮科疾病，如①暑热，可使汗出，若出汗不畅则生痱，重则结毒成疖，多生头部像蝼蛄疖（多发生汗腺炎），于头部多数脓肿，初小渐大，此起彼落，上无脓栓，破流稀脓。②暑湿，可生疖头（脓肿），可生胸背四肢，如桃如李，自觉酸痛，渐成脓约10日内脓成溃泄，后3~4日而愈。③暑湿热，湿热相感多生于夏秋之交，如坐板疮（臀部多发疖病、黄水疮、脓痂疹）。

4.湿（长夏之湿）　外证疮疡由湿热主者最多，偏于热者，灼痛成脓，偏于湿者，发痒流水。热毒为患多发于上半身，湿毒为患多发于下半身，因火性炎上，湿性趋下的缘故，湿热并发者最多，并常和其他外因合并致病，如湿火、湿痰、湿气、风湿、寒湿等。

（1）湿热：如黄水疮、坐板疮，上面已提到黄水疮，初生红色疹子，渐成脓疱流黄水结痂，蔓延成片；坐板疮因坐湿地上或凳上，使湿热凝滞臀腿之间，起红色黍豆样疹，中央化脓，痛而兼痒。

（2）湿火：如骑马痈、肾囊痈，较湿热证为主是红肿热痛，全身发热、小便赤、口干。

（3）湿痰：常生肿物皮色不变，结凝成块，不痛不热，生于皮里肌外，如重舌（舌下囊肿），舌下血脉胀起肿如小舌，故名重舌。

（4）湿气：湿邪伤于气分，身上生湿疮，流水发痒，如顽湿疡（慢性湿疹），常因脾湿、气弱长期不愈。

5.燥（秋之燥）　燥之秋令正气，外证常有因风燥或火燥而生者，如白庀风（银屑病）常因血燥外受邪风而生疹，可遍及全身，长期不愈。如燥火侵喉而生喉痹，初起咽干而发痒，渐红燥裂疼痛妨碍饮食。

6.火　火为热之甚，《内经》云："诸痛痒疮，皆属于心火"。《医宗金鉴》记："痈疽原是火毒生，经络阻隔气血凝。"所以各种疔、疖、痈、疽、发、毒都和火有关，而火又常和其他外因同时发病，火又可按其性质分为虚火与实火，按其所属经络，如舌痛红肿属于心火，口唇热疡，唇疔属脾火，口疡、牙宣、牙疽属胃火，目赤肿痛属肝火、鼻痔属肺火，耳内红肿作痛属肾火。

总之，皮外科因六淫之为病者居多，但外因六淫常在内因七情六欲为病的基础上致病，各外因之间常相并列而致病，单一因素致病者少，其中尤为风、湿、火为最常见，故将六淫在皮外科病症病因中的联系以图19-1示意。

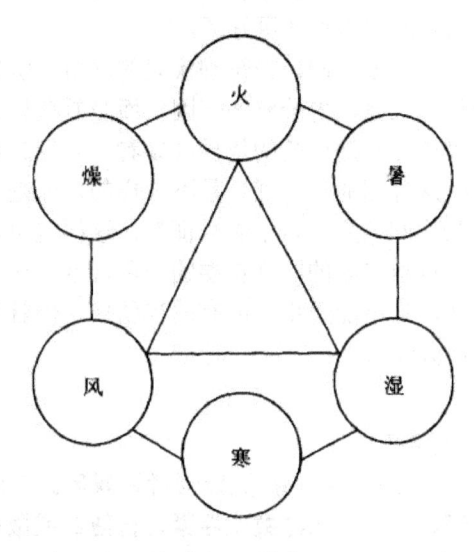

图 19-1 外感六淫

三、不内外因

大凡膏粱厚味，饮食不节，房劳过度，起居不慎，丹石热毒，误食毒物，跌压金疮，虫兽咬伤皆属不内外因。如过饮醇酒则生火，消灼阴液，过饮茶水则生湿，过饮五辛则害气血，伤饥失饱则伤脾胃，膏粱厚味令人荣卫不从，火毒内结，藜藿菲食则胃气不充，气血亏少，荣养缺乏，又加水火烫灼伤，即非人体内所生，亦非天时故为不内外因。但严格说来，不内外因实属外因为多，亦有属内因者，如金疮，虽非天时也为外受损伤，但三因之分只为理解方便，在很多情况下不能机械分开，疾病的发生是很复杂的，三因常并而致病，但不能混淆，应分清主次。

(李福伦)

第五节　皮肤病的病机辩证 0.15

中医皮外科属一科，历代未单独分开，其临床上所用之四诊、八纲，理、法、方、药的基本原则，内外科都是一致的，前已述及。

皮肤病位于体表，看得见摸得着，所以各种皮损是辨证的主要依据。西医从组织解剖角度出发把原发疹、继发疹的形态、大小、色泽、性质等作为诊断的重要依据之一，再根据病程、主诉，结合生物、物理、化学等检查以作出诊断，这是我们临床上所熟悉的。而祖国医学则从患者整体出发，根据望、闻、问、切之所得，用病因归类分析综合的方法（也可以说是用朴素的哲学的唯物辩证法）把不同皮疹的特性加以归纳，再结合全身症状、舌苔、脉象作出辨证判断（或曰诊断），以作为治疗用药的依据，当然不论西医的诊断与中医的辨证是否正确，还要看治疗的结果而定，过去的实践说明，中西医两种认证方法是由不同历史阶段产生与发展而成的，西医用现代科学的方法，唯物性强一些，中医用朴素的哲学辩证法，形而上学少一些，各有其优缺点，假若我们取二者之长，弃二者之短，走中西结合的道路那就更好了。

如上述，由于中医认证的角度不同，在辨别疾病的本质（病原、病因）上不是像西医那样找细菌、真菌、病毒、代谢、内分泌等病因，而是看属风、寒、暑、湿、燥、火（热）何种病机（见证）以作为立法用药的依据（参看《内经》病机十九条），这里谈的"病机"或"见证"与致病外因的"六淫"是不一样的，而是所谓"六气见证"，可以说是用综合归类法把皮肤病归纳为"六个综合征"，这样就可以提纲挈领地认识皮肤病的各种临床现象，是指导皮科临床的非常重要的一环，当然这只是一种中医常用的认识方法，而不是唯一的方法，也不能适用于所有的皮肤病，但就我们自己的临床经验，大多数皮肤病是适用的，现分述如下：

一、风证

1. 特性　"风者，善行而数变"。
2. 临床表现　来去迅速，发无定处，疹无定形者皆属风。有内风、外风之分，外因风寒或风热伤肺，发生白斑、红疹，脉浮数或浮紧、苔薄白或微黄，内因热灼伤津引起肝风内动或因阴虚不能养肌润肤而动风生燥，脉细数而舌红苔少。
3. 见证　如麻风、瘾疹、白屑风、白疕风、白癜风等。
4. 体会　风证大多与神经、免疫系统障碍有密切关系。

二、寒证

1. 特性　"阴胜则寒"。说明寒属阴，"寒则气收"，说明寒像凝固收缩；"气虚者，寒也"，说明寒为虚弱之象。
2. 临床表现　正气虚弱，病程缓慢，疮久不愈，肢体冰冷，脉沉细，舌质淡有齿痕。
3. 见证　如脱疽、流注、皮痹疽、慢性溃疡等。
4. 归经　多责之于脾肾。
4. 体会　寒证大多与营养、血运不良有关。

三、湿证

1. 特性　湿为阴邪，重浊腻滞下行。
2. 临床表现　流水、肿胀、下身多见、病久难愈。

有内湿外湿之分，内因过食肥甘浓饮，脾运失司，外因久卧湿热、涉水淋雨，湿蕴肌肤留而不去，脉弦缓，舌苔白腻。

3. 见证　如湿疡证、水疱湿疡、缠腰火丹、浸淫疮等。
4. 归经　多责之于脾、肾、三焦。
5. 体会　湿证多系自身免疫及变态反应性皮肤病。

四、燥证

1. 特性　"燥胜则干"
2. 临床表现　皮皱、发枯、甲折、唇揭、舌干、目涩、尿涸、便结等津液不足之证，脉涩、舌燥苔黄。有热性及阴虚之因，临证当辨。

3.见证 皲裂疮、蛇皮癣、狐尿刺、白疕风等。
4.归经 多责之于肺胃。
5.体会 燥证大多与维生素甲缺乏及体液、内分泌障碍和基因（禀赋）有关。

五、火、热证

1.特性 "阳胜则热"，火为阳邪，性炎上，色赤有形；热为火之微，热无形，热主开泄。
2.临床表现 有实热、虚热之别，红、肿、热、痛，脉弦数、舌绛苔黄为实热证，低热、红斑、五心烦热、肢痛、关节痛、脉细数、舌绛尖红为虚热证。
3.见证 如疮、疖、痈、发、疔、毒、红蝴蝶疮、皮痹、肌痹等。
4.归经 多责之于心肾。
5.体会 热证常属细菌、微生物感染及结缔组织病等，为急性或慢性炎症，多与机体免疫系统有关。

以上为"五个综合征"，然而临床所见常非单一存在，常同时见风湿、湿热、风热、风寒、寒湿等，临诊需审之辨之，分清主次、四诊合参，寻找病因，妥为处置。

(李福伦)

第六节 皮肤病的皮疹及自觉症状辩证 0.14

皮肤通过皮部经络和内脏相连，皮肤的变化反映了人体的寒热虚实、阴阳盛衰，所以皮疹的辨证不仅对皮科，同样对内科、外科、妇、儿其他各科都有重要意义。祖国医学在这方面有丰富的经验记载，如对痘疹（天花）的辨证来看人体正邪的盛衰给以恰当的治疗就有专著论述，在历代的外科书中对皮疹及皮肤的自觉症状亦有大量记载，但较为分散，现结合临床所见分述之。

一、辨皮疹

1.斑疹 色鲜红为阳斑属血热；色红紫暗为阴斑属血瘀。斑退迅速多兼风，斑退迟缓多兼湿。
2.风团 来去迅速发无定处属风，色白属寒，色赤属热，固定不退多气虚血瘀。
3.丘疹 来急鲜红为风热，留滞暗红多湿热。
4.水疱 液清疱软底白多寒湿，液黄疱充底红多湿热。
5.脓疱 脓稀疱白多寒湿，脓液黄稠底红多湿热。
6.糜烂 红肿流黄水者属湿热，色暗流淡液者属寒湿。
7.结节 皮下结核无痛痒，可移动，留而不去者名痰核，多寒湿凝聚而成；皮肤结节红、肿、热、痛为血热血瘀，结节暗红溃流稀脓，为寒湿血凝而成。
8.脂水 黄黏腥臭多湿热，稀白淡暗为湿气。
9.结痂 黄厚密结为湿热，白薄易脱为湿气。
10.鳞屑 鳞白如糠、肌肤甲错为血虚血燥，鳞汇成片、肤红肌胀为热盛伤津而成血热血燥或受风之证。

11.皲裂　手足脱屑干燥皲裂多为血虚风燥如鹅掌风；皮厚皲裂以冬为重多风寒如皴裂疮。

12.溃疡　新鲜、红肿、黄脓为热毒；陈旧、迟缓、脓稀多寒湿；紫红锁口多血瘀。

13.牵痛　多于关节活动部位因湿热者多。

14.发槁　毛发干枯多血虚，亦有血热；发脱可因湿热浸发，可为血虚受风，亦有血虚失养。

15.甲脆　可由阴虚血燥，甲失所养，也可由风胜虫生所致。

16.色素沉着　皮肤黧黑多由肾虚或肝郁，皮肤炎后色黑多由热盛。

17.瘢痕　疮后瘢痕红赤肿大多由血瘀；皮肤忽起聚痕，变天痒痛多由痰湿凝结。

18.苔藓化　厚如松皮多血虚受风；坚如牛领之皮多湿热瘀滞。

19.萎缩　蛇皮脱屑为蒺藜之亏多血虚；皮薄而硬如羊皮纸状多气滞血瘀。

二、辨痛

皮肤病自觉痛者不少，如带状疱疹可生刺痛，疖与痈成脓可见跳痛，其他皲裂、溃疡、烫伤、鸡眼皆可引起疼痛。辨别痛的时间、性质及程度对帮助诊断，了解病情有重要意义。

1.轻痛　病损浅表于皮肤。

2.重痛　病损较深在皮下或肌肉。

3.虚痛　患者体虚、皮色无改变、压之则减轻。

4.实痛　急性炎症肿胀浸润，压之痛甚。

5.寒痛　皮色不变，遇热痛减。

6.热痛　皮色红赤，遇冷痛缓。

7.风痛　痛处游走不定，忽彼忽此。

8.瘀痛　隐隐作痛，脓肿将破之时。

9.脓肿　生脓时跳痛，成脓时胀痛。

10.刺痛　痛苦针刺难忍，为血瘀之象。

11.气痛　痛作放散状，由此及彼。

12.灼痛　见于热证、烫伤等。

13.牵痛　多于关节活动部位因湿热者多。

14.燥痛　见于血虚肤燥皲裂时。

《医宗金鉴·外科》痈疽辨痛歌："轻痛肌肉皮肤浅，重痛深在筋骨间，虚痛饥甚不胀闭，喜人揉按暂时安，实痛饱甚多胀闭，畏人挨按痛难言，寒痛喜暖色不变，热痛焮肿遇冷欢，肿痛鼓胀按复起，瘀痛隐隐溃不然，风痛气痛皆走注，风刺气刺细心看"，堪作临诊参考。痛者不通，痛是气血不通之果。

三、辨痒

痒是很多皮肤病常见症之一。从痒的时间、性质、程度可以帮助了解病情。祖国医学辨痒有丰富的经验，如张山雷《疡科纲要》中论痒一章即将痒分为：

1.燥痒　见于血虚风盛或血热生风如癣症、瘾疹之时。

2.湿痒　多由湿热所致如黄水疮、湿疡症之时。

3.虫行痒　见于疔、痈内陷走黄之痒是转为败血症的先兆，为恶性痒；溃疡脓出，新肉将生，微微作痒如虫行是良性痒。

《医宗金鉴·外科》："痈疽辨痒歌：初起作痒因风热，溃后脓汋或冒风，将敛作痒生新肉，痒若虫行气血充"。痒者不畅，痒是气血不畅的结果。

另外，知觉迟钝，麻木不仁，不知痛痒，多由气虚血瘀、肌肤失养如麻风病时；知觉异常，常感肤有蚁走为气虚血亏之象，如晚期神经梅毒患者。

(翟晓翔)

第七节　皮肤病的治疗原则 0.35

中医治病总的原则是根据四诊八纲，辨证论治的思想，应用药物等以助人体正气，祛除病邪，改善人体生理功能，从而消除或扭转其病理变化，使人体恢复健康。皮肤病的治疗也要根据上述原则辨证求因，审因论治，也要根据各种皮损的不同表现，掌握治疗方法，机动灵活，分清标本缓急，以达到治病必求其本的目的。关于治疗方法，《内经》中早有记载："寒者热之，热者寒之"。"坚者削之，客者除之，劳者温之，结者散之，留者攻之，燥者濡之，急者缓之，散者收之，损者益之，逸者行之，惊者平之，上之下之，摩之浴之，薄之劫之，开之发之，适事为故"。后代又有汗、吐、下、和、温、清、消、补八法，这些治疗原则和方法都长期用于指导临床实践，这里仅将皮肤病常用的内外治疗原则、方法作以简要介绍。

一、总原则

1.正确诊断是正确治疗的基础

（1）全面检查，占有资料，找出病原、病因、病机。

（2）四诊八纲，理法方药，持之有据，方可鼓桴相应。

（3）不囿于病名、形态，要分析、多思。

（4）要掌握现代治疗方法、手段，诊疗要细致耐心，差错多出于疏忽。

2.按个体原则辨证施治，具体情况具体对待

（1）辨病与辨证要统一，有病始有证，辨证方能识病，识病方可施治，病不变而证常变，是故诊病易而诊证难，要在识病的基础上辨证施治。

（2）判定病期及正邪斗争的动态趋势，扶正祛邪，各有侧重。

（3）重视个体特点（性别、年龄、职业等不同）以及皮肤的特性（粗、细、干、油之不同），施治各异。

3.治病必求其本

（1）治疗可分为病因治疗、病机治疗、代替治疗、对证治疗。

（2）急则治标，缓则治本，标本兼治。

（3）审证求因，贵在权变，审时度势，查明阴阳盛衰，期达根治。

（4）治病救人，有整体观念，勿伤正气，如合理应用皮质激素及免疫抑制剂。

（5）治有预防，治未病、防传变。

4.掌握多种治疗手段，恰当应用，不打乱仗

(1) 为了病人，中西医结合，多学些中医学，针灸、理疗、矿泉治疗等都应掌握。
(2) 用药如用兵，抓主要矛盾，宜简不宜繁。
(3) 注意禁忌。
(4) 投药问路，循序渐进。
(5) 对急病要有胆有识，如丹毒、剥脱性皮炎。对慢病要有守有方，如异位性皮炎、系统红斑狼疮等。
(6) 用药勿过，要有限度，不可滥用，维生素A、烟酸都有副作用。

5.调动病人积极性，与医家共同和疾病做斗争，求得痊愈的生理、心理、社会效果

(1) 正确评价医师的作用：有时治好病，经常帮助患者，不断鼓励患者，不可贪天之功为己有。
(2) 客观评价疗效，实事求是，不搞权术、沽名钓誉的江湖一套。
(3) 病家要注意守则（饮食、生活卫生等），如中医皮科的病家五要等：一要避风邪，二要避湿气，三要勿伤守，四要择饮食，五要遵医嘱。
(4) 正确用药，如食前、食后、睡前等，外用药最好先做示范。

6.做个好医师不易（不为良相、便为良医）

(1) 上工治未病，中工治已病，下工治病病。
(2) 勤实践，多读书，每事问，常总结，必提高。
(3) 知识源于实践，熟读王叔和，不如临证多。
(4) 讲医德，全心全意，一视同仁。

二、内治法

1.疏风解表法　外证初起，由于风邪客于肌表，常发生皮肤干燥奇痒，出现红斑丘疹、风团等损害，由于感受风寒或风热的不同，故常兼有身热、恶寒、口渴、咽痛、脉浮等表证，治宜轻清疏风，解除表邪。正如《内经》所谓"汗出则疮已"。但是陈疾久痼、疮久不敛，此法切当慎用。常用药物有金银花、连翘、薄荷、浮萍、荆芥、防风、生姜等。

2.渗湿利水法　大多数皮肤病都与湿邪有关，内湿困脾，外湿侵肤，常常内外合邪，皮肤呈现水肿、水疱、糜烂、浸淫、流水作痒，根据不同病情，采用健脾利水、淡渗祛湿的原则治疗，当风湿或湿热合邪为病时，又宜疏风利湿，清热除湿之法治之，常用药物有茯苓、泽泻、猪苓、车前子、苍白术、黄柏、白鲜皮、薏苡仁、木通、竹叶等。

3.清热解毒法　火热之毒，伤人肌肤，热腐成脓，产生红、肿、热、痛，发生痈、疖、丹毒等证，宜用清热解毒之法治之。常用方剂如：五味消毒饮、七星剑汤、三黄汤等。常用药物如金银花、地丁、蒲公英、野菊、黄连、黄芩、黄檗、栀子等。

4.通经止痒法　痒是皮肤病的主要症状之一，因痒而搔抓易感染，痒甚影响饮食、睡眠、工作、学习，多种内外因素皆可致经气不畅而生痒，故曰"不畅则痒"，临床上按照审证求因的原则应用疏风止痒、除湿止痒、润肤止痒、安神止痒、杀虫止痒等。常用药物有：白鲜皮、地肤子、刺蒺藜、蛇床子、胡麻子、苦参、全虫、酸枣仁、柏子仁等。

5.活血定痛法　外证疮疡常使人疼痛难忍，多与气血瘀滞不通有关，故有"不通则

痛"之说。治疗之法在于活血方可定痛，常用的药物有：郁金、香附、丹皮、赤芍、桃仁、红花、乳香、没药、元胡、罂粟壳等。

6.破瘀软坚法　气血凝聚、日久不散、病损坚硬不化，如锯（巨）痕症（瘢痕疙瘩），瘰疬（淋巴结核）等，当用破瘀软坚法治之，常用药物有：三棱、莪术、水蛭、虻虫、昆布、海藻、夏枯草、五灵脂、硇砂等。

7.补益气血法　凡疮疡寒冷、疮形平塌、久不成脓，或成脓后久溃不敛、津水清稀，气血过伤，脉细神倦、虚肿乏力，乃气血不足，无力以抗病邪之象。结合症状当辨气虚还是血虚，分别轻重补益，药有：人参、白术、茯苓、甘草、川芎、当归、白芍、熟地黄、黄芪、肉桂等。但疮疡余毒未尽者，不可偏投峻补之品，以防火毒重炽之象。

8.滋阴补阳法　证发狐惑、阴蚀、红斑狼疮、皮肌炎或久病伤阴等证，凡属阴虚火旺之证，皮肤红斑、黏膜溃疡等，脉见细数，舌红绛少苔而燥者，皆须用甘寒之品以滋肾降火，方以六味地黄汤为代表，又证见脱疽、皮痹疽或久病见阴阳俱虚之证，须用温补和阳，散寒通滞之剂，或用"益火之源，以消阴翳"之法，方以阳和汤、肾气丸为代表，常用药有：附子、肉桂、杜仲、鹿茸、肉苁蓉、麻黄、炮姜、白芥子等。

9.泻下通便法　疮疡毒邪在里，病家表现一派实热之象，口干烦热、尿赤便结、疮疡潮红或焮肿，脉数而实，当用泻下通便之法，可用大黄、芒硝峻下之品，若久病伤阴，或老人便秘当用麻仁、郁李仁、蜂蜜等润下之剂，下法应恰当选用以免误下伤正，使邪毒内陷，医者不可不知。

10.养胃和中法　脾胃为后天之本，水谷之海，气血生化之源，胃气盛则气血充沛，腐易去，肌易生，疮疡诸症易消退，故在治疗皮肤病临床中，也很重视养胃和中这一环节。陈皮、厚朴、木香、砂仁、谷芽、稻芽、山楂等药常常应用。

以上各种疗法，有其不同的特点和适应证，在病情复杂时，可同时选用数法，亦可灵活选用汤剂、丸剂、散剂、膏剂等不同剂型。

三、外治法

外治法在皮肤病的治疗中占有重要地位，故有疮疡之证最重外治之说，外治法的应用，必须根据不同皮损及自觉症状，分别外用不同功能的治疗药物，常用者如渗湿药（苍术末、黄柏粉等）、收干药（云苓粉、海螵蛸粉等）、清热药（黄连、黄檗、黄芩等）、软坚药（五倍子、黑醋等）、化腐药（京红粉、白降丹等）、生肌药（象皮、儿茶、凤凰衣等）、润肤药（猪脂、大枫子油等）、杀虫药（百部、苦参等）、止痒药（薄荷、冰片、潮脑、胡椒等），依病情而选用。

治疗皮肤病不但要掌握药物的性质，也要恰当选用药物的剂型，才能更好地治愈患者。这里将常用外用药的剂型介绍如下：

1.粉剂　由植物药、矿物药或动物药的极细粉末组成，作用浅表，有收湿吸水和清凉镇静作用。适用于现发湿热性又没有渗出的皮肤病，如痱子、风湿疡，常用的粉剂有黄檗粉、苍术粉、青黛粉、滑石粉、寒水石粉、海螵蛸粉等。

2.水剂　为水煎草药所成之药液，可供湿敷及清洁皮损之用。适用于急性渗出性皮肤病，如湿热性风湿疡，或用于慢性落屑性炎症皮肤病作水浴，如白疕风，常用者如黄檗水、楮桃叶水、苍耳秧水等。

3.油剂 由植物油制成的药油，作用较浅，有润肤止痒、清洁的功能，适用于干粗的皮损，如蛇皮癣、藓症等。常用的油剂有大枫子油、花生油、芝麻油等。

4.糊剂 由植物油调药粉而成，根据临床需要，调为黏稠状浓度的糊剂，适用于有渗出性的皮损，有收干作用。常用者如花生油调新三妙散（黄檗 300 克、寒水石粉 150 克、青黛粉 30 克）。

5.膏剂（软膏） 以药粉和油蜡或凡士林配成。作用较深达，有保护皮肤作用，不利水分蒸发。可用于浸润明显的皮损或疮面，如白疕风、臁疮，常用有紫色疽疮膏、清凉膏等。

6.膏药（硬膏） 由药油加铅丹配成。作用较深达，有保护皮肤、不利于水分蒸发的作用。可用于慢性炎性浸润及增厚的皮损，如藓症、顽湿聚结、鸡眼、胼胝等。常用者如新拔膏。

7.药捻 以棉纸卷药粉成细捻，可用于脓腔、瘘管，有化腐生肌、提毒引流的作用，常用者有红肉药捻、红血药捻等。

8.药布（即药膏纱条） 用软膏加温，使其溶化在纱布条上，融合均匀，可代替药膏、药捻，用于疮面，如紫色疽疮膏油纱等。

皮肤病的外治法，除了掌握药物的性能及正确选用剂型以外，用药的方式、药物的厚薄、搽药的时间、次序以及如何包扎敷料等，都是影响治疗的问题，此不赘述。

（翟晓翔）

第二十章　感染性皮肤病 4.28

第一节　病毒感染性皮肤病（无作者）1.29

一、热疮（单纯疱疹）

热疮是因湿热内蕴，兼感毒邪，或热病伴发所致。以皮肤黏膜交界处反复发生成簇水疱、糜烂、破溃、结痂，痒痛相兼为主要表现的疱疹类皮肤病。又名火燎疮、热气疮、口吻疮等。本病相当于西医所指的脓疱疮。

（一）诊断要点

1.损害为簇集针头大小的水疱，基底色红。
2.多发生于皮肤、黏膜交界处。
3.自觉局部灼痒。
4.多见于高热或肠胃功能失调患者。
5.病程1~2周可自愈，但易复发。

（二）中医外治技法

1.辨病证论治　根据体表辨证的理论，皮疹为脓疱，溃后溢流黄水，结蜜黄色痂，周围红晕，辨证为湿热感毒。
2.临床表现　簇集水疱，基底色红，自觉灼痒，多发生于皮肤、黏膜交界处，可伴便干溲赤；舌质红、苔白腻，脉滑数。
3.辨证　湿热感毒。
4.立法　清热，燥湿，解毒。
5.外治法
　（1）用法选择　涂药法、湿敷法、敷贴法、擦洗法、撒药法、梅花针疗法。
　（2）药物选择　清热药、燥湿药、解毒药。
　（3）剂型选择　药糊、软膏、水剂、散剂。
　（4）验方举萃
1）涂药法
①处方1　如意金黄散：天花粉（上白）十斤、黄檗（色重者）、大黄、姜黄各五斤、白芷五斤、紫厚朴、陈皮、甘草、苍术、天南星各二斤。
②技法要点　配制剂型为药糊：以上共为咀片，晒极干燥，用大驴磨连磨三次，方用密绢罗筛出，瓷器收贮，勿令泄气。用植物油调成糊状外涂患处，每日1次。组方技法：本方有清热解毒，调理气血，燥湿消肿之功。方中天花粉、黄檗、大黄、甘草清热解毒，姜黄、白芷、厚朴、陈皮调理气血，苍术、天南星燥湿消肿。
③处方2　黄连软膏：黄连面30g，祛湿药膏（或凡士林）270g。

④技法要点　配制剂型为软膏：上药混匀成膏，薄涂于患处，每日1次。组方技法：本方独取黄连之清热解毒，燥湿止痒之功。

祛湿药膏的处方为：苦参120g，薄荷90g，白芷90g，防风60g，芥穗120g，连翘120g，苍术90g，大黄90g，鹤虱草90g，威灵仙120g，白鲜皮150g，五倍子150g，大风子300g，青黛面18g，白蜡3600g，香油（或豆油）10000g。制法为先将群药（青黛除外）碾碎，放入油内浸泡一昼夜，后用文火炸至焦黄，过滤去渣，离火称其重量，趁热兑入白蜡。春秋季节每500g药油兑蜡120g，冬季兑蜡90g，夏季兑蜡150g。青黛后下，每500g药油兑1.5g，搅拌均匀冷却成膏。本药有清热除湿，润肤去痂之功效。

2）湿敷法

①处方　黄檗15g，生地榆10g。

②技法要点　配制剂型为水剂：上药水煎取汁，冷敷患处，日2~3次。适用于水疱、糜烂者。组方技法：本方有清热燥湿，收涩止痒之功。方中黄檗清热燥湿，生地榆收涩止痒。

3）敷贴法

①处方　紫花地丁、葱头、蜂蜜适量。

②技法要点　配制剂型为药糊：取紫花地丁、葱头适量，加少许蜂蜜均匀搅拌之。用时，取少量药糊直接敷贴于单纯疱疹表面，每日2~3次。组方技法：本方有清热解毒，杀虫止痒之功。方中紫花地丁清热解毒，葱头杀虫止痒，蜂蜜甘味缓痛。

4）擦洗法

①处方　马齿苋、紫草各30

②技法要点　配制剂型为水剂：上药水煎外洗。组方技法：本方有清热解毒，凉血止痒之功。方中马齿苋清热解毒，紫草凉血止痒。

5）撒药法

①处方　青冰散：冰片、青黛各等份。

②技法要点　配制剂型为散剂：两药兑成散剂。用时局部用生理盐水清洁后，将药粉撒于疮面上，两天换药1次。组方技法：本方有清热解毒，止痛止痒之功。方中青黛清热解毒，冰片清凉止痛止痒。

6）梅花针疗法

①处方　患处。

②技法要点　患处皮肤常规消毒，用梅花针扣打患处及周围皮肤，使局部皮肤潮红，至轻微渗血为宜。每日1次。

（三）护理与注意事项要点

因为本病多发生于皮肤、黏膜交界处，故外用药宜薄涂而且面积不宜过大，一定要避免药物进入口腔、眼睛等腔口内。

（四）外治与内治的关系

本病应外治与内治相结合。内治辨病证论治主要为肺胃蕴热，兼感毒邪，上蒸头面或下注二阴，治宜清解肺胃毒热。

二、蛇串疮（带状疱疹）

蛇串疮是因肝脾湿热，循经蕴肤，兼感邪毒所致。以成簇水疱沿身体单侧呈带状分布，排列宛如蛇形，疼痛剧烈为主要表现的疱疹类皮肤病。又名缠腰火丹、火带疮、蛇丹、蜘蛛疮、甑带疮、缠腰龙等。本病相当于西医所指的带状疱疹。

（一）诊断要点

1.皮损为在潮红的基础上群集性绿豆大丘疱疹，并迅速变为水疱，各群之间皮肤正常。

2.皮疹沿神经分布，单侧发疹，呈不规则带状。

3.局部皮肤有灼热感，感觉过敏和神经痛。

4.发病迅速，病程常在2~3周左右，愈后一般不复发。但老年患者于皮损消退后可遗留较长时间神经痛。

（二）中医外治技法

辨病证论治　根据体表辨证的理论，中医外治主要分为三个证型：①湿热感毒证：皮损色鲜红为有热，水疱为有湿、皮疹分布呈带状及疼痛为毒聚。②蕴湿感毒证：疱壁松弛为湿蕴，皮疹分布呈带状及疼痛为毒聚。③气血瘀滞证：皮疹已消退为湿或热邪已尽，局部仍疼痛剧烈为气滞血瘀明显，不通则痛。具体分述如下：

1.湿热感毒证

（1）临床表现　皮损色鲜红，水疱壁紧张，自觉灼痛；可伴口苦咽干，烦躁易怒，便干溲赤；舌质红苔黄腻，脉弦滑。

（2）辨证　湿热感毒，经络阻隔。

（3）立法　除湿，清热，解毒，凉血，止痛。

（4）外治法

1）用法选择　涂药法、湿敷法、淋洗法、敷贴法、毫针疗法。

2）药物选择　除湿药、清热药、解毒药、凉血药、缓痛药。

3）剂型选择　散剂、糊膏、药糊、药酒、水剂。

4）验方举萃

①涂药法

a.处方　雄黄解毒散：雄黄30g，寒水石30g，生白矾120g。

b.技法要点　配制剂型为散剂：上药共研细粉备用。水疱未破时用水调药粉成稀糊状涂于患处，每日1次。水疱已破用植物油调药粉成稠糊状涂于患处，每日1次。组方技法：本方可清热燥湿，杀虫解毒。方中寒水石、生白帆清热燥湿，雄黄杀虫解毒。

②湿敷法

a.处方1　七叶一枝花30g，金银花10g，雄黄30g，儿茶60g，半边莲60g，蛇床子90g，白鲜皮60g，白英90g，75%酒精100ml。

b.技法要点　配制剂型为药酒：将上述中药浸入酒精中，浸泡1周后，经过滤装瓶备用。用时，取此药液湿敷患处，1日4次，一般连续敷药4~6天。组方技法：本方可清热解毒、燥湿止痛。方中七叶一枝花、金银花、白鲜皮清热解毒，儿茶、半边莲、雄黄、白英、蛇床子除湿止痛。

c.处方2　疮灵液：大黄、诃子、红花各适量。

d.技法要点　配制剂型为水剂：上药经煎煮、浓缩、酒精提纯等固定工艺流程配制而成。用消毒纱布浸透"疮灵液"存放在无菌器皿内备用。换药操作：根据创面大小剪取适合的含药液纱布数层,湿敷皮损处,外盖消毒纱布,胶布或绷带固定,每日更换。对感染疮面须按无菌规程先清疮再换药。对发于头面部、腰腹部易暴露部位可用消毒棉签蘸药液直接涂患处,日数次。组方技法:本方有清热解毒,收敛活血之功。方中大黄清热解毒,诃子收敛,红花活血缓痛。

③淋洗法

a.处方　龙胆草50g,板蓝根100g,丹皮15g。

b.技法要点　配制剂型为水剂:上药布包,加水5000ml,煮沸20分钟,待温后淋洗患处,每日1~2次,每次10分钟。本法适用于皮损有继发感染者。组方技法:本方有清利湿热,解毒凉血之功,方中龙胆草清利湿热,板蓝根清热解毒,丹皮凉血。

④敷贴法

a.处方1　芒硝糊剂:芒硝10g,生大黄20g,黄檗20g,五倍子10g,凡士林200g。

b.技法要点　配制剂型为糊膏:上药共为极细粉,过120目筛。药粉入凡士林内调匀,备用。用法为按皮损大小将药糊平摊于纱布或麻纸上,约0.2cm厚,贴敷患部,用胶布或绷带固定,隔日换药1次。组方技法:本方以清热燥湿,破瘀止痛为主。方中芒硝、黄檗、五倍子清热燥湿,生大黄破瘀止痛。

c.处方2　加味青冰散:青黛25g,黄连末10g,五倍子15g,煅石膏20g,冰片5g。

d.技法要点　配制剂型为药糊:上药共研成细末,和入捣烂的丝瓜皮100g,平敷于皮损及疼痛区域,每天2次,直至痊愈。组方技法:本方有清热解毒,燥湿止痛之功。方中青黛、黄连清热解毒,五倍子、煅石膏、冰片燥湿止痛。

⑤毫针疗法

a.处方　穴位:内关、曲池、阴陵泉、三阴交等。

b.技法要点　针刺入后,采取提插捻转,留针20~30分钟,每日1次。并可根据发病部位加刺选穴。皮损在脐上区,加刺合谷;在脐下区,加刺足三里;皮损在面颧区,加刺四白、睛明;下眼睑区,加刺头维、阳白;在下颌区,加刺颊车、地仓。

2.蕴湿感毒证

(1)临床表现　皮损色淡红,疱壁较松,自觉疼痛较轻;可伴纳呆、便溏;舌质淡、苔白腻、脉缓。

(2)辨证　蕴湿感毒,经络阻隔。

(3)立法　除湿,解毒,活血,止痛。

(4)外治法

1)用法选择　涂药法、敷贴法、茶油灸法。

2)药物选择　除湿药、解毒药、活血药、缓痛药。

3)剂型选择　药糊、软膏、药油。

4)验方举萃

①涂药法

a.处方1　雄黄膏:雄黄500g,如意金黄散300g,蟾酥6g,生白矾300g,冰片6g,凡士林6000g。

b.技法要点　配制剂型为软膏:各药研细面,调匀成膏。将药膏薄涂于患处,每日1次。如意金黄散的组成及制法详见热疮(单纯疱疹)。组方技法:本方可解毒、燥湿、止痛。方中雄黄、如意金黄散解毒，白矾燥湿，蟾酥拔毒止痛，冰片通经止痛。

c.处方2　雄黄五倍乳没散：雄黄15g，五倍子10g，乳香5g（去油），没药3g（去油）。

d.技法要点　配制剂型为药糊：上药碾成细末备用。每次敷药前用温水清洗患处，白酒适量将药粉调成糊状，涂于患处，用无菌纱布盖于表面，橡皮膏或绷带固定，轻者每日1次，重者每日2次。组方技法：本方可解毒燥湿，活血止痛。方中雄黄：五倍子解毒燥湿，乳香、没药活血止痛。

②敷贴法

a.处方　雄黄、大黄各15g，柏树枝50g，冰片3g，麻油适量。

b.技法要点　配制剂型为药糊：将柏树枝烧灰，与雄黄、大黄共研极细末，麻油放在勺中加热，沸后倒入药末，凉后入冰片搅成糊状。用药膏均匀地涂敷于患处，外用敷料包扎，每日早晚各1次。组方技法：本方有除湿解毒，破瘀缓痛之功。方中雄黄、柏树枝除湿解毒，冰片、大黄破瘀缓痛。

③茶油灸法

a.处方　茶油100g。

b.技法要点　草纸捻成条，蘸上茶油，火柴点燃后直接灸皮疹，保持一定距离，不致烫伤皮肤为准，病人感到皮肤有灼热感为度。手法均匀，灵巧，每天1次，每次灸2~3分钟，见皮疹尖顶结痂即可停止。

3.气血瘀滞证

（1）临床表现　皮疹已消退，但局部仍疼痛较剧烈；舌质暗、苔白，脉沉涩。

（2）辨证　气血瘀滞。

（3）立法　活血理气，散瘀止痛。

（4）外治法

1）方法选择　拔膏疗法、水针疗法、光疗加涂药法、火针疗法。

2）药物选择　活血药、理气药、散瘀药、止痛药。

3）剂型选择　硬膏、药油。

4）验方举萃

①拔膏疗法

a.处方　黑色拔膏棍。

b.技法要点　取厚布剪成比主要疼痛部位略大，然后将黑色拔膏棍烤熔涂于布上，并在布上扎一些小孔以便透气，趁热帖于疼痛处，每2~3天换药1次。组方技法：拔膏棍有破瘀软坚、通经止痛之功。

②针疗法

a.处方　①药物：维生素B_{12}。②穴位：曲池。

b.技法要点　取双侧曲池穴，皮肤常规消毒，用5号牙科长针垂直刺入穴位，得气后每穴各注入维生素B_{12} 50μg，每日1次。

③光疗加涂药法

a.处方　复方紫草油：白芷、忍冬藤、紫草各30g，芝麻油500ml。

b.技法要点　配制剂型为药油：将芝麻油加热至120℃，然后缓缓加入白芷、忍冬藤、待白芷熬成焦黄色后，油温降至100℃时，加入紫草，文火熬至药枯，滤渣存油，凉后分装，30ml装1瓶，封口高压灭菌，备用。先用紫外线、红光或氮氖激光照射病损区及相交脊髓神经节分布区，每次10分钟，照后外涂本品，每日3次，10次为一疗程。组方技法：本方以行气活血止痛为主，方中白芷行气散血，忍冬藤活血通络，紫草凉血活血。

④火针疗法

a.处方　穴位：肺俞、肝俞、胆俞、脾俞。

b.技法要点　皮肤常规消毒后，用自控弹簧火针，通过自控升降器与弹簧的作用调节针刺深度至1~3mm。将针烧灼至针尖红而亮时刺入穴位，快刺疾出。每隔3日针刺1次。

（三）护理与注意事项要点

本病外治常用药糊，因其有干燥、收敛之功，但应注意防止假愈合，有时药痂虽已干燥数日，但其下并未真正愈合。假愈合的特点是：①药痂周围有明显红晕。②压之有"浮木感"，再用力时可从痂之边缘溢出脓液或分泌物。对此种药痂应迅即揭除，然后将疮面严格消毒后重新涂药。

（四）外治与内治的关系

本病以内治为主，外治为辅。内治辨病证论治主要分为：①湿热感毒证：治宜清利湿热，解毒止痛。②蕴湿感毒证：治宜健脾利湿，佐以解毒。③气血瘀滞证：治宜活血化瘀，行气止痛。

三、疣目（寻常疣）

疣目是因阴虚血燥，外感毒邪，凝聚肌肤所致。以好发于手、足、头皮，大如黄豆，粗糙坚硬，表面呈刺状为主要表现的疣病类疾病。又名枯筋箭、千日疮、疣疮等。本病相当于西医所指的寻常疣。

（一）诊断要点

1.针头至豌豆大小乳头状角质增生性丘疹，表面干燥、粗糙、质硬、色灰褐、污黄或正常皮色，顶端可分裂呈刺状，撞击或摩擦时易出血。

2.初发多为1个，可因自身接种而多发，好发于手足背、手指、足缘或甲廓等处，亦可见于头面部。常侵犯儿童及青少年。

3.一般无自觉症状，偶有压痛。

4.病程缓慢，可自愈，愈后不留痕迹。

（二）中医外治技法

1.辨病证论治　根据体表辨证的理论，皮损干燥、粗糙、顶端可分裂呈刺状，色灰褐，为阴虚血燥，肌肤失养；皮损较限局（如初发多为1个）则为毒聚，故中医辨证主要为阴虚血燥，外感毒邪，凝聚肌肤。

2.临床表现　皮损为乳头状角质增生性丘疹，粗糙质硬，色灰褐黄色，顶端可分裂呈刺状，舌质暗、苔白，脉缓。

3.辨证　阴虚血燥，外感毒邪，凝聚肌肤。

4.立法　理血润燥，解毒化瘀，软坚散结。

5.外治法

(1) 用法选择　擦洗法、熏洗法、浸洗法、湿敷法、涂药法、敷贴法、摩擦法、发疱法、点药法、拔膏疗法、耳针疗法、艾灸法、结扎疗法、推疣疗法、钝刮疗法、中药烧蚀疗法。

(2) 药物选择　理血药、润燥药、解毒药、去坚皮药、蚀肉药、发疱药。

(3) 剂型选择　水剂、药酒、药糊、药膏、硬膏、新鲜植物及动物剂。

(4) 验方举萃

1) 擦洗法

①处方1　木贼草30g，香附30g。

②技法要点　配制剂型为水剂：上药加水1500ml，煎沸10分钟后，倒入盆中，待不烫时即将患处浸入药液中，并不时用麻布或毛刷等浸透药液，反复用力搓擦皮损，以促使药物向疣组织内渗透，每次擦洗时间为半小时，每日2次。揉搓时如疣表面之小刺分离，可轻轻拔出。组方技法：本方可调理气血及解毒散结，方中香附调理气血，木贼解毒散结。

③处方2　蟾蜍1~2只。

④技法要点　配制剂型为水剂：蟾蜍1只，置开水中煮沸10分钟，去蟾蜍，用煎液洗疣，1日数次，每只蟾蜍煎液可用2~3天。轻症者用1只，重症者用2只。组方技法：本方独用蟾蜍之拔毒软坚之功。

2) 熏洗法

①处方　板蓝根30g，狗脊30g，地肤子30g，木贼15g，香附15g，白矾15g，川椒15g。

②技法要点　配制剂型为水剂：将上药布包置盆内，加水3000ml，煮沸10分钟后，趁热用蒸汽先熏患处，待温度能耐受则浸泡患处，药液变凉则再煮沸，仍先熏后洗。每次30~60分钟，每日1次。组方技法：本方有解毒散结之效。方中板蓝根、狗脊、地肤子、木贼为外用解毒疗疣之要药，佐以香附中和气血，白矾燥湿软坚，川椒杀虫通血脉。

3) 浸洗法

①处方　马齿苋30g，苍术、露蜂房、白芷、陈皮各15g，细辛10g，蛇床子、苦参各12g。

②技法要点　配制剂型为水剂：上药加水1.5~3L，煎沸取药汁，浸泡洗涤患处，每天1~2次，每次15~30分钟。组方技法：本方有解毒散结之效。方中马齿苋、苍术、露蜂房、蛇床子、苦参解毒，白芷、陈皮、细辛散结。

4) 湿敷法

①处方　地肤子、白矾各等份。

②技法要点　配制剂型为水剂：上药煎汤湿敷患处，日数次。组方技法：本方有解毒杀虫，化瘀散结之功。方中地肤子解毒杀虫，白矾化瘀散结。

5) 涂药法

①处方　治疣灵搽剂：生香附500g，黄药子250g，龙葵250g，木贼500g，红花100g，60%酒精4000ml。

②技法要点　配制剂型为药酒：先将前二味中药粉碎成粗末后，与后三味中药共置

一容器内，加入酒精浸渍 7 天，过滤后取上清液。每 100ml 中加入二甲基亚砜 30ml 即成。使用时用棉签蘸药液涂于皮损上，寻常疣与跖疣先用刀片削去部分疣状增殖物，然后涂药。每日 2 次，2 周为 1 疗程，4 个疗程无效方可停止应用。组方技法：本方有杀虫解毒，活血软坚之效。方中黄药子、龙葵杀虫解毒，生香附、木贼、红花活血软坚。

6）敷贴法

①处方 1　紫皮大蒜 1~2 瓣。

②技法要点　配制剂型为新鲜植物剂：将紫皮大蒜 1~2 瓣捣烂成糊状备用。取胶布 1 块，在中央依疣体大小剪一小孔，将疣根基部皮肤粘贴覆盖。以 75%酒精消毒疣体后，用无菌刀或剪剪破疣的角质层，以见血为好，随即用适量蒜泥贴敷于疣体及破损处，然后用胶布包盖。一般 4~5 天后，疣体即可脱落。若未脱落者可再治疗 1 次。也可将蒜瓣切开涂擦疣体，每日 4~8 次，一般 20 天左右疣体也可自行脱落。组方技法：本方独取大蒜之解毒杀虫，行气之功。

③处方 2　新鲜打碗花叶茎适量。

④技法要点　配制剂型为新鲜植物剂：上药用清水冲洗干净，捣烂或取其叶茎中乳白色液体浸透 3~5 层纱布，加压敷贴于疣体表面，最外层及周围用胶布密封固定。每隔 24~48 小时换药 1 次。连续用至疣体自然脱落。组方技法：本方独取打碗花叶茎之解毒杀虫，软坚之功。

⑤处方 3　火殃簕叶、食盐各适量。

⑥技法要点　配制剂型为新鲜植物剂：先将火殃簕叶捣烂，然后加入食盐拌匀即可。用热水浸洗最先长出的寻常疣，然后用刀刮去其表面的角质层，取上药烤热帖于患处，胶布固定。每 3 日换药 1 次。只需贴于最先长出的寻常疣，其余会自然消失。组方技法：本方有解毒行瘀，杀虫软坚之效。方中火殃簕叶解毒行瘀，食盐杀虫软坚。

7）摩擦法

①处方　鲜荸荠数个。

②技法要点　配制剂型为新鲜植物剂：将鲜荸荠洗净去皮，用其白色果肉摩擦疣体。每日 4~5 次，每次摩至疣体角质层软化，微有痛感或有点状出血为度，一般可治疗数天。组方技法：本法用摩擦之力和鲜荸荠的解毒软坚之功。

8）发疱法

①处方　活斑蝥方：活斑蝥适量。

②技法要点　配制剂型为新鲜动物剂：将活斑蝥虫 1 个从颈部去其头，即可流出如水珠样黄色分泌物（将此液立即使用）。将疣用 75%酒精消毒或用肥皂水清洗后，用剪刀或锋利小刀将寻常疣顶部外皮削去至见血为度。将活斑蝥的分泌液涂在患部，勿需用敷料覆盖。1 个活斑蝥汁涂 1~2 个疣，涂后 12~24 小时可见局部变成如烫伤后的小疱，48~72 小时后此水疱自行消失不留疤痕。组方技法：本方独用斑蝥之发疱蚀肉之功。

9）点药法

①处方　五灰煎方：石灰、葫藋灰、桑灰、炭灰、蕈灰各 1 升。

②技法要点　配制剂型为药膏。上五味以水溲，蒸令气匝，仍取釜中汤淋，取清汁五升许，于铜器中东向灶煎之，膏成好凝强如细沙糖，即堪用，量以点封之。组方技法：本方重用石灰蚀肉，葫藋活血散瘀之功，并取桑灰、炭灰、蕈灰有收敛之效。

10）拔膏疗法

①处方　黑色拔膏棍。

②技法要点　用胶布粘贴疣体周围正常皮肤，然后将拔膏棍之一端在火上烤融，随即蘸向疣体，反复多次，直至涂满疣体，厚度约五分硬币，其外再用胶布覆盖。3日换药1次。换药时用钝刀刮除软化疣体后继续用药，一般用药3次。组方技法：黑色拔膏棍有拔毒、破瘀软坚之功。

11）耳针疗法

①处方　皮质下、内分泌、枕、肾上腺、肺，相应发病区。

②技法要点　每次选3~4穴，常规消毒耳郭，用毫针强刺激，留针30分钟，每日1次，10次为1疗程。或用皮肤针埋针法及王不留行压穴法，嘱病人自行按压，每日3次，每3天换一次。

12）艾灸法

①处方　疣体。

②技法要点　疣体表面先用75%酒精常规消毒后，将艾炷（形如蚕豆大小）放置在疣体上，点燃任其烧灼，烧到基底部时可能听到系爆炸样声响，局部呈焦枯外观，经过1~3天后，用镊子钳去残留的疣体，外涂紫药水，盖消毒纱布，1周后，创面愈合。若疣生长在手指、足趾处，应在局麻下施艾灸，减轻病人的痛苦。

13）中药烧蚀疗法

①处方　疣体。

②技法要点　取一块胶布，约2.5cm×2.5cm大小，中间剪成一小孔，孔与疣体大小相同，将此胶布贴于患处，中央暴露出疣体，四周胶布可保护健康皮肤。取一粒冰片放在疣顶部，用火柴点燃冰片待其燃尽，至疣体变白为止。2~3天后疣体自然脱落。创面涂2%龙胆紫溶液，1周后多脱痂而愈。

（三）护理与注意事项要点

本病外治常用腐蚀性药物，在使用这类药物时需特别注意不要伤及周围正常皮肤，同时应避免在患处形成永久性瘢痕。一般方法是先用温水将疣泡软，以小刀略加削平，并用胶布保护周围健康皮肤，然后敷药，最后盖以胶布固定。每次换药时应用消毒小刀尽量刮除已腐蚀的组织及陈药，然后再换新药，直至疣体完全脱落。一般每1~2日换药1次，但需根据所用药物及患处反应情况灵活掌握。若患者觉局部有明显疼痛时即应取下药物，以避免腐蚀到真皮或皮肤深层组织而形成瘢痕。

（四）外治与内治的关系

本病以外治为主，内治为辅（内治主要用于皮疹较多者）。内治辨病证论治为气血失和，外感毒邪，凝聚肌肤。治宜调和气血，解毒软坚。

附　1.跖疣

跖疣是寻常疣发生于足底者。

（1）诊断要点

1）皮损为黄色胼胝状角质增生，将其角质层除去，下有疏松的角质软芯，边缘往往有散在的小黑点。

2）发生于足跖，亦见于趾侧。单发或多发，大小及数目多少不定。

3）有压痛。

（2）中医外治技法　参见寻常疣。

四、扁瘊（扁平疣）

扁瘊是因气血失和，外受毒邪，凝结肌肤所致。以多发于颜面或手背部，状如粟粒的扁平丘疹，稍高出皮面为主要表现的疣病类疾病。本病相当于西医所指的扁平疣。

（一）诊断要点

1.皮疹为米粒至绿豆大圆形、椭圆形或多角形的扁平丘疹，表面光滑，质坚，呈浅褐或正常肤色，散在或密集，可相互融合，亦可因搔抓呈线状排列。

2.好发于颜面、手背、前臂等部位。

3.一般无自觉症状或有轻度瘙痒。

4.多见于青少年。

5.骤然出现，经过慢性，愈后仍可复发。

（二）中医外治技法

1.辨病证论治　根据体表辨证的理论，皮疹为浅褐色扁平丘疹，质坚，好发于颜面及手背，辨证主要为气血失和，外受毒邪，凝结肌肤。

2.临床表现　圆形、椭圆形或多角形的浅褐色扁平丘疹，质坚，散在或密集，可相互融合，好发于颜面及手背；舌质暗、苔白、脉缓。

3.辨证　气血失和，外受毒邪，凝结肌肤。

4.立法　解毒软坚，调和气血。

5.外治法

（1）用法选择　摩擦法、熏洗法、擦洗法、涂药法、耳穴贴压疗法、滴药法、火针疗法、毫针疗法、耳静脉放血疗法、穴位注射疗法、足针疗法。

（2）药物选择　解毒药、软坚药、活血药、行气药。

（3）剂型选择　水剂、药醋、药糊、新鲜动物剂、透剂、药酒。

（4）验方举萃

1）摩擦法

①处方1　板蓝根30g，生薏米30g，红花15g，乌梅15g，川椒15g。

②技法要点　配制剂型为水剂：上药布包，加水1500ml，煮沸15分钟后取药液。将上述药液再用文火浓缩至50ml备用。以粗布蘸药液适度用力摩擦皮疹，以微灼热或微痛而皮肤不破为度，每次5分钟，每日4~5次。若摩擦后皮疹发生红肿效果最佳，此时不应再摩擦，而改为外涂药液。组方技法：本方有解毒软坚活血之功。方中板蓝根、生薏米为解毒治疣之要药，乌梅软坚，红花活血，佐以川椒辛热刺激而通血脉。

③处方2　鸡肫皮。

④技法要点　配制剂型为新鲜动物剂：用新杀取的鲜鸡肫皮擦疣上2~3分钟，但不要擦破皮肤，每日擦1~2次。若无新鲜的，可用干鸡肫皮，浸水中变软使用亦可。本方独取鸡肫皮之软坚散结之功。

2）熏洗法

①处方1　板蓝根30g，苦参30g，紫草30g，马齿苋30g，赤芍15g，红花10g。

②技法要点　配制剂型为水剂：上药加水适量，煎至1000ml备用。将煎好的药液1000ml置于容器中，采用先熏后洗的方法，即先用药液蒸气熏患处约10分钟，待药液温度适宜时，用毛巾（纱布）蘸药液搓洗患处，致皮肤发红为止。每日2次，5天为1疗程。组方技法：本方有解毒理血之功。方中板蓝根、苦参、马齿苋解毒，紫草、赤芍、红花理血。

③处方2　香木煎剂：香附30g，木贼30g，大青叶30g，板蓝根30g。

④技法要点　配制剂型为水剂：上药加水至500ml，煮沸3~5分钟，先熏，待温后洗患处，每晚1次，每次20分钟。每剂可用3天，将药煮沸后，依上法继续使用。9天为1疗程。组方技法：本方有解毒调理气血之功。方中大青叶、板蓝根、木贼为解毒消疣之要药，佐以香附调理气血。

3）擦洗法

①处方　当归、生地、赤芍、紫草、昆布、海浮石各15g，丹皮6g，鸡血藤、马齿苋、板蓝根各30g。

②技法要点　配制剂型为水剂：煎汤取汁，擦洗患处，每次20分钟，共用15~20天。重症患者可内服本药头煎。组方技法：本方有解毒活血软坚之功。方中马齿苋、板蓝根解毒，当归、生地、赤芍、紫草、丹皮、鸡血藤活血，昆布、海浮石软坚。

4）涂药法

①处方1　食醋木香液：食醋200ml，木贼、香附各50g。

②技法要点　配制剂型为药醋：先将食醋200ml加热浓缩至100ml即成。另将木贼、香附加水250ml浸泡30分钟，然后加热煮沸1小时，倾出滤液，药渣再加水250ml以同法煎滤，合并两次药液，浓缩至100ml，即成50%的木香液。然后将食醋液与木香液混合，再加热浓缩至100ml，即成食醋木香液备用。每日外搽患处2次。组方技法：本方有解毒中和气血软坚之功。方中木贼抗毒，香附调和气血，食醋散瘀软坚。

③处方2　金醋消疣液：鸡内金100g，黑龙江产白米醋300ml。

④技法要点　配制剂型为药醋：上药均装广口瓶内，浸泡30小时后，用镊子夹住消毒棉球蘸上药液，涂擦患处，日三次。组方技法：本方有解毒杀虫，散结化坚之功。方中白米醋解毒杀虫，鸡内金散结化坚。

⑤处方3　疣净涂剂：木鳖子（去壳）50g，大蒜（白皮或独蒜）50g，蔓荆子15g，五倍子15g，75%酒精200ml。

⑥技法要点　配制剂型为药糊：将木鳖子、大蒜研成极细糊状去残渣；蔓荆子、五倍子取极细粉末同时浸于酒精溶液中，搅匀成糊状，装瓶密封备用。先用75%酒精溶液对疣体做常规消毒，然后用无菌针点刺疣体顶部，刺微渗血为度，用棉棒蘸药涂疣体上及周围，每日2次。用药1周为1个疗程。一般用药1周后疣体色泽变褐色或灰色，2周疣体消失脱屑为痊愈。组方技法：本方有解毒杀虫，散结化坚之功。方中大蒜、蔓荆子、五倍子解毒杀虫，木鳖子散结化坚。

⑦处方4　二木搽剂：木姜花全草500g，75%酒精1000ml，二甲基亚砜500ml。

⑧技法要点　配制剂型为透剂：木姜花全草捣碎加入75%酒精1000ml浸泡7天，过滤后加入二甲基亚砜500ml备用。每天搽药2~3次，每半月随访一次，连续2个月。治疗期间停用一切抗病毒的内用药及外用药。组方技法：二木搽剂主药为木姜花，别名

鱼香菜，俗称木姜菜，系唇形科植物，性味辛凉，具有清热解毒，解表之功用，主治感冒、疔疮等。该药的叶、茎、花均可食用，无毒。民间常用此药直接在扁平疣皮疹上搓擦而获一定效果。二甲基亚砜称"万能溶媒"，可与水、乙醇、丙酮等完全混溶。40%~60%二甲基亚砜可使溶解其中的药物较快、较充分地被皮肤吸收。

5）耳穴贴压疗法

①处方 耳肺、神门、肾上腺、大肠、皮质下；配穴：发于颜面加面颊区、额、下颌，发于手背加指、腕，发于前臂加腕、肘。

②技法要点 穴位常规消毒，取5mm×5mm胶布1块，将王不留行籽放在胶布上贴于耳穴，隔日1次，两耳轮流，并嘱每日自行按压。

6）滴药法

①处方 百合酊：百合粉30g，75%酒精100ml。

②技法要点 配制剂型为药酒：取百合粉30g，加75%酒精100ml内浸泡10天，过滤除渣取滤液装瓶备用。用小毛笔或棉签蘸少许酊滴在疣表面，1日3~5次。组方技法：本方独用百合有解毒之功。

7）火针疗法

①处方 阿是穴。

②技法要点 患部皮肤严格消毒后，选用1~1.5寸毫针烧红至白亮时，迅速烧灼疣体，几秒钟后离开，再烧针头，反复进行2~3次，疣体可完全烧损。针刺时疾入疾出，刺入深度仅2~3mm，每日1次，嘱患者局部勿沾水。

8）毫针疗法

①处方 主穴：迎香、四白、阳白、颊车。配穴：合谷、曲池、足三里、内庭。

②技法要点 根据扁平疣于面部所发部位选择临近主穴，配穴，每次4~5穴，采用针刺法，得气后留针10~20分钟，其间行针2次，每日或间日1次，5次为1疗程。

9）耳静脉放血疗法

①处方 选一侧耳背上方近耳轮处浅小静脉。

②技法要点 消毒皮肤后，用三棱针刺破出血，每周1次，5次为1疗程。

10）穴位注射疗法

①处方 取穴：血海、风池、大骨空。

②技法要点 每次选1~2穴，采用10%川芎注射液或10%防风注射液，针刺得气后，每穴各推注1~1.5ml，2日1次，7次为1疗程。

11）足针疗法

①处方 主穴：宣白；配穴：清风、足十趾尖、内庭、血府。

②技法要点 以上诸穴均用泻法，留针20~30分钟，出针摇大针孔，出少许血。

（三）护理与注意事项要点

扁平疣外治主要有两种方案：

1.腐蚀方案：用各种蚀肉药，去坚皮药及发疱药等，分别外用于单个皮疹，使局部腐蚀剥脱而治愈。此种方法疗效可靠，但腐蚀过深可形成瘢痕，只适用皮疹较小或较少时。

2.激惹方案：用刺激性药物或刺激方法（如摩擦法等），使患处发生急性炎症，众多皮疹均红肿、瘙痒，待炎症消退后，这些疣体亦随之而愈。此种方法适用于皮疹较多时，若治疗顺利，可将全部皮疹一次治愈不形成瘢痕。但如何激惹得"恰到好处"不易掌握，刺激过轻不发生激惹；刺激过重，局部抓痕处可出现新皮疹（即"同形反应"）。

（四）外治与内治的关系

本病以外治为主，内治为辅。内治辨病证论治为气血失和，毒邪凝聚，治宜解毒散结，中和气血。

五、鼠乳（传染性软疣）

鼠乳是因肌肤蕴湿，兼感毒邪，气血失和，凝聚肌肤所致。为多发于躯干、四肢，呈绿豆大小的半球形隆起，表面光滑，中有脐窝，形如鼠乳，可挤出豆腐渣状物质。又名水瘊子。本病相当于西医所指的传染性软疣。

（一）诊断要点

1.皮损为米粒至黄豆大的半球形丘疹，正常肤色或灰白色，表面有蜡样光泽，中间凹陷如脐窝。挑破顶端，可挤出豆腐渣状物（软疣小体）。

2.好发于躯干、四肢、外阴等处，散在不融合。

3.经过徐缓，可自体接种。

（三）中医外治技法

1.辨病证论治　根据体表辨证的理论，皮疹为半球形丘疹，可挤出豆腐渣状物质，中医辨证为蕴湿感毒，气血失和，凝聚肌肤。

2.临床表现　正常肤色或灰白色半球形丘疹，中间凹陷如脐窝，可挤出豆腐渣状物质；舌质暗、苔白，脉缓。

3.辨证　蕴湿感毒，气血失和，凝聚肌肤。

4.立法　除湿解毒，活血散结。

5.外治法

（1）用法选择　擦洗法、涂药法、敷贴法、按摩法、发疱法、火针疗法。

（2）药物选择　解毒药、除湿药、活血药、散结药。

（3）剂型选择　水剂、药酒、药糊、散剂、药膏。

（4）验方举萃

1）擦洗法

①处方　洗疣汤：板蓝根 30g，紫草、香附各 15g，桃仁 9g。

②技法要点　配制剂型为水剂：上药加水 1000ml，煎汤擦洗疣体，每日 3 次，每剂可洗 1~3 天，平均疗程 7.4 天。组方技法：本方有解毒调和气血之功。方中板蓝根解毒为主，紫草、香附、桃仁调和气血。

2）涂药法

①处方 1　骨碎补 20g，70%酒精 100ml。

②技法要点　配制剂型为药酒：将骨碎补浸于酒精内，48 小时后过滤，取液外涂疣体，每日 2 次。组方技法：本方独取骨碎补之解毒散结之功。

③处方 2　旱草酊：旱莲草、马齿苋各 25g，冰片 5g，50%酒精 445ml。

④技法要点　配制剂型为酊剂：旱莲草、马齿苋、冰片用 50%酒精 445ml，浸泡 1

周后外搽疣体,每日2次。组方技法:本方有解毒散结之功。方中马齿苋解毒,旱莲草引赤散结,冰片透肉引药入内。

3)敷贴法

①处方 倍雄膏:五倍子5份,乌梅1份,枯矾1份,雄黄2份,大黄1份。

②技法要点 配制剂型为药糊:上药共研末,用适量香醋调成膏。单个疣体用点涂法,群体存在的软疣用铺面法,即用药膏广泛敷布在软疣存在的部位,然后用塑料布遮盖,3天换药1次。组方技法:本方可除湿解毒,软坚散结。方中五倍子、枯矾、雄黄除湿解毒,大黄、乌梅软坚散结。

4)按摩法

①处方 展疣丹:生石灰、血竭、鸦胆子(去壳)各等份。

②技法要点 配制剂型为散剂:将上药研末成粉,装入瓶内密封备用。用一块大于疣体的正方形胶布,中间剪孔,其大小与疣体相同,既不能过大(大者易使周围皮肤损伤),也不能过小(小者治疗不彻底)。然后将其贴盖于疣体周围皮肤上,使疣体从孔中穿出,术者右或左手拇指用胶布包上,取适量药粉放于疣体上,用贴有胶布的拇指揉搓,由轻至重,直至疣体脱落(若药粉较少则可再加适量)。疣体脱落后揉搓数次,使之与正常皮肤平行为止。不能过深,也不能过浅(过深则形成疤面,过浅则不能彻底治愈)。然后取下贴盖之胶布,用75%酒精进行局部消毒,再用消过毒的敷料敷盖即可,不必服用消炎药。组方技法:本方有燥湿散瘀,蚀肉软坚之功。方中生石灰燥湿消肿蚀肉,鸦胆子发疱蚀肉,佐以血竭散瘀。

5)发疱法

①处方 斑蝥膏:斑蝥12.5g,雄黄2g。

②技法要点 配制剂型为药膏:上药捣研细末,加蜂蜜半食匙,混合调匀成膏,装瓶内备用。疣上先涂碘酒消毒,依疣样大小,挑取相当大小斑蝥青,用拇指团成扁圆形,放于疣面上,再用胶布固定;局部略有红肿痛起小疱,经约10~15小时,将疣剥离皮肤。组方技法:本方可发疱蚀肉,除湿解毒。方中以斑蝥发疱为主,佐以雄黄除湿解毒。

6)火针疗法

①处方 阿是穴。

②技法要点 患者感染皮肤严格消毒后,选用1~1.5寸毫针烧红至白亮时,迅速烧灼疣体,几秒钟后离开,再烧针头,反复进行2~3次,疣体可完全烧损。针刺时疾入疾出,刺入深度仅2~3mm,每日1次,嘱患者局部勿沾水。

(三)护理与注意事项要点

本病的外治关键在于彻底消毒软疣小体。最常用、快捷而可靠的方法是"挟疣法",即在消毒后将软疣顶端挑破,然后挤出内容物;或用镊子挟住疣体将之拔除。但此法有明显的疼痛,常为患者(特别是儿童)所畏惧,尤其当皮疹很多时。其他方法因减轻了疼痛而较易为患者接受,但必须操作准确并坚持足够疗程,否则软疣小体可能消除不彻底。

(四)外治与内治的关系

本病一般均为外治

第二节 细菌感染性皮肤病 1.79

一、黄水疮（脓疱疮）

黄水疮是因肺胃湿热，外感毒邪所致。以发生于皮肤的脓疱、流黄水、浸淫成片、结痂、瘙痒为主要表现的皮肤病。又名滴脓疮、脓窝疮、脓窠疮等。本病相当于西医所指的脓疱疮。

（一）诊断要点

1. 开始患处发红，初起水疱，迅速变为脓疱，基底有红晕，壁薄易破，渗液糜烂，干燥后成蜜黄色痂，愈后不留瘢痕。
2. 多见于儿童，好发于颜面、四肢等暴露部位。
3. 多见于夏秋季节。
4. 可接触传染，卫生条件差的儿童易患。

（二）中医外治技法

1. 辨证　根据体表辨证的理论，皮疹为脓疱，溃后溢流黄水，结蜜黄色痂，周围红晕，辨证为湿热感毒。
2. 立法　清热解毒，除湿止痒。
3. 外治法

（1）用法选择　撒药法、涂药法、淋洗法、熏洗法、湿敷法、淋浴法。

（2）药物选择　清热药、解毒药、燥湿药、止痒药。

（3）剂型选择　散剂、水剂。

（4）验方举萃

1）撒药法

①处方　蛇床子散：蛇床子、大风子（肉）、松香、枯矾各一两，黄丹、大黄各五钱。

②技法要点　配制剂型为散剂：上药共研极细末备用。将药末直接撒扑于湿烂皮损上，每日2~3次。组方技法：本方有解毒杀虫，燥湿止痒之功。方中蛇床子、大风子解毒杀虫，松香、枯矾、黄丹燥湿收敛，轻粉杀虫止痒，佐以大黄清热。

2）涂药法

①处方　五倍子、枯矾各25g，马齿苋50g。

②技法要点　配制剂型为水剂：将上药加水1L，文火煎煮30分钟，弃药渣取药液，至37℃备用，用消毒过的软布蘸药液涂擦事先消毒过的病损处，每次30分钟，1日2~3次，一般疗程3天。组方技法：本方可收敛燥湿，清热解毒。方中五倍子、枯矾收敛燥湿，马齿苋清热解毒。

3）淋洗法

①处方　复方马齿苋洗方：马齿苋120g，蒲公英120g，如意草120g，白矾12g。

②技法要点　配制剂型为水剂：上药共碾粗末，装纱布袋内，加水2500~3000ml，煮沸30分钟，待温后淋洗患处。每日1~2次。组方技法：本方可清热解毒燥湿。方中

马齿苋、公英、如意草清热解毒，明矾燥湿。

4）熏洗法

①处方　复方蛇床子汤：蛇床子 30g，苦参 30g，苍术 15g，黄檗 15g，川椒 15g，轻粉 0.5g，蝉蜕 10g。

②技法要点　配制剂型为水剂：将上药（非红疹期去蝉蜕）水煎 3 次，趁热取药汁，分早、中、晚 3 次熏洗患处，每次时间 10 分钟左右，一般治疗 3~5 天。组方技法：本方可清热解毒燥湿止痒。方中苦参、黄檗清利湿热，轻粉、蛇床子解毒杀虫，佐以苍术燥湿，川椒止痒，蝉蜕散风热。

5）湿敷法

①处方　龙葵水剂：龙葵 30g，水 1000ml。

②技法要点　配制剂型为水剂：上药共煮沸 20 分钟后滤过取汁，待温后用纱布块浸药湿敷患处。每日 1 次，适用于渗出较多时。组方技法：本方独用龙葵，取其有清热解毒、消肿之功。

6）淋浴法

①处方　鲜侧柏叶、鲜马齿苋各 15g、鲜野菊花、鲜蒲公英各 30g。

②技法要点　配制剂型为水剂：上药煎水淋浴，1 日 1 次，7 次为 1 疗程。组方技法：本方有清热解毒，燥湿止痒之功。方中鲜马齿苋、鲜野菊花、鲜蒲公英清热解毒，鲜侧柏叶燥湿止痒。

（三）护理与注意事项要点

本病外治时最需注意防止感染扩延。脓液不能流至正常皮肤。若用药液洗疗时，应先将明显脓液用消毒棉球蘸除，所用药液均为一次性使用，并应将容器等煮沸消毒。在防护方面要做到避免搔抓，患者应剪短指甲，注意个人卫生，所用毛巾等应予消毒，必要时可适当隔离。

（四）外治与内治的关系

本病以外治为主，必要时（如并发淋巴管炎、淋巴结炎等）应配合内治。内治辨证论治为肺胃湿热，外感毒邪。治宜清肺胃热，解毒除湿。

二、发际疮（毛囊炎）

发际疮是因血热内蕴，兼感风邪或湿浊所致。为红色毛囊丘疹，顶端迅速化脓，周围绕以红晕。发于人体上部（以头项部为主）者为兼感风邪，称为"发际疮"；发于人体下部（以臀部为主）者为兼感湿浊，称为"坐板疮"。本病相当于西医的毛囊炎。

（一）诊断要点

1.损害为红色毛囊丘疹，顶端迅速化脓，周围绕以红晕。

2.好发于头部、胸部、四肢和臀部。

3.自觉有痒痛感。

4.一般无全身症状，病程可长可短，愈后可复发。

（二）中医外治技法

1.辨证　根据体表辨证的理论，红色丘疹上有脓头者为血热感毒。"发际疮"发于人体上部（头部）为兼风邪，"坐板疮"发于人体下部（臀部）为兼湿浊。

2.立法　凉血解毒，散风或除湿。

3.外治法

（1）用法选择　撒药法、涂药法、淋洗法、熏洗法、敷贴法、刺血治疗、隔药灸法、掺药法。

（2）药物选择清热药、解毒药、散风药、燥湿药。

（3）剂型选择散剂、药膏、水剂、软膏、新鲜植物剂。

（4）验方举萃

1）撒药法

①处方　苍耳虫、白矾末各150g，朱砂2g，黄升丹15g。

②技法要点　配制剂型为散剂：上药共研极细末，干掺疮上，每日1次，适用于单纯性毛囊炎。组方技法：本方可解毒燥湿。方中苍耳虫、朱砂、黄升丹解毒，白矾燥湿。

2）涂药法

①处方　萝卜子种15g，杏仁（去皮尖十四粒），轻粉5g，冰片0.25g。

②技法要点　配制剂型为药膏：共研为末，以手擦疮口上，治疗坐板疮。组方技法：本方可解毒除湿，消肿止痛。方中杏仁、轻粉解毒除湿，萝卜子种、冰片消肿止痛。

3）淋洗法

①处方　毛疮洗方：苍耳子60g，雄黄15g，明矾30g。

②技法要点　配制剂型为水剂：每日用药一副，煎水半盆，用小毛巾沾水，反复洗患处，每次洗15分钟，1天洗4~5次，洗时略加温，洗前剪平头发。组方技法：本方可燥湿祛风，解毒清热。方中苍耳子祛风燥湿，明矾清热收湿，雄黄解毒燥湿。

4）熏洗法

①处方　土茯苓30g，苦参15g，白矾15g，露蜂房10g。

②技法要点　配制剂型为水剂：上药布包，加水3000ml，煮沸15分钟，趁热先熏患处，待温后洗患处，每日1次，每次20分钟。组方技法：本方以除湿解毒为主，佐以清热。方中土茯苓、露蜂房解毒收湿，佐以苦参、白矾清热燥湿。

5）敷贴法

①处方1　化毒散软膏：化毒散60g，祛湿药膏（或凡士林）240g。

②技法要点　配制剂型为软膏：上药混匀成膏，外敷患处，纱布覆盖，每日1次。组方技法：本方可清热化毒，活血消肿止疼。方中化毒散有清热化毒，活血消肿之功用。本方适用于皮疹较少，且肿痛明显者。（市售）化毒散（赛金化毒散）组成：乳香（醋炙）、没药（醋炙）、川贝母（去心）、黄连、赤芍、天花粉、大黄、甘草、珍珠粉、牛黄、冰片、雄黄粉。

③处方2　大黄9g，黄檗12g，硫黄9g，雄黄9g。

④技法要点　配制剂型为散剂：上药共为细面，先用生理盐水或双氧水清洗患部，洗去脓液，清洁疮面，再用植物油（如麻油或菜油）将药粉调成糊状，敷于疮面上，每日1次，10次为1疗程。组方技法：本方可清热解毒燥湿。方中黄檗清热燥湿解毒，雄黄解毒燥湿，佐以大黄清热散瘀，硫黄除湿杀虫。

6）刺血治疗

①处方　取穴：沿背部脊柱两旁每个棘突平面各旁开两横指，从胸椎1~12，相当

于足太阳膀胱经第 1 侧线脏腑背俞穴部位。

②技法要点　皮肤常规消毒后，用三棱针在上述部位挑刺，每侧 10~12 针，并各挤出 1 滴血，隔日 1 次。

7）隔药灸法

①处方　大蒜数枚。

②技法要点　先将蒜切成薄片，每片厚约 0.2cm，令患者伏卧，把蒜片铺于项部患处，在蒜片上再置以艾炷，可连用 10 个艾炷，每日灸 1 次，10 天为 1 疗程，轻者治疗 1 个疗程，重者可连续治疗 2~3 个疗程。

8）掺药法

①处方　坐板疮方：蜂壳、真冰片适量。

②技法要点　配制剂型为散剂：蜂壳烧灰存性，研末，和真冰片少许，掺上一两次。组方技法：本方有攻毒熄风，清热缓痛之效。方中蜂壳攻毒熄风，冰片清热缓痛。

（三）护理与注意事项要点

本病外治需与防护相结合。患者应勤淋浴，以保持皮肤清洁。衣服（特别是衣领及内衣）宜柔软或光滑，防止摩擦项部。

（四）外治与内治的关系

本病病程短且皮疹较少者，单用外治法即可。但多发或反复不愈者应同时内治。内治用药主要辨病证论治为湿热内蕴，外感毒邪，治宜清热解毒，除湿止痒。对反复不愈者，则与正虚有关，辨证为气阴不足，外感毒邪，治宜清热解毒，养阴益气。

三、疖

疖是因毒热炽盛，蕴于肌肤所致。以高出皮面的炎性小结节，局部有红、肿、热、痛，以后顶端化脓为主要表现。又名疖毒、热疖等，多发或反复发作者称为疖病。西医亦称本病为疖。

（一）诊断要点

1.损害为位于毛囊的高出皮面的炎性小结节，表面紧张，浸润显著，触之坚硬，局部有红、肿、热、痛，以后顶端化脓呈黄色，愈后有瘢痕。

2.好发于颜面、颈部及臀部。

3.附近淋巴结常肿大。

4.多发及反复发生者称为疖病。

（二）中医外治技法

1.辨病证　根据体表辨证的理论，皮疹为红色结节而顶有脓头为毒热炽盛，血气壅涩。

2.立法　早期以清热解毒，凉血活血，散瘀止痛为主。中期脓已成，则宜清热聚毒，化腐提脓。后期脓已尽，则应生肌收口。

3.外治法

（1）用法选择　敷贴法、点药法、浸洗法、熏洗法、中药离子导入法、薄贴法。

（2）药物选择　清热解毒药、凉血药、活血药、提脓药、生肌药。

（3）剂型选择　软膏、水剂、新鲜植物剂、药膏、酊剂、硬膏。

（4）验方举萃

1）敷贴法

①处方1 芙蓉膏：黄檗10g，黄芩10g，黄连10g，芙蓉叶10g，泽兰叶10g，大黄10g。

②技法要点 配制剂型为软膏。以上共研细末，过重箩，用凡士林调成20%软膏（取药面20g，凡士林加到100g）。将软膏涂于皮损处，外敷纱布包扎。组方技法：本方可清热解毒，活血消肿。方中黄檗、黄芩、黄连清热解毒燥湿，芙蓉叶、泽兰叶、大黄活血消肿。此方适用于本病之早期（以红肿热痛为主）。

③处方2 鲜凤仙花适量。

④技法要点 配制剂型为新鲜植物剂：杵烂。敷红肿处，每天换药2~3次，保持湿润，一般用药2~3天。化脓、溃破者忌用。治疗小儿热疖。组方技法：本方独取鲜凤仙花有清热解毒之功。

⑤处方3 黑布药膏、化毒散软膏各等份。

⑥技法要点 配制剂型为软膏：黑布药膏的组成与制法详见黑布药膏疗法，化毒散软膏的组成与制法详见发际疮（毛囊炎）。将两种药膏混匀备用。将药膏涂于纱布上，再敷于患处，每日1次。组方技法：本方可清热聚毒，化腐提脓。方中黑布药膏可聚毒，化腐提脓；化毒散膏清热解毒。此方适用于本病之中期（脓已成）。

⑦处方4 甘乳膏：乳香4g，水飞甘石粉4g，龙骨4g，赤石脂4g，海螵蛸4g，凡士林80g。

⑧技法要点 配制剂型为软膏：上药混匀成膏备用。将药膏直接薄涂于患处，外敷纱布包扎，或涂于纱布上再外敷于患处。每日1次。组方技法：本方可收干活血生肌，方中水飞甘石粉、龙骨、赤石脂、海螵蛸收干生肌，乳香活血生肌。此方适用于本病之后期（脓已尽）。

2）点药法

①处方 点毒丹：黄檗，雄猪胆汁适量。

②技法要点 配制剂型为药膏。黄檗研极细末，入雄猪胆汁调至黏稠。凡热疖初起未出头，用少许点疖中间。本方可清热解毒，燥湿消肿。方中黄檗清热燥湿解毒，雄猪胆汁解毒消肿。此方适用于本病之早期（以红肿热痛为主）。

3）浸洗法

①处方 芫花洗方：芫花15g，川椒15g，黄檗30g。

②技法要点 配制剂型为水剂：上药共碾粗末，装纱布袋内，加水2.5~3L，煮沸30分钟，用软毛巾蘸汤溻洗，或溻洗后加热水浸浴。注意事项：芫花有毒勿入口、目。组方技法：本方可解毒杀虫，清热燥湿，祛风止痒。方中以芫花杀虫消疮肿，黄檗清热燥湿解毒，川椒散风祛湿止痒。此方适用于皮疹多发及反复发作之疖病。

4）熏洗法

①处方 公英、马齿苋、败酱草各30g，黄檗、白矾各20g。

②技法要点 配制剂型为水剂：上药布包，加水5000ml，煮沸20分钟后，趁热熏洗患处。每日1次，每次10分钟。7次为1疗程。组方技法：本方可清热解毒，燥湿收敛。方中公英、马齿苋、败酱草清热解毒，黄檗清热燥湿，白矾燥湿收敛。

5）中药离子导入法

①处方　黄连、黄芩、黄檗等量。

②技法要点　配制剂型为酊剂：以50%酒精浸泡上述药物24小时后去渣存液备用。取适量药液洒于适宜的垫板上接阳极置于患处，辅极接阴极置于对侧。通电量在5~15mA之间，每次施治30分钟。每日1次，10次为1疗程。组方技法：本方可清热除湿解毒。方中黄连、黄芩、黄檗均有清热除湿解毒之效。

6）薄贴法

①处方　家藏神验血竭膏：当归（酒洗）、白芷、大黄（生用）、黄连、黄檗、木鳖子（去壳）、皂角、杏仁、露蜂房各一两，乳香、没药、血竭各三两，乱发（男子者）一两，黄丹（水飞细者炒晒）、麻油各适量。

②技法要点　配制剂型为硬膏。上除乳、没、血竭，余入油煎焦，熔化下丹，将柳枝不住手搅，候软硬得中，入乳香等搅匀，即成膏矣。用时薄贴患处，每日1换。组方技法：本方可清热解毒，活血散瘀。方中大黄、黄连、黄檗清热解毒，当归、乳香、没药、杏仁、白芷、血竭活血散瘀，木鳖子、人发散瘀，皂角、露蜂房解毒。

（三）护理与注意事项要点

本病外治在未化脓时，应以清热解毒凉血活血药促其消散。若已成脓则应用解毒聚脓提脓药排脓，必要时可切开排脓，严禁挤压（特别是长在鼻、口周围的颜面疔肿）。

（四）外治和内治的关系

本病一部分可单用外治法，但在以下情况应同时内治：①发于鼻唇等部位者；②伴发热等全身症状者；③素体虚弱者；④多发及反复不愈者（疔病）。内治辨证论治为：①毒热炽盛，血气壅涩证。治宜清热解毒，凉血化瘀。②气血两虚，外感毒邪证。治宜补益气血，清热解毒。

四、蝼蛄疖（穿凿脓肿性头部毛囊炎及毛囊周围炎）

蝼蛄疖是因正气亏虚，毒邪凝聚所致。以脓肿相连，根脚坚硬，迟不化脓，或溃后日久不敛为主要表现的皮肤病。又名蝼蛄串、蟮拱头等。本病相当于西医所指的穿凿脓肿性头部毛囊炎及毛囊周围炎。

（一）诊断要点

1.初发为毛囊性丘疹，渐发展为炎性结节，继而变成脓肿，几个脓肿可互相连通，压迫表面，可自多数毛孔中渗出脓液。

2.好发于头皮顶部及后侧。

3.多见中年男性，性质顽固。

4.治愈后遗留瘢痕和不规则秃发斑。

（二）中医外治技法

1.辨证　根据体表辨证的理论，皮疹为脓肿相连，根脚坚硬，迟不化脓，或溃后日久不敛，辨证主要为正虚毒结。病之早期，无明显脓窦时，为热毒内聚，气血瘀滞；脓肿日久不溃时为毒邪凝聚。

2.立法　扶正托毒，透脓散结。早期治宜清热解毒，活血散结；脓肿不溃时治宜扶正解毒，软坚透脓；脓肿破溃，宜引脓外出，化腐生肌。

3.外治法

（1）用法选择　湿敷法、敷贴法、围敷法、药捻法、拔膏疗法、薄贴法、拍合法。
（2）药物选择　清热药、解毒药、除湿药、提脓药、散结药、回阳药。
（3）剂型选择　水剂、软膏、硬膏、药捻。
（4）验方举萃

1）湿敷法

①处方　败酱草、土茯苓各 30g，川椒、白僵蚕各 15g。

②技法要点　配制剂型为水剂：上药布包，加水 2500ml，煮沸 15 分钟，待温后用软毛巾浸药液湿敷患处，每次 15 分钟，每日 1 次。组方技法：本方可清热解毒，除湿散结。方中败酱草清热解毒，土茯苓除湿，白僵蚕散结，川椒解毒且通血脉，此方适用于本病早期无明显脓窦时。

2）敷贴法

①处方　回阳玉龙膏：军姜（炒）150g，肉桂 25g，赤芍（炒）150g，南星 50g，草乌（炒）150g，白芷 50g。

②技法要点　配制剂型为药糊：上六味制毕，共为细末，用热酒调成稠糊状，敷贴患处，每日换药 1 次。组方技法：本方有回阳消肿功。方中军姜、肉桂、草乌回阳，赤芍、南星、白芷消肿。

3）围敷法

①处方　将军铁箍膏：南星、大黄、苍耳根、盐霜白梅各 50g，白及、白蔹、防风、川乌各 25g，草乌、雄黄各 15g。

②技法要点　配制剂型为药膏：上为细末，先以苍耳根、霜梅捣烂，和余药调成膏。如干，入醋调得，于疮四围用药作铁箍涂上，只留疮高突处。如药干，以鸡羽蘸水扫之，日换二三次。组方技法：本方可解毒散结，围箍透脓。方中南星、大黄、防风、川乌、草乌、雄黄解毒散结，苍耳根、盐霜白梅、白及、白蔹围箍透脓。

4）药捻法

①处方　红血药捻：京红粉、利马锥、轻粉各 15g，血竭 4.5g，乳香 6g，蟾酥适量。

②技法要点　配制剂型为药捻：上药共研极细末，用绵纸卷成药捻备用。将药捻插入脓腔或窦道，然后外敷化毒散软膏，每日 1 次。组方技法：本方可解毒化腐，活血提脓。方中京红粉、利马锥、轻粉、蟾酥解毒化腐提脓，血竭、乳香活血。此方适用于脓肿已溃时。

5）拔膏疗法

①处方　黑色拔膏棍。

②技法要点　组成及制法详见拔膏疗法。将厚布剪成比皮损略大，黑色拔膏棍烤熔后涂满于布上，约 5 分硬币厚，然后趁热帖于皮损面，2~3 日换 1 次。组方技法：本方有破瘀、软坚之功。适用于皮损日久、肿块不软化者。

6）薄贴法

①处方　红千锤膏：嫩松香 500g，银朱 105g，蓖麻子肉 300g，炙乳香、炙没药各 36g，麝香 2.4g。

②技法要点　配制剂型为硬膏：先将蓖麻子肉捣烂，然后加松香、乳香、没药、银朱捣千多次，最后加麝香（研细）再捣匀成硬膏，放陶罐内。使用时隔水炖烊，摊厚纸

上,贴患处。组方技法:本方有提毒拔脓,活血散结之功。方中松香、银朱、蓖麻子肉提毒拔脓,乳香、没药、麝香活血散结。本药适用于本病未溃者。

7)拍合法

①处方 部位:患处。

②技法要点 数个头拱出者,可各个切开,药线引流,并在空腔上加棉垫绑压,使脓毒得泄,皮肉相黏而易愈合。

(三)护理与注意事项要点

本病外治的关键在于早期治疗及坚持治疗。若在炎性结节期或脓肿早期即开始不间断外用药(同时必须内服药),一般至少3个月,常可使皮疹吸收而消退。

(四)外治与内治的关系

本病外治、内治均很重要。内治辨病证论治为正虚毒结,治法为扶正托毒,透脓散结。初期以解热毒内托为主,后期以解湿毒内托软坚为主。

五、丹毒

丹毒常由皮肤、黏膜破损,外受风热或湿热之毒,与血热搏结,蕴阻肌肤所致。发于人体上部者(如颜面丹毒)以风热为主,发于人体下部者(如小腿丹毒)以湿热为主。皮损为鲜红色水肿性斑片,边缘明显,触之灼热,自觉疼痛。又名赤丹、流火等。西医亦称本病为丹毒。

(一)诊断要点

1.损害为略高出皮面的鲜红色水肿性斑片,边缘明显,表面光滑紧张、触之灼热,自觉疼痛。

2.常见于小腿、颜面等部位。

3.伴有轻重不同的全身症状,如发热、头痛等。

4.局部淋巴结肿大。

5.常可发现引起本病的病灶,如足癣、皮肤外伤史等。

(二)中医外治技法

1.辨证 根据体表辨证的理论,皮疹为鲜红斑而灼热疼痛为毒热所致。发于人体上部(如颜面丹毒)为兼风邪,发于人体下部(如小腿丹毒)为兼湿浊。

2.立法 清热凉血,解毒散风或解毒除湿。

3.外治法

(1)用法选择 湿敷法、涂药法、敷贴法、熏洗法、刺血疗法。

(2)药物选择 清热药、解毒药、燥湿药、凉血药、活血药、散风药。

(3)剂型选择 水剂、药糊、软膏。

(4)验方举萃

1)湿敷法

①处方 黄檗、蒲公英、地丁、生地各30g,白矾15g。

②技法要点 配制剂型为水剂:上药布包,加水4000ml,煮沸15分钟,待药液变冷后,用软毛巾浸药液冷敷患处,每日1次,每次30分钟。组方技法:本方可清热解毒,凉血燥湿。方中黄檗清热燥湿解毒,蒲公英、地丁清热解毒,生地凉血,白矾清热收湿。

此方适用于本病初起者。

2）涂药法

①处方1　马钱子。

②技法要点　配制剂型为水剂：将马钱子水磨浓汁，外涂患处，日数次。组方技法：本方独用马钱子之解毒功效。

③处方2　大黄、蒲黄、伏龙肝各100g。

④技法要点　配制剂型为药糊。上三味共研细末，以水和如薄粥涂之。组方技法，本方有清热解毒，活血燥湿之功。方中大黄清热解毒，蒲黄行血祛瘀，伏龙肝燥湿。

3）敷贴法

①处方　紫色消肿膏：紫草15g，升麻30g，贯众6g，赤芍30g，紫荆皮15g，当归60g，防风15g，白芷60g，草红花15g，羌活15g，芥穗15g，荆芥15g，儿茶15g，神曲15g，共研细面过重罗，每120g药面加血竭花面3g，山柰面6g，乳没12g，凡士林120g。

②技法要点　配制剂型为软膏：调匀备用。组方技法：本方有活血化瘀，散风消肿，止痛之效。方中紫草、赤芍凉血活血，当归、红花、紫荆皮、白芷活血化瘀止痛，升麻、羌活、芥穗、荆芥散风消肿，佐以贯众解余毒，儿茶清热收湿。此方适用于本病皮损肿硬消退缓慢者。

4）熏洗法

①处方　海桐皮、姜黄、汉防己、当归尾、红花、苍术、黄檗、晚蚕沙各15g。

②技法要点　配制剂型为水剂：上药加水2000ml，煎汤熏洗患处。每日1次，每次20分钟，适用于下肢慢性丹毒患者。组方技法：本方有燥湿活血，消肿止痛之效。方中汉防己、苍术燥湿，海桐皮燥湿散风，黄檗燥湿清热，姜黄、当归尾、红花、晚蚕沙活血消肿止痛。

5）刺血疗法

①处方　取穴：阿是穴、血海、隐白。

②技法要点　在患部周围呈紫红色小血管怒张处皮肤，进行常规消毒后，用圆利针（或28号半寸毫针）刺入血管，慢出针，使黑血自行溢出，每刺4~5针，小血管怒张不显者，选刺周围显现静脉亦可，并刺血海、隐白，摇大针孔，挤血数滴，每日或隔日1次。

（三）护理与注意事项要点

本病之外治应与防护相结合。主要内容有：①发于下肢者应抬高患肢，避免各种不良刺激（如挤、碰等）。②发于面部者应防止挤按，并保持口鼻清洁。③对原发病灶（如足癣、湿疹感染及外伤等）应相应予以治疗。

（四）治与内治的关系

本病以内治为主，外治为辅。内治辨证论治可分为：①湿热火盛证，治宜清热解毒，凉血除湿；②风热火炽证，治宜清热解毒，凉血散风；③肝经郁火证，治宜清肝利湿；④毒热入营证，治宜凉血解毒，清心开窍。

六、鼠疮（瘰疬性皮肤结核）

鼠疮是因肝郁气滞，湿痰凝结，或因阴虚火旺，感染痨虫，痰火凝聚所致。皮损为好发于颈侧的皮下结节，以后结节增大并与其上皮肤粘连，呈红色，逐渐变软，溃烂或形成瘘管。又名瘰疬、鼠瘘、蟠蛇疬等。本病相当于西医所指的瘰疬性皮肤结核。

（一）诊断要点

1.初起为皮下结节，质硬，可自由活动，以后结节增大并与其上皮肤粘连，呈红色，逐渐变软，穿破，溃烂或形成瘘管。

2.溃疡边缘甚薄，有穿凿现象，底面不平，肉芽生长缓慢。

3.愈后遗留高低不平的条索状，带状或桥状瘢痕。

4.多发于儿童及少年。

5.好发于颈侧，其次为腋下、腹股沟及上胸部等处，患者大多数先有淋巴结核或骨结核，而后波及皮肤而发病。

（二）中医外治技法

1.辨证　根据体表辨证的理论，皮损为硬结节，辨证主要为湿痰凝结。若皮色不变者，以痰凝为主。若皮色略红，微痛者，则兼有热毒。

2.立法　①结节期：宜软坚散结，若皮色不变者，宜用温之化品，若皮色略红微痛者，宜加清热解毒之品。②脓肿期：结节已软化，则宜活血消肿。③破溃期：脓多时以化腐为主，脓少或脓尽后以化腐生肌为主。④形成瘘管，则以引脓外出，蚀除管壁为主。

3.外治法

（1）用法选择　薄贴法、敷贴法、撒药法、填药法、药捻法、艾灸法、火针拔罐疗法、填塞疗法、鼻嗅疗法。

（2）药物选择　散结药、软坚药、祛寒药、祛湿药、活血药。

（3）剂型选择　硬膏、药糊、软膏、药捻、药油、新鲜动物剂、散剂、纱条剂。

（4）验方举萃

1）薄贴法

①处方　消核膏：制甘遂60g，红芽大戟90g，白芥子24g，麻黄12g，生南星、僵蚕、朴硝、藤黄、姜半夏各48g。

②技法要点　配制剂型为硬膏：用麻油500g，先投入甘遂、南星、半夏，熬枯后去渣，再依次下大戟、麻黄、僵蚕、白芥子、藤黄，熬枯接出，再下朴硝，熬至不爆，用细绢将油过滤，再下锅熬滚，徐徐入东丹，不住搅匀，丹的多少，以老嫩得中为度。将药摊纸上，贴患处。组方技法：本方可温化寒痰软坚散结。方中麻黄、白芥子温通，生南星、姜半夏温化寒痰，甘遂、大戟、僵蚕、朴硝、藤黄消肿散结。此方适用于瘰疬结核未溃者。

2）敷贴法

①处方1　带壳蜗牛七个，丁香七枚。

②技法要点　配制剂型为新鲜动物剂：带壳蜗牛七个，生取肉，入丁香七枚于七壳内，烧存性，与肉同研成膏，用纸花贴之。组方技法：本方有解毒散结，消肿化瘀之功。方中蜗牛解毒散结，丁香消肿化瘀。

③处方2　雄脑散：樟脑、腰黄各等份。

④技法要点　配制剂型为药糊：上药共研细末，麻油调敷患处，每日以荆芥根煎汤

洗。组方技法：本方有解毒化瘀之功。方中腰黄解毒杀虫，樟脑化瘀散结。

⑤处方3　龙珠膏：铅粉1920g，松香60g，冰片30g，麝香9g，冰糖30g，黄蜡480g，凡士林480g，香油1440ml。

⑥技法要点　配制剂型为软膏：先将群药压面，放入香油内浸一昼夜，再以文火将药炸焦去渣，兑入蜂蜡熔化，冷却成膏。将药膏外敷伤口处，外盖纱布包扎，每日1次。组方技法：本方有生肌长肉、收敛疮口之功。方中铅粉、松香可收湿生肌，佐以冰糖温补，冰片、麝香开窍透肉。此方适用于本病结节溃后脓已少或已尽者。

⑦处方4　援生膏：轻粉15g，乳香、没药、血竭各5g，蟾酥15g，麝香1.56g，雄黄25g。

⑧技法要点　配制剂型为药糊：用荞麦箕灰，或真炭灰一斗三升。淋灰汤八九碗。将栗或桑柴文武火煎作三碗，以备日久药干添用。取二碗盛瓷器内。将前药研为极细末，入灰汤内。用铁干或柳枝顺搅。入细石灰一升，再搅匀。过一宿却分于小瓷器收贮。凡遇诸肿，点当头一二点。一日换二次，次日又一次。须出血水为妙。如药干却，加所存灰汤少许调之。治一切恶疮及瘰疬初起点破，虽未全消，亦得以杀其毒。组方技法：本方可活血散结，解毒软坚。方中乳香、没药、血竭、蟾酥、麝香活血散结，轻粉、雄黄解毒软坚。

3）撒药法

①处方　针头散：赤石脂25g，白丁香、乳香各10g，黄丹5g，砒生5g，轻粉、麝香各1.86g，蜈蚣一条（炙干）。

②技法要点　配制剂型为散剂：上药共为末，搽于肉上。治瘰核不化，疮口不合。宜此腐之，其肉自化。组方技法：本方可解毒蚀肉，燥湿止痛。方中黄丹、砒生、轻粉、蜈蚣解毒蚀肉，赤石脂、白丁香、乳香、麝香燥湿止痛。

4）填药法

①处方　阿胶200g。

②技法要点　配制剂型为散剂：将阿胶用捣筒捣成粉剂，倒在较硬纸板上摊开，用紫外线治疗灯消毒15~20生物剂量。如装入瓶内可将瓶一起消毒，不装瓶则将消毒好的阿胶粉包好备用。先将溃疡或窦道清创消毒，以清除坏死组织，疏通管腔，后将阿胶粉敷于创面或填入窦道，用无菌纱条或纱布覆盖创面固定。据情每日或隔日换药1次，治愈为止。组方技法：本方独取阿胶养血解毒之功。适用于本方溃疡或窦道日久不愈者。

5）药捻法

①处方1　甲字提毒药捻：什净轻粉、京红粉各30g，冰片6g，麝香0.9g，朱砂、琥珀各9g，血竭12g。

②技法要点　配制剂型为药捻：诸药研细面混匀用绵纸卷成卷。将药抢蘸紫色疽疮膏纳入窦道内，然后外敷化毒散软膏，每日一次。组方技法：此药可化腐生肌，拔脓外出，腐蚀管壁。方中以轻粉、京红粉化腐生肌，拔脓外出，腐蚀管壁为主，佐以麝香、朱砂、琥珀、血竭生肌。本方适用于本病形成瘘管且脓多者。

③处方2　甘乳药捻：炉甘石6g，龙骨6g，赤石脂6g，海螵蛸6g，乳香各6g。

④技法要点　配制剂型为药捻：以上五味药混合研成细面，用绵纸卷药成纸捻。将药擶按窦道需要长度剪成小段，蘸蛋黄油后，用镊子夹持纳入窦道内至底部，稍提出，

然后外敷甘乳膏或龙珠膏,每日一次。组方技法:本方可收湿活血生肌。方中炉甘石、龙骨、赤石脂、海螵蛸收湿,乳香活血。此方适用于本病形成瘘管且脓已尽者。

6)艾灸法

①处方　穴位:肩髃、曲池。

②技法要点　各灸七壮,在左灸左,在右灸右,左右俱病者,俱灸之。

7)火针拔罐疗法

①处方　患处。

②技法要点　患处常规消毒后,用烧红之铜针迅速垂直刺入结节,起针后立即拔火罐,吸出脓性分泌物后,插入药捻,或链霉素纱条引流,3日1次。用于结节脓成不溃者。

8)填塞疗法

①处方　白降丹适量。

②技法要点　配制剂型为药物纱条:将白降丹分别用生理盐水配成0.5%及0.1%两种浓度的液体,然后分别用消毒纱布条浸泡,备用。对于腐多胺稀并有残留结核性淋巴组织者,可用0.5%白降丹纱布条清洗,充填创面,包扎。腐脱脓尽或肉芽组织健康者,可用0.1%白降丹纱布条清洗,充填创面,并视创面大小干净,逐渐减少纱条,以利肉芽生长。注意纱布条不宜接触周围皮肤。近愈时创面贴敷凡士林纱布,外盖纱布。间日换药1次,至愈。

9)鼻嗅疗法

①处方　一嗅灵散剂Ⅰ号:麝香2g,煅珍珠1粒,鸡爪皮烘干5个,蜈蚣3条,轻粉1.5g,壁虎半条,大枣3枚;一嗅灵散剂Ⅱ号:(配方同上,制法有别)。

②技法要点　①一嗅灵散剂Ⅰ号配制剂型为药糊:前6味中药研成细末,大枣研泥调匀,装瓶,石蜡密封瓶口,备用。②一嗅灵散剂Ⅱ号配制剂型为散剂:上药各研细末,混匀成散。用时取Ⅰ号药量一半,用鼻嗅1~3小时。瘰疬有溃疡时,外用Ⅱ号散撒布。20天为1疗程。用药期内禁房事,孕妇及肝功能损伤者禁用本疗法。组方技法:本方有以毒攻毒,软坚散结之功。方中蜈蚣、轻粉、壁虎以毒攻毒,麝香、煅珍珠、鸡爪皮软坚散结,佐以大枣益气解毒。

(三)护理与注意事项要点

对本病形成的瘘管,在治疗时一定要避免假愈合。患者需注意营养,忌食生痰助火之品。

(四)外治与内治的关系

本病外治与内治均很重要。

内治在结节期可分为:①风毒证,治宜祛风胜湿、化痰散结;②热毒证,治宜清热解毒,攻坚消肿;③气毒证,治宜清肝泻火,攻坚消肿;④肝郁证,治宜舒肝解郁,化痰散结;⑤肝火证,治宜清肝泻火,化痰散结;⑥胃火证,治宜清热化痰,软坚散结;⑦童子痨,治宜健脾化湿,祛痰散结。

内治在脓肿期可分为:①寒痰证,治宜散寒通滞,行气回阳;②热痰证,治宜滋补肝肾,托里排脓。

内治在破溃期可分为:①气虚症,治宜补虚益气,调理脾胃;②气血两虚证,治宜补气益血，调和营卫；③疮痨证，本证总属阴虚火旺，但因虚损程度和受损脏腑不同，立法用药，又有差异。肝肾阴虚者，宜滋补肝肾；气阴两虚者，宜益气养阴；阴阳两虚者，宜滋阴补阳。

(翟晓翔)

第三节 真菌感染性皮肤病（无作者）1.19

一、白秃疮、肥疮、蛀发癣（头癣）

白秃疮、肥疮、蛀发癣均是以刺发感染为主，致使湿热、风毒及虫邪侵袭毛发引起的癣病类疾病。白秃疮在头皮可见散在分布的圆形灰白色鳞屑斑，病发在距头皮 2~5mm 处折断；肥疮在头皮可见黄色碟形菌痂，其上仅残存少数毛发；蛀发癣在头皮可见散在分布的圆形或不整齐灰白色鳞屑斑，病发出头皮即折断，远望形如黑点。白秃疮又名癞头疮、梅花疮等，相当于西医所指的白癣；肥疮又名肥粘疮、粘疮等，相当于西医所指的黄癣；蛀发癣又名发蛀癣等，相当于西医所指的黑点癣。

（一）诊断要点

1.黄癣　菌痂呈黄色，状如碟形，除去菌痂，其下显现轻微鲜红色凹陷的萎缩性瘢痕，其上仅残存少数毛发，且外表干燥混浊，易于拔除。病发在滤过紫外线灯照射下呈暗绿色荧光，在镜检下可见发内孢子菌丝，可有气沟、气泡。

2.白癣　头皮可见散在分布的圆形灰白色鳞屑斑，炎症不著，病变处头发在距表皮 2~5mm 处折断，易于拔除。自觉瘙痒。病发在滤过紫外线灯照射下呈亮绿色荧光，在镜检下可见发外有小圆形孢子，呈镶嵌状不规则排列。

3.黑点癣　初起头皮可见散在分布的点状红斑，发展为大小不等的圆形或不整齐形灰白色鳞屑斑，病变处头发出头皮后即折断，远望形如黑点。病发在滤过紫外线灯照射下无荧光。发内充满整齐排列呈链状的大孢子。

（二）中医外治技法

1.辨证　根据体表辨证的理论，中医外治主要分为两个证型：①湿、热、虫邪侵袭毛发。证见黄色污秽厚痂，底部色红，湿润糜烂，毛发脱落。②风、毒、虫邪侵袭毛发。证见散在分布的白色鳞屑斑，毛发干枯折断。

2.立法　①湿、热、虫邪侵袭毛发，治宜清热燥湿，杀虫。②风、毒、虫邪侵袭毛发，治宜疏风解毒杀虫。

3.外治法

（1）用法选择　涂药法、敷贴法、湿敷法、淋洗法。

（2）药物选择　清热药、燥湿药、散风药、杀虫药。

（3）剂型选择　药糊、药醋、软膏、水剂。

（4）验方举萃

1）涂药法

①处方 1　粉色干燥药粉：樟丹 180g，五倍子 240g，枯矾 120g，上官粉 120g，轻粉 120g。

②技法要点　配制剂型为药糊：上药共研细末备用。以植物油调药面如糊状，外涂患处，每日1次。组方技法：本方有清热燥湿杀虫之效。方中五倍子、枯矾、官粉清热燥湿、杀虫，樟丹燥湿，轻粉杀虫止痒。

③处方2　木鳖子适量。

④技法要点　配制剂型为药醋：将木鳖子去外壳，蘸醋在粗瓷器上（如碗底）磨取药汁，临睡前用棉花或毛笔蘸取药汁涂擦患处，每日或隔日1次，贴药前患处须用盐水洗净。注意：一般3g木鳖子仁需用10ml醋研磨，其药汁可涂贴3cm×2cm癣皮5~7处。组方技法：本方重用木鳖子，取其有清热杀虫之效。

⑤处方3　大风子膏：大风子仁、蛇床子等量。

⑥技法要点　配制剂型为药糊：上药研成细末。加等量植物油调匀。每日涂搽2次。同时配合局部拔发疗法。组方技法：本方有疏风杀虫之效。方中大风子、蛇床子均为杀虫祛风之要药。

2）敷贴法

①处方1　大风子仁、木鳖子仁、蛇床子各五钱，轻粉三钱。

②技法要点　配制剂型为药糊：上药共研细末，麻油入小锅内熬至滴水成珠调之。以刀刮去疮痂，花椒汤洗净，将药敷上，日敷一次。组方技法：本方有祛风杀虫，解毒止痒之功。方中大风子、蛇床子祛风杀虫，木鳖子、轻粉解毒止痒。

③处方2　五味子三分，苁蓉二分，松脂二分，蛇床子一分，远志三分，菟丝子五分，雄黄（研）、雌黄（研）各一分，白蜜一分，鸡屎白半分。

④技法要点　配制剂型为软膏：上十味捣筛，以猪膏一升合煎，先入雄黄、雌黄，次鸡屎白，次蜜，次松脂，次入诸药末，并先各别末之，候膏成。先以桑柴灰洗头后敷之。组方技法：本方有解毒杀虫，润燥除屑之功。方中五味子、松脂、蛇床子、远志、雄黄、雌黄、鸡屎白解毒杀虫，苁蓉、菟丝子、白蜜润燥除屑。本方治疗白秃疮，发落生白痂，终年不瘥者。

3）湿敷法

①处方　黄檗、黄精适量。

②技法要点　配制剂型为水剂：上方煎水，作湿敷或蒸发罨包。组方技法：本方有清热解毒，燥湿杀虫之功。方中黄檗清热解毒燥湿，黄精杀虫疗癣。此方适用于炎症显著，脓性分泌物多时。

4）淋洗法

①处方　蛇床子或豆腐水（即制成豆腐后压挤出的水）。

②技法要点　配制剂型为水剂：蛇床子煎水适量。头癣治疗期间，应每周理发1次。并每天用蛇床子煎水或豆腐水洗头。组方技法：蛇床子、豆腐水均有杀虫止痒之功。

（三）护理与注意事项要点

1.头癣外治用药一般应为：①每天用温肥皂水或药液洗头一次。②遍头擦药，早、晚各1次，若有菌痂者（如黄癣）应尽量先去除之，再涂药。③每周理发一次，并将患发焚烧。④一般至少连续治疗5~7周。

2.对面积小（小于五分硬币大小）且数目少（小于3块）者，可用人工拔发法。即用平头镊子，在皮损区沿头发生长的方向将其连根拔除（切勿折断），范围应超过病区

（约 0.3cm），可分数次完成。拔发后再每日涂药 1 次，连续 3~4 次，并应每日洗头。

3.治疗后患者衣物用品等均应消毒。

（四）外治与内治的关系

本病中医以外治为主。

二、圆癣（体癣）和阴癣（股癣）

圆癣和阴癣均是因湿、热、虫邪侵袭肌肤所致的癣病类疾病。圆癣发生于平滑皮肤，为环形或同心环形红斑，边缘有丘疹、丘疱疹；阴癣发生于两股及阴股皱襞处，为半环形或环形红斑，边缘有丘疹、丘疱疹。圆癣又名金钱癣、笔管癣、荷叶癣等，相当于西医所指的体癣；阴癣又名瘙癣等，相当于西医所指的股癣。

（一）诊断要点

1.体癣

（1）损害为指盖至各种钱币大红斑，中央自愈，周缘有丘疹、丘疱疹、小疱、痂皮、鳞屑等，可形成环形或同心环形。

（2）发生于平滑皮肤，多见于面、颈部，亦可发生于躯干、四肢。

（3）自觉瘙痒。

（4）真菌镜检及培养阳性。

2.股癣

（1）损害为边缘清晰隆起的红斑，中心自愈，边缘有丘疹、丘疱疹、小疱、糜烂、痂皮等。可形成半环形或环形。

（2）好发生于两股及阴股皱襞处。

（3）夏季好发，多见于成年男性。

（4）自觉剧痒。

（5）真菌镜检及培养阳性。

（二）中医外治技法

1.辨病证论治　根据体表辨证的理论，皮疹为红斑，边缘清晰、隆起，且上有丘疱疹或水疱，痒甚，辨证为湿、热、虫邪侵袭肌肤。股癣发于皱褶部位为外湿疣甚。

2.临床表现　甲盖至钱币大小红斑，中央自愈，周缘有丘疹、丘疱疹等，可形成环形或同心环形，自觉瘙痒，舌质红、苔白，脉滑。

3.辨证　湿、热、虫邪侵袭肌肤。

4.立法　治宜燥湿清热，杀虫止痒。股癣尤应加强燥湿。

5.外治法

（1）用法选择　撒药法、涂药法、湿敷法、熏洗法、敷贴法。

（2）药物选择　杀虫药、燥湿药、清热药、止痒药。

（3）剂型选择　散剂、药酒、药醋、软膏、水剂、药膏、新鲜植物剂。

（4）验方举萃

1）撒药法

①处方　土大黄 120g，枯矾 30g。

②技法要点　配制剂型为散剂：上药共研细末。直接外撒或用植物油调涂患处。组

方技法：本方有清热、杀虫、收湿之功。方中土大黄清热杀虫，枯矾收湿杀虫。此方适用于皮疹较红，丘疱疹较多之体癣、股癣。

2）涂药法

①处方1　羊蹄根酒：羊蹄根180g，75%酒精360ml。

②技法要点　配制剂型为药酒：将羊蹄根碾碎置酒精内，浸泡七昼夜，过滤去渣备用。用棉棒或毛刷蘸药酒涂于患处，每日2~3次。组方技法：本方有清热、杀虫、止痒之功。方中羊蹄根清热杀虫，酒杀虫止痒。此方适用于皮损色淡，有少量丘疱疹之体癣。

③处方2　苦参、土槿皮各15g，苦楝子、蛇床子各10g，百部30g，硫黄6g，米醋100ml，白酒400ml。

④技法要点　配制剂型为药酒：群药共为粗末，浸泡于醋、酒中，一周后，去渣取汁，外涂。组方技法：本方有解毒燥湿，杀虫止痒之功。方中苦参、土槿皮、苦楝子、蛇床子、百部、硫黄、米醋均有解毒燥湿，杀虫止痒之效。

⑤处方3　狼毒膏：狼毒、川椒、硫黄、槟榔、文蛤、蛇床子、大风子、枯白矾各10g。

⑥技法要点　配制剂型为药膏：群药共研细末，用香油一茶盅煎滚，下公猪胆汁一枚，和匀调前药擦患处。组方技法：本方有杀虫燥湿止痒之功。方中狼毒、槟榔、大风子、蛇床子均为杀虫之要药，更以文蛤、枯矾、硫黄收湿杀虫，川椒杀虫止痒。此方适用于体癣、股癣之皮疹不甚红者。

3）湿敷法

①处方　百部、苦参、地肤子、鲜凤仙花、大风子、枯矾各15g。

②技法要点　配制剂型为水剂：上药布包，加水5000ml，煮沸20分钟，待温后用软毛巾浸药液湿敷患处，每日1~2次，每次半小时。组方技法：本方有杀虫燥湿，清热止痒之功。方中百部、鲜凤仙花、大风子杀虫为主，苦参、地肤子除湿热、杀虫止痒。枯矾收湿杀虫。此方适用于皮疹红肿，有轻度糜烂之体癣、股癣。

4）熏洗法

①处方1　洗癣方：藜芦、苦参各二两五钱，草乌、皮硝、槐枝各三钱，雄黄（末）、雌黄（末）各一钱五分。

②技法要点　配制剂型为水剂：前5味药用水八碗，煎六碗，去渣，再入雄黄（末）、雌黄（末）。先熏后洗，以不痒为度，少时再洗。可用数次。组方技法：本方有祛风杀虫，燥湿止痒之功。方中藜芦、草乌、槐枝祛风杀虫，苦参燥湿止痒，佐以皮硝清热软坚，雄黄、雌黄杀虫。此方适用于本病皮疹色暗红者。

③处方2　桃树皮、枣枝各50g，五加皮30g。

④技法要点　配制剂型为水剂：上药加水1.5~2.5L，煮沸30分钟，熏洗患处，每日1剂，早晚各1次，7天为1个疗程。组方技法：本方有杀虫止痒之功。方中桃树皮、枣枝、五加皮均有杀虫止痒之功。

⑤处方3　股癣熏洗剂：黄檗、白头翁、蛇床子各25g，藿香15g，生黄精20g。

⑥技法要点　配制剂型为水剂：上药加净水1500ml，浸泡半小时，煎沸5分钟，滤过存汁，加入米醋250ml，搅匀即成。药水趁热熏洗患处，每次20~30分钟，每日1~2次，连用7天为1疗程。组方技法：本方有杀虫燥湿，芳香化浊之功。方中黄檗、白头

翁、蛇床子、生黄精杀虫燥湿，藿香芳香化浊。本方适用于股癣。

5）敷贴法

①处方　楮叶半斤。

②技法要点　配制剂型为新鲜植物剂：将楮叶细切，捣烂，敷癣上。组方技法：本方独取楮叶有解毒凉血杀虫之功。

（三）护理与注意事项要点

1.本病外治应与防护相结合。主要内容有：①积极治疗手足癣，特别防止抓完足癣后再搔抓躯干及股部。②应避免与长癣的动物（如猫、狗等）接触。③衣被应消毒。

2.股部皮肤柔嫩，应忌用刺激性强的药膏或癣药水等。患者之内裤必须每天更换及消毒。

（四）外治与内治的关系

本病中医以外治为主。

三、鹅掌风（手癣）和脚湿气（足癣）

鹅掌风和脚湿气均是因湿热浸淫、风湿蕴毒或湿聚血燥所致的癣病类疾病。鹅掌风发生于手部，脚湿气发生于足部。表现为趾（指）间浸渍、糜烂，或掌跖有片状脱屑、水疱，或掌跖皮损角化粗糙，常伴皲裂。鹅掌风又名鹅堂风等，相当于西医所指的手癣；脚湿气又名臭田螺、田螺疱等，相当于西医所指的足癣。

（一）诊断要点

1.皮损主要表现为　①浸渍型：为趾（指）间皮肤发白，浸渍、糜烂、边缘清楚。②水疱型：为足底或手掌出现群集或散发小水疱，皮肤不红，界限清楚。③鳞屑型：为有小片状脱屑，间有红斑、丘疹，界限清楚。④角化过度型：为掌跖（以足跟最常见）皮肤角质增厚，冬季常致皲裂。

2.主要见于成人。

3.病程慢性，自觉瘙痒。

4.真菌直接镜检及培养阳性。

（二）中医外治技法

辨病证论治　根据体表辨证的理论，中医外治主要分为三个证型：①湿热浸淫证表现为趾（指）间浸渍，糜烂，局部潮红伴有臭味；②风湿蕴毒证表现为掌跖有片状脱屑或水疱，间有红斑、丘疹，瘙痒无常；③湿聚血燥证表现为皮损角化粗糙，常伴皲裂，搔起白屑。分述如下：

1.湿热浸淫证

（1）临床表现　趾（指）间浸渍，糜烂，底部潮红伴有臭味，痒甚；舌质红、苔白腻，脉滑（相当于浸渍型）。

（2）辨证　湿热虫毒，浸淫肌肤。

（3）立法　除湿清热，解毒杀虫，止痒。

（4）外治法

1）用法选择　撒药法、浸洗法、涂药法、熏洗法。

2）药物选择除湿药、清热药、解毒药、止痒药。

3）剂型选择散剂、水剂、药醋。
4）验方举萃
①撒药法
a.处方1　龙骨散：龙骨90g，牡蛎90g，海螵蛸90g，黄檗480g，雄黄90g，滑石粉30g。

b.技法要点　配制剂型为散剂：上药共研极细末备用。以棉球或纱布块蘸取药粉扑撒患处，每日3~4次。组方技法：本方以燥湿为主，兼有清热，解毒杀虫之功。方中龙骨、牡蛎、海螵蛸燥湿，滑石收湿且清热，黄檗燥湿兼清热解毒，雄黄燥湿解毒杀虫。

c.处方2　复方藿香喷散剂：藿香20g，射干20g，五味子10g，土槿皮10g，半夏7.5g，枯矾7.5g，桂皮5g，乌洛托品10g，炉甘石10g。

d.技法要点　配制剂型为散剂：上药研细末，过120目筛制成散剂，装在塑料喷瓶内。使用时，喷散在趾间，早、晚各1次，连用1周，第二周每晚用1次。为了防止复发，在治疗期间，每晚在鞋内喷散1次。组方技法：本方有燥湿杀虫，化浊止痒之功。方中射干、五味子、土槿皮、半夏、枯矾、乌洛托品、炉甘石燥湿杀虫，藿香、桂皮化浊止痒。

e.处方3　足癣散：黄连10g，黄檗10g，苦参20g，百部20g，白鲜皮20g，蛇床子20g，枯矾10g，冰片5g。

f.技法要点　配制剂型为散剂：上药共研末备用。每天用温水泡脚20分钟后，将上药末敷于患处，用纱布3层包扎至第2天，重复上法使用。组方技法：本方有清热燥湿，杀虫止痒之功。方中黄连、黄檗、苦参、枯矾清热燥湿，百部、白鲜皮、蛇床子、冰片杀虫止痒。

g.处方4　青黛15g，海螵蛸36g，石膏面120g，冰片3g。

f.技法要点　配制剂型为散剂：上药共研细末，撒趾缝内，治足癣趾间浸渍糜烂。组方技法：本方有清热解毒，收敛燥湿之功。方中青黛清热解毒，海螵蛸、石膏面收敛燥湿，佐以冰片止痒。

②浸洗法
a.处方1　黄檗30g，丁香20g，枯矾15g，茵陈蒿30g，黄精30g。

b.技法要点　配制剂型为水剂：上药加水煎成药液1000ml，加食醋1000ml浸泡患足30分钟。组方技法：本方有清热除湿，解毒杀虫，收敛止痒之功。方中黄檗、茵陈蒿清热除湿，丁香、黄精解毒杀虫，枯矾收敛止痒。

c.处方2　苍耳子（捣碎）60g，白矾、苦参、蛇床子、黄檗各30g，露蜂房15g。

d.技法要点　配制剂型为水剂：水煎外洗，每日一次，每次浸洗患足半小时，三天为一疗程，一般治疗1~3个疗程。每个疗程间休息4天。组方技法：本方以杀虫解毒为主，兼有除湿清热之功。方中苍耳子、苦参、蛇床子、露蜂房杀虫解毒又可除湿，白矾收湿，黄檗清热、燥湿、解毒。

③涂药法
a.处方　黄精、白矾各10g，米醋100ml。

b.技法要点　配制剂型为药醋：将黄精、白矾在米醋中浸泡7天后过滤，存液外搽。组方技法：本方有燥湿杀虫止痒之功。方中白矾燥湿，黄精、米醋杀虫止痒。本方适用于趾（指）间已无糜烂，但日久不愈者。

④熏洗法

a.处方苦参汤：苦参、菊花各60g，蛇床子、银花各30g，白芷、黄檗、地肤子、大菖蒲各20g，射干、胡黄连、白鲜皮各15g。

b.技法要点　配制剂型为水剂：上药混合煎汁适量，先熏后洗30分钟，连用15~20日为1疗程。组方技法：本方以散风除湿为主，兼有清热解毒作用。方中白鲜皮、地肤子、蛇床子、菊花散风，苦参、黄檗清热除湿，银花、射干、胡黄连清热解毒，佐以白芷行气散血，大菖蒲芳香除臭。

2.风湿蕴毒证

（1）临床表现　掌跖有片状脱屑或水疱，间有红斑、丘疹、丘疱疹，瘙痒无常。舌体胖、苔白，脉弦滑（相当于鳞屑型及水疱型）。

（2）辨证　风湿虫毒，蕴结肌肤。

（3）立法　散风，除湿，解毒，杀虫，止痒。

（4）外治法

1）用法选择　浸泡法、浸洗法、涂药法、熏洗法、敷贴法。

2）药物选择　散风药、除湿药、解毒药、杀虫药、止痒药。

3）剂型选择　水剂、药醋、软膏、药糊。

4）验方举萃

①浸泡法

a.处方1　苍肤水剂：苍耳子15g，地肤子15g，土槿皮15g，蛇床子15g，苦参15g，百部15g，枯矾6g，水3000ml。

b.技法要点　配制剂型为水剂：以上群药共碾成粗末备用。用时取药一包，以布袋装好，加水3000ml，煮沸20分钟后，待温浸泡患处，每次20~30分钟，每日1~2次。组方技法：本方散风除湿，杀虫之力均较强。方中苍耳子、蛇床子祛风除湿杀虫，苦参除湿杀虫，土槿皮、百部亦为杀虫之要药，更佐以枯矾加强收湿、地肤子散风止痒。

c.处方2　浮萍、僵蚕各12g，防风、荆芥、生川乌、生草乌、威灵仙、牙皂、白鲜皮、羌活、独活、黄精各9g，鲜凤仙花1株。

d.技法要点　配制剂型为药醋。食醋1L，浸上药24小时后，用小火煮沸，滤汁浸泡手足，每日1次，每次30分钟，浸后拭干，不要用水冲洗。组方技法：本方可除湿杀虫散风止痒。方中僵蚕、生川乌、生草乌、威灵仙、牙皂、白鲜皮、羌活、独活、黄精、鲜凤仙花除湿杀虫，浮萍、防风、荆芥散风止痒。

②浸洗法

a.处方　白矾、皂矾、儿茶、侧柏叶各20g。

b.技法要点　配制剂型为水剂：上药水煎外洗，每次15分钟，每日1次。组方技法：本方有收敛除湿，除臭止痒之功。方中白矾、儿茶、侧柏叶收敛除湿，皂矾除臭止痒。

③涂药法

a.处方　全蝎膏：全蝎63条，蜈蚣9条，梅片20g，凡士林1000g。

b.技法要点　配制剂型为软膏：先将凡士林加热炸二虫药、焦枯去渣，再入梅片溶解，冷置成膏。分装，备用。用法为先以温水浸泡患处20分钟，使角质层软化，然后擦干皮肤涂上本品。有皲裂者加用包封固定疗法，每日1~2次。主治手足癣。组方技法：本方解毒杀虫止痒之力较强，方中全蝎、蜈蚣解毒杀虫，梅片止痒。

④熏洗法

a.处方　海桐皮、五加皮各30g，土茯苓、草河车、白鲜皮、秦艽、防己各20g，丹参15g。

b.技法要点　配制剂型为水剂：上药混合煎汁适量，先熏后洗20分钟，20日为1疗程。组方技法：本方可散风除湿，解毒止痒。方中海桐皮、五加皮、秦艽、防己散风除湿，土茯苓、草河车、白鲜皮解毒止痒，佐以丹参养血。

⑤敷贴法

a.处方　凤仙花连根两大棵，白矾100g，醋200ml。

b.技法要点　配制剂型为药糊：上药共捣烂外敷，以伏天治疗为宜。组方技法：本方可燥湿、解毒、杀虫。方中白矾燥湿，凤仙花解毒，醋杀虫。

3.湿聚血燥证

（1）临床表现　皮损为角化粗糙，常伴皲裂，搔起白屑，舌质红、少苔，脉细（相当于角化过度型）。

（2）辨证　湿聚血燥，虫毒侵肤。

（3）立法　除湿，养血，杀虫，止痒，润肤。

（4）外治法

1）用法选择　浸泡法、涂药法、封药法、烘药法、敷贴法。

2）药物选择　除湿药、软坚药、养血药、杀虫药、止痒药。

3）剂型选择　水剂、软膏、糊膏、药醋、药油、药膏。

4）验方举萃

①浸泡法

a.处方　醋泡方：当归30g，桃仁30g，红花30g，青木香40g，米醋1000ml。

b.技法要点　配制剂型为药醋：制法为将药物放入米醋中，浸渍1周后，备用。用法为用药醋浸泡患病手足20分钟，每日1次。每剂中药可浸泡10次，20天为1疗程。主治角化型手足癣。组方技法：本方有杀虫解毒，活血润肤止痒之功，方中米醋、青木香杀虫解毒，当归、桃仁、红花活血润肤止痒。

②涂药法

a.处方　百部膏：百部、白鲜皮、蓖麻子（去壳）、鹤虱、黄檗、当归、生地各一两，黄蜡二两，明雄黄末五钱，麻油八两。

b.技法要点　配制剂型为药膏：先将百部等七味入油熬枯，滤去渣，复将油熬至滴水成珠。再用黄蜡试水中不散为度。端起锅来，将雄黄末和入，候稍冷，便入瓷盆中收贮。退火听用。外涂患处，每日一次。组方技法：本方有杀虫解毒，养血润肤，除湿止痒之功，方中百部、蓖麻子、鹤虱、雄黄杀虫解毒，当归、生地养血，白鲜皮、黄檗除湿止痒，黄蜡、麻油润肤。

③封药法

a.处方　蜂房50g，黄檗100g，蛇床子150g，冰片5g，凡士林600g。

b.技法要点　配制剂型为糊膏：取以上诸药共碾细末，过100目筛后，投入已溶凡士林中，调匀即得。用法为患部用温水洗净后，将糊膏敷贴于患部，然后再覆盖油纸或保鲜膜。组方技法：本方有解毒杀虫，燥湿止痒之功，方中蜂房、蛇床子解毒杀虫，黄檗、冰片燥湿止痒。

④烘药法

a.处方　二矾散：白矾四两，皂矾四两，孩儿茶五钱，侧柏叶八两。

b.技法要点　配制剂型为水剂：上药加水10碗，煎滚。先以油搽患处，桐油传燃点火熏患处，片时次用煎汤乘热熏洗，七日内不可下水。组方技法：本法先用桐油热烧，再熏洗。方中白矾、皂矾杀虫，孩儿茶、侧柏叶涩敛。

⑤敷贴法

a.处方　陈石灰、冰片各5g，枯矾、炉甘石、密陀僧各10g。

b.技法要点　配制剂型为软膏：将上药共研细末，加入凡士林100g搅匀，瓶装备用。先将患处洗净擦干。把药膏涂于患处，日2~3次，药后外用纱布包扎。

（三）护理与注意事项要点

1.本病外治的重要原则是根据不同病型选用适当剂型及药物。浸渍型（相当于湿热浸淫证）可选水剂外洗，散剂外扑，药糊及霜膏外涂；鳞屑型及水疱型（相当于风湿蕴毒证）可选用水剂外洗，药酒（酊剂）外涂；角化过度型（相当于湿聚血燥证）主要选用软膏外涂，此型亦可用水剂外洗（在涂软膏之前），但其目的与浸渍型不同，浸渍型用水剂是为了除湿、收敛，角化型用水剂则是为了浸软角质，以利于软膏等药物的更好发挥作用。

2.本病外治取效的关键是必须持续治疗及注意防护。治疗的间断使真菌生长不能被彻底抑制，防护的不认真又使真菌反复感染，结果使手足癣成为"久治不愈"之症。本病的防护主要包括每晚睡前洗脚，鞋袜要有一定透气及吸湿性（尽量避免穿胶鞋，以布鞋布袜最好），并应经常洗晒，勿用公共拖鞋等。

（四）外治与内治的关系

本病以外治为主。

四、灰指（趾）甲（甲癣）

灰指（趾）甲是因外感虫邪，爪甲失养所致的癣病类疾病。病甲增厚，不平，变形，变脆，呈灰白色。又名鹅爪风、虫蛀甲、油炸甲等。本病相当于西医所指的甲癣。

（一）诊断要点

1.病甲增厚，不平，变形，变脆，呈灰白色。游离缘可见甲下碎屑，病甲与甲床分离。

2.多继发于手、足癣，亦可同时出现。

3.成人多见，性质顽固，缺乏自觉症状。

4.真菌直接镜检及培养阳性。

（二）中医外治技法

1.辨病证论治　根据体表辨证的理论，患甲变脆、增厚、不平、色灰。辨证主要为外感虫邪，爪甲失养。

2.临床表现　病甲增厚，变脆，表面不平，呈灰白色，游离缘可见甲下碎屑。

3.辨证　外感虫邪，爪甲失养。
4.立法　治宜解毒杀虫，软坚蚀甲。
5.外治法
（1）用法选择　浸泡法、敷贴法、涂药法、拔膏疗法、艾灸法。
（2）药物选择　软坚药、杀虫药。
（3）剂型选择　药醋、软膏、新鲜植物剂、硬膏。
（4）验方举萃

1）浸泡法

①处方1　土槿皮、大风子肉、花椒、百部、皂角刺、黄精、生川乌、生姜、白矾、五加皮各15g，米醋750ml。

②技法要点　配制剂型为药醋：用醋浸泡药1周，再用药醋浸泡患甲。主治甲癣。组方技法：本方有解毒杀虫，软坚散结之效。方中土槿皮、大风子肉、花椒、百部、皂角刺、黄精、生川乌、生姜、五加皮解毒杀虫，白矾、米醋软坚散结。

③处方2　癣净醋泡剂：黄精、藿香各6g，苦参、白鲜皮、地肤子、川楝子、贯众各30g，枯矾12g，葱白30g，食醋1500ml。

④技法要点　配制剂型为药醋：制法为上药与食醋同放入容器内，浸泡3天后待用。用法为每日将患部浸入药液中半小时至1小时，连泡10天为1疗程。甲癣可适当延长浸泡时间。本方可用1~3个疗程。组方技法：本方有解毒杀虫，燥湿止痒之功，方中黄精、苦参、地肤子、川楝子、贯众、食醋解毒杀虫，枯帆、葱白、藿香、白鲜皮燥湿止痒。

2）敷贴法

①处方1　白凤仙花适量。

②技法要点　配制剂型为新鲜植物剂：即日取白凤仙花捣涂指甲，上下包好，日易一次。

③处方2　川楝子膏：川楝子10枚。

④技法要点　配制剂型为软膏：川楝子去皮加水浸泡至软，捣成糊状后加凡士林适量，包敷患指（趾），2天后取下，一般连用2次。组方技法：本方独用川楝子杀虫之功。

3）涂药法

①处方　生半夏（剥去外皮）5个，米醋1匙。

②技法要点　配制剂型为药醋：将半夏及米醋同放在碗内磨，取汁外涂患甲，每日1~2次。组方技法：本方有杀虫散结软坚之功。方中生半夏散结，米醋杀虫软坚。

4）拔膏疗法

①处方　黑色拔膏棍。

②技法要点　用胶布保护病甲周围健康皮肤。将黑色拔膏棍之一端在火上烤，待熔化欲滴时，对准患甲使药油滴在其上，如此数次，至病甲涂满拔膏约5分硬币厚，最后外贴胶布，7~10天换药1次。每次换药时用钝刀尽量刮除软化之甲板，一般3个月为1疗程。组方技法：黑色拔膏棍有杀虫软坚之功效。

5）艾灸法

①处方　患部。

②技法要点　先将病趾或指甲用温热盐水浸泡20~30分钟，使其发软，再用小刀将趾、指甲的萎缩松软部分去掉，点燃艾条围绕患甲灸之，热力以患者能耐受为度，每次30分钟，每日1次，7日为1个疗程。

（三）护理与注意事项要点

本病外治取效的关键在于坚持治疗及按要求用药，必须不中断治疗直至新甲长出（一般为3~6个月）。并须同时根治手足癣。

（四）外治与内治的关系

中医治疗本病以外治为主。

五、紫白癜风（花斑癣）

紫白癜风是因热天汗多，肌肤蕴湿，风、湿、虫邪侵袭所致的癣病类疾病。以颈肩、胸背等处皮肤出现紫白相兼斑片，表面脱屑为主要表现的皮肤疾病。又名汗斑、夏日斑等。本病相当于西医所指的花斑癣。

（一）诊断要点

1.损害为灰黄色或带棕褐色甚至灰黑色的斑疹，无炎症，上覆极细小的、微发亮的鳞屑，去除鳞屑，留下暂时褪色斑。

2.好发于胸背、颈侧及肩胛等部。

3.常夏发冬轻，可以持续多年不愈。

4.主观无感觉。

5.皮屑直接镜检可见花斑癣的菌丝及芽孢。

（二）中医外治技法

1.辨病证论治　根据体表辨证的理论，皮疹为淡褐色斑，夏季及多汗区易发生，辨证为肌肤蕴湿，风、湿、虫邪侵袭。

2.临床表现　损害为灰黄色或带棕褐色甚至灰黑色的斑疹，上覆细鳞屑，好发于多汗区，夏发冬轻。舌质红、苔白腻，脉滑。

3.辨证　风湿虫邪，侵袭肌肤。

4.立法　除湿杀虫，祛风止痒。

5.外治法

（1）用法选择　撒药法、摩擦法、涂药法。

（2）药物选择　燥湿药、杀虫药、散风药、止痒药。

（3）剂型选择　散剂、药酒。

（4）验方举萃

1）撒药法

①处方1　五神散：雄黄、硫黄、黄丹、密陀僧、南星。

②技法要点　配制剂型为散剂：上为细末，先用葱搽患处，次用姜蘸药末搽之，搽后渐黑，搽至黑散则愈。组方技法：此方有解毒杀虫，燥湿止痒之功。方中雄黄、硫黄、黄丹、密陀僧、南星均为解毒杀虫，燥湿止痒之要药。

③处方2　轻粉、海螵蛸各等份。

④技法要点　配制剂型为散剂：先将海螵蛸置瓦片上焙干研粉，再入轻粉和匀，装

瓶备用。用时先洗患部,再扑擦该粉适量(若微汗后擦之更好)。组方技法:本方有杀虫燥湿止痒之功。方中轻粉杀虫止痒,海螵蛸收湿。此方适用于出汗较多之患者。

2)摩擦法

①处方1 胆矾、牡蛎各等份。

②技法要点 配制剂型为散剂:上药共研细末,醋调摩之,每日1~2次。组方技法:本方有收涩燥湿,杀虫止痒之功。方中胆矾、牡蛎及醋均有收涩燥湿、杀虫止痒之效。

③处方2 消斑散:密陀僧15g,樟脑15g,硫黄15g,煅硇砂15g,枯矾15g,冰片3g,轻粉15g。

④技法要点 配制剂型为散剂:配制时先将前6种药物研细后,再加入轻粉,充分调匀备用。治疗方法为先将皮损处用清水洗净、揩干,而后将生姜切成片蘸药粉稍加力涂擦患处,每日1~2次,连用2周以后,每隔2天外用药1次,连用10天。组方技法:本方有解毒杀虫、收涩燥湿之功。方中密陀僧、樟脑、冰片、轻粉、硫黄解毒杀虫,煅硼砂、枯矾收涩燥湿。

3)涂药法

①处方 土槿皮10g,丁香10g,50%~75%酒精100ml。

②技法要点 配制剂型为药酒:将前二味药共为粗末,浸入酒精中,1周后外用。用小刷蘸药涂于患处,每日1~2次。组方技法:本方有杀虫燥湿除臭之功。方中土槿皮杀虫燥湿,丁香杀虫除臭。此方适用于本病伴臭汗者。

(三)护理与注意事项要点

本病外治的关键在于坚持治疗及注意防护。①坚持治疗:每天均用肥皂水擦洗患处1次,然后涂药,早、晚各1次。每天应更换内衣并消毒,至少连续2~3周。②注意防护:集体宿舍之被褥应及时消毒,个人应勤淋浴更衣,出汗后应及时用干毛巾擦净。

(四)外治与内治的关系

本病中医以外治为主。

六、鹅口疮(口腔念珠菌病)

鹅口疮是因湿、热、虫邪内侵口腔黏膜所致的癣病类疾病。为发生于口腔黏膜、咽部、舌、齿龈等部的乳酪状白色斑片,表面易剥除,剥除后基底鲜红湿润。又名燕口疮、雪口等。本病相当于西医所指的口腔念珠菌病。

(一)诊断要点

1.损害为大小不等的乳酪状白色斑片,表面易剥除,剥除后基底鲜红湿润。

2.散布于口腔黏膜、咽部、舌、齿龈。

3.多见于婴儿或长期应用类固醇皮质激素、广谱抗生素或抗肿瘤药物者。

4.直接镜检及培养可见菌丝及袍子。

(二)中医外治技法

1.辨病证论治 根据体表辨证的理论,本病皮疹为乳白色的斑片,基底发红,多发于口腔黏膜部位。辨证为湿热虫邪内侵。实证者为心脾胃经有热,虚证者为气阴两伤。

2.临床表现 乳酪状白色斑片,表面剥除后基底鲜红湿润。多发于口腔黏膜、咽部、舌、齿龈。实证者便干溲赤,舌质红,苔黄腻,脉滑。虚证者少气懒言,大便溏,舌质淡、苔白或少苔，脉沉细。

3.辨证　湿热虫邪内侵。

4.立法　清热燥湿杀虫。实证者清心导滞，虚证者养阴益气。

5.外治法

（1）用法选择　涂药法、吹药法、含漱法、穴位敷贴疗法。

（2）药物选择　清热药、燥湿药、杀虫药。

（3）剂型选择　散剂、水剂、药糊、丸剂。

（4）验方举萃

1）涂药法

①处方　青黛1.5g，黄檗3g，硼砂1.5g，冰片0.3g。

②技法要点　配制剂型为散剂：上药共研细末，涂搽患处。组方技法：本方有清热解毒，燥湿收敛之功。方中青黛清热解毒，黄檗、硼砂燥湿收敛，佐以冰片止痛。

2）吹药法

①处方　冰硼散：冰片5分，硼砂、元明粉各5钱，朱砂6分。

②技法要点　配制剂型为散剂：上药共研极细末，用少许搽于疮处。如咽喉肿痛，以芦筒吹之立效。组方技法：本方有燥湿收敛，杀虫止痛之功。方中硼砂、元明粉燥湿收敛，朱砂、冰片杀虫止痛。

3）含漱法

①处方　2%白矾溶液。

②技法要点　配制剂型为水剂：将白矾溶于水中，使成2%溶液。用2%白矾溶液漱口，然后外涂冰硼散、锡类散、西瓜霜。组方技法：白矾有收敛解毒之功。

4）穴位敷贴疗法

①处方1　肉桂、附子各等量。

②技法要点　配制剂型为药糊：上药研末，另加面粉适量，用高粱酒调成饼状，贴两脚心。每日1次。

③处方2　印堂贴丸：巴豆仁10g，西瓜子仁5g。

④技法要点　配制剂型为丸剂：两药共研碎出油，加少许芝麻油调匀，揉成团状、再成细圆条，刀片切成小粒，搓成芝麻大小药丸。将药丸贴在印堂穴，每次敷药时间为20秒钟左右。每天敷药1次，可连用3天。

（三）**护理与注意事项要点**

本病的外治应注意早发现，早治疗。例如对于大量使用类固醇皮质激素、免疫抑制剂或广谱抗生素的患者应每天检查口腔至少2次，一旦发现，马上治疗，以防皮疹扩大。本病的防护措施主要包括：①注意胎期卫生。②哺乳期婴儿应严格注意口腔清洁，乳头及喂乳器应保持清洁，积极治疗常见病、传染病，增强体质。③避免长期应用大量抗生素、皮质激素或免疫抑制剂。

（四）**外治与内治的关系**

本病应外治与内治相结合。内治主要辨病证论治分为两型：①脾胃湿热，外感虫毒证，治宜清利湿热，杀虫解毒；②气阴两虚，外感虫毒证，治宜养阴益气，杀虫解毒。

第二十一章　变态反应性及虫类皮肤病 2.01

第一节　瘾疹 0.0917

瘾疹是因风邪外侵所致。身体出现风团隆起,形如豆瓣,堆累成片,发无定处,忽隐忽现,退后不留痕迹,伴剧烈瘙痒。又名风疹块、鬼纹疙瘩等。本病相当于西医所指的荨麻疹。

一、诊断要点

1. 皮疹为红色或苍白色大小不等的风团,可随搔抓而增多、增大。
2. 常突然发生,大多持续半小时至数小时自然消退,消退后不留痕迹,有时此起彼伏,一日内可反复多次发作。
3. 发生部位不定,可泛发全身或局限于某部,有时可累及黏膜。
4. 自觉瘙痒。
5. 皮肤划痕症阳性。

二、中医外治技法

1. 根据体表辨证的理论　本病皮损为风团,骤发速退,发无定处,自觉痒甚,辨证为风邪束表。红色风团遇热加重并伴风热证者,为风热束表,属风热证;淡红色或白色风团遇冷加重并伴风寒证者,为风寒束表,属风寒证;淡红色或白色风团日久不愈者,则为阴血不足引动内风,属阴血不足证。
2. 临床表现　风热证:红色风团遇热加重,伴口干口渴、便干溲赤,舌质红、苔黄腻,脉滑数;风寒证:淡红色或白色风团遇冷加重,伴恶寒、无汗,舌质淡、苔白,脉浮紧;阴血不足证:淡红色或白色风团日久不愈,伴面色苍白、潮热心烦,舌质淡、少苔,脉沉细。
3. 辨证　风热证:风热束表;风寒证:风寒束表;阴血不足证:阴血不足,虚风内动。
4. 立法　风热证治宜发散风热;风寒证治宜宣散风寒;阴血不足证治宜养血滋阴熄风。
5. 外治法

   (1) 用法选择　浸浴法、涂药法、耳穴贴压疗法、放血疗法、挑刺疗法或背部捻挤治疗、刺络放血法、熏洗法、拔罐疗法、水针加穴敷法。

   (2) 药物选择　发散风寒药、发散风热药、养血熄风药、止痒药。

   (3) 剂型选择　水剂、药酒。

   (4) 验方举萃

   1) 浸浴法

①处方　夜交藤、白蒺藜、丹参、楮桃叶各60g，钩藤15g。

②技法要点　配制剂型为水剂：上药布包加水5000ml，煮沸20分钟，将药液兑入浴水中，浸浴，隔日1次。组方技法：本方有养血润肤，熄风安神，止痒之功。方中丹参养血，楮桃叶润肤，白蒺藜、钩藤熄风止痒，夜交藤安神止痒。

1）涂药法

①处方　止痒酊：蛇床子、百部各25g，50%酒精100ml。

②技法要点　配制剂型为药酒：酒精浸泡诸药24小时，过滤装瓶备用。每日涂擦患处3~5次，有明显止痒作用。组方技法：本方有祛风杀虫止痒之功。方中蛇床子去风杀虫，百部杀虫止痒。

(刘涛)

第二节　湿疮 0.78

湿疮是因禀性不耐，风湿热邪客于肌肤所致。是皮疹呈多形性，易于湿烂流津的渗出性、瘙痒性皮肤疾病。又名湿疡、风湿疡（急性）、顽湿疡（慢性）、浸淫疮（泛发性）、旋耳疮（耳部）、绣球风（阴囊部）等。本病相当于西医所指的湿疹。

一、诊断要点

（一）急性湿疹

1.皮损为潮红斑片、丘疹、丘疱疹、水疱、糜烂、渗液、结痂等，常数种皮损同时并存。

2.病变常为片状或弥漫性，无明显境界。

3.可发于身体各部，常对称发病。

4.经过急剧，倾向湿润糜烂，常易反复发作。

5.自觉灼热及剧烈瘙痒。

（二）亚急性湿疹

1.皮损以丘疹、斑丘疹、结痂、鳞屑为主，可有少量水疱及轻度糜烂，亦可有轻度浸润。

2.常由急性湿疹未能及时治疗或治疗不当，致病程迁延所致。

3.自觉剧烈瘙痒。

（三）慢性湿疹

1.皮损肥厚粗糙，呈苔藓样变。可伴有抓痕、血痂及色素沉着。

2.多局限于某一部位。

3.慢性病程，时轻时重，可反复呈急性或亚急性发作。

4.自觉阵发性瘙痒。

5.常由急性或亚急性湿疹转变而来，或开始即如此。

（四）特殊型湿疹

1.自身敏感性湿疹　发病之前，在皮肤某部常有湿疹样变，原发部位湿疹恶化后，加之处理不当，使组织分解物、细菌产物等形成一种特殊的自身抗原，被吸收而发生致敏作用，结果在其附近及全身泛发。从原发皮损至发生全身泛发一般需经 7~10 天左右。为突然发生的多数散在丘疹、丘疱疹及小水疱，呈群集性，可互相融合，泛发或对称分布。

2.传染性湿疹样皮炎　先在患处附近有慢性细菌性感染病灶，从这些病灶中不断排出的分泌物，使周围皮肤受到刺激、敏感而致病。上述病灶周围皮肤发红、密集小丘疹、水疱、脓疱、结痂和鳞屑等，具有自体接种传染的特点，并可随搔抓方向呈线状播散。

3.钱币状湿疹　皮疹为直径 1~3cm 境界较清楚的圆形损害，为红色小丘疹或丘疱疹密集而成，有很多渗液。慢性者皮肤肥厚，表面有结痂及鳞屑。损害的周围散在丘疹、水疱、常呈卫星状。多发于手背、四肢伸侧等处。自觉剧烈瘙痒。

4.婴儿湿疹　是婴儿常见的一种皮肤病。渗出型：易呈现糜烂渗出及痂皮等；干燥型：皮损以红斑丘疹、鳞屑为主，少有水疱糜烂和渗出。好发于颜面，亦可侵犯广大范围。自觉阵发剧痒。

二、中医外治技法

辨病证论治　根据体表辨证的理论，中医外治主要分为三个证型：①湿热内蕴，兼感风毒证（与急性湿疹类似）。②湿邪内蕴，余热未尽证（与亚急性湿疹类似）。③阴血不足，湿毒蕴结证（与慢性湿疹类似）。自家敏感性湿疹主要参照第一证型，而以兼感风邪为主；传染性湿疹样皮炎主要参照第一证型，而以兼感毒邪为主；婴儿湿疹主要参照第一及第二证型；钱币状湿疹主要参照第二及第三证型。

分述如下：

（一）湿热内蕴，兼感风毒证

1.临床表现　发病急，皮疹色潮红，肿胀明显，粟疹成片，水疱密集，破流津水，灼热瘙痒；可伴心烦急躁，便干溲赤；舌质红，苔白腻或黄腻、脉弦滑。

2.辨证　湿热内蕴，兼感风毒。

3.立法　清热燥湿，散风解毒。

4.外治法

（1）用法选择　戳药法、撒药法、涂药法、湿敷法、蒸发罨包法。

（2）药物选择　清热药、燥湿药、散风药、解毒药、止痒药。

（3）剂型选择　散剂、洗剂、药油、水剂、乳剂、软膏。

（4）验方举萃

1) 戳药法

①处方　苦参面 50g，黄芩面 30g，青黛面 15g，川椒粉 5g。

②技法要点　配制剂型为散剂：上药共研极细末备用。以鲜芦荟或鲜莴笋等之断面蘸取药粉，轻轻外戳患处，每日 3~4 次，每次 5~10 分钟。组方技法：本方有清热燥湿，解毒散风止痒之功效。方中苦参、黄芩清热燥湿，青黛清热解毒，川椒散风止痒。此方适用于本病以红斑为主，有丘疹而无水疱，痒甚者。

2) 撒药法

①处方　祛湿药粉（祛湿散）：川黄连 24g，川黄檗 240g，黄芩 144g，槟榔 96g。

②技法要点　配制剂型为散剂：上药共研极细末备用。以消毒纱布蘸取药粉后外撒

患处，撒满为主，每日3~4次。组方技法：本方有清热燥湿解毒之功。方中黄连、黄檗清热燥湿解毒，黄芩清热燥湿，槟榔可利水除湿。此方适用以红斑、丘疹为主者。

3）涂药法

①处方1　三石水：炉甘石90g，滑石90g，赤石脂90g，冰片9g，甘油150ml。

②技法要点　配制剂型为洗剂：以上各药，研成细粉，加入蒸馏水10000ml中，最后加入甘油，配成药水。用时摇动，然后用毛笔刷涂布皮损上。组方技法：本方有清热收湿，搜风止痒之功。方中滑石清热燥湿，炉甘石、赤石脂收湿，冰片搜风止痒。此方适用于本病以丘疹为主，无明显渗液而痒甚者。

③处方2　新三妙散：黄檗面300g，青黛面30g，寒水石面150g。

④技法要点　配制剂型为散剂：上药共研细末备用。以植物油调药粉如糊状，涂于患处，每日1~2次。渗出多者宜调稠，渗出少者宜调稀。组方技法：此方有清热燥湿解毒之功。方中黄檗清热燥湿解毒，寒水石清热收湿，青黛清热解毒。本法适用于水疱及糜烂渗出多的皮损。亦用于湿敷间歇时的外用药。

⑤处方3　石滑散：煅石膏、滑石各30g，青黛、黄檗末各15g，枯矾10g，冰片、轻粉各5g。

⑥技法要点　配制剂型为散剂：以上药物共研极细末，装瓶备用。用时将药粉干撒于患处，如经治疗后渗液减少或已无渗液，可改用麻油适量将药粉调成糊状，敷于患处。一般每天换药2次，换药时宜用湿棉棒轻轻拭去旧药。用药期间忌用水洗患处，以免皮损出现渗液，疮面扩散。并禁烟、禁食酒及辛辣肥腻等刺激性食物。组方技法：本方有清热燥湿，解毒止痒之功。方中煅石膏、滑石、黄檗、枯矾清热燥湿，轻粉、青黛解毒，冰片止痒。

⑦处方4　小儿湿疹乳剂：黄连100g，大黄、蝉蜕、甘油各50g，白凡士林110g，液体石蜡60g，月桂醇硫酸酯钠10g，十八醇100g，羟苯乙酯1.3g，蒸馏水适量。

⑧技法要点　配制剂型为乳剂：按水相、油相及乳化法先制成乳剂，再入三味中药极细粉加水调成的糊状物，调匀即成。用法为每日2~4次。4天为1疗程。主治婴儿湿疹。组方技法：本方以清热除湿，散风止痒为主。方中黄连、大黄清热除湿，蝉蜕散风止痒。

⑨处方5　青黄金胆液：大黄20g，黄连15g，青黛6g，五倍子4g，枯矾6g，金银花50g，猪胆汁10ml。

⑩技法要点　配制剂型为药糊：大黄、黄连、青黛、五倍子、枯矾共研细末，另用金银花50g，煎汁300ml与猪胆汁10ml调和。外涂患处。每天1~2次。组方技法：本方有清热解毒，燥湿止痒之功。方中大黄、黄连、青黛、金银花、猪胆汁清热解毒，五倍子、枯矾燥湿止痒。

4）湿敷法

①处方1　马齿苋水剂：马齿苋30g，水1000ml。

②技法要点　配制剂型为水剂：将上药煮沸20分钟，过滤去渣备用。以净纱布6~7层蘸药水湿敷患处，每日2~3次，每次20~40分钟。若毒热盛者本方可加黄连15g或黄檗30g。组方技法：马齿苋有清热解毒、散血消肿之功。此方法适用于水疱、糜烂、渗出多的皮损。

③处方2　龙胆草30g，龙葵30g，黄檗30g，野菊花15g，五倍子30g。

④技法要点　配制剂型为水剂：水煎30分钟，取汁待温，用干净纱布4~8层厚蘸药汁，湿敷于患处，每5分钟蘸1次，共30~40分钟。每日2~3次。组方技法：本方有清热燥湿，解毒收敛之功。方中龙胆草、黄檗清热燥湿，龙葵、野菊花、五倍子解毒收敛。主治急性湿疹合并有感染者。

5）蒸发罨包法

①处方　黄檗30g，生地榆30g。

②技法要点　配制剂型为水剂：上药加水1000ml，煮沸15~20分钟后，过滤去渣备用。用药液在患处做蒸发罨包（详见"蒸发罨包法"）。组方技法：本方有清热燥湿，凉血解毒之功。方中黄檗清热燥湿解毒，生地榆清热凉血收敛解毒。此方适用于水疱糜烂渗出明显者。

（二）湿邪内蕴，余热未尽证

1.临床表现　皮损色淡红，以丘疹、结痂、鳞屑为主，或有个别水疱、糜烂面或轻度肥厚；可伴腹胀、便溏；舌质微红、苔白，脉弦缓。

2.辨证　湿邪内蕴，余热未尽。

3.立法　除蕴湿，清余热止痒。

4.外治法

（1）用法选择　撒药法、涂药法、敷贴法、头针法、吹氧疗法。

（2）药物选择　祛湿药、清热药、止痒药、化腐软坚药。

（3）剂型选择　软膏、散剂、糊膏、药油、药糊、水剂。

（4）验方举萃

1）撒药法

①处方1　普连软膏：黄檗面30g，黄芩面30g，凡士林240g。

②处方2　龟板散：龟板600g，黄连30g，红粉15g，冰片3g。

③技法要点　处方1配制成软膏。处方2配制成散剂。先将药膏薄涂患处，然后用纱布蘸药粉，用力扑撒于药膏之上，每日2次。组方技法：药膏有清热燥湿之功，药粉有化腐软坚、止痒之功。方中黄檗、黄芩、黄连可清热燥湿解毒，龟板拔干收涩，红粉化腐软坚，冰片止痒。本法适用于皮疹已不红，且有轻度肥厚时。

2）涂药法

①处方1　吴柏膏：吴茱萸80g，黄檗80g，苦参60g，枯矾20g，醋精适量。

②技法要点　配制剂型为软膏：前四味研极细末，过120目筛，混匀，瓶内贮存备用。取上药粉及醋精适量，用凡士林调成膏状，外敷患处，每日2~3次。治疗阴囊湿疹。组方技法：本方有清热燥湿，杀虫止痒之功。方中黄檗、苦参、枯矾清热燥湿，吴茱萸、醋精杀虫止痒。

③处方2　普榆膏：生地榆面10g，普连软膏90g。

④技法要点　配制剂型为糊膏：普连软膏的组成与制法详见前"撒药法"。上药调匀成膏。将药膏涂于患处，每日1次。组方技法：本方有收湿清热之功。方中黄芩、黄檗清热燥湿，地榆凉血收敛。本方适用于皮疹色红，以结痂鳞屑为主者。

⑤处方3　二黄一紫油：黄檗5g，大黄5g，紫草20g，生菜籽油200ml。

⑥技法要点　配制剂型为药油：三味中药用水冲洗干净后，切成碎块，装入大口瓶内，再加入生菜籽油，浸泡1个月后滤油，待用。用温水清洗患处，后用棉签蘸油涂搽患处，每日2次，包扎。10天为1疗程。组方技法：本方有收湿清热活血之功。方中黄檗、大黄收湿清热，紫草清热活血。

3）敷贴法

①处方　苦参20g，生地20g，地肤子12g，刺蒺藜12g，乌梢蛇30g。

②技法要点　配制剂型为药糊：将药物研细末，调拌蛋清敷贴阴囊处。组方技法：本方有祛湿、清热、止痒之效。方中苦参、地肤子祛湿止痒，生地清热，刺蒺藜、乌梢蛇搜风止痒。本方适用于阴囊湿疹。本方亦可煎后取汁，直接将药水涂擦（外洗）。

4）头针法

①处方　双侧感觉区（焦氏头针）上2/5。

②技法要点　以28号2~5寸毫针沿皮刺入2寸左右，用强刺激手法快速捻转每分钟200次以上。持续运针2~3分钟，留针30分钟，留针期间歇运针2~3次。

5）吹氧疗法

①处方　甘黄溶液：甘草、黄檗各100g。（录自《皮肤病中药外用制剂》）

②技法要点　配制剂型为水剂：上药加水1000ml，水煮2次，滤过混合，备用。先用甘黄溶液洗净创面。再用安装齐全地给氧装置给氧（除去鼻导管），氧气喷雾患处。每分钟流量和吹氧的时间根据创面大小决定。操作时玻璃接管距创面15cm高，从里向外旋转，反复数次。再用甘黄溶液作换药或湿敷。每天2次，20天为1疗程。治疗时需懂得供氧设备，现场不能有明火。

（三）阴血不足，湿毒蕴结证

1.临床表现　病程日久或反复不愈，皮疹粗糙肥厚，如树皮状，色黄褐或灰黑，阵发性剧痒；可伴面色萎黄，烦躁易怒或口干咽燥，腰膝酸软；舌质淡或嫩红、苔白，脉沉缓或沉细。

2.辨证　阴血不足，湿毒蕴结。

3.治法　除湿解毒，软坚散结，润肤止痒。

4.外治法

（1）用法选择　摩擦法、戳药法、擦洗法、浸洗法、熏洗法、涂药法、敷贴法、封药法、烘药法、搓药法、熏药疗法、薄贴法、毫针疗法、耳针治疗、梅花针法、艾灸法、拔罐疗法、喷灸疗法。

（2）药物选择　除湿药、解毒药、软坚药、润肤药。

（3）剂型选择　散剂、水剂、药醋、软膏、搓药、熏药、硬膏。

4.验方举萃

1）摩擦法

①处方1　止痒药粉：老松香30g，官粉30g，枯矾30g，乳香60g，轻粉15g，冰片6g，密陀僧15g，炉甘石30g。

②处方2　止痒药膏：止痒药粉10g，祛湿药膏（或凡士林）90g。

③技法要点　处方1配制剂型为散剂，处方2配制剂型为软膏。用粗麻布蘸药粉或用粗麻布先蘸米醋再蘸药粉，适度用力摩擦患处，以不痒为度，然后外涂软膏，隔日1

次，一般2~3次为1疗程。组方技法：本方有除湿毒，活血软坚之功。方中松香、官粉、枯矾、炉甘石、密陀僧可除湿毒，香活血，轻粉软坚，冰片止痒。此方适用于皮疹面积较小且痒甚者。

2）戳药法

①处方　古月粉适量。

②技法要点　配制剂型为散剂：胡椒适量研粉，备用。用时以丝瓜瓤或纱布蘸适量酒或醋，然后再蘸取适量古月粉，适度用力在患处上下戳打，药用完后，再蘸取药粉，继续戳打，直至皮损处涂满药物为止，每日1~2次。组方技法：本方取古月粉（即胡椒粉）性热味辛，有驱散寒湿冷积止顽痒之功。本法适用于皮疹面积较大直痒甚者。

3）擦洗法

①处方　藁本、丹参各500g。

②技法要点　配制剂型为水剂：上药布包，加水3000ml，煮沸15分钟，待温度降至患者可耐受时，擦洗患处，每日1次，每次20分钟。组方技法：本方有燥湿祛风，润肤止痒之功。方中藁本燥湿祛风，丹参润肤止痒。此方适用于皮疹面积较大肥厚较轻者。

4）浸洗法

①处方　柏叶洗剂：侧柏叶，120g，苏叶120g，蒺藜秧240g。

②技法要点　配制剂型为水剂。上药共碾粗末，装纱布袋内，用水2500~3000ml，煮沸30分钟，待温后浸洗患处，每日1次，每次20分钟。组方技法：本方有清热和营止痒之功。方中侧柏叶清热祛湿，苏叶理气和营，蒺藜秧止痒。此方适用于皮疹面积较大，轻度粗糙肥厚，经搔抓而皮损略红者。

5）熏洗法

①处方1　升麻溻肿汤：升麻、黄芪、防风、川芎、生地黄、细辛各等份。

②技法要点　配制剂型为水剂：上药混匀，共捣碎。每次用药二两，加水二升，煎十沸，熏洗患处。组方技法：本方有养血益气，祛风消肿之功。方中川芎、生地黄、升麻、黄芪养血益气，防风、细辛祛风消肿。

③处方2　苍艾洗剂：苍术、白花蛇舌草、土茯苓各30g，艾叶20g（后下）。

④技法要点　配制剂型为水剂：上方1剂加水约15000ml，浸泡10~15分钟后，文火煎煮20分钟，滤其煎液待适温坐浴熏洗外阴约10~15分钟，如法每晚1次，15次为1疗程。组方技法：本方以燥湿解毒，杀虫止痒为主。方中苍术、白花蛇舌草、土茯苓燥湿解毒，艾叶杀虫止痒。

6）涂药法

①处方　全虫醋浸剂：全虫16个，斑蝥12个，皮硝12g，乌梅肉30g，米醋500ml。

②技法要点　配制剂型为药醋：将上药放入醋内，浸泡七昼夜，过滤备用。用棉签蘸药醋涂于患处，每日1~2次。组方技法：本方以化腐软坚，解毒散结为主。方中斑蝥、乌梅肉化腐软坚，全虫解毒散结，皮硝散瘀软坚。此方适用于皮疹面积小且肥厚角化明显者。

7）敷贴法

①处方　乌梅炭10g，蛇床子10g，巴豆1个，凡士林80g。

②技法要点　配制剂型为软膏：群药共研细末，与凡士林混匀成膏。将药膏涂于患

处，外盖纱布，胶布固定，每日1次。组方技法：本方以化腐软坚，杀虫止痒润肤为主。方中乌梅炭、巴豆化腐软坚，蛇床子杀虫止痒，凡士林润肤。

8）封药法

①处方　子油熏药油膏：大风子、地肤子、蓖麻子、蛇床子、祁艾各30g，苏子、苦杏仁各15g，银杏、苦参子各12g，凡士林（或祛湿药膏）适量。

②技法要点　配制剂型为软膏：群药经减压后干馏成焦油物质，用凡士林或祛湿药膏制成5%~10%软膏备用。将软膏涂于患处，其上加盖塑料薄膜后，再用绷带包扎，每日换药1次。组方技法：本方以滋阴润肤为主，方中蓖麻子、苏子、银杏润肤软坚，蛇床子、苦参子润肤杀虫，地肤子润肤止痒，祁艾润肤暖血，苦杏仁润肤软坚引药深入，大风子杀虫止痒、解风毒而润肤。此方适用于皮疹面积较小且肥厚明显者。

9）烘药法

①处方　黑豆馏油软膏（10%）：黑豆馏油10g，凡士林90g。

②技法要点　配制剂型为软膏：上药混匀成膏备用。将药膏薄涂于皮损，然后用电吹风吹烘（或火烘）。每日1次，每次20分钟。组方技法：黑豆馏油有软化浸润，角质形成之功，热烘可促使药物吸收。此方适用于小片皮疹且较肥厚者，如钱币状湿疹。

10）搓药法

①处方　大风子仁100g，油核桃仁60g，柏子仁30g，酸枣仁30g，桃仁30g，胡麻仁30g，冰片5g。

②技法要点　配制剂型为搓药：上药除冰片外共捣烂如泥，最后兑入冰片，分制成10g重的球状，以1~2层纱布包裹备用。以上述方法制成的搓药丸搓患处，每日1次，每次15分钟。组方技法：本方以养血滋阴润肤止痒为主。方中柏子仁、酸枣仁、桃仁养血安神止痒，胡麻仁、核桃仁滋阴润肤，大风子仁除风杀虫润肤，佐以冰片搜风止痒。本方适用于皮损干燥，粗糙为主者。

11）熏药疗法

①处方　癣症熏药方。

②技法要点　将熏药一端点燃，用烟熏患处，距离以患者感觉温热舒适为度，每日1次，每次10分钟。组方技法：癣症熏药有除湿祛风，杀虫止痒之功。本方适用于顽固皮损。

12）薄贴法

①处方　糠馏油硬膏：糠馏油20g，铅硬膏加至100g。

②技法要点　配制剂型为硬膏：按常规用一氧化铅、猪油和植物油预先制好铅硬膏加热溶化后，投入糠馏油调匀即成硬膏，再做成膏药布。用法为：微热后揭开膏药布，贴敷患处，2~3天换药1次。组方技法：本方专用糠馏油剥脱、收敛、止痒之功效。

13）毫针疗法

①处方　主穴：大椎、曲池、足三里；备穴：血海、三阴交、合谷。亦可根据皮疹部位不同在附近取穴。

②技法要点　急性湿疹用泻法，慢性湿疹用补法。

14）耳针治疗。

①处方　主穴：耳轮。

②技法要点 割耳疗法：用酒精棉球消毒双侧耳轮部，用左手固定施治耳郭，使耳郭充分暴露，用右手持瓷瓦片，按对耳轮弧形切线的垂直方向划割。划痕长度不超过5mm，划痕间隔2mm，使之微微出血，再用消毒干棉球覆盖于伤口上。待其结痂后去除。3日1次，5次1疗程，疗程间隔1周。

15）梅花针疗法
①处方 皮疹区。
②技法要点 采用向心式轻巧叩刺，直至少量的渗液或渗血为止，2~3日1次。

16）艾灸法
①处方 穴位：阿是穴、曲池、血海、大椎、合谷、三阴交、足三里。
②技法要点 每次选用2~5个穴位，以艾条温和灸10~20分钟，每天施灸1~2次。

17）拔罐疗法
①处方 取病变局部。
②技法要点 常规消毒后用1寸毫针或三棱针迅速点刺丘疹、水疱及苔藓样变局部，随后立即拔上火罐，以吸出少量血及渗液为佳（治疗期间，禁食辛辣、鱼腥、鸡酒等物，避免搔抓及热水烫洗）。

18）喷灸疗法
①处方 皮疹。
②技法要点 喷灸仪治疗头放置灸药块，接通电源开关，调节温度、时间后，即有药物热流束喷出。对准皮疹治疗，一般5~10分钟即可。每天1~2次，10次为1疗程。

三、护理与注意事项要点

1.急性湿疹切忌过度清拭。此点常为急性湿疹能否顺利治愈之关键。例如湿敷后外涂油调剂，可在患处形成药痂。下次换药时，有些患者喜用棉签、镊子、小木片等把全部药痂刮除得干干净净，然后再涂新药，以为这样皮损面"最清洁"，结果每天均造成新鲜糜烂面，上皮总不能恢复，甚至使分泌物吸收引起自体过敏，造成局部肿胀加剧或皮疹泛发，甚至还有发生严重继发感染者。比较好的方法是本次换药时，先用数个大棉球浸透植物油轻轻放在药痂上，约5分钟后取下，然后再用一个干棉球在皮损上稍用力滚动，若药痂随之而掉，则说明此处仍有渗出或有感染；若药痂未掉，则说明该处已开始新生上皮，对此种药痂则不应强行清除。涂药时也只涂在药痂脱落之糜烂面。以后每次换药均如此操作，结果糜烂面逐日减少，直至消失；痂皮则待其自然脱落（一般7~10天）。痂皮完全脱落则急性湿疹治愈。

2.湿疹应辨证使用湿敷法。急性湿疹有红肿糜烂、渗出时，常规使用冷湿敷，一般可有较好的疗效，但不能误解为所有湿疹有糜烂，渗出时都可应用冷湿敷。对湿疹之糜烂渗出亦应作辨证分析。糜烂渗出有阴、阳之分：阳性者指在潮红、肿胀基础上的糜烂渗出（湿热为主），此时可用冷湿敷。阴性者虽仍有糜烂、渗出，但色已暗红（湿滞及血瘀为主），见于某些特殊部位的湿疹（如耳郭湿疹，阴囊湿疹等），或亚急性湿疹可伴少量渗出，亦见于某些急性湿疹冷敷天数过多者。此时若仍用冷湿敷，则患处发凉，浸渍糜烂反而加重。对于上述糜烂渗出之阴证，应停用冷湿敷，改用热湿敷或蒸发罨包，由于温热之力可加速患处血液运行，因而促使炎症吸收，糜烂渗出亦随之而愈。即使对于红肿渗出之阳证，用何种湿敷亦应辨证分析。如①若高度红肿糜烂发生于阴囊，则不宜用冷湿敷，因可能加重患处血行障碍，甚至引起坏死，此时可改为温湿敷。②某些渗出明显，瘙痒剧烈的皮损，可用蒸发罨包（道理及操作详见蒸发罨包法）。

四、外治与内治的关系

本病外治及内治都很重要。内治主要辨病证论治分为：①湿热内蕴，外感风毒证，治宜清热除湿、疏风解毒；②脾虚湿蕴，余热未尽证，治宜健脾除湿，清解余热；③脾虚血燥，肌肤失养证，治宜健脾燥湿，养血润肤；④阴虚肌肤失养证，治宜滋阴润肤。

（刘涛）

第三节　四弯风 0.0750

四弯风是因禀性不耐，湿热内蕴，或脾虚湿盛，或血虚风燥所致。好发四肢弯曲处，以皮肤干燥肥厚、抓破流津、瘙痒无度为特征。又名奶癣、顽湿等。本病相当于西医所指的异位性皮炎。

一、诊断要点

1.患者或其家族中常有哮喘，过敏性鼻炎等过敏性疾病史。

2.临床上一般可分为三个时期：①婴儿期：好发于面颊部，一般呈急性或亚急性湿疹样改变，如潮红、糜烂渗出、结痂，自觉剧痒。②儿童期：痒疹型好发于四肢伸侧，主要为散在性粟粒大小正常皮色或褐红色小丘疹，表面干燥粗糙、群集或散在分布，自觉剧痒。湿疹型好发于四肢屈侧，尤其是肘窝，腘窝，其次为面部、颈部。呈亚急性湿疹样损害，或呈局限性苔藓样变。③成人期：呈播散性神经性皮炎样改变，自觉剧痒。

3.血液中嗜酸性粒细胞计数增高。

二、中医外治技法

1.辨病证论治　中医外治辨证：①婴儿期辨证主要参照急性湿疹（辨证为湿热内蕴，兼感风毒，治宜清热燥湿，疏风解毒），其次参照亚急性湿疹（辨证为湿邪内蕴，余热未尽，治宜除蕴湿清余热止痒）。②儿童期辨证主要参照亚急性湿疹（辨证为湿邪内蕴，余热未尽，治宜除蕴湿清余热止痒），其次参照慢性湿疹（辨证为阴血不足，湿毒蕴结，治宜除湿解毒，软坚散结，润肤止痒）。③成人期辨证主要参照神经性皮炎之阴证，辨证为血虚风燥，肌肤失养，治宜养血熄风，润肤止痒。

2.外治法　根据上述辨证分析，参照湿疹及神经性皮炎有关外治法。

三、护理与注意事项要点

本病外治必须坚持较长时间连续用药，因本病患者的皮肤大多倾向于干燥，故应避免过度的皮肤清洗，尤其忌用碱性较强的肥皂水烫洗。

四、外治与内治的关系

本病外治与内治都很重要，内治之辨病证论治主要为：①湿热内蕴，外感风毒证，治宜清热除湿，疏风止痒；②脾虚胃热证，治宜健脾除湿，清热消导；③湿毒蕴结证，治宜除湿解毒；④血虚风燥证，治宜养血熄风润肤。

(刘涛)

第四节 漆疮 0.16

漆疮是因禀性不耐,皮毛腠理不固,外触漆毒(或其他类似物质),毒热蕴蒸肌肤所致。经一定潜伏期后,出现形状与接触物基本一致,境界清楚的鲜红色斑或水疱等损害。此类疾病又名马桶疮、膏药风等。本病相当于西医所指的接触性皮炎。

一、诊断要点

1. 发病前均有接触史。
2. 有一定潜伏期。接触原发刺激物,于数分钟至数小时后发病;接触变应原,于初次接触后需 4~20 天的潜伏期(平均 7~8 天),再次接触可在 12 小时左右(一般不超过 72 小时)内发病。
3. 皮疹为轻重不等,境界清楚的淡红或鲜红色斑。并可发生丘疹、水疱或大疱、糜烂、渗出等损害。
4. 皮损一般仅局限于接触部位,边缘清楚,形状与接触物基本一致。
5. 自觉灼痒、重者感疼痛。
6. 变应性者接触物斑贴试验常呈阳性。

二、中医外治技法

(一)辨病证论治

根据体表辨证的理论,本病为接触辛热之毒(刺激物或变应原,如漆等)后,在接触部位发生鲜红斑片,并可有水疱、大疱,主要辨证为外触毒热,蕴蒸肌肤。

(二)临床表现

境界清楚的鲜红色斑,并可发生水疱或糜烂等,发病前有接触史及一定潜伏期,皮损仅局限于接触部位,形状与接触物基本一致。自觉灼痒。舌质红、苔白腻,脉滑数。

(三)辨证

外触毒热,蕴蒸肌肤。

(四)立法

清热解毒,燥湿消肿。

(五)外治法

1. 用法选择 湿敷法、涂药法、浸泡法、敷贴法、撒药法、熏洗法、洗浴法、耳针疗法。
2. 药物选择 清热解毒药、燥湿药。
3. 剂型选择 水剂、新鲜植物剂、散剂、新鲜动物剂。
4. 验方举萃

(1)湿敷法

1)处方 龙葵 15g,黄檗 15g,生地 30g。

2)技法要点 配制剂型为水剂:上药布包,加水 3000ml,煮沸 15 分钟,待药液冷后，用湿敷垫或软毛巾浸药液冷湿敷患处，每次30分钟，每日1~2次。组方技法：本方有清热解毒燥湿之效。方中龙葵清热解毒，黄檗清热燥湿，佐以生地清热凉血。此方适用于皮疹鲜红肿胀明显或起水疱、糜烂、渗出者。

（2）涂药法

1）处方　生绿豆60g。

2）技法要点　为新鲜植物剂：将生绿豆洗净，浸泡在开水内12小时，取出捣烂成糊状，外敷患处，1日数次。组方技法：本方重用绿豆之清热解毒之功。此方适用于皮疹潮红或轻度糜烂者。

（3）浸泡法

1）处方　脱敏洗药：白芷50g，紫草25g，牡丹皮25g，桑白皮10g，桂枝10g，甘草10g。

2）技法要点　配制剂型为水剂：将上药置洗脸盆内，加清水2000ml浸泡1小时，加热煮沸5分钟，取下待温，泡洗患部，每日1剂，浸泡3~4次，每次半小时。组方技法：本方有解毒散湿，通经化瘀之功。方中白芷解毒散湿，桂枝通经化瘀，佐以桑白皮行水，紫草、丹皮凉血活血，甘草解毒。

（4）敷贴法

1）处方　羊乳适量。

2）技法要点　配制剂型为新鲜动物剂：用羊乳敷于患处，每日1~2次。组方技法：本法独取羊乳有解毒安抚之功。

（5）撒药法

1）处方　青黛15g，飞炉甘石、滑石各30g。

2）技法要点　配制剂型为散剂：上药共研极细末。撒于患处。组方技法：本方有清热解毒，收湿止痒之效。方中青黛清热解毒，飞炉甘石、滑石收湿止痒。

（6）熏洗法

1）处方　蝉蜕汤：蝉蜕50g，蛇床子30g，苦参20g，白矾10g，川椒10g，艾叶10g，食盐10g。

2）技法要点　配制剂型为水剂：上药水煎后熏洗局部。每日1剂，每剂洗2—3次。治疗期间禁食一切辛辣、腥膻等刺激性食物。一般外用3~5剂，最多不过10剂。组方技法：本方有散风止痒，解毒杀虫之效。方中重用蝉蜕散风止痒，佐以蛇床子、苦参、白矾、川椒、艾叶、食盐解毒杀虫。

（7）洗浴法

1）处方　白果树叶。

2）技法要点　配制剂型为水剂：煎汤洗浴，每日1次，治疗漆疮肿腐。组方技法：本方单用白果树叶之解毒散风止痒之效。

（8）耳针疗法

1）处方　肺、肾上腺、神门、耳尖、皮损相应部位。

2）技法要点　每日或隔日针刺1次，留针1小时，亦可埋皮内针或王不留行籽等耳穴贴压。耳尖穴以毫针点刺放血1~2滴。

三、护理与注意事项要点

本病外治取效的重要环节在于查清病因，清除病因并避免再接触之。治疗开始，首先要用大量清水洗去接触物，若接触物为饰品或衣裤，应即刻换下，若接触物染在毛发上，最好剪除。

四、外治与内治的关系

本病应外治与内治相结合。内治之辨病证论治主要为毒热挟湿证，治疗宜清热解毒利湿。

（刘涛）

第五节　面游风 0.20

面游风是因湿热熏蒸或血虚风燥所致。面部发生淡红斑和干性糠秕样鳞屑（干性者），或红色丘疹和渗出性油腻性痂皮（油性者）。又名白屑风等。本病相当于西医所指的脂溢性皮炎。

一、诊断要点

1.皮损为略带黄色的轻度红斑。干性者以淡红斑和干燥糠秕样鳞屑为主。油性者以红色丘疹、斑片和渗出性油腻性痂皮为主。

2.常见于脂溢部位，如头皮、面部、上胸部、腋窝、肩胛部等。

3.头皮损害可引起脱发。

4.病程较慢，伴不同程度痒感。

二、中医外治技法

辨病证论治　根据体表辨证的理论，中医外治主要分为两个证型：①湿热熏蒸证，表现为头面等处油腻性鳞屑或结痂，或渗出流滋，甚至头发脱落。②血虚风燥证，表现为头面等处干燥脱屑，抓破出血，甚至毛发脱落。分述如下。

（一）湿热熏蒸证

1.临床表现　头面等处油腻性鳞屑或结痂，或渗出流滋，甚至头发脱落，便干溲赤，舌红、苔黄腻，脉滑。

2.辨证　湿热熏蒸。

3.立法　除湿清热，止痒，生发。

4.外治法

（1）用法选择　涂药法、浸洗法、浸泡法、湿敷法。

（2）药物选择　燥湿药、清热药、止痒药、生发药。

（3）剂型选择　药油、水剂。

（4）验方举萃

1）涂药法

①处方　延年松叶膏：松香（切）一升，天雄（去皮）、松脂、杏仁（去皮）、白芷各四两，莽草、干松香、零陵香、甘菊花各一两，秦艽、独活、辛夷仁、香附子、藿

香各二两，乌头（去皮）、蜀椒、川芎、沉香、青木香、牛膝各三两，踯躅花一两半并挫。

②技法要点　配制剂型为药油：上二十一味，咀。以苦酒三升浸一宿，以生麻油一斗微火煎三上三下，苦酒气尽，膏成。去渣滤盛。以涂发根日三度摩之。组方技法：本方以燥湿为主。方中松香、天雄、松脂、杏仁、莽草、松香、秦艽、独活、辛夷仁、藿香、乌头、蜀椒燥湿，佐以白芷、零陵香、踯躅花、甘菊花、香附子、牛膝、川芎、沉香、青木香调理气血，生发健发。

2）浸洗法

①处方1　透骨草方：透骨草120g，侧柏叶120g，皂角60g，白矾10g。

②技法要点　配制剂型为水剂；上药用水适量，煎煮后待温浸洗患处，隔2日1次。组方技法：本方除湿清热活血，故可治疗脂溢多且脱发者。方中侧柏叶清热释湿生发，皂角、白矾敛湿，透骨草除湿活血。

③处方2　脂溢洗方：苍耳子30g，苦参15g，王不留行30g，白矾9g。

④技法要点　配制剂型为水剂：每次用药1副，煎水半盆。洗前煎短头发，用小毛巾沾水，反复洗头皮，每次洗15分钟，1天用原水洗2次，隔3天洗1天。组方技法：本方有清热燥湿，活血通经之功。方中苦参除湿热，苍耳子祛风湿，白矾敛湿，王不留行活血通经。

3）浸泡法

①处方　蛇床子30g，五倍子30g，苦参30g，透骨草30g，龙胆草30g，川椒15g，黄檗15g。

②技法要点　配制剂型为水剂：水煎取汁，洗敷头部。组方技法：本方可清热燥湿，杀虫止痒。方中苦参、龙胆草、黄檗清热燥湿，蛇床子、透骨草、五倍子、川椒杀虫止痒。主治头面皮色潮红，油腻性皮屑及瘙痒（即渗出性脂溢性皮炎）。

4）湿敷法

①处方　马齿苋、透骨草、龙葵、苦参、黄檗各30g。

②技法要点　配制剂型为水剂：上药煎汤，放凉后湿敷患处，每次20~30分钟，每日2~3次。适用于湿性皮损有渗出者。

（二）血虚风燥证

1.临床表现　头面等处干燥脱屑，抓破出血，甚至毛发脱落，舌淡少苔，脉细。

2.辨证　血虚风燥。

3.立法　养血润燥，散风生发。

4.外治法

（1）用法选择　涂药法、熏洗法。

（2）药物选择　养血药、润肤药、散风药、生发药。

（3）剂型选择　水剂、软膏。

（4）验方举萃

1）涂药法

①处方　风头长发膏：蔓荆子、附子、细辛、石南草、续断、皂荚、泽兰、防风、杏仁（去皮）、白芷、零陵香、藿香、马鬐膏、熊脂、猪脂各二两、松香（切）半升、

莽草。

②技法要点　配制剂型为软膏：上十七味，咀。以苦酒渍一宿，明旦以猪膏等煎微微火，三上三下，以白芷色黄膏成。用以涂头中。组方技法：本方以润燥散风为主。方中蔓荆子、杏仁、马鬐膏、熊脂、猪脂润燥，石南草、防风、细辛散风，佐以附子、续断、泽兰、零陵香、藿香、白芷、松香、皂荚、莽草通络理血生发。

2）熏洗法

①处方　当归、何首乌各30g，黑芝麻，僵蚕各15g。

②技法要点　配制剂型为水剂；上药水煎1000ml，趁热熏洗患处，每日1次。15天为1疗程。组方技法：本方有养血润肤，熄风止痒之功。方中当归、何首乌养血，黑芝麻润肤，僵蚕熄风止痒。

（三）通用疗法

1.毫针疗法

（1）处方　主穴：风池、风府、百会、四神聪。配穴：瘙痒重配大椎，油脂多配上星。

（2）技法要点　实证用泻法，虚证用补法，每日或隔日1次，留针20~30分钟，10次为1疗程。

三、护理与注意事项要点

本病外治首先应区分属油性（湿热熏蒸证）还是干性（血虚风燥证）。油性者所用剂型除水剂、散剂外，还可用药油、药酒或乳剂，一般应避免使用软膏剂；所用药物常含硫黄，因其燥湿、脱脂力强，故疗效尚佳，但应注意部分患者的皮肤对硫黄可能不耐受而发生刺激性皮炎，为此，应嘱其先试涂一小面积皮损，3天后无不良反应再用于整个皮损，若有刺激反应则及时改用不含硫黄的药物。另外，含硫黄的药物用药时间不宜过长，否则可使患处皮肤过于干燥。

四、外治与内治的关系

本病应外治与内治相结合。内治的辨病证论治主要为：①湿热熏蒸证，治宜清热利湿；②血虚风燥证，治宜养血消风。

(刘涛)

第六节　药毒 0.17

药毒是因禀性不耐，药毒内侵所致。经一定潜伏期后，可发生形态多种多样的皮疹。本病相当于西医所指的药物性皮炎。

一、诊断要点

1.有用药史。

2.有一定潜伏期，第一次用药多在4~20日内发生，重复用药，则常在24小时内发生。

3.发病突然，常伴发全身症状如发热等。

4.除固定性红斑和荨麻疹样表现外,几乎均为对称和全身分布。

5.皮疹形态多种多样,有固定性红斑、麻疹猩红热样红斑、荨麻疹样、多形红斑样,紫癜样,玫瑰糠疹样,大疱性表皮坏死松解型或剥脱性皮炎等。

6.可有黏膜损害。

7.严重病例可伴有内脏损害。

二、中医外治技法

(一)辨病证论治

根据体表辨证的理论,中医外治辨证:①荨麻疹型主要参照荨麻疹之风热束表证,治宜发散风热。②多形红斑型主要参照多形红斑之血热夹湿,复感毒邪证,治宜清热解毒,凉血除湿。③紫癜样主要参照过敏性紫癜之血热夹风证,治宜凉血活血,疏风清斑。④玫瑰糠疹样型主要参照玫瑰糠疹之血热内蕴,外感风邪证,治宜清热凉血,消风止痒。⑤剥脱性皮炎型主要参照红皮证之毒热入营,气血两燔证,治宜清热解毒,凉血消肿。⑥大疱性表皮坏死松解型主要参照天疱疮之毒热炽盛证,治宜清热解毒,凉血收敛。⑦固定型药疹根据皮疹为境界明显之红斑,表面可有大疱,愈后留有褐色色素沉着,再次复发时原斑炎症显著,辨证为毒热挟湿蕴结。⑧麻疹猩红热型,根据皮疹为弥漫鲜红色丘疹或斑片,辨证为风热感毒。本节仅介绍固定型药疹及麻疹猩红热型药疹。

(二)临床表现

①固定型药疹:皮疹为境界明显之红斑,表面可有大疱,愈后留有褐色色素沉着,再次复发时原斑炎症显著,舌质红、苔白,脉滑。②麻疹猩红热型:皮疹对称和全身分布,为弥漫鲜红色丘疹或斑片,舌质红、苔白腻,脉滑数。

(三)辨证

①固定型药疹:毒热挟湿,蕴结肌肤。②麻疹猩红热型:风热感毒,发于肌肤。

(四)立法

①固定型药疹:治宜清热解毒,除湿散瘀。②麻疹猩红热型:治宜清热解毒,散风止痒。

(五)外治法

1.用法选择　敷贴法、涂药法、湿敷法、撒药法、毫针疗法。

2.药物选择　解毒药、凉血药、清热药、除湿药、散风药。

3.剂型选择　纱条剂、洗剂、水剂、粉剂。

4.验方举萃

(1)敷贴法

1)处方　紫柄水杨酸甲酯纱方:紫柄冬青150g,土大黄120g,紫草90g,银花60g,冰片9g,凡士林1500g。

2)技法要点　配制剂型为纱条剂:上药调匀成膏,然后将制成的膏倒入消毒纱条内制成油纱备用。用时以油纱外敷患处。组方技法:本方有清热解毒,凉血散瘀之功。方中银花清热解毒,紫草、紫柄冬青清热凉血,土大黄散瘀消肿。

(2)涂药法

1)处方　冰片炉甘石洗剂:冰片1g,炉甘石15g,氧化锌10g,甘油5ml,水加至

100ml。

2）技法要点　配制剂型为洗剂：摇匀后涂布。组方技法：本方有清热止痒收敛之功。方中炉甘石、氧化锌清热收敛，冰片止痒。此方适用于麻疹猩红热型药疹。

（3）湿敷法

1）处方　大黄30g，苦参30g，地榆30g，五倍子30g，紫草30g，荆芥20g。

2）技法要点　配制剂型为水剂：上药水煎成2000ml，湿敷皮损。组方技法：本方有收敛燥湿，凉血散风之功。方中大黄、苦参、地榆、五倍子收敛燥湿，紫草凉血，荆芥散风。适用于水疱、糜烂、渗液明显的皮损。

（4）撒药法

1）处方　中药速愈散：银朱6g，龙骨15g，大贝15g，滑石粉120g，莪术3g，冰片6g。

2）技法要点　配制剂型为粉剂：将上药研细为末，过细筛装入磨口瓶内备用。用0.1%洗必泰常规消毒皮肤，以消毒棉球蘸药粉均匀撒在糜烂面或溃疡面上，然后用无菌纱布包扎固定，隔日换1次，第2天用花椒水洗去分泌物，不再上药，局部保持清洁即可。主治糜烂性固定型药疹。组方技法：本方有清热燥湿，解毒生肌之功。方中龙骨、大贝、滑石粉清热燥湿，银朱、莪术、冰片解毒生肌。

（5）毫针疗法

1）处方　取穴：人中、涌泉、关元、足三里、内关。

2）技法要点　体壮者用泻法。弱者用补法。本法主要适用于药物引起过敏性休克的病人，同时可配合用灸百会、神阙穴。

三、护理与注意事项要点

本病外治应避免应用有刺激性或可能致敏的药物。皮损广泛者外用药时要注意保温，严防感冒。

四、外治与内治的关系

本病以内治为主，外治为辅。内治之辨病证论治主要为：①毒热炽盛，气血两燔证，治宜清热解毒，凉血清营；②风热相搏证，治宜清热疏风；③湿热感毒证，治宜清热解毒，凉血燥湿；④血热夹风证，治宜清热凉血，疏风消斑；⑤毒热蕴结证，治宜清热解毒，凉血散瘀。

（刘涛）

第七节　水疥（无作者）0.51

一、含义

皮肤出现黄豆大纺锤形红色丘疱疹为特点的瘙痒性皮肤病称为水疥。又名土风疮，现代医学所称丘疹性荨麻疹、虫咬皮炎可参照本病辨证施治。

二、病因病理

1.风热　风热之邪外侵，肌肤疏泄失畅而发。

2.湿热　湿热之邪外侵或脾胃不和，湿热郁于肌肤而发。

三、辨证要点
1.辨证时注意事项
（1）好发于儿童，也可见于成人。
（2）四季可见，尤以春夏为多。
（3）常见于腰、臀及四肢，呈疏散分布。
（4）皮疹初为小风团，旋即演变为黄豆大至花生大小的纺锤形丘疹，中心可有小水疱，呈丘疱疹表现。
（5）自觉瘙痒。
2.分型
（1）风热型　丘疱疹散在分布，瘙痒，舌质淡红，苔薄黄，脉浮数。
（2）湿热型　小风团或红斑，中央有小丘疹或小水疱，间有糜烂结痂，纳减，大便秘结或溏薄，舌质淡红，苔黄白微腻，脉濡数或滑数。

四、治疗
1.内治
（1）风热型
治则：疏风清热。
方药：金银花，连翘，蜡梅花，蝉衣，独脚金，白蒺藜，钩藤，布渣叶，甘草。
（2）湿热型
治则：清利湿热。
方药：四苓散加味：茯苓，猪苓，火炭母，凤尾草，绵茵陈，白术，泽泻，蝉衣，浮萍。
2.外治
（1）外洗：可选用下列处方水煎外洗：①火炭母，番石榴叶。②虎杖，如意花。③芒硝，白矾。
（2）外涂：炉甘石洗剂或舒肤特。

第八节　疥疮（无作者）0.0233

疥疮是因疥虫侵袭皮肤所致。以指缝、腕、肘窝、脐周、阴股部等处皮肤发生疱疹，夜间痒甚，可找到疥虫为主要表现的传染性皮肤病，有"干疥""湿疥""脓疥"及"颗颗疥"等区分。西医亦称本病为疥疮。

一、诊断要点
1.有接触传染史，家庭中可有同患者，常有集体感染。
2.好发于指缝、腕屈侧、肘窝、腋前缘、乳晕、脐周、阴部及股上部内侧，婴幼儿亦可见于头、颈部。
3.皮损为粟粒大红色丘疹、丘疱疹、水疱、脓疱、抓痕、结痂及疥虫隧道。因搔抓可发生化脓感染，湿疹样变或苔藓样改变，部分患者在阴囊、阴茎可发生褐红色结节。

4.自觉瘙痒，夜晚剧烈，白天轻微。

5.损害处可查到疥虫。

二、中医外治技法

辨病证论治　根据体表辨证的理论，中药外治主要分为四个证型，即：①外感虫邪，风燥作痒证（相当于"干疥"），表现为皮疹以红色丘疹、丘疱疹、抓痕、血痂为主，或继发苔藓样变。②外感虫邪，湿盛作痒证（相当于"湿疥"），表现为皮疹以丘疱疹、水疱或糜烂渗出为主，或继发湿疹样改变。③外感虫邪，染毒作痒证（相当于"脓疥"），表现为皮疹以脓疱、脓痂为主，或继发感染者。④虫毒蕴久，气血凝聚证（相当于"颗颗疥"），表现为皮疹日久，阴囊、阴茎皮肤形成黄豆大红褐色结节。

现分述如下。

（一）外感虫邪，风燥作痒证

1.临床表现　皮疹以红色丘疹、丘疱疹、抓痕、血痂为主，或继发苔藓样变。

2.辨证　外感虫邪，风燥作痒。

3.立法　杀虫，祛风，润肤，止痒。

4.外治法

（1）用法选择　涂药法、烘药法、搓药法、擦洗法。

（2）药物选择　杀虫药、祛风药、润肤药、止痒药。

（3）剂型选择　软膏、搓药、药糊、水剂。

（4）验方举萃

1）涂药法

①处方1　硫黄膏：硫黄5~10g，凡士林90~95g。

②技法要点　配制剂型为软膏，将硫黄研细与凡士林调匀成膏。先用清水及肥皂洗澡，拭干后，自颈以下遍身涂药，有皮疹处用力揉搓，无皮疹处也需涂药。每日早、晚各1次，连用3天。用药期间不洗澡不换衣被，第四天洗澡换衣，被褥床单等均需消毒（煮沸、日晒等）。2周后如仍检出疥虫或有新疥出现，讨按上法再治一次。组方技法：本方可杀疥虫而润肤。方中硫黄杀疥虫，凡士林润肤。

③处方2　巴豆擦剂：巴豆仁30g，香油5ml，醋酸10ml。

④技法要点　配制剂型为药糊：制法为先取巴豆仁研成极细末，放入瓶内与香油充分拌匀后，加醋酸进一步搅拌成糊状，密封备用。用时取药2~3g，放置在双手掌心内，并以手掌揉擦至双膝皮肤潮红发热为度，每晚临睡前用药1次，5~7次为一疗程。主治疥疮。组方技法：本方以杀虫解毒为主。方中巴豆仁、醋酸均为杀虫解毒之要药。

2）烘药法

①处方　止痒药膏··老松香30g，官粉30g，枯矾30g，乳香60g，轻粉15g，冰片6g，密陀僧15g，炉甘石30g，凡士林适量。

②技法要点　配制剂型为软膏：上药除凡士林之外共研细面，每10g药面加凡士林90g混匀备用。将药膏薄涂于颈以下之皮疹处及正常皮肤，然后以电吹风烘（火烘亦可）皮疹处，每日1次，每次10分钟，3日为1疗程。组方技法：本方可燥湿杀虫止痒。方

中官粉、轻粉、密陀僧燥湿杀虫,松香、枯矾、乳香、冰片、炉甘石燥湿止痒。

3) 搓药法

①处方 疮药粑:丹底、木鳖子、大风子、淡白矾、雄黄、硫黄、川椒各等份,轻粉 1/3 等份。

②技法要点 配制剂型为搓药:上药共研成细末和匀,与三倍于药粉总量的鲜猪油和匀,捣烂如泥,作成药粑,薄布包好,放置5~7天,用渗出于外的药油搓擦患处。冬天可稍加热,让药油溶化使用。每日擦2次。注意治疗前须先洗澡,除去脓痂,然后换内衣。将"疮药粑"外擦患处,5日后再更衣洗澡。对于脓疮、糜烂面积较大者,为防止轻粉大量使用而引起皮肤吸收性中毒,可采取分片先后擦药治疗。在治疗期间,应将衣被及其床上用具进行消毒处理,以彻底消灭传染源。组方技法:本方可杀疥虫,祛风解毒,润肤止痒。方中硫黄、木鳖子杀疥虫,大风子祛风杀虫,丹底、白矾、轻粉、雄黄解毒杀虫,猪油润肤,川椒杀虫止痒。

4) 擦洗法

①处方1 藜芦液:藜芦、大风子、蛇床子、硫黄各20~30g,川椒8~10g。若有感染而成脓疥者,去川椒,加鱼腥草、蒲公英各20~30g;有结节者,加皂角刺、刺蒺藜各20~30g。

②技法要点 配制剂型为水剂:上药加水约4000ml,煎2次,至药液3000ml左右,以桶盛之。先用清水、肥皂洗澡,后将药液稍用力擦洗患处,正常皮肤亦应擦洗一遍。每次约洗20分钟,每日1次。一般连洗2~4天。组方技法:本方有杀疥虫,祛风润肤,解毒止痒之功。方中硫黄、藜芦杀疥虫,大风子、蛇床子杀虫祛风润肤,川椒杀虫止痒。

③处方2 夜交藤30g,百部15g。

④技法要点 配制剂型为水剂:上药煎水擦洗全身,皮损处用力擦,正常皮肤也需轻擦,每日1次。组方技法:本方有杀虫止痒之功。方中夜交藤、百部均可杀虫止痒。

(二) 外感虫邪,湿盛作痒证

1.临床表现 皮疹以丘疱疹、水疱或糜烂渗出为主,或继发湿疹样改变。

2.辨证 外感虫邪,湿盛作痒。

3.立法 杀虫,燥湿,止痒。

4.外治法

(1) 用法选择 涂药法、撒药法、浸浴法、熏药法、擦洗法。

(2) 药物选择 杀虫药、燥湿药、止痒药。

(3) 剂型选择 软膏、散剂、水剂、熏药。

(4) 验方举萃

1) 涂药法

①处方 黄连10g,苍耳子15g,冰片2.5g,凡士林适量。

②技法要点 配制剂型为软膏:黄连、苍耳子研成细粉,加入冰片再研匀,凡士林调成药膏搽疮上。组方技法:本方可杀虫燥湿止痒。方中苍耳子杀虫,黄连燥湿,冰片止痒。

2) 撒药法

①处方 松胶香,轻粉适量。

②技法要点　配制剂型为散剂：松胶香研细，约加入少量轻粉，滚令匀。凡疥癣上，先涂一遍植物油，然后扑撒药粉，每日1次，可用药2~3日。组方技法，本方有杀虫燥湿之功。方中轻粉杀虫，松胶香燥湿。

3）浸浴法

①处方　苦参、花椒各40g，蛇床子30g，硫黄15g，白鲜皮20g，地肤子15g，黄檗20g，龙胆草15g，密陀僧10g，大风子10g，滑石10g，韭叶适量。

②技法要点　配制剂型为水剂：上药加水适量，煎煮取汁，先用肥皂水洗净肌肤，然后用药汁洗涤全身皮肤，洗时将疥头擦破，药液进入疥心效果更佳。组方技法：本方有杀虫解毒，燥湿止痒之功。方中苦参、花椒、蛇床子、硫黄、白鲜皮、地肤子、密陀僧、大风子杀虫解毒，黄檗、龙胆草、滑石、韭叶燥湿止痒。

4）熏药法

①处方　硫黄6g，艾叶12g。

②技法要点　配制剂型为熏药：上药共研做成燃条，用绵纸卷备用。先令患者洗澡拭干后，取坐位，除头部外，四周用被覆盖，点着燃条熏烟，注意熏药前必须清除皮疹处之痂皮。每1~2日1次，连续3次为1疗程。组方技法：本方有杀疥虫，燥湿之效。方中硫黄杀疥虫，艾叶芳烈燥湿。

5）擦洗法

①处方　七子杀虫止痒洗剂：蛇床子、地肤子、花椒子、大风子、苍耳子、川楝子、百部、五倍子等量。

②技法要点　配制剂型为水剂：每剂加水3000ml煮沸10分钟凉，倒入浴盆，趁温于每晚临睡前浸泡擦洗15~20分钟，每剂煎煮2次，即连洗两晚，每两剂药1疗程，一般用1~3疗程。内衣裤、被里、床单等治疗前后各烫洗1次。组方技法：本方有杀虫，燥湿，止痒之效。方中蛇床子、地肤子、花椒子、大风子、苍耳子、川楝子、百部杀虫，五倍子燥湿止痒。

（三）外感虫邪，染毒作痒证

1.临床表现　皮疹以脓疱，脓痂为主，或继发感染。

2.辨证　外感虫邪，染毒作痒。

3.立法　杀虫，解毒，止痒。

4.外治法

（1）用法选择　涂药法、敷贴法、淋洗法。

（2）药物选择　杀虫药、解毒药、止痒药。

（3）剂型选择　药糊、水剂、散剂。

（4）验方举萃

1）涂药法

①处方1　大黄、蛇床子、黄连、狗脊、黄檗、苦参各五钱，硫黄、水银各四钱，雄黄、黄丹各二钱五分，轻粉一钱，大风子（去壳）、木鳖子（去壳）各五钱。

②技法要点　配制剂型为药糊：大黄、蛇床子、黄连、狗脊、黄檗、苦参为末，入硫黄、水银、雄黄、黄丹、轻粉、大风子、木鳖子，同前药研细末杵匀。用猪脂调好。洗浴后搽疮上。合药时宜晒不宜见火切记。组方技法：本方有杀疥虫，解毒止痒，清热

燥湿之效。方中硫黄杀疥虫，黄丹、雄黄解毒，蛇床子、苦参、大风子、狗脊、水银、木鳖子、轻粉杀虫止痒，大黄、黄连、黄檗清热燥湿。

③处方2　二味拔毒散：雄精、白矾各等份。

④技法要点　配制剂型为散剂：上药共为细末，用茶调，以鹅翎蘸扫上药。组方技法：本方有杀虫解毒，燥湿止痒之功。方中雄精杀虫解毒，白矾燥湿止痒。

2）敷贴法

①处方　青黛散：青黛粉15g，黄檗面15g，滑石粉60g。

②技法要点　配制剂型为药糊：上药分研极细末，混匀后，用香油调成糊状，先将药涂于脓疱或脓痂上，再以纱布块覆盖并固定，每日换药1~2次，换药时可用酒精等常规消毒。无新起脓疱或脓痂则停止敷药。组方技法：本方以清热解毒燥湿为主。方中青黛、黄檗清热解毒，滑石粉清热燥湿。本方适用于治疗疥疮继发感染起脓疱者。

3）淋洗法

①处方　洗痒疮方：苦参250g，公猪胆汁4~5枚。

②技法要点　配制剂型为水剂：苦参切片，用河水3、4瓢煎药数滚，掺水2瓢，停火片刻，滤去渣。临洗和公猪胆汁掠匀淋洗脓疱及脓痂处，3日1次，可洗3~5次。组方技法：本方以清热解毒燥湿为主。方中苦参、猪胆汁均可清热燥湿解毒。

（四）虫邪蕴久，气血凝聚证

1.临床表现　皮疹日久，阴囊、阴茎皮肤形成黄豆大红褐色结节。

2.辨证　虫邪蕴久，气血凝聚。

3.立法　杀虫，软坚，止痒。

4.外治法

（1）用法选择　薄贴法、涂药法、熏洗法、擦洗法。

（2）药物选择　杀虫药、软坚药、止痒药。

（3）剂型选择　硬膏、水剂、霜剂、散剂。

（4）验方举萃

1）薄贴法

①处方　脱色拔膏棍。

②技法要点　将脱色拔膏棍的一端浸入约80℃热水中，待其软化（约3分钟），取下一块捏成面积与结节等大、约2分硬币厚的药饼，趁黏热帖于结节处，3天换药1次，直至结节消退。组方技法：脱色拔膏棍有杀虫，软坚散结之功。

2）涂药法

①处方1　一上散：蛇床子、雄黄、黑狗脊、寒水石、白胶香、白矾、黄连、吴茱萸、硫黄、斑蝥。

②技法要点　配制剂型为散剂：上药共研细末，香油调外搽。每日2~3次，5~7天为1疗程。组方技法：本方有解毒杀虫，燥湿止痒之功。方中蛇床子、雄黄、黑狗脊、吴茱萸、硫黄、斑蝥解毒杀虫，寒水石、白胶香、白矾、黄连燥湿止痒。

③处方2　花椒霜：花椒、苦参、硫黄各100g，雪花膏700g。

④技法要点　配制剂型为霜剂：制法为三药各研极细末，过120目筛，混匀，分次加入雪花膏至全量，调匀。分装100g一盒，备用。用法为外擦，每日2~3次，5~7天为

1疗程。内衣、内裤、其他衣物均应沸水煮20分钟。若遗留有疥疮结节者,可在本品中加入5%皂角粉,调匀外敷。主治疥疮。组方技法:本方法有杀虫解毒止痒之功。方中花椒、苦参、硫黄均有杀虫解毒止痒之效。加入皂角有解毒软坚之功。

3)熏洗法

①处方 蜀椒、白矾、百部、蛇床、地肤、雄黄、苦参各15g,轻粉、硫黄各10g,白酒50g。

②技法要点 配制剂型为水剂:用前七味药煎水趁热熏洗全身,每日1次,熏洗后即用轻粉和硫黄研末置白酒内浸泡,涂擦痒痛处,连用3天。组方技法:本方有杀虫止痒,燥湿软坚之功。方中蜀椒、百部、蛇床、地肤、苦参、白酒杀虫止痒,白矾、雄黄、轻粉、硫黄燥湿软坚。

4)擦洗法

①处方 藜芦、大风子、蛇床子、硫黄各20~30g,川椒8~10g。

②技法要点 配制剂型为水剂:上药加水4L,煎2次,至药液3L左右,以桶盛之,先用清水、肥皂洗澡,后将药液擦洗患处,每次20分钟,每日1次,一般连洗2~4天即可见效。若有感染而成脓者,去川椒加鱼腥草、蒲公英各20~30g;若有结节者,加皂角刺、刺蒺藜各20~30g。组方技法:本方有杀虫解毒止痒之功。方中藜芦、大风子、蛇床子、硫黄、川椒均有杀虫解毒止痒之效。加入鱼腥草、蒲公英可清热解毒,加入皂角刺、刺蒺藜有散结止痒之功。

三、护理与注意事项要点

本病外治必须从颈部以下全身涂药,有皮疹处重点揉搓;每日早、晚各涂1次,连续3日为1疗程;治疗前先洗澡,治疗期间不洗澡,不换衣被,疗程结束后洗澡换衣被,并将换下的衣被彻底消毒。同居的患者应同时治疗。

四、外治与内治的关系

本病一般均为外治。

第二十二章 血管性及结缔组织性皮肤病 1.66

第一节 葡萄疫（过敏性紫癜）0.12

葡萄疫是因血热挟风或血瘀挟风所致。皮损主要为针尖至黄豆大瘀点或瘀斑，好发于下肢，可伴腹痛、关节及肾损害等症状。本病相当于西医所指的过敏性紫癜。

一、诊断要点

可分为单纯型、关节型、胃肠型和肾型。

1.皮损主要为针尖至黄豆大瘀点或瘀斑，还可有风团、水肿性红斑，有时出现水疱或血疱。

2.好发于下肢，尤以小腿伸面较多见。

3.常成批陆续出现，容易复发。

4.关节型有关节肿胀疼痛，尤以膝关节较易受累，常伴有咽炎和发热等全身症状。

5.胃肠型之胃肠道症状明显，常有呕吐、腹痛和便血等。

6.肾型伴有不同程度的肾损害。

7.单纯型仅以皮损为重。

二、中医外治技法

1.辨证　根据体表辨证的理论，下肢成批出现瘀点或瘀斑，初起疹色紫红，辨证为血热挟风；以后疹色暗红，辨证为血瘀挟风。

2.立法　血热挟风证：凉血活血，疏风消斑；血瘀挟风证：活血化瘀，熄风消斑。

3.外治法

（1）用法选择　撒药法、熏洗法、涂药法、毫针疗法。

（2）药物选择　凉血药、活血药、止血药、散风药。

（3）剂型选择　药糊、散剂、水剂。

1）撒药法

①处方1　桃花散：白及、白蔹、黄檗、黄连、乳香（别研）、麝香（别研）、黄丹各等份。

②技法要点　配制剂型为散剂：上为细末，掺于疮上。组方技法：本方有清热燥湿，止血散瘀之功。方中黄檗、黄连清热燥湿，白及、白蔹止血敛疮，乳香、麝香散瘀，佐以黄丹收敛解毒。

③处方2　保生救苦散：生寒水石、大黄（火煨）、黄檗（油炒）各等份。

④技法要点　配制剂型为散剂：上为细末，涂之。组方技法：本方有清热燥湿，凉血散瘀之功。方中寒水石、黄檗清热燥湿，大黄凉血散瘀。

2）熏洗法

①处方　透骨草30g，鸡血藤30g，丹参30g，白及30g。

②技法要点　配制剂型为水剂：上药煎水熏洗患处，每日1次。组方技法：本方有养血活血，通络化瘀之功。方中鸡血藤、丹参养血活血，透骨草、白及通络化瘀。

3）涂药法

①处方　紫草、茜草、丹参、红花、桃仁、赤芍、三七、冰片、薄荷各适量。

②技法要点　配制剂型为药糊：上药共研细末，以白酒调成糊状，涂敷于紫癜较大部位或大面积皮损处。每日2次，连续治疗10日。组方技法：本方有清热凉血，化瘀止血，散风止痒之功。方中紫草、茜草、赤芍清热凉血，三七化瘀止血，丹参、红花、桃仁养血活血，冰片、薄荷散风止痒。

4）毫针疗法

①处方　主穴：筑宾、飞扬。配穴：曲池、足三里、血海。

②技法要点　针刺泻法，每日1次。

三、护理与注意事项要点

本病外治主要目的之一是促进局部血液循环，改善瘀滞情况，促使紫癜吸收，故常用按摩法，但应注意动作必须轻柔，按摩完后，若能由下而上用绷带包扎患处则可提高疗效。

四、外治与内治的关系

本病以内治为主，外治为辅。内治之辨病证论治主要为：①血热挟风证，治宜凉血活血，疏风消斑；②血瘀挟风证，治宜活血化瘀，熄风消斑；③脾不统血证，治宜健脾益气止血。

（段彦娟）

第二节　手足逆冷 0.43

手足逆冷，是一种由寒冷或情绪波动引起肢端细小动脉痉挛的血管功能障碍性疾病。本病的特点是肢端皮肤阵发性苍白、发绀和潮红，对称性出现，间歇性发作，并伴有发冷、麻木刺痛和感觉异常等自觉症状，并因温暖而恢复正常。《诸病源候论·虚劳四肢逆冷候》记载："经脉所行，皆起于手足，虚劳则血气衰损，不能温其四肢，故四肢逆冷也。"本病无其他相关疾病和明确病因（原发）时称雷诺病；与某些疾病相关（继发）称雷诺现象。本病多见于中青年女性，寒冷季节发病明显增多，症状加重，相当于西医中"雷诺病"范畴。

一、病因病机

中医方面，手足逆冷的病机多由于情志不畅，肝郁气滞，血瘀于络而发；或素体阳气不足，推动无力，外感寒湿，气血凝滞而发；日久气郁、血滞、寒凝，化热成毒。特点是寒凝血脉，气滞血瘀，病位在肝脾。发病和情绪波动关系密切者属于肝瘀血瘀证；劳倦后出现，全身倦怠、乏力者属于气虚寒凝证；恶寒肢冷，冬季加重者属于阳虚寒凝证；局部红肿，溃烂者属于瘀久化毒证。

西医学认为本病分原发性和继发性两型，前者病因未明，可能与血液黏滞性改变，特别是在低温条件下影响到手指的血流量有关；后者则可找到病因，如结缔组织病、冷球蛋白血症、冷凝集素血症、巨球蛋白血症等。寒冷刺激、情绪激动或精神紧张是主要的激发因素。其他诱因有感染、疲劳等。诊断雷诺病，必须排除引起雷诺现象的相关疾病和明确病因：免疫性疾病及结缔组织疾病、慢性闭塞性动脉疾病、神经系统疾病、药物性因素、职业性因素、血液疾病、内分泌疾病等。

二、临床表现

好发于中青年女性指（趾）端，尤其常见于手指端，常双侧对称性发作，寒冷、情绪紧张常为发作诱因，发作时皮肤呈典型三个时相变化。缓解后除自觉局部皮肤发凉外常无其他症状。发病间隔不定，病程较久、发作频繁者可引起末节皮肤营养障碍，如指（趾）末节知觉异常、甲褶毛细血管扩张、甲变薄、脊甲形成、手指萎缩变硬甚至出现溃疡及坏死等。一般无全身症状，继发性患者可伴原发病的症状。当发病不对称，在温暖环境中仍可发病时，通常可以找到病因，如发生在系统性红斑狼疮、系统性硬皮病者。典型发作可分三期：

第一期：皮肤突然变苍白，始于指（趾）端，渐向根部发展，皮温降低。

第二期：数分钟后，皮肤发绀，此期可长达数小时或数日，自觉发凉、麻木、刺痛感及感觉减退。

第三期：局部潮红充血，可伴肿胀，可出现烧灼感。

若小血管痉挛时间过长可能出现指（趾）硬化萎缩，指端可发生溃疡和坏死。

三、诊断

1. 发病前常有精神紧张、情绪激动或受冷史。
2. 根据好发部位、好发人群及典型发作时的三个时相特点。
3. 实验室检查

（1）冷水试验：根据血管对寒冷刺激反应的原理，将患者的双手浸入较低温度的水中，观察其反应。一般用水温4℃左右、浸泡1分钟，皮色变化诱发率为75%。此试验简便易行，但部分患者会出现手指疼痛等症状。伴有高血压和心脏病的患者需慎用。

（2）局部降温试验：室温20℃时，先测手指皮温，再将双手浸入4℃水中2分钟。然后观测手指皮温变化，计恢复试验前皮温时间，超过30分钟者为阳性。可与冷水试验结合检查。

（3）缚臂试验：将血压计袖带缚于上臂，测量血压后从收缩压降低1.33kPa（10mmHg），维持5分钟；释放后观察手指皮色变化情况。此法是利用压力刺激诱发血管痉挛，简便易行，但诱发率较低。

（4）握拳试验：两手紧握1.5分钟，然后上肢屈肘平腰松开双手。此试验可诱发皮色变化，并延迟皮色由苍白恢复正常的时间。

（5）甲皱微循环检查：正常人毛细血管襻清晰、排列整齐、管径一致，底色为红黄色，血流通畅。而雷诺病患者的毛细血管襻明显减少，管径很细，管襻短小，多数管襻呈断裂或点状，血流缓慢，甚而停滞。

（6）动脉造影：末梢动脉痉挛，尤以掌指动脉最为明显。动脉造影显示管腔细小，动脉多是蛇形弯曲；晚期改变为指动脉内膜粗糙、管腔狭窄或阻塞。这些改变一般不出现在掌弓动脉近侧。

三、鉴别诊断

1. 肢端发绀病　病因未明，常累及手足及面部，临床表现为手足持续性均匀青紫，多无苍白相及自觉症状，可伴手足多汗。

2. 脱疽（血栓闭塞性脉管炎）　本症为少见的慢性中、小动脉和静脉的节段性炎性疾病，多见于男性，常为单侧下肢发病，举高患足时皮肤变白，垂足时皮肤发红，伴有足趾麻木，自觉疼痛较明显，足背动脉搏动消失，晚期出现干性坏疽。患者常有长期吸烟史。

3. 红斑肢痛症　中年以后多见，受热或运动后常引起发作，表现为手足红斑，局部皮温升高，伴有灼痛或疼痛。

4. 网状青斑　患者皮肤在寒冷刺激等因素影响下，细小动脉发生痉挛，伴有继发性细小静脉扩张和血液滞留，故皮肤表面出现网状青斑。此种皮肤改变可出现在四肢、头颈和躯干，比较广泛，多见于下肢，严重者可侵犯整个肢体，很少单独出现在手足。原发性网状青斑除畏寒和因青斑而感到不快外，无其他症状；继发性者则有各原发疾病的临床表现。根据上述特点，易与手足逆冷相鉴别。

5. 冻疮　它是一种寒冷季节性疾病，多见于儿童和妇女。末梢血管对寒冷敏感是其主要因素。一般可发生在两手、足、耳、鼻部，尤多见于手背和耳郭。冻疮初期局部皮色苍白，继而红肿，出现红、紫或紫红色界线性小肿块，压之褪色，尤多见手背外侧。遇热后常充血，且有轻度灼痒感。严重者出现水疱，可形成溃疡，愈合慢，常遗留萎缩性瘢痕。气温转暖后冻疮逐渐好转，可复发。多年复发者，两手皮肤可呈紫红色，形似手足发绀症。

四、辨证治疗

（一）血瘀证

1. 主要症状　情绪波动后出现手指苍白、青紫、潮红等典型症状，或出现持续性青紫或紫红，伴有胸胁胀闷、女子月经不调，或痛经，舌暗红有瘀斑，脉涩。

2. 治法治则　疏肝理气，活血通络。

（1）常用中成药：加味逍遥丸、消栓通络片、活血通脉片。

（2）简易药方：逍遥散加减。柴胡10g，当归10g，白芍10g，茯苓15g，桃仁10g，红花10g，川芎10g，地龙6g，桂枝10g，郁金10g，香附10g，炙甘草6g。水煎服，每日1剂，分2次服。伴有气虚乏力者，可用活血益气丸加减；伴气滞胸闷不舒者，给予养心汤合柴胡疏肝散加减；伴胃寒肢冷、腰膝酸软等阳虚症状者，给予四逆汤加减；有受寒史，伴遇寒加重，疼痛拒按等寒凝实证者，给予当归四逆汤加减；病在下肢者，加川牛膝、益母草引药下行，兼活血通络；血瘀肢痛者，加乳香、没药。

（二）寒凝证

1. 主要症状　每于劳倦时出现手指苍白、青紫、潮红、发凉，伴有全身倦怠、乏力、面色无华、少气懒言，舌淡，苔薄白，脉沉细。

2. 治法治则　益气通阳，活血通络。

(1) 常用中成药：人参健脾丸。
(2) 简易药方：当归四逆汤加减。当归 10g，赤芍 10g，桂枝 10g，黄芪 30g，丹参 20g，川芎 10g，鸡血藤 30g，地龙 10g，炙甘草 6g。水煎服，每日 1 剂，分 2 次服。若寒重拘挛疼痛者，加川乌、蜈蚣；手指疼痛者，加片姜黄、制乳香、制没药。伴乏力倦怠等气虚症状为主者，给予黄芪桂枝五物汤加减；伴面色无华、健忘、心悸等血虚症状为主者，给予当归四逆汤加减；伴畏寒肢冷、喜温喜按等阳虚症状为主者，给予回阳通瘀汤加减。

（三）脾肾阳虚证
1.主要症状　发作频繁，患肢苍白，后转青紫或紫黑，冬季尤重，肢端冷痛，伴有腰膝酸软无力，畏寒，纳少，大便溏薄，小便清长，舌淡，苔白，脉沉迟。
2.治法治则　温补脾肾，活血通络。
(1) 常用中成药：阳和丸。
(2) 简易药方：阳和汤合四逆汤加减。炮附子（先煎）6g，肉桂 6g，干姜 10g，细辛 3g，党参 10g，白术 10g，赤芍 10g，丹参 30g，鸡血藤 30g，地龙 10g，炙甘草 6g。水煎服，每日 1 剂，分 2 次服。寒邪重者，加干姜、小茴香；脾虚重者，加白术；气机阻滞者，加木香、陈皮、乌药。

（四）瘀久化毒证
1.主要症状　病情日久，肢端肿胀疼痛，或起黄疱，或溃烂，伴有口干苦，心烦，便干溲赤，舌红，苔黄，脉滑。
2.治法治则　清热解毒，活血通络。
(1) 常用中成药：小败毒膏。
(2) 简易药方：四妙勇安汤加减。金银花 30g，玄参 10g，白芍 10g，当归 10g，丹参 20g，川芎 10g，地龙 6g，全蝎 6g，生甘草 10g。水煎服，每日 1 剂，分 2 次服。热毒盛者，加野菊花、板蓝根；血瘀痛甚者，加乳香、没药、丹参。

五、外治疗法
1.用艾叶、川椒、地龙、白芷各 30g，煎水，先熏后洗，每次 30 分钟，每日 1 次。
2.破溃久不收口者，生肌愈红膏外涂，每日 1 次。
3.外用药物可选用 2%硝酸甘油软膏、1%~2%乙基烟酸软膏、多磺酸黏多糖乳膏或复方肝素凝胶，每日 2~3 次。

六、其他疗法
灸法。取穴：①大椎、至阳、命门、上脘、中脘。②足三里、膈俞、脾俞、胃俞、肾俞。每次选①组穴位 2 个，选②组穴位 1 个，每穴灸 7~9 壮，隔日 1 次。

七、预防与调理
1.注意保温，维持肢体温暖。冬季尤应防寒。
2.注意精神调理，避免不必要的精神刺激。
3.禁止吸烟及使用血管性收缩性药物。
4.明显职业原因所致者（长期使用震动性工具低温下作业）尽可能改换工作状态或环境；如条件许可者可移居气候温暖和干燥地区。

八、临证心得

1.临床上对于手足逆冷的治疗应该抓住寒凝、血瘀两个病机要点。

（1）辨明寒凝的病因：气虚寒凝型，方选黄芪桂枝五物汤加味：黄芪、桂枝、赤芍、当归、川芎、鸡血藤、生姜；血虚寒凝型，治以养血散寒、温经化瘀，方选当归四逆汤加味：当归、桂枝、白芍、细辛、甘草、通草、大枣；阳虚寒凝型，治以温阳散寒、通经化瘀，方用回阳通瘀汤加减，桂枝、当归、赤芍、白芍、熟地黄、炮姜、鹿茸、牛膝、党参、附片、红花、细辛、甘草。

（2）辨明血瘀的病因：阳虚血瘀型，本证临床主要表现为双手指或单手指发凉，麻木、疼痛，肤色苍白或紫红，指体呈削竹状，手指变细，皮肤干燥伴有全身畏寒怕冷，神疲倦怠，或大便溏泻，或有五更泄，腰膝酸软，舌质淡，苔白，脉沉细涩。本症患者病程较长，对寒冷特别敏感，常选用四逆汤加味治疗；寒凝血瘀型：本证以外寒侵袭为主，有明显的受寒史或久处寒冷之地史，主要症状为双手指（或单侧）发凉怕冷，时而苍白，潮红，遇冷后加重呈紫红或青紫色，得温后缓解，伴有手指麻木，手指僵硬，时有疼痛，舌质淡或暗，苔白，脉沉、细、涩。冬季易发作，进入夏季明显缓解，常选用当归四逆汤加味治疗；气虚血瘀型治以益气养血、化瘀通络，方选活血益气丸（人参、黄芪、当归、党参、水蛭、土鳖虫、地龙等），治疗效果明显；气滞血瘀治以养心疏肝，理气活血，方选养心汤合柴胡疏肝散加减。

2.本病可分期治疗，初期以寒为主，应温经散寒，方用阳和汤合当归四逆汤加减；中期以瘀为主，应活血通络，方用逍遥散合血府逐瘀汤加减；后期以虚为主，应益气养血，方用补阳还五汤加减。但三期均有瘀血阻络，故都应注重活血化瘀的应用。

3.诸如地龙、蜈蚣、全蝎、水蛭、虻虫、守宫、乌梢蛇等虫类药物具有活血破瘀、消肿散结、搜风通络作用，其性猛焊，搜剔窜络，非植物药所能及，在治疗本病中酌选几味，对提高疗效十分重要。

4.外用洗药可促进血液循环，解除血管痉挛。另外对继发性雷诺综合征要针对原发病采用中西医结合疗法，发挥各自优势，方可取得好的疗效。

5.温阳益气的药物需大剂量方可祛除沉寒。

（段彦娟）

第三节　血痹 0.0865

血痹是因气血不和，湿邪下注所致。皮损主要为淡红或铁锈色苔藓样丘疹，间有紫癜。本病相当于西医所指的色素性紫癜性苔藓样皮炎。

一、诊断要点

1.皮损为细小淡红或铁锈色苔藓样丘疹，伴有紫癜性损害及色素沉着，融合成境界不清的斑片，斑片内含有不同颜色的丘疹。

2.好发于小腿，亦有发生于大腿及躯干下部者。

3.多见于中老年，尤以男性为多。

二、中医外治技法

1.辨病证论治　根据体表辨证的理论，皮疹为淡红或铁锈色苔藓样丘疹，间有紫癜，多发于下肢，辨证主要为气血不和，湿邪下注。

2.临床表现　淡红或铁锈色苔藓样丘疹，伴有紫癜性损害及色素沉着，融合成境界不清的斑片，多发于下肢；舌质暗、苔白、脉缓。

3.辨证　气血不和，湿邪下注。

4.立法　中和气血，除湿消斑。

5.外治法

（1）用法选择　戳药法、涂药法、浸洗法、耳针疗法。

（2）药物选择　活血药、除湿药。

（3）剂型选择　药油、散剂、水剂。

（4）验方举萃

1）戳药法

①处方　紫草茸油：紫草茸 500g，芝麻油 2500ml。

②技法要点　配制剂型为药油：将药置铜锅内，油浸一昼夜，文火熬至焦枯，离火过滤去渣，取油贮瓷皿内备用。用纱布蘸药油在患处戳上，直至涂满为止，每日2次。组方技法：本方重用紫草茸，取其活血化瘀兼可凉血。

2）涂药法

①处方　云苓粉 6g，寒水石 10g，冰片 2g。

②技法要点　配制剂型为散剂：上药共研细末。用鲜芦荟蘸药粉外涂患处，每日 1~2 次。组方技法：本方有除湿消斑之功。方中云苓粉、寒水石除湿消斑，冰片散风止痒。

3）浸洗法

①处方　苏木、南红花、丹参、厚朴各 15g，白矾 10g。

②技法要点　配制剂型为水剂：上药布包，加水 3000ml，煮沸 20 分钟，待药液温后浸洗患处，每日 1 次，每次 20 分钟。组方技法：本方有中和气血除湿之效。方中苏木、南红花、丹参、厚朴中和气血，白矾除湿。

4）耳针疗法

①处方　穴位：脾、肺、内分泌、肾上腺。

②技法要点　刺后留针 30 分钟，或埋豆。

三、护理与注意事项要点

本病外治不宜用刺激性较强的药物。抬高患肢对治愈本病有帮助。

四、外治与内治的关系

本病以内治为主，外治为辅。内治之辨病证论治主要分为：①气血失和证，治宜中和气血，化瘀消斑；②血燥伤阴证，治宜养血润燥，活血止痒。

（段彦娟）

第四节　臁疮 0.29

臁疮是因气血瘀滞,湿热毒邪下注所致。为多在小腿下 1/3 部发生的经久不易收口的溃疡,伴有小腿静脉曲张。本病相当于西医所指的小腿静脉曲张性溃疡。

一、诊断要点

1.损害为少数孤立、圆形、椭圆形或不整形钱币大小的溃疡,边缘整齐或不规则,基底色暗红,肉芽生长缓慢,色苍白,表面有苔状覆盖物及浆液性分泌物,有时形成坏死。周围皮肤坚硬紧张。

2.多在小腿下 1/3 部,亦可逐渐扩延到踝部及上达膝部。

3.继发于小腿静脉曲张,常有局部外伤史。

4.经过迟缓,自觉微痛和瘙痒。

二、中医外治技法

1.辨病证论治　根据体表辨证的理论,本病继发于小腿静脉曲张,溃疡基底色暗红,主要辨证为气血瘀滞,久郁化毒,毒蚀肌肤。若疮面黄色脓性分泌物多,疮周皮肤色红,有触痛时,则为湿热毒邪下注。

2.临床表现　继发于小腿静脉曲张,溃疡基底色暗红;疮面可有较多黄色脓性分泌物,周围皮肤色红,有触痛;疮面亦可坏死组织明显,表面色灰黑。舌质暗、苔白腻,脉沉缓。

3.辨证　气血瘀滞,湿热毒邪下注。

4.立法　以活血化瘀为主。湿热毒邪下注,加用清热解毒利湿;疮面坏死明显,加用化腐解毒;疮面腐肉已尽,加用收干生肌。

5.外治法

（1）用法选择　蒸发罨包法、涂药法、封药法、护创法、敷贴法、引血疗法、撒药法、乳香法纸法、牛胶蒸法。

（2）药物选择　清热药、解毒药、除湿药、化腐药、活血药、生肌药。

（3）剂型选择　水剂、药糊、软膏、药油、药巾、散剂、胶液剂。

（4）验方举萃

1）蒸发罨包法

①处方　马齿苋、生地榆、黄檗、土大黄（羊蹄跟）、千里光、蛇床子、虎杖、甘草、白矾、棕炭、鬼箭羽、野菊花、徐长卿、桑叶、石榴皮以及茶叶等。

②技法要点　配制剂型为水剂:水煎为 2%~5%溶液。蒸发罨包法。此法适用于溃疡表面有脓性分泌物或肉芽不新鲜者。

2）涂药法

①处方　七层丹：银朱 60g,章丹 125g,铜绿 30g,松香 250g。

②技法要点　配制剂型为药糊:以上各药,依次入乳钵内,研细极和。用麻油调,摊贴疮面,主治小腿臁疮,创面腐肉不清。有新鲜肉芽时改用生肌药。组方技法:本方有解毒化腐,利湿收敛之功。方中银朱、章丹、铜绿解毒化腐,松香利湿收敛。

3）封药法

①处方1 夹纸膏：黄赌五两、黄丹（飞）、铅粉各四两，轻粉、乳香、没药各五钱，冰片三分（末），麻油（春夏二两、秋冬三两）。

②技法要点 配制剂型为药巾：上先将蜡油煎五、六沸，下没、乳末，再二、三沸，下轻粉随下丹粉，槐、柳枝搅十余次，取起冷定后，下冰片搅匀，瓶盛浸水中一宿，出火毒。用时先用苦茶洗疮，将膏用薄油纸较患处长阔一倍，以膏摊一面，余一面刺孔数十折束盖膏，以有孔一面，向患处贴，三日一换。组方技法：本方有燥湿解毒，活血生肌之功。方中黄丹、铅粉、轻粉燥湿解毒，香、没药活血生肌冰片透肉止痛痒。

③处方2 三香膏：乳香、松香、轻粉各等份。

④技法要点 配制剂型为药巾：上为细末，香油调稠，用夹纸一面，以针密刺细孔，将药夹搽纸内，先以葱汤洗净。将纸有孔一面对疮贴之，三日一换自效。忌房事、煎炒等件。组方技法：本方有化腐解毒，收敛生肌之功。方中轻粉化腐解毒，乳香、松香收敛生肌。

4）护创法

①处方 蜈蚣饯：桐油60g，独活、白芷、甘草、蜈蚣各3g。

②技法要点 配制剂型为药油：上药入油内煎滚，去渣取油贮瓷瓶内。先将臁疮洗净，用白面粉加水调成泥状，做成面圈，围在疮之四边，防泄气走药油。将腿平放，以茶匙挑药油轻轻趁热倒在面圈里，并渐渐加满，待药油稍凉就可取去，用膏搽上，纸盖绢扎，3日一换。组方技法：本方有解毒活血脱腐收敛之功。方中桐油解毒敛疮，蜈蚣攻毒通络，甘草解毒消肿，白芷散血，佐以独活散风除湿。此法适用于臁疮日久，腐肉臭烂作痛，诸药不效者。

5）敷贴法

①处方1 紫色溃疡膏：轻粉9g，红粉9g，琥珀9g，血竭9g，乳香45g，青黛9g，黄连30g，煅珍珠面0.3g，蜂蜡90g，香油500ml。

②技法要点 配制剂型为软膏：以上药物前八味共研极细末待用。将香油置于火上见数开后，加入蜂蜡搅匀，离火冷却再加药粉，搅匀成膏。涂于患处，上盖纱布包扎，每日1次。组方技法：本方有化腐生肌，解毒活血之功。方中轻粉、红粉化腐，琥珀、珍珠、血竭化腐生肌，青黛、黄连解毒，乳香活血，此方适用于疮面有腐肉者。

③处方2 甘乳膏。

④技法要点 组成及制法详见疖。将药青涂于患处，上盖纱布包扎，每日1次。此方适用于疮面腐肉已尽者。

⑤处方3 甘占膏：炉甘石粉、川占（蜂蜡）各15g，生杏仁（捣碎）、血竭（捣细）各3g，猪板油（熟炼）120g。

⑥技法要点 配制剂型为药油：将上药调匀捣烂，调成油糊状，取火纸（方型烧纸）10余张，把药糊分别薄薄涂在火纸上，再将药纸卷成筒状，用铁夹挟住点火燃烧，使药油收滴在瓷器或玻璃瓶内，冷后备用。用法为将药油涂在纱布上敷于患处，用绷带缠紧，每日换药1次。毒邪壅盛急性发作时，可适当服用清热解毒或清热利湿方药；疮面时间过长，疮口周围肌肉发黑，疮深露骨时，用"溃疡洗药"；痒甚者用"止痒洗药"冲洗后，再涂本品。注解：a.溃疡洗药：忍冬花、当归、白蔹、黄檗、苦参各30g，乳香、没

药、煅石决明、甘草各12g、白及、赤芍、连翘、大黄各15g。用米泔水煎，纱布滤过去渣，冲洗2小时，每日1~2次。b.止痒洗药：地肤子、蛇床子、苦参、黄檗、鹤虱各30g，蜂房、枯矾各9g，白鲜皮、大风子、朴硝各24g，蝉蜕、丹皮、大黄、生杏仁各12g。水煎去渣，冲洗患处2小时，每日1~2次。组方技法：本方有拔干解毒，收敛生肌之功。方中炉甘石粉、生杏仁拔干解毒，血竭收敛生肌。

6）引血疗法

①处方　部位：溃疡周围。

②技法要点　此法适用于溃疡周围有锁口皮，肉芽色暗，生长缓慢者。

7）撒药法

①处方　白槟榔散：槟榔（炒）、白及、黄檗（去粗皮）、木香各半两。

②技法要点　配制剂型为散剂：上为末，轻粉二钱和匀，如疮干，即以腊月猪脂调药敷之，湿则干掺。组方技法：本方有燥湿收敛，收疮口长肉之功。方中槟榔、黄檗、木香燥湿收敛，白及、轻粉收疮口长肉。

8）乳香法纸法

①处方　乳香一两。

②技法要点　配制剂型为药巾：先用乳香碾细末一两听用。以呈文油纸四张，每张一纸，摊平筛乳香末二钱五分匀筛纸上，双折卷一寸阔，将卷纸复作三折，两头以线扎之；用甘草一两二钱；水三碗，将卷过药纸浸入甘草汤内，上用重物压之；煮数滚，取起纸来，解去扎线，将纸摊开桌上，每张用轻粉三钱掺乳香，上用棕糊刷排刷相匀，提起药纸，带湿以无药一面对板壁上贴之，阴干收用。临时随患大小剪纸多少，先用温汤洗疮，随将纸有药一面对疮贴之，绢扎三日一换，自然止痛生肌。如贴后内无水出，不必换贴自愈。治疗臁疮。组方技法：本方重用乳香有活血生肌之功，佐以轻粉解毒。

9）牛胶蒸法

①处方　牛皮胶1块。

②技法要点　配制剂型为胶液剂：将牛皮胶水熬稀稠，摊厚纸上，每煎1块贴疮口。次用酽醋煮软布2块，乘热罨胶纸上蒸之，稍温再易。蒸至疮痒脓出，用贯众二两煎汤热洗去胶纸。外用膏药贴之，次日再照前蒸洗，直至脓尽疮干为度。

三、护理与注意事项要点

本病外治取效之关键在于减轻患肢及溃疡处的气血瘀滞。减轻患肢气血瘀滞的方法主要是抬高患肢及患肢用弹力绷带包扎。减轻溃疡处气血瘀滞的方法主要是及时发现"锁口"并立即行"引血疗法"。

四、外治与内治的关系

本病外治与内治均很重要。内治之辨病证论治主要分为：①湿毒热盛，气血瘀滞证，治宜清热解毒，利湿通络；②湿寒凝滞，气血瘀阻证，治宜温化寒湿，活血通络；③气血虚弱，肌肤失养证，治宜双补气血，生肌长肉。

（段彦娟）

第五节 红蝴蝶疮 0.23

红蝴蝶疮是因阴阳不调，气血失和，或毒热炽盛，或气阴两伤，或脾肾阳虚，或气滞血瘀所致。以面部发生状似蝴蝶形之红斑、鳞屑、萎缩，并可伴有关节疼痛和脏腑损伤的疾病。又名鬼脸疮、湿毒发斑等。本病相当于西医所指的红斑狼疮。

一、诊断要点

1.盘状红斑狼疮（DLE）　①皮损为扁豆大小微高起的暗红色或紫红色斑，境界清楚，中央稍凹陷，表面覆有灰褐色黏着性鳞屑，鳞屑下有角质栓，嵌入毛囊口内；②多发于面部，尤以两颊、鼻背为著，呈蝶形外观；③女性多见；④患部对日光敏感。

2.系统性红斑狼疮（SLE）　①蝶形红斑；②盘状红斑；③光敏感；④口腔或鼻咽部溃疡；⑤非侵蚀性关节炎；⑥浆膜炎（胸膜炎或心包炎）；⑦肾损害：持续性蛋白尿，每日尿蛋白＞0.5g 或尿蛋白"+++"以上或细胞管型；⑧神经系统病变：抽搐或精神症状；⑨血液学异常：溶血性贫血，或白细胞＜4×10^9/L 两次，或淋巴细胞＜1.5×10^9/L 两次，或血小板＜100×10^9/L；⑩免疫学异常：抗 dsDNA 抗体滴度异常，或有抗 Sm 抗体，或抗磷脂抗体阳性；⑪荧光抗核抗体阳性。患者具有以上 11 项标准中 4 项或更多项，相继或同时出现，即可诊断为 SLE。

二、中医外治技法

1.辨病证论治　根据体表辨证的理论。

（1）盘状红斑狼疮　皮疹为浸润性暗红斑，表面有黏着性角化鳞屑，辨证主要为经络阻隔，气血凝滞。

（2）系统性红斑狼疮可分为　①毒热炽盛证：面部水肿性鲜红或紫红色蝶形红斑；四肢及手、足部水肿性红斑，可伴紫癜，口腔黏膜糜烂或溃疡等。②气阴两伤证：面部、四肢及手、足部淡红色斑片，五心烦热等。③脾肾阳虚证：面部、四肢及手、足部暗红色斑片。周身浮肿，形寒肢冷等。

2.临床表现

（1）盘状红斑狼疮　境界清楚的浸润性红斑，表面覆有灰褐色黏着性角化鳞屑，鳞屑下有角质栓；舌质多暗红，脉沉弦或沉缓。

（2）系统性红斑狼疮　①毒热炽盛证：面部水肿性鲜红或紫红色蝶形红斑；四肢及手、足部水肿性红斑，可伴紫癜，口腔黏膜糜烂或溃疡。全身无力，关节疼痛，严重时有高热、神昏谵语；舌质红绛或紫暗、苔黄腻，脉数而软。②气阴两伤证：面部、四肢及手、足部淡红色斑片，低热或潮热，五心烦热，乏力气短，口干咽燥，视物不清；舌质嫩红、少苔，脉细数。③脾肾阳虚证：面部、四肢及手、足部暗红色斑片。周身浮肿，形寒肢冷，腰酸腿软，尿量减少但夜间尿频，食少便溏；舌质淡、苔白，脉沉迟。

3.辨证

（1）盘状红斑狼疮　气血凝滞证。

（2）系统性红斑狼疮　①毒热炽盛证。②气阴两伤证。③脾肾阳虚证。

4.立法

（1）盘状红斑狼疮　气血凝滞证：活血化瘀，软坚散结。

（2）系统性红斑狼疮　①毒热炽盛证：清热解毒，凉血清营。②气阴两伤证：养阴益气，活血通络。③脾肾阳虚证：温补脾肾，通经活络。

5.外治法

（1）用法选择　涂药法、撒药法、挑刺疗法、耳针疗法、保留灌肠法、穴位注射法。

（2）药物选择　活血药、散结药、凉血药、解毒药、养阴药、益气药、补阳药。

（3）剂型选择　霜膏、散剂、水剂。

（4）验方举萃

1）涂药法

①处方　防晒霜：单甘酯12g，十八醇5g，白油10g，防腐剂0.2g，甘油8ml，薏米提取物（固体物）0.5g，纯净水62.3ml，乳化剂2g，香精0.2ml。

②技法要点　配制剂型为霜膏：油性与水性原料分别加热至90℃，混合乳化，48℃时加入香精，45℃冷却后，包装，成品。此方有防晒作用，既适用于盘状红斑狼疮之浸润、角化鳞屑性斑片（气血凝滞证），又适用于系统性红斑狼疮之水肿性鲜红斑片（毒热炽盛证）。

2）撒药法

①处方　白矾0.5g，枯矾0.5g，五倍子2g。

②技法要点　配制剂型为散剂：将上药共为细末，过细筛后，在糜烂或溃疡处直接以药粉扑之，一般用药1~2周。组方技法：本方有清热解毒，收湿敛疮之功。方中白矾清热解毒燥湿，五倍子散热毒收湿敛疮，枯矾燥湿。此方适用于本病口腔黏膜有糜烂及溃疡者（毒热炽盛证）。

3）挑刺疗法

①处方　取穴：大抒（双），风门（双）、肺俞（双）。

②技法要点　操作方法：局部麻醉后，取三棱针破皮约0.2cm，继之用直圆针挑起肌筋膜，以加强刺激，左右摆动，不要将筋膜一下挑断，将皮口内肌筋膜完全挑断后，敷以纱布，嘱患者当日不洗澡，以防感染。每次挑一对穴位，间隔30~40天再挑，1~4次为一疗程。如果三对穴位均已挑过，要在原来穴位稍靠脊柱旁挑刺。此法适用于盘状红斑狼疮。

4）耳针疗法

①处方　取穴：面颊、外鼻、肺、肾、相应敏感点。

②技法要点　每次取穴3~4个，双侧交替使用，用毫针在敏感点快速进针，留针不少于30分钟，每隔10分钟行针1次。病情稳定后，可用埋针或耳穴压豆法，每周1~2次。此法适用于系统性红斑狼疮。

5）保留灌肠法

①处方　生大黄12g，熟附子10g，牡蛎30g。

②技法要点　配制剂型为水剂：上药加水500~800ml，小火煎至200ml，每日晚上，用灌肠注射器将药汁一次推入直肠内，保留30~60分钟后，再排出。组方技法：本方有补阳破瘀之功。方中附子补阳，生大黄、牡蛎破瘀。此法适用于系统性红斑狼疮肾脏受损而出现早期尿毒症者（脾肾阳虚证）。

6）穴位注射法

①处方　取穴：阳白、四白、巨髎、下关、颊车、大迎、承浆。

②技法要点　皮肤严格消毒，每次选 3~4 穴，交替选用，采用 0.25%鲁普鲁卡因注射液先作皮丘，然后垂直刺入，缓慢推注 1~3ml，隔日 1 次，10 次为 1 个疗程。适用于盘状红斑狼疮。

三、护理与注意事项要点

本病外治必须与防护相结合。①避免日光暴晒或紫外线照射：外出应撑伞，罩纱巾或戴宽边帽，穿浅色长袖衣及长裤。②多食高蛋白、易消化食物，忌食辛辣刺激性食物，水肿重者限制钠盐摄入。③调节情志，避免精神刺激。④注意避免服用易致本病的药物。⑤尽量避免大的手术，以防感染。⑥定期进行临床观察及化验检查。⑦预防复发，如有复发征兆（发热、关节痛、皮疹等），应迅速予以治疗，以免重要脏腑屡遭损害。

四、外治与内治的关系

本病以内治为主，外治为辅。内治之辨病证论治主要为：①毒热炽盛证，治宜清热解毒，凉血清营；②气阴两伤证，治宜养阴益气，活血通络；③脾肾阳虚证，治宜温补脾肾，通经活络；④肝风内动证，治宜凉肝熄风；⑤气血凝滞证，治宜活血化瘀，软坚散结。

（段彦娟）

第六节　皮痹 0.32

皮痹是因素体气虚或阳虚，复感寒邪，气血凝滞所致。患处皮肤肿胀、硬化，后期发生萎缩。可局限于某一部位，亦可累及全身。又名皮痹疽等。本病相当于西医所指的硬皮病。

一、诊断要点

分为局限性和系统性两型：

1.局限性　①皮损为硬化性斑疹，表面光滑如蜡，消退后可呈菲薄萎缩，色素沉着或脱失等。②在躯干部多为斑片状，在头面、颈、四肢部者多呈带状或点滴状。

2.系统性　①多自四肢远端或面部开始。初起皮损呈实质性水肿，以后渐变硬化及萎缩。②侵犯颜面时，呈假面具样，鼻尖细小犹如刀削。头皮受累时，可致秃发。侵犯胸腹部时，皮肤呈灰黄色，坚硬，犹如披甲。③侵犯咽部及食管时，可引起吞咽困难。④晚期常伴系统及器官损害，以食道多见。此外，心肌、肾脏、胃肠道及肺部均可发生弥漫性纤维化而引起一系列相应的临床表现。

二、中医外治技法

1.辨病证论治　根据体表辨证的理论，本病外治主要分为两个证型：①气虚感寒，气血瘀滞证：证见皮损肿硬，光滑如蜡，呈斑块或条索状，可见萎缩。②阳虚感寒，气血凝滞证：证见面色苍白，形寒肢冷，皮损为弥漫性实质性水肿、硬化、萎缩，触之不温。

2.临床表现　①气虚感寒,气血瘀滞证:皮损肿硬,光滑如蜡,呈斑块或条索状,可见萎缩;舌质淡、苔白,脉沉缓。②阳虚感寒,气血凝滞证:面色苍白,可呈假面具样,皮损呈实质性水肿,触之不温,以后渐变硬化及萎缩,可伴形寒肢冷;舌质淡、苔白腻,脉沉伏。

3.辨证　①气虚感寒,气血瘀滞证;②阳虚感寒,气血凝滞证。

4.立法　①气虚感寒,气血瘀滞证:益气逐寒,活血化瘀软坚。②阳虚感寒,气血凝滞证:温阳逐寒、活血破瘀软坚。

5.外治法

(1) 用法选择　浸洗法、熏洗法、湿敷法、按摩法、拔膏疗法、浸浴法、热熨法、敷贴法、耳针疗法、艾灸法、熏药疗法、黄蜡灸法、毫针疗法、皮内针法、磁穴疗法。

(2) 药物选择　温阳逐寒药,益气养血、活血化瘀药、软坚散结药。

(3) 剂型选择　水剂、药酒、硬膏、软膏、熏药、药醋、散剂。

(4) 验方举萃

1) 浸洗法

①处方　伸筋草30g,透骨草30g,祁艾15g,乳没各6g。

②技法要点　配制剂型为水剂:上药布包加水3000ml,煮沸20分钟,用药液浸洗患处,每日1~2次,每次20分钟。组方技法:本方有温气血,散风寒,活血通络之功。方中祁艾温气血、散风寒,透骨草、伸筋草通络,乳香、没药活血。

2) 熏洗法

①处方　威灵仙60g,蜀羊泉40g,石菖蒲30g,艾叶、独活、羌活、千年健各20g,红花15g,食醋500g。

②技法要点　配制剂型为药醋:上药加水250~300ml,煮沸,将药汁倾于盆或桶内,将患部置于上,外盖毛巾熏洗,待药液不烫手时,用毛巾蘸之擦洗患部,每日1~2次,每剂6~8次。其间可适量加水及醋。组方技法:本方有舒筋活络,温通破瘀之功。方中威灵仙、蜀羊泉、石菖蒲、独活、羌活、千年健舒筋活络,艾叶、红花、食醋温通破瘀。

3) 湿敷法

①处方　制草乌15g,川椒10g,桂枝10g,艾叶15g。

②技法要点　配制剂型为水剂:上药煎成药液,趁热时,以质地细软之纱布或干净毛巾浸泡其中,待完全浸透后取出,轻拧至不滴药液,覆盖于皮损处,其外再加盖油纸或塑料布等,并以绷带加压固定。30分钟更换1次。组方技法:本方以温阳逐寒为主。方中草乌、桂枝温经通阳逐寒,川椒除寒湿通血脉,艾叶温气血通经络。

4) 按摩法

①处方　丹参60g,党参、制草乌、桃仁各15g。

②技法要点　配制剂型为药酒:上药共为粗末,用75%的酒精1L浸泡5天后,过滤去滓备用。用时以药酒按摩患处,至局部发热为度,每日3~5次。组方技法:本方有养血益气,温通活血之功。方中丹参养血,党参益气,制草乌、桃仁温通活血。

5) 拔膏疗法

①处方　脱色拔膏棍。

②技法要点　配制剂型为硬膏:组成及制法详见"拔膏疗法"。将脱色拔膏棍用约

80℃水浸软后,捏成大小形状与皮损相同,约5分硬币厚,趁热帖于皮损上,2~3日换药1次。组方技法:拔膏有破瘀软坚之功。

6)浸浴法

①处方 伸筋草水剂:伸筋草、透骨草、祁艾、桑枝各30g,刘寄奴、官桂、穿山甲各15g,苏木、红花各10g。

②技法要点 配制剂型为水剂:上药布包加水5000ml,煮沸30分钟,将药液兑入浴水中,待温后浸浴,隔2~3日1次,每次半小时。组方技法:本方有温通散寒,通经破瘀之功。方中祁艾、官桂温通散寒,透骨草、伸筋草、刘寄奴、桑枝通经,苏木、穿山甲、红花破瘀。

7)热熨法

①处方 白附子、黄丹、羌活、独活、蛇床子、轻粉、花粉、山栀、枯矾、川乌、草乌、木通、甘松各6g,白鲜皮7.5g,狼毒、红花、地骨皮、透骨草、生半夏、木贼、艾叶各9g,花椒15g,皂角60g,料姜石120g。

②技法要点 配制剂型为散剂:上药共研细末,皮损发生于头面、腰背、腹部及四肢近端等处者,将药粉用开水拌湿,装入布袋内(大小以皮损大小而定),置于患处,布袋上加1个热水袋。每日1~2次,每次30~60分钟,每剂连用3~7天,1个月为1疗程。组方技法:本方有温经祛寒,解毒散结,活血通络之功。方中川乌、草乌、艾叶、花椒温经祛寒,白附子、黄丹、轻粉、蛇床子、花粉、山栀、枯矾、狼毒、生半夏、皂角、白鲜皮、地骨皮、透骨草、甘松、料姜石、木贼解毒散结,羌活、独活、木通、红花活血通络。

8)敷贴法

①处方 硬皮病外敷散:当归、川芎、赤芍、红花、透骨草各30g,川乌、草乌、乳香、没药各15g,肉桂12g,丁香18g。

②技法要点 配制剂型为软膏:上药共研极细粉,过120目筛后混匀,装瓶备用。取散少许,加凡士林适量,调成20%软膏,外敷患处,每日1次,连用5~10次为1疗程。组方技法:本方有养血活血,温通散结之功。方中当归、川芎、赤芍、红花、乳香、没药养血活血,透骨草、川乌、草乌、肉桂、丁香温通散结。

9)耳针疗法

①处方 穴位:在耳部取肺、内分泌、肾上腺、肝、肾、脾、胃等。

②技法要点 留针30分钟,每隔2日1次。

10)艾灸法

①处方 取穴:皮损区,循经邻近穴位。

②技法要点 每日用艾条在皮损区悬灸2次,每次15分钟。或用无疤痕着肤灸法。

(11)熏药疗法

①处方 回阳熏药卷。

②技法要点 将药卷一端点燃发烟,熏患处,距离以患者觉温热舒适为度,每次熏20分钟,每日2~3次。组方技法:回阳熏药可回阳益气通络。

12)黄蜡灸法

①处方 上等黄赌片适量。

②技法要点　先将面粉调和成面团，以湿面团沿着患病部位围成一圈，高出皮肤 3cm 左右，圈外围布数层，防止烘肤烧发，圈内放入上等黄蜡片约 1cm 厚，随后以铜勺盛灰火在蜡上烘烤，使黄蜡熔化，皮肤有热痛感即可，灸完洒冷水少许于蜡上，冷却后揭去围布、面团及黄蜡。若灸使蜡液沸动，病人感觉施灸处先有痒感，随后痛不可忍，应立即停止治疗。

13）毫针疗法

①处方 1　取穴：大椎、肾俞、脾俞、肺俞、阳陵泉。

②技法要点　局部皮肤常规消毒，取 28 号 1.5 寸长毫针快速刺入，进针角度约 45°，进针深度 0.8~1 寸。进针得气后行提插捻转平补平泻法，留针 30 分钟，隔日 1 次，10 次为 1 个疗程。本法适用于阴虚寒凝者。

③处方 2　取穴：足三里、中脘、血海、膈俞、内关、丰隆。

④技法要点　局部皮肤常规消毒，取 28 号 1.5 寸长的毫针快速刺入，针身与皮肤约成 45°，进针深度 0.8~1 寸，得气后行提插捻转平补平泻法，留针 30 分钟，隔日 1 次，10 次为 1 个疗程。本法适用于气血瘀滞者。

14）皮内针法

①处方　皮损局部。

②技法要点　从皮损两侧纵向埋入长 4cm 的皮内针各 1 枚，皮损两侧横向埋入长 1.5cm 的皮内针各 1 枚，针尖方向均呈向心性，外用胶布固定，每隔 3 日重新调换埋置皮内针 1 次，每日用艾条在皮损局部悬灸 2 次，每次 15 分钟。

15）磁穴疗法

①处方　800~1500 高斯磁片。

②技法要点　将磁片直接贴敷固定在病变部位，贴 3 天休息 3 天为 1 疗程，可进行 4~6 个疗程。

三、护理与注意事项要点

本病外治取效的关键在于早期治疗及坚持治疗。

（1）早期治疗　若在肿胀期即开始积极外治（以内治为基础），还可望皮损逐渐恢复正常，若已到硬化之后期，则恢复正常较困难。

（2）坚持治疗　一般至少应坚持半年，可采用多种外治方法交替使用。

（3）在防护方面，应注意全身及局部保暖，避免受寒。

四、外治与内治的关系

本病以内治为主，外治为辅。内治之辨病证论治主要分为：①寒邪外袭证，治宜温经散寒，调和营卫；②风湿外袭证，治宜祛风除湿，通络和血；③血瘀经脉证，治宜活血化瘀，通经活络；④脾胃虚弱证，治宜健脾和胃；⑤胸阳不通，心血瘀阻证，治宜宣痹通阳，活血化瘀；⑥久痹及肺证，治宜温肺化痰；⑦肾阳不足证，治宜温补肾阳。

（段彦娟）

第七节 瓜藤缠 0.16

瓜藤缠是因湿热下注，或寒湿下注，瘀久化热所致。以小腿起蚕豆大红斑结节，如藤系瓜果绕胫而生为主要表现。又名梅核丹等。本病相当于西医所指的结节性红斑。

一、诊断要点

1.损害为花生米至樱桃大小、鲜红色、疏散分布、高出皮面的结节，数目不定，不化脓破溃，有疼痛和压痛。

2.皮损主要发生于小腿伸侧面，但前臂、股部等处亦偶可累及。

3.多见于青年女性。

4.病起突然，发疹前和发疹时可有发热、喉痛、倦怠和关节疼痛等全身症状。

5.病程具自限性，一般在 1~2 个月左右，但常复发。

二、中医外治技法

1.辨病证论治　根据体表辨证的理论，小腿出现皮下结节，辨证主要为湿浊凝聚。若病程短，皮损灼热红肿，为湿热下注所致。若皮损色暗红，反复发作，经久不愈，为寒湿下注所致。

2.临床表现　湿热下注者病程短，结节灼热红肿，疼痛和压痛明显；伴便干溲赤，舌质红、苔黄，脉滑。寒湿下注者反复发作或经久不愈，结节色暗红，疼痛和压痛轻微，伴便溏，舌质淡、苔白，脉缓。

3.辨证　湿热下注，凝聚肌肤；或寒湿下注，凝聚肌肤。

4.立法　湿热下注治宜清热燥湿、软坚散结；寒湿下注治宜散寒除湿、软坚散结。

5.外治法

1.用法选择　浸洗法、敷贴法、薄贴法、毫针疗法。

2.药物选择　清热药、燥湿药、驱寒药、活血药、散结药。

3.剂型选择　水剂、软膏、散剂、硬膏。

4.验方举萃

1）浸洗法

①处方　紫草洗方：紫草 30g，茜草 15g，白芷 15g，赤芍 15g，苏木 15g，南红花 15g，次厚朴 15g，丝瓜络 15g，木通 15g。

②技法要点　配制剂型为水剂：上药布包加水 2000~2500ml，煮沸 15~20 分钟，待温后浸洗患处，每日 1 次，每次 20 分钟。组方技法：本方有清热凉血，活血化瘀，除湿散结之功。方中紫草、茜草、赤芍凉血活血，苏木、红花、白芷活血散血，木通降火除湿，佐以厚朴行气，丝瓜络行血通络。此方适用于本病偏于湿热，结节色较红，且皮疹数目较多者。

2）敷贴法

①处方 1　四味敷方：乳香、没药、螵蛸、石膏各适量。

②技法要点　配制剂型为散剂：上药共为细末，用黄白蜡熔化入药末，调成饼状，包贴患处。组方技法：本方可清热燥湿，消肿止痛。方中石膏清热，螵蛸燥湿，乳香、

没药消肿止痛。本方适用于本病因湿热下注所致结节灼热红肿，疼痛和压痛明显者。

③处方2　丹参膏：丹参、蒴藋各二两，秦艽、独活、乌头、白及、牛膝、菊花、防风各一两，莽草叶、踯躅花、蜀椒各半两。

④技法要点　配制剂型为软膏：上十二物，切，以苦酒二升渍之一宿，猪膏四斤俱煎之，令酒竭，勿过焦，去滓，以涂诸疾上，日五度，涂故布上贴之。组方技法：本方可散寒除湿、消肿散结。方中独活、防风、乌头、蜀椒散寒除湿，丹参、蒴藋、秦艽、白及、牛膝、菊花、莽草叶、踯躅花消肿散结。本方适用于本病因寒湿下注所致结节暗红、经久不愈者。

⑤处方3　真君妙贴散：荞面五斤、明净硫黄（为末）十斤，白面五斤。

⑥技法要点　配制剂型为散剂：上三味，共一处，用清水微拌，干湿得宜，赶成薄片微晒，单纸包裹，风中阴干，收用。临时研细末，新汲水调敷。组方技法：本方可散寒除湿，消肿止痛。方中硫黄散寒除湿，荞面、白面消肿止痛。本方适用于本病因寒湿下注而反复发作或经久不愈，结节色暗红且疼痛者。

3）薄贴法

①处方　太乙膏：玄参、白芷、当归、肉桂、大黄、赤芍药、生地黄各一两。

②技法要点　配制剂型为硬膏：上用麻油二斤，入铜锅内，煎至黑滤去粗，入黄丹十二两，再煎，水中捻软硬得中，即成膏矣。外敷患处，每1~2天1次。组方技法：本方可凉血活血，软坚散结。方中大黄、当归、赤芍药、生地黄凉血活血，白芷、肉桂、玄参软坚散结。

4）毫针疗法

①处方　穴位：主穴取足三里、三阴交、昆仑、阳陵泉。

②技法要点　实证用泻法，虚证用补法。

三、护理与注意事项要点

①本病外治不宜用刺激过强的药物。②急性期患者应适当休息，并抬高患肢。寒湿下注者应注意全身及局部保暖，避免受寒。

四、外治与内治的关系

本病应外治与内治相结合。内治之辨病证论治主要分为：①湿热下注，气血瘀滞证，治宜清热利湿，活血通络；②寒湿凝滞，经络阻隔证。治宜温化寒湿，通经活络。

（段彦娟）

第二十三章 红斑鳞屑性及神经精神障碍性皮肤病 2.00

第一节 白疕 0.56

白疕是以毒热伏于营血而致血热，或阴血被耗而致血燥，或郁阻经脉而致血瘀为主。以浸润性红斑，上覆多层银白色鳞屑，将鳞屑刮去后有发亮薄膜，再抓之有点状出血为主要表现。又名干癣、白壳疮、蛇虱等。本病相当于西医所指的银屑病。

一、诊断要点

可分为寻常型、红皮病型、脓疱型、关节病型等四型，其中寻常型最为常见。

1.皮损为浸润性红斑，上覆多层银白色鳞屑，将鳞屑刮去后有发亮薄膜，再抓之有点状出血。

2.皮疹多为泛发，间有局限于某一部位者。

3.皮损境界明显，其形态有点滴状、钱币状、地图状、蛎壳状等。按皮损活动情况可分为进行期、静止期和退行期，在进行期可有同形反应。

4.头部皮损处毛发呈束状，指（趾）甲受累可出现点状凹陷。

5.寻常型银屑病具有典型的上述表现。红皮病型银屑病表现为大部分或全部皮肤弥漫性潮红或暗红，常伴发热、头痛等症状。脓疱性银屑病包括泛发性和局限性，前者发病急，在寻常型银屑病的基本损害或红斑上发生密集的针头至粟粒大小的浅表性无菌性小脓疱，常伴寒战、高热、全身不适等症状；后者发病较缓，为发生在掌跖或肢端的粟粒大小无菌性小脓疱，疱壁不易破裂。关节病型银屑病伴关节症状且其严重程度与皮损相一致，类风湿因子检查阴性。

二、中医外治技法

辨病证论治 根据体表辨证的理论，中医外治主要分为五个证型：①血热证，表现为病程较短，皮损色鲜红，点滴状，皮疹不断新起；②血燥证，表现为病程较久，皮损色淡红，部分皮疹已消退。③血瘀证，表现为病程缠绵，皮疹色暗红，浸润明显，经久不退。④湿热证，表现为皮损色潮红，痂屑呈蛎壳状，病程缠绵。⑤毒热证，表现为皮损色红，掌跖或全身起脓疱，可伴发烧等。分述如下：

（一）血热证

1.临床表现 病程较短，皮损色鲜红，点滴状，皮疹不断新起，可伴心烦、溲赤，舌质红、苔白，脉弦滑。

2.辨证 血热郁于肌肤。

3.立法 清热凉血，润肤止痒。

4.外治法
　（1）用法选择　涂药法、耳穴贴压疗法、敷脐疗法。
　（2）药物选择　凉血药、清热药、安抚药、润肤药。
　（3）剂型选择　软膏、散剂。
　（4）验方举萃
1）涂药法
①处方1　黄檗30g，凡士林70g。
②技法要点　配制剂型为糊膏：将黄檗研细末，凡士林调和成膏。每日1~2次，薄涂患处，可反复使用。组方技法：本方有清热燥湿，润肤止痒之功。方中黄檗清热燥湿，凡士林润肤止痒。
③处方2　香蜡膏：蜂蜡20g，香油80ml。
④技法要点　配制剂型为软膏：香油微火加热，再入蜂蜡熔化冷凝成膏，涂于患处，每日1~2次。组方技法：本方以安抚保护及润肤为主，极少刺激性，故适用于红皮病型银屑病。
⑤处方3　黄连软膏：黄连30g，祛湿原料膏270g。
⑥技法要点　配制剂型为软膏：黄连研为极细末，与祛湿原料膏混匀成膏，薄涂于患处，每日1~2次。组方技法：本方以清热燥湿凉血为主。方中黄连有清血热除湿之功。
2）耳穴贴压疗法
①处方　穴位：皮损部位相应耳穴、耳尖、肺、大肠、肝、脾、膈、内分泌。
②技法要点　常用压豆法。
3）敷脐疗法
①处方　凉血祛风散：葛根30g，生地30g，升麻9g，赤芍10g，大风子9g，丹参、甘草、水牛角粉各9g，冰片6g。
②技法要点　配制剂型为散剂：把上药共研细末，过细筛，装瓶以备用。临证每次取适量，填满肚脐眼，外贴肤疾膏胶布固定，每日换药一次，7日为一疗程。组方技法：本方可凉血养血，清热散风，润肤止痒。方中赤芍、生地、水牛角粉凉血，丹参养血，升麻、葛根清热散风，大风子、甘草、冰片润肤止痒。

（二）血燥证
1.临床表现　病程较久，皮损色淡红，部分皮疹已消退。舌质淡，脉缓。
2.辨证　血燥肌肤失养。
3.立法　养血润肤，固皮软坚。
4.外治法
　（1）用法选择　涂药法、浸浴法、熏洗法
　（2）药物选择　养血药、润肤药、固皮药、软化坚皮药。
　（3）剂型选择　软膏、水剂。
　（4）验方举萃
1）涂药法
①处方　黑红软膏：黑豆馏油6g，京红粉6g，利马锥6g，羊毛脂42g，凡士林240g。
②技法要点　配制剂型为软膏：上药混匀备用。将药膏涂于患处，每日1~2次。组

方技法：本方以润肤固皮软坚为主。方中黑豆溜油固皮，京红粉、利马锥去坚皮，凡士林润肤。注意对汞过敏者禁用。

2）浸浴法

①处方　楮桃叶 250g，侧柏叶 250g。

②技法要点　配制剂型为水剂：上药加水 5000ml，煮沸 20 分钟后，晾至稍温不烫手时洗浴，亦可放入澡盆浸浴。组方技法：本方可润肤消斑，涩敛止痒。方中楮桃叶润肤消斑，侧柏叶涩敛止痒。

3）熏洗法

①处方　大风子 30g，地肤子 30g，蓖麻子 30g，祁艾 30g，苏子 15g，苦杏仁 15g，银杏 12g，苦参 12g。

②技法要点　配制剂型为水剂：共研粗末，用纱布包扎放锅内煮 30 分钟，取汤，先熏后洗，每日早、晚各 1 次，每次 30 分钟。组方技法：本方以润肤止痒为主。方中大风子、地肤子、蓖麻子、祁艾、苏子、苦杏仁、银杏均有润肤止痒之效，更佐以苦参加强止痒力度。

（三）血瘀证

1.临床表现　病程缠绵，皮疹色暗红，浸润明显，经久不退，舌质暗红或有瘀点，脉涩。

2.辨证　血瘀肌肤失养。

3.立法　活血破瘀，去坚皮，润肤。

4.外治法

（1）用法选择　涂药法、封药法、烘药法、摩擦法、熏洗法、中药汽疗法。

（2）药物选择　活血破瘀药、去坚皮药、润肤药。

（3）剂型选择　软膏、药酒、药油、药糊、水剂。

（4）验方举萃

1）涂药法

①处方 1　10 号液：宽麻油 80ml，枯矾 80g，食醋 100ml，水杨酸 30g，氯化汞 2g，5%甲醛液 5ml，95%乙醇加至 1000ml。

②技法要点　配制剂型为药酒：上药混匀分装。将药液外搽于患处，每日 2 次。组方技法：本方以软坚为主。方中枯矾、食醋、水杨酸、氯化汞、甲醛均有软坚之效。

③处方 2　京红粉软膏：京红粉 45g，利马锥 15g，凡士林 240g。

④技法要点　配制剂型为软膏：上药混匀备用。将药膏涂于患处，每日 1~2 次。组方技巧：本方以去坚皮润肤为主。方中京红粉、利马锥去坚皮，凡士林润肤。注意汞过敏者禁用。

⑤处方 3　豆青膏：白降丹 3g，巴豆油 4.5g，青黛面 1g，羊毛脂 30g，凡士林 120g。

⑥技法要点　配制剂型为软膏：上药共搅匀成膏。用时需再次搅匀，薄涂于患处，每日 1 次。组方技法：本方以去坚皮润肤为主。方中巴豆油、白降丹去坚皮，凡士林润肤。注意对汞过敏者禁用。

2）封药法

①处方　蒜瓣、白酒各适量。

②技法要点　配制剂型为药糊：将蒜瓣捣烂如泥，用白酒混合成蒜泥糊，于晚上睡觉前敷于洗净的患部。蒜泥厚约3mm，用小块塑料薄膜盖住蒜泥，再用纱布将其包扎。过24小时后揭开，患部皮肤受酒和大蒜刺激腐蚀后，已脱几层皮，然后用温水清洗患部，再涂以消炎软膏，包扎保护，以防感染。组方技法：本方重用大蒜和白酒的刺激腐蚀作用。

3）烘药法

①处方　麻油250g，黄蜡50g，轻粉15g，雄黄30g，东丹4g。

②技法要点　配制剂型为软膏：麻油煎沸后，入黄蜡，再煎至无黄沫时，将轻粉、雄黄、东丹诸药末渐渐投入，调成膏。将少许药膏薄涂患处，用电吹风吹局部，每日1次，每次25分钟。烘毕即可将药膏擦去，不再涂药。视皮损情况可连续使用。组方技法：本方以去坚皮化瘀润肤为主。方中轻粉去坚皮，东丹、雄黄化瘀解毒，麻油、黄蜡润肤。

4）摩擦法

①处方　消银油：蜈蚣5条，乌蛇、乌梅、石榴皮、红花、三棱、莪术、木香各20g，紫草、黄檗、银花藤各30g。

②技法要点　配制剂型为药油：上药放入砂锅内，以菜油500g，浸泡2小时，后以文火煎熬至药发黄微黑时，用纱布滤去药渣，取药油备用。每日外涂患处1~2次，搽药后用手摩擦5~10分钟，微热为宜。组方技法：本方可活血破瘀去坚皮。方中蜈蚣、乌蛇、石榴皮、红花、三棱、莪术、紫草、银花藤活血破瘀，乌梅去坚皮，佐以木香理气，黄檗燥湿。

5）熏洗法

①处方　蛇床子、生大黄、大风子、白鲜皮、鹤虱草各15g，苦参30g，黄檗、生杏仁、枯矾、朴硝、蝉衣、露蜂房各9g，丹皮12g。

②技法要点　配制剂型为水剂：上药煎煮取汁，趁热熏洗患处，每日1~2次。组方技法：本方可活血破瘀，去坚皮，解毒燥湿，杀虫止痒。方中生大黄活血破瘀，枯矾、朴硝去坚皮，白鲜皮、苦参、黄檗解毒燥湿，大风子、鹤虱草、生杏仁、蝉衣、露蜂房、蛇床子杀虫止痒，佐以丹皮凉血。主治银屑病静止期（皮屑厚而炎症轻）。

6）中药汽疗法

①处方　艾柏熏剂：艾叶10g，侧柏叶10g，野菊花10g，莪术10g，蒲公英30g，蛇床子30g，苦参10g。

②技法要点　配制剂型为水剂：使用无锡华亨集团生产的HH-QL中药汽疗仪，预设治疗舱温为37~40℃。将汽疗中药（艾柏熏剂）加水煎煮30分钟后置于仪器的加热熏蒸器中，含药蒸汽由导入口注入治疗舱。治疗时间为25~30分钟（应个体化）。患者着治疗服在治疗舱"立姿"状态下进入治疗舱接受汽疗，可自由选择治疗舱位置角度，在放松姿态中接受治疗，到达预设时间后终止治疗。隔日1次，15次为1疗程，一般治疗1~3个疗程。组方技法：本方有通络活血，涩敛消肿，解毒止痒之功。方中艾叶、莪术通络活血，侧柏叶涩敛消肿，野菊花、蒲公英、蛇床子、苦参解毒止痒。

（四）湿热证

1．临床表现　皮损色潮红，痂屑呈蛎壳状，病程缠绵，舌体胖、苔黄腻，脉滑。

2．辨证　湿热蕴结肌肤。

3.立法　清热燥湿，润肤。
4.外治法
（1）用法选择　涂药法、淋洗法、浸洗法。
（2）药物选择　清热药、燥湿药。
（3）剂型选择　散剂、水剂。
（4）验方举萃

1）涂药法
①处方　新青蛤散：青黛10g，煅蛤粉30g，煅石膏30g，炉甘石15g，黄檗10g，紫草5g。
②技法要点　配制剂型为散剂：以上诸药研成细粉，过筛混匀，装瓶外用。取散少许，用花椒油或植物油兑入调糊，涂抹患处。注意此散需瓶装密封。组方技法：本方可清热燥湿，凉血解毒。方中煅蛤粉、煅石膏、炉甘石、黄檗清热燥湿，紫草凉血，青黛解毒。

2）淋洗法
①处方　徐长卿、地肤子、土茯苓、千里光各30g，黄檗、蛇床子、苍耳子、狼毒、白鲜皮各10g，土槿皮、槐花各15g。
②技法要点　配制剂型为水剂：水煎淋洗患处或沐浴全身，每晚1次，每次20~30分钟。组方技法：本方可清热燥湿，解毒止痒。方中黄檗、白鲜皮清热燥湿，徐长卿、地肤子、土茯苓、千里光、蛇床子、苍耳子、狼毒、土槿皮、槐花解毒止痒。

3）浸洗法
①处方　金钱草45g，篇蓄30g，猪桃叶60g。
②技法要点　配制剂型为水剂：上药加水煮沸15分钟，滤汁，待温洗敷，每日1~2次，每次15~30分钟。组方技法：本方以清热燥湿为主。方中金钱草、篇蓄清热燥湿，佐以楮桃叶润肤止痒。

（五）毒热证
1.临床表现　皮损色红，掌跖、肢端或全身起脓疱，可伴发烧，舌质红、苔黄，脉数或滑。
2.辨证　毒热发于肌肤。
3.立法　解毒，清热，除湿。
外治法
（1）用法选择　涂药法、淋浴法、邮票贴敷法。
（2）药物选择　解毒药、清热药、除湿药。
（3）剂型选择　软膏、水剂、药糊。
（4）验方举萃

1）涂药法
①处方1　四黄膏：黄连、黄芩、土大黄、黄檗、芙蓉叶、泽兰叶各30g。
②技法要点　配制剂型为软膏：以上共研细末，另用麻油500ml入锅加温，加入黄蜡125g熔化，离火，再加入上述药末，调和成膏。组方技法：本方有解毒清热燥湿之功。方中黄连、黄芩、黄檗清热燥湿解毒，土大黄、芙蓉叶、泽兰叶解毒消斑。

③处方 2　土茯苓，草河车、透骨草、皂角各 15g，麻油适量。
④技法要点　配制剂型为药糊：上药共研细末，过 100 目筛，用麻油调成糊状，敷于患处。每日 1 次。组方技法：本方可除湿解毒，收敛去垢。方中土茯苓，草河车除湿解毒，透骨草、皂角收敛去垢。本药适用于掌跖或肢端起脓疱者。

2）淋浴法
①处方　枯矾洗剂：枯矾 120g，野菊花 240g，川椒 120g，芒硝 500g。
②技法要点　配制剂型为水剂：上药煎水淋浴，每日 1 次，每次 15~30 分钟。组方技法：本方可清热解毒，燥湿止痒。方中野菊花清热解毒，枯矾、芒硝、川椒燥湿止痒。

3）邮票贴敷法
①处方　双黄连液：双黄连粉针剂 0.6mg2 支，生理盐水 500ml。（录自《银屑病》
②技法要点　配制剂型为水剂：将 500ml 生理盐水中加入双黄连粉针剂 0.6mg2 支配成。先清洁皮损，然后将灭菌纱布剪成与糜烂面等大，浸泡药液敷贴于糜烂面上。次日若纱布干燥则将药液浸涂其上；若纱布仍湿润，则必须取下，清洁疮面后，换新纱布蘸药再敷。药液务必每天新鲜配制。组方技法：本方有清热解毒，燥湿收敛之功。方中双黄连液有清热解毒，燥湿收敛作用。此方适用于全身起脓疱，而且已经形成脓湖并有糜烂者。

（六）通用方法
1.耳穴埋药法
（1）处方　①穴位：耳肺、心。②药物：艾炭、血余炭、野菊花、马齿苋、地榆、苦参、蛇蜕、大风子、乳香、没药。
（2）技法要点　配制剂型为散剂：上药煅后合研成细末。在耳肺、心穴常规消毒后，划一条 2~3mm 小口，使之微出血，随即把药末涂于切口处，再置无菌棉球并固定之。1 周 1 次。

2.刺血疗法
（1）处方　穴位：大椎、肺俞、风门、脾俞、膈俞、肾俞，以上穴位交替使用，皮疹在上肢者加曲池，皮疹在下肢者加委中。
（2）技法要点　病人取坐位，穴位常规消毒，用三棱针点刺穴位后，用投火法加拔火罐 20 分钟，每穴出血约 0.3~0.5ml，取罐后穴位消毒，隔日一次，10 次为一疗程。

三、护理与注意事项要点
1.本病在进行期（相当于血热证）应避免使用刺激性较强的药物，因为这些药物可能导致红皮症。
2.本病在静止期（相当于血瘀证及部分血燥证），可使用多种去坚皮药及破瘀药，但这些药物常具刺激性或有某种毒性（如汞、砷制剂等），因此必须防止发生刺激性皮炎，过敏性皮炎或吸收中毒。为此，每换一种新药，均应先问患者有无对该药的过敏史，若有则坚决不用。不过敏之药亦应注意从低浓度用起。开始用药时均应先选一小面积皮损试涂，观察 3 天无不良反应，再大面积用药。需注意不良反应的判定标准，因部分患者每换用一种新药（尤其是软膏）时，开始几天皮疹总有些发红或有不适感，此种情况还不能认为是真正的不良反应，真正的不良反应是除皮疹之外，皮疹周围的正常皮肤亦发生红斑、丘疹、水疱或脓疱，并且伴有显著瘙痒。

3.为了防止吸收中毒，当皮损广泛时，可采取以下用药方案：①分区用药：例如腰以上用甲药，腰以下用乙药；②交替用药：例如单日用甲药，双日用乙药；③间歇用药：例如每周用药5天，停药2天。

4.本病在消退期（相当于部分血燥证），用药亦应较静止期缓和，因为此时皮损已变薄，也较易发生刺激反应。

四、外治与内治的关系

本病以内治为主，外治为辅。内治之辨病证论治主要为：①血热证，治宜清热凉血活血；②血燥证，治宜滋阴养血活血；③血瘀证，治宜活血行气化瘀；④湿热证，治宜清热燥湿凉血；⑤热毒证，治宜清热解毒，凉血消斑；⑥冲任不调证，治宜调理冲任；⑦寒湿痹滞证，治宜散寒除湿，活血止痛；⑧脓毒证，治宜解毒燥湿，清热凉血；⑨热入营血证，治宜凉血清营，解毒护阴。

（刘涛）

第二节　副白疕 0.28

副白疕，是一组病因不明、较少见的慢性鳞屑性炎症性皮肤病，以红斑、丘疹、浸润、鳞屑而无自觉症状或轻微瘙痒为特征，刮除鳞屑无点状出血。一般病程顽固，多不易治愈，好发于青壮年，以男性多见，其临床表现与白疕相似，故称为副白疕。古代文献中无此病名，多记载在"白疕""风癣""风热疮"等文献中。西医学多分为4型：①点滴型：此型较为常见；②斑块型：又分为小斑块型和大斑块型；③苔藓样型：极少见；④痘疮样型：又称急性痘疮样苔藓状糠疹，此型罕见。斑块型和苔藓样型两者可以相互转化，部分可演化为蕈样肉芽肿。

一、病因病机

中医学认为本病多由外感风热，营卫失和，或热郁肌肤血分而发；日久气阴两伤，瘀血阻滞，气血运行不畅，肌肤失养，故出现斑块。病机特点是热瘀血分，气阴两伤，瘀血阻滞，肌肤失养，病位在心、肝、脾、肾。

西医学方面的病因病机未明，小斑块型、大斑块型发病与免疫学相关，急性痘疮样苔藓样糠疹，是由于机体因某感染性病原体引起的超敏反应的一种淋巴细胞性血管炎性免疫复合物疾病。

二、临床表现

1.点滴型　又称为慢性苔藓样糠疹，此型较为常见。①好发部位：躯干两侧、四肢及颈部，以屈侧为主，一般不累及头面、掌跖和黏膜。②皮损特点：为淡红色或红褐色针头至指甲大小的丘疹、斑疹或斑丘疹，微有浸润，互不融合，表面覆以细薄的鳞屑，无点状出血现象。初发为丘疹，逐渐变平，炎症逐渐减轻、消退，遗留斑疹，附着灰白色鳞屑。③一般自觉症状不明显。④经数周或数个月皮损消退，遗留暂时性的色素减退斑，但仍陆续有新皮损出现。⑤病程缓慢，一般半年左右可能自愈，也有数年不愈者。

⑥最多见于青少年或青春期，男性发病较多，约为2/3。

2.斑块型　此型分为大斑块型和小斑块型，较少见。①发病部位：躯干及四肢近心端，头面、手足偶可受累，不侵犯黏膜。②皮损特点：为境界清楚的斑块，硬币至手掌大小，数目不定，或相互融合，有轻度浸润，色淡红或紫褐，上覆细薄鳞屑，无点状出血现象。③自觉症状：可无或仅有轻度瘙痒感。④常有季节性：常冬季加重，夏季好转。⑤病程缓慢，一般不会自然消退，病程长者可出现苔藓样肥厚或萎缩，类似皮肤异色症外观。大斑块型部分病例可进一步发展为蕈样肉芽肿型T细胞性淋巴瘤。⑥好发于中老年，发病高峰50—60岁，儿童偶见，男性多于女性，男女比例约为3：1。

三、诊断

1.点滴型　根据好发于屈侧，皮损以淡红色或红褐色斑疹或斑丘疹为主，互不融合，表面附以细薄鳞屑，病程缓慢即可诊断。

2.斑块型　根据典型皮损、病程缓慢即可诊断。

四、鉴别诊断

1.白疕（银屑病）　鳞屑较厚，容易剥离，刮除后可见薄膜现象及点状出血现象，可治愈，易复发，常冬重夏轻。

2.风热疮（玫瑰糠疹）　好发于躯干、四肢近端，多数为椭圆形的小红斑片，有子母斑，长轴与皮纹走向一致，其上鳞屑细碎而薄，无薄膜现象和点状出血现象。

3.蕈状肉芽肿（浸润期）　多为大的斑片状损害，浸润明显，自觉剧烈瘙痒，常伴有乏力、消瘦等全身症状，组织病理上有特征性改变。

4.紫癜风（扁平苔藓）　皮损表现为多角形扁平丘疹、紫红色、鳞屑少而紧贴，瘙痒剧烈，黏膜常有损害，皮损表面可见韦氏纹。

5.水痘　多见于儿童，出疹前有发热、咽痛等症状，丘疹、水疱、结痂三期皮损共见，水疱疱液清澈，周围有红晕，中央有脐凹，无坏死，一般病程2周。

五、辨证治疗

（一）血热毒蕴证

1.主要证候　多见于急性期及以痘疮样损害为主者。皮损色红而多，或见丘疹、水疱、出血、坏死、结痂，鳞屑细薄，轻度瘙痒，伴发热，口唇干燥，咽痛不适，大便干，小便黄，舌红苔薄，脉滑数。

2.治法治则　清热凉血，解毒消斑。

（1）常用中成药：清开灵口服液、皮肤病血毒丸、雷公藤总苷片、西黄丸。

（2）简易药方：化斑解毒汤加减。生石膏（先煎）30g，玄参20g，知母10g，黄芩15g，黄连10g，生地黄15g，牡丹皮10g，金银花15g，赤芍15g，苦参10g，淡竹叶10g，白茅根15g。水煎服，每日1剂，分2次服。口唇干燥，咽痛不适者，加鲜石斛、牛蒡子、板蓝根、大青叶；病情反复不愈，斑块明显者，加全蝎、生黄芪。

（二）气阴两虚证

1.主要证候　多见于疾病后期及以点滴样损害为主者。斑疹颜色淡红或淡白，鳞屑细碎，轻度瘙痒或不痒，伴气短懒言，头晕乏力，心悸怔忡，五心烦热，失眠盗汗，舌质暗红，边有齿痕，苔薄或花剥，脉细数。

2.治法治则　养阴清热，益气调中。
(1) 常用中成药：生脉饮口服液。
(2) 简易药方：八珍汤加减。党参10g，黄芪10g，当归10g，白术10g，茯苓15g，生地黄15g，赤芍15g，石斛10g，栀子10g，酸枣仁15g，甘草6g。水煎服，每日1剂，分2次服。阴虚五心烦热重者，加青蒿、鳖甲、地骨皮；瘙痒而鳞屑多者，加白鲜皮、生槐花。

(三) 血瘀毒恋证
1.主要证候　多见于斑片样损害。皮损暗红，呈扁平丘疹、结节、斑块状，或见坏死、出血，病程较长，反复不愈，或愈后形成瘢痕。伴气短乏力，烦躁瘙痒，舌质暗红或见瘀斑，苔薄黄，脉弦涩。
2.治法治则　活血化瘀解毒。
(1) 常用中成药：小金丸。
(2) 简易药方：桃红四物汤加减。当归10g，生地黄15g，桃仁10g，赤芍15g，红花10g，丹参15g，地龙12g，连翘10g，鸡血藤30g，忍冬藤30g，板蓝根30g，生甘草6g。水煎服，每日1剂，分2次服。恶心、食欲缺乏、腹胀者，加竹茹、半夏、大腹皮、陈皮。

六、外治疗法
1.点滴型副白疕　用复方苦参止痒乳膏，外涂患处。
2.斑块型副白疕　用黄连软膏、青黛膏外涂患处。

七、预防与调理
1.锻炼身体，改善体质，增强机体抵抗力。
2.注意饮食平衡，多食新鲜蔬菜、水果，忌食辛辣鱼腥发物。
3.对斑片状副白疕患者应注意随访。

八、临证心得
1.活血化瘀　副白疕和白疕的主要区别是副白疕病程较长，皮损多发于四肢内侧和腹部等阴面。依据久病入络、久病成瘀的观点，副白疕与气滞血瘀，经络阻滞有密切关系。故治疗首先应考虑活血化瘀，理气活血。在具体应用上，要依据病损的性质，在活血化瘀的基础上，加入祛风、益气、养血、解毒、凉血等药物。临床上桃红四物汤、血府逐瘀汤等均可应用。治疗时针对不同病情，详加辨证，精心用药。
2.辨证要点　一般认为，皮损色红为血热，皮损暗红为血瘀，皮损干燥脱屑为血虚风燥。病程短为实证，病程长为虚证。如皮损分布在四肢伸面的属阳，屈面则属阴。头面、上肢及躯干上部的多属风，下肢的多属湿。同时还应结合舌脉的变化加以全面分析：苔黄燥为热在气分，黄腻为热在肝胆；舌质淡为虚寒；苔白腻为寒湿；脉弦滑为热证、痰证，脉沉细或濡细则为虚寒。
3.用药特点　我们常采用辨病辨证相互结合。如：抗表皮细胞增殖复方根据本病表皮细胞过度增殖和西药抗肿瘤药物治疗本病有效的启示，选用一些抗肿瘤中草药治疗，常用药物有紫河车、半枝莲、白花蛇舌草、金银花、连翘、薏苡仁、玄参、山豆根、丹参、三棱、莪术等，这些药物常用于斑块状副白疕的治疗。抗感染复方：由于部分患者的发病与感染有关，因此采用以清热解毒、凉血祛风为主的复方治疗本病。常用药物有金银花、蒲公英、连翘、板蓝根、紫草、青黛、白花蛇舌草、黄檗、赤芍、苦参、土茯苓等，这些药物常用于点滴状或急性痘疮样糠疹的治疗。

(刘涛)

第三节　风热疮 0.14

风热疮是以血热内蕴，外感风邪，风热闭塞腠理，伤血化燥所致。以躯干及四肢近端发生长轴与皮纹一致的椭圆形黄红色鳞屑斑为主要表现。又名风癣、母子癣等。本病相当于西医所指的玫瑰糠疹。

一、诊断要点

1.常先发一母斑，1~2周后，其余损害才陆续成批发出，此时母斑往往较大，或已开始消退而较其他皮损的颜色为淡。

2.皮损为椭圆形玫瑰色的斑疹，狭窄的边缘带淡红色，表面附有糠秕样鳞屑。皮损横列椭圆，长轴与皮纹走行一致。

3.皮损好发于躯干和四肢近端部分。

4.可伴有轻重不同的痒感。

5.病程有自限性，一般在4~8周左右自愈。少数病例病程迁延。

6.一般不复发。

二、中医外治技法

1.辨病证论治　根据体表辨证的理论，本病皮疹呈玫瑰红色，上覆细薄白屑，先发一母斑，其余损害陆续泛发于躯干，伴瘙痒，辨证主要为血热内蕴，外感风邪；若日久皮疹不消，疹色淡红，则为血虚风燥。

2.临床表现　先发一母斑，其余损害陆续泛发于躯干，皮疹呈玫瑰红色，上覆细薄白屑，伴瘙痒，舌质红、苔薄黄，脉弦。日久皮疹不消者，则疹色淡红，舌质淡、苔薄白，脉缓。

3.辨证　血热内蕴，外感风邪。日久皮疹不消者为血虚风燥。

4.立法　清热凉血，消风止痒。日久皮疹不消者，宜养血润燥，散风止痒。

5.外治法

（1）用法选择　撒药法、涂药法、浸浴法、熏洗法、刺络拔罐法、激光针疗法。

（2）药物选择　清热药、凉血药、散风药、止痒药、养血药、润肤药。

（3）剂型选择　散剂、洗剂、水剂。

（4）验方举萃

1）撒药法

①处方　青黛面30g，寒水石面15g，黄连面15g，川椒面5g。

②技法要点　配制剂型为散剂：上药共研细末，外扑撒患处，每日1~2次。组方技法：本方有清热凉血，散风止痒之功。方中青黛、黄连清热凉血解毒，寒水石清热，川

椒散风止痒。此方适用于本病早期皮疹红，泛发且痒甚者。

2）涂药法

①处方　三黄洗剂：大黄、黄檗、黄芩、苦参片各等份，医用石炭酸1ml。

②技法要点　配制剂型为洗剂：前四味药共研细末，每10~15g加入蒸馏水100ml，医用石炭酸1ml。临用时摇匀，以棉花蘸药汁搽患处，每日4~5次。组方技法：本方可清热燥湿止痒。方中大黄、黄檗、黄芩清热燥湿，苦参清热止痒，石炭酸可加强止痒之效。

3）浸浴法

①处方　谷糠500g，麦麸250g。

②技法要点　配制剂型为水剂：上药加水适量煮开，外洗（糠浴）。组方技法：本方有润肤理气，护肤止痒之效。方中谷糠、麦麸均有润肤理气，护肤止痒之作用。

4）熏洗法

①处方　苦参片、蛇床子各30g，川椒、白矾、浮萍、菊花各12g，白芷、石菖蒲、地肤子各9g。

②技法要点　配制剂型为水剂：上药煎水熏洗。组方技法：本方有清热燥湿杀虫，疏风止痒之效。方中苦参清热燥湿，蛇床子、川椒、白矾燥湿杀虫，浮萍、菊花、白芷、石菖蒲、地肤子疏风止痒。

5）刺络拔罐法

①处方　主穴取大椎、身柱、肩胛冈。上肢肩背加肩髃，曲池；腰以下加肾俞；臀以下加血海、委中。

②技法要点　患者取坐位或俯卧位，暴露穴区，皮肤常规消毒，先于主穴用三棱针快速点刺，然后用闪火法拔罐，留罐15~20分钟，以局部红紫并出血0.5~1.0ml（每穴）为度。同时配合耳尖点刺放血。每日治疗1次，10次为1个疗程。

6）激光针疗法

①处方　穴位：合谷、曲池、肩髃、肩井、血海、足三里、大椎。

②技法要点　用双头氦氖激光仪。波长6328A，输出功率8mW，光斑直径2cm，光束距离穴位1m直接照射，每穴照射3分钟。

三、护理与注意事项要点

因为本病皮损好发于躯干和四肢近端部分，所以大面积外用药时要注意保暖，谨防感冒。

四、外治与内治的关系

本病应外治与内治相结合。内治之辨病证论治主要分为：①血热内蕴，外感风邪证。治宜清热凉血，散风止痒；②血虚风燥，肌肤失养证。治宜养血散风，润肤止痒。

(刘涛)

第四节 猫眼疮 0.21

猫眼疮是因风寒或湿热之邪侵及营血所致。好发于手足,可累及口眼及阴部,以皮肤红斑向周围扩展呈环状,中央水疱似猫眼虹彩状为主要表现。又名血风疮、雁疮等。本病相当于西医所指的多形红斑。

一、诊断要点

1.皮疹呈多形性,有斑疹、丘疹、水疱或大疱,常带水肿性,典型的可有虹膜样损害。

2.皮损对称发生于手背、足背、掌跖、前臂、小腿伸侧,面部及颈侧等处。重症者损害广泛,可累及躯干和眼、口腔、阴部等黏膜部位。

3.多见于青年,女性较多。

4.自觉痒痛。

5.重症者有高热、头痛等全身症状,可并发内脏损害。

二、中医外治技法

辨病论治　根据体表辨证的理论,中医外治主要分为两个证型:①血热挟湿复感毒邪证,表现为鲜红水肿斑片,可见小疱或大疱,自觉灼热。甚者大片糜烂,口腔及二阴湿烂。②脾虚湿蕴复感寒邪证,表现为每于寒冷时发病,斑色暗红,形如冻疮,伴手足发凉。分述如下:

(一)血热挟湿,复感毒邪证

1.临床表现　鲜红水肿性斑片,可见小疱或大疱,甚者大片糜烂,口腔及阴部亦湿烂,自觉灼热,重症者有高热、头痛等全身症状,舌质红、苔黄腻,脉滑数。

2.辨证　血热挟湿,复感毒邪。

3.立法　清热解毒,凉血除湿。

4.外治法

(1)用法选择　涂药法、湿敷法、含漱法、淋洗法、刺血治疗。

(2)药物选择　清热药、解毒药、凉血药、燥湿药。

(3)剂型选择　洗剂、水剂、软膏。

(4)验方举萃

1)涂药法

①处方1　六一散30g,生白矾7g,冰片3g,银花30g,赤芍15g。

②技法要点　配制剂型为洗剂:上方银花、赤芍布包加水1000ml,煮沸15分钟,取药液100ml,待冷后加入前三味药。用时摇匀,涂于患处,每日1~2次。组方技法:本方有清热解毒,凉血收干之效。方中银花清热解毒,六一散、生白矾清热收湿,赤芍凉血。此方适用于本病以水肿性红斑为主,水疱不明显,且皮疹较多者。

③处方2　清凉膏:当归30g,紫草6g,大黄面4.5g,香油500g,黄蜡120g(或180g)。

④技法要点　配制剂型为软膏:以香油浸泡当归、紫草三日后,用微火熬至焦黄,离火后将油滤净去渣,再入黄蜡加火熔匀,待冷后加大黄面(每斤油膏加大黄4.5g)搅

匀成膏。将药膏薄涂于患处，每日1次。组方技法：本方可凉血活血润肤。方中紫草凉血，大黄清热破瘀，当归和血润肤。适用于以水肿性红斑为主，水疱不明显，且皮疹较少者。

2）湿敷法

①处方　生地榆、黄檗各30g。

②技法要点　配制剂型为水剂：上药煎水800ml，待凉，湿敷局部，每日3~5次，每次20分钟。组方技法：本方有清热活血，解毒燥湿之功。方中生地榆清热凉血、消肿解毒，黄檗清热解毒、燥湿。此方适用于本病渗出较多者。

3）含漱法

①处方　青果水洗剂：藏青果9~15g，木贼草9g，金莲花6g。

②技法要点　配制剂型为水剂：上药加水1000ml，浓煎至250ml左右，滤汁备用。用药液漱口，每日3~5次。组方技法：本方有清热解毒，散风止痛之功。方中藏青果、金莲花清热解毒，木贼草散风止痛。

4）淋洗法

①处方　茵芋三两，石楠三两，莽草三两，蛇床子二两，踯躅二两，矾石二两。

②技法要点　配制剂型为水剂：上六味，切，以水一斗，煮取五升，淋洗皮损，日二次。组方技法：本方有除湿杀虫止痒之功。方中茵芋、石楠、莽草、矾石除湿，蛇床子、踯躅杀虫止痒。

5）刺血治疗

①处方　取穴：阿是穴（红斑局部）。

②技法要点　局部常规消毒，用三棱针行赞刺，会出血少许，或用毫针直刺红斑点中央，进针1~2mm，周围皮肤多呈热胀感，数秒后退针。

（二）脾虚湿蕴，复感寒邪证

1.临床表现　每于寒冷时发病，斑色暗红，形如冻疮，伴手足发凉，腹胀便溏；舌质淡、苔薄白，脉沉紧。

2.辨证　脾虚湿蕴，复感寒邪。

3.立法　健脾除湿，温经散寒。

4.外治法

（1）用法选择　擦洗法、涂药法、针灸疗法。

（2）药物选择　燥湿药、祛寒药、活血药。

（3）剂型选择　水剂、散剂、药膏。

（4）验方举萃

1）擦洗法

①处方　制附片10g，细辛3g，炒白芍15g，木通5g，全当归、丹参、党参、炙黄芪各12g，桂枝、红花、炙甘草、川芎各6g，鸡血藤30g。

②技法要点　配制剂型为水剂：水煎趁热时用纱布外搽患部，注意避开水疱。每次20分钟，每日3次。组方技法：本方有温阳祛寒，益气活血之功。方中制附片、桂枝、细辛温阳祛寒，炒白芍、木通、全当归、丹参、党参、炙黄芪、红花、炙甘草、川芎、鸡血藤益气活血。

2）涂药法
①处方1　独活根一把，附子二枚。
②技法要点　配制剂型为散剂：独活根去土，捣之一把许，附子二枚炮捣，以好酒和涂之。组方技法：本方有温经散寒，除湿祛风之功效。方中附子温经散寒，独活根除湿祛风。
③处方2　潮脑音：黄连一两，白芷五钱，轻粉三钱，潮脑二钱，川椒三钱。
④技法要点　配制剂型为药膏：上药共为细末用熟菜籽油调稠。摊在一个大碗底上。倒合将瓦高支。用艾四两揉作十团。烧熏碗底。上药如油干。再添油拌再熏。必待艾尽。乘热搽在患处。外用油纸草纸包之。本方有散寒燥湿，解毒止痒之功。方中川椒散寒燥湿，白芷、轻粉、潮脑、黄连解毒止痒。
3）针灸疗法
①处方　取穴：肝俞、肾俞、命门、内关、关元、足三里、阿是穴。
②技法要点　用温针或灸法，先泻后补，留针20~30分钟，每日1次。

三、护理与注意事项要点

除重症者外，本病皮疹所起水疱，一般不用特殊处理。对于重症者之水疱及糜烂面，除本节所述外，还可参照天疱疮的处理。

四、外治与内治的关系

本病以内治为主，外治为辅。内治之辨病证论治主要分为：①血热挟湿，复感毒邪证，治宜清热凉血，解毒利湿；②脾虚湿蕴，复感寒邪证，治宜健脾除湿，温散寒邪。

（刘涛）

第五节　红皮病 0.21

红皮是因毒热入营，气血两燔，日久血虚风燥所致。急性者潮红水肿明显，伴大量脱屑。亚急性或慢性者以暗红浸润为主，伴糠秕状脱屑。又名脱皮疮等。本病相当于西医所指的红皮病。

一、诊断要点

1.急性经过者潮红水肿明显，伴大片脱屑。亚急性或慢性经过者以暗红斑和浸润为主，伴糠秕状脱屑。掌、跖部位鳞屑大片脱落如手套、袜子状；头发、指（趾）甲也可脱落；黏膜亦可受累。
2.可伴有寒战，发热，全身乏力等全身症状。
3.中年和老年多见。
4.有显著瘙痒，或皮肤有绷紧感，并常有怕冷感。
5.病程慢性，常反复发作，可多年不愈。

二、中医外治技法

1.辨病证论治　根据体表辨证的理论，本病急性发作者潮红水肿明显，大片脱屑，伴寒战发热，辨证为毒热入营，气血两燔；病程日久或慢性经过者，皮损暗红干燥、糠状脱屑，辨证为毒热伤阴，血虚风燥。

2.临床表现　急性者潮红水肿明显，大量脱屑；可伴有寒战、乏力、发热等全身症状；舌质红、苔黄腻，脉滑数。亚急性或慢性者以暗红斑浸润为主，伴糠秕状脱屑，可伴有乏力气短等；舌质暗红、苔白或少苔，脉缓。

3.辨证　急性发作者：毒热入营，气血两燔；病程日久者：毒热伤阴，血虚风燥。

4.立法　急性发作者：清热解毒，凉血消肿；病程日久者：养血润燥，清解余毒。

5.外治法

（1）用法选择　撒药法、戳药法、湿敷法、涂药法、封药法、浸浴法、硫黄发热疗法、含漱法。

（2）药物选择　清热药、凉血药、解毒药、润肤药。

（3）剂型选择　散剂、水剂、药糊、软膏。

（4）验方举萃

1）撒药法

①处方　三黄丹：大黄90g，黄檗30g，黄连9g，煅石膏60g，枯矾180g。

②技法要点　配制剂型为散剂：上药共研细末，备用。用时以纱布蘸药粉扑撒患处，每日3~4次。组方技法：本方有清热解毒，收湿消肿之功。方中大黄、黄檗、黄连清热解毒收湿，煅石膏、枯矾收湿消肿。

2）戳药法

①处方　豉（炒烟尽）、黄连（去须）各一两。

②技法要点　配制剂型为散剂：上二味，同捣为末，备用。用时以纱布蘸药粉扑撒患处，每日3~4次。组方技法：本方有清热凉血解毒，润肤消肿之功。方中黄连清热凉血解毒，豉润肤消肿。

3）湿敷法

①处方　防风、荆芥、白芷、川芎、何首乌、当归尾各等份。

②技法要点　配制剂型为水剂：煎汤洗患处。组方技法：本方可养血润燥，理血消斑，散风止痒。方中川芎、何首乌、当归尾养血润燥，白芷理血消斑，防风、荆芥散风止痒。本方适用于本病病程日久，皮损暗红、糠状脱屑，瘙痒剧烈者。

4）涂药法

①处方　消肿散：郁金、甜葶苈、芒硝（别研）、大黄、黄芩各半两，赤小豆一合，伏龙肝二两。

②技法要点　配制剂型为散剂：上件为细末，以生鸡子肉入蜜少许调，令稀稠得所。涂之，干即再涂。组方技法：本方有清热凉血解毒，燥湿消肿之功。方中大黄清热凉血解毒，郁金、甜葶苈、芒硝、黄芩、赤小豆、伏龙肝燥湿消肿。

5）封药法

①处方　残霞膏：乌蛇四两，五倍子一两半，蛇皮半两以上（生使，锉碎），巴豆二十个（去壳），雄黄、牙硝各一两（研碎），麝香一钱（续添）。

②技法要点　配制剂型为软膏：上件，依法修事，于铫子内，入油二斤半煎，闻油香，入前药熬，候药并巴豆焦黑色，漉出诸药不用，却入黄蜡一两半，慢火养成膏，以瓷器内盛。以小纸摊贴（封包）。组方技法：本方有软化坚皮，清解余毒之功。方中五

倍子、巴豆、雄黄、牙硝软化坚皮，乌蛇、蛇皮清解余毒，麝香引药深入。此方适用于本病掌跖鳞屑大片脱落时，封包以去皮屑。

6）浸浴法

①处方　淀粉或面皮500~1000g或玉米粉适量。

②技法要点　配制剂型为药糊：先将淀粉或面皮以适量水调成糊状，放入浴盆中，再加适量温水做全身浴；或将淀粉或面皮盛于布袋内，放入浴盆中，用热水在袋上冲，然后加温水适量做全身浴，水温在30~45℃之间。浴时常捏布袋，或以布袋代浴巾。若用玉米粉浴，可将玉米粉先用冷水调和，再加热水煮成糊状，然后加温水适量稀释做全身浴，一般20~60分钟。组方技法：本法可安抚、润滑、镇静、止痒，方中淀粉、面皮、玉米粉均有安抚、润滑、镇静、止痒作用。注意事项：做全身浴时应注意避免受寒感冒。心血管功能不全及代偿不全性高血压、肾脏病及严重肺脏病患者禁用。年老体弱及心血管功能不稳定者慎用。

7）硫黄发热疗法

①处方　2%硫黄油悬液。

②技法要点　开始以0.2ml肌注，以后视机体反应情况，每次增加0.2ml，最大量至2ml，10~15次为1疗程，每疗程间休息1~2周，根据病情需要可注射3~5个疗程。本疗法适用对一般治疗效果不著，患者心、肝、肾功能良好的青中年患者。

8）含漱法

①处方　金银花10g，生甘草10g。

②技法要点　配制剂型为水剂：上药水煎冷却后漱口，每日4~5次。组方技法：本方金银花清热解毒，甘草消肿止痛。此方适用于本病口唇糜烂者。

三、护理与注意事项要点

1.本病外治涂药时，必须注意保温，严防感冒。为此，室温应保持在26~27℃，并应分区暴露皮肤擦药，如先涂上（或前）部，再涂下（或后）部。

2.本病外治涂药时，必须避免损伤或污染皮损。为此，操作者的手应洗净，镊子等器械应消毒；清除鳞屑时要顺其覆着的方向用力，涂药时动作需轻柔，因患者全身皮肤红肿，用力擦涂极易把皮肤划破。

四、外治与内治的关系

本病以内治为主，外治为辅。内治之辨病证论治主要分为：①毒热入营证，治宜清热解毒，清营凉血；②毒热伤阴证，治宜清热解毒，养阴生津；③血虚风燥证，治宜养血疏风，滋阴润燥。

(刘涛)

第六节　紫癜风 0.19

紫癜风是因风湿毒邪，蕴阻肌肤或阴虚内热所致。以皮肤出现紫红色扁平皮疹，自觉瘙痒，可发生于全身各处，常累及口唇为主要表现。又名乌癞风、口蕈（口腔损害）

等。本病相当于西医所指的扁平苔藓。

一、诊断要点

1.皮损为帽针头至扁豆大暗红色或紫红色、多角形扁平丘疹，表面有蜡样光泽，并可见灰白色斑点，以及互相交错的网状条纹。

2.经过中皮疹逐渐增多并可互相融合，呈苔藓状斑片，周围可有散在皮疹，急性者搔抓后可出现线状同形反应，愈后遗留色素沉着或萎缩性瘢痕。

3.皮疹可发于全身各处，但常限于四肢，以屈侧为多，可对称发生。发于头皮者，毛囊可被破坏形成秃发。

4.黏膜多同时受累，以口腔及外阴为主，呈乳白色斑点或排成不规则的网状。

5.病程慢性，常伴程度不等的瘙痒。

二、中医外治技法

1.辨病证论治　根据体表辨证的理论，本病皮疹为紫红色扁平丘疹，伴瘙痒。辨证为风湿毒邪，蕴阻肌肤。

2.临床表现　紫红色扁平丘疹，表面有蜡样光泽，可发于全身各处，黏膜多同时受累，病程慢性，常伴程度不等的瘙痒；舌质暗、苔薄白，脉缓。

3.辨证　风湿毒邪，蕴阻肌肤。

4.立法　祛风除湿，解毒活血，润肤止痒。

5.外治法

（1）用法选择　涂药法、撒药法、口噙法、熏洗法、含漱法、毫针疗法。

（2）药物选择　祛风药、除湿药、解毒药、活血药、润肤药、止痒药。

（3）剂型选择药油、软膏、水剂、散剂、药片。

（4）验方举萃

1）涂药法

①处方1　大风子油：大风子油2000g，硼酸100g，冰片10g，麝香0.1g。冰片蛋黄油（蛋黄油）：鸡蛋黄油，冰片。

②技法要点　配制剂型为药油：大风子油的制法为诸药混匀备用。冰片蛋黄油的制法为取鸡蛋十个（或更多），煮熟去蛋白，用蛋黄干炸炼油，每鸡蛋黄油30ml加入冰片1.5~3g，密闭储存备用。将大风子油与冰片蛋黄油混匀，用棉签蘸药涂于患处，每日2~3次。组方技法：本方有祛风除湿，润肤止痒之功。方中大风子油祛风除湿、润肤止痒，冰片蛋黄油滋润肌肤止痒。

③处方2　百部膏：百部、白鲜皮、大风子、血竭、当归、木鳖子、狼毒各9g，黄檗12g，雄黄5g，凡士林适量。

④技法要点　配制剂型为软膏：上药共研细末，用凡士林调成20%软膏，每日外涂1次。组方技法：本方有解毒杀虫，养血润肤之功。方中百部、白鲜皮、大风子、木鳖子、狼毒、黄檗、雄黄解毒杀虫，血竭、当归养血润肤。

⑤处方3　粉霜神丹：白粉霜、人参、甘草、轻粉、丹砂、槐米各1g，煅石膏2g，冰片0.3g。

⑥技法要点　配制剂型为散剂：将上药混匀备用。用时以白酒调药如糊状，用棉签

蘸药涂于患处，每日2~3次。组方技法：本方有收敛解毒，止痒润肤之功。方中白粉霜、甘草、轻粉、丹砂解毒，槐米、煅石膏收敛，冰片止痒，佐以人参益气润肤。此方适用于本病日久不愈，瘙痒剧烈者。汞过敏者禁用。

2）撒药法

①处方　新青黛散：青黛、象牙屑、朱砂各18g，黄檗、黄连各9g，生玳瑁1.8g，雄黄、牛黄、硼砂各0.9g，冰片0.3g。

②技法要点　配制剂型为散剂：上方共研细末，外涂于疮面，每日2~3次。组方技法：本方有清热燥湿，解毒搜风之功。方中黄连、黄檗、硼砂清热燥湿，青黛、玳瑁、牛黄、朱砂清热解毒，雄黄、象牙屑收湿，冰片搜风。此方适用于口腔扁平苔藓。

3）口噙法

①处方　穿心莲片（市售）。

②技法要点　将药片含于口中，待其自然化开，每日4~6次，每次1片。组方技法：穿心莲有清热解毒之功。此法适用口腔扁平苔藓。

4）熏洗法

①处方　生石膏30g，生地、当归、防风、蝉衣各12g，苦参、白鲜皮、鸡血藤各15g。

②技法要点　配制剂型为水剂：将上药水煎，趁热先熏再擦洗患处，每次30分钟，每日2次。组方技法：本方有活血润肤，祛风除湿之功。方中生地、当归、鸡血藤活血润肤，防风、蝉衣祛风止痒，苦参、白鲜皮、生石膏清热除湿。

5）含漱法

①处方　甘草、金银花、菊花各适量。

②技法要点　配制剂型为水剂：上药煎汁含漱，每日5~6次。组方技法：本方有清热解毒，祛风化瘀之功。方中甘草、金银花清热解毒，菊花祛风化瘀。

6）毫针疗法

①处方　穴位：可取肝俞、肺俞，并按皮损部位的经络分布和走向取穴。如皮损发于上肢屈侧前缘取鱼际、太渊、列缺、尺泽；发于上肢屈侧中线取内关、间使、曲泽、劳宫；发于上肢屈侧后缘取神门、通里、少海、极泉；发于下肢内侧前中部取血海、阴陵泉、三阴交、公孙、中封、曲泉、阴廉；发于下肢内侧后部取阴谷、太溪、大钟、然谷。

②技法要点　每次选3~5穴，可选皮损同侧穴位，亦可交叉取穴选取对侧穴位。每日或隔日1次，10次为1疗程。

三、护理与注意事项要点

本病急性发作时应避免搔抓及避免外用刺激性强的外治药。本病的防护措施为：①保持愉快情绪，避免精神紧张疲劳，消除思想压力负担。②生活起居要有规律，戒烟酒，不吃刺激性食物。③发于口腔内者，要保持口腔卫生。

四、外治与内治的关系

本病应外治与内治相结合。内治之辨病证论治主要分为：①风湿热蕴阻证，治宜疏风清热、祛湿止痒；②气血瘀滞证，治宜活血化瘀，搜风止痒；③肝肾阴虚证，治宜补益肝肾、滋阴泻。

(刘涛)

第七节 风瘙痒 0.38

风瘙痒是因蕴湿挟风或血虚风燥所致。以阵发性剧烈瘙痒，无原发损害，仅有抓痕、血痂、苔藓化等继发损害为主要表现。又名风瘙痒、痒风等。本病相当于西医所指的皮肤瘙痒症。

一、诊断要点

1.无原发损害，仅有抓痕、血痂、色素沉着、湿疹化、苔藓化等继发损害。

2.阵发性剧烈瘙痒，常因情绪、温度、衣服摩擦等刺激而诱发或加重，一经发作，常难遏止。

3.老人多见，冬季易发，亦有发生于夏季者。

4.可泛发全身（泛发性皮肤瘙痒症），亦可局限于外阴、肛门、小腿等某一部位（局限性皮肤瘙痒症）。

二、中医外治技法

辨病证论治　根据体表辨证的理论，中医外治主要分为两个证型：①蕴湿挟风证：表现为自觉痒甚，可伴有抓痕、渗液、结痂、湿疹化或苔藓化；多见于青壮年，常发于夏季。②血虚风燥证：表现为自觉痒甚，可伴皮肤干燥、脱屑、抓痕、血痂、苔藓化；多见于老年人，常发于秋冬季。分述如下：

（一）蕴湿挟风证

1.临床表现　自觉痒甚，可伴有抓痕、渗液、结痂、湿疹化或苔藓化。多见于青壮年，常发于夏季。苔白或腻，脉弦滑。

2.辨证　蕴湿挟风。

3.立法　除湿，散风，止痒。

4.外治法

（1）用法选择　擦洗法、浸浴法、涂药法、撒药法、熏药法、坐浴法、熏洗法、按摩法。

（2）药物选择　除湿药、散风药、止痒药。

（3）剂型选择　水剂、药酒、散剂、乳剂、软膏。

（4）验方举萃

1）擦洗法

①处方　白鲜皮洗方：白鲜皮、苦参、黄芩各120g，薄荷、浮萍各60g。

②技法要点　配制剂型为水剂：将诸药（薄荷后下）装纱布袋内，加水3000ml，煎至1000ml时，待温擦洗患处。1日2次。组方技法：本方有除湿散风止痒之功。方中白鲜皮、苦参、黄芩除湿止痒，薄荷、浮萍散风止痒。

2）浸浴法

①处方1　土茯苓、地肤子、苍耳子、蛇床子、浮萍、木贼、金银花、野菊花各30g。

②技法要点　配制剂型为水剂：上药水煎取汁温凉洗全身。组方技法：本方可散风除蕴湿止痒。方中野菊花、金银花、木贼、浮萍散风止痒，土茯苓、地肤子、苍耳子、蛇床子除蕴湿止痒。

③处方2　防风30g，荆芥20g，地肤子40g，蛇床子60g，川乌10g，草乌10g，浮萍100g，生地30g。

④技法要点　配制剂型为水剂：上药加适量水煎煮，去渣滤液倾入浴盆中，洗浴15~20分钟，每日1~2次。组方技法：本方以散风除蕴湿止痒为主，方中防风、荆芥、地肤子、蛇床子、浮萍散风止痒，川乌、草乌除蕴湿止痒，佐以生地凉血。

3）涂药法

①处方1　止痒灵：蛇床子30~60g，白酒或75%酒精360ml。

②技法要点　配制剂型为药酒：取蛇床子放入白酒或75%酒精中，浸泡5~7日，过滤，去渣，即得。外涂患处。组方技法：本方单用蛇床子，取其兼有祛风、燥湿、杀虫、止痒之功效。

③处方2　红花酒：红花、冰片、樟脑各10g，白酒500ml。

④技法要点　配制剂型为药酒：红花入白酒内浸泡1周，弃渣存酒，药酒中再入冰片与樟脑，摇溶后备用。用法为每日搽3~4次。如皮损有糜烂渗液者不宜应用。组方技法：本方以活血止痒为主，方中红花活血，冰片、樟脑止痒。

⑤处方3　利肤膏：大黄30g，紫草60g，当归60g，蛇床子90g。

⑥技法要点　配制剂型为乳剂：以上药水煮取液浓缩，加麻油适量，将研匀的薄荷脑、冰片与上液混匀，加入乳化剂，制成乳剂。以本药均匀地涂抹在瘙痒处，1天2次，2周1个疗程。用药期间避免使用有刺激性的浴液和肥皂，洗澡控制在每周1次，以免影响药物的吸收。本药外用治疗慢性透析患者合并皮肤瘙痒症者。组方技法：本方有凉血活血，解毒止痒之功。方中大黄、紫草、当归凉血活血，蛇床子解毒止痒。

4）撒药法

①处方　牡蛎粉、枯矾各30g，蛇床子15g。

②技法要点　配制剂型为散剂：上药共研极细，洗净患部后，扑撒药粉。主治阴囊瘙痒。组方技法：本方有祛湿收敛，杀虫止痒之功，方中牡蛎、枯矾祛湿收敛，蛇床子杀虫止痒。

5）熏药法

①处方　二黄熏剂：硫黄、雄黄粉末各10g。

②技法要点　取一铁罐，底部留有通气孔，内撒一层干锯末，点燃后再放入上药，上覆一硬纸片，中间剪一直径3~5cm的圆孔，坐硬纸片上，肛门对准小孔，1日1次，每次熏半小时，10次为1疗程。适用于肛门瘙痒。组方技法：本方以燥湿杀虫止痒为主。方中硫黄、雄黄均为燥湿杀虫之要药。

6）坐浴法

①处方　苦参、土茯苓、蛇床子、生百部各30g，龙胆草、紫槿皮、黄檗、川椒、苍术各15g，地肤子24g。

②技法要点　配制剂型为水剂：上药加水2000~3000ml，煮沸10~15分钟，去渣取

汁热熏，待药温时坐浴。每日 1 剂，早晚各洗 1 次。每次 20~30 分钟，10 天为 1 疗程。主治女阴瘙痒症。组方剂法：本方有燥湿清热，杀虫止痒之功。方中苦参、龙胆草、黄檗燥湿清热，蛇床子、地肤子、生百部、紫槿皮、川椒杀虫止痒，土茯苓、苍术除蕴湿。

7）熏洗法

①处方 1 　三黄五倍子汤：百部、大黄、苦参、五倍子、木鳖子、薄荷各 30g，当归 15g，黄檗、黄连各 12g，花椒 9g。随证加减：若由肛瘘、肛裂、内痔脱出等使肛门部潮湿分泌物刺激为患者加朴硝 30g；由蛲虫为患者加苦楝皮 30g，由滴虫为患者加蛇床子 30g。

②技法要点　配制剂型为水剂：将诸药（大黄、薄荷后下）加水 1500ml 煎到 1000ml 时，趁热先熏待温度适宜时洗浴患处。1 日 2 次，每次洗浴 20 分钟左右，1 剂可连用 2 天。每次洗浴前需将药液加热至沸。主治阴部肛门瘙痒症。组方技法：本方有清热燥湿，杀虫止痒之功。方中黄檗、黄连、大黄、五倍子、苦参清热燥湿，百部、薄荷、木鳖子、花椒杀虫止痒，佐以当归养血。

③处方 2 　鲜樗树皮（俗名臭椿树）250g，白矾 10g。

④技法要点　配制剂型为水剂：鲜樗树皮（俗名臭棒树）加水 4000ml，煮 30 分钟，滤出药液加入白矾，趁热熏洗，待水温适宜时再坐浴 20 分钟，浴后搽冰片粉少许，每日早、晚各 1 次，主治女阴瘙痒症。组方技法：本方有杀虫止痒，解毒燥湿之功。方中鲜樗树皮杀虫止痒，白矾解毒燥湿。

8）按摩法

①处方　硫黄 40g，轻粉、雄黄、大风子各 25g，黄连、苦参各 15g，冰片 5g，凡士林 250g。

②技法要点　配制剂型为软膏：先将硫黄、雄黄、轻粉、苦参、黄连研成细末，大风子蒸后捣为泥，再把凡士林隔水加热熔化，加入上药粉末搅拌均匀，待凡士林稍凉后再加入冰片拌匀备用。用药前先将患部用温水洗净揩干，保持患处清洁，每晚睡前用此油膏涂搽患处，用手揉搓 5 分钟，每天换药 1 次。用药期间忌油腻及辛辣食物。组方技法：本方有解毒止痒，清热燥湿之功。方中硫黄、轻粉、雄黄、冰片、大风子解毒止痒，黄连、苦参清热燥湿。

（二）血虚风燥证

1.临床表现　自觉痒甚，可伴皮肤干燥、脱屑、抓痕、血痂、苔藓化；多见于老年人，常发于秋冬季；舌质淡，苔白，脉细缓。

2.辨证　血虚风燥。

3.立法　养血，润肤，散风，止痒。

4.外治法

（1）用法选择　擦浴法、浸浴法、熏洗法、涂药法、敷脐疗法、耳穴贴压疗法。

（2）药物选择　养血药、润肤药、散风药、止痒药。

（3）剂型选择　水剂、散剂、药膏。

（4）验方举萃

1）擦浴法

①处方　丹参 120g，苦参 60g，地肤子 60g，豆腐粉 60g。

②技法要点　配制剂型为水剂：上药前三味布包，加水3000ml，煮沸15分钟后，将药液兑入浴盆之浴水中。豆腐粉用两层纱布制成的纱布袋包好后，亦放入浴水中。洗浴时不时用装豆腐粉的纱布袋轻擦瘙痒处，至豆腐粉全部溶入浴水中为止。每日或隔日1次。注意洗浴后全身留有一薄层细豆腐粉，不应洗掉，因其可起润滑及保护作用。组方技法：本方以养血润肤止痒为主，方中丹参养血活血，豆腐粉润肤，苦参、地肤子散风止痒。

2）浸浴法

①处方　楮桃叶水剂：楮桃叶500g，水5000ml。

②技法要点　配制剂型为水剂：楮桃叶加水5000ml，煮沸30分钟后滤过备用，将药液兑入浴盆之浴水中浸浴，每次20分钟，每日或隔日1次。组方技法：本方单用楮桃叶，取其可祛风润肤止痒。

3）熏洗法

①处方　菟丝子水：干菟丝子、鹤虱、蛇床子各31g。。

②技法要点　配制剂型为水剂：上药水煎熏洗患处。组方技法：本方以益阴润肤止痒为主。方中菟丝子益阴润肤，鹤虱、蛇床子止痒。

4）涂药法

①处方　猪蹄膏：猪蹄一副，白芷、黑豆（去皮）、白及、白蔹、零陵香、藿香各一两，栝蒌一个，鹅梨（细切）二个。

②技法要点　配制剂型为药膏：将猪蹄刮去黑皮，切作细片，用慢火熬如膏粘，用罗子滤过，再入锅内，用蜜半盏，又将白芷、黑豆、栝蒌、白及、白蔹、零陵香、藿香七味药为末，同梨入药一处，再熬，滴水不散方成。以绢滤过，临卧涂患处，次日洗去。组方技法：本方以养血滋阴润肤为主。方中黑豆、猪蹄、栝蒌、鹅梨养血滋阴，白芷、白及、白蔹润肤，佐以零陵香、藿香芳香化浊。

（5）敷脐疗法

①处方　红花、桃仁、杏仁、生栀子、荆芥、地肤子各10g。

②技法要点　配制剂型为散剂：上药共研细末备用。临证每次取10g，用蜂蜜调成糊状，敷脐，外用胶布固定，1日1次，5天为1疗程。组方技法：本方有活血润肤，散风止痒之功。方中红花、桃仁、杏仁活血润肤，荆芥、地肤子散风止痒，佐以生栀子清心火。

6）耳穴贴压疗法

①处方　耳穴：肺、大肠、皮质下、肾上腺、荨麻疹点、风溪、心、肝。

②技法要点　压豆法、贴磁法均可。

三、护理与注意事项要点

（1）本病外治应与防护相结合，主要内容有：①患者应避免精神过度紧张。②血虚风燥证（多见于老年型及冬季型）洗澡不能过勤，一般每周1次即可；水温不能过高，尽量不用肥皂。③蕴湿挟风证（多见于夏季型）应尽量避免湿热刺激，可多淋浴，并及时用干毛巾擦去汗液。

（2）含酒精的外用制剂因可清凉止痒，故在本病较常用，但需注意：①对血虚风燥症患者，最好与润肤药配合使用。②对蕴湿挟风症患者，有渗液时不宜用。③外阴瘙痒症慎用。

四、外治与内治的关系

本病应外治与内治相结合。内治之辨病证论治主要为：①血虚风燥证，治宜养血润肤，熄风止痒；②风湿蕴阻证，治宜祛风胜湿，止痒；③血热生风证，治宜凉血清热，消风止痒；④风盛作痒证，治宜搜风止痒；⑤风寒束表证，治宜祛风散寒，调和营卫；⑥湿热下注证，治宜清热利湿，止痒；⑦瘀血阻滞证，治宜活血化瘀，止痒。

(刘涛)

第二十四章 色素性皮肤病 0.58

第一节 白驳风 0.25

白驳风是因气血失和,风邪袭腠,或肝肾不足所致。以皮肤见大小形状不一的白斑,周边可有色素沉着,并不痒痛为主要表现。又名白驳、白癜等。本病相当于西医所指的白癜风。

一、诊断要点
1. 皮损为大小不等的色素消失而形成的白色斑片,界限清楚,其上毛发可变白,边缘可有色素沉着带。
2. 全身各部均可发生。
3. 无自觉症状。

二、中医外治技法
1. 辨病证论治 根据体表辨证的理论,白斑若为乳白色,病程短,皮疹不断发展者,多为气血失和,风邪袭腠所致。白斑若为纯白色,斑内毛发亦变白,病程长者,多为肝肾不足所致。
2. 临床表现 气血失和证:病程短,皮疹不断发展,斑色乳白,舌质暗、苔白,脉弦滑。肝肾不足证:病程长,斑色纯白,斑内毛发亦变白,舌质嫩红、少苔,脉沉细。
3. 辨证 气血失和证,肝肾不足证。
4. 立法 气血失和证:治宜中和气血。肝肾不足证:治宜滋补肝肾。
5. 外治法

(1) 用法选择 戳药法、摩擦法、涂药法、药物火罐法、刺络拔罐法、光化学中药法、艾灸法、耳针疗法、毫针疗法、自血疗法、引疱疗法。

(2) 药物选择 活血药、理气药、散风药、补肾药、助色药。

(3) 剂型选择 散剂、药酒。

(4) 验方举萃

1) 戳药法

①处方 三黄粉:雄黄6g,硫黄6g,雌黄1.5g,白附子15g,密陀僧6g,白及9g,麝香1g,冰片1g,朱砂6。

②技法要点 配制剂型为散剂:上药共为细末。用茄蒂或茄皮蘸药外戳患处,每日2~3次。组方技法:本方可和营血、散风、助色消斑。方中白附子消风,白及走血分且性黏,雄黄、硫黄、雌黄、密陀僧、朱砂可助色、理血,更佐以冰片、麝香开窍透肉。茄蒂、茄皮亦有助色作用。

2) 摩擦法

①处方　雄黄 3.5g，密陀僧 10g，白芷 6g，白附子 6g，鲜黄瓜适量。

②技法要点　配制剂型为散剂：将上述中药（黄瓜除外）研细筛去粗末，用切为平面的黄瓜趁湿蘸药末用力摩擦患处。1 日 2 次，疗程 5—10 天。组方技法：本方可中和气血，散风助色消斑。方中白芷中和气血，白附子散风，雄黄、密陀僧助色理血消斑。

3）涂药法

①处方 1　补骨脂 200g，骨碎补 100g，花椒、黑芝麻、石榴皮各 50g。

②技法要点　配制剂型为药酒：上药用 75% 酒精 500ml 左右浸泡 1 周，外搽患处，30 天为 1 疗程。组方技法：本方有补肾活血助色之功。方中补骨脂、骨碎补、黑芝麻补肾助色，花椒、石榴皮活血助色。

③处方 2　消风酊：黄芪、当归、白芍、桂枝、补骨脂、白蒺藜、何首乌、五味子、乌梅、女贞子、五倍子各 100g，红花 50g，白酒 3000ml。

④技法要点　配制剂型为酊剂：上药共研粗末，入白酒中浸泡 2 周，滤渣后装入瓶中。每 95ml 药液中加入甘油 5ml，用前摇匀，以毛刷或棉签蘸搽患处，每日 4~6 次。3 个月为一疗程。一般用药 2~3 个疗程。组方技法：本方有益气养血，补肾，散风，通经消斑等作用。方中黄芪、当归、白芍、何首乌益气养血，补骨脂、五味子、乌梅、女贞子、五倍子补肾，白蒺藜散风，桂枝、红花通经消斑。

4）药物火罐法

①处方　药物：川芎、木香、荆芥各 10g，丹参、白蒺藜、当归、赤芍、丹皮各 15g，鸡血藤 20g，灵磁石 30g。穴位：孔最、足三里、三阴交。

②技法要点　配制剂型为药酒：以上药入 95% 酒精中浸泡 10 天，去渣取汁 200ml 贮于玻璃瓶中密封备用。将指头大小脱脂棉球放入药罐中浸湿，再将其取出贴于玻璃火罐壁的中段，点燃后立即罩在上述穴位上（取单侧穴位）。每次 15~20 分钟，每日 1 次。每侧穴位连续拔罐 10 次，再改取另侧穴位，两侧交替进行，同时于局部拔罐；若白斑范围较小，可取 1 只玻璃罐于局部拔罐；若白斑范围较大者，可酌情于局部拔 2~3 只药罐，方法同上，皮损处拔罐结束后，涂以中药酊剂（红花、白蒺藜、川芎各等量，用 30% 酒精适量浸泡）。组方技法：本方有活血理气；散风消斑之效。方中川芎、木香、丹参、当归、赤芍、丹皮、鸡血藤活血理气，荆芥、白蒺藜散风消斑，佐以灵磁石重镇潜阳。

5）刺络拔罐法

①处方　部位：皮损中心。

②技法要点　用三棱针在皮损中心点刺，呈梅花点状，再以火罐拔除污血。每周 1~2 次。本法尤其适用于瘀血阻络证。

6）光化学中药疗法

①处方　1% 牛尾独活总香豆素酊。

②技法要点　用 1% 牛尾独活总香豆素酊外搽白斑处，再用白癜风治疗机（黑光机）照射。

7）艾灸法

①处方 1　白癜风穴（中指末节指腹下缘正中之指间关节横纹稍上方）。

②技法要点　施用无疤痕直接灸，麦粒大艾炷，当病人感到烫时即用力将余艾吹去或用器具将其压灭。灸 3 壮，左右 2 穴，共 6 壮，每日 1 次，15 次为 1 个疗程。

③处方2　白斑区。

④技法要点　将艾条点燃对准白斑区熏灸，距离以患者能忍耐为度，灸治时可由外向内一圈圈地缩小灸治范围，初灸至白斑区皮肤高度充血（呈粉红色），每日1次，连治7~8日，以后每次灸至白斑呈深红色或接近患者正常肤色，每日1~2次，直至与正常肤色相同时，再灸3~5次以巩固疗效。

8）耳针疗法

①处方　穴位：肺、枕、内分泌、肾上腺、皮疹相应区域。

②技法要点　每次选2~3穴，刺后埋针，交替进行，每周轮换1次。

9）毫针疗法

①处方　穴位：取穴肝俞、肾俞、血海、三阴交，配穴合谷、足三里、中脘。

②技法要点　用平补平泻法。

（10）自血疗法

①处方　白斑处。

②技法要点　皮损范围较小者，可用针筒从静脉抽血后，立即注射到白斑的皮下，使皮损处现青紫时止。每周2次，10次为1疗程。

11）引疱疗法

①处方　引疱剂：斑蝥50g，95%酒精1000ml。

②技法要点　配制剂型为药酒：将斑蝥放入酒精内浸泡2周后，瓶装密封备用。用棉签蘸引疱剂，涂于白斑处，每日2~3次，发疱后停止涂药。水疱发起1天后，用消毒针头刺破疱壁，放出疱液，自然干涸。若水疱过大，自行破溃，可外涂紫草油。疱痂脱落后，或糜烂面愈合后，视色素沉着情况，再行第二次涂药。一般发3次疱为1个疗程，2周后可行第二个疗程，共观察3个疗程。本法适用于本病之面积小者。

三、护理与注意事项要点

使用刺激性药物是本病外治的重要方法之一，因其可使皮肤发炎，促使色素增生。但在皮损处于发展扩大阶段的患者，刺激性强的药物宜慎用，否则可发生同形反应而导致皮疹扩大。

本病的防护措施主要有：①不要滥用外涂药物，以免损伤肌肤。②保持心情舒畅，坚持治疗。③适当进行日光浴，有助于本病的恢复。

四、外治与内治的关系

治疗本病应外治与内治相结合。内治之辨病证论治主要为：①气血失和兼感风邪证，治宜中和气血，祛风通络。②肝肾不足证，治宜滋补肝肾，活血通络。③瘀血阻滞证，治宜活血化瘀，疏通经络。

（段彦娟）

第二节　黄褐斑 0.32

黄褐斑（中医所指的面尘）是因肝郁气滞，郁久化火，或肾阴不足，水不制火，或肾阳不足，水气上溢所致。以面部出现大小形状不一的黄褐色或灰黑色斑，不高出皮肤，色枯不泽为主要表现。又名䵟黑斑、肝斑等。

一、诊断要点

1.皮损对称分布于面部，尤以颧突、前额部明显，也可见于眼眶周围、颊、鼻和口周。

2.损害为指盖至钱币大的灰褐色或灰黑色斑片，边缘一般明显，邻近者倾向融合。

3.慢性经过，无主观感觉。

二、中医外治技法

1.辨病证论治　根据体表辨证的理论，若斑色灰褐，多为肝郁气滞，郁久化火，灼伤阴血所致，同时可见肝郁之症。若斑色灰黑，则为肾阴不足，水少火盛，火郁孙络，或由肾阳不足，水气上溢所致。

2.临床表现　肝郁证：皮损对称分布于面部，斑色灰褐，可伴抑郁多怒，舌边尖红、苔白，脉弦。肾虚证：皮损对称分布于面部，斑色灰黑，可伴腰膝酸软，耳鸣盗汗或形寒肢冷；舌质嫩红或淡、少苔，脉沉细。

3.辨证　肝郁证：肝郁气滞，郁久化火；肾虚证：肾阴不足或肾阳不足。

4.立法　肝郁证：治宜疏肝解郁。肾虚证：治宜滋阴补肾或温补肾阳。

5.外治法

（1）用法选择　撒药法、涂药法、拔膏疗法、敷脐疗法、擦洗法、刺络拔罐法、耳针疗法、按摩法、中药面膜配合按摩法、中药喷雾加按摩法、刮痧疗法。

（2）药物选择　活血药、理气药、消斑药、清肝热药、补肾药。

（3）剂型选择　散剂、霜膏、水剂、硬膏。

（4）验方举萃

1）撒药法

①处方1　八白散：白及、白丁香白僵蚕、白丑、杜蒺藜、新升麻（用白者佳）各三两，山奈子、白蔹、白芷各二两，白茯苓、白附子各五钱。

②技法要点　配制剂型为散剂：上药研成极细末，备用。用时先取蜂蜜少许，兑入等量开水，待温后，用棉签蘸蜜水涂于患处，1分钟后，将药粉撒扑其上，每日2次。组方技法：本方根据"类比选药"的理论，以"白色"的药物治疗"黑色"的皮损。

③处方2　防风、零陵香、藁本各9g，茅香、甘松、山奈各15g，白芷、僵蚕、白及、白蔹、白附子、天花粉、绿豆粉各30g。

④技法要点　配制剂型为散剂：将上述诸药共研细末，每日早、晚以末擦面。组方技法：本方有中和气血，增白消斑，散风化瘀之功效。方中白芷、僵蚕、白及、白蔹、白附子、天花粉、绿豆粉中和气血，增白消斑，防风、零陵香、藁本、茅香、甘松、山奈散风化瘀。

2）涂药法

①处方1　祛斑灵霜：白芷250g，白附子200g，僵蚕150g，密陀僧60g，雪花膏1320g。

②技法要点　配制剂型为霜膏：取上药各研极细粉，过160目筛，混匀，投入雪花膏中调匀即成。分装，备用。外用，每日3~4次。2周后不显疗效，加服祛斑灵汤：当归20g，生地30g，赤芍、桃仁、白术、泽泻、知母、红花各10g，柴胡、枸杞子各15g，

甘草5g，每日1剂，煎服。组方技法：本方有中和气血，解毒消斑之功效。方中白芷、白附子、僵蚕中和气血，密陀僧解毒消斑。

③处方2　荆芷玉容膏：荆芷25g，白芷50g，白及50g，木瓜50g，菊花25g，苦参50g，土茯苓50g，生晒参50g。

④技法要点　配制剂型为霜膏：以上八味研成粗粉如米粒大，加10倍量水煎煮3次，每次1小时，滤过，合并三次滤液，低温浓缩至稠膏状，常温下相对密度1.4，加入1000g雪花膏，混匀，分装，灭菌即得。嘱患者用适量荆芷玉容膏早、晚搽脸各1次。8周为1疗程，治疗期间停用一切化妆品和其他治疗方法。组方技法：本方有除湿解毒，益气理血，散风消斑之功效。方中木瓜、苦参、土茯苓除湿解毒，生晒参、白芷、白及益气理血，荆芷、菊花散风消斑。

3）拔膏疗法

①处方　脱色拔膏棍。

②技法要点　配制剂型为硬膏：脱色拔膏棍之一端用约80℃的水浸软后，取下并用手捏成五分硬币厚的薄片，面积与皮损相等，趁热粘贴于患处，1~2天换药1次。组方技法：脱色拔膏棍颜色近于肤色，且有通经破瘀之功。

4）敷脐疗法

①处方　退斑散：乳香、没药、穿山甲、葛根、山楂、厚朴、鸡血藤各100g，桂枝、甘草各30g，细辛、冰片各15g，白芍150g。

②技法要点　配制剂型为散剂：将山楂、葛根、白芍、甘草水煎去渣，煎液浓缩成膏；穿山甲、厚朴、桂枝共碾成粗粉；乳香，没药溶于95%酒精中除去不溶成分。将上三者混合，烘干研细，细辛、鸡血藤提取挥发油，加入冰片，共捣入上述细粉中备用。用时取药物0.2g，敷于脐眼，胶布固定，3~7天换药1次，连续用药数次。组方技法：本方有调和气血，温通消斑之功。方中乳香、没药、鸡血藤、穿山甲活血，厚朴、山楂理气，桂枝、白芍、甘草调和营卫，佐以细辛温通，葛根解肌，冰片引药气入内。

5）擦洗法

①处方　当归10~15g，生地15~20g，川芎、赤芍各10~12g，栀子仁、红花各6~10g，血竭3g，白扁豆、白僵蚕各10~20g，白附子、白芷各10g，鹿角胶、阿胶、龟板胶各6g。

②技法要点　配制剂型为水剂：上药水煎取汁，洗局部，每日2~3次，洗毕后再用温水洗净。也可以用上药水煎内服，边服边洗疗效更佳。组方技法：本方有养血滋阴，理气活血之功。方中当归、生地、川芎、赤芍、鹿角胶、阿胶、龟板胶养血滋阴，栀子仁、红花、血竭、白扁豆、白僵蚕、白附子、白芷理气活血。

6）刺络拔罐法

①处方　穴位：以大椎穴为三角形的顶点，以两个肺俞穴为三角形的两个底角，形成一个等腰三角形为刺络拔罐区。

②技法要点　用梅花针在三角区内叩刺，每次选1~2个叩刺点，每个叩刺点上形成15个左右的小出血点即可，叩刺后用2号玻璃罐，采用闪火法于叩刺点上拔罐，每个罐内出血量一般掌握在1ml以内。隔日1次，10次为1疗程。

7）耳针疗法

①处方　主穴：肾、肝、脾、内分泌；配穴：病变在前额配上星、阳白，颧颊区配颊车、四白、下关，鼻区配迎香、印堂，上唇区配地仓，下唇区配承浆。

②技法要点　针后留针30分钟，2日1次，15次为1疗程。

8）按摩法

①处方　祛斑霜：人参、芦荟、珍珠末、丹参、桃仁、红花、白芷、白芍等各等份。

②技法要点　配制剂型为雪花膏型和冷霜型：将上药醇提后加基质制成雪花膏型和冷霜型中药祛斑霜。每日温水洁面后，按皮损范围外擦祛斑霜3次（早、中、晚各1次），秋冬季或属干性皮肤者用冷霜剂型，夏季或油性皮肤者则选用雪花膏剂型。然后采用中医按摩法按摩：a.推按额部，点揉神庭、头维、上关穴；b.指擦鼻部，点揉印堂、迎香穴；c.旋抹眼眶，点揉攒竹、睛明、承泣等穴；d.掌摩面部，点揉四白、耳门、听宫、听会等穴；e.环摩唇周，点揉地仓、人中、承浆等穴；f.轻拍面部，褐斑周围的穴位重点揉按，增加次数，每次10~15分钟，每日3次（教会患者自行操作）。2个月为1疗程，一般需2个疗程，重者3个疗程。治疗期间停用一切化妆品和其他治疗方法，嘱避光防晒，生活规律，睡眠充足，饮食多样，忌辛辣刺激性食物。组方技法：本方有养血益气，润肤消斑之功。方中丹参、桃仁、红花、白芍、人参养血益气，芦荟、白芷、珍珠末润肤消斑。

9）中药面膜配合按摩法

①处方　a.玉容散（甘松、天花粉、绿豆、皂荚）；b.七白膏面膜（白芷、白蔹、白茯苓、白及、白附子、细辛、川芎、聚乙烯醇、海藻酸钠等）。

②技法要点　a.洁肤：用玉容散5g，加入沸水30ml，3分钟后用纱布沾此药液洁肤5分钟；b.按摩：蒸汽喷雾，涂按摩膏，循经按摩；c.涂面膜：用毛笔将七白膏面膜涂于面部，保留45分钟，干后揭去。组方技法：本方有疏通气血，增白养颜之效。方中川芎、细辛疏通气血，白芷、白蔹、白茯苓、白及、白附子增白，甘松、天花粉、绿豆、皂荚养颜。

10）中药喷雾加按摩法

①处方　基本方：当归12g，川芎15g，丹参12g，熟地12g。肝郁气滞型加柴胡5g，赤芍9g，红花9g；脾虚型加白术9g，茯苓12g，黄芪15g；肾阴不足型加菟丝子15g，生地30g，柏子仁15g，泽泻12g。

②技法要点　配制剂型为水剂：上药水煎，取汁500ml，加入超声雾化器中。清洁面部后中药喷雾15分钟，约350ml；面部循经（重点为阳明经穴）按摩15~20分钟，每周2次。组方技法：本方有养血活血，益气理气，补肾消斑之功。方中当归、川芎、丹参、熟地、赤芍、红花养血活血，柴胡、白术、茯苓、黄芪益气理气，菟丝子、生地、柏子仁、泽泻补肾消斑。

11）刮痧疗法

①处方　颜面，或身体相应穴位4个。

②技法要点　操作方法详见"刮痧疗法"。

三、护理与注意事项要点

①本病外治不宜用刺激性强的药物，以免发生皮炎，加重色素沉着。②注意防护，

避免日光暴晒。

四、外治与内治的关系

本病应外治与内治相结合。内治之辨病证论治主要为肾阴不足，肝郁气滞，气血失和，治宜滋阴补肾，疏肝理气，中和气血。

（段彦娟）

第二十五章 皮肤附属器疾病 1.20

第一节 粉刺 0.52

粉刺是因湿热熏蒸、血瘀感毒或湿毒聚结所致。以面及背部见黑头或白头粉刺、丘疹、脓疱、结节、囊肿及疤痕为主要表现。又名面疱、暗疮等。本病相当于西医所指的寻常性痤疮。

一、诊断要点

1.损害呈多形性，如黑头粉刺、丘疹、脓疱、结节、囊肿及瘢痕等。
2.对称发生于面部、上胸及背部等多脂区。
3.多见于青春期男女。

二、中医外治技法

辨病证论治 根据体表辨证的理论，中医外治主要分为三个证型：①湿热熏蒸证：皮疹以黑头粉刺、丘疹为主，可有脓疱，颜面油亮光滑。②血瘀感毒证：皮疹日久不愈，以暗红色丘疹、脓疱、结节为主，多有压痛。③湿毒聚结证：皮疹经久不消，渐成黄豆至蚕豆大结节或囊肿，日久融合，高低不平，可形成瘢痕。分述如下。

（一）湿热熏蒸证

1.临床表现 皮疹以黑头粉刺、丘疹为主，可有脓疱，颜面油亮光滑，便干溲赤，舌红苔黄，脉滑。
2.辨证 湿热熏蒸。
3.立法 清热除湿，解毒杀虫。
4.外治法
（1）用法选择涂药法、擦洗法、面膜法、湿敷法、按摩法、三棱针疗法、喷雾疗法。
（2）药物选择清热药、燥湿药、解毒药、杀虫药。
（3）剂型选择散剂、药糊、水剂、霜剂。
（4）验方举萃
1）涂药法
①处方 1 颠倒散：大黄、硫黄各等份。（录自《医宗金鉴·外科心法要诀》）
②技法要点 配制剂型为散剂：研细末，共合一处，再研匀，以凉开水调敷。组方技法：本方药少力专，清热解毒，燥湿杀虫之力均较强。方中大黄清热解毒，硫黄燥湿杀虫。
③处方 2 硫贝散：硫黄、浙贝母、煅石膏、枯矾各 10g，冰片 3g。
④技法要点 配制剂型为散剂：上药共研细末，稀蜜水调搽，日 1~2 次，适用于油脂较多的痤疮患者。组方技法：本方有清热燥湿，解毒杀虫之功。方中煅石膏、枯矾清

热燥湿，硫黄解毒杀虫，佐以浙贝母除湿软坚，冰片散风止痒。

2）擦洗法

①处方　痤疮灵洗剂：鲜马齿苋 30g（干品 15g），金银花、山豆根、黄檗、茵陈、丹参、苦参各 15g，栀子、川芎、白芷、苍术各 10g，细辛 5g。

②技法要点　配制剂型为水剂：将上药加清水 1000ml，浓煎为 400ml，趁热用纱布或棉球蘸药液擦洗患处，每次擦洗 15~20 分钟，每日 2 次，连续用药 7~14 天，获效后可继续用药直至痊愈。每剂中药可使用 2~3 天，每次擦洗前应把药液加热或煮开。组方技法：本方有清热解毒，除湿疏风，理血消肿之功。方中马齿苋、金银花、山豆根清热解毒，黄檗、茵陈、苦参、栀子、苍术除湿，丹参、川芎、白芷理血消肿，佐以细辛散风。

3）面膜法

①处方　黄芩 15g，黄檗 15g，苦参 15g，黄连 5g。

②技法要点　配制剂型为药糊：上药加水煎成 150ml 的药汤，过滤，待药汤温度降至 40℃左右，倒进装有 300g 特级熟石膏粉的器皿内，搅拌成糊状。让患者平卧，用纱布扎好头发后用洗面奶清洁皮肤，个别有脓疱者，常规消毒后，用痤疮挤压器挤压有感染处，用脱脂棉将眉、眼、口遮盖，然后用药糊均匀地覆盖在整个面部，仅留鼻孔，5 分钟后患者自觉微热，持续 20 分钟后转冷，即可揭去，用温水洗净面部，每周 2 次，5 次为 1 疗程。组方技法：本方以清热燥湿为主，方中黄芩、黄连、黄檗及苦参均为清热燥湿之要药。

4）湿敷法

①处方　大黄、黄檗、黄芩、苦参、蒲公英、紫花地丁各 15g。

②技法要点　配制剂型为水剂：水煎取汁，局部湿敷，每日 1~3 次。组方技法：本方可清热燥湿，杀虫解毒。方中大黄、黄檗、黄芩、苦参清热燥湿，蒲公英、紫花地丁杀虫解毒。

5）按摩法

①处方　复方黄檗霜：黄檗、黄芩、当归、生首乌、玉竹、知母。

②技法要点　配制剂型为霜剂：其中黄檗、黄芩、当归、生首乌与玉竹、知母的用量为 2∶1。用 95%酒精浸渍，提取有效成分，浓缩后制成水包油霜剂，含生药 40%。嘱病人先将患处洗净，然后搽上该霜剂，稍做按摩，每日 3 次。1 个月为 1 疗程。观察 3 个疗程。用药期间停用其他一切药物及化妆品。忌食辛辣。组方技法：本方有清热除湿，养血润肤之功。方中黄芩、黄檗清热除湿，当归、生首乌、玉竹、知母养血润肤。

6）三棱针疗法

①处方　穴位：背部足太阳膀胱经内侧线上的心俞、肺俞、肝俞、脾俞、肾俞。

②技法要点　每次使用其中 2~3 穴，以上诸穴轮流使用。先在所用俞穴周围挤按，使血液瘀积，继则常规消毒，然后以三棱针快速刺入，出针后挤出瘀血数滴，以消毒干棉球揩净后，按压针孔片刻。隔日 1 次，6 次为 1 疗程，疗程期可间隔 2~3 天。

7）喷雾疗法

①处方　银花 12g，黄芩 9g，大黄 9g，牛蒡子 9g，连翘 12g，苍耳草 9g。

②技法要点　配制剂型为水剂：水煎取汁置于桑拿美容器盛器内，通电加热，形成

熏气，将脸罩在美容器架上进行熏洗，每次15~20分钟，每日1次，熏毕用毛巾擦干，再涂上粉刺霜，则效果更佳。组方技法：本方有清热解毒，除湿疏风，破瘀消肿之功。方中银花、连翘清热解毒，黄芩清热除湿，牛蒡子、苍耳草清热疏风，大黄破瘀消肿。

（二）血瘀感毒证

1.临床表现　皮疹日久不愈，以丘疹、脓疱、结节为主，多有压痛，色暗红，女子常伴月经不调，舌质暗，有瘀斑，脉沉涩。

2.辨证　血瘀感毒。

3.立法　活血解毒，散结杀虫。

4.外治法

（1）用法选择　湿敷法、涂药法、按摩法、敷贴法、面膜法。

（2）药物选择　活血药、解毒药、散结药、杀虫药。

（3）剂型选择　水剂、霜膏、软膏、药膏。

（4）验方举萃

1）湿敷法

①处方1　丹参、白芷、野菊花、蜡梅花、金银花、月季花、大黄各9g。

②技法要点　配制剂型为水剂：上药水煎取液，以毛巾或纱布蘸取药液热敷患处，每日2~3次，每次20分钟。组方技法：本方以活血解毒为主。方中丹参、月季花活血，大黄破血，白芷散血，野菊花、蜡梅花、金银花解毒。

③处方2　土茯苓30g，虎杖30g，大黄15g，野菊花15g，银花15g。

④技法要点　配制剂型为水剂：水煎外洗，每日1~3次，每次15~30分钟。组方技法：本方可活血破瘀，除湿解毒。方中大黄活血破瘀，土茯苓、虎杖除湿解毒，佐以野菊花、银花清热解毒。

2）涂药法

①处方　醋10ml，白芷10g，白凡士林100g，芦荟10g。

②技法要点　配制剂型为软膏：白芷水煎2次，浓缩取汁10ml，加醋、白凡士林，将芦荟研成细粉，加入搅拌均匀即可。用温水洗净患处，涂擦此药。每日2次，10日为1个疗程。组方技法：本方可清热解毒，化瘀散结。方中芦荟清热解毒，醋、白芷化瘀散结。

3）按摩法

①处方　白玉美容膏：人参、当归、黄檗各20g，乌梅10g，密陀僧5g，白蜂蜜5ml，蛋清5ml，丝瓜汁10ml。（

②技法要点　配制剂型为药膏：除密陀僧外，其他药物加水煎煮去渣，浓缩后焙干碾成细粉，再将密陀僧炮制减毒研成细粉，用丝瓜汁、蜂蜜、蛋清搅匀成膏，装瓶，待用。用时先将面部用温开水洗净，采用本品轻揉患处，每隔4小时换药1次，30天为1疗程。主治痤疮伴发色素沉着斑。痤疮严重者，加服痤疮美容煎：银花30g，连翘12g，黄芩12g，赤芍12g，梧梗9g，野菊花15g，当归12g，川芎12g，牛膝9g。每天1剂，煎服。组方技法：本方可益气活血，解毒散结。方中人参、当归益气活血，黄檗、乌梅、密陀僧、白蜂蜜、蛋清、丝瓜汁解毒散结。

4）敷贴法

①处方　黑布药膏、化毒散软膏各等量。

②技法要点　黑布药膏的和化毒散软膏。将以上两种软膏混匀后敷于患处，纱布覆盖，每日1次。组方技法：本方可破瘀解毒。方中黑布药膏破瘀，化毒散软膏解毒。

5）面膜法

①处方　消痤霜：丹参、侧柏叶、黄芩、紫花地丁草各30g。

②技法要点　配制剂型为霜膏：上药经醇提浓缩，制成水包油型霜膏。患者平卧，用治疗巾包头，铺巾，用0.1%新洁尔灭按皮纹顺序做面部清洁。黑白头粉刺，经消毒后用异物剥离针挑出，并轻轻挤净粉刺。涂上适量消痤霜，然后运用摩、揉、推、搓、按、叩、梳等7种手法做面部按摩，约20分钟，以面部潮红、皮温增高为度。继用油纱条对眼、眉、口做保护性遮盖。最后上面膜（于医用熟石膏中加入黄连粉适量，每次取250g左右，用45℃左右的温水调成糊状，从前额、鼻根部迅速向下颏部均匀摊成面具型，30分钟后揭膜，用热毛巾擦净面部，当晚不洗脸）。每周治疗1次，5次为1疗程。组方技法：本方可活血养血，清热解毒，燥湿收敛。方中丹参活血养血，紫花地丁草清热解毒，侧柏叶、黄芩燥湿收敛。

6）耳穴贴压疗法

①处方　穴位：大肠、便秘点、三焦、肾上腺、面颊、胃、内分泌、皮质下、肺、荨麻区、过敏点。

②技法要点　单耳取穴，隔日1次，两耳交替进行治疗，4次为1疗程。

（三）湿毒聚结证

1.临床表现　皮疹经久不消，渐成黄豆至蚕豆大结节或囊肿，日久融合，高低不平，可形成瘢痕，舌暗苔腻，脉缓。

2.辨证　湿毒聚结。

3.立法　除湿解毒，软坚散结。

4.外治法

（1）用法选择　涂药法、拔膏疗法、黑布药膏疗法、压耳穴加面膜法。

（2）药物选择　除湿药、解毒药、软坚药、散结药。

（3）剂型选择　丸剂、药酒、硬膏、药膏。

（4）验方举萃

1）涂药法

①处方1　轻粉一钱，黄芩一钱，白芷一钱，白附子一钱，防风一钱。

②技法要点　配制剂型为丸剂：上药各为细末，蜜调为丸。于每日洗面之时，多擦数遍，临睡之时，又重洗面而擦之。组方技法：本方有除湿解毒，软坚散结之功。方中黄芩除湿解毒，轻粉、白芷、白附子软坚散结，佐以防风宣散风邪。

③处方2　天仙擦剂：天仙子、赤石脂、密陀僧、硫黄、樟脑、白果各1g，冰片3g，75%酒精300ml。

④技法要点　配制剂型为药酒：上药共研细末，加入酒精中，装瓶密封5天后，去渣存汁，备用。用时用棉签蘸药水外搽患处，每日2次。有脓头者，宜先挑除再涂。组方技法：本方可解毒散结，燥湿软坚。方中密陀僧、天仙子、硫黄、樟脑、白果、冰片解毒散结，赤石脂燥湿软坚。

2）拔膏疗法

①处方　脱色拔膏棍。

②技法要点　配制剂型为硬膏：将脱色拔膏棍一端在热水中浸软后，取下适量并捏成面积与皮损等大，约 5 分硬币厚，贴于皮损上。隔日换药 1 次。组方技法：拔膏有除湿软坚之功，用脱色者，取其颜色与皮色近似。

3）黑布药膏疗法

①处方　黑布药膏。

②技法要点　将厚布剪成面积略大于皮损，然后涂药膏于布上，面积略小于皮损，约 5 分硬币厚，敷于皮损。每日或隔日换药 1 次。组方技法：黑布药膏有解毒软坚之功。

4）压耳穴加面膜法

①处方　耳穴区反应点。

②技法要点　a.压耳穴：耳部消毒后，先用 ETT 型耳穴探测仪在耳穴区寻找反应点，然后把粘有王不留行籽的 5mm 见方的胶布沾在双侧耳穴上压实，并嘱病人每穴每次按压 5 分钟，每日按压 5 次。b.倒膜：患者先用清水洗去面部灰尘，取平卧位，用粉刺洗面奶净面后，用自制药物按摩膏按摩 10 分钟（紫外光离子喷雾机喷雾下）；主要按摩穴位有：印堂、攒竹、太阳、睛明、四白、颧髎、迎香、下关、人中、地仓、颊车、百会等；主要手法：点揉、按压、弹拨、拿捏、扣击和颤抖法。然后擦去按摩膏，用 1%氯霉素、5%营养氨基酸、维生素 AD 滴剂混合液均匀涂于面部，用脱脂棉将眉、眼、口做保护性遮盖。取医用石膏粉 300g，40℃水适量调成糊状，迅速敷盖面部仅留鼻孔，倒膜粉自行变硬、发热、冷却，30 分钟掀掉，术后涂相应的药物霜，每周 1 次，8 周为 1 个疗程。

（四）通用疗法

1.穴位注射法

（1）处方　取穴：足三里（双）。

（2）技法要点　常规消毒后，将抽自己的静脉血 3.5ml，迅速刺入足三里推注，每侧注入 1.5~2.5ml，1 周 2 次，7 次为 1 疗程。

2.耳穴贴压疗法

（1）处方　穴位：肺、内分泌、交感、脑点、面颊、额区。皮脂溢出加脾，便秘加大肠，月经不调加子宫、肝。

（2）技法要点　每次选穴 4~5 个，以上穴位可轮换使用，2~3 天换豆 1 次，5 次为 1 个疗程。

3.耳穴割治法

（1）处方　取穴：神门、内分泌、荨麻疹点、面颊区。

（2）技法要点　①用 75%酒精将两耳消毒；②用消毒好的手术刀将上述双侧耳穴划破皮肤，以轻微出血为度，并用消毒干棉球按压止血。每周割治 1 次，连割 3 周为 1 疗程，如不彻底，2 周后继续治疗第 2 个疗程。主治女性青春期面部痤疮。治疗期间忌服辛辣刺激性食物。

4.拔罐疗法

（1）处方　①降压沟、热穴、胃穴。②督脉穴：第一次取大椎、至阳，第二次取身柱、筋缩，第三次取神道、命门。③皮损局部。

（2）技法要点　①组耳穴常规消毒后，用三棱针或15号刀片，速刺出血，用75%酒精棉球擦净，直至血凝时为止。随后用酒精棉球压上针眼。每次治疗1个穴区，隔日1次。②组督脉穴，每次治疗1个穴组，消毒后，用打刺针弹刺表皮，然后用闪火法将玻璃火罐拔上，20分钟起罐。用1‰新洁尔灭消毒棉球擦净血迹。待①组耳穴区全部刺络后，隔日打刺拔罐1次；③组局部用打刺出血或毫针局部。最后涂以2%碘酒。3天1次，7次为1个疗程。

5.电火针疗法

（1）处方　穴位：风门（双）、肺俞（双）、膈俞（双）。

（2）技法要点　①针具选择　采用沈阳产电火针治疗仪，针头以"∧"型直径大小1.0~1.5mm，接通于电火针的连线上。②操作方法　主要掌握体位、穴位、点刺3个环节。患者骑跨在椅子上，外露后背腧穴，以75%酒精消毒穴位周围直径5cm，插上电源点刺上述穴位，每周1次，5次为1疗程。3日内不许洗澡，若局部发痒，可用手拍打局部。

6.高强度窄谱蓝光疗法

（1）处方　部位：皮损区。

（2）技法要点　高强度窄谱蓝光（405~420nm），每次照射15~18min，每周2次，共4周，累计能量达396~1728J/cm。

三、护理与注意事项要点

（1）为配合外治，可常用热水肥皂洗涤患处，以减少油脂附着对毛孔的堵塞。

（2）避免用手捏挤。常见有些青年患者，因美容心切，自己对镜子捏挤皮疹，虽然当时皮疹消失，但往往形成瘢痕，还有的继发感染，使病情加重。

四、外治与内治的关系

本病应外治与内治相结合。内治之辨病证论治主要为：①肺胃湿热证，治宜清肺胃湿热；②阴虚肝郁证，治宜养阴舒肝；③脾虚湿盛证，治宜健脾除湿；④湿毒聚结证，治宜解毒散结。

（段彦娟）

第二节　酒渣鼻（酒渣鼻）0.33

酒渣鼻是因肺热胃火等，使血瘀成齇所致。以鼻准头及鼻两侧皮肤潮红、丘疹、脓疱、甚至鼻头增大变厚为主要表现。又名酒糟鼻、酒鼓鼻等。本病相当于西医所指的酒渣鼻。

一、诊断要点

1.皮损按进行情况可分为三个期，即：①红斑期：面部弥漫性潮红，毛细血管扩张，红斑初为暂时性，继而持久不退。②丘疹脓疱期：在红斑基础上出现丘疹、脓疱，但无明显粉刺形成。③鼻赘期：病程日久，鼻部结缔组织增殖，皮脂腺异常增大，使鼻端肥大突出，称为鼻赘。

2.好发于鼻端及其两侧。

3.好发于中年人。

4.病程慢性，一般无自觉症状。

5.常与胃肠功能紊乱及刺激性食物有关。

二、中医外治技法

辨病证论治　根据体表辨证的理论，中医外治主要分为三个证型：①肺胃积热，郁于血分证，表现为鼻部弥漫红斑，持久不退，遇热加重。②血热壅聚，兼感虫毒证，表现为鼻部皮色深红，有血丝显露，可见红色丘疹及脓疱。③血瘀凝滞，聚结成赘证，表现为鼻部皮色暗红或紫红，鼻端肥厚增大，或结节增生呈瘤赘状。分述如下：

（一）肺胃积热，郁于血分证

1.临床表现　鼻部弥漫红斑，持久不退，遇热加重，口渴，便干，舌质红、苔黄，脉滑或数。

2.辨证　肺胃积热，郁于血分。

3.立法　清热凉血活血。

4.外治法

（1）用药选择　撒药法、敷贴法、湿敷法、涂药法。

（2）药物选择　清热药、凉血药、活血药。

（3）剂型选择　散剂、糊膏、水剂、新鲜植物剂。

（4）验方举萃

1）撒药法

①处方　治赤彝方：硫黄、白矾各一两五钱，硼砂一钱，真牛黄五分。

②技法要点　配制剂型为散剂：上药共为末贮瓶，勿令泄气。用时先洗净鼻，以药擦红处，打喷嚏为度，日擦五次，半个月为1疗程。组方技法：本方有凉血解毒，清热燥湿，杀虫消肿之功。方中牛黄凉血解毒，白矾、硼砂清热燥湿，硫黄杀虫消肿。

2）敷贴法

①处方　栀子、枇杷叶各15g，杏仁、硫黄各10g，石菖蒲12g，轻粉、冰片各3g。

②技法要点　配制剂型为糊膏：上药共研粉末，凡士林调糊状。外敷患处。组方技法：本方有清热燥湿，杀虫解毒之功。方中栀子、枇杷叶清热燥湿，杏仁、硫黄、石菖蒲、轻粉、冰片杀虫解毒。

3）湿敷法

①处方　芫花6g，黄檗15g，川椒10g，苦参15g，土大黄15g，百部15g。（

②技法要点　配制剂型为水剂：水煎取汁，待冷局部湿敷，每日1~2次。组方技法：本方有清热燥湿，杀虫解毒之功。方中黄檗、苦参清热燥湿，芫花、川椒、土大黄、百部杀虫解毒。

4）涂药法

①处方　颠倒散。

②技法要点　组成及制法详见粉刺（寻常性痤疮）。以凉开水调如糊状，外涂红斑

处。本方有凉血活血，燥湿破瘀之功。方中大黄凉血活血，硫黄燥湿破瘀。

（二）血热壅聚，兼感虫毒证

1. 临床表现 鼻部皮色深红、有血丝显露，可见红色丘疹及脓疱，便干溲赤，舌红苔黄，脉弦滑。
2. 辨证 血热壅聚，兼感虫毒。
3. 立法 凉血理血，杀虫解毒。
4. 外治法

（1）用法选择 涂药法、封药法、搓药法。
（2）药物选择 凉血药、活血药、杀虫药。
（3）剂型选择 药糊、新鲜植物剂、搓药。
（4）验方举萃

1）涂药法

①处方 桃仁9g，珍珠1~1.5g，麻仁6~9g，轻粉、红粉各0.15g。

②技法要点 配制剂型为药糊：上药共研细末，加入熬好冷却凝固的猪板油适量，搅拌调匀，贮瓶备用。用时先用温热水洗净拭干，后用药膏涂于患处，日1~2次，直至治愈。组方技法：本方有杀虫解毒，活血养颜之功。方中轻粉、红粉杀虫解毒，桃仁、珍珠、麻仁理血养颜。

2）封药法

①处方 马蔺子花。

②技法要点 为新鲜植物剂：将新鲜马蔺子花捣烂封于皮损处。组方技法：本方独用马蔺子花有清热解毒理血之功。

3）搓药法

①处方 大风子（去外壳）30个，水银3g，胡桃仁15个。

②技法要点 配制剂型为搓药：将大风子、胡桃仁放在磁钵内捣研成糊状，再加水银3g，搅拌均匀后，用两层纱布包住药糊梨头样。用时以手指将药压向患处揉搓，1日3次，每搓3天停1天。组方技法：本方以杀虫解毒为主。方中大风子、水银均为杀虫解毒之要药。注意汞过敏者禁用。

（三）血瘀凝滞，聚结成赘证

1. 临床表现 鼻部皮色暗红或紫红，鼻端肥厚增大，或结节增生呈瘤赘状。舌质暗红或有瘀斑，脉涩。
2. 辨证 血瘀凝滞，聚结成赘。
3. 立法 活血破瘀，软坚散结。
4. 外治法

（1）用法选择 涂药法、搓药法、三棱针加拔膏疗法、划痕疗法、冷冻疗法。
（2）药物选择 解毒药、活血药、散结药。
（3）剂型选择 酒醋剂、药糊、搓药、硬膏。
（4）验方举萃

1）涂药法

①处方1 鼻䗩方：大风子90g，铜绿10g，樟脑10g，天台乌药10g。

②技法要点　配制剂型为药糊：上药为细末，将大风子仁去壳，捣如泥，入瓷罐内隔水蒸煮45分钟，取出榨油和药，搽鼻患处，搽后患处肿痛勿畏。组方技法：本方以杀虫解毒为主，兼以行气散结。方中大风子、铜绿杀虫解毒，樟脑杀虫散结，乌药行气散结。

2）搓药法^
①处方　腊脂膏：大风子仁9g，木鳖子肉6g，水银9g，枯矾粉1.5g，潮脑6g。
②技法要点　配制剂型为搓药：各研细末，和匀，用腊月猪油调成糊状（或采用植物油亦可）。用纱布1层包裹药膏，搓擦患处，每日2~3次（初擦时如局部皮肤稍有潮红、丘疹、水疱等反应，仍可继续使用，3~4天后即能适应）。每次需擦5分钟。组方技法：本方有杀虫解毒，软坚散结之功。方中大风子仁、木鳖子肉杀虫解毒，枯矾粉、潮脑、水银软坚散结。

3）三棱针加拔膏疗法
①处方　脱色拔膏棍。
②技法要点　配制剂型为硬膏。将患处常规消毒后，用三棱针点刺放血，然后外敷脱色拔膏棍，每2~3日换药一次。本法三棱针点刺放血，可先令瘀血外排，再敷脱色拔膏棍则使顽固结节软化，二者结合共奏活血破瘀，软坚散结之效。

4）划痕疗法
①处方　酒渣鼻鼻赘部。
②技法要点　仰卧位，碘酒酒精常规消毒，铺巾。在鼻翼的两旁与鼻梁正中的两侧共四点，分别用1%普鲁卡因5ml左右作局麻。用纱布保护好眼睛及外鼻孔。调节好划痕刀刃的长度由0.2~0.4mm（等于划破3~5张纸的厚度）。术者以执笔式方法，把病灶处皮肤作横、竖、左右斜向的交替划痕。划痕后，用纱布先吸取渗血，再用凡士林纱条压迫，敷料包扎。术后3天即可换药，至愈。

5）冷冻疗法
①处方　部位：皮损区。
②技法要点　对红斑毛细血管扩张期采用滚动式接触法，对于丘疹脓疱和增生肥大期采用点式与滚动式接触法联合应用。每个冷融时间为2~5s。红斑毛细血管扩张期用2个冻融（有较明显的粗大血管扩张的皮损采用3个冻融）；丘疹脓疱期采用3个冻融；增生肥大期用4个冻融。由于患者对冷刺激的耐受不同以及皮损面积的大小和时期不同，每次治疗时间为30s~2min。治疗期间和术后不需内服和外用任何药物。嘱患者24h内皮损区严禁沾水，并保持清洁。出现红斑和少量渗液无须处理，若出现较多渗液来门诊局部予3%硼酸溶液湿敷。禁食腥辣性食物和烟酒刺激，并注意休息。每个患者根据皮疹情况冷冻3~5次为一个疗程（增大肥大期2例延长至8次），每次治疗间隔时间大约为2周。

（四）通用疗法
1.梅花针疗法（皮肤针法）
（1）处方　穴位：迎香、素髎、鼻通、阿是穴。
（2）技法要点　穴区常规消毒后，取皮肤针轻叩上述诸穴5~10分钟，至皮肤微微渗血为度，然后用消毒干棉球擦拭干净。每3天治疗1次，10次为1个疗程。

2.激光及激光针疗法

（1）处方　取穴：局部、四白、迎香、颧髎、承浆、合谷、大椎。

（2）技法要点　用氮-氖激光器照射以上穴位，每次3~5穴，每次15~20分钟。每日或隔日1次，10次为1疗程。

3.耳穴贴压疗法

（1）处方　穴位：鼻、肺、内分泌、肾上腺、大肠。

（2）技法要点　压豆法即可。

4.刺络拔罐法

（1）处方　取穴：大椎、肺俞、曲池、大肠俞。

（2）技法要点　在穴位上先进行皮肤常规消毒，用无菌三棱针快速刺入皮肤0.5~1分，然后用手挤压针眼周围，使之有血滴，再用闪火拔罐法在穴位上拔罐15分钟。隔日1次，6次为一疗程。连续治疗2~3个疗程。配合中药治疗之方药：生地30g，麦冬20g，牛膝10g，玄参10g，黄芪25g，当归15g，百合20g，甘草10g，柴胡15g。每日一剂，水煎服，早、晚各服一次。在刺络拔罐3次后开始服用，共计服30剂。

三、护理与注意事项要点

本病外治的关键在于早期治疗及坚持治疗，这样才可能使红斑期不向丘疹脓疱期发展，丘疹脓疱期不向鼻赘期发展。为此，可将数种方法交替使用，做到换"法"而不停"治"。一般总的疗程应在3~6个月。但具体应用某一法时则要注意不可操之过急，例如搓药法就不可用力过度，否则能造成皮肤损伤而加重病情。

四、外治与内治的关系

本病应外治与内治相结合。内治之辨病证论治主要为：①肺胃积热证，治宜清泄肺胃积热；②血热壅盛证，治宜清热凉血散瘀；③血瘀凝滞证，治宜活血破瘀散结。

（段彦娟）

第三节　油风 0.34

油风是因血热挟风，血瘀毛窍，或气血两虚，肝肾不足导致毛发失养而脱发。头皮突然出现圆形或不规则形秃发斑，患处无自觉症状，故常在无意中被发现。又名鬼剃头、鬼舐头等。本病相当于西医所指的斑秃。

一、诊断要点

1.头皮突然发生指盖至钱币大小圆形或椭圆形秃发斑，境界清楚，损害边缘头发松动易拔除。

2.患处无自觉症状，故常在无意中被发现。

3.严重者全部头发可脱光而成全秃。甚至眉毛、胡须、腋毛、阴毛、毳毛等亦脱落而成普秃。

4.发病前大多有精神过度紧张等因素。

二、中医外治技法

辨病证论治 根据体表辨证的理论，中医外治分为实证和虚证。①实证：表现为病程较短，脱发迅速，性情急躁，多年轻体壮。血热明显者则心烦失眠，血瘀明显者则多伴头痛，面色晦暗。②虚证：表现为病程日久，或久病，大病、产后，脱发渐进加重。分述如下：

（一）实证

1. 临床表现 病程较短，脱发迅速，性情急躁，多年轻体壮。血热明显者伴心烦失眠，舌质红、苔黄，脉滑数。血瘀明显者伴头痛，面色晦暗，舌质暗红有瘀斑、苔白，脉沉缓。

2. 证候 血热挟风证。血瘀毛窍证。

3. 立法 血热挟风证：凉血散风生发。血瘀毛窍证：活血化瘀生发。

4. 外治法

（1）用法选择摩擦法、涂药法、熏洗法、浸洗法、针罐疗法。

（2）药物选择凉血药、活血药、散风药、刺激生发药。

（3）剂型选择药酒、水剂、药醋。

（4）验方举萃

1）摩擦法

①处方 丹皮 15g，斑蝥 10g，牛蒡子 10g，白酒 1000ml。

②技法要点 配制剂型为药酒：将上药在白酒中浸泡 1 周后，过滤取汁，适当用力摩擦患处，每日 2~3 次，14 日为 1 疗程。组方技法：本方有凉血散风，刺激生发之功。方中丹皮凉血，牛蒡子散风，斑蝥刺激生发。

2）涂药法

①处方 1 斑秃搽剂：红花 60g，干姜 90g，当归、赤芍、生地、侧柏叶各 100g

②技法要点 配制剂型为药酒：将上药切碎，放入 75% 酒精 3000ml 中，密封浸泡 10 天，取液外擦患处，每日 3~4 次，15 日为 1 疗程。组方技法：本方既凉血又活血，故实证之血热及血瘀者均可使用。方中赤芍、生地、侧柏叶凉血，当归、红花活血，佐以干姜刺激生发。

③处方 2 斑秀醋：生川乌、生南星各 30g，香醋 250ml。

④技法要点 配制剂型为药醋：上药投入香醋中，浸泡 7 天后，备用。用法为外涂脱发斑，每日 2~3 次。组方技法：本方有散风破瘀，刺激生发之功。方中生川乌、生南星散风破瘀，香醋刺激生发。

3）熏洗法

①处方 海艾汤：海艾、菊花、薄荷、防风、藁本、藿香、甘松、蔓荆子、荆芥穗各二钱。

②技法要点 配制剂型为水剂：用水五、六碗，同药煎数滚，连渣共入敞口钵内，先将热气熏面，候汤温蘸洗之，留药照前再洗。组方技法：本方以散风为主。方中菊花、薄荷、蔓荆子疏散风热，海艾、防风、荆芥穗、藁本发散风寒，佐以藿香、甘松之芳香走窜以通畅气血。

4）浸洗法

①处方　生地 30g，紫草、白芷、菊花、白鲜皮各 15g，蝉蜕、花椒各 6g。

②技法要点　配制剂型为水剂：上方加水煎成药液约 2000ml，将脱发区浸入药液中 10~20 分钟，每日 1 次，10 日为 1 疗程。组方技法：本方有凉血活血，清热散风，刺激生发之功。方中生地、紫草凉血活血，菊花、白鲜皮、蝉蜕清热散风，花椒刺激生发，佐以白芷行气散血。

5）针罐疗法

①处方　取穴：风池、膈俞、血海、太冲、脱发局部。

②技法要点　病人坐位，风池、血海、太冲均取双侧，毫针刺强刺激泻法，要反复捻转提插，10 分钟行针 1 次，留针 20~30 分钟；双侧膈俞用三棱针点刺出血后拔罐 10 分钟；脱发局部用三棱针散刺出血。用于气滞血瘀型。

（二）虚证

1.临床表现　病程日久，或久病、大病、产后，脱发渐进加重。气血两虚明显者可伴有气短乏力，心悸失眠，舌淡，脉细弱。肝肾不足明显者可伴腰膝酸软，头昏耳鸣，舌淡，脉沉细。

2.辨证　气血两虚证。肝肾不足证。

3.立法　气血两虚证：养血益气。肝肾不足证：滋肝补肾。

4.外治法

（1）用法选择　戳药法、摩擦法、涂药法。

（2）药物选择　养血益气药、补肾药、刺激生发药。

（3）剂型选择　药酒、药油。

（4）验方举萃

1）戳药法

①处方　冬虫夏草酒：冬虫夏草 60g，白酒 240ml。

②技法要点　配制剂型为药酒：将冬虫夏草浸酒内 7 昼夜备用。用牙刷蘸药酒外戳患处，每次 1~3 分钟，每日 2 次。组方技法：本方冬虫夏草可补气血，助生发。此方用以治疗虚证之气血虚为主者。

2）摩擦法

①处方　藤黄、骨碎补各 15g，桐油适量。

②技法要点　配制剂型为药油：将前两味研成细末，入桐油内浸泡 1 昼夜成药油。取鲜生姜 1 块，切成片，蘸药油用力擦患处，每日 3~4 次。组方技法：本方有补肾、刺激生发之功。方中骨碎补补肾，藤黄刺激生发。

3）涂药法

①处方 1　速效克秃灵：人参 250g，制首乌、旱莲草各 1500g，毛姜、尖干红辣椒各 500g，红花、川芎各 300g，生姜 1000g，鲜侧柏叶 4000g，95%酒精 10000ml。

②技法要点　配制剂型为药酒：将人参、制首乌、旱莲草、红花、尖干辣椒、川芎等，用粉碎机打成粗末；用酒精浸泡装瓶密封半月，每日摇动 1~2 次。生姜切薄片，侧柏叶切成 3cm 长，亦用酒精浸泡另装一瓶密闭半月，每日摇动 1~2 次。尔后将两瓶内浸泡之药液，合并过滤，兑酒精至总量成 10000ml，混匀，分装即得。每天用棉签蘸上药

液，于脱发区局部外涂2~3次。同时用棉签或清洁手指于脱发区做轻微按摩3~5分钟。少数病例连续用药1个月未见新发长出者，可适量增加次数与用药量。3个月为1疗程。适应证为斑秃（全秃、普秃）。组方技法：本方有养血活血，益气补肾，刺激生发之功。方中制首乌、红花、川芎养血活血，人参、旱莲草益气补肾，毛姜、鲜侧柏叶、尖干红辣椒、生姜刺激生发。

③处方2　炙首乌30g，金樱子30g，侧柏叶10g，桑叶6g，60度白酒500ml。

④技法要点　配制剂型为药酒：以上中药研粗末，浸入白酒中1周后，过滤去渣，以药酒擦洗脱发局部，每日3~5次，连用1个月。组方技法：本方有养血收敛生发之功。方中炙首乌养血，金樱子、侧柏叶、桑叶收敛生发。

⑤处方3　旱莲草20g，75%酒精200ml。

⑥技法要点　配制剂型为药酒：将旱莲草洗净后放入锅内蒸20分钟，冷却，置入玻璃容器内，用75%酒精200ml，密闭浸泡2周。蘸取浸泡液外涂患处，每日6~10次，2周为1疗程，至起效后继续用药1~2周，以巩固疗效。组方技法：本方独取旱莲草有补肾生发之效。

（三）通用方法

1.磁疗法

（1）处方　脱发区。

（2）技法要点　将800~1500GS磁片按常规方法贴敷于患处，7日为1个疗程。

2.戳药法

（1）处方　鲜姜块。

（2）技法要点　为新鲜植物剂：将鲜姜块洗净，从一端用手掰断（切勿用刀切，因切面太光滑），用其断面在皮损处上下戳动，每次1~3分钟，每日3次。组方技法：本方有刺激生发之功。方中鲜姜的汁液有刺激生发之效，掰断的不平滑的断面在皮损处上下戳动，亦有一定的机械刺激作用。

3.耳针疗法

（1）处方　穴位：肺、肾、神门、交感、内分泌、脾。

（2）技法要点　针刺后留针30分钟，其间行针5~6次，2日1次，10次为1疗程。

4.梅花针疗法。

（1）处方　皮损区。

（2）技法要点　先用75%酒精在斑秃区常规消毒后，再用梅花针轻巧而均匀地扣刺皮损区，直至皮肤轻度发红，或少量渗血为宜，间日扣刺1次。

5.穴位注射法

（1）处方　①药液：无菌鸡胚组织液3ml；②穴位：取太阳膀胱经的肺俞及肾俞、魄户穴。

（2）技法要点　用受精鸡蛋在37℃温度下孵化11天（约260小时），在鸡胚长出毛之前将蛋放入冰箱保持2~4℃冷藏3~5天，使用前放入75%酒精浸泡30分钟后即可应用，无菌操作下打开蛋壳取出胚胎，放在消毒纱布内挤压滤出鸡胚组织液，取约3ml供注射治疗用，每个鸡胚供治疗一次用。将上药按穴位注射常规操作方法，选取上述穴位，每次1穴，交替使用，每月治疗1次，2~3次为1疗程。

6.按摩法。

（1）处方　穴位：风池。

（2）技法要点　医生用左手托住病人前额头部，用右手拇指、食指用力挤按风池部或颈背的皮下肌腱或皮下结节处，每日1次，每次重挤按1~2分钟，以患者感到酸痛，浑身发热，前额部出汗为度，可坚持1~2个月。

7.红光疗法

（1）处方　部位：皮损区。

（2）技法要点　应用红光治疗仪，照射灯距10~20cm，每次15~30min，7天为一疗程。治疗二疗程后判定疗效。

三、护理与注意事项要点

本病外治的关键是通过手法或药物使局部受到刺激，因此手法（摩擦、外戳等）要适度用力，但亦不能操之过急，要避免擦破头皮；药物的作用时间要足够长（如湿敷、浸洗等）。特别要注意坚持治疗，一般可数种方法交替使用，总疗程需坚持3个月。另外，解除患者精神负担，使其树立本病可以治愈的信心，对外治疗效的产生亦十分重要。

四、外治与内治的关系

本病应外治与内治相结合。内治之辨病证论治主要为：①血热生风证，治宜凉血熄风生发；②血瘀毛窍证，治宜通窍活血生发；③气血两虚证，治宜养血益气生发；④肝肾不足证，治宜滋补肝肾生发。

（段彦娟）

第二十六章 皮肤病中医外治学 8.31

第一节 皮肤病中医外治的辩证 1.87

一、体表辨证

（一）皮损辨证

1. 斑

（1）红斑 ①阳性红斑发病急，色鲜红，为热邪所致。其病位又有深浅之别：斑色鲜红且有浸润者，为血分郁热，如银屑病进行期，治宜凉血活血；斑色潮红而肿胀者，为气分热盛，若伴水疱或糜烂则兼有湿邪，如急性湿疹，治宜清热燥湿；鲜红斑而灼热疼痛者为毒热所致，如丹毒，治宜清热凉血解毒。若皮肤广泛潮红、水肿、浸润，伴发热者，为毒热入营，气血两燔，如红皮症，治宜清热解毒、凉血清营。斑色玫瑰红，上覆细屑，较快泛发于躯干，为血热内蕴，外感风邪，如玫瑰糠疹，治宜清热凉血，消风止痒。水肿性斑片色鲜红者，为血热夹湿复感毒邪，如多形红斑，治宜凉血除湿，清热解毒。红斑之边缘清晰隆起，且上有丘疱疹或水疱，辨证为湿、热、虫邪侵袭肌肤，如体癣等，治宜燥湿清热、杀虫止痒。②阴性红斑发病缓或由阳性者日久演变而成，色暗红或淡红。色暗红者为血瘀之征，皮疹暗红浸润肥厚脱屑者，为气血凝结肌肤失养，如静止期银屑病，治宜活血化瘀行气。色淡红者为血虚或余热未尽之征，前者如消退期银屑病，血虚肌肤失养，故皮疹色淡红，干燥脱屑，治宜养血润肤；后者如亚急性湿疹，余热兼蕴湿，故皮疹色淡红，轻度糜烂、结痂、脱屑，治宜燥湿清余热。红斑尚有由先天不足、脉络壅聚所致，如血管瘤；或由火热之毒，久炙肌肤引起，如火激红斑等。

（2）紫斑 ①阳性紫斑发病急，色紫红，多为血热迫血妄行而出血所致，如过敏性紫癜，治宜凉血止血；亦可由湿热阻络，气血瘀滞引起，如下肢结节性皮肤病，治宜清热燥湿，活血化瘀。②阴性紫斑发病缓，色暗紫而无光泽，多由中气不足，脾不统血引起，如血小板减少性紫癜，治宜健脾益气，养血止血；亦可为寒邪外束，寒凝血瘀所致，如冻疮，治宜温经散寒，活血通络。

（3）白斑 若斑色乳白，境界清或不清，且病程短，皮疹不断发展者，多为气血失和风邪袭腠所致，，治宜调和气血疏风。若斑色纯白，境界清楚，斑内毛发亦变白，病程长者，多为肝肾不足所致，治宜滋补肝肾。若点、片白褐相间，夏季及多汗区易发生的，则为风湿虫邪搏于肌肤所致，治宜燥湿疏风杀虫。前二者见于白癜风，后者见于花斑癣。

（4）黑斑 若斑色灰褐，多为肝郁气滞，郁久化火，灼伤阴血所致，同时可见肝郁之征，如黄褐斑，治宜疏肝解郁，养血滋阴。若斑色灰黑或暗黑，则为肾阴不足，水少火盛，火郁孙络，或由肾阳不足，水气上溢所致，同时可见阴虚证或阳虚证，如黑变病，治宜滋阴补肾或温补肾阳，活血化瘀。

2.丘疹　红色丘疹搔抓后有渗出者为湿热蕴蒸，如急性湿疹，治宜清热燥湿。红色丘疹搔抓后有点状出血者，为血热内蕴，如进行期银屑病，治宜凉血活血。红色丘疹上有脓头者为血热感毒，如毛囊炎，治宜凉血解毒。红色丘疹呈风团样，中心有水疱者为风热挟湿，如丘疹性荨麻疹，治宜疏散风热，除湿止痒。淡红色丘疹干燥角化、触之似棘刺者，为血虚肌肤失养，如毛发性红糠疹，治宜养血润肤软坚。淡红色丘疹群集，干燥脱屑者，可为脾虚湿盛，如异位性皮炎等，治宜健脾除湿。正常肤色丘疹表现为干燥、粗糙、顶端可分裂呈刺状者，为阴虚血燥，外感毒邪，如寻常疣等，治宜养血润燥解毒。扁平丘疹色紫红，剧烈瘙痒者，为风湿毒邪，蕴阻肌肤，如扁平苔藓，治宜祛风除湿解毒，或气血失和，外受毒邪，表现为褐色扁平丘疹者，如扁平疣等，治宜调和气血解毒。半球形丘疹可挤出豆腐渣状物质者，为蕴湿感毒，如传染性软疣等，治宜除湿解毒。半球形坚实丘疹者，为湿毒蕴结，如皮肤淀粉样变等，治宜除湿解毒，软坚散结。

3.水疱 多由湿邪引起。疱周有红晕者多属湿热，如带状疱疹，治宜清热燥湿。深在水疱多为脾虚蕴湿不化或寒湿，如汗疱疹，治宜健脾除湿。大疱若发病急骤，疱壁松弛，迅速扩展，属毒热炽盛，治宜清热解毒，凉血收敛；若疮面色红，糜烂渗出明显或有口舌糜烂，属血热湿盛，治宜凉血除湿；若疱壁紧张或结痂较厚，属湿蕴肌肤，治宜燥湿收干。以上见于天疱疮及类天疱疮。

4.脓疱　多由毒邪所致。疱周有红晕，脓液较多者属毒热，如脓疱疮，治宜清热解毒。红斑基础上群集性小脓疱，伴高烧等，辨证主要为毒热入于营血，如泛发性脓疱型银屑病，治宜凉血清营解毒。深在脓疱为湿毒蕴结，如掌跖脓疱病，治宜除湿解毒。

5.风团　多为风邪所致。常见于荨麻疹。红色风团属风热，治宜清热疏风。色绛红者兼有血热，治宜清热凉血疏风；色紫暗者兼有血瘀，治宜清热活血疏风；淡红色或白色风团属风寒或血虚生风，前者宜宣散风寒，后者宜养血熄风。亦有内中药毒，毒热入营，热极生风，发于肌肤者，其风团连成大片，色鲜红，伴高热，见于荨麻疹型药疹，治疗则宜清营凉血散风。

6.结节　多为有瘀滞。皮色鲜红而有核者为湿热所致气血凝滞，如结节性红斑等，治宜清热除湿，活血化瘀。皮色鲜红而顶有脓头者为毒热炽盛，血气壅涩，如疖与疖病等，治宜解毒凉血，散瘀止痛。皮色暗红而渐成硬块者为湿热感毒，气血凝滞，如头部乳头状皮炎，治清热除湿解毒，活血化瘀。皮色如常或紫红色而有核者为痰核流注或寒凝痰聚，如瘰疬性皮肤结核、硬红斑等，治宜化痰软坚或祛寒化痰。又有体内蕴湿，外感虫邪风毒，日久湿毒凝聚，表现为正常肤色或褐色坚硬半球状结节，见于结节性痒疹，治疗则宜除湿解毒，疏风软坚。又有气血不和，湿毒内蕴，表现为颜面黄红色半球型小结节，见于颜面播散性粟粒狼疮，治疗则宜除湿解毒，活血散结。

7.囊肿　多为湿邪留滞，如皮脂腺囊肿等，若染毒则内有脓液，为毒邪凝聚，治宜解毒，软坚透脓。若脓肿相连，根脚坚硬，迟不化脓，辨证主要为正虚毒结，如穿凿脓肿性头部毛囊炎及毛囊周围炎，治宜扶正托毒，透脓散结。

8.肿瘤　肿瘤为坚韧隆起，颜色淡红或黄红，辨证主要为气血瘀滞，凝结肌肤，见于瘢痕疙瘩，治宜活血化瘀，软坚散结。肿瘤形如菜花，色泽晦暗，日久不敛，辨证为正气亏损，毒蕴痰结，见于鳞状细胞癌，治宜扶正攻毒，化痰散结。

9.鳞屑　干性鳞屑多属燥症。若基底色红，则为血热风燥。若基底淡红，则为血虚风燥，均可见于毛发红糠疹，前者治宜凉血疏风润燥，后者治宜养血疏风润燥。油腻性鳞屑多属湿热，见于脂溢性皮炎，治宜清热燥湿。若基底为正常肤色，且鳞屑色灰褐者，则为阴血亏虚，肌肤失养，如鱼鳞病，治宜滋阴养血润肤。若急性皮肤病后期所见鳞屑，则为余热未清，如亚急性湿疹，治宜健脾除湿，清解余热。

10.糜烂　渗出多且糜烂面鲜红者属湿热俱盛，如急性皮炎，治宜清热燥湿。轻度渗出且糜烂面淡红者为脾虚湿盛，如异位性湿疹，治宜健脾除湿。糜烂面淋漓而烂或结脓痂者为湿热感毒，如脓疱疮，治宜清热燥湿解毒。糜烂面尚可由水中作业、汗水浸渍等引起，其发病部位为浸泡部位或皱襞处，如稻田皮炎或间擦疹，治宜燥湿为主，并应加强防护。

11.痂（皮）　浆痂色蜜黄，为湿热俱盛，如急性湿疹，治宜清热燥湿。脓痂色污黄，为毒热结聚，如脓疱疮，治宜清热解毒。血痂色紫黑，为热入营血，如变应性血管炎，治宜凉血清营。

12.抓痕　身起红色丘疹而抓痕累累，为血热风盛，如急性泛发性湿疹，治宜凉血疏风止痒。皮色正常有抓痕血痂，则为血虚生风，见于皮肤瘙痒证，治宜养血熄风止痒。

13.皲裂　浸润肥厚干燥之皮损发生皲裂多为血虚风燥所致，如皲裂性湿疹，治宜养血润肤熄风。冬季手足发生皲裂则为风寒外侵，见于手足皲裂症，治疗则宜祛风散寒润肤，并应加强防护。

14.苔藓样变　若轻度粗糙肥厚，正常肤色，为脾虚湿蕴，肌肤失养，如异位性皮炎，治宜健脾除湿润肤。若粗糙肥厚较明显，色灰褐则为血虚风燥，肌肤失养，如慢性神经性皮炎，治宜养血熄风润肤。若粗糙肥厚显著，色黑褐，则为阴虚风燥，肌肤失养，如慢性湿疹，治宜养阴熄风润肤。

15.瘢痕　瘢痕肥厚高起者为局部气血瘀滞，凝结于肌肤而成，如瘢痕疙瘩，治宜活血理气，化瘀软坚。瘢痕萎缩凹陷者为局部气血不畅，肌肤失于营养所致，治宜调和气血。

16.萎缩　多为肌肤不得气血荣养所致。可见于经络阻隔，气血凝滞而使局部失于营养，见于各种继发性萎缩，应积极治疗原发病；亦可由于肺、脾、肾不足而至肌肤失养，则见于各种特发性萎缩，治疗应以润肺健脾补肾、养气血为主。

17.溃疡　阳性溃疡：肉芽红活润泽，如石榴籽状，表示气血旺盛，疮口容易愈合。若疮底肉芽鲜红，周围红晕，分泌物黄色黏稠，自觉疼痛，则为毒热所致，如痈破溃后形成的溃疡，治宜清热解毒。阴性溃疡：若疮面肉芽灰暗，脓汁稀薄，多为寒湿所致，如结核性溃疡，治宜温阳散寒除湿。若疮面肉芽苍白，新肉生长缓慢，为气血不足，如慢性小腿溃疡，治宜养血益气，活血通络。若疮面肉芽水肿高起，形成胬肉，多属湿盛，治宜除湿平胬。

（二）部位辨证

1.上部或下部　人体上部（如头面、上肢）起疹，多为风热，亦可为湿热上蒸，如颜面丹毒及单纯疱疹等，前者治宜疏散风热，后者治宜清利湿热。人体下部（如臀部、阴部、下肢）起疹，多为湿浊或湿寒，亦可为湿热下注，如尖锐湿疣、下肢结节性疾患、阴囊湿疹等，分别治宜燥湿解毒、除湿祛寒、清利湿热等。

2.限局或泛发　局限性皮疹多为血瘀、湿聚、痰凝等，如硬红斑、瘢痕疙瘩等，治宜活血化瘀，除湿化痰。泛发性皮疹多为毒热入营，阴血不足或风盛等，如红皮证、药疹、慢性荨麻疹等，治宜凉血清营或养血滋阴熄风等。

3.暴露或皱褶部位　暴露部位发疹，应注意光毒、严寒等外界致病因素，如日光性皮炎及冻疮等，治宜防光或祛寒。皱褶部位发疹多为湿盛，摩擦或湿毒蕴结，如间擦疹、股癣、慢性良性家族性天疱疮等，治宜收湿润滑、除湿杀虫或除湿解毒。

4.部位的气血特点　臀部、小腿后部肌肉脂肪丰满，筋脉亦强盛，有些学者称之为"多气多血部位"，此部位皮疹虽可能较大，形成脓肿或结节；虽可能较深，但较少侵及骨膜。此种部位对作用剧烈的药物及疗法承受能力强。前额、胫前及耳郭等部位肌肉、脂肪少，筋脉亦柔弱，有些学者称之为"少气少血部位"，或称"皮下即骨"或"皮包骨"。此部位皮疹易成慢性，一旦破溃则较难愈合，且易伤及骨膜。此种部位对作用剧烈的药物和疗法耐受性差，用药时需特别谨慎。

5.挤压或摩擦部位　应注意久受挤压或摩擦可致皮肤气血凝结或枯滞，而发生圆锥形角质增生或淡黄色角质增生性斑块，前者如鸡眼，后者如胼胝。治宜活血化瘀，蚀肉软坚。

6.多汗部位　易蕴湿。如痱子表现为密集丘疹或丘疱疹，周围有红晕，辨证为湿热熏蒸，治宜除湿清热止痒。花斑癣表现为淡褐色斑，辨证为风、湿、虫邪侵袭肌肤，治宜燥湿疏风杀虫。

7.口腔部位　实证者常为心脾胃经有热，虚证者常为脾胃阴虚，如鹅口疮等，表现为乳白色的斑片，基底发红，治宜清心燥湿杀虫。

（三）六淫辨证

风、寒、暑、湿、燥、火，是四季气候变化中的六种表现，简称"六气"，如果出现太过或不及，或非其时而有其气的反常情况，就可能成为致病的因素，称为"六淫"。皮肤作为人体的第一道防线，在发挥其屏障作用的同时，也难以避免地会受到"六淫"的侵害，特别是"六淫"从外部对皮肤的直接损伤。所以"六淫"辨证，对准确认识皮肤病的病因和如何用外治法消除病因有着重要意义。

1.风证　好发于身体上部、露出部位或泛发全身，来急去快，游走不定，变化较多。皮疹多干燥，为风团、丘疹、脱屑、抓痕、皲裂或苔藓样变。自觉剧烈瘙痒。如荨麻疹、泛发性神经性皮炎等，治宜疏风为主。

外风又常与他邪相合致病，如风热、风寒或风湿等。风证有内外之别，内风则为血虚生风或热极生风所致。

2.热（火）证　好发于身体上部、露出部，亦可泛发全身。起病常较急，皮疹多红热灼痛，为红斑、紫癜、脓疱、糜烂，甚则肉腐成脓，自觉灼痒或痛痒，遇热加重，如过敏性紫癜、单纯疱疹等。治宜清热为主。

热邪有内外之别，而外热致病在皮肤科尤受重视，如日晒、光毒、高温作业、水火烫伤、放射线等。皮损表现为：潮红肿胀、水疱糜烂、灼热疼痛，如日光性皮炎、水火烫伤、放射线皮炎等，治疗中除清热外，亦应加安抚防护剂。另外，诸邪亦均可化火（热），如湿热、毒热等。

3.湿证　好发于身体下部与阴部，亦可泛发全身，病程缠绵，反复不愈，皮疹为水疱、水肿、糜烂、渗出或肿胀、肥厚、自觉瘙痒，如湿疹、臁疮、天疱疮等，治宜除湿为主。

湿邪有内外之分，而外湿致病在皮肤科尤受重视，如季节因素之长夏多湿，汗液浸渍；工作因素之水中作业，涉水淋雨；生活环境因素之居处潮湿等，在治疗中除祛湿外，亦应加强防护。

4.燥证　全身泛发，皮疹多干燥，可见脱屑、皲裂、苔藓化、抓痕或毛发干枯、无光泽等，自觉瘙痒。如老年性皮肤瘙痒症，治宜养阴润燥为主。

燥邪有内外之分，而外燥致病可直接影响体表，故在皮肤科辨证时尤应重视。外燥多见于秋令，故秋季燥证较多见。

5.寒证　好发于手足等暴露部位或泛发全身。皮疹多凉而不温，如肢端发绀，皮下硬结，手足冰凉，肤色苍白，常自觉疼痛，甚者疮口破后不易愈合。如雷诺病等，治宜温经通络。

寒邪有内外之分，外寒可直接作用于体表，故在皮肤科辨证时尤应重视，如天气大寒，未及时防护，可致冻疮。

6.暑证　发于夏季，暑性炎热，又因夏季多雨潮湿，热蒸湿动，故"暑多夹湿"。暑湿熏蒸皮肤，闭于毛窍，可生痱子；暑湿郁于皮肤，兼感毒邪，可发生暑疖等。

（四）自觉症状辨证

指患者主观感觉到的症状。瘙痒是皮肤病最有特点的自觉症状，此外还有疼痛和麻木等。应用外治法可能达到尽快缓解自觉症状的目的，其基础是辨证准确。

1.辨痒

（1）风痒　迅发速消，时作时休，流窜不定，遍及全身。皮疹多为风团或干性丘疹，脱屑及抓痕。如荨麻疹之瘙痒，治疗以疏风为主。因风为百病之长，故其常与其他因素相兼而致痒。实证如风寒痒、风热痒、风湿痒。虚证如气虚受风痒及阳虚受风痒等，辨证时应根据不同兼证具体分析。

（2）热痒　痒痛相间或觉灼痒，遇热加重。皮疹为潮红灼热，丘疹成片，搔破出血。如丘疹性湿疹，治宜清热疏风止痒。

（3）湿痒　病程缠绵，部位限局，多在下部。皮疹为水疱，糜烂、渗出，日久可见苔藓化等。如阴囊湿疹，治宜除湿止痒。

（4）燥痒　在秋冬之际，燥邪外侵；或老年人气血不足，肌肤失养。皮疹干燥、泛发、脱屑、皲裂、苔藓化，伴抓痕。如老年性皮肤瘙痒症，治宜润燥止痒。

（5）虫痒　有接触史，痒痛有匡，夜间尤甚，痒若虫行。皮疹为丘疹、水疱、抓痕或结节等。如疥疮，治宜杀虫止痒。

（6）虚痒　病程日久，昼轻夜甚，泛发全身。皮疹为干燥、脱屑、色素沉着，抓痕或肥厚角化，皲裂等。可为血虚生风或肝肾阴虚所致。如老年性皮肤瘙痒症，治宜养血熄风或滋阴润肤止痒。

（7）瘀痒　皮疹以暗红色坚实结节或丘疹为主，痒感发作时，需抓破皮疹致出血方可。多为顽湿或瘀血聚集所致。如结节性痒疹，治宜除湿破瘀止痒。

2.辨疼痛

（1）寒痛　得热则缓，遇冷加剧，皮疹苍白，或紫暗，局部发凉。如雷诺病，治宜温经活血。

(2) **热痛** 得冷则缓，遇热加剧，皮疹鲜红灼热。如红斑性肢痛病，治宜凉血通络。

(3) **血瘀疼痛** 有定处，皮疹多为结节，肿块，色可由红色渐转暗红或青紫。如结节性红斑，治宜活血化瘀止痛。

3.辨麻木　麻为血不运，木为气不行，故麻木为气血运行不畅所致。由浊恶之疠风引起者，见于麻风病。其他慢性肥厚、肿胀性皮肤病亦可有不同程度麻木感觉，则或由血虚风燥而发生气血不调，或由毒邪阻滞而致气血不运。

二、一般辨证

(一) 八纲辨证

八纲即阴、阳、表、里、寒、热、虚、实，其中阴阳两纲又是八纲的总纲，"阴"统括了里证、寒证、虚证，"阳"统括了表证、热证、实证。在皮肤病的中医辨证过程中，对于精神亢奋甚或烦躁谵语，发热口渴，面赤气粗，身热喜凉，便干溲赤；皮疹发生急骤，广泛，变化快，瘙痒剧烈；舌质红，苔黄燥，脉浮、洪、滑、数等症者，辨证多为阳证、表证、热证、实证。对于精神委顿，身冷畏寒，面色晦暗，语声低微，尿清便溏；皮疹发生较缓，限局，变化慢；舌质淡，苔白滑，脉沉、细、涩、迟等，辨证多为阴证、里证、寒证、虚证。以上是对全身症状进行的八纲辨证，而对皮肤病的中医外治来讲，对局部皮损进行的八纲辨证，特别是进行阳证和阴证的辨证，更具有特殊性和实用性。因为辨清了局部皮损的阴阳属性，就能够抓住疾病的本质，使治疗的主导方向明确，阳证和阴证不发生混淆，就可避免或减少原则性错误。举例如下。

1.从局部损害辨阴阳。

2.从皮损相对存在的形态特点辨阴阳根据表3-1之病势、病程及病灶分析，慢性瘘管当属阴证，急性湿疹当属阳证。但根据阴阳的无限可分性，二者又可再分阴阳：慢性瘘管可进一步区分为阴中之阴和阴中之阳；急性湿疹可进一步区分为阳中之阴和阳中之阳。

(二) 脏腑辨证

1.**肝胆湿热证**　发病急、皮疹在肝经部位或泛发。可见红斑、肿胀、丘疹、水疱、糜烂、渗出等，自觉灼热，瘙痒或疼痛。其他症为口苦咽干，胸胁胀满，小便短赤；舌质红，苔黄腻，脉弦数。可见于带状疱疹、急性皮炎、阴囊湿疹等。

2.**肝郁气滞证**　发病较缓，皮疹限局亦可泛发。可见结节、肿块、苔藓样变、色素沉着，自觉瘙痒或胀痛。其他症为抑郁多怒，胸闷不舒，妇女月经不调；舌苔薄白，脉弦。可见于黄褐斑、结节性红斑、神经性皮炎等。

3.**心肝血虚证**　发病较缓，皮疹泛发。可见皮肤粗糙肥厚或干燥脱屑，抓痕血痂，爪甲脆裂，毛发干枯脱落，自觉瘙痒或麻木。其他症为面色苍白或萎黄，心悸、眩晕、失眠多梦，妇女月经涩少；舌质淡红，脉沉细。见于皮肤瘙痒证，脱发等。

4.**心火炽盛证**　发病急，皮疹泛发。可见鲜红斑片，肿胀灼热，血疱、紫癜、口舌糜烂。其他症为面红目赤，心烦不眠，溲赤；舌尖红苔黄、脉数。严重时可有高热，谵妄等。可见于天疱疮、过敏性紫癜等。

5.**脾虚湿盛证**　发病缓，病程缠绵，常发于人体下部，亦可泛发全身。皮疹淡红或正常肤色，可见水疱、糜烂、渗出、结痂、肿胀。其他症为面色萎黄，腹胀纳呆，大便溏薄；舌胖色淡，苔白，脉缓。见于异位性皮炎、天疱疮、汗疱疹等。

6. 肺胃蕴热证　发于口鼻周围或颜面。可见潮红、丘疹、脓疱、结节等。其他证为口渴喜冷饮，口臭，善饥，便干，溲赤；舌红苔黄，脉滑数。可见于酒渣鼻、痤疮等。

7. 肾阳不足证　发病缓慢，皮疹广泛。可见灰黑色或棕褐色斑片或局部皮温降低，肢端苍白发凉等。其他症为面色苍白，精神萎靡，腰酸腿软，小便清长，大便溏薄；舌淡苔白，脉沉弱。可见于皮肤黑变病、雷诺病、系统性硬皮病等。

8. 肾阴不足证　发病缓慢，皮疹广泛。可见皮肤粗糙，干燥，黄褐或灰黑色斑片、双颧红斑等。其他症为五心烦热，失眠健忘，腰脊酸痛，盗汗遗精；舌质嫩红，脉细数。见于老年性皮肤瘙痒证、黄褐斑、系统性红斑狼疮等。

（三）气血辨证

1. 血瘀证　发病较缓，病位多限局、固定，偶可泛发。皮疹色暗红，青紫，可见斑片、斑块、肥厚、结节、肿瘤、瘢痕、瘀点、瘀斑，色素沉着，毛细血管扩张，静脉曲张等。自觉刺痛或钝痛，亦可感局部麻木。其他症可有面色晦暗，口唇青紫，舌暗有瘀点，脉涩。可见于血管瘤、色素性紫癜性苔藓样皮炎，静止期银屑病，坠积性皮炎，结节性红斑，瘢痕疙瘩、硬皮病等。

2. 血热证　《素问·皮部论》云："络脉盛色变"。营血运行于脉络之中，因受体内气分久蕴热毒的影响，充斥脉络而发为鲜红色斑片或鲜红色丘疹，且发生或发展迅速，可见于进行期银屑病。温病中的"血分病"则是邪热迫血妄行，营血溢于脉外，故外发斑疹，其色深紫，压之不褪色，同时可伴有吐血、便血等症状。

3. 血燥证　病程长，皮损色淡红，或干燥、肥厚、粗糙、脱屑、皲裂，可伴口干咽燥，大便干燥等。舌质淡或嫩红、苔少或干，脉沉细或弦细。可见于消退期银屑病、慢性神经性皮炎等。

4. 血虚证　发病较缓，病程较长，常泛发全身。皮疹色淡红或苍白，可见毛发脱落或干枯不荣，自觉瘙痒。其他症为头晕目眩、面色苍白或萎黄、手足发麻、女子月经量少，舌淡苔白，脉细弱。可见于老年性皮肤瘙痒症、慢性湿疹、鱼鳞病等。

5. 气滞证　发病较急，亦可较缓慢，病位定或不定，皮疹色暗红，灰黑或正常肤色，可见肿胀、斑片、斑块、结节、肿物或囊肿。自觉胀痛或串痛，可伴胸胁憋闷，脘腹胀满，舌质暗、脉弦。见于黄褐斑、黑变病、带状疱疹、瘰疬性皮肤结核等。

6. 气虚证　发病较缓，病程较长，可泛发全身。皮疹色淡或正常肤色，可见斑片，脱屑、皮下囊肿、皮肤萎缩或萎缩性瘢痕等。自觉麻木感或轻痒。其他症为语声低微，乏力自汗、舌淡苔白、脉软。见于剥脱性皮炎后期、斑状萎缩等。

（四）经络辨证

1. 经络与部位

（1）头顶　正中属督脉，两旁属膀胱经。头侧：三焦经、胆经。额：胃经。颧：胃经。颐：胃经。髭：胃经。颊：胃经。目：肝经。眼睑：脾经。鼻：肺经。耳内：肾经。耳部前后：胆经、三焦经。口：脾经。唇：胃经。舌：心经。咽：胃经。喉：肺经。颈部：正中属任脉，两侧属三焦经、胆经。项后：正中属督脉，两侧属膀胱经。缺盆：属任脉。

（2）胸部　肺经。胁部：肝胆经。肋部：胆经。乳部乳头：肝经；乳部乳房：胃经（女），肾经（男）；乳外：胆经。腋下：脾经、肝经。背部：正中属督脉，两侧属膀胱经。腹部：正中属任脉，两侧属脾经。脐部：小肠经。阴部：肝经。阴茎：肾经；阴囊：肝经；睾丸：肾经。尿道：小肠经。肛门：大肠经。

（3）上肢外侧　小肠经、三焦经、大肠经；上肢内侧：心经、肺经、心包经。下肢：下肢前、外、后侧：胃经、胆经、膀胱经；下肢内侧：脾经、肝经、肾经。手心：心包经。足心：肾经。

2.经络与气血

（1）多气多血之经　手阳明大肠经、足阳明胃经。

（2）多血少气之经　手太阳小肠经、足太阳膀胱经。手厥阴心包络经，足厥阴肝经。

（3）多气少血之经　手少阳三焦经，足少阳胆经。手少阴心经，足少阴肾经。手太阴肺经，足太阴脾经。

（五）卫气营血辨证

1.卫分证　皮疹可不明显，或有少量红斑等。主要表现为发热、微恶风寒、头痛、口微渴，苔薄白，脉浮数。主要见于有全身症状的皮肤病（如恶性大疱性多形红斑等）或有些皮肤病（如带状疱疹等）的前驱症状。

2.气分证　皮疹为潮红斑片，肿胀、丘疹、风团或有水疱、渗出等。可伴高热不恶寒，反恶热，大渴引饮，便干溲赤。舌质红、苔黄，脉弦滑有力。可见于红皮病型银屑病、药疹、大疱性皮肤病等。

3.营分证　皮疹为鲜红斑片，肿胀、大疱或脓疱等。可伴高热夜重，心烦不眠，口干反不甚渴。舌红绛，脉细数。可见于剥脱性皮炎、疱疹样脓疱病、药疹、大疱性皮肤病、系统性红斑狼疮等。

4.血分证　皮疹为绛红斑片、紫癜或血疱等。可伴高热，口不甚渴，谵语狂躁，吐血，便血等。舌质深绛，脉数。可见于过敏性紫癜、药疹、系统性红斑狼疮等。

(翟晓翔)

第二节　皮肤病中医外治的用法及其技法 3.53

一、皮损局部用法

（一）药物为主的局部用法

1.洗药法　洗药法是用液体药物洗涤皮损局部的治疗方法，是中医的传统外治方法之一。本法通过药液的洗涤之力，可以祛除秽物，洁净皮损。由于药液的较长时间浸泡，可软化角质，调理气血。依放入不同的药物又可有清热除湿、杀虫止痒、收涩固脱等功效。根据药液是否流动、作用是否持续、操作者的用力情况、药液温度及用药部位，洗药法又分为：淋洗法、荡洗法、擦洗法、浸洗法、浸泡法、熏洗法、坐浴法等数种。

（1）功效　祛除秽物，洁净皮损，软化角质，调理气血，杀虫止痒，收涩固脱。

（2）操作方法

①淋洗法　将药液装入带细眼的小喷壶内，淋洒于体表患处；亦可用8~10层纱布

蘸透药液，然后拧挤纱布使药液淋洒于体表患处；亦可用 1 个小盆装药液，缓缓将药液倾倒于体表患处。每次 10~15 分钟，每日 1~2 次。

②荡洗法　将药液吸进注射器中，然后注入孔窍、管腔、窦道、瘘管内，反复冲洗。每次 5~10 分钟，每日 1~2 次。

③擦洗法　将患处全部或部分浸入药液中，然后用麻布、毛刷或丝瓜络等浸透药液，反复搓擦皮损。用力轻柔者为轻擦洗，用力较重者为重擦洗。每次 15~30 分钟，每日 1~2 次。

④浸洗法　将患处全部浸入药液中，然后用软毛巾或棉垫浸透药液，反复轻轻蘸揉皮损。每次 30~60 分钟，每日 1~2 次。

⑤浸泡法　将患处全部浸入药液中，使皮损在药液中静置较长时间。每次 30~60 分钟或更长，每日 1~2 次。

⑥熏洗法　先用热药液的蒸汽熏患处，待药液温凉后再用其浸洗或浸泡患处。至药液变凉为止。每日 1~2 次。

⑦坐浴法　将适当药液置于盆中，嘱患者将肛门或阴部直接浸入其中进行洗疗。每次 15~30 分钟，每日 1~2 次。

（3）适应证

①淋洗法　各种感染性皮肤病，如脓疱疮、脓疖、脓癣、天疱疮继发感染、趾间糜烂型足癣、手足癣继发感染等。

②荡洗法　窦道、瘘管、坏疽性脓皮肤病等。

③擦洗法　慢性局限性瘙痒性皮肤病，如皮肤瘙痒症、慢性皮炎等。

④浸洗法　局限性浸渍性皮损，如汗疱型手足癣等。

⑤浸泡法　局限性角化性皮损，如角化过度型手足癣等。

⑥熏洗法　局限性浸润增生性皮损，如疥疮结节等。

⑦坐浴法　发生于某些特殊部位的皮损，如肛门湿疹、肛门瘙痒症、女阴瘙痒症等。

（4）注意事项

①药液应新鲜配制。

②药液温度要适宜，以防烫伤皮肤。

③淋洗法的药液淋洗后应随即流走，或下面另放置一容器盛接淋洗后的药液，然后倒掉。因为用淋洗法治疗的皮损均为有明显感染者，所以淋洗后的药液不能重复使用。

（5）技法要点

①洗药在煎煮时应将中药用纱布或白布包好再煮，这样药液中无药物残渣，便于清洁。

②每次煎煮的药液只能使用一次，用后务必将药液倒掉，并将用具清洗干净。切忌将用过的药液再次使用，以防继发感染。

③有些洗药煎煮一次药力尚未用完，可再煎煮一次，遇此种情况应在第一次煎煮完毕后即将煮过的药袋捞出并放在阴凉、干燥处，待下次再煎煮。

2.湿敷法　湿敷法是用敷料浸吸药液敷于皮损上，以达治疗目的的一种外治法。本法可按药液温度分为冷湿敷和热湿敷；按是否包扎分为开放性和闭锁性湿敷；按操作是否持续分为间歇性和持续性湿敷。本法利用冷或热的物理作用，影响末梢血管、淋巴管的舒缩性,改善局部体液循环,从而达到抑制渗出、止痒、止痛及促进浸润吸收的作用;覆盖的湿润敷料可软化痂皮,吸收各种分泌物,隔绝外界刺激,因而有保护及清洁作用。湿敷的液体可使角质细胞膨胀,因而有利于药物吸收。

(1) 功效　抑制渗出,清洁保护,止痒止痛,促进吸收。

(2) 操作方法

1) 基本操作　用 6~8 层纱布(可预先制成湿敷垫备用)浸入新鲜配制的药液中,待吸透药液后,用大镊子取出,拧至不滴水为度,随即敷于患处,务使其与皮损紧密接触。

2) 分类特点

①冷湿敷　所用药液不加热,以手试之有"凉"感,一般约 10℃左右。

②热湿敷　所用药液需加热,以手试之有"热"感,一般约 40~50℃。

③开放性湿敷　皮损覆盖湿敷垫后不包扎,而且更换敷料,即每隔 5~10 分钟取下湿敷垫,再浸入药液中,重复基本操作。

④闭锁性湿敷　皮损覆盖湿敷垫后,其外再加盖油纸或塑料布等,并以绷带加压固定。

⑤间歇性湿敷　每湿敷 2~3 小时,间隔 1~2 小时,每日 3~4 次,间隔期间及临睡前患处外涂油膏等。

⑥持续性湿敷　日夜不停地进行湿敷。

(3) 适应证

1) 急性潮红、肿胀、糜烂、渗出性皮肤病,如急性皮炎、急性湿疹等(主要用开放性冷湿敷,亦可试用闭锁性热湿敷)

2) 亚急性皮肤炎症仍有轻度糜烂、少量渗液者,如亚急性湿疹等(可用闭锁性热湿敷)。

(4) 注意事项

1) 每次湿敷的溶液必须新鲜配制。

2) 湿敷的面积必须与皮损相等,切忌敷于正常皮肤上。

3) 湿敷材料必须密切接触皮损面,尤其在耳后、颜面、肛围、外阴、指趾间等部位应特别注意。

4) 湿敷面积不应超过全身总面积的 1/3。

5) 湿敷面积较大时,要注意保温,防止感冒等,尤其对老人、小儿及颈、胸等部位更应注意。在冬季、颈胸等部位最好不用冷湿敷(若必须用时,要特别注意保温)。

6) 湿敷垫不能向下渗水,但亦不可过干。

7) 颜面湿敷时,要防止药液流入眼、耳、鼻、口中。

8) 颈、胸、腹部湿敷时,要防止药液浸湿床单,衣背等。

9) 某些药液大面积湿敷时,要警惕吸收中毒。

10) 热湿敷之温度不可过高,以免引起烫伤。

11) 开放性湿敷应定期更换敷料,即将敷料取下,重新浸入药液中,不宜直接往敷料上滴水。

12) 湿敷时应掌握无菌操作原则。如用大镊子夹持湿敷垫,湿敷完毕后,应将湿敷垫煮沸消毒，以备下次再用。

13）亚急性皮肤炎有血运不良时，不宜用冷湿敷。

（5）技法要点

1）为使湿敷材料密切接触皮损面，可预先制成不同形状及大小的湿敷垫。如用于面部者可在适当部位剪出孔洞，以便露出眼、鼻及口。用于耳部者则要求面积较小，包裹耳郭即可。

2）为防止药液流入眼、鼻、耳、口中，湿敷垫不能向下滴水，眼上方及耳道内可放置干棉球。

3）为防止药液浸湿衣被，湿敷垫不能向下滴水，患者身下可铺塑料布等。

4）冷湿敷时为保持敷料低温，可在其上放置冰袋；热湿敷时为了使敷料保温，可在其上放置热水袋。

5）为预防热湿敷可能引起的烫伤，可在皮损周围涂一层凡士林，皮损上盖一块干纱布。

6）开放性湿敷的敷料更换时间应灵活掌握，一般炎症渗出多或天气热时宜勤换。

7）闭锁性湿敷的湿敷垫上所盖之油纸应大于湿敷垫，油纸上可扎小孔。

8）闭锁性湿敷如果湿敷垫干燥在皮损上不易揭取时，可用药液将湿敷垫浸湿后慢慢取下，不可强行揭取。

9）湿敷材料可灵活选取，如无湿敷垫也无纱布时，可用厚度相当的若干层白布、毛巾、手帕、口罩等代替。

3.撒药法　撒药法是将药物制成细粉，撒于患处的治疗方法。根据药粉接触皮损的情况，本法可分为直接法和间接法。

（1）直接法　直接法是将药粉直接轻轻扑撒于皮损表面，由于扑撒时患处受力轻微，极少刺激，撒在皮损上的细小颗粒又有安抚、收敛及散热作用，故适用于基本无渗出的急性炎症，或用于扑撒爽身粉、防护粉等。

（2）间接法间接法是先在皮损上外涂药膏、药油或蜜水等，然后再将药粉撒在这些药物之上。间接法的功效有三：①利用药粉颗粒的隔离及润滑作用保护药膏，减轻衣被等对其的黏附；②当薄涂药膏，较用力厚朴药粉时，可使部分药粉混入药膏中，而起到类似糊膏的效用；③利用药膏、药油或蜜水等的粘腻作用，可加强药粉的固着。

（3）功效　安抚收敛，散热止痒，包护药膏，固着粉剂。

（4）操作方法

1）直接撒药法　用棉球、粉扑、毛笔、纱布沾药粉或用孔盒、纱布袋装药粉，轻轻在皮损上方均匀扑撒，亦可将药粉装在喷瓶内，在皮损上方均匀喷撒。

2）间接撒药法根据治疗需要，先在皮损上涂适当厚度的药膏或药油、蜜水等，然后再在这些药物上面扑撒药粉。

（5）适应证

1）直接法　急性皮炎早期、浸渍糜烂型手足癣、爽身、防护。

2）间接法　亚急性皮肤病、慢性皮肤病。

（6）注意事项

1）糜烂、渗出皮损忌用。

2）毛发部位忌用。

（7）技法要点

直接撒药法：

1）量较少或临时配制的药粉，多用棉球、纱布、粉扑、毛笔沾药撒扑。

2）量较大或固定处方的药粉，多用孔盒、纱布袋或喷瓶装药后扑撒。

3）为减轻刺激及增加蘸取药粉的面积，棉球及纱布要经拉扯使尽量松软。毛笔要剪去尖，并揉捻松散。

间接撒药法：

1）以保护药膏为目的时，应选用作用缓和的粉剂，如滑石粉等，用力宜轻。

2）以治疗亚急性皮肤病为目的时，药膏宜薄，药粉宜厚，特别注意扑药粉时适当用力，以使药粉颗粒进入药膏中，达到类似糊膏而起一定吸收分泌物的作用。

3）以治疗慢性皮肤病为目的时，药膏易薄，药粉应选用作用较强者。

4）所用蜜水要注意黏度适当，一般可用原蜜加等量的水。

4.涂药法　涂药法是用适当器具（如棉签、纱布块、棉球或小毛刷等）蘸取药液（水溶液剂、药油、药酒、药醋等）、软青、药糊、乳剂、或混悬剂等，均匀搽于患处的治疗方法。本法适用于多种剂型，是皮肤科最基本的外用法之一。

（1）功效　根据所用药物之不同，分别可有清凉止痒，祛风杀虫，润肤去痂，软坚散结等作用。

（2）操作方法

1）药液类涂药法　用棉签、棉球或小毛刷蘸取适量药液，搽于患处。每日2~3次。

2）软膏类涂药法　用棉签、纱布块或手指洗净后，蘸取适量软膏等，均匀薄搽于患处，不用覆盖。每日1~2次。

3）洗剂涂药法　先将药物充分摇匀，即刻用小毛刷蘸取药物搽于患处。每日2~3次

（3）适应证　本法可用于多种药物，故适应证广泛。如急性、亚急性或慢性皮肤病均可选用。

（4）注意事项

1）皮损处应涂满药物。

2）应避免将药物涂至正常皮肤面。

3）随时注意药物的过敏反应，一旦发生过敏，应及时停药。

4）大面积涂洗剂时，要注意预防感冒。

5）某些药物（如汞、砷制剂等）大面积涂用时，应注意防止吸收中毒。

（5）技法要点

1）涂药液类时，每次用棉签等蘸取药液的量不可过多（切忌药液从棉签上滴落），应视皮损大小分数次涂搽，这样就不会有多余药液流到健康皮肤处。

2）涂软膏类时，①一般作用较缓和的大多数软膏、乳剂、药糊等，可用手指涂药，但涂药前后要注意洗手。②凡有毒性、刺激性或腐蚀性的药物应避免用手涂药，此时最好用止血钳（或镊子）夹持6~8层小纱布块蘸药外涂。③涂药时要适当用力揉动，以促软膏类渗透。

3）涂洗剂时，每次蘸药前均应充分摇动，以使药物混匀。

4）涂药时要按一定顺序，这样可避免遗漏部位。

5）为防止某些药物（如汞、砷制剂）的吸收中毒，对大面积皮损涂药时，可采取两种药物隔日轮换使用或身体上下部轮换用药的方法。

5.戳药法　戳药法是用新鲜植物药或其他物体蘸取药粉、药水、药醋或药糊后在患处垂直方向适当用力，快速、反复上下戳动，以达治疗目的的方法。本法可使患处受到一定震动而起到止痒或刺激作用。因为是垂直方向用力，故对患处的损伤较小（与横向用力地搔抓比较），同时借助戳动时产生的压力，也有利于药物的渗透吸收。

根据所用物体硬度的不同，本法可分为软戳药法和硬戳药法两种。前者所用物体较软，如新鲜植物或麻布、丝瓜瓤等，适用于急性过敏性皮肤病早期而瘙痒剧烈者或慢性皮炎湿疹轻度肥厚者。后者所用物体较硬，如牙签、竹签、藤条、冰糖块等，适用于慢性肥厚性角化瘙痒性皮损。

（1）功效　振动止痒，促进吸收。

（2）操作方法

1）软戳药法　用鲜药或其他多汁植物（如鲜芦荟、鲜龙葵、鲜马齿苋、鲜仙人掌、鲜地黄、鲜莴笋、鲜姜等）之断面或将其捣烂布包，蘸取药粉后于垂直方向在患处上下戳动，或用麻布、丝瓜瓤蘸取药酒、药糊后于垂直方向在患处上下戳动。以止痒为度。每日2~3次。

2）硬戳药法　用牙签、竹签、藤条（制成刷状）、冰糖块蘸取药酒、药醋或药糊后，垂直用力上下戳于患处。每日2~3次。

（3）适应证

1）软戳药法　急性皮炎早期无糜烂、渗出且瘙痒剧烈者，慢性皮炎轻度肥厚者，斑秃等。

2）硬戳药法　慢性肥厚角化性皮肤病，如痒疹、结节性痒疹、皮肤淀粉样变、慢性湿疹、慢性神经性皮炎、扁平苔藓等。

（4）注意事项

1）糜烂、渗出皮损忌用。

2）硬戳药法忌用于急性皮肤炎症。

（5）技法要点

1）软戳药法　①所用鲜药及其他植物要求汁液较多，有一定清凉解毒止痒作用且本身无刺激性者。临床上可按季节不同而灵活取材，常用者主要有鲜芦荟（四季）、鲜马齿苋（夏、秋）、鲜白菜帮（冬、春）、鲜地黄（秋、初冬）、鲜龙葵（夏、秋）、鲜菊花（秋）、鲜仙人掌（四季）、鲜豆芽菜（四季），以及鲜姜、鲜莴笋、鲜黄瓜等。②新鲜植物需根（或茎、叶）粗厚者才可使用断面，如鲜芦荟、鲜仙人掌、鲜莴笋、鲜黄瓜等。为了增加蘸取的药量及戳时的力度，不要用刀切取（因断面太光滑）而应用手掰（因断面较粗糙），而且应从远端掰起，当汁液明显减少，再向近端不断掰取新的断面。③新鲜植物捣烂时，一般先切成较大的块，然后用一层纱布包裹，其体积视皮损面积而定。待汁液明显减少时，再另包取新药。④麻布（可用洗净的旧棉布代替），及丝瓜瓤用于蘸取药液或药糊（不宜蘸药粉），其适应证为慢性皮炎轻度肥厚者，不用于急性皮炎。

2）硬戳药法　①牙签、竹签要把最尖端掰掉再蘸药，适用于面积较小的肥厚角化皮损。②藤条要把顶端砸成刷状，再蘸药。适用于面积较大的肥厚角化皮损。③硬戳药法一般每戳一次即需蘸取药物一次。

6.点药法　点药法是用牙签、玻璃棒等用具蘸取或挑取少量药膏、药液等，点涂于患处的治疗方法。其主要目的是将具刺激性或腐蚀性的药物准确涂于较小皮损上（其体积一般不超过蚕豆大小）。

（1）功效　蚀肉化疣，刺激止痒。

（2）操作方法

用牙签、竹签、筷子、玻璃棒之一端蘸取药液或挑取少量药膏（每次不超过粟粒大小），然后点于患处。如此反复操作，直至患处点满药物为止，每日1次。若药物腐蚀性或刺激性大，则应先将周围正常皮肤用橡皮膏等粘贴保护。

（3）适应证　疣、鸡眼、痣、结节性痒疹等角化增殖性皮肤病等。

（4）注意事项

1）点药时位置一定要准确，避免伤及正常皮肤。

2）点药后需密切观察局部反应，有严重过敏者及时停用。

（5）技法要点

1）患者必须取舒适体位。

2）本法操作要求稳、准且快。

3）应先仔细观察皮疹大小，做到用药多少心中有数。

7.滴药法　滴药法是把膏药融化呈油状，趁热滴于患处，或将新鲜植物的汁液滴于患处的治疗方法。前者之药油温度很高（可达110~115℃），可产生强烈刺激，使患处充血甚至发疱。后者之汁液则有一定毒性、刺激性或腐蚀性。

（1）功效　软坚蚀肉，充血发疱。

（2）操作方法

1）膏药热滴法　用胶布保护正常皮肤，将烤融之膏药油准确滴于皮损上，直至布满为止。每周1~2次。

2）滴液汁法　用胶布保护正常皮肤，将新鲜植物的果实或茎切开，流出的汁液对准患处滴上，直至布满为止，任其自然干涸结痂。每周2~3次。

（3）适应证　寻常疣、跖疣、鸡眼、胼胝、甲癣等。

（4）注意事项

1）膏药热滴法之药油温度很高，刚接触患处时可能产生短暂疼痛（尤其是治疗甲癣时），故在治疗前要向患者讲明，使其有精神准备。

2）滴汁液法之药液多溶于水，故治疗期间患处避免用水洗，否则药物不宜保留。

（5）技法要点

1）本法操作要求稳、准且快。

2）本法的关键在于皮损处一定要垂直在所滴药物的正下方，为此，治疗前使患处于适当体位至关重要。

8.注药法　注药法是将药液注入瘘管、窦道、囊腔或管腔内的治疗方法。本法利用液体的易流动性，可使药物深达管腔的各个部位。特别是当窦道弯曲或多分枝时，更显示出此法的优越性。

（1）功效　使药深达，化腐生肌。

（2）操作方法　患者选定适当体位以使注入口在最高处，用注射器吸入药液，缓缓向窦道口注入，直至药液充满管腔为止。然后外敷油纱条，绷带包扎或外贴膏药。每日1~2次。治疗念珠菌性阴道炎时，患者取膀胱结石位，先用稀释液冲洗外阴，窥器暴露阴道与宫颈，将稀释液灌满阴道，用棉签充分洗擦阴道及穹窿部后倾倒阴道内液。再三灌洗，如此3次。

（3）适应证　顽固性、复杂性瘘管、窦道，念珠菌性阴道炎等。

（4）注意事项

1）注药时外口一定要在最高处。

2）注药后患处应静止至少半小时。

（5）技法要点

1）应选定好外口位置，保证其在最高处。

2）注药速度一定要缓慢，以防药液从外口溢出。

9.薄贴法　薄贴法是把膏药外贴患处以治疗疾病的方法。本法借助膏药的黏附性，对患处形成显著封闭作用，可软化角质及促进药物透皮吸收，也能保护疮面避免外来刺激及固定患处，使之得到休息，并加快皲裂愈合。本法利用膏药使用前的加温软化之热量，可使患处得到较长时间热疗，因而可以改善局部血液循环，加速皮肤浸润及结节的吸收。

（1）功效　软化角质，护肤愈裂，消肿软坚，促进吸收。

（2）操作方法　将膏药稍加烘热微溶，并根据患处大小进行剪裁，然后趁热粘贴于皮损上。一般3~7天换药一次。

（3）适应证

1）局限性、孤立性、角化性皮肤病，如鸡眼、胼胝、跖疣等。

2）慢性局限性、浸润肥厚性皮肤病，如扁平苔藓、皮肤淀粉样变、慢性神经性皮炎等。

3）疖肿（初起、已成、溃后）。

4）皲裂性皮损，如手足皲裂等。

（4）注意事项

1）糜烂渗出皮损忌用。

2）膏药要摊平，使密切接触皮损面。

3）膏药大小要合适，勿使接触正常皮肤。

4）贴膏药后，如果患处瘙痒，应取下看有无皮肤反应，若轻度反应（局部略红）可在膏药上扎孔，以增加透气性；若有明显反应（潮红、丘疹、水疱等）则应停用。

（5）技法要点

1）膏药烘热时温度要适当，过热则易烫伤皮肤，过低则不易贴敷，一般可掌握在46~55℃之间。

2）膏药之厚度及更换时间应灵活掌握。一般已溃的皮损宜用较薄的膏药且勤换（每

1~3日换1次），未溃的皮损宜用较厚的膏药且少换（每5~7日换1次）。

3）为增加膏药的厚度，可将两块膏药重叠在一起，烘热后外敷。

10.敷贴法　敷贴法是将药膏、药糊、糊膏等厚涂，然后用敷料加以固定覆盖的治疗方法。本法由于涂药较厚且用敷料固定，故对患处形成显著封闭作用，因而有利于药物的吸收。所用敷料又有固定及保护药物的作用。

（1）功效　促进吸收，固定药物。

（2）操作方法

1）皮损涂药法　先将药物厚涂于皮损处，然后再把敷料覆盖在皮损上，胶布粘贴或纱布包扎，每日1次。此法适用于患处无明显分泌物时。

2）敷料涂药法　先将药物厚涂于敷料，然后再覆盖于皮损上，胶布粘贴或纱布包扎，每日1次。此法适用于患处有分泌物时。

（3）适应证

1）感染性皮肤病，如痈、疖、丹毒等。

2）结节性皮肤病，如结节性红斑、硬红斑等。

3）慢性肥厚浸润增生性皮肤病，如神经性皮炎等。

4）亚急性皮肤炎症，如亚急性湿疹外涂糊膏时。

（4）注意事项　糜烂、渗出明显之皮损慎用。

（5）技法要点　糊膏的敷贴应灵活运用上述两种操作方法。糊膏适用于亚急性皮损：当皮损偏于慢性，表现为丘疹、脱屑及轻度增厚时，可用皮损涂药法；当皮损偏于急性，表现为少量渗液时，若仍用皮损涂药法，则较硬的糊膏很难涂在皮损处，此时若用敷料涂药法则很方便。

11.热熨法　热熨法是把药物加热后敷于患处，或药物敷于患处后其上再放适当热源（如热水袋等）加以热熨的治疗方法。本法凭借温热之力，一方面可温经散寒，活血化瘀，另一方面可使药性透达，作用深入。因此，本法适用于风、寒、湿邪所致的多种慢性顽固性皮肤病。

（1）功效　温经散寒，活血化瘀，透达药性。

（2）操作方法

1）药物加热法　依病情选用适当药物，切成细末或捣烂，用炒、蒸或煮等多种办法将其加热，然后装入布袋内，乘热敷于患处。每次1小时，每日2次。

2）热源覆盖法　依病情选用适当药物，切成细末或捣烂（加热或不加热），装入布袋内敷于患处，然后其上再放热水袋（或热熨斗、热水玻璃瓶等），每次1小时，每日2次。

（3）适应证

1）与寒冷有关的皮肤病，如冻疮、多形红斑（寒湿型）等。

2）慢性浸润性、硬化性、结节性皮肤病，如局限性硬皮病、硬红斑、皮肤淀粉样变、慢性皮炎等。

（4）注意事项

1）急性炎症性皮肤病忌用。

2）糜烂、渗出皮损忌用。

3）熨物温度不可过高，熨包不可破漏，以免引起烫伤。

（5）技法要点

1）用药物加热法时，为保持药袋的热度，一般可做两个药袋。一个外敷患处时，另一个加热，如此循环使用。

2）用热源覆盖法时，热源可根据条件灵活选用。除上述热水袋、热熨斗、热水玻璃瓶以外，还可用热砖头、热茶壶等。

12.烘药法　烘药法是在患处涂药后，再用适当热源加以热烘的治疗方法。由于热力作用，可使患处气血流畅，腠理开疏，药力渗透增加，止痒作用加强，因而可达到活血化瘀以消除皮损之浸润肥厚的目的。

（1）功效　疏通气血，开疏腠理，渗透药物，安抚止痒。

（2）操作方法　根据不同皮肤病，选用适宜药膏均匀薄涂患处。然后用电吹风（或炉火、炭火等）烘烤，距离以患者感觉温热且舒适为度。每次15分钟，每日1次，10~15次为1疗程。

（3）适应证　慢性肥厚、浸润性皮肤病，如慢性湿疹、皮肤淀粉样变、银屑病静止期等。

（4）注意事项

1）急性皮肤病忌用。

2）糜烂渗出性皮损忌用。

（5）技法要点

1）本法所用热源可灵活选取，除电吹风及火炉外，尚可用白炽灯（100W）、太阳灯（用300~1000W白炽灯装入反射器材中）或红外线灯等。

2）热源距皮损的距离应依皮损肥厚程度及热源温度灵活掌握，主要以患者感到温热且舒适为度，特别注意防止烫伤。一般可从远距离开始，逐渐缩短距离以增加热量。

3）患者若出现头晕、心慌等症状时应停止治疗。

13.熏药疗法　熏药疗法是使熏药（多用药卷、也可用药粉、药饼、药丸等）缓慢地进行不全燃烧，利用其所产生的烟雾熏治皮损的方法。本法的温热作用可疏通气血，温经回阳，药烟的烟油可杀虫止痒，润肤软坚。

（1）功效　疏通气血，润肤软坚，杀虫止痒，温经回阳。

（2）操作方法

1）熏药卷法　将药卷一端点燃，用其所产生的药烟对准皮损面，距离一般以患者感觉温热而舒服为度（约15cm左右）。每次15~30分钟，每日1次。熏毕，需用干砖头将燃端压灭。

2）其他熏药法　用小钵装炭火，将药饼、药丸或药粉等置其上，待产烟后，对准皮损部位熏之。每次15~30分钟，每日1次。

（3）适应证

1）慢性肥厚浸润性皮肤病，如慢性皮炎、皮肤淀粉样变、结节性痒疹、银屑病静止期等。

2）瘙痒性皮肤病，如皮肤瘙痒症等。

3）顽固性瘘管、顽固性溃疡等。

（4）注意事项

1）急性炎症性皮肤病忌用。

2）严重高血压、孕妇和体质虚弱者慎用或禁用。

3）熏药后，必须将熏药熄灭，以防引起火灾。

（5）技法要点

1）为使药烟充分作用于患处，可用铁漏斗或厚纸筒把熏药罩住，使烟从漏斗或纸筒口冒出，并直接对准患处。

2）皮损越粗糙肥厚、熏药距离应越近，这样可增加疗效，但亦应避免发生烫伤，其方法是随时观察患者反应，以患处感觉温热且舒适为度，不能有疼痛感。一般不应超过50~70℃，以免引起烧伤。

3）熏完后，皮损表面多有一层烟油，不要将其擦掉，这些烟油保持越久，作用越好。

（6）熏药的组成及制法

1）癣症熏药方　苍术、黄檗、苦参、防风各9g，大风子、白鲜皮各30g，松香、鹤虱草各12g，五倍子15g。

制法：共研粗末，用较厚草纸卷药末成纸卷备用。

2）子油熏药方　大风子、地肤子、蓖麻子、蛇床子、祁艾各30g，苏子、苦杏仁各15g，银杏、苦参子各12g。

制法：同上。

3）回阳熏药　肉桂、炮姜、人参芦、川芎、当归各9g，白芥子、祁艾各30g，白蔹、黄苗各15g。

制法：同上。

14.按摩法　按摩法是用手蘸取药物（药膏、药油或药酒等），然后在患处进行按摩的治疗方法。按摩法可调和气血，温经通络，软坚散瘀，消肿止痛，同时也有利于药力的渗入。

（1）功效　调和气血，温经通络，软坚散结，渗透药物。

（2）操作方法　用指腹、掌根或掌心蘸取适量药物，放在皮损部位，然后在腕关节连同前臂的带动下，做环形或半环形的持续连贯有节奏的摩抚动作，每次10~15分钟，每日1~2次。亦可先在患处涂药后，再用手揉搓。

（3）适应证　结节性红斑、硬红斑、皮肌炎、硬皮病、雷诺病等。

（4）技法要点

1）按摩时手部要紧贴皮损。

2）按摩时向下的压力要小于环旋移动的力量。

3）手蘸药物每次不宜过多。

15.摩擦法　摩擦法是用某些植物的断面，粗麻布或其他物品直接或蘸取药粉、药液后，在患处横向加力，来回摩擦以治疗疾病的方法。本法由于是横向用力，故对局部刺激较大，可使患处明显充血，因而有利于药物的渗透及吸收；可使患处微痛，因而可止剧痒；甚至可使患处红肿、渗出直至使慢性皮肤病激惹成急性。

根据摩擦时加力的程度，本法可分为轻摩擦法和重摩擦法。前者适当用力，以造成局部充血为度，主要为了促进药物的局部吸收；后者大力加压，可使患部产生剧烈的刺激甚至形成激惹。

（1）功效　充血活血，促进吸收，刺激止痒，激惹顽癣。

（2）操作方法

1）轻摩擦法　用某些新鲜植物的断面，蘸取药粉后，在患处稍加压力来回摩擦，以局部充血为度，每日 2~3 次。

2）重摩擦法　用粗麻布或厚棉布蘸药粉后，或用粗麻布先浸药液再蘸药粉后，用大力在患处加压摩擦，以不痒微痛、微红、微肿及微渗出为度，需要时也可令发生激惹。隔日 1 次，3 次为 1 疗程。

（3）适应证

1）轻摩擦法斑秃、白癜风等。

2）重摩擦法扁平疣、慢性湿疹、慢性神经性皮炎等。

（4）注意事项

1）急性皮肤炎症忌用。

2）糜烂、渗出皮损忌用。

3）已发生激惹者停用。

（5）技法要点

1）新鲜植物的断面不要用刀切（因切面太光滑，摩擦时刺激性较小），而要用手掰（断面较粗植，摩擦时可加强刺激）。

2）用重刺激法治疗扁平疣时，以患处微痛不擦破皮肤为度，以疣体红肿疗效较好。

3）重刺激法所蘸药液或药粉均应有一定刺激性，如醋制剂等。

16.搓药法　搓药法是把搓药丸放在皮损处或穴位上，稍加力滚动搓擦的治疗方法。本法通过持续加压可使搓药丸内的药物不断缓慢释放，同时对穴位或患处产生轻柔的压迫及刺激作用，因而有利于药物的透入，并通过经络作用，而起到调整人体生理功能平衡的作用。

（1）功效　渗透药物，软坚润肤，安抚止痒，疏通经络。

（2）操作方法

1）合掌搓法　将搓药丸放到左右手掌心之间，然后稍用力合掌滚动搓之，至仅余药物残渣为止。每日 2~3 次，2 周为 1 疗程。

2）膻中穴搓法　以手心托搓药丸对准膻中穴，然后稍用力，滚动搓之，至仅余药物残渣为止。每日 1 次，2 周为 1 疗程。

3）皮损搓法　将搓药丸放到皮损上。用手掌压住，然后稍用力滚动搓擦，要均匀搓遍皮损，至余留药物残渣为止。每日 1 次，2 周为 1 疗程。

（3）适应证

1）局限性慢性肥厚、浸润性皮肤病，如慢性皮炎、银屑病、皮肤淀粉样变等。

2）顽固瘙痒性皮肤病，如皮肤瘙痒症等。

（4）注意事项

1）急性皮肤炎症忌用。

2）糜烂、渗出皮损忌用。

3）搓药时不能用力过猛，以防把皮肤搓破。

4）对汞过敏者忌用含汞之搓药。

5）治疗完毕及时洗手。

（5）技法要点

1）搓药时手掌用力要轻巧、均匀，以药物在手掌处滚动为主。

2）搓皮损时，要按一定顺序，不使有遗漏之部位。

17.发疱法　发疱法是指把有发疱作用的药物敷贴于穴位或某一特定点使皮肤发疱的外治法。通过发疱作用，可使局部毛细血管扩张，血流增加，促进药物吸收；并可通过刺激经络，而调节脏腑功能；还能引起局部组织坏死，因而可蚀肉软坚。

（1）功效　通经活络，活血充血，剥蚀软坚，调节脏腑。

（2）操作方法

1）找准穴位或特定点常规消毒，以龙胆紫溶液点记。

2）剪一小块胶布，其中间剪一小孔，贴于选定的穴位或特定点，小孔正对点记处。

3）将发疱之药物置孔中，其上用较大的胶布覆盖贴紧固定。

4）夏天约 2~5 小时发疱；冬天约 4~8 小时发疱。一般水疱不必挑破，可任其自然吸收，较大水疱可用消毒针头刺破，流出黄水，涂以龙胆紫液，用无菌敷料覆盖即可。

（3）适应证　局限性肥厚角化性皮肤病，如疣、鸡眼、结节性痒疹等。

（4）注意事项

1）颜面部不宜使用发疱法。

2）发疱药物有腐蚀性和刺激性，必须敷到应发疱的部位并予以包扎，以防药物流失而损伤其他部位皮肤。

3）要注意清洁，预防感染。一旦发生感染，可外涂或外敷消炎药物。

（5）技法要点

1）根据病情选择穴位和药物，方可取得预期效果。

2）发疱后胶布面微凸起时，即应揭去胶布，涂龙胆紫液，敷贴无菌敷料，以保持创口清洁，严防感染。

3）一次发疱后，如仍需在原处进行第二次，第三次发疱者，必须待皮肤愈合恢复后才能进行。

18.腐蚀法　腐蚀法是在患处外用蚀肉药以达溃脓、化腐及枯脱作用的治疗方法。痈疽脓成欲破或溃疡之初，若脓液不能及时外出，则易向内攻蚀，此时可利用峻蚀药的强烈腐蚀作用，代刀针以排脓，使毒邪外出。当溃疡形成后，若腐肉不去，则新肉难生，此时可用蚀肉药以化腐生新。同样，本法利用蚀肉药的腐蚀作用，可来祛疣除痣。

（1）功效　溃脓提毒，杀虫化腐，祛疣除痣。

（2）操作方法

1）代刀针溃脓法　当痈疽之脓成且皮壳不厚时，用水调白降丹少许涂在正顶上，再以膏药贴之。

2）去溃疡之腐肉　用新毛笔剪去尖，捻松散后蘸少许药粉（如红绛丹等），轻弹笔管，使药粉均匀地徐徐洒落在腐肉上。

3）去瘘管、窦道之腐肉，参见药捻法。

4）祛疣除痣　先用胶布保护皮损周围的正常皮肤，然后在皮损上外敷蚀肉药，其上再用较大的胶布覆盖贴紧固定。

（3）适应证

1）痈疽脓成且皮壳不厚时。

2）溃疡、漏管、窦道腐肉未尽时。

3）角化增生性皮肤病，如寻常疣、跖疣、鸡眼、胼胝等。

（4）注意事项

1）皮损在眼部、唇部慎用此法，以免强烈腐蚀有损容颜。

2）皮损在额、胫前等肉薄近骨处慎用此法，以免过强腐蚀药损伤筋骨。

3）大面积疮面慎用此法，以免药物吸收中毒。

4）腐肉清除后，应及时停用本法，以免伤及健康肉芽。

5）汞过敏者，禁用含汞腐蚀药。

（5）技法要点　要依据不同用法灵活选择蚀肉药：一般代刀针溃脓和祛疣除痣用峻蚀肉药；去瘘管、窦道之腐蚀力可稍缓；去溃疡之腐肉则腐蚀力可更缓。

19.生肌法　生肌法是在疮面外用以生肌药为主的药物，以促进疮面愈合的治疗方法。生肌的主要条件有：①阴阳气血充足：全身及局部阴阳气血要充足且调和。对全身要注意调理脾胃及补充血肉有形之品。对局部有阴阳气血不足时，要在生肌药中加入回阳滋阴，养血益气药等。②化腐生肌：腐肉不去，则新肉不生，特别是在应用生肌法的早期，要特别注意化除残留腐肉。③煨脓长肉：在生肌过程中，外用生肌药及化腐药可使疮面留有一层"脓液"（无菌的稀薄黏液），这层黏液有类似"培养液"的作用，既可保护疮面，又可促进肉芽生长。

（1）功效　扶正化腐，生肌长肉。

（2）操作方法　根据疮面情况选用适当生肌药物（化腐生肌、回阳生肌、养血生肌等）。若为膏剂则薄涂于纱布上，外敷患处；若为粉剂则均匀薄薄撒布于疮面后再外敷药膏，或将药粉先撒布于药膏上，再敷于患处。每日换药一次。

（3）适应证　溃疡之腐肉已尽。

（4）注意事项　脓毒未清、腐肉未尽时，不能过早使用生肌药，否则不仅无益反增溃烂，延迟治愈，甚至引起迫毒内攻之变。

（5）技法要点　根据局部疮面的情况，生肌药中应灵活加入其他药物，才能取得较理想疗效。若疮面偏阴寒时，应加入回阳药（回阳生肌）；若疮面分泌物较多，应加入收敛药（收干生肌）；若疮面有轻度红肿，应加入清热药（清凉生肌）等。

（二）手法或器械为主的局部用法

1.拍合法　拍合法是在外口小而内腔大的瘘管、窦道或脓肿腐肉已尽，肉芽生长良好而愈合较慢时，借用外部压力促其愈合的方法。由于外口小而内腔大，尽管腐肉已尽，但新生肉芽从下向上逐步长满空腔需时较多，而且较小的外口很易"封口"，结果形成假愈合的**囊腔**，更加延长病程。本法从外部加压，使内腔腔面之新鲜肉芽相互粘连而愈合，因而可大大缩短疗程。

（1）功效　清除空腔，促进愈合。

（2）操作方法

首先需确定**囊腔**或管腔内已无腐肉，且新生肉芽生长良好。用手按压或用探针查明囊腔部位，并根据囊腔大小及部位选用适当的纱布垫或棉垫置于囊腔表面的皮肤上，然后用绷带、丁字带或腹带加压包扎。

（3）适应证　窦道、瘘管、脐肿、囊肿等腐肉已尽时。

（4）注意事项　腐肉未尽不能用此方法。

（5）技法要点

1）必须判定囊腔或管腔内已无腐肉，新生肉芽确实生长良好。

2）必须选准空腔部位。

2.划痕疗法　划痕疗法是用手术刀片在病变部位划破表皮，使局部气血流通，毒血宣泄，达到活血祛瘀、解毒止痒作用的一种外治法。

（1）功效　活血祛瘀，宣泄毒血，解毒止痒。

（2）操作方法　先按常规消毒患处，必要时局部麻醉，然后，用手术刀片尖端部轻划，自上而下，由左至右，见稍渗血为度，视病变大小决定划痕次数，拭干血迹后，外敷枯矾粉等，消毒纱块覆盖、胶布固定，每5~7天一次，7~10次为一疗程。拭干血迹后，也可外贴伤湿止痛膏。

（3）适应证　酒渣鼻、神经性皮炎、皮肤淀粉样变、慢性湿疹等。

（4）注意事项

1）注意严格无菌操作。

2）有瘢痕体质者不宜用。

（5）技法要点

1）划的动作要轻巧，以稍见渗血为度。

2）视病变大小决定划痕次数。

3.滚刺疗法　滚刺疗法是用带小钝刺滚筒在病变部位推滚的一种疗法，能使局部气血流通，破坏皮肤乳头层的神经末梢，促进患处肥厚皮损的剥脱，达到活血止痒、剥脱坚皮的作用。同时在滚刺后用橡皮膏外封，皮损处经常保持在湿润的状态下，故能使皮肤柔软，润燥止痒。

（1）功效　活血止痒，剥脱坚皮。

（2）操作方法　治疗部位先用酒精或以1∶1000新洁尔灭溶液消毒后，再用滚刺筒进行推滚，直至皮肤损全部渗血，揩干血液后，用伤湿止痛膏或橡皮膏外封，每隔5~7天推滚一次，7次为一疗程。

（3）适应证　慢性干燥、肥厚、粗糙性皮肤病，如皮肤淀粉样变、神经性皮炎、慢性湿疹等。

（4）注意事项

1）注意无菌操作。

2）面部、颈部和急性皮肤病不宜用。

3）有瘢痕体质者不宜用。

（5）技法要点

推滚滚刺筒要适度用力，直至皮肤损害全部渗血为度。

4.磨削疗法　磨削疗法是利用电动磨削器来消除如痤疮、水痘等后遗的瘢痕及色素沉着等皮肤疾患的治疗方法。

（1）功效　减轻瘢痕，消除色素。

（2）操作方法　常规消毒，局部浸润麻醉或冷冻麻醉或全身麻醉，用电动磨削器把病变的皮肤表皮磨平，不损及真皮。磨平术后，可用肾上腺素生理盐水（生理盐水30ml，含20滴0.1%肾上腺素液）压迫止血，然后拭干，涂10%硝酸银溶液，最后加盖无菌敷料，包扎。

（3）适应证　鼻赘、瘢痕、纹身、异物等。

（4）注意事项

1）有瘢痕体质者禁用。

2）严防术后感染。

（5）技法要点　磨削深度不可过度，用力必须均匀。

5.引血疗法　引血疗法是祛除瘀血、引导新鲜血到疮面的治疗方法。此法主要治疗慢性溃疡或瘘管外口周围形成的"锁口"，以促进疮面的愈合。

由于患处气血疲滞（例如小腿静脉曲张性溃疡），加之疮面分泌物的长期刺激或瘘管外用药抢方法不当的反复摩擦，均可导致疮面局部气隔血聚，蕴湿不化，使疮口边缘生成灰白色岗状厚坚皮（锁口皮），由于锁口皮对疮口得紧箍作用，更加重了疮面的血运障碍，结果疮面肉芽色紫暗不温，经久不愈，这种情况称为"锁口"。

引血疗法通过除去锁口皮，并用三棱针点刺排出瘀血，从而使新鲜血流至患处，加强局部营养，促进疮面愈合。

（1）功效　清锁口皮，祛除瘀血，引导新血。

（2）操作方法

1）去除锁口皮法　用有齿镊子将锁口皮外侧较厚处夹起，并由外向里轻轻与正常皮肤剥离，以不出血为度。可先后剥离数处，以便将锁口皮尽量清除干净。

2）三棱针点刺　疮口周围皮肤紫暗处先用酒精消毒，用拇指及食、中指相对持紧针柄，然后垂直将针快速刺入皮肤，并快速拔出。针刺深度一般为0.2~0.3cm，以拔针见血最好；针刺密度一般相隔大米粒长度。针刺后所出血一般均较缓慢，应待其自然停止。最后患处覆盖纱布。一般每周2次，2~3周为1疗程。

（3）适应证　慢性溃疡或窦道、瘘管外口形成锁口时，如小腿坠积性皮炎形成的慢性溃疡等。

（4）注意事项

1）有发烧等全身症状者禁用。

2）孕妇禁用。

3）有出血性疾病患者（如血小板减少等）禁用。

4）有严重心、脑疾患者慎用。

（5）技法要点

1）去除锁口皮一定要从外向里剥离，因为这样不会损伤正常皮肤，若从里向外剥离，很容易撕破皮肤。

2）三棱针点刺的密度和深度应随瘀血程度而定，瘀血越严重（表现为皮损越紫黑）则针刺越密且刺入越深。

3）针刺后若不出血，可用鲜姜断面擦局部，或用手轻轻挤压，以促进瘀血外出。针刺后若出血不止，可用盐水棉球止血或止血棉止血。

6.结扎疗法 结扎疗法是利用线、布带或头发等的紧力，通过结扎与病变有关的适当部位，促使患部经络阻塞，气血不通，使结扎上部的病变逐渐坏死脱落或避免毒素扩散等目的的一种方法。

（1）功效 脱落病变，防毒扩散。

（2）操作方法

1）头大蒂小的疣赘，可在疣体的根部作双套结扣住扎紧，每日收紧1次。

2）毒蛇等咬伤用线结扎伤口上部，以免蛇毒等向上扩散。

（3）适应证 丝状疣、指状疣、皮赘、毒蛇等咬伤。

（4）注意事项

1）结扎疣赘时应待其自然坏死脱落，不宜硬拉，以防出血。

2）结扎毒蛇等咬伤时，每隔15~30分钟应放松1~2分钟，以防肢体因循环障碍而坏死。

（5）技法要点

1）结扎疣赘可用消过毒的普通丝线或长头发等。

2）结扎毒蛇等咬伤应用柔软的绳子或布带等。

7.挑出疗法 挑出疗法是将较表浅的皮损挑出以治疗疾病的方法。

（1）功效 挑出皮损。

（2）操作方法 皮损处常规消毒，然后先将表皮挑破，再挑出病变，最后进行消毒。

（3）适应证 传染性软疣、粟丘疹等。

（4）注意事项

1）挑传染性软疣时，必须将白色乳酪样物质（软疣小体）仔细挑或夹干净。

2）软疣数目太多时，可分次挑出，但最后不能遗留未挑的软疣，否则可复发。

3）挑粟丘疹时，必须将白色囊内物挤出。

（5）技法要点

1）挑传染性软疣时，最好用有齿镊子；皮疹挑破边缘处可用剪刀剪平。

2）挑粟丘疹时，可用针头或三棱针。

8.推疣疗法 推疣疗法是用外力推除疣赘的方法。

（1）功效 推除疣赘。

（2）操作方法 疣赘部常规消毒，左手食、拇指固定疣四周皮肤，并予绷紧，右手用竹制棉签蘸2%碘酊顶在疣的一侧（棉签与皮肤呈30°~45°），然后突然向前下方均匀用力推挤，有的疣体立即连基底部完整脱落。疣底部可用剪刀修平，表面压迫止血，并用消毒纱布加压包扎。

（3）适应证 寻常疣基底部较小者、或长在指（趾）边缘或爪甲旁时。

（4）注意事项 寻常疣基底部过大者或有感染者禁用。

（5）技法要点

1）推挤时用力要突然，有一定的冲击性。

2）推挤用的棉签要有足够的坚韧性。

9.钝刮疗法 钝刮疗法是用一种半锐性刮匙刮去浅表皮损或剜出皮损的外治方法。

(1) 功效　刮去皮损。

(2) 操作方法　常规消毒和局部麻醉后，绷紧患处皮肤，取特制的刮匙边缘紧靠皮损边缘，先从皮损四周进行钝性分离，然后快速用力向下刮除皮损，去除整个皮损后压迫止血，外盖消毒纱布加压包扎。

(3) 适应证　寻常疣、尖锐湿疣、传染性软疣、粟丘疹、脂溢性角化等。

(4) 注意事项　位于日光损伤皮肤上的损害，作刮除时易将损害的皮肤撕下，应予注意。

(5) 技法要点

1) 刮除皮损时用力应得当，勿损伤下方的正常皮肤。

2) 损害越脆，越易刮除，故液氮冷冻皮损后将更易刮除。

10.开刀法　开刀法是运用各种器械和手法操作，以摘除皮肤肿瘤或促使脓液排出的治疗方法。

(1) 功效　摘除肿瘤，排出脓液。

(2) 操作方法　常规消毒、铺巾，局部浸润麻醉（较大、较深的病变可用区域阻滞麻醉或神经阻滞麻醉等）。切口方向应与皮纹一致，并与血管神经略平行，在关节或负重部位宜做横行切口。摘除肿瘤时应逐层切开，及时止血，沿肿瘤表面钝性剥离，防止壁膜剥破。检查切除肿瘤的完整性，最后缝合、包扎。排出脓液时用刀刺入脓腔，然后向两端扩大切口，脓液排出后，放入适当引流，最后加盖敷料，包扎。

(3) 适应证　体表肿瘤、疖、痈、毛囊炎、脓肿、甲沟炎等。

(4) 注意事项

1) 开刀的切口要避开大血管及神经。

2) 排脓时切口的位置要在脓肿的最低部位。

3) 严禁切过脓腔壁而达到正常组织，切开后应让脓液自行排出，不要用力挤压。

(5) 技法要点

1) 摘除的肿瘤如有结缔组织索时，可用组织剪刀剪断；如有蒂时，先在蒂根部结扎后再切除，防止较大血管出血。

2) 脓腔较深较大时，应该探察，发现有腔隔时应予以分开。

1.太阳能疗法　太阳能疗法是借助普通放大镜聚焦太阳光产生的热能治疗皮肤病的一种方法。

(1) 功效　高温燃焦炭化皮损。

(2) 操作方法　患处常规消毒，局麻。用直径为9cm以上的普通放大镜，将折射面对着太阳，形成一锥形光束，其尖端即为聚焦的焦点-白色灼热小光点，对准皮损，约1~3秒钟即可燃焦炭化。照光后用无菌油纱条覆盖创面，1~2天换药1次。3~15天可脱痂痊愈。

(3) 适应证　点滴状色痣、体积小的寻常疣等。

(4) 注意事项　治疗后患处不能着水。

(5) 技法要点

1) 若皮损直径大于1cm且较厚时可分次照射。

2) 一般照光1~2次即可。

12.烧灼疗法 烧灼疗法是借助灼热的物体接触皮损治疗皮肤病的一种方法。

（1）功效 高温烧灼皮损。

（2）操作方法 患处常规消毒，局麻。用火针、电治疗针或炭火等，先在皮损中央的表面烧一个2cm大小的浅凹，然后根据皮疹情况继续向下或向四周烧灼。术后用无菌油纱条覆盖创面，1~2天换药1次。

（3）适应证 鸡眼、汗管瘤、体积较小的寻常疣或结节性痒疹等。

（4）注意事项

1）不能烧灼到正常皮肤。

2）治疗后患处应防水。

（5）技法要点

1）治疗鸡眼时，火针或电治疗针应沿针眼方向向里推进，有疼痛感即拔出。

2）治疗寻常疣或结节性痒疹时，火针或电治疗针可从针眼向四周斜向推进。

13.拔疣疗法 拔疣疗法是借助外力拔除疣体的方法。

（1）功效 拔除疣体。

（2）操作方法 患处常规消毒。用一只手的拇指及食指捏紧疣基底处皮肤，起到止血作用。另一只手拿咬骨钳垂直咬住疣体根部，用力拔除。术后用无菌油纱条覆盖创面，3天换药1次，至创面愈合为止。

（3）适应证 寻常疣。

（4）注意事项 治疗后患处应防水。

（5）技法要点

1）较大的疣体可配合烧灼疗法。

2）必要时可用局麻。

3）疣多者，可分次治疗。

二、腧穴用法

1.毫针疗法 毫针疗法是针灸的基本方法之一，也是腧穴用法的重要组成部分。

（1）功效 调和气血，通畅经络，扶正祛邪。

（2）操作方法 进针是毫针的基本方法，常用方法有三：其一，缓慢进针法（捻转进针法）。右手持针柄，拇食两指用力均匀缓慢捻转，捻转不超过180°，边捻针边加力，使毫针缓慢刺入穴位。此法疼痛轻，容易掌握，不弯针。其二，快速刺入法（直刺法）。右手拇食指、中指持针，直接迅速施加压力，毫针快速刺入穴3~5mm深。此法进针快而不痛，已被广泛采用。其三，刺入捻进法。左手拇食二指迅速将毫针直刺穴内3~5mm深，然后右手拇食二指边捻边加压力，将毫针刺入穴位深部。此法适用于较长的毫针，其优点是进针快而不痛，可防止针身弯曲。

（3）适应证 带状疱疹、湿疹、荨麻疹、神经性皮炎、瘙痒症、痒疹、银屑病、痤疮、冻疮、酒渣鼻、脱发、白发、发际疮、黄褐斑、红斑狼疮、白癜风、雷诺病等。

（4）注意事项

1）若发生晕针、弯针、折针等异常情况，应及时作出相应处理。

2）凡过饥、过饱、酒醉、大汗、惊恐、疲乏等病者，均不宜用体针疗法。

3）妊娠五月以内，下腹、腰骶禁针；五月以上，上腹部禁针；产后未满月或产后失血过多也应禁针。

4）穴位的皮肤区域一定要严密消毒，特别是耳郭、鼻翼等部位，不要刺伤骨膜。

5）针刺前要向患者说明情况，一定要防止晕针，若患者心慌、气短、面色苍白、汗多等，立即拔针，作相应处理。

6）若因肌肉紧张或痉挛缠住针体造成滞针时，可向相反方向捻转，轻微捻动几下，使针体松动，即可继续捻转或者拔针。

（5）技法要点

1）针刺取穴的方法　主要分循经取穴和邻近取穴两大类。

2）皮肤病常用穴位举例

头面部：

百会　主治脱发、白发、发际疮等。

风池　主治瘙痒症、神经性皮炎、痤疮等。

风府　主治风疹、脱发、瘙痒症等。

大椎　主治黄褐斑、荨麻疹、湿疹、银屑病、红斑狼疮、痤疮等。

迎香　主治酒渣鼻、痤疮等。

上肢部：

曲池　主治白癜风、痤疮、瘙痒症、神经性皮炎、雷诺病等。

合谷　主治带状疱疹、痤疮、冻疮、瘙痒症、荨麻疹、酒渣鼻等。

外关　主治冻疮、手癣、神经性皮炎等。

尺泽　主治荨麻疹、痤疮、湿疹、酒渣鼻等。

下肢部：

风市　主治荨麻疹、风疹、湿疹等。

血海　主治银屑病、荨麻疹、湿疹、瘙痒症等。

足三里　主治丹毒、臁疮、痤疮、荨麻疹等。

三阴交　主治黄褐斑、湿疹、荨麻疹、脱发、神经性皮炎等。

躯干部：

大椎　主治痤疮、黄褐斑、荨麻疹、湿疹、银屑病、红斑狼疮等。

肺俞　主治荨麻疹、痤疮、瘙痒症、湿疹、酒渣鼻等。

肾俞　主治脱发、白发、黑变病、白癜风、银屑病等。

大肠俞　主治荨麻疹、湿疹、瘙痒症、丹毒、臁疮等。

命门　主治硬皮病、荨麻疹、阴部湿疹、血栓闭塞性脉管炎等。

（6）手法选择根据"虚者补之"，"实者泻之"的原理，分别施用补泻手法。大凡暴病、实证、痛证皆用泻法；反之，久病、虚证、痒证皆用补法。

2.耳针疗法　耳针疗法是通过针刺耳穴达到防治疾病目的的一种方法。中医学认为十二经脉皆上通于耳，全身各脏器皆联系于耳。现代医学证明耳郭有比较丰富的神经、血管和淋巴等组织分布，因而当人体某一脏腑或组织器官有异常或病变时，可以通过经络和神经体液反映到耳郭的相应的穴位上。这些就是利用耳穴诊治疾病的原理。

（1）功效　清热，活血，解毒，散结等作用。

（2）操作方法　选准穴位后，严密消毒。左手固定耳郭，食指托住耳穴部位的耳背，右手采用捻转进针法，避免刺穿软骨。留针时间的长短，视病情而定。出针后宜用消毒干棉球压迫片刻。

（3）适应证　扁平疣、寻常疣、神经性皮炎、带状疱疹、皮肤瘙痒症、脱发、银屑病、湿疹、多汗症等。

（4）注意事项

1）穴位的皮肤区域一定要严密消毒。

2）针具选用较细、短的毫针。

3）有习惯性流产的孕妇应禁针。

4）发生晕针应及时处理。

（5）技法要点

1）毫针垂直刺入软骨，以不刺穿对侧皮肤为宜。

2）若针后患者反映耳壳胀、热、充血、麻、暖流放射传导皆为良性反应。

3）出针宜缓退，减少出血。

4）取穴应少而精，多数是针刺病变同侧耳穴。

5）皮肤病常用耳穴举例

扁平疣：肺、枕、面颊区、肾上腺、大肠、内分泌。

神经性皮炎：肺、枕、内分泌、肾上腺、相应部位。

脂溢性皮炎：肺、枕、内分泌、脾、肾上腺。

皮肤瘙痒症：肺、枕、神门、下肢、肾上腺、内分泌、上中下背。

外阴瘙痒症：神门、内分泌、外生殖器。

荨麻疹、丘疹性荨麻疹：肺、枕、神门、内分泌、肾上腺，荨麻疹区等。

湿疹：肺、内分泌、肾上腺、大肠。

带状疱疹：肺、枕、肾上腺、内分泌、相应部位。

硬皮病：肺、肝、脾、枕、内分泌、肾上腺、脑点。

痤疮：肺、内分泌、睾丸、肾上腺、面颊区。

多汗症：交感、肺、枕、内分泌、肾上腺、相应部位。

3.火针疗法　火针是用火烧红的针尖迅速刺入穴内，治疗疾病的一种方法。因其操作简便，疼痛小，疗效可靠，越来越受到广大患者的欢迎。

（1）功效　温经散寒，通经活络。

（2）操作方法

1）针具一般用较粗的不锈钢针，如圆刺针或24号2寸长不锈钢针。也有用特制的针具如弹簧式火针、三头火针及电火针等。

2）烧针将火针放置于酒精灯上烧红，烧针的长短与刺入的长短相一致。

3）刺法消毒皮肤后，用紫药水或碘酒标明病变部位，然后将烧红后的火针对准所刺部位，迅速而准确刺入和退出，最后用消毒棉球按压针孔。具体刺法分为深刺法和浅刺法。

（3）适应证　神经性皮炎、瘰疬、鸡眼、痣、疣、痈、疽、疔、多发性毛囊炎、汗管瘤等。

（4）注意事项

1）一般头面部疾患使用火针要仔细，避免刺得过深，留下瘢痕。

2）针刺后针孔产生的红晕或红肿未能完全消失时，应避免洗浴，切忌用手搔抓。

3）施用火针时应注意防止火灾或烧伤等意外事故。

（5）技法要点

1）深刺法　深刺法要求动作准确，迅速。防止刺伤血管及神经等组织。如需排脓则选择粗针，如用于消肿则选择细针。深刺法适用于治疗痈疽、瘰疬等。

2）浅刺法　浅刺法要求将烧红的火针轻轻在表皮上叩刺，用力均匀，稀疏，不可用力过猛或忽轻忽重。浅刺法适用于治疗疣痣、顽癣等。

3）弹簧式火针进针迅速，易于掌握进针深度，电火针则易于掌握温度，三头火针多用于雀斑、色素痣、疣的治疗。

4.梅花针疗法　梅花针疗法又称皮肤针疗法，是用梅花针（又名皮肤针、七星针）浅刺皮肤治疗某些疾病的方法。

（1）功效　活血化瘀，疏通经络，调节脏腑。

（2）操作方法

1）打刺方法　先用75%酒精消毒针具和被针刺的皮疹区，以手腕弹力上下打刺，以皮肤红晕不出血或渗出很少量血为宜。刺激强度一般分为轻刺和重刺两种。

2）打刺部位　一般分为三种。①常规部位打刺，一般用轻刺（或略重）手法，由背部第七颈椎开始，沿脊柱旁开二指、顺序由上向下打刺，每针间距离1cm，直至尾骶部。每日1次，8~10次为1疗程。②皮损局部打刺，一般采用重刺激手法，可每日1次。③重点打刺，即根据不同疾病所选择的刺激部位，手法宜稍重，目的在于改善某些突出症状。

（3）适应证

1）皮损局部打刺用于白癜风、斑秃、局限性神经性皮炎、慢性湿疹、痒疹等。

2）常规部位打刺与重点打刺用于慢性荨麻疹、湿疹、神经性皮炎、瘙痒症、静止期银屑病、带状疱疹、玫瑰糠疹、慢性毛囊炎、痤疮等。

（4）注意事项

1）凡皮肤红肿、糜烂和溃疡均不宜打刺。

2）孕妇胸、腰部位禁忌打刺。

3）空腹不宜刺激。

4）对初治患者应进行解释，以配合治疗。

5）有的患者治疗3~5日后，如出现头痛失眠，胃食欲缺乏等现象，应延长间隔时间，减轻刺激强度，减少刺激部位。反应严重者可休息2~3日后，再作治疗。

6）少数患者治疗1~2次后，刺激部位出现丘疹、发痒，一般可逐渐减轻，自然消退，无须特别处理。

（5）技法要点

1）用手握针柄，食指伸直压在针柄上面，以拇指和中指挟持针柄，再以无名指、小指将针柄尾部固定于小鱼际处，运用手腕的弹力，均匀而有节奏地弹刺，其频率为每分钟90~120次。

2）一般以皮肤红晕不出血或渗出很少量血为宜。

3）按病情需要分别施用轻、重两种刺激法：轻刺用力较轻，以患者稍有刺痛感为度；重刺用力较大，但应以患者能忍受为度。

5.耳穴贴压疗法　耳穴贴压疗法是用胶布将药豆准确地粘贴于耳穴后给予适当刺激，以治疗疾病的一种外治法。本法通过耳穴经络等的传导而发挥治疗作用，具有操作简便、作用时间长、可及时调整等特点。

（1）功效　通经活络，扶正祛邪，止痒定痛。

（2）操作方法　首先对症选定耳穴，用酒精消毒，然后一手托耳郭，另一手用镊子夹持中心粘上药豆的小方块胶布（约 0.5cm^2），对准穴位紧紧贴压，并轻轻按 1~2 分钟。每日按压 3~5 次，隔 1~3 天换 1 次。

（3）适应证　各种皮肤病均可选用，如皮肤瘙痒症、神经性皮炎、湿疹、带状疱疹及其后遗神经痛等。

（4）注意事项

1）耳郭有皮损者忌用，以防继发感染。

2）治疗期间耳部注意防水，以免压豆脱落。

3）夏天易出汗，压豆穴位不宜过多，时间不宜过长。

（5）技法要点

1）所用药豆可因地制宜灵活选用，如生王不留行子、生莱菔子、六神丸、大米粒（半个）等。

2）对胶布过敏者，可改用黏合纸代替。

6.割耳疗法　割耳疗法是用瓷锋或刀锋割开皮下组织，并加以适当刺激，达到治疗疾病目的的一种方法。

（1）功效　通经活络，扶正祛邪，止痒定痛。

（2）操作方法　常规消毒，在对耳轮下脚部，用消过毒的碎瓷锋或刀锋，平行划两道切口，约 0.5cm 长（如接种牛痘样），挤出少量鲜血（不要太深，防止过多出血），再掺上艾叶 30g、花椒 30 粒研成极细末的药面少许。对侧一耳，同样操作。每周 2 次，4 周为一疗程。无效停用，有效可继续 1~2 个疗程。

（3）适应证　白癜风（头面部疗效佳）、斑秃、小儿湿疹、顽固性瘙痒症、神经性皮炎、银屑病等。

（4）注意事项

1）耳郭有皮损者忌用，以防继发感染。

2）严格注意无菌操作。

（5）技法要点　划耳时，术者用中指顶住耳翼切口的背面，用拇、食指提起耳尖部，以利切口时深度均匀。

7.三棱针疗法　三棱针疗法（又称刺络法）是用三棱针刺破患者身体的一定穴位或浅表血络，放出少量血液治疗疾病的方法。此法用具简单，操作容易，对于某些疾病，放出一定量的血，不但无害，对于身体的康复，有非常重要意义，在皮肤病及美容中应用较为广泛，是行之有效的方法之一。

（1）功效　清热解毒，活血通络，散结消肿。

（2）操作方法

1）泻血法 适应于静脉放血。先用止血带结扎在针刺部位上端（近心端），然后迅速消毒。以左手拇指压在被针刺部位下端，右手持三棱针对准被刺部位的静脉，刺入脉中，即将针缓缓退出，流出少量血液后，将止血带解开，再用消毒棉球按压针孔。一般2~3天1次。

2）速刺法 又称点刺法。迅速刺入被刺部位，深度为0.15~0.33cm之间，迅速退针，血液自动流出或稍加压挤出少许血液。

3）挑刺法 针尖迅速刺入皮肤0.15cm深，随即针身倾斜纵行挑破皮肤，使之少量出血。

4）丛刺法 多次点刺某一局部较小的皮疹区，以有轻微渗血为度。

5）围刺法 在病变的周围进行点刺，以极少量渗血为宜。

（3）适应证 酒渣鼻、荨麻疹、湿疹、银屑病、带状疱疹、斑秃、痤疮、扁平疣等。

（4）注意事项

1）凡被刺部位都要严密消毒，防止感染。

2）空腹不宜刺激。

3）对初治患者应进行解释，以配合治疗。

4）有明显感染处不宜用此法。

5）较重的贫血及低血压症禁刺。

6）有自发性出血倾向或损伤后出血不止者禁用。

（5）技法要点

1）针刺深浅根据局部肌肉的厚薄、血管深浅而定。

2）针刺后虽要出血，但一般出血不宜过多。

8.艾灸法 艾灸法是用艾绒作为施灸材料而在患处或俞穴进行灸治的一种方法。本法主要借助温热的力量而起到温经散寒、理气活血、回阳通经的目的。其灸法种类很多，本节仅介绍无瘢痕灸法、温和灸法和艾条隔药灸法。

（1）功效 理气活血，温经散寒，回阳通络。

（2）操作方法

1）无瘢痕灸法 先在施术部位涂少量凡士林，再放上艾炷点燃，患者稍觉热烫时即去掉，另换一壮。一般灸3~5壮，以局部皮肤充血起红晕为度。

2）温和灸法 将艾条一端点燃，约距患处1.5~2.5cm左右进行熏灸，令局部有温热感觉而无灼痛，至稍起红晕为度。一般每处灸3~5分钟。

3）艾条隔药灸法 先在穴位或皮损上覆盖适当药物，然后再以艾条施灸，至局部出现温热感为度。每日1次，每次30分钟。

（3）适应证 各种疣、鸡眼、冻疮、慢性皮炎、疖肿等。

（4）注意事项

1）应严格掌握温度，避免过度烫伤。

2）对局部起痕者，无须挑破，任其自然吸收。

3）施灸时，严防艾火烧坏病人衣服、被褥等物。

4）施灸完毕，必须把艾卷或艾炷彻底灭火，以免引起火灾。

5）凡遇"晕灸"、水疱等，应及时作出相应的处理。

6）妊娠期腰骶部和小腹部不宜施灸。

（5）技法要点

1）施灸的程序，一般是先灸上部，后灸下部；先灸背，后灸腹；先灸头部，后灸四肢；先灸阳经，后灸阴经。情况特殊，可灵活掌握。

2）对小儿和知觉减弱的患者，医生可将食、中两指置于施灸部位两侧，以通过手指的知觉来测知患者局部受热程度，而随时调节施灸距离，掌握施灸时间，以防止烫伤。

3）艾条隔药灸法所隔的药物有动物、植物和矿物，常用有隔姜、隔蒜、隔葱、隔盐等。

9.黄蜡灸法　黄蜡灸法是将黄蜡烤热，用以施灸的方法。此法与近代蜡疗相似。主要作用为温热作用和机械压迫作用，使局部皮肤代谢增高，营养改善，加之，黄蜡对皮肤有润泽作用，可使皮肤变柔软而富有弹性。

（1）功效　温经活血，软坚散结，润泽皮肤。

（2）操作方法　取面粉适量加水和成面团，围于疮口四周，使之高出皮肤 3cm 左右，置黄蜡于其中，用炭火灸至黄蜡熔化，随化随添，灸至皮肤热痛为止。灸完洒冷水于黄蜡上，冷却后揭去面团、黄蜡。

（3）适应证　瘢痕疙瘩、冻疮、神经性皮炎、硬皮病等。

（4）注意事项

1）恶性肿瘤、活动性肺结核、有出血倾向的疾病忌用。

2）高热者，急性化脓性炎症忌用。

3）一岁以下小儿忌用。

（5）技法要点

（1）治疗部位皮肤如有皲裂，可盖一层凡士林纱布再行蜡灸。

（2）小孩进行治疗时，因皮肤细嫩，又不易合作，故温度应稍低于成人。

（6）附注　上述艾灸法、黄蜡灸法均属灸法。灸法的种类从总体上讲，分艾灸法和非艾灸法两大类。艾灸法又分艾炷灸、艾卷灸和温灸；非艾灸除黄蜡灸法外还包括天灸（又称自灸，是用对皮肤刺激性较强的药物涂敷在施灸的部位，使皮肤起疱的一种灸法。常用的材料有蒜泥灸、白芥子灸、斑蝥灸、白胡椒灸、威灵仙灸等），灯火灸（又名灯草灸、油捻灸、十三元宵火、打灯火等。指用灯芯草蘸油点燃后，快速按在穴位上进行淬烫的方法），吴茱萸灸（取吴茱萸适量研为细末，加入少许醋或酒，调成膏状，敷贴在穴位上），硫黄灸、桑枝灸、桃枝灸、麻叶灸、烟草灸、线香灸、火柴头灸等，在治疗皮肤病方面均可视病情而选用。

10.穴位注射疗法　穴位注射疗法是将适当药物注入穴位及反应点，以治疗疾病的方法。本法是针刺疗法和局部封闭疗法的结合与发展。它通过针刺的机械刺激和药物的药理作用，激发经络穴位以调整和改善机体机能与病变组织的病理状态，使体内的气血畅通，已发生功能障碍的生理功能恢复正常，从而达到治愈疾病的目的。本方法又泛称为水针疗法。

（1）功效　舒通气血，改善机能。

（2）操作方法　局部皮肤常规消毒，用无痛快速进针法。进针后上下缓慢提插，刺到反应点,探到酸、胀、麻等特殊反应后,再回抽针芯,如无回血即可注入药物。每1~3日注射1次,10次为1疗程。

(3) 适应证　多种皮肤病均可应用,如湿疹、带状疱疹、神经性皮炎、疣赘、银屑病等。

(4) 注意事项

1) 严禁针刺、注射药物到关节腔内及药物注入血管中,同时还要避免神经干的损伤等。

2) 禁针部位及腧穴,忌用本法。

3) 禁用患者过敏的药物。

4) 操作过程中一定要严格消毒。

(5) 技法要点

1) 要彻底了解所注药物的效应、浓度、剂量与副作用。

2) 注入药量应灵活掌握,头面耳穴等处一般0.1~0.5ml,四肢及腰部肌肉丰厚处为2~15ml。

3) 注射速度应灵活掌握。一般为中速,急性病、体强者用强刺激快速注入,慢性病、体弱者应缓慢注入。

11. 磁穴疗法　磁穴疗法是利用磁场作用于人体经络穴位或患部以治疗疾病的一种方法。本方法是通过磁场对机体内生物电流的分布,电荷的运动状态和生物高分子的磁矩取向等方面的影响而产生生物效应和治疗作用。

(1) 功效　镇痛,消肿,镇静,消炎。

(2) 操作方法　本文仅介绍静磁疗法。

1) 磁穴法　将磁片或磁珠用胶布敷贴在选定的经络穴位上或病灶周围的一些点上。用单一磁体敷贴时,一般可以不拘以南或北极贴向皮肤;用两个以上磁体敷贴时可用异名极对置(如内关与外关穴等),异名极并置(磁力线较浅在)或同名极并置(磁力线较深入)敷贴。

2) 磁带法　将磁带缚于体表穴位或病灶上进行治疗,其作用与磁穴法基本相同,但不需用胶布粘着,可避免因胶布引起的皮肤刺激反应,且使用时佩带方便。

(3) 适应证　带状疱疹后遗神经痛、斑秃、硬皮病等。

(4) 注意事项

1) 急性危重疾患(如高热、急性心肌梗死、急腹症、出血、脱水等)者禁用。

2) 白细胞总数在4000/mm³以下者禁用;如磁疗患者平时白细胞较少,一般如在4500/mm³左右,磁疗中应定期复查血象,当白细胞减少时,应立即停止治疗。

3) 皮肤破溃、出血者禁用。

4) 磁疗时的副作用(约有5%)最常见的是血压波动、头晕、恶心、嗜睡或失眠等,一般不需处理,可以继续治疗,若表现较重或持续时间较长,则应中止治疗,并适当对症处理。

5) 个别病人有皮肤过敏反应,此时应停用。

6) 磁片不要接近手表,以免手表被磁化。

(5) 技法要点

1）剂量可根据具体情况灵活掌握，病情轻、年老体弱及小儿可用小剂量（0.4特斯拉以下），病情重及年轻体壮者可用中或大剂量（0.4~0.6特斯拉或0.6特斯拉以上）。

2）磁穴疗法的副作用大都在2天内出现，因此，作磁穴疗法时须2天内复查。

12.穴位敷贴疗法　穴位敷贴疗法是把所需的药物制成一定的剂型（粉、糊、膏、饼等）敷贴于某个或某组穴位，以达到治疗目的的方法。本疗法既有局部>刺激作用、经络调节作用，又有药物自身作用。

（1）功效　经络调节，扶正祛邪。

（2）操作方法　将所需药物制成一定的剂型，正确的敷在所选的穴位上，并用胶布固定。

（3）适应证　皮肤瘙痒症、黄褐斑、痤疮等。

（4）注意事项

1）用药局部常规消毒。

2）贴药后要外加固定。

3）鉴于所用药物多刺激性强，毒性大，因此，若发现过敏、起疱等反应时，应立即撤除，并作相应处理。

4）对孕妇、幼儿原则上要避免刺激性强、毒性大的药物，敷贴时间也不宜长。有些药物孕妇禁用，如麝香等。

5）有皮肤过敏或皮肤破损者，不宜用此法。

（5）技法要点

1）选药要求　一般认为"热药"作用大，效果好；"凉药"次之；"攻药"容易生效，"补药"次之。常用药物有①辛窜开窍，通经活络之品，如冰片、麝香、细辛、花椒、白芥子、姜皂角等。②味厚力猛、有毒之品，如生南星、生半夏、斑蝥、轻粉等。③动物的内脏，如羊肝、猪肾等。

2）根据病情分别配制剂型。

3）取穴原则　多数以局部或邻近区域取穴为主。局部取穴（阿是穴）多用于止痒、止痛、散结、解毒等。

13.挑刺疗法　挑刺疗法是用特定针具在一定部位病理反应点、皮肤异点或穴位进行挑刺，以治疗疾病的外治法。由于挑刺在穴位或反应点上造成了一定程度的创伤，起着持久的良性刺激作用，因而可加强对某些疾病的疗效。

（1）功效　疏通经络，调理气血。

（2）操作方法　先用碘酒、酒精严密消毒，左手固定挑刺点，右手持针，将针横刺刺入穴点皮下，用力上挑，呈纵形挑破0.2~0.3cm皮肤，然后针尖深入表皮下挑，并要求挑断皮下白色纤维样物数根，术后敷上无菌纱布，胶布固定。针具通常采用三棱针、圆刺针、大号注射针头或眼科"角膜钩"改制而成的"钩状挑刺针"。

（3）适应证　慢性颈背毛囊炎、颈背疖肿、头皮毛囊炎、痤疮、急性荨麻疹等。

（4）注意事项

1）一定要在无菌条件下施术，术后要保持患处清洁干燥无菌。

2）术后3~5日内不沾水，防止感染。

3）有出血倾向者禁用。

4）防止晕针。

（5）技法要点

1）挑刺法要选点准确，方能奏效。有些疾病常在体表一定范围内出现皮肤异点，类似丘疹，略突起于表皮，约针帽大小，多呈灰白色或暗红、棕褐或浅红色。选点时要注意与痣、色素斑相鉴别。

2）怕挑刺或紧急情况可用捻挤法，即用两手的拇指与食指挤压背部挑刺部位的皮肤，使发生紫红斑片，以急性荨麻疹有腹痛病人疗效最快最好。

3）挑刺时随挑随作左右摇摆的动作，将白色纤维拉长，扭转针体，使纤维缠绕在针上，继续挑起，摆动、旋捻直至挑断；随即又如上法在针眼内左右上下反复挑捻，直至微见血液渗出为止。

14.拔罐疗法　拔罐疗法是利用排除罐内空气，产成负压，使其吸附于施术部位，产生溶血现象或机械刺激而治疗疾病的一种方法。

（1）功效　行气活血，消肿止痛，温经通络。

（2）操作方法

1）火罐法　利用燃烧时火焰的热力，排出空气，形成负压，将罐吸附在皮肤上。一般用投火法和闪火法。

①投火法　将酒精棉球或纸片点燃后，投入罐内，然后迅速将火罐罩在施术部位上，此法拔力较大，但仅适用于侧面横拔，否则会因燃烧物落下而烧伤皮肤。

②闪火法　用镊子或止血钳夹住燃烧的酒精棉球，在火罐内壁中段绕一圈后，迅速退出，然后将罐罩在施术部位上。此法比较安全，但拔力较小。

2）抽气罐法　采用青、链霉素洗净的空瓶，保留瓶口带锌皮保护橡皮塞，去掉瓶底并磨光切口，将磨光的切口紧贴在皮肤上，然后用 10~20ml 注射器针头从橡皮塞处抽去瓶内空气，形成负压，吸住即可。

3）水煮法　将竹罐放在锅内加水（或药液）煮沸，以 2~3 分钟为宜，使用时用镊子将罐夹出，甩去液体，乘热迅速扣在应拔部位，稍加压半分钟，使之吸牢。

4）药罐法　先将贮药液的抽气罐紧扣患处，再抽去罐内空气；又可在玻璃罐盛贮一定量的药汁，按火罐法快速吸附在患处。

5）刺血拔罐法　先在一定部位上用三棱针点刺出血，再以闪火法将火罐拔上。

（3）适应证　神经性皮炎、蚕伤所致瘀肿、银屑病、冻疮未溃、慢性湿疹等。

（4）注意事项

1）大血管部位、心前区及孕妇腹部、腰骶部忌用。

2）皮肤溃疡，水肿部位忌用。

3）有心力衰竭、体质虚弱、贫血、肿瘤患者、出血性疾病患者忌用。

4）操作中防止烫伤。

5）留罐时间不宜太久，避免皮肤起疱，若局部瘀血严重或疼痛时，可轻轻按摩以缓解。

（6）技法要点

1）初次治疗时，拔罐的数量不宜过多。

2）应根据不同部位选用不同口径的火罐，注意选择肌肉较丰满，富有弹性、毛发较少的部位，以防掉罐。

3）所有操作要做到稳、准、轻、快。

4）取罐时不要硬拉或旋转，应以一手扶住罐身，另一手的手指按压罐口一侧皮肤，使空气入罐，罐即脱落。

15.敷脐疗法　敷脐疗法是用适当药物放在脐中，以治疗疾病的外治法。脐部为神阙穴，本法正是利用神阙穴联系诸经百脉、五脏六腑及皮肉筋膜等特性，及脐部敏感性高、渗透力强的特点，使药力迅速弥散，以调节人体气血阴阳，扶正祛邪，从而达到愈病的目的。

（1）功效　渗透药物，调和气血，扶正祛邪。

（2）操作方法　首先洗净脐部，然后将制成一定剂型的药物（药糊、药饼、药丸或药粉等）填入脐中，胶布或纱布垫固定。或将某些药物（如膏药等）直接贴于脐部，固定扎紧。一般1~2天后换新药。

（3）适应证　顽固性或瘙痒性皮肤病，如异位性皮炎、皮肤瘙痒证、结节性痒疹、银屑病等。

（4）注意事项

1）脐部有感染者忌用。

2）敷药前应先将脐部擦拭干净。

3）若加用膏药烘烤不可太热，严防烫伤皮肤。

（5）技法要点

1）敷脐药物组成应少而精。

2）所用剂型及其大小形状应随病证及患者脐部情况灵活掌握，其目的要能够固定药物且患者无不适感觉。

3）小儿皮肤娇嫩，敷脐时间不宜过长，一般1~2小时为宜，并且禁用性质剧烈的药物。

16.割治疗法　割治疗法是指用外科手术的方法切开人体某一穴位或特定部位的皮肤，割取少量皮下脂肪组织，并对局部予以适量刺激，以治疗疾病的方法。

（1）功效　调和气血，疏通经络。

（2）操作方法　被割治局部皮肤常规消毒，局麻。用手术刀片纵行切开皮肤约0.5~1cm，深至皮下，待切口内脂肪自动挤出后（挤不出用镊子夹），用剪刀剪去少量皮下脂肪，再用血管钳或镊子对局部进行刺激，完毕后外盖消毒纱布，包扎固定。

（3）适应证　某些顽固性皮肤病。

（4）注意事项

1）严格在无菌条件下操作。

2）切勿损伤神经、血管或肌腱等。

（5）技法要点

施术中刺激强度要适当，尤其对老弱妇孺患者更要轻巧，以防眩晕。

三、其他用法及其技法

1.药浴法　药浴法是在浴水中加入适当药物后洗浴，用以治疗疾病的方法，主要可分为淋浴法、浸浴法和擦浴法。

本法通过洗浴可使药物广泛作用于全身体表，故适用于全身发疹性或全身瘙痒性皮肤病。药浴可清洁皮肤（如痂屑、旧药及分泌物等），因而可加强新药的吸收，减少细菌感染及对皮损的各种不良刺激。药浴的温热作用可镇静、止痒、安抚，并可使周身腠理疏通，气血调和、促进、浸润吸收。另外，浴液中加入适当药物还可起到相应药物的治疗作用。

（1）功效　疏通腠理，调和气血，祛秽解毒，安抚止痒。

（2）操作方法

1）淋浴法　将配制好的适当溶液，通过淋浴器连续在患者身体上方喷洒而下，并随即排走。每日或隔日1次，每次10~15分钟。

2）浸浴法　将配制好的适当溶液注入浴盆中，患者全身浸入其中泡洗，每日或隔日1次，每次15~20分钟。

3）擦浴法　将配制好的适当溶液放入大盆中（浴盆更好），患者用软毛巾等蘸取药液，周身上下擦洗。每日或隔日1次，每次10~20分钟。

（3）适应证

1）全身慢性瘙痒性皮肤病，主要用浸浴法和擦浴法，如皮肤瘙痒证、泛发性神经性皮炎、异位性皮炎等。

2）全身肥厚浸润性皮肤病，主要用浸浴法，如全身性硬皮病、皮肤硬肿病、银屑病静止期等。

3）全身表皮感染性皮肤病，主要用淋浴法，如天疱疮及类天疱疮继发感染等。

（4）注意事项

1）洗浴时应用软毛巾或软布，禁用刷子等强力搓擦。

2）除清洁浴外，一般不应使用肥皂。

3）急性皮肤病潮红、水肿、糜烂者忌用。

4）药浴后，一般不宜再用清水冲洗，否则将减少药物的作用。

5）药浴后要注意着衣，避免感冒。

6）严重心血管疾病患者，严重肺脏疾病患者忌用。

7）年老体弱者慎用。

8）空腹患者忌用，以防引起虚脱。

9）注意浴室温度，以患者舒适为度。

10）浴水中所加药物浓度不可过高，应防止吸收中毒。

（5）技法要点

1）浴液温度　可根据治疗需要及患者耐受度灵活掌握，一般温水浴30~37℃，热水浴38~45℃。

2）体质虚弱者进行热水浴时，头部应给予冷敷。

3）药浴时间可根据治疗需要及患者耐受度灵活掌握。一般为30分钟，短者可10分钟，最长不要超过1小时。

4）为预防感冒，浴室的室温以22~24℃为宜。

2.中药蒸汽疗法　中药蒸汽疗法是通过药液加热蒸发产生的含有药物的蒸汽对皮肤

病进行治疗的一种方法。此法既有药气直接渗透皮肤腠理产生的作用，又有药气通过口鼻吸入而产生的作用。

（1）功效　祛风止痒，温通经络，软坚散结。

（2）操作方法　患者在蒸汽浴室中，裸露，控制室温从30℃渐升至45℃，一般治疗时间15~30分钟，蒸后，安静卧床休息，不需冲洗，每日或隔日一次。

（3）适应证　皮肤瘙痒症、荨麻疹、花斑癣、硬皮病、泛发性神经性皮炎等。

（4）注意事项

1）有高血压、心脏功能不全、严重的肺心病、恶性肿瘤、癫痫者不宜应用此法。

2）皮肤的急性炎症不宜用此法。

（5）技法要点

1）根据不同的病证，采用不同的方剂，用水煮沸使产生大量含有药物的蒸汽。

2）蒸汽浴室要设观察窗口，随时观察病人情况，如有异常变化，应及时停止治疗并作相应的处理。

3.温泉疗法　温泉疗法是用矿泉水外洗以治疗疾病的方法。

（1）功效　活血通络，解毒杀虫，润肤止痒。

（2）操作方法　有天然矿泉水和人工矿泉水两种。入池内先取半坐位，然后适当用力揉擦皮损，时间以发汗自觉舒适为度。一般低温浴（37~38℃）30分钟，中温浴（40~42℃）20分钟，高温浴（43~45℃）10分钟，每日1~2次，30~40次为1疗程。

（3）适应证　银屑病、瘙痒病、泛发性神经性皮炎、痒疹、多汗症、慢性湿疹、鱼鳞病、扁平苔藓、皮肤淀粉样变、下肢慢性溃疡、脂溢性皮炎等。

（4）注意事项

1）高血压、心脏功能不全、严重的肺心病、恶性肿瘤、癫痫患者慎用此法。

2）急性皮炎不宜用此法。

（5）技法要点　硫黄温泉适用于银屑病、瘙痒病、脂溢性皮炎、泛发性神经性皮炎、慢性湿疹、鱼鳞病等；盐酸温泉适用于慢性湿疹、鱼鳞病等；明矾温泉适用于多汗症、下肢慢性溃疡等；苦味温泉适用于瘙痒病等；碳酸温泉适用于痒疹、扁平苔藓、皮肤淀粉样变等。

4.佩戴法　佩戴法是将药末装入特制布袋中佩挂于胸前，以预防和治疗疾病的外治法。佩戴法用药时间长，所用药物又多较芳香，通过局部作用及嗅吸药物后的全身作用，可有辟秽除浊、活血通络之效。

（1）功效　辟秽除浊，活血通络。

（2）操作方法　用纯棉布或真丝织物（如绢等），制成适当大小的口袋，装入药物后扎紧袋口，挂于胸前。1袋可用1~2个月。

（3）适应证　过敏性和瘙痒性皮肤病，如丘疹性荨麻疹、皮肤瘙痒症等。

（4）注意事项　药袋且忌被雨水、浴液等浸湿，否则将减低药效。

（5）技法要点　本法所选药物多由两部分组成：一为不同的治疗药物，可随病情选用。二为芳香药物，可辟秽除浊或可开窍、引药入内，如冰片、山柰、丁香、麝香等。

5.保留灌肠法　保留灌肠法是将中药液从肛门灌入大肠，以治疗疾病的一种方法。本法不受患者吞咽功能的限制，吸收快、药效发挥迅速，有利于中医急症的开展。

（1）功效 避免吞咽，促药吸收。

（2）操作方法

1）让病人排便，或用清水灌肠，以利于药物吸收。

2）将灌肠筒依次接上橡皮管（上附开关夹）、玻璃接管和橡皮肛管。如用硬橡皮管头时可不用玻璃接管，而将硬橡皮管头直接接在橡皮管上即可。橡皮肛管和硬橡皮管头应煮沸消毒。

3）扭紧开关夹，将所用药液倒入灌肠筒内。

4）病人取左侧卧位，双膝屈曲；或俯卧位，双膝屈曲。臀部垫以雨布和治疗巾，露出肛门。臀部可略微抬高，以利保留药液。

5）在肛管头上涂抹润滑油，然后扭松开关夹，放出管内温度较低的液体并排除管内空气。用手腕试灌肠筒内液体温度，如感觉微温（药温以 39~42℃为宜），即可捏紧肛管，轻缓地插入肛门内约 10~15cm。漏斗的高低要与臀部平齐而略高，使药液慢慢地灌入肠内。

6）药液流完后，立即捏紧导管，取下漏斗，稍停一下，然后慢慢将管从肛门内抽出并以纸包裹。

7）嘱患者留住灌入药液，不要随即排出。必要时可用便纸压肛门数分钟，以助病人保留药液。每次保留药液时间要在 30 分钟以上。

8）每日 2~3 次，一般 7~10 天一疗程，如病情需要，中间休息 3 天后，再进行下一疗程。急危重症，灵活掌握。

（3）适应证 不肯服药之人或不能服药之证以及急危重症皆可运用本法，如系统性红斑狼疮伴有高热等。

（4）注意事项

1）妊娠病人慎用。

2）插入肛门的硬橡皮管头或橡皮肛管要煮沸消毒。

（5）技法要点

1）每次灌入的药液量要因人而异。成人为 200~300ml；小儿按年龄酌减，1 岁以内用 15~30ml，1~3 岁用 30~60ml，3 岁以上用 60~100ml。

2）插肛管时，动作宜轻缓，以免损伤黏膜。

3）灌肠的药温、时间、速度要因人、因证而宜。

6.栓塞法 栓塞法是把栓剂放入人体孔穴（肛门、阴道等）内治疗疾病的方法。本法可使药物直接接触黏膜或皮肤，故局部疗效显著。有的药物经孔窍黏膜吸收后，也可起到全身治疗作用。

（1）功效 杀虫止痒，收敛解毒，促药吸收。

（2）操作方法 先清洗孔窍，然后将适当栓剂轻缓纳入。每日 1 至数次或隔日 1 次。

（3）适应证 肛门、阴部等多种疾病，某些其他疾患。

（4）注意事项 药物纳入后，应保持体位一定时间，以防药物脱出。

（5）技法要点 一定要选择合适体位，以便药物顺利纳入。

7.发热疗法 发热疗法系一种非特异性免疫疗法，其治疗作用为增加热的产生，加强细胞的新陈代谢，使体内抗体增加，改善病变组织和血液循环，使网状内皮细胞活动能力加强。皮科常用者有硫黄及牛奶发热疗法。

（1）功效　改善循环，增加抗体。

（2）操作方法

1）硫黄发热疗法所用药物为1%~2%升华硫黄橄榄油（或花生油）的混悬液，做肌肉注射。开始0.1~0.2ml，以后视发热情况，逐渐增加至0.4、0.6、0.8、1.0、2.0ml，隔日或3~4日1次，平均注射10次为一疗程（按照具体情况可适当增加或减少）。

2）牛奶发热疗法以新鲜牛奶置试管中煮沸约10分钟作肌肉注射。开始注射3ml，视反应情况，每次逐渐增量（5ml~7ml~10ml）根据全身或局部反应情况，可隔2~3~4天注射1次。

（3）适应证　疠病、慢性复发性丹毒、银屑病红皮症、血清固定性梅毒及晚期神经梅毒等。

（4）注意事项

1）用前应详细检查身体有无以下禁忌证　①心血管、肝、脾、肾脏疾患；②肺结核、高血压、糖尿病；③贫血、妊娠、年老体弱（50岁以上者）及其他较严重的全身性疾患。

2）必须住院进行。

3）发热疗法护理常规　①施行前向患者说明疗法的目的及反应，解除患者的顾虑。②发热期间绝对卧床休息。③密切观察患者情况，注意有无抽搐、神志不安，头痛、谵妄等症状。④每小时测量体温脉搏1次，待体温开始上升（口腔体温38℃以上）后，每半小时到1小时测量1次，直至体温恢复37℃为止，必要时测量血压。⑤发热时饮食改给流质或半流质，多给患者饮水，如出汗过多，可更换衣服及被单。防止感冒。⑥体温上升40℃以上时，头部可给予冷敷。⑦注射后如局部皮损恶化，应即停止注射。如发生过敏性休克，应立即进行必要的抢救措施。

（5）技法要点

1）硫黄发热疗法在应用前可将药液稍加热震荡使其均匀。亦可先在注射部位注入1%普鲁卡因溶液3~4ml，然后再注入硫黄悬液。如注射后遗留硬结，可给予热敷。

2）根据患者情况，调整发热频度及时间长短，时间不可过长，体温不宜超过40℃。

8.埋藏疗法　埋藏疗法是在穴位内或其他部位埋藏某些物品或皮损，通过持续性刺激来调整机体气血和阴阳平衡，或产生免疫调节作用，而达到治疗目的的一种疗法。

1.功效　调整气血，平衡阴阳，调节免疫。^

2.操作方法　穴位埋藏：常规消毒，用2%利多卡因做局麻，由腰椎穿刺针刺入穴位得气后，再用穿刺针心把羊肠线顶入肌层，取出穿刺针，外盖消毒纱布，胶布固定。每周1次，5~8次为1疗程。

皮损埋藏：常规消毒，用2%利多卡因做局麻，在无菌操作下取粟粒大之皮损2个，取下后先将其放在生理盐水纱布上，然后在同侧前臂内侧中部作局麻，用11号腰椎穿刺针在距皮肤呈45°斜行刺入皮下约1.5~2cm即可，拔出穿刺针后，用眼科虹膜镊将取下之皮损组织顺针眼置入皮下，表面用消毒纱布保护3天。

3.适应证　皮肤瘙痒症、黄褐斑、痤疮、结节性痒疹等。

4.注意事项

（1）一定要无菌操作。

（2）在埋线1~3天内，局部可能出现不同程度的无菌性炎症反应，一般无须处理，若发现分泌物较多，则应采取相应措施。

（3）严重心脏病、肺结核、糖尿病、孕妇、高热者等不宜用此法，月经期慎用。

5.技法要点

（1）用于埋藏的物品种类较多，如羊肠线、不锈钢圈、动物组织（如马、猪、羊、鸡的肾上腺等），其中以羊肠线较为常用。

（2）埋藏的皮损以典型的中期皮损为宜。

（3）埋线的深度以皮下组织与肌肉组织之间为宜。

9.鼻嗅疗法　鼻嗅疗法是让患者用鼻嗅吸药气或药烟以治疗疾病的一种方法。此法是使药物通过鼻黏膜吸收，进入血液而发挥药理效应。

（1）功效　避免口服，促药吸收。

（2）操作方法　将药物卷成纸筒，点燃生烟，让患者用鼻嗅药烟；或用药物煮汤，趁热让患者用鼻嗅药物蒸气；或用瓶装药物，敞开瓶口让患者用鼻嗅药气。每日1次或隔日一次。

（3）适应证　瘰疬性皮肤结核等。

（4）注意事项　本法需慎用，主要是必须避免有害物质的吸入。

（5）技法要点　患者用鼻嗅药物蒸气时，鼻与药物之间要保持适当的距离，不可太近，以免烫伤。

10.刮痧疗法　刮痧疗法是通过某种器械在人体皮肤表面刮拭，使之出现红色瘀血（痧）的现象，以达到治疗目的的一种方法。

（1）功效　活血行气，扶正祛邪。

（2）操作方法　先将所用器械（压舌板、银圆、瓷碗边口等）蘸食用油或盐水在后背正中线及其两旁，或胸腹部，或颈项至肘窝等部位自上而下，自内而外，由轻到重的刮拭，至局部皮肤泛红、隆起或显示紫红色或黑青色血斑为止。一般刮拭的速度在每分钟40次左右，每一部位可刮5~10分钟。

（3）适应证　痤疮、斑秃、黄褐斑等。

（4）注意事项

1）刮拭时局部疼痛较明显，故应用此法时必须得到患者同意。

2）第2次刮拭时应在患处疼痛消失后（约3~7天，因人而异）再实施。

（5）技法要点

1）颈部和其他部位均需刮拭时宜先刮拭颈部。

2）刮拭时用力要均匀、适中。在同一部位刮拭时必须刮至斑点（痧）出现后再刮其他部位。

3）刮痧范围要突出1个"面"，而不是1个"点"1条"线"。

4）刮痧后可让患者饮适量淡盐水或糖水以利祛邪外出。

11.药物衣疗法　药物衣疗法是将药物放入衣服中，让患者穿着，以治疗疾病的一种方法。

（1）功效　活血通络，化浊止痒。

（2）操作方法　可根据治疗需要把药物填在整个内衣或衣服的不同部位而制成药物衣、药物衣领、药物背心、药物胸罩、药物护腰（膝、肘）等。填药的方法可以是直接将药物细末撒在衣服内，也可以是用药液浸透衣服后再晾干。

（3）适应证　臭汗症、慢性瘙痒性皮肤病等。

（4）注意事项　使用本法，每日需穿着药物衣 6 小时以上。

（5）技法要点　应根据不同病症的治疗需要选择不同的药物。

四、中医外治用法的改进及现代中医外治用法

1.干药巾疗法　干药巾疗法是将适量的药物经过特殊方法载入特制的纸（或布）巾之中，根据需要，可以干燥使用亦可加水后使用，用以达到治疗疾病的目的。本法使用方便，而且因为既可以干燥使用，又可以根据治疗加入所需的水量，故用途非常广泛。

（1）功效　洗疗皮损，渗透药物。

（2）操作方法　根据不同病证，选用不同药物制成的干药巾。可分为干法和湿法：①干法是不加水使用，并可根据治疗需要做成各种不同的形状，例如治疗或预防足癣可制成鞋垫状等；②湿法是加水使用，并可根据治疗需要加入不同量的水，从擦洗、湿敷到药浴均可。

（3）适应证　湿疹、手足癣、痤疮、皮肤瘙痒症等。

（4）注意事项　干药巾加水后要及时使用。

（5）技法要点　根据治疗需要选择含有不同浓度和不同药物的干药巾。

2.药物皮肤针疗法　药物皮肤针疗法是一种可以载入药物的皮肤针，随着皮肤针在皮肤上的叩打，药物亦随之渗入皮肤，从而达到针刺和药物的双重作用。

（1）功效　疏通经络，渗透药物。

（2）操作方法　根据不同病证，选用不同药物加入药物皮肤针中，常规消毒，在皮损处适当用力叩打，至局部微痛和微出血为度，同时亦有适量药物同时渗出和吸收。治疗完毕后外盖消毒纱布，包扎固定。

（3）适应证　白癜风、斑秃、神经性皮炎等。

（4）注意事项　注意无菌操作。

（5）技法要点　药物皮肤针的叩打力度要大于一般皮肤针，有利于所载药物的渗出。

3.电针疗法　电针疗法是用电针仪输出脉冲电流，通过毫针或直接作用于人体经络穴位，以激发机体效应来防治疾病的一种疗法。本法的特点是将针与电两种刺激相结合，故对某些疾病能提高疗效。

（1）功效　疏通经络，止痒止痛。

（2）操作方法　多选用 26~28 号毫针，有时为了集中于针尖处放电，可在针体上涂一层高强度绝缘漆，针尖处用刀将漆刮掉后使用。针刺穴位有了治疗所需的"得气"感应后，将输出电位器调至"0"度，负极接主穴，正极接配穴，然后拨开电源开关，选好波型，慢慢调高至所需输出电流量。通电时间一般 5~20 分钟。治疗结束，先将输出电位器退回"0"位，然后关闭电源，撤去导线，轻轻将针起出。

（3）适应证　神经性皮炎、斑秃、带状疱疹后遗神经痛等。

（4）注意事项

1）不宜在延髓、心前区附近的穴位施用电针，以免发生呼吸困难、心跳停止等危险。

2）毫针经多次使用后，针体容易缺损，在消毒前应加以检查，以防断针。

（5）技法要点　一般来说电针治疗与毫针刺法大致相同，但需选取两个穴位以上，通常以取同侧肢体1~3对穴位（即是用1~3对导线）为宜，不可过多，过多则刺激太强，患者不易接受。

4.激光及激光针疗法　激光及激光针疗法主要是利用激光的热、光、脉冲、压力等作用治疗皮肤病的方法。

（1）功效　焦化皮损（清除皮损），刺激穴位（针灸疗法的特种针具）。

（2）操作方法

1）在清除皮损方面有气体激光器的氦氖激光器、二氧化碳激光器与固体激光器的红宝石激光器等，利用其高频率的焦化作用达到治疗目的。常用的氦氖激光器是对准皮损或穴位照射，一般距离为10~50cm，时间为10~15分钟。每日1次，10次为1疗程。

2）在刺激穴位方面包括激光针穴位照射法和激光针灸针法。常用的氦氖激光针照射法是将激光束对准穴位，直接垂直照射，每次照射5~10分钟。每日1次，10~15次为1疗程。

（3）适应证　疣赘、带状疱疹、冻疮、斑秃、雷诺病、玫瑰糠疹、汗管瘤等。

（4）注意事项

1）术后创面不要接触水及污染创面。

2）眼周部禁用。

3）治疗过程中术者和患者都要戴激光防护眼镜，切不可对视激光束，以免损伤眼睛。

（5）技法要点

1）在清除皮损方面，根据病情采用清扫法及切割法：清扫法一般用于没有突出皮肤表面的病变，如色痣等，这种方法由表层开始，逐层向深部扫描照射，将病变烧灼干净，见到健康组织为止。切割法一般用于突出皮肤表层的病变，如疣赘等，切割时，用镊子将病变夹住提取，将整个病变切割下来后，再适当调低功率清除残余病变组织。

2）在刺激穴位方面，应根据患者病情掌握激光的剂量，剂量小起不到治疗作用，剂量大则易产生头晕、恶心、心悸等副作用，一旦有副作用出现，可调节照射的距离或缩短照射的时间，或终止治疗。

5.吹氧疗法　吹氧疗法是用氧气喷雾患处的一种治疗方法。

（1）功效　促进患处新陈代谢。

（2）操作方法　清洁创面，用安装齐全地给氧装置给氧（除去鼻导管），氧气喷雾患处。操作时玻璃接管距创面15cm高，从里向外旋转，反复数次。每天2次，20天为1疗程。

（3）适应证　褥疮、湿疹等。

（4）注意事项　注意供氧设备的安全使用，现场不能有明火。

（5）技法要点　吹氧的每分钟流量和吹氧的时间根据创面大小灵活掌握。

6.冷冻疗法　冷冻疗法是利用低温作用于病变组织，使之发生坏死，及引起免疫反应，以达到治疗目的的方法。

（1）功效　局部病变坏死，引起免疫反应。

（2）操作方法　采用液氮钢瓶装备好液氮。根据条件及皮损情况，常采用四种冷冻方式，即棉签法、喷射冷冻法、冷冻头接触法和冷冻刀接触法。一般冷冻1~3次即可。

（3）适应证　疣赘、汗管瘤、结节性痒疹等。

（4）注意事项

1）患处红肿热痛禁用。

2）要防止术后感染。

（5）技法要点

1）皮损表面平且边缘规则的，选择相同大小、形状的冷冻头接触。

2）皮损高低不平比较厚，而且面积稍大的，用喷冻。

3）治疗时间视病种、部位、皮损厚度、性别和年龄而有所不同。

7.中药离子透入法　中药离子透入法是利用直流电将药物离子通过完整皮肤或黏膜导入人体以治疗疾病的方法。本法可将药物直接导入治疗部位，并在局部保持较高浓度，其导入浅部病灶的药物量比肌注法高得多。因此特别适用于治疗比较表浅或血流瘀滞的皮肤病灶。本法不损伤皮肤，不引起疼痛、不刺激胃肠道，易于被病人接受。不足之处是透入的药量很少，不易作用于深层组织。

（1）功效　导入药物，提高疗效。

（2）操作方法

1）衬垫法　最常用。将用药液浸湿的药物衬垫直接置于治疗部位的皮肤上，在药垫上再放置以常水浸湿的布衬垫、金属电极板等。放置药垫的电极称为主电极，另一极为辅电极，主电极经导线与治疗机的一个输出端相连接（其极性必须与拟导入药物离子的极性相同），辅电极与治疗机的另一输出端相接。亦可将与阳极及阴极相连的衬垫都用药液浸湿，同时分别导入不同极性的药物离子。

2）穴位离子透入法　将装有直径1~2cm铅板的衬垫浸湿药液，放置在一定的穴位，另一极放在颈、腰或其他部位，通上直流电。

3）水浴法适用于前臂、小腿、手足、指、趾等部位。治疗时将药液盛于水槽内，使治疗部位浸入水浴中，主电极置于水槽内壁，辅电极置于水槽的另一端或固定于身体的相应部位。

（3）适应证　疖肿等浅表化脓性感染疾病。

（4）注意事项

1）高热、恶病质、心力衰竭、湿疹、有出血倾向者，对直流电不能耐受者禁用。

2）治疗前除要明确药物的有效成分和极性外，对可能引起过敏反应的药物，应做皮肤过敏试验。

3）配制透入用的药液时，应避免离子或其他杂质存在，配制的药液经1~2周要更换，使用前需检查药物有否变质及沉淀，中药煎剂应加防腐剂，以利贮存。

（5）技法要点

1）衬垫须有记号，正负极分开，最好一个衬垫供一种药用，用后以清水洗去药液，再分开煮沸消毒，以免寄生离子互相沾染。

2）为加强药物离子导入深度，除可采用体内电泳法外，可于治疗前在局部应用超声、短波、微波等物理因子。

8.超声波疗法超声波疗法　是利用超声波的作用，使药物经皮肤或黏膜透入体内；超声波冲击破坏色素细胞内膜，再加入中药渗透入皮肤内，有褪色作用；利用超声波的按摩作用，也可促进中药的皮肤吸收作用。

（1）功效　冲击按摩，促药吸收。

（2）操作方法

消毒擦拭声头，旋钮调至预热处，约3分钟；清洁皮肤，蒸汽喷雾，除去粉刺，涂上精制的中药制剂；选择声头，小声头者，声波强度调至 $0.5W/cm^2$ 处；大声头者，声波强度调至 $0.75W/cm^2$ 处。时间为5~10分钟。不断移动声头，均匀缓慢护理皮肤。停机，药物可保存在面部10分钟左右。每天1次，10次为1疗程，中间间隔1周。

（3）适应证　脂溢性皮炎、痤疮、黄褐斑等。

（4）注意事项

1）选用超声治疗剂量下不会被破坏的药物。

2）强烈的皮肤刺激或过敏药物禁用。

（5）技法要点

要针对病情及药物特性选择恰当的药物。

9.光化学中药疗法　光化学中药疗法是应用中药的光敏剂结合光照引起的光化学反应治疗皮肤病的方法。目前使用最多的是补骨脂素加长波紫外线照射。

（1）功效　调节免疫，消炎止痒。

（2）操作方法　一般于照光前2小时口服给药，常用8-甲氧基补骨脂素（8-MOP），剂量0.5~0.6mg/kg。长波紫外线的剂量以焦耳/平方厘米（J/cm^2）计算，由于个体间存在敏感性的差异，于治疗前最好测试最小光毒量（MPD）。首次照射，用MPD或稍小的剂量照射。每周治疗3~5次，每隔1~2次增加 $0.2~0.5J/cm^2$。

（3）适应证　银屑病、白癜风、泛发性扁平苔藓等。

（4）注意事项

1）保护眼睛，全身性给药的患者，于当日佩带防光眼镜。

2）注意肝肾功能变化。

3）防止光毒反应，于治疗当日避免日晒，避免服用其他光敏性药物（如横胺等）。

（5）技法要点

1）MPD的测试方法是口服8-MOP 2小时后，用生物剂量测定器于腹部或背部，在一定的灯距下，按梯级递增的焦耳量依次照射各孔。48小时后观察结果，引起刚可觉察红斑所需的 J/cm^2 量为MPD。

2）如果未测试MPD，可从较小剂量开始（$0.5~1J/cm^2$），然后根据反应情况增减量。

五、不同外治用法的联合使用技法

已有的外治用法虽然较多，而且还再不断有新的外治用法问世，但是单纯某一种用法常不能充分地满足临床实际工作中各种各样皮疹的需要，因此在临床中就需要两种或数种用法的联合使用，以求更符合皮疹的实际情况。

1.不同外治用法的联合使用主要包括以下情况

（1）以药物为主的局部用法的联合使用　①两种以药物为主的局部用法的联合使

用，例如当急性皮炎有明显糜烂、渗出时，先用马齿苋水剂湿敷，然后外涂植物油调如意金黄散，即为湿敷法与涂药法的联合使用。②数种以药物为主的局部用法的联合使用，例如当慢性皮炎有明显浸润、肥厚时，先用中药浸泡半小时，擦干后，再用中药卷熏10分钟，最后外用10%黑豆馏油软膏封包，即为洗药法、熏药法、封药法的联合使用。

（2）以药物为主的局部用法与以手法或器械为主的局部用法的联合使用　例如当小腿静脉曲张性溃疡周围有锁口皮时，先用三棱针在锁口皮处点刺引血，然后敷贴化毒散膏，即为引血疗法、敷贴法的联合使用。

（3）腧穴用法与局部用法的联合使用　例如对硬皮病的硬化皮损，先用艾卷灸15分钟，然后外贴阳和解凝膏，即为艾灸法与薄贴法的联合使用。

2.不同外治用法的联合使用的注意事项

（1）所选择的不同外治用法之间要能够相辅相成。

（2）各种不同外治用法之间要联系紧密，不能间隔时间过长。

(李福伦)

第三节　皮肤病中医外治的药物及其选用技法 2.76

一、驱除六淫药

（一）祛风药

祛风药是一组能够祛除风邪的外用药。外风宜疏宜散，根据其兼症之不同，可分为：清热疏风药、燥湿散风药、疏散风寒药、祛风杀虫药、活血散风药等。风邪久羁则宜搜，可用搜风药。内风宜熄，当用熄风药。

1.功效　祛邪疏风，搜风熄风。

2.适用范围

1）风热所致皮肤病，如玫瑰糠疹等。

2）风湿所致皮肤病，如泛发性湿疹等。

3）风寒所致皮肤病，如冻疮等。

4）虫邪所致瘙痒性皮肤病，如疥疮等。

5）顽固瘙痒性皮肤病，如结节性痒疹、慢性皮炎等。

3.药物

（1）清热疏风药　可用于消散风热之邪。所用者：菊花、薄荷、胆矾、蝉蜕等。

1）菊花

①别名　白菊花、黄菊花、滁菊花、杭菊花等。

②来源　为菊科菊属植物菊花的头状花序。

③性味与归经　辛、甘、苦，微寒。归肺、肝经。

④功效　散风清热，消肿解毒，清热缓痛。

⑤主治　脂溢性皮炎、脱发、荨麻疹等。

⑥成分　含菊甙、黄酮类、挥发油、胆碱、香豆精类化合物及生物碱等。

⑦应用举例　治油风由血虚风热所致，皮肤光亮，眉发脱落者，用"海艾汤"：海

艾、菊花、薄荷、防风、藁本、藿香、甘松、蔓荆子、荆芥穗各二钱。用水五六碗，同药煎数滚，连渣共入敞口钵内，先将热气熏面，候汤温蘸洗之，留药照前再洗。

⑧附注 对金黄色葡萄球菌、乙型溶血性链球菌、多种致病杆菌及皮肤真菌有抑制作用。

2）薄荷

①别名 薄荷叶、薄荷梗、苏薄荷等。

②来源 为唇形科薄荷属植物薄荷的干燥地上部分。

③性味与归经 辛、凉。归肝、肺经。

④功效 疏散风热，刺激止痒，清热缓痛。

⑤主治 皮炎、痱子、丹毒、皮肤瘙痒症等。

⑥成分 含挥发油，油中主要成分为薄荷醇、薄荷脑、其次为薄荷酮，还含乙酸薄荷脂、茨烯、柠檬稀、蒎稀等。

⑦应用举例 治下肢慢性丹毒，用"经验方"：鲜苏叶30g，鲜凤仙全草30g，薄荷30g，略捣，用滚水500ml冲，放凉。冷洗或冷湿敷患处。

⑧附注 挥发油涂于皮肤，先出现凉感，继而有微灼感。也可缓慢渗入皮肤内，引起局部充血，从而反射性地造成深部组织的血管变化，发挥疗效。

3）胆矾

①别名 鸭嘴绿胆矾、石胆、鸭嘴等。

②来源 为硫酸盐类胆矾族矿物。

③性味与归经 酸、辛，微寒，有毒。归肝、胆经。

④功效 清热疏风，收涩除湿，蚀肉杀虫。

⑤主治 痈疽、瘘管、狐臭、花斑癣等。

⑥成分 为硫酸铜，通常是带5分子结晶水的蓝色结晶。

⑦应用举例 治疗毒肿毒，一切皮肉不变，漫肿无头者，用"离宫锭子"：血竭10g，朱砂6g，胆矾10g，京墨30g，蟾酥10g，麝香4.5g。上六味为末，凉水调成锭，凉水磨浓涂之。

⑧附注 有杀菌及抑制霉菌作用。

4）蝉蜕

①别名 蝉衣、蝉蜕、蝉壳、知了皮、伏蝉等。

②来源 为蝉科昆虫黑蚱的若虫羽化后的蜕壳。

③性味与归经 甘、咸，凉。归肺、肝经。

④功效 清热疏风，消肿止痒。

⑤主治 荨麻疹、湿疹、皮肤瘙痒症等。

⑥成分 含大量甲壳质以及蝶啶类色素的异黄质蝶呤和赤蝶呤。

⑦应用举例 主治荨麻疹（凡属风热之毒而致者均可使用，如风团来势迅速，消退快，皮疹呈红色，边缘有红晕，受热加重等）：苦参50g，地肤子、艾叶、防风、荆芥、白鲜皮、百部各25g，蝉衣20g。每日1剂，1日3~4次水煎外洗。3日为1个疗程。

（2）燥湿散风药 可用于祛除风湿之邪。所用者：海桐皮、白胶香，还有独活等。

1）海桐皮

①别名　刺桐皮、丁皮等。
②来源　为豆科常绿乔木植物刺桐的干燥树皮。
③性味与归经　苦、辛，平，无毒。归肝经。
④功效　燥湿散风，舒筋活血，杀虫止痒。
⑤主治　关节病型银屑病、疥疮、玫瑰糠疹、手足癣、神经性皮炎等。
⑥成分　含刺桐灵碱、氨基酸、有机酸等。
⑦应用举例　治顽癣日久用"必效散"：川槿皮120g，海桐皮、大黄各60g，百药煎42g，巴豆4.5g（去油），斑蝥一个（全用），雄黄、轻粉各12g。共研极细末，用阴阳水调药，将癣抓损，薄敷，药干必待自落。
⑧附注　水浸剂对某些皮肤真菌有抑制作用。

2）白胶香
①别名　枫香脂、芸香、枫脂、胶香等。
②来源　为金缕梅科枫香树属植物枫香树的干燥树脂。
③性味与归经　苦、辛，平，无毒。归脾、肝经。
④功效　散风燥湿，解毒生肌，化瘀止痛。
⑤主治　瘰疬、臁疮、疥疮、皮肤瘙痒症等。
⑥成分　树脂的挥发油成分中，桂皮酸类约占6.4%，萜类约占84.4%，其他成分9.2%。⑦应用举例　治瘰疬初起，消肿止痛，用"神效瘰疬方"：白胶香，海螵蛸，降真香（心无土气者），上药等份，研末。温水调稠，薄纸摊贴。

（3）疏散风寒药　可用于祛散风寒之邪，所用者：荆芥、防风、羌活，还有白芷、生姜、苍耳子等。

1）荆芥
①别名　荆芥炭、炒荆芥、荆芥穗等。
②来源　为唇形科一年生草本植物荆芥的带花序的全草或花穗。
③性味与归经　苦、辛，微温，无毒。归肺、肝经。
④功效　疏散风寒，解毒生肌，杀虫止痛。
⑤主治　瘰疬、皮肤瘙痒症、疮疡等。
⑥成分　主含挥发油，油中主要成分为右旋薄荷酮、消旋薄荷酮及少量右旋柠檬烯。
⑦应用举例　治口舌之症，用"四黄散"：荆芥、山栀、大力、黄连、黄芩、连翘、薄荷、木通、蒲黄各1钱，灯芯1撮，甘草4分，共研细末，擦患处。
⑧附注　煎剂体外试验对金黄色葡萄球菌及白喉杆菌有较强抗菌作用，对炭疽杆菌、伤寒杆菌、绿脓杆菌等也有一定抑制作用。

2）防风
①别名　青防风、炒防风、防风炭等。
②来源　为伞形科多年生草本植物防风的根。
③性味与归经　辛，微温。归膀胱、肝、脾经。
④功效　散风消肿，祛风止痒，化瘀疗疮。
⑤主治　皮肤瘙痒症、单纯糠疹、荨麻疹等。

⑥成分　含挥发油、甘露醇、苦味甙、酚类、多糖类及有机酸等。

⑦应用举例　a.治疗黄水疮用洗法：雄黄、防风各5钱。水十，破数滚，去榨取汁。b.主治各型荨麻疹：地肤子20g，白芷5g，防风15g，川椒15g，透骨草15g，赤芍15g，一枝蒿15g，独活15g，荆芥15g。上药加水1.5L，煎沸30分钟，洗患处，每日1次，每次30分钟。c.治疗白癜风：防风10g，前胡20g，补骨脂30g。将上药共研为细末，加入75%酒精100ml，浸泡7日，过滤取药液。用棉签蘸药液涂搽患处，每日早、晚各1次。

⑧附注　新鲜关防风体外试验，对绿脓杆菌和金黄色葡萄球菌有抗菌作用，并能抑制小芽孢癣菌。

3）羌活

①别名　川羌活、西羌活等。

②来源　为伞形科羌活属植物羌活、宽叶羌活的根茎和根。

③性味与归经　辛、苦、温。无毒。归膀胱、肾经。

④功效　散风燥湿，驱寒拔毒。

⑤主治　皮肤瘙痒症、疥疮、痈疽等。

⑥成分　含挥发油、欧芹属素乙，有机酸及生物碱等。

⑦应用举例　熨风肿疼痛用"涤风散"：羌活、防风、白芷、吴芋、细辛、官桂、芫花、当归、芍药各15g，为粗末。加赤皮葱连须切碎250g，用酽醋搅匀。炒热布包。于疮上熨之。稍冷易之，以痛止为度。

⑧附注　羌活注射液对皮肤真菌、布氏杆菌有抑制作用。

（4）祛风杀虫药　所用者：大风子、蛇床子，还有皂角等。

1）大风子

①别名　大枫子。

②来源　为大风子科大风子属植物大风子和海南大风子的成熟种子。

③性味与归经　辛，热。有大毒。归肝、脾、肾经。

④功效　祛风杀虫，润肤止痒。

⑤主治　麻风、梅毒、银屑病、痒疹等。

⑥成分　种仁含脂肪油约50%，油的脂肪酸有大风子油酸、次大风子油酸及少量饱和脂肪酸、不饱和脂肪酸等。其脂肪酸甘油酯为其有效成分。

⑦应用举例　治疗顽癣用"顽癣方"：川槿皮二钱，轻粉五分，斑蝥七个，大风子七个，河、井水共一盅，煎一半，露一宿，笔蘸涂之。即取其祛风燥湿、杀虫润肤之功。

⑧附注　大风子油及其脂肪酸钠盐在试管中对结核杆菌及其他抗酸杆菌均有抑制作用。

2）蛇床子

①别名　蛇床实。

②来源　为伞形科一年生草本植物蛇床的干燥成熟果实。

③性味与归经　辛、苦，温。归肾经。

④功效　祛风解毒，缓痛止痒，杀虫润肤。

⑤主治　疥疮、手足癣、湿疹、皮肤瘙痒症等。

⑥成分　含多种香豆精类成分，如蛇床子素、二氢山芹醇、蛇床明素（食用白芷素）、蛇床定等。并含挥发油 1.3%。

⑦应用举例　a.治肾囊风疙瘩作痒，搔之作痛，用"蛇床子汤"：蛇床子、威灵仙、归尾、苦参各五钱。水煎，熏洗。一加白矾。一用茄科煎洗。一用温醋洗。一用姜汤洗。b.治湿毒脓滚疥用"蛇床子散"：蛇床子二斤，川黄檗二斤，生石膏四斤，治湿毒疮，用小青油调。治脓滚疥疮，用麻油调。

⑧附注　a.能抑制皮肤真菌。b.实验表明蛇床子提取液对蟾蜍离体坐骨神经有阻滞麻醉作用；对豚鼠有浸润麻醉作用；和对家兔有椎管麻醉作用。

（5）活血散风药　散风兼有活血之功。所用者：川芎、皂角刺等。

1）川芎

①别名　疣芎、京芎等。

②来源　为伞形科叶本属植物川芎的根状茎。

③性味与归经　辛，温。归肝、胆、心包经。

④功效　活血散风，化瘀缓痛，温通消肿等。

⑤主治　疮痈、皮肤血管炎等。

⑥成分　含生物碱、挥发油、阿魏酸等。

⑦应用举例　"大黑神膏"治诸癫。遍身生疮及多脓血。川乌、川芎、升麻、防己、黄檗、黄连、藜芦各五钱，巴豆、杏仁各十四粒，乱发（鸡子大）一团，猪脂（煎药溶化为度去渣）二斤，雄黄、雌黄、胡粉、白矾各末五钱，松脂（鸡子大）一团。上为末，入油内搅匀，收瓷器内。先以热盐汤洗净，次搽药，日3次。勿令入口。

⑧附注　对金黄色葡萄球菌有抗菌作用。

2）皂角刺

①别名　皂角刺、皂荚刺、皂针、皂角针、天丁等。

②来源　为豆科皂荚属植物皂荚的棘刺。

③性味与归经　辛，温。

④功效　托毒排脓，活血消肿，杀虫止痒。

⑤主治　痤疮、酒渣鼻、头癣、瘰疬、瘘管、恶疮等。

⑥成分　含黄酮甙、酚类、氨基酸及皂苷。

⑦应用举例　a.治癌瘰恶疮。皂角刺烧存性，研，加白及少许。共为末敷之。b.治疗囊肿性痤疮：蚤休15g，黄药子15g，炒皂角刺30g，土贝母20g，炮山甲10g，当归尾15g，乳香、没药各10g。水煎取汁，待温，局部洗敷，每日2~5次。

（6）搜风熄风药　风邪久羁，或内风郁于肌腠，可致皮肤顽痒，需用辛烈之品或虫类药以搜之熄之。所用者：蜈蚣、乌梢蛇、蛇蜕，还有白僵蚕、露蜂房等。

1）蜈蚣

①别名　天龙、百脚、百脚虫等。

②来源　为蜈蚣科动物少棘巨蜈蚣的干燥体。

③性味与归经　辛，温。有毒。归肝经。

④功效　搜风熄风，攻毒散结，通络止痛。

⑤主治　疮疡肿毒、瘰疬恶疮等。

⑥成分 含有两种类似蜂毒的有毒成分,即组织胺样物质和溶血性蛋白质。此外,尚含有酿胺酸、亮胺酸、蚁酸、脂肪油和胆固醇等。

⑦应用举例 治疗阴囊湿疹用"蜈蚣散":蜈蚣10条,土鳖虫、地龙各6g。烤干后研极细粉,过筛和匀,芝麻油适量,调成糊状,装瓶备用。用药前先用"阴湿汤"熏洗:苦参30g,蛇床子20g,白鲜皮10g,苍术10g。然后外涂本糊,每日2~3次。

⑧附注 对结核杆菌及皮肤真菌有不同程度的抑制作用。

2) 乌梢蛇
①别名 乌蛇、黑花蛇、青蛇、乌风蛇等。
②来源 为游蛇科动物乌梢蛇除去内脏的全体。
③性味与归经 甘,咸,平。入肺经。
④功效 搜风熄风,解毒通络。
⑤主治 皮肤瘙痒症、神经性皮炎、疥疮等。
⑥成分 含骨胶原、蛋白质、脂肪、酸缩酶等。
⑦应用举例 治面疮:乌蛇肉60g,烧灰,腊猪脂调敷。

3) 蛇蜕
①别名 蛇皮、龙衣、龙皮等。
②来源 为游蛇科动物黑眉锦蛇、锦蛇或乌梢蛇等蜕下的干燥皮膜。
③性味与归经 甘,咸,平。有毒。入肝经。
④功效 祛风解毒,消肿杀虫。
⑤主治 皮肤瘙痒症、银屑病、神经性皮炎等。
⑥成分 主含大量骨胶质。由多种氨基酸组成,含多种不饱和脂肪酸。
⑦应用举例 治疗毛囊炎:蛇皮1张,全蝎2个,蜂房1个,共泡入醋中,24小时后取汁。

(二) 清热药

清热药是一组能够清解热邪的外用药。这些药多性味寒凉。根据热邪的程度、部位及兼证之不同,又可分为清热泻火药、清热凉血药、清热解毒药、清热燥湿药。

1.功效 清热泻火,清热凉血,清热解毒,清热燥湿。

2.适用范围
(1) 热在气分所致皮肤病,如急性皮炎等。
(2) 热在血分所致皮肤病,如银屑病进行期等。
(3) 毒热所致皮肤病,如脓疱疮等。
(4) 湿热所致皮肤病,如急性湿疹等。

3.药物
(1) 清热泻火药 热在气分,热极化火,表现为皮肤潮红、灼热,需予清热泻火。所用者:寒水石、生石膏(附煅石膏)等。

1) 寒水石
①别名 凝水石、盐精石等。
②来源 南寒水石的原矿物为方解石,北寒水石的原矿物为"红石膏"。
③性味与归经 咸,大寒。归胃、肾经。

④功效　清热泻火，燥湿止痒。

⑤主治　湿疹、皮炎、痱子、天疱疮等。

⑥成分　方解石主含碳酸钙。红石膏主含含水硫酸钙。

⑦应用举例　治疗白泡疮、脓窠肥疮、痛痒立效，用"平疮散"，本方即取其清热泻火之功。"平疮散"组成：寒水石二两，东丹一两，扫盆一钱，硫黄五钱，白矾七钱，川椒一钱，黄檗五钱，牛烟胶五钱，人中黄二钱，共为细末。以板猪油、鸡脚、大黄根同打烂。擦立效。

2）生石膏（附煅石膏）

①别名　软石膏、白虎等。

②来源　为单斜晶系含水硫酸钙的矿石。生石膏用武火煅至内外全部呈粉白色时，为煅石膏。

③性味与归经　辛，甘，大寒。归肺、胃经。

④功效　生石膏清热消肿，泻火解毒；煅石膏清热敛疮。

⑤主治　湿疹、丹毒、天疱疮、疥癣等。

⑥成分　生石膏主要为含水硫酸钙，还含有机物、硫化物及微量的铁、镁等。煅石膏主要为无水硫酸钙。

⑦应用举例　a.治疗火赤疮用"石珍散方"：生石膏一两，轻粉、黄檗、海螵蛸各五钱，上共研细，甘草汤净洗，以此掺之。b.治风毒黄水疮用"三黄丹"：大黄三两，黄檗一两，黄连三钱，石膏（煅）二两，炉底少许，共研。川连水调敷。c.五倍子60g，枯矾、煅石膏各20g。上药加水煎沸30分钟，局部泡洗。主治多汗症。

（三）除湿药

除湿药是一组能够祛除湿邪或有收湿作用，可使患处水疱干涸，渗出减少，糜烂面干燥的外用药。本组药物可分为两类。其一是选用具有燥湿、化湿或利湿功效的药物以取除湿之效，称为祛除湿邪药；其二是选用具有收涩性能的药物以奏除湿之功，称为收湿拔干药。后者近似西医之收敛剂。

1.功效　除湿，拔干，收涩。

2.适用范围

（1）皮肤病有水疱、糜烂、渗出者，如湿疹、天疱疮等。

（2）多汗症。

3.药物

（1）祛除湿邪药　祛除湿邪药具有燥湿、化湿或渗湿功能。湿热盛则潮红水肿、水疱、糜烂，治宜清热燥湿；湿浊盛则暗红浸渍，治宜芳香化湿；湿气盛则皮色正常而发生水疱，治宜利水渗湿。所用者：龙胆草、苍术，灯芯草，还有黄连、黄檗、黄芩、苦参、滑石、地肤子等。

1）龙胆草

①别名　龙胆、胆草等。

②来源　为龙胆科龙胆属植物部分种类的根及根茎。

③性味与归经　苦，寒。归肝、胆、胃经。

④功效　清热燥湿，收敛止痒。

⑤主治　阴囊湿疹、带状疱疹、皮肤瘙痒症等。
⑥成分　含龙胆苦甙约 2%，龙胆碱约 0.05%，龙胆糖约 4%。
⑦应用举例　适用于急性湿疹、皮炎等渗出性皮肤病的湿敷，用"龙胆草水剂"：龙胆草 30g，水 1000ml，煮沸 20 分钟，滤过冷却备用。
⑧附注　对绿脓杆菌、伤寒杆菌、金黄葡萄球菌及某些真菌有抑制作用。

2）苍术
①别名　茅术、仙术等。
②来源　为菊科多年生草本植物茅苍术（南苍术）或北苍术的根茎。
③性味与归经　辛、苦，温。归脾、胃经。
④功效　收敛燥湿，祛风止痒。
⑤主治　脓疱疮、丹毒、湿疹等。
⑥成分　茅苍术含挥发油，油中主要成分为茅术醇、β-桉叶醇等。
⑦应用举例　治痈疽发背、诸般疔疮、跌仆、湿痰流注、大头时肿、漆疮火丹、风热天泡、肌肤赤肿、干湿脚气、妇女乳痈、小儿丹毒等。用"金黄散"：天花粉一两，黄檗五两，姜黄、大黄各五钱，白芷五钱，紫川朴、陈皮、甘草、苍术各二两，天南星二两。晒干为末，以瓷器收贮。凡遇红肿及夏月火令时，用茶汤同蜜水调敷；如微热欲作脓者，以葱汤同蜜水调敷；如漫肿无头，皮色不变，附骨痈疽鹤膝等，俱以葱酒并调；如天泡火赤游丹、黄水疮，俱以板蓝根叶，捣汁调和；烫伤麻油调。其次诸引。又在临用之际。顺合天时调。窥病势也。
⑧附注　对多种病毒、支原体、金黄色葡萄球菌等均有显著杀灭作用。

3）灯芯草
①别名　碧玉草、赤须草等。
②来源　为灯芯草科多年生草本植物灯芯草的干燥茎髓。
③性味与归经　甘淡，微寒。归心、肺、小肠经。
④功效　收敛燥湿，散肿止血。
⑤主治　皮炎、湿疹等。
⑥成分　含挥发油。油中含沉香醇、十一烷-2-酮、十三烷-2-酮等，茎髓含纤维、脂肪油、蛋白质等。
⑦应用举例　烧灰入轻粉、麝香，治阴疮。

（2）收涩拔干药　收涩拔干药能涩敛水湿，使水疱干涸、渗出减少，因而适用于水疱及渗出较明显的皮肤病。本类药物多具有收敛性、吸水性强或对蛋白质有凝固和沉淀作用，因而可使水肿消退，溢液减少。所用者包括白矾（附枯矾）、铅粉、龙骨、白石脂、炉甘石、地榆，还有胆矾、皂矾、煅石膏、五倍子、铅丹、铜绿、儿茶、牡蛎、赤石脂等。

1）白矾（附枯矾）
①别名　明矾、雪矾、生白矾等；枯矾又称枯白矾、煅白矾、白矾灰等。
②来源　为硫酸盐类矿物明矾石经加工提炼制成的结晶。白矾经煅后失去结晶水称枯矾。
③性味与归经　酸，涩、寒。归肺、肝、脾、胃、大肠经。

④功效 燥湿止痒，解毒杀虫，止血敛汗，除垢去臭，重用能蚀肉，煅用燥湿之力尤著。

⑤主治 足癣、湿疹、脓疱疮、银屑病、瘘管等。

⑥成分 白矾主为含水硫酸铝钾。枯矾主为硫酸铝钾。

⑦应用举例 a.治妇人脚丫作痒，用"枯矾散"：枯矾15g，煅石膏、轻粉、黄丹各9g。上为末，温汤洗净，搽药。b.治冷疮成瘘：白矾（半生、半枯）、五灵脂（水飞）各1.5g。各研细，和匀。以皮纸截条，和末作小捻子。香油捏湿，于末拖过。剪作大小捻，插入漏。每日一换。候脓尽后有些小血。方得停药。

⑧附注 体外试验对多种革兰氏阴性、阳性菌有抑制作用。对红色毛癣菌有很强抑制作用。

2）铅粉

①别名 官粉、宫粉、淀粉、光粉、水粉、粉锡等。

②来源 为用铅加工制成的碱式碳酸铅。

③性味与归经 甘、辛，寒。有毒。归肾经。

④功效 燥湿消肿，杀虫解毒，收敛止汗，增白除臭。

⑤主治 溃疡、狐臭、疥疮、脓疱疮等。

⑥成分 主要为碱式碳酸铅

⑦应用举例 治黄水脓疮：官粉煅黄、松香各三钱，黄丹一钱，飞矾二钱，为末，香油二两，熬膏敷之。

⑧附注 铅粉能使蛋白质沉淀而奏收敛制泌作用。

3）龙骨

①别名 白龙骨、土龙骨等。

②来源 为古生代脊椎动物门、哺乳纲、长鼻目、奇蹄目、偶蹄目等动物的骨骼化石。

③性味与归经 甘、涩，微寒。归心、肝经。

④功效 收敛固涩，燥湿止痒。

⑤主治 湿疹、溃疡、多汗症等。

⑥成分 含碳酸钙、磷酸钙，尚含少量铁、钾、钠、硫酸根等。

⑦应用举例 a.龙骨散。治疳疮，走马疳。龙骨3g，砒霜、檐鰊各1g，粉霜1.5g，淀粉4.5g，龙脑1g。先研砒霜、粉霜极细。次入龙骨再研，次入淀粉等同研。每用少许敷之。b.主治多汗症：麻黄根60g，煅龙骨、煅牡蛎各30g，赤石脂30g。水煎取药汁，浸泡手足，或湿敷患处，每日2~3次，每次30分钟。

4）白石脂

①别名 高岭石、白陶土等。

②来源 为硅酸盐类高岭族的黏土矿物。

③性味与归经 甘、酸、平。归大肠、肾经。

④功效 收湿止血，生肌敛疮。

⑤主治 痤疮、黄褐斑、湿疹、溃疡等。

⑥成分 主要成分为水化硅酸铝。

⑦应用举例　治疗疮疡溃烂、或有轻度炎症及糜烂渗出的皮肤病，用"珍珠散"：白石脂 90g，龙骨（煅）150g，石膏（煅）60g，石决明（煅）750g，麝香 7.5g，冰片 30g，珍珠粉 7.5g。共研极细末，直接扑撒或掺入其他粉剂内应用。

（四）润肤药

润肤药是一组能够润泽皮肤，增加皮肤弹性，防止皮肤干燥粗糙及皲裂的外用药，类似于西医之润泽剂。油脂类是主要的润肤药，因为其涂在皮肤上能防止水分过度蒸发，而皮肤特别是角质层的水分含量降低是引起皮肤干燥变脆易裂的重要原因。其他润肤药有胶类、蜡类等。

1.适用范围

（1）皮肤瘙痒症（冬季型与老年型）。

（2）手足皲裂。

（3）干燥角化性皮肤病，如鱼鳞病、皲裂性湿疹等。

2.药物

（1）油脂类

植物种仁：紫苏子、银杏、杏仁、蓖麻子、胡桃仁、黑芝麻、胡麻子还有蛇床子、地肤子、大风子等。

1）紫苏子

①别名　黑苏子、铁苏子、苏子等。

②来源　为唇形科紫苏属植物紫苏及野生紫苏的干燥成熟果实。

③性味与归经　辛，温。归肺、大肠经。

④功效　润肤护肤，解毒止痒。

⑤主治　皮肤瘙痒症、银屑病等。

⑥成分　含脂肪油（苏子油）、维生素 B_1、氨基酸等。

⑦应用举例　治疗银屑病用"雄黄油膏"：川槿皮、大风子、黑苏子、百部、白鲜皮、苦参、蛇床子各 60g，生川乌、生草乌各 30g，雄黄末 60g，白矾末 30g，黄蜡 1000g，芝麻油 2500ml。前九味中药入芝麻油内浸泡 5~7 天，放火上熬至药枯，滤液再加热，下黄蜡熔化，离火后再下雄黄末、白矾末收膏。先取膏外搽 1~2 片皮疹，每日 1 次，共试用 3 天，若无过敏反应者，再正式外搽，每天 1~2 次。

2）银杏

①别名　白果、鸭脚子、公孙树等。

②来源　为银杏科植物银杏的干燥成熟种子。

③性味与归经　甘、苦、涩，平。有小毒。归肺经。

④功效　收敛疗疮，杀虫解毒，润肤止痒。

⑤主治　痤疮、酒渣鼻、体癣、花斑癣等。

⑥成分　白果种仁含脂肪油、氨基酸及微量氢氰酸等。果肉含白果酸、白果醇、白果酿等。

⑦应用举例　白果仁适量。每晚睡前用温水将患部洗净，不能用肥皂或香皂，然后将白果仁切成片，反复涂擦患部。边擦边削去用过的部分，每次按病程及数目的多少用 1~2 粒即可。治疗痤疮。

⑧附注　对葡萄球菌、链球菌、炭疽杆菌及皮肤真菌有不同程度的抑制作用。
3) 杏仁
①别名　北杏仁、苦杏仁、光杏仁等。
②来源　为蔷薇科杏属部分植物的苦味的干燥种子。
③性味与归经　苦，微温。有小毒。归肺、大肠经。
④功效　润肤消肿，杀虫止痒。
⑤主治　瘰疬、黄褐斑、臁疮、神经性皮炎等。
⑥成分　主含苦杏仁甙约3%，尚含苦杏仁酶、苦杏仁甙酶、樱甙酶等。
⑦应用举例　a.治诸疮肿痛：杏仁去皮，研滤取，入轻粉，麻油调搽。不拘大人、小儿。b.杏仁、桃仁各30g，柿子叶15g，冰片3g。先将柿子叶研成细末，过120目筛备用；杏仁、桃仁捣烂如泥，再加入柿子叶细末和冰片，混匀成膏。每日涂擦1次。主治黄褐斑。
⑧附注　苦杏仁对伤寒杆菌、副伤寒杆菌有抑制作用。
4) 蓖麻子
①别名　蓖麻子、蓖麻、蓖麻仁等。
②来源　为大戟科蓖麻属植物蓖麻的种子。
③性味与归经　甘、辛，平。有毒。归大肠、肺经。
④功效　消肿拔毒，润燥止痒，发疱软坚。
⑤主治　瘰疬、神经性皮炎、溃疡、雀斑等。
⑥成分　含脂肪油、蛋白质。另含蓖麻碱、酸性蓖麻毒蛋白、碱性蓖麻毒蛋白等。
⑦应用举例　治乳痈、乳岩、乳中结核、瘰疬、石疽等症初起红肿未酿脓者，可消肿止痛。用"千槌紫金膏"：蓖麻仁450g，血竭、儿茶、乳香、没药各90g，广丹150g，银朱21g，松香750g。杵为泥，隔水纯一昼夜，摊于布或纸上约一分厚。临用烊化贴患处。

二、解毒杀虫药

(一) 解毒药

解毒药是一组能够祛除毒邪的外用药。毒邪的含义甚广，火热壅盛可致热毒或火毒，治疗用清热解毒药；湿气郁久可致湿毒，治疗用除湿解毒药；疫疠之毒及大风苛毒治疗则用以毒攻毒药。

1.功效　祛邪解毒，以毒攻毒。

2.适用范围

(1) 热毒所致皮肤病，如丹毒等。

(2) 湿毒所致皮肤病，如盘状湿疹、结节性痒疹等。

(3) 大风苛毒所致皮肤病，如麻风病、梅毒等。

3.药物

(1) 清热解毒药　见清热药之清热解毒药。

(2) 除湿解毒药　湿毒郁于肌肤，或表现为皮疹色暗红，脓水浸渍；或表现为局限性肥厚角化丘疹或结节，治疗均需以除湿解毒。所用者：土茯苓、猪苓，还有蛇床子等。

1）土茯苓
①别名　草禹余粮、白余粮、仙遗粮等。
②来源　为百合科多年生常绿藤本植物土茯苓的块茎。
③性味与归经　甘、淡、平。入肝、胃经。
④功效　解毒除湿，通络止痛。
⑤主治　梅毒、银屑病、湿疹、瘰疬等。
⑥成分　含皂苷、鞣质、树脂等。
⑦应用举例　治疗寻常性银屑病：苦参、蛇床子、地肤子、白鲜皮、土大黄、土茯苓各等量。共研成粉末，过80目筛，取药粉20g加入开水1盆，煮沸，待温后洗敷局部病变。每日1次，每次10~30分钟。

2）猪苓
①别名　豕零、地乌桃等。
②来源　为多孔菌科多孔菌属真菌猪苓的菌核。
③性味与归经　甘淡，平。归肾、膀胱经。
④功效　除湿解毒，利水消肿。
⑤主治　湿疹、脂溢性皮炎、掌跖脓疱病等。
⑥成分　含猪会聚糖Ⅰ、麦角固醇、生物素、粗蛋白等。
⑦应用举例　猪等15g，生薏米30g，草河车15g。上方加水2500ml，煎取1500ml，泡洗患处，每日1次，每次20分钟。治疗掌跖脓疱病。
⑧附注　猪苓醇提液，对金黄色葡萄球菌、大肠杆菌有抑制作用。

（二）杀虫药

杀虫药是一组能够杀灭毒虫的外用药。虫毒所涉范围较广（如原虫、蠕虫、昆虫、甚至真菌等），本节所述杀虫药以杀灭昆虫为主。

1.功效　杀虫止痒。

2.适用范围

（1）虱病　头虱、衣虱、阴虱等。

（2）疥疮。

（3）蚤叮咬。

3.药物

（1）灭虱药　百部，还有蛇床子等。

1）百部
①别名　肥百部、灸百部、蒸百部等。
Ⅰ来源　为百部科百部属植物部分种类的块根。
③性味与归经　甘、苦，平。归肺经。
④功效　杀虫灭虱，燥湿止痒。
⑤主治　头虱、体虱、阴虱、体癣、花斑癣、皮炎等。
⑥成分　含多种生物碱，如百部碱、百部定碱、原百部碱等。
⑦应用举例　a.治头虱、阴虱：百部30g，烧酒（或60%酒精）60ml以酒浸药1~2日，滤去渣。取酒涂生虱处，可杀虱虮。b.治疗皮肤瘙痒症、荨麻疹、神经性皮炎等用

"百部洗方"：百部 120g，苦参 120g，蛇床子 60g，雄黄 15g，狼毒 75g。上药共碾粗末，装纱布袋内，用水 2.5~3L 煮沸 30 分钟。以软毛巾濈洗，或濈洗后再加热水浸浴。有抓破创面者慎用。功能疏风止痒，祛湿杀虫。c。治疗荨麻疹（反复发作不愈，下午及晚间加重者）：百部 30g，樟脑 6g。用干净纱布将二药包好，再用白酒（49~60 度均可）适量将药浸泡 6 小时。用药包蘸酒反复擦洗患处，每日 1~2 次。皮肤有破损者慎用。

⑧附注　a.对金黄色葡萄球菌、绿脓杆菌及皮肤真菌有抑制作用。b。水浸液及醇浸液对蚊蝇幼虫、头虱、衣虱及臭虫均有杀灭作用。

（2）治疥药　硫黄、鹿梨根皮、千里光等。

1）硫黄

①别名　石硫黄

②来源　为自然元素类矿物硫族自然硫或含硫矿物经加工制得。

③性味与归经　酸，热。有毒。归肾、大肠经。

④功效　杀虫解毒，散寒除湿，助色消斑。

⑤主治　疥疮、痤疮、酒渣鼻、花斑癣、瘘管、白癜风等。

Ⅰ成分　主要含硫，并含少量碲、硒、铁、砷等杂质。

⑦应用举例　a.治汗斑方：硫黄 30g，浸于酸醋 100ml 中一周，涂擦患处。擦时以皮肤轻度充血为宜。b.红铜片（专治油脓窠疮）：硫黄四两，白矾二钱，红砒五分，土朱一钱，共为细末，将药入锅溶化，倾出，做成锭子。每用以毛钵，用香油磨下，涂疮上。

2）鹿梨根皮

①来源　为蔷薇科梨属植物豆梨的根皮。

②性味与归经　酸，涩，寒。

③功效　清热解毒，杀虫治疥。

④主治　疥疮、痈疖、诸癣等。

⑤应用举例　治一切癣：鹿梨根刮皮，醋同捣外敷。

3）千里光

①别名　千里及、九里明、九里光等。

②来源　为菊科千里光属植物千里光的全草。

③性味与归经　苦，寒。归肺、肝、大肠经。

④功效　清热解毒，杀虫止痒。

⑤主治　皮肤瘙痒症、湿疹、虫咬皮炎等。

⑥成分　含毛茛黄素、菊黄质、对羟基苯乙酸、水杨酸、香荚兰酸、胆碱、氢醌等。

⑦应用举例　治脚趾间湿痒，肛门痒，阴道痒：千里光适量，煎水洗患处。

⑧附注　具有较强的广谱抗菌活性，对金黄色葡萄球菌、卡他球菌有明显抑制作用。

三、除垢去臭药

（一）除垢药

除垢药是一组能够清除皮损上的污垢的外用药。这些污垢主要鳞屑、结痂、浆液、脓液及陈旧药物或其他污物。

1.功效　除垢去污。

2.适用范围
（1）清洁污染皮损面。
（2）清除陈药，以便外用新药。
（3）清洁皮肤，黏膜或毛发处。

3.药物　皂角、鸡卵白、硼砂、大青盐，还有芒硝、枯矾、白矾、透骨草等。

1）皂角
①别名　皂荚。
②来源　为豆科植物皂荚的干燥果实。
③性味与归经　辛，温。有小毒。归肺、大肠经。
④功效　除垢洁肤，祛风消肿，拔毒散结，杀虫止痒。
⑤主治　溃疡、银屑病、脂溢性皮炎等。
⑥成分　皂荚含皂苷、鞣质、蜡醇、廿九烷等。
⑦应用举例　治疗癣用"鲜角膏"：五月初，取新鲜皂角数斤，捣烂入锅熬汁，汁浓沥出，易水再熬二三度去渣，以汁共归一处，加醋慢熬成膏。凡遇积年恶癣先刮破，以膏敷之，毒水流尽，再敷数次痊愈。
⑧附注　在试管中对大肠杆菌、绿脓杆菌及皮肤真菌有抑制作用。

2）鸡卵白
①别名　鸡子白、鸡子清等。
②来源　为雉科原鸡属动物家鸡的蛋白。
③性味与归经　甘，微寒。
④功效　清热解毒，护疮除垢。
⑤主治　丹毒、烧伤、黄褐斑、脂溢性皮炎等。
⑥成分　鸡子白至少有三层，外层及内层都比较稀薄，中间层约占鸡子白的65%，其中约含0.3%纤维状黏蛋白，内外两层含此种黏蛋白较少。
⑦应用举例　治脓窠烂疮：用鸡蛋一个，打一孔，去黄留白，入矿石灰二钱，加纸封口，外用盐泥封固，火煅通红，去泥研细，茶油调搽。

3）硼砂
①别名　月石、盆砂、蓬砂等。
②来源　为硼酸盐类硼砂族矿物。
③性味与归经　甘、咸，凉。归肺、胃经。
④功效　解毒除垢，收敛止汗，剥脱坚皮。
⑤主治　黏膜溃疡、脂溢性皮炎、疣赘等。
⑥成分　含四硼酸钠。
⑦应用举例　a.治汗斑方：鲜黄瓜折断蘸硼砂面用力涂擦患处，每日2~3次。避免洗澡以保持药性。b.治疗痤疮：大黄15g，硫黄15g，硼砂6g。将上药研极细末，用茶水调，箍围于患处，每日1次，或每晚用药，次晨洗掉。适用于肺胃蕴热型和气血瘀滞型的皮损。
⑧附注　硼砂在试管中具有较强的抗菌及抗真菌作用。

（二）去臭药

去臭药是一组能够消除或减轻皮肤局部臭味的外用药。由于皮肤局部臭味的产生常与多汗症有关，故某些具有燥敛之性的止汗药多有去臭之功，另一类去臭药则具有芳香辛散之性。

1.功效　燥敛除臭，芳香除臭。

2.适用范围

（1）多汗症引起的恶臭，如腋臭等。

（2）腐肉引起的恶臭，如慢性溃疡等。

3.药物

（1）燥敛除臭药　密陀僧、皂矾，还有白矾（附枯矾）等。

1）密陀僧

①别名　没多僧、银池、金炉底、银炉底、金陀僧等。

②来源　为铅或方铅矿加工而成的粗制氧化铅。

③性味与归经　咸、辛，平。有毒。归肝、脾经。

④功效　燥敛除臭，攻毒杀虫，收敛防腐，消退黑斑。

⑤主治　狐臭、瘰疬、臁疮、花斑癣、黑变病等。

⑥成分　主含氧化铅，尚含砂石、金属铅及二氧化铅等少量夹杂物。

⑦应用举例　夏月汗斑如疹：用密陀僧八钱，雄黄四钱，先以姜片擦热，仍以姜片蘸末擦之，次日即焦。

⑧附注　水浸剂（1∶3）在试管内对多种皮肤真菌有不同程度的抑制作用。

2）皂矾

①别名　绿矾、黑矾、青矾等，火煅者变赤色，称绛矾。

②来源　为单斜晶系硫酸盐类矿物水绿矾矿石或化学制品。

③性味与归经　酸、涩，凉。有小毒。归肝、脾经。

④功效　解毒敛疮，燥敛除臭，除湿止痒，祛腐蚀肉。

⑤主治　湿疹、臁疮、疥癣、疣赘等。

⑥成分　天然品主含硫酸亚铁，因产地不同还常含有或多或少的铜、铝、锌、镁等夹杂物。

⑦应用举例　治鹅掌风：皂矾煅为末，牛油调，搓手，烘之。

⑧附注　体外对绿脓杆菌有较强的抗菌作用。

（2）芳香除臭药　樟脑、藁本、木香，还有冰片、生姜、花椒等。

1）樟脑

①别名　潮脑、脑子等。

②来源　为樟科樟属植物樟的根、干、枝、叶，经提炼制成的颗粒状结晶。

③性味与归经　苦、辛，热。有毒。归心、脾经。

④功效　温经散寒，杀虫解毒，除臭避秽，刺激止痒。

⑤主治　神经性皮炎、毛囊炎、慢性湿疹、疥癣等。

⑥成分　为一种双环萜酮物质。

⑦应用举例　a.秘传一扫光：治疥癣及妇人阴蚀、漆疮、灭火丹、诸般恶疮。蛇床子、苦参、芫荑各30g，雄黄15g，枯矾36g，硫黄6g，轻粉6g，樟脑6g，大风子（取

肉)、川椒各15g。各为细末,和匀。生猪油调敷。b.治一切诸癣用"癣酒":白槿皮、南星、槟榔各30g,樟脑、生木鳖各15g,斑蝥30个,蟾酥9g。上药浸滴花烧酒500ml,凡癣症,三日一剃一拂,至愈为止。c.治瘰疬敷药用"雄脑散":樟脑、腰黄各等份,共研细末。麻油调敷。每日以荆芥根汤洗。

四、理血药

(一) 活血药

活血药是一组能够行血化瘀、通经活络的外用药。由于导致血瘀的原因不同,本组药物可分为:治疗热毒郁结引起者用凉血活血药,治疗寒邪引起者用温通活血药,治疗外伤或瘀血引起者用逐瘀活血药,还有风寒湿邪阻滞血脉筋络者用舒筋活血药等。

1.功效 祛邪活血,活血逐瘀,舒筋活血。

2.适用范围

(1) 热邪所致血瘀,如银屑病进行期等。

(2) 寒邪所致血瘀,如冻疮、雷诺病等。

(3) 皮下瘀血。

(4) 伴关节疼痛的皮肤病,如关节型银屑病等。

3.药物

(1) 凉血活血药 热邪郁于血分,症见患处皮肤鲜红灼热、疼痛。治疗以凉血活血。所用者:紫草、丹皮,还有赤芍等。

1) 紫草

①别名 紫草根。

②来源 为紫草科紫草属植物紫草或软紫草属植物软紫草的干燥根。

③性味与归经 甘,寒。归心、肝经。

④功效 凉血活血,解毒敛疮,生肌长肉。

⑤主治 结节性红斑、湿疹、烫伤等。

⑥成分 含色素成分,为萘醌衍生物,有紫草素(紫草宁、紫草醌)、乙酰紫草素、紫草烷、紫草红(为紫草素地对映异构体)、脱氧紫草素等。另含脂肪酸及紫草多糖。

⑦应用举例 "紫草洗方":紫草30g,茜草15g,白芷15g,赤芍15g,苏木15g,南红花15g,次厚朴15g,丝瓜络15g,木通15g。加水2~2.5L,煮沸15~20分钟,取药液濡洗湿敷。功能行气活血,化瘀消斑。主治肝斑、中毒性黑皮病、面部继发性色素沉着、下肢结节性红斑、硬结性红斑、下肢静脉曲张等。

⑧附注 对金黄色葡萄球菌、大肠杆菌以及某些皮肤真菌等有抑制作用。

(二) 止血药

止血药是一种能够制止皮肤及黏膜局部出血的外用药,此类药物多具有收敛、凝固或吸附作用。

1.功效 凝血止血。

2.适用范围

(1) 皮肤或黏膜溃疡面出血。

(2) 伤口出血。

（3）皲裂等引起出血。

3.药物　三七、伏龙肝、百草霜、血余炭、花蕊石、棕榈炭，还有白及、海螵蛸、儿茶、五倍子、牛皮胶、赤石脂等。

1）三七
①别名　山漆、金不换、参三七、田七等。
②来源　为五加科人参属植物三七的根。
③性味与归经　甘、微苦，温。归肝、胃经。
④功效　收敛止血，化瘀止痛。
⑤主治　溃疡、虫咬皮炎、变应性血管炎等。
⑥成分　含皂苷，和人参所含皂苷类似，主要为人参皂苷等。
⑦应用举例　治溃烂并斧破伤用"胜金散"：人参、三七，研极细末，涂患处，消肿止痛，患湿者干掺。

2）伏龙肝
①别名　灶中黄土、灶心土等。
②来源　为久经柴草烧熏的灶底中心的土块。取出，除去焦黑部分及杂质。
③性味与归经　辛，微温。归脾、胃经。
④功效　敛疮止血，祛湿消肿。
⑤主治　臁疮、脐疮、丹毒等。
⑥成分　含桂酸、氧化铝及氧化铁等。
⑦应用举例　治一切痈肿：伏龙肝末，和蒜作泥，贴之。干再易。或鸡子黄和亦可。

3）百草霜
①别名　灶突墨、灶突中尘、灶额上墨、锅底灰等。
②来源　为杂草经燃烧后附于灶突、锅底或烟囱内的烟灰。
③性味与归经　辛，温。归肺、胃、大肠经。
④功效　收敛止血，燥湿解毒。
⑤主治　臁疮、疔痈、皮肤血管炎等。
⑥成分　含炭粒。
⑦应用举例　治头疮诸疮：以醋汤洗净，百草霜入腻粉少许，生油调涂。

4）血余炭
①别名　乱发、人退、杜血余等。
②来源　为人头发制成的炭化物。
③性味与归经　苦，平。归肝、胃经。
④功效　收敛生肌，消肿止血。
⑤主治　皮炎、皮肤血管炎等。
⑥成分　主要成分是优角蛋白。
⑦应用举例　治脐炎，湿痒赤肿流水，用"经验方"：血余炭研极细。将患处清洁后，干掺，外以敷料覆盖，每日换药一次。
⑧附注　对金黄色葡萄球菌、伤寒杆菌、甲型副伤寒杆菌等有抑制作用。

五、消肿退斑药

(一)消肿药

消肿药是一组能使肿胀性皮损消退的外用药。根据引起肿胀的原因不同,此类药物可分为清热消肿药、温通消肿药、除湿消肿药、化痰消肿药和散振消肿药。

1. 功效 祛邪消肿。

2. 适用范围

(1) 毒热之邪引起的肿胀,如丹毒等。

(2) 寒邪引起的肿胀,如冻疮等。

(3) 湿邪引起的肿胀,如阴囊湿疹等。

(4) 痰邪引起的肿胀,如硬红斑等。

(5) 气滞血瘀引起的肿胀,如硬皮病肿胀期等。

3. 药物

(1) 清热消肿药 适用于毒热之邪所致的肿胀,患处皮肤鲜红肿胀,灼热疼痛。所用者:蒲公英、马齿苋,还有野菊花、紫花地丁等。

1) 蒲公英

①别名 公英、蒲公英、黄花地丁、婆婆丁、奶汁草等。

②来源 为菊科多年生草本植物蒲公英及其多种同属植物的带根全草。

③性味与归经 苦、甘、寒。归肝、胃经。

④功效 清热消肿,解毒止痛。

⑤主治 丹毒、疖痈、臁疮、虫咬皮炎等。

⑥成分 含蒲公英固醇、蒲公英素、蒲公英苦素等。

⑦应用举例 治疗脓疱疮用"脓疮洗液":黄檗、生大黄、苦参各30g,蒲公英、百部、银花各20g。加水500ml,煎煮成150ml药汁备用。有黏稠渗出液或结痂时,先用淡盐水清洗患处;有脓疱者,先用剪刀刺破放脓,淡盐水清洗患处。以上创面处理好,再外涂此液,每天3~4次,至愈。

⑧附注 煎剂或浸剂对金黄色葡萄球菌、溶血性链球菌、绿脓杆菌有一定的抑制作用。

2) 马齿苋

①别名 马齿菜、瓜子菜等。

②来源 为马齿苋科一年生肉质草本植物马齿苋的全草。

③性味与归经 酸、寒。归大肠、肝经。

④功效 清热解毒,散血消肿,杀虫止痒。

⑤主治 湿疹、痈疖、脓疱疮、丹毒等。

⑥成分 鲜草含去甲肾上腺素(约0.25%)、多量钾盐(鲜草含1%,干草含17%),以及多巴胺、多巴、生物碱、黄酮类、皂苷、有机酸与多种维生素等。

⑦应用举例 "复方马齿苋洗方":马齿苋120g,蒲公英120g,如意草120g,白矾120g。共为粗末,装纱布袋内,加水2.5~3L,煮沸30分钟。功用清热解毒,除湿止痒。治疗多发性疖肿,脓痂疮等。

⑧附注　对大肠杆菌、金黄色葡萄球菌及某些致病性真菌有不同程度的抑制作用。

（2）温通消肿药　适用于寒邪所致的肿胀，患处皮肤暗红肿胀、局部发凉。所用者：艾叶，还有肉桂等。

1）艾叶

①别名　蕲艾、冰台、艾叶、艾蒿等。

②来源　为菊科多年生灌木状草本植物艾的干燥叶。

③性味与归经　苦、辛，温。归肝、脾、肾经。

④功效　温经通络，活血消肿，杀虫止痒，逐寒缓痛。

⑤主治　手足癣、外阴瘙痒、冻疮、雷诺病等。

⑥成分　主要成分为挥发油，成分是水芹烯、荜澄茄烯、侧柏醇等。

⑦应用举例　治疗皮肤淀粉样变：苍耳子、地肤子、威灵仙、艾叶、吴茱萸各15g。上药加水煎沸，弃渣取汁，趁热外洗患处，每日1~2次。

⑧附注　水煎剂在体外对金黄色葡萄球菌、伤寒杆菌及多种致病真菌均有不同程度的抑制作用。

（二）退斑药

退斑药是一组能够消退皮肤上异常色素斑的外用药，主要可分为消白斑药及退黑斑药等。

1.功效　助色消白斑，脱色退黛黑。

2.适用范围

（1）皮肤病有色素脱失或色素减退者，如白癜风、单纯糠疹、花斑癣等。

（2）皮肤病有色素沉着者，如黑变病、黄褐斑等。

3.药物

（1）消白斑药　多种原因可使皮肤色素脱失或色素减退，外用消白斑药多具助色作用、活血作用或刺激作用，所用者：补骨脂、胡桃青皮、姜黄、藏红花，还有藤黄、青黛、丹参、银朱、雄黄、硫黄等。

1）补骨脂

①别名　破故纸、胡韭子等。

②来源　为豆科补骨脂属植物补骨脂的果实及种子。

③性味与归经　苦、辛，大温。归肾、脾经。

④功效　助阳燥湿，光敏生色。

⑤主治　白癜风、鸡眼、银屑病、扁平疣、硬皮病等。

⑥成分　含黄酮类化合物和补骨脂双氢黄酮（补骨脂甲素）、异补骨脂查耳酮（补骨脂乙素）等，香豆精类化合物如补骨脂素（补骨脂素）、异补骨脂素（白芷素）等，以及补骨脂酚、挥发油等。

⑦应用举例　治疗白癜风：补骨脂30g，乌梅50g，浸泡在75%酒精500ml中，1周后滤液。外涂患处，每日2~3次。

⑧附注　a.抗菌作用：补骨脂酚在体外对金黄色葡萄球菌、白色葡萄球菌、柠檬色葡萄球菌有抑制作用。b.增加皮肤色素的作用：补骨脂中含有吸收紫外线的光敏性物质异补骨脂素和异补骨脂素，尤其是补骨脂素活性较强，二者均能促进皮肤黑色素的新生。

补骨脂乙素能扩张血管，改善局部组织营养，使皮肤色素增加。

2）胡桃青皮

①别名　青龙衣。

②来源　为胡桃科胡桃属植物胡桃未成熟果实的外果皮。

③性味与归经　苦、涩。有毒。

④功效　攻毒杀虫，助色消斑。

⑤主治　白癜风、麻风结节等。

⑦应用举例　治白癜风：胡桃（初生青者）五枚取皮，硫黄15g，研细，白矾7.5g，研细，以上药物合研为膏，每日二三次外涂。

3）姜黄

①别名　片子姜黄、毛姜黄等。

②来源　为姜科植物姜黄的干燥根茎。

③性味与归经　辛、苦、温。归肝、脾经。

④功效　破血止痛，助色消斑，温通活血。

⑤主治　丹毒、疖肿、甲沟炎、结节性血管炎、白癜风等。

⑥成分　主要含姜黄素和挥发油（姜黄酮、姜烯）及少量水芹烯。

⑦应用举例　治疗白癜风：密陀僧90g，黑矾300g，雄黄30g，姜黄300g，补骨脂150g，轻粉30g，75%乙醇5L。先将前5味药放入乙醇中，浸泡7日后去除药渣，加入轻粉制成酊剂。涂药前先用生姜片涂擦患处至皮肤发红，再用棉签蘸酊剂涂于患处，每日2次。

4）藏红花

①别名　西红花、番红花等。

②来源　为鸢尾科多年生草本植物番红花的干燥花柱头。

③性味与归经　甘、寒。归心、肝经。

④功效　活血祛瘀，解毒止痛。

⑤主治　白癜风、硬皮病、硬肿病等。

⑥成分　含藏红花酸，藏红花苦素，挥发油等。

⑦应用举例　治疗硬皮病：伸筋草15g，丹参20g，藏红花1g，用75%乙醇500ml浸泡7天，过滤去渣备用。外擦患处。

（2）退黑斑药　多种原因可使皮肤色素增加，外用退黑斑药多具有遮色作用、养血或润肤作用。所用者：茯苓、白木耳、白附子、珍珠、白蔹，还有白芷、白菊花等。

1）茯苓

①别名　云苓。

②来源　为多孔菌科真菌茯苓的菌核。

③性味与归经　甘淡，平。归心、脾、肾经。

④功效　润肤祛斑，渗湿消肿。

⑤主治　黄褐斑、雀斑、黑变病、湿疹皮炎等。

⑥成分　菌核β-茯苓聚糖、茯苓酸、麦角固醇等。

⑦应用举例　治疗黑变病、雀斑：茯苓、白石脂各等份。上二药研末，水煎取汁外

洗，每日 3 次。
⑧附注　煎剂对金黄色葡萄球菌、大肠杆菌、变形杆菌等有抑制作用。
2）白木耳
①别名　银耳、桑鹅等。
②来源　银耳科银耳属菌类银耳的子实体。
③性味与归经　甘，淡，平。归肺、胃、肾经。
④功效　滋阴润燥，敛疮消斑。
⑤主治　黄褐斑、雀斑、黑变病、溃疡等。
⑥成分　含多糖类、脂类和酶、蛋白质、氨基酸类。
⑦应用举例　治疗黄褐斑：白木耳 15g，焙干为末，加蜂蜜 15g，和匀，薄涂患处，每日 1 次。
3）白附子
①别名　禹白附、关白附、牛奶白附、鸡心白附等。
②来源　为天南星科多年生草本植物独角莲的块茎。
③性味与归经　辛、甘，温。有毒。归脾、胃经。
④功效　增白消斑，化痰散结。
⑤主治　黄褐斑、雀斑、单纯糠疹等。
⑥成分　禹白附含皂苷、β-谷甾醇、A-谷甾醇-D 葡萄糖甙、肌醇等。关白附（黄花乌头）含生物碱次乌头碱及关附甲素、乙素、维生素 C、丁素、戊素、庚素等。
⑦应用举例　"雌雄四黄散"方：石黄、雄黄、硫黄、白附子、雌黄、川槿皮各等份，上为细末。紫癜醋调，用竖槿木毛头蘸药擦患处；白癜用姜切开蘸药擦之，擦后三日，忌下汤水。
4）珍珠
①别名　珍珠、濂珠等。
②来源　为蚌科矾蚌属动物三角巩鲜、冠鲜属动物褶纹冠蚌和珍珠贝科珍珠贝属动物马氏珍珠贝，珠母贝等贝类动物受刺激所形成的珍珠。
③性味与归经　甘，咸，寒。归心、肝经。
④功效　消斑养颜，收敛生肌。
⑤主治　黄褐斑、黑变病、溃疡、湿疹等。
⑥成分　含碳酸钙及壳角蛋白。壳角蛋白的组成为甘氨酸、丙氨酸等。
⑦应用举例　治下疳疮用"珍珠散"：珍珠、黄连末、黄檗末、淀粉、轻粉、象牙末、五倍子（炒）、儿茶、乳香、没药各等份。共研极细末，先以米泔水洗患处，再撒此药。

六、去坚散结药
（一）去坚皮药
去坚皮药是一组能够除去角化坚皮的外用药。此类药物具有剥离作用或腐蚀作用者，称为剥脱去坚皮药；具有发疱作用者称为发疱去坚皮药。另外还有的药物可用其摩擦患处而达去坚皮之目的。

1.功效　腐蚀剥脱，去除坚皮。
2.适应范围
(1) 各种角化性皮肤病，如掌跖角化病、皮角等。
(2) 疣，如寻常疣、跖疣等。
(3) 胼胝。
(4) 慢性皮炎、湿疹。
(5) 落屑性皮肤病，如银屑病等。
(6) 慢性瘘管内之硬膜坚皮。
3.药物
(1) 剥脱去坚皮药　红升丹、硇砂、商陆、醋、玉簪花、凤仙、石灰，还有白降丹、乌梅等。

1) 红升丹
①别名　红粉、升药、小升丹、红升、灵药等。
②来源　本品为人工炼制成的红氧化汞。
③性味与归经　辛、热、燥。有大毒。
④功效　攻毒提脓，蚀肉软坚，化腐生肌。
⑤主治　痈疽、疮毒、瘘管等。
⑥成分　主含氧化汞。
⑦应用举例　治诸疮毒四边紫黑不消，疮口不敛，用"敛疮口药"：红升丹、轻粉、黄丹、龙骨各15g，白蔹、海螵蛸、密陀僧各30g，麝香0.3g。共研极细，掺和备用。

2) 硇砂（包括白硇砂和紫硇砂）
①别名　白硇砂：岩硇砂、淡硇砂、狄盐等。紫硇砂：咸硇砂、红硇砂、赤砂等。
②来源　为氯化物类石盐族的矿物。
③性味与归经　咸、苦、辛，温。有毒。归肝、脾、胃经。
④功效　软坚蚀肉，解毒除湿，杀虫止痒。
⑤主治　瘰疬、疣赘、银屑病、溃疡等。
⑥成分　白硇砂主含氯化铵等；紫硇砂主含氯化钠等。
⑦应用举例　治甲疽用"华佗累效散"：乳香、硇砂各3g，轻粉1.5g，橄榄核（烧，存性）三枚，黄丹1g，共研细末，香油调敷。
⑧附注　对金黄色葡萄球菌与绿脓杆菌有抑制作用。

3) 商陆
①别名　白母鸡、山萝卜、野萝卜等。
②来源　商陆科商陆属植物商陆的根。
③性味与归经　苦、辛，寒。有毒。归肺、肾、大肠经。
④功效　腐蚀坚皮，消肿散结。
⑤主治　瘰疬、臁疮、疣赘、黑变病等。
⑥成分　含商陆碱、商陆毒素、三萜皂苷及多量硝酸钾等。
⑦应用举例　治臁疮：如内有硬块如石，以生商陆捣烂涂。
⑧附注　煎剂和酊剂对痢疾杆菌、流感杆菌及部分皮肤真菌有不同程度抑制作用。

4）醋

①别名　苦酒、淳酢、米醋等。

②来源　为以米、麦、高粱或酒、酒糟等酿成的含有乙酸的液体。

③性味与归经　酸、苦，温。归肝、胃经。

④功效　剥除坚皮，解毒杀虫，刺激止痒。

⑤主治　手足癣、汗疱疹、神经性皮炎、疖肿、虱病、瘢痕疙瘩等。

⑥成分　主含醋酸（乙酸，约3%~5%）、琥珀酸、草酸；山梨醇等。

⑦应用举例　治疗甲癣：生大蒜10瓣，食醋30~60ml。将生大蒜捣烂，用醋浸泡2小时后将指甲伸到醋蒜液中浸洗，每日浸洗3~5次，每次10~15分钟。

（二）散结药

散结药是一组能够消散皮下结节或肿物的外用药。结节可由毒邪聚结引起，亦可由湿痰凝结所致。前者需用解毒散结药，后者则用化痰散结药。

1.功效　解毒散结，化痰散结。

2.适用范围

（1）毒邪凝聚所致结节，如结节性血管炎等。

（2）湿痰凝聚所致结节，如淋巴结核等。

3.药物

（1）解毒散结药毒　邪聚结肌肤，表现为皮下结节、皮色红或不红，多有压痛，治疗用解毒散结药。所用者：山慈姑、木鳖子、马钱子，还有白蔹、蜈蚣等。

1）山慈姑

①别名　毛慈姑、山慈姑、红灯笼等。

②来源　为兰科多年生草本植物杜鹃兰和独蒜兰的球茎。

③性味与归经　辛，寒。有小毒。归肝、胃经。

④功效　攻毒破皮，消肿散结。

⑤主治　瘰疬、恶疮、黄褐斑、黑变病等。

⑥成分　杜鹃兰含菊配甘露聚糖、甘露糖、黏液等。

⑦应用举例　治瘰疬，用"清凉散饼"：山慈姑生用、良姜等份。共捣为饼。去汁外敷（按：本方应是用鲜药）。

2）木鳖子

①别名　土木鳖、木蟹等。

②来源　为葫芦科苦瓜属植物木鳖子成熟的种子。

③性味与归经　苦，微甘，温。有毒。归肝、脾、胃经。

④功效　解毒散结，杀虫止痒。

⑤主治　瘰疬、恶疮、头癣、手足癣等。

⑥成分　含多种皂苷，其皂苷元有木鳖子酸等，另含齐墩果酸、氨基酸、甾醇及脂肪油等。

⑦应用举例　a.槿皮酒方：白槿皮、南星、槟榔各1两，生木鳖、樟脑各5钱，斑蝥30个，蟾蜍3钱。上各为粗末，共浸入滴花烧酒一斤听用。遇癣先用穿山甲刮破，以酒搽之，一日一次，治愈乃止。治疗癣。b.木鳖醋：木鳖子30g（去外壳），陈醋50ml。

先将木鳖子研成细末,放入陈醋内浸渍7天,每天摇动1次,搅匀,备用。用法为用棉签或毛刷蘸药醋,涂搽患处,每天2次,7天为1疗程,一般1~2疗程。主治局限性神经性皮炎。

3)马钱子
①别名　番木鳖、马前、马前子、牛银等。
②来源　为马钱科植物云南马钱或马钱的干燥成熟种子。
③性味与归经　苦、寒。有大毒。归肝、脾经。
④功效　解毒散结,消肿止痛。
⑤主治　恶疮、阴部溃疡、头癣、疥疮等。
⑥成分　含生物碱,主要为番木鳖碱(士的宁)、马钱子碱,含量约为1%~1.4%。
⑦应用举例　治多年治不好的秃疮,用"戍油膏":番木鳖子不拘多少,用油煎枯,去木鳖子加真轻粉一钱,枯矾三分。外涂患处。
⑧附注　马钱子水煎剂(1∶2)在试管内对许兰氏黄癣菌、奥杜益氏小芽孢癣菌有不同程度的抑制作用。

(2)化痰散结药　湿痰聚结皮下,表现为皮下结节皮色正常,多无压痛。治疗用化痰散结药。所用者:半夏、白僵蚕,还有白附子等。

1)半夏
①来源　为天南星科半夏属植物半夏的块茎。
②性味与归经　辛,温。有毒。归脾、胃、肺经。
③功效　化痰散结,化瘀止痛。
④主治　瘰疬、溃疡、硬红斑、黑变病、疣赘等。
⑤成分　含生物碱、植物固醇、多种氨基酸、皂苷、半夏蛋白Ⅰ及刺激性成分等。
⑥应用举例　a.四虎散(治痈疽硬肿,厚如牛领之皮,不作脓腐,用此甚效):天南星、草乌、半夏、狼毒各等份。细研。用猪脑子同捣敷。留顶出气。将瓷器收贮。勿令出气。b.治疗痤疮:丹参、地丁草、当归、白芷、半夏各30g。上药加水煎开后,过滤取汁。脸部先用温盐水(1%)洗净,黑白粉刺、脓疱用针挑破挤净,用手搓脸部有热感,再用药汁热气熏脸,后将2块小毛巾浸入药液待温度降到皮肤可适应时,捞出毛巾拧半干敷脸,每次30分钟,每日2次。

2)白僵蚕
①别名　僵蚕、天虫、僵虫等。
②来源　为蚕蛾科昆虫家蚕蛾的幼虫感染白僵菌而僵死的干燥全虫。
③性味　咸、辛,平。归肝、肺经。
④功效　化瘀散结,搜风熄风,提脓去斑,解毒消肿。
⑤主治　白癜风、皮肤瘙痒症、雀斑、湿疹、丹毒、瘰疬、溃疡等。
⑥成分　蚕体中含有氨基酸、蛋白质、脂肪、蜕皮甾酮和白僵菌素等。体表的白粉中含草酸铵。
⑦应用举例　治野火丹从背上两胁起:白僵蚕14枚,和慎火草捣涂之。
⑧附注　在试管内对金黄色葡萄球菌、大肠杆菌、绿脓杆菌等有轻度抑制作用。

七、蚀肉提脓药

（一）蚀肉药

蚀肉药是一组能够破坏皮肤组织，蚀除腐肉疣赘，并有一定刺激性的药物。类似于西医之腐蚀药。

1.功效　化腐蚀肉，祛疣除痣。

2.适用范围

（1）蚀疮头，代针溃脓。

（2）祛溃疡之腐肉。

（3）化瘘管之坚韧管壁。

（4）除疣痣、胬肉。

（5）治鸡眼、胼胝等。

3.药物

（1）峻蚀药　峻蚀药指腐蚀作用强烈，不但能较快蚀除腐肉疣赘，而且也容易损伤健康组织，常引起剧烈疼痛的一类蚀肉药。此类药物主要有砒石、白降丹，还有红升丹、三仙丹、利马锥等。

1）砒石

①别名　信石、白砒、红砒、人言等。

②来源　为氧化物类矿物砷华或由含硫化物类矿物毒砂或雄黄经加工升华制成。

③性味与归经　辛，大热。有大毒。归肺、肝经。

④功效　蚀肉化坚，解毒杀虫。

⑤主治　瘰疬、皮肤癌、慢性瘘管、窦道等。

⑥成分　主要成分为三氧化二砷，红砒尚含少量硫化砷等。

⑦应用举例　退管散：猪肺管两个（不可伤，将管上油膜去净，以瓦焙干），鹅管石一钱，白砒四分，枪硝三分，共为细末。以白扫葱水、面浆为药条插入管内，如此三次，其管退出。

⑧附注　a.砒为原生质毒，有杀灭活体细胞（使其崩坏）的作用，对恶性肿疡等新生物也有同样的作用。B.有直接杀灭细菌、原虫、螺旋体的作用。

2）白降丹

①别名　降丹、白降、白灵药、水火丹等。

②来源　为人工炼制成的氯化汞及氯化亚汞的混合结晶。

③性味与归经　辛，热。有剧毒。

④功效　蚀肉软坚，溃疮提脓，以毒攻毒，杀虫止痒。

⑤主治　疔毒、瘰疬、瘘管恶疮、癣症等。

⑥成分　含氯化汞、氯化亚汞。

⑦应用举例　"白锭子"：此锭专敷初起诸毒，痈疽疔肿，流注，痰包，恶毒及耳涛、耳梃等症。白降丹 12g，银黝 6g，寒水石 6g，人中白 6g。上四味，共为细末，以白及面打糊为锭，大小由人，不可入口。每用以陈醋研敷患处。如干再上，自能消毒。

⑧附注　a.白降丹（0.5%浓度）在体外对绿脓杆菌有较强的抗菌作用。b.白降丹对

金黄色葡萄球菌和大肠杆菌的杀灭能力大于石炭酸 100 倍以上。

（二）平胬药

平胬药是一组能够平复疮口增生的胬肉的外用药。胬肉突出，肉芽水肿，则妨碍疮面的正常生长，所以消除胬肉对疮面的恢复有非常重要的意义。本类药物主要利用腐蚀、收敛或重压作用达到平胬之效。

1.功效　平复胬肉。

2.适用范围　疮面肉芽水肿。

3.药物　乌梅、白糖、黑锡、食盐，还有水银、轻粉等。

1）乌梅

①别名　梅实、梅、熏梅、春梅等。

②来源　为蔷薇科杏属植物梅的干燥近成熟果实。

③性味与归经　酸、涩，平。归肝、脾、肺、大肠经。

④功效　平复胬肉，腐蚀坚皮，杀虫解毒。

⑤主治　神经性皮炎、胼胝、鸡眼等。

⑥成分　含柠檬酸、琥珀酸、碳水化合物等。

⑦应用举例　指头肿毒痛甚者：乌梅肉和鱼蚱捣，封之妙。

2）白糖

①别名　白砂糖、石蜜、白霜糖、蔗糖等。

②来源　为禾本科甘蔗属植物甘蔗的茎汁经精制而成的蔗糖白色结晶体。

③性味与归经　甘，平。归肺、脾、肝经。

④功效　平复胬肉，化腐生肌。

⑤主治　溃疡、臁疮等。

⑦应用举例　治下肢静脉曲张溃疡：洗净创面，用白砂糖铺满创面，然后用胶布作叠互状贴紧。3~5 日换药 1 次。

3）黑锡

①别名　铅、黑铅、青金、乌锡等。

②来源　以方铅矿为原料加工煅烧炼制而成。

③性味与归经　苦、寒。有毒。归肝、肾经。

④功效　平复胬肉，杀虫解毒。

⑤主治　瘰疬、疔毒、手足癣、甲沟炎等。

⑥成分　主要成分为金属铅。

⑦应用举例　治疗田螺泡用"铅粉散"：黑铅四钱（铁枸内化开倾入水中，取起再化，如此百遍，以铅净为度，去水取澄者三钱），制松脂一钱，飞黄丹、轻粉各五分，麝香一分，上共为细末，麻油调匀，涂疮口，油纸盖之。

4）食盐

①别名　盐、海砂、大盐、海盐等。

②来源　为海水或盐井、盐池、盐泉的盐水经煎、晒水分蒸发后而形成的结晶体。

③性味与归经　咸，寒。无毒。归胃、肺、肾经。

④功效　除热，软坚，洁疮，杀虫，止痒。

⑤主治 瘘管、溃疡、虫咬皮炎等。
⑥成分 主含氯化钠。
⑦应用举例 体如虫行风热也。盐一斗，水一石，煎汤浴之，三四次。亦疗一切风气。

八、生肌固皮药

（一）生肌药

生肌药是能够促进新肉生长，使皮损加速愈合的外用药。当疮面脓水将尽或腐脱新生时，若仅仅依靠机体自身的再生能力来长肉收口，则较缓慢；若久病体虚，机体再生能力低下，则疮口更难愈合，此时均常用生肌药。新肉生长，需得到充分营养，而这主要依赖于血液的运行不息，来源旺盛，因此生肌药多具有活血理血作用。同时，在生肌过程中，外用药可使疮面保留有一层"无菌的稀薄黏液"，这层黏液有类似"培养液"的作用（煨脓长肉），即可保护疮面，又可促进肉芽生长。另外，适当的刺激也对生肌有促进作用。

1.功效 扶正化腐，生肌长肉。
2.适用范围 皮肤病形成溃疡者，如坏疽性脓皮病、小腿静脉曲张性溃疡等。
3.药物 乳香、没药、血竭、鸡内金，还有儿茶、琥珀等。

1）乳香
①别名 滴乳香、天泽香、熏陆香等。
②来源 为橄榄科乳香树属植物卡氏乳香树、药胶香树及野乳香树的树干皮部伤口处渗出的油胶树脂。
③性味与归经 辛、苦，温。归心、肝、脾经。
④功效 生肌长肉，散瘀消肿，化瘀缓痛，温通活血。
⑤主治 溃疡、臁疮、雷诺病等。
⑥成分 主含树脂、树胶、挥发油、乳香脂酸、乳香树脂烃等。
⑦应用举例 治臁疮作痛不愈用乳香法纸：先用乳香碾细末一两听用。以呈文油纸四张，每纸一张，摊平筛乳香末二钱五分匀筛纸上，双折卷一寸阔，将卷纸复作三折，两头以线扎之；用甘草一两二钱，水三碗，将卷过药纸浸入甘草汤内，上用重物压之；煮数滚，取起纸来，解去扎线，将纸摊开桌上，每张用轻粉三钱掺乳香，上用棕糊刷排刷相匀，提起药纸，带湿以无药一面对板壁上贴之，阴干收用。临时随患大小剪纸多少，先用温汤洗疮，随将纸有药一面对疮贴之，绢扎三日一换，自然止痛生肌。如贴后内无水出，不必换贴自愈。
⑧附注 乳香具有镇痛作用。

2）没药
①别名 末药。
②来源 为橄榄科植物没药树或爱伦堡没药树的胶树脂。
③性味与归经 苦，平。归心、肝、脾经。
④功效 生肌固皮，化瘀止痛，敛疮消肿。

⑤主治 溃疡、臁疮、疖痈等。
⑥成分 含树脂、树胶、挥发油等。
⑦应用举例 治一切痈疽等毒，诸疮破烂不敛者，用"腐尽生肌散"：儿茶、乳香、没药各10g，冰片3g，麝香0.6g，血竭10g，旱三七10g。上为末撒之。
⑧附注 没药的水浸剂（1∶2）在试管内对堇色毛癣菌、同心性毛癣菌、许兰氏黄癣菌等多种致病真菌有不同程度的抑制作用。

3）血竭
①别名 麒麟血。
②来源 为棕榈科常绿藤本植物麒麟竭及同属植物的果实及树干渗出的树脂。
③性味与归经 甘、咸，平。归心、肝经。
④功效 生肌敛疮，收敛止血，散瘀止痛。
⑤主治 溃疡、瘰疬、皮肤血管炎等。
⑥成分 含血竭红素、血竭素、去甲基血竭红素、去甲基血竭素等。另含松香酸、异松香酸、松香酸等。
⑦应用举例 治多年新起臁疮并效用"夹纸膏"：紫草、归身、细生地、黄檗、白芷、冬青桑、川椒各一两，黄白占、飞丹、密陀僧、血竭各二两，轻粉三钱，银粉一两，铜绿五钱，乳没药各五钱，冰片二钱。用麻油一斤，入前七味煎枯，去渣，入二占溶化，再将后药研细和匀，摊纸上贴之。如干加公猪油调亦可。
⑧附注 血竭水浸剂（1∶2）在试管内，对堇色毛癣菌、石膏样毛癣菌等多种致病真菌有不同程度的抑制作用。

（二）固皮药
固皮药是一组能够使皮肤加固的外用药。其中一些药物可在局部轻度收敛或"成膜"而起到养护作用，称为养护固皮药；还有一些药物对患处有轻度兴奋或刺激作用，但不产生迅速破坏或迅速脱皮，在反复继续应用之后，可使角质层正常化，称为刺激固皮药。

1.功效 保护固皮，刺激固皮。

2.适用范围
（1）溃疡面已基本平复时，如小腿溃疡生皮期。
（2）皮肤有轻度浸润或脱屑，如亚急性湿疹。

3.药物
（1）养护固皮药 象皮、凤凰衣、儿茶，还有珍珠、五倍子、乳香、没药、白及、血竭、琥珀等。

1）象皮
①来源 为象科象属动物亚洲象去毛的干燥皮。
②性味与归经 甘、咸，温。归脾、肺经。
③功效 养护固皮，生肌敛疮，燥湿止血。
④主治 治一切创伤及溃疡久不收口。
⑤成分 含蛋白质等。
⑥应用举例 生肌散：红升丹一钱，血竭、海螵蛸、象皮（焙焦）、黄丹、轻粉各三钱，赤石脂、儿茶、紫河车（煅）各五钱，乳香（去油）、没药（去油）各二钱。疮

口红热加珍珠二钱，疮口寒白加肉桂一钱，疮口虚陷加人参二钱。共乳极细末，掺上膏贴。

2) 凤凰衣

①别名　鸡蛋膜衣、凤凰退等。

②来源　为雉科动物家鸡的蛋壳内膜。

③性味与归经　甘，平。归肺经。

④功效　鲜者护创透药；焙黄用生肌敛疮。

⑤主治　湿疹、脓疱疮、溃疡等。

⑥成分　鸡蛋膜主要成分为角蛋白、夹有少量黏蛋白纤维，并含有胃激素等。

⑦应用举例　治口疮：凤凰衣贴患处，日换2次。

3) 儿茶

①别名　乌爹泥、孩儿茶等。

②来源　为豆科金合欢属植物儿茶的树干煎制的浓缩膏状体。

③性味与归经　苦、涩，凉。归心、肺经。

④功效　养护固皮，收敛生肌，定痛止血。

⑤主治　湿疹、溃疡、外伤出血等。

⑥成分　含儿茶鞣酸20%~50%，并含有α-儿茶素及表儿茶素等。

⑦应用举例　治疗鹅掌风用"二矾汤"：白矾、皂矾各四两，儿茶五钱，侧柏叶半斤。上用水十碗煎汤，先用桐油搽抹患上，取纸蘸桐油点着，以烟焰向患上熏之片时，方将前药汤乘滚贮净盆内以架上用布盖，令汤气熏蒸，勿令泄气，待汤微热蘸洗良久，一次可愈。七日忌下汤水。

⑧附注　水煎剂对金黄葡萄球菌、绿脓杆菌、伤寒杆菌等均有一定的抑菌作用。

(2) 刺激固皮药　黑豆溜油、松馏油、糠馏油，还有硫黄等。

1) 黑豆馏油

①来源　为豆科大豆属植物大豆中具有黑色种皮者（黑大豆）经干馏所制成。

②性状　本品为黑褐色半流动黏稠液体，有特臭。

③功效　活血解毒，软坚止痒，角质促成（3%~10%），角质溶解（20%~30%）。

④主治　湿疹、神经性皮炎、银屑病等。

⑤应用举例　10%黑豆馏油软膏：黑豆馏油10g，凡士林90g，外涂患处。治疗慢性湿疹、银屑病、神经性皮炎等。

⑥附注　黑豆馏油的制法（本文只介绍可供医生或患者少量自制的土瓷罐制作法）：采用小口土瓷罐，洗净，装满干净的黑豆，罐口用一束整齐的麦草或芦苇秆塞紧。用土坯两块相对，在中央挖一圆洞，洞口大小与罐颈一致，再用数块土坯横放，从三面架起有洞的土坯，用泥糊牢。将准备好的瓷罐倒置，罐颈塞入土坯圆洞，放直放平，周围以泥糊牢，罐外再涂上一层黄泥，待半干，开始用木炭或麦糠堆在罐的四周及上面，将火点燃，先用大火，后用文火进行干馏。罐口下接一瓷碗，以便收集黑豆馏油。开始，先有黄色水液沿麦秆流下，当流下的水液变黑色时，立即将碗中的黄水倒掉，再放在罐口下，以后流下的即为粗制黑豆馏油。流完熄火。应用时取上面的油质为佳，不要碗底的水。

九、引赤发疱药

引赤发疱药是一组能够刺激皮肤充血、发生水疱的外用药。这些药物大多具有一定刺激性或毒性，其药理作用较强。

1. 引起细胞膜蛋白质的可逆的构型变化，影响皮肤角质层结构，增加皮肤的渗透性。
2. 局部毛细血管扩张，血流增加，因而较快增加血药浓度。
3. 部分药物可直接引起组织坏死。
4. 功效　充血活血，舒通经络，发疱剥蚀，透皮吸收。
5. 适用范围

（1）用于发疱疗法、药物灸法、经皮给药制剂。

（2）利用局部作用，局部皮肤用药治疗局限性肥厚、角化性皮肤病。如神经性皮炎、疣赘等。

（3）利用经络作用，穴位用药可治疗泛发性或全身性皮肤病。

6. 药物

（1）峻烈药　指发疱作用强烈，甚至可发生坏死的药物，主要有：千金子、地胆、毛茛、泽漆，还有蟾酥、巴豆、狼毒、斑蝥、红娘子、青娘子、鸦胆子等。

1) 千金子

①别名　续随子、联步、小巴豆等。

②来源　为大戟科大戟属植物续随子的种子。

③性味与归经　辛，温。有毒。归肝、肾、大肠经。

④功效　杀虫攻毒，引赤发疱。

⑤主治　毒蛇咬伤、神经性皮炎等。

⑥成分　含脂肪油，油中含有毒性成分：千金子甾醇等。

⑦应用举例　治济癣疮毒，毒虫咬伤：千金子研粉，调醋外涂。

2) 地胆

①别名　杜龙、青虹、蛇要等。

②来源　为芫菁科动物地胆、长地胆的全体。

③性味与归经　辛，寒。有毒。

④功效　攻毒消肿，引赤发疱。

⑤主治　瘰疬、疖肿、恶疮等。

⑦应用举例　地胆软膏：由地胆根400g，凡士林600g组成。有清热、解毒、消肿之功效。适用于疖肿、蜂窝组织炎、腮腺炎、乳腺炎等。

3) 毛茛

①别名　水茛、天灸、猴蒜、老虎脚迹草等。

②来源　为毛茛科毛茛属植物日本毛茛的全草。

③性味与归经　辛，温。有毒。

④功效　发疱攻毒，利湿消肿。

⑤主治　痈肿、瘰疬、疣赘等。

⑥成分　全草含原白头翁素和它的二聚物白头翁素。

⑦应用举例　恶疮痈肿，疼痛未溃，捣叶敷之，不得入疮令肉烂。
⑧附注　对革兰氏阳性及阴性菌，均有明显的抑制作用。

4）泽漆
①别名　猫儿眼睛草、五凤草、漆茎等。
②来源　为大戟科二年生草本植物泽漆的全草。
③性味与归经　辛，苦，微寒。有毒。归大肠、小肠、肺经。
④功效　引赤发疱，化痰散结，杀虫消肿。
⑤主治　瘰疬、恶疮、疣赘等。
⑥成分　含黄酮类、皂苷、泽漆素、丁酸等。
⑦应用举例　治疗瘰疬。瘰疬已溃，形成瘘管，脓液不尽者，洗净疮口，用泽漆熬膏，涂于纱布上外敷，或用纱布条浸泽漆膏稀释液塞入瘘管。
⑧附注　泽漆对结核杆菌有一定杀菌作用。

（2）缓和药　指发疱作用较缓和的药物，主要有：吴茱萸、白芥子、大蒜、白花丹、茅膏菜、芫花根皮、甘遂、大戟、白屈菜，还有威灵仙、生半夏、生南星、蓖麻子等。

1）吴茱萸
①别名　茱萸、吴萸、左力等。
②来源　为芸香科吴茱萸属植物吴茱萸、石虎及波氏吴萸的果实。
③性味与归经　辛，苦，热。有小毒。归肝、脾、胃经。
④功效　杀虫止痒，收敛燥湿，刺激发疱。
⑤主治　阴部瘙痒症、湿疹、皮炎等。
⑥成分　含挥发油0.4%，为吴茱萸烯、罗勒稀、吴茱萸内酯等。
⑦应用举例　治肾囊风：蛇床子、艾叶、吴茱萸各一两，水煎百沸，放盆内加芒硝五钱，化尽频洗。
⑧附注　煎剂对绿脓杆菌、金黄色葡萄球菌及一些常见的致病性真菌有一定抑制作用。

2）白芥子
①别名　蜀芥、胡芥、芥子、白芥等。
②来源　为十字花科白芥属植物白芥子的干燥种子。
③性味与归经　辛，温。入肺经。
④功效　引赤发疱，利气散结，通络止痛。
⑤主治　痈肿、慢性皮炎等。
⑥成分　含白芥子甙（水解生成挥发性油白芥子油）、芥子碱、芥子酶等。
⑦应用举例　治肿毒初起：白芥子研末，醋调涂之。
⑧附注　白芥子1：3水浸液对皮肤真菌有抑制作用。

3）大蒜
①别名　葫、青蒜、蒜头等。
②来源　为百合科葱属植物大蒜的鳞茎。
③性味与归经　辛，温。归肺、脾、胃经。
④功效　发疱散结，温经祛寒，杀虫解毒。

⑤主治　斑秃、脂溢性皮炎、头癣、毛囊炎、鸡眼等。

⑦应用举例　治疗冻疮用"独胜膏"：于六月初六、十六、二十六日用独头蒜杵烂，日中晒热，涂搽于冻发之处，即于日中晒干。忌下汤水。

4）白花丹

①别名　山坡苓、假茉莉、千里及等。

②来源　为蓝雪科蓝雪属植物白花丹的全草和根。

③性味与归经　辛，苦，涩，温。有毒。

④功效　引赤发疱，祛风散瘀，解毒杀虫。

⑤主治　恶疮、疥疮、胼胝等。

⑥成分　根含白花丹萘醌、3-氯白花丹萘醌、3,3′-双白花丹萘醌等。

⑦应用举例　治脚底硬结疼痛（胼胝）：白花丹鲜叶60g，稀饭30g，食盐少许，捣烂涂贴，日换一次。

十、现代中医外治药物-纳米中药的应用

纳米科学技术是20世纪80年代末期诞生并正在崛起的新科技，"纳米中药"是指运用纳米技术制造的、粒径小于100nm的中药有效成分、有效部位、原药及其复方制剂。通常认为中药防病治病的物质基础来源于其生物活性部位或活性化学组成，因此，人们的注意力往往主要集中在寻找各种生物活性的化合物，但是生物机体对药物的吸收、代谢和排泄是一个复杂的过程，中药产生的药理效应不能唯一地归之于药物特有的化学组成，还与药物的物理状态有关，而改变药物的单元尺寸是改变药物的物理状态十分有效的方法。当颗粒尺寸进入纳米量级时，由于量子尺寸效应和表面效应，纳米粒子呈现出新奇的物理、化学和生物学特征，药物的活性和生物利用度可能得到大幅度的提高，并可能产生新的药理效果，这将使中医的外治法发生重大的变革，使中医外用传统剂型迈上一个新的台阶。但在研究纳米中药时，也必须注意到，当一种中药粉碎到纳米级时可能改变原有的药效，即某些中药的药效增强，或者减弱，或者产生了新的药效，甚至可能产生毒性。所以对纳米中药的研制应该采取积极、谨慎的态度。

十一、中药外治的不良反应及其防治

虽然中药外治比中药内服对患者具有更大的安全性，但是不等于中药外治绝对没有不良反应。对外用中药及其制剂引起的不良反应进行分析，正确认识不良反应的发生与所接触的中药及其制剂的关系，并总结出对中药外治的不良反应进行预防和治疗的经验，将有助于中药外治的推广、改进和发展。

（一）中药外治的不良反应

中药外治的不良反应主要可分为原发刺激性、变态反应性和毒性三种。

1.原发刺激性不良反应　引发此种反应的药物对皮肤具有直接的刺激作用，任何人接触后均可发生，并且无潜伏期。此种反应又包括两种情况：①急性型：外用药的刺激性较强，可立即产生皮肤病变，如酸性、碱性强或腐蚀性强的药物。②慢性累积性型：外用药的刺激性较弱，需经较长时间接触后才发病，如弱酸性、弱碱性的药物或某些清洁剂等。

2.变态反应性不良反应　引发此种反应的药物只对少数具有特异性过敏体质的人发

生作用，而且有潜伏期。此种反应又包括两种情况：①迟发型：属于Ⅳ型变态反应（迟发反应型）。本型占变态反应性不良反应的绝大多数。其特点是初次接触后并不立即发病，而是需要4~20天的潜伏期（平均7~8天），使机体先过敏，再次接触该物质后，可在12小时左右（一般不超过72小时）发生皮炎。②速敏型：属于Ⅰ型变态反应（立刻过敏反应型）。本型占变态反应性不良反应的极少数。用药后立即或数分钟内出现症状，常表现为过敏性休克。能够导致变态反应性不良反应的药物很多，甚至可以这样讲"没有任何一种药物是绝对不过敏的"。

3.毒性不良反应　某些具有毒性的药物可因外用后经皮肤，或其蒸汽经由呼吸进入到体内，而产生全身性的不良反应。此种反应常与药物的性质、用药的浓度、用药的面积、用药的部位、用药的时间长短、皮损情况以及患者的年龄、性别、周围环境的情况等均有关系。可能引起毒性不良反应的药物主要有生物碱类（如川乌、草乌含有的乌头碱等）；毒蛋白类（如巴豆所含毒蛋白、全蝎所含蝎毒等）；金属元素类（如含汞类、含砷类、含铅类等）、其他还有斑蝥素等，虽然上述药物的毒性不良反应多以内服时最易发生并且最严重，但是外用时经皮肤或黏膜的吸收可能引起的毒性不良反应也绝不能忽视。

有文献分析了我国1985—1996年期间中药外治的不良反应发生情况：

（1）发病类型　主要表现为接触性皮炎（95.97%），其他为接触性荨麻疹（1.70%）、过敏性休克（1.70%）、剥脱性皮炎（0.42%）、重症多形红斑（0.21%）等。

（2）不同致病因素的致病例软比较（由多到少排列）　①与白酒、酒精和醋等辅料合用的自制制剂。②复方成药制剂。③新鲜单味或多味药物直接外用。④自制膏霜。

（3）不同致病因素的致病原因分析　①新鲜单味或多味药物直接外用发病明显少于复方成药和与白酒、酒精和醋等辅料合用的自制制剂，表明传统中药外用治疗虽会出现不良反应，但加入辅料和制成复方成药制剂后，发病大大增加，可见中药及其制剂致病常与剂型和辅料有关，尤其是在与酒、酒精和醋等辅料合用时。有实验表明在五虎丹与75%酒精调用所致的接触性皮炎中，酒精是致病的主要原因之一。②外用自制膏霜发病明显少于其他复方制剂，甚至少于新鲜单味或多味药物，这可能是由于膏霜制剂的基质安全性相对较高。③虽然辅料在发病中起了很重要的作用，但药物因素也必须加以重视，毒性较强的药物本身可造成严重损害，如外用引起不良反应并伴有其他严重损害甚至出现死亡的5例报道，均为斑蝥制剂所致；而8例过敏性休克中，鸦胆子外用引起的就有3例。

（二）中药外治不良反应的预防

为了避免或减少中药外治所引起的不良反应，可采取以下预防措施：

（1）选择外治药物时，首先要仔细询问患者既往有无外用药的不良反应病史，并绝对不能重复使用已知有不良反应的药物，或与已知过敏药物有交叉过敏的药物。

（2）无特殊情况（如激惹疗法或腐蚀疗法等）不宜使用刺激性较强的药物或通常易过敏的药物。

（3）无特殊情况（如以毒攻毒或腐蚀疗法等）不宜使用有毒性的药物，如必须使用，则一定要根据不同的皮损来选定适宜的药物品种，适宜的药物浓度，以及适宜的用药面积、用药时间等，一般皮肤损伤越明显（如糜烂面或溃疡面）或药物的毒性越大，则药物浓度应该越低,用药面积应该越小(或分区用药),用药时间应该越短(或间断用药)。同时还应考虑到用药部位,以及患者的年龄、性别和周围环境等相关因素。

(4)对既往未用过的任何一种外用药物,都应该先在一小块对人的美观影响较小的皮损处试用,必要时也可选用正常皮肤。一般可试用3~4天。

(5)从涂药开始即应马上观察有无急性型原发刺激性不良反应,或速敏型变态反应性不良反应,如果出现原有皮损加重或皮损周围红肿,甚至发生过敏性休克等现象,即应马上停药并积极治疗。

(6)试用3~4天仍无不良反应,即可初步判定该药对患者少有刺激性和致敏性,因而可以在较大面积使用。

(7)在以后的用药过程中,还应该警惕慢性累积性型不良反应的出现。

(8)在上述所有用药过程中,都要密切观察可能出现的急性或慢性的药物毒性症状,以做到早发现、早停药、早治疗。

(三)中药外治不良反应的治疗

一旦发现了不良反应,应积极采取以下措施:

(1)停药　立即停止使用有不良反应的药物。

(2)清除　用适当的方法尽快清除引起不良反应的药物,一般可用大量温水清洗,如有油脂,则可用芝麻油或橄榄油等清洁。

(3)避免再刺激　除了不能再次使用已知引发不良反应的药物外,还应避免热水烫和搔抓等。

(4)局部皮损地对症处理　根据皮损的不同形态给予相应的局部治疗(可参照相应的皮肤病)。

(5)全身用药　①有过敏性休克者必须尽快采取抢救措施;②有毒性不良反应者必须尽快采取解毒措施;③广泛而严重的皮肤病变可使用适宜的全身用药。

(李福伦)

第四节　皮肤病中医外治的剂型及其选用技法1.13

一、散剂

散剂是单味或复方药物制成的混合均匀的干燥极细粉末,又称粉剂、药粉或药面。

(一)功能

清凉散热,干燥收敛,吸湿祛汗,安抚保护。

(二)适用范围

1.急性炎症性皮肤病早期,仅有潮红、丘疹,基本无渗出。

2.多汗症。

3.用于皱襞部及间擦部以减轻摩擦及浸渍。

4.用作爽身粉(夏天或浴后)或防护粉。

5.涂软膏、药膏、糊膏或药糊后,其上加扑药粉,以利药物吸收及附着。

6.掺于膏药、软膏、纱条上,或直接撒于皮损,而起消散、等多种不同作用。

7.用法及其技法要点　主要有以下几种用法：撒药法、戳药法、摩擦法、夹药法、吹药法、白降丹划涂法、敷脐法等。

8.制法要点　主要步骤分为粉碎、过筛和混合（复方制剂）：

（1）粉碎　可根据药物性质的不同选择干法粉碎和湿法粉碎。干法粉碎是将药物直接研碎，湿法粉碎是在药物中适当加入容易去除的液体（有机溶媒或水）进行粉碎。

（2）过筛　一般应通过 7~10 号筛。

（3）混合　应按等量递加法进行。混合比重相差大的药粉时，宜将质重的成分加至质轻的成分中。

9.注意事项

（1）皮损为水疱、脓疱、糜烂渗出时，或为较厚结痂及皲裂时，均不宜外用散剂。

（2）毛发丛生部位忌用。

（3）粉粒要求越细越干越好，复方药物必须充分混匀。

二、水剂

水剂是将单味或复方药物溶于水或放在水中煎煮后滤过程的水溶液，又称洗药。

（一）功能

清洁除臭，抑制渗出，软化角质，散热止痒。

（二）适用范围

（1）急性炎症性皮肤病，潮红水肿、水疱、糜烂渗出明显时，如急性湿疹等。

（2）化脓疮面的涤脓去腐，如足癣感染等。

（3）全身瘙痒性皮肤病的洗浴，如皮肤瘙痒症等。

（4）浸软慢性角化性皮肤病的角质，如角化过度型手足癣等。

（三）用法及其技法要点

主要有以下几种用法：淋洗法、荡洗法、擦洗法、浸洗法、浸泡法、熏洗法、湿敷发、淋浴法、擦浴法、含漱法、摩擦法。

（四）制法要点

制法主要有煎熬法、溶解法和稀释法：

（1）煎熬法　煎熬法是将中药加入适量水煎熬后滤过而成。本法的要点是中药宜先用水浸泡 1 小时再煎熬，水面应高出药物 3cm，所用水量应根据药物的情况（如同样重量的根、茎、叶和花所用水量不同）而定。

（2）溶解法　溶解法是将药物加入适量水溶解后滤过而成。本法的要点是可先用部分水溶解药物，再加水至全量。

（3）稀释法　稀释法是将高浓度的溶液使用前稀释成所需浓度。本法的要点是稀释时可用以下公式计算：浓溶液浓度×浓溶液体积=稀溶液浓度×稀溶液体积。

（五）注意事项

（1）植物性药物配制水剂时，最好使用前临时煎煮，以防变质。

（2）大面积使用水剂时，要注意所用药物的浓度，以防吸收中毒。

（3）天气寒冷时使用水剂，要注意所用药物的温度，以防感冒。

（4）多数情况下，水剂最好为一次性使用，下次治疗应更换新药，以防继发感染。

三、药油

药油是呈油液状的不含固体粉末的外用制剂。常用者有植物油、动物油和矿物油等。

（一）功能

润泽皮损，软化痂皮，清除污物，保护疮面。

（二）适用范围

（1）急性或亚急性炎症性皮肤病，或伴有轻度糜烂，如急性或亚急性湿疹等。

（2）慢性皮肤病皮肤干燥、轻度苔藓化、不甚肥厚，如异位性皮炎等。

（3）亚急性皮肤病，脱屑明显，如单纯糠疹等。

（三）用法及其技法要点

主要有以下几种用法：涂药法、烘药法、按摩法、注药法、发疱法。

（四）制法要点

制法主要有煎熬法和提炼法：

（1）煎熬法　煎熬法是将中药放入植物油中以文火煎熬后过滤去渣而成；蛋类可直接干炸。本法的要点是一般宜先将中药在植物油中浸泡1日或数日后再煎熬，药物务必全部浸入油中，煎熬时所用文火以将药物炸成深黄色为度；蛋类直接干炸时应先煮熟，并去蛋白。

（2）提炼法　提炼法是将中药经榨取或干馏等制成。

（五）注意事项

本剂型流动性大，故每次蘸取药油不宜过多，以防流至健康皮肤或黏膜处，尤其是在眼、口周围或用有刺激性的药油时。

四、药酒

药酒是指用酒或以酒为溶媒制备的不含固体粉末的液体外用剂型，又称酒剂、酊剂。

（一）功效

清凉止痒，解毒杀虫，活血通络，散瘀止痛。

（二）适用范围

（1）慢性瘙痒性皮肤病，如皮肤瘙痒症等。

（2）皮肤浅部真菌病，如水疱型手足癣等。

（3）慢性或亚急性轻度浅层皮肤炎症，如脂溢性皮炎等。

（三）用法及其技法要点

主要有以下几种用法：涂药法、戳药法、摩擦法、按摩法、发疱法等。

（四）制法要点

制法主要有浸泡法和溶解法：

（1）浸泡法　浸泡法是将中药用白酒或不同浓度的酒精浸泡后过滤去渣而成。本法的要点是一般需浸泡5~7天，并应适时振摇或搅拌。药物务必全部浸入白酒或酒精中，所用白酒或酒精的量应注意同样重量的药物因其入药部位不同（如根、茎、叶和花等）的体积上的差异。

（2）溶解法　溶解法是将药物直接溶解于不同浓度的酒精中。本法的要点是所用酒精的浓度必须根据不同的药物而定。

（五）注意事项

（1）急性炎症忌用。

（2）渗出糜烂者忌用。

（3）皮肤破损处忌用。

（4）本剂型易挥发、燃烧，故应密闭储存，远离火源。

五、药醋

药醋是指用醋或以醋为溶媒制成的不含固体粉末的液体外用剂型，又称醋剂。

（一）功效

收敛止痒，解毒杀虫，软坚消肿，活血散瘀。

（二）适用范围

（1）局限性慢性肥厚角化性皮肤病，如皮肤淀粉样变等。

（2）手足多汗症、汗疱疹等。

（3）浅部真菌病，如角化过度型足癣等。

（三）用法及其技法要点

主要有以下几种：涂药法、浸泡法、浸洗法、擦洗法、摩擦法、戳药法、发疱法。

（四）制法要点

制法主要有浸泡法和煎熬法：

（1）浸泡法　浸泡法是将中药用食醋浸泡后过滤去渣而成。本法的要点是一般需浸泡7~10天，注意药物务必全部浸入醋中。

（2）煎熬法　煎熬法是将中药加醋煎煮后过滤去渣而成。本法的要点是应用文火煎熬，注意不同品种的食醋煎熬时间是不同的。

（五）注意事项

（1）急性炎症性皮肤病忌用。

（2）糜烂渗出皮损忌用。

（3）破损处忌用。

六、软膏

软膏是用适宜的基质与药物混合制成的一种均匀、细腻、有适当稠度的半固体膏状外用制剂。软膏的基质主要包括烃类（凡士林、液状石蜡等），油脂类（豚脂、鱼肝油等），类脂类（羊毛脂、蜂蜡等），水溶性凝胶基质（聚乙二醇、纤维素衍生物等）。软膏中含有的不溶性固体粉末一般不超过30%。

（一）功效

保护疮面，润滑皮肤，清除痂皮，软化角质，促进吸收，恢复上皮。

（二）适用范围

（1）皮肤深层炎症，促使炎症浸润吸收或促其限局化，如硬红斑等。

（2）皮肤干燥、皲裂，如手足皲裂等。

（3）分泌物不多的浅溃疡面，如小腿溃疡等。

（4）结痂厚及鳞屑多的皮损，如银屑病等。

（三）用法及其技法要点

主要有以下几种用法：涂药法、敷贴法、烘药法、按摩法、护创法、生肌法。

（四）制法要点
制法主要有研和法和熔和法：

（1）研和法　研和法是将药粉（一般应通过7~10号筛）分次加入基质中并研匀。本法的要点是先将药粉加入等量基质中研匀，再分次加入剩余的基质，每次均应充分研匀。一般可在软膏板上或乳钵中进行。

（2）熔和法　熔和法是将油脂性基质加热熔融，再加入药粉（一般应通过7~10号筛）并搅匀至冷却为止。本法的要点是油脂性基质应在水浴上加热。药粉宜缓缓加入，同时不断搅拌。

（五）注意事项
（1）急性渗出性炎症性皮肤病忌用。

（2）分泌物较多的皮肤病忌用。

七、药膏

药膏是中医常用的外用剂型之一，是用多种方法（调和、捣研、煎熬等）制成的黏稠、可以涂展、不易干燥而易黏着于皮肤的半固体外用制剂。本剂型虽有一部分相当于西医之"软膏"，但又有相当部分与软膏不同，故有必要单独记述。

中医之"药膏"相当于西医之"软膏"者主要有：

（1）中药粉末加入动物脂肪中捣合成膏。

（2）中药粉末加入植物油中浸泡、煎熬、滤净，取药油，再加蜂蜡或虫白蜡融化混匀成膏。

（3）中药粉末加入凡士林中混匀成膏。

中医之"药膏"不同于西医之"软膏"者主要有：

（1）中药粉末加入富含油脂之植物种子中捣合成膏。

（2）水煎中药浓缩成膏。

（3）醋浓缩成膏，或醋煎中药浓缩成膏。

（4）生药自然汁加热浓缩成膏。

（5）中药粉末加入蜂蜜等中调和成膏。

（一）功效
收敛保护，润泽皮肤，安抚止痒，软化角质。

（二）适用范围
（1）急性皮肤感染，如疖等。

（2）亚急性皮肤炎症，如亚急性湿疹等。

（3）慢性肥厚角化性皮肤病，如皮肤淀粉样变等。

（4）泛发性瘙痒性皮肤病，如泛发性神经性皮炎等。

（5）非炎症引起的增殖性皮肤病，如瘢痕疙瘩等。

（三）用法及其技法要点
主要有以下几种用法：涂药法、敷贴法、黑布药膏疗法、腐蚀法、烘药法、敷挤法、按摩法、护创法。

（四）制法要点

制法主要有捣合法、调和法和浓缩法：

（1）捣合法　捣合法是将中药粉末加入富含油脂之植物种子中捣烂合匀。本法的要点是植物种子应先去皮，边捣烂种子边分次缓缓加入中药粉末。

（2）调和法　调和法是将中药粉末加入蜂蜜等中调和均匀。本法的要点是应边搅拌边分次缓缓加入中药粉末。

（3）浓缩法　浓缩法是将中药水煎后浓缩或生药自然汁浓缩。本法的要点是应用文火缓缓浓缩，并持续搅拌。

（五）注意事项

水溶性基质或生药制成的药资，要防止日久干燥或霉变。

八、糊膏

糊膏是在油脂性软膏基质（包括烃类、油脂类、类脂炎等）中加入较多量（30%~50%）的不溶性粉剂混合而成的一种泥状多孔性膏剂，又称泥膏。

（一）功效

保护创面，轻度收敛，散热止痒，软化皮损。

（二）适用范围

（1）亚急性皮肤炎症伴少量渗出，如亚急性湿疹等。

（2）脓痂性、鳞屑性皮肤病，如脓疱疮等。

（3）慢性浸润肥厚皮损，如神经性皮炎等。

（4）慢性窦道、瘘管周围，如防止窦道口发生湿疹样皮炎等。

（三）用法及其技法要点

主要有以下几种用法：敷贴法、护创法、涂药法。

（四）制法要点

制法主要用调和法：本法的要点是加入的不溶性粉剂的比例需灵活掌握，一般在夏季，粉剂的比例可达50%；而在寒冷季节，粉剂的比例可为30%。

（五）注意事项

（1）毛发丛生的部位不宜应用，如必须应用，则应剪去毛发。

（2）当皮损有少量渗出时，直接涂糊膏于皮损较困难，此时可先将糊膏涂于纱布上，再敷于皮损。

九、药糊

药糊是中医常用的外用药剂型之一，是用液体药（主要为水溶液）为基质，将适当不溶性中药粉末调成糊状的外用制剂。本剂型与西医之糊膏不同，糊膏的基质为油脂性，不溶性粉剂所占的比例有一定范围（30%~50%），而药糊的基质多为水溶性（如凉开水、茶清、新鲜植物汁、酒、醋、蜜水、糖水等），不溶性粉剂所占比例可灵活掌握。本剂型又可分为稠稀两种，稠药糊为半固体状，稀药糊呈可流动之稀糨糊状。

（一）功效

清凉止痒，干燥收敛，保护创面，活血通络。

（二）适用范围

(1) 急性皮肤炎症，如丹毒等。
(2) 亚急性皮肤炎症，如脂溢性皮炎等。
(3) 慢性瘙痒性皮肤病，如结节性痒疹等。
(4) 其他 寻常疣、扁平疣、鸡眼等。
(5) 用作敷脐药。

（三）用法及其技法要点

主要用法有以下几种：涂药法、敷贴法、腐蚀法、发泡法、敷脐法。

（四）制法要点

制法主要用调和法：调和法是将不溶性中药粉剂加入水溶性基质（如凉开水、茶清、新鲜植物汁、酒、醋、蜜水、糖水等）中调和均匀。本法的要点是应边搅拌边分次缓缓加入中药粉剂，宜使用前临时配制。

（五）注意事项

(1) 毛发丛生部位慎用。
(2) 药糊应封闭保存在阴凉处，以避免药物干燥或变性。

十、乳剂

乳剂是由两种不相溶解的物质（一般为油和水），在乳化剂的作用下，形成的一种细腻乳状膏剂，可分为水包油型（油是分散相，水是连续相），和油包水型（水是分散相，油是连续相）。

（一）功效

清凉止痒，润滑护肤，促进吸收。

（二）适用范围

(1) 急性皮肤炎症，潮红、丘疹、无明显糜烂渗出时，如急性皮炎（红斑丘疹为主）等。
(2) 亚急性皮肤炎症，如脂溢性皮炎等。
(3) 慢性皮肤炎症轻度苔藓化，如神经性皮炎等。
(4) 瘙痒性皮肤病，如皮肤瘙痒症等。

（三）用法及其技法要点

主要有以下几种用法：涂药法、敷贴法、按摩法、烘药法、敷脐法。

（四）制法要点

制法主要用乳化法：乳化法是在一定温度条件下，把油相物质和水相物质在乳化剂的作用下乳化制成。

(1) 本法的要点：油溶性物质（油相）在一起用水浴加热使熔化，保持温度在70~80℃；水溶性物质（水相）溶于水，并加热至70~80℃。然后将分散相（即内相）缓缓加入连续相（即外相）中，温度亦控制在70~80℃，并不断搅拌，至凝即得。

(2) 中药乳剂配置的特点：①中药可以作为油相的组成之一，即将适当的中药用油炸后，取滤过去渣的药油作为油相的成分。②中药可以作为水相的组成之一，即将适当的中药用水煎后，取滤过去渣的药液作为水相的成分。③中药可以先研为药粉（一般应通过7~10号筛），然后用研和法或灿和法（见软膏的制法要点）与一般的乳剂基质混匀。

（五）注意事项

（1）糜烂、渗出性皮损忌用。

（2）贮存时久，应防止干燥及霉变。

（3）为防止因微生物作用使乳化剂分解及油的酸败，应加防腐剂，如尼泊金甲酯、羟苯乙酯、尼泊金丙酯等，中药则可用紫苏油、桂皮油等。

十一、洗剂

洗剂主要是用水和适量不溶性粉剂（30%~50%）混合而成，又称震荡剂。

（一）功效

清凉止痒，安抚保护，清热收敛。

（二）适用范围

（1）急性炎症性皮肤病初期无渗液者，如急性湿疹以红斑、丘疹为主时。

（2）泛发性慢性瘙痒性皮肤病，如痒疹等。

（三）用法及其技法要点涂药法。

（四）制法要点

制法主要用加液研磨法：

（1）加液研磨法是分次将药粉加水后研磨，留取混悬液。具体操作是先将药粉置乳钵中加适量水研成糊状，放置数分钟使沉淀，将细腻的混悬液倒入容器内留用，剩余部分再加适量水研成糊状，如此反复操作，直至水量用完而沉淀物皆为细腻的混悬液时为止。

（2）洗剂中一般应加适量（5%~20%）甘油，以增加粉剂附着；若加适量稀酒精，可加速水分蒸发，增强清凉止痒作用，但注意勿用于急性过敏性皮炎；亦可加入适量助悬剂（如皂土），以提高其混悬均匀度及稳定性。

（五）注意事项

（1）糜烂、渗出、结痂皮损忌用。

（2）亚急性皮损，局部血运不良者忌用。

（3）溃疡及皲裂皮损忌用。

（4）毛发部位忌用。

十二、硬膏

硬膏是一种粘柔带韧性的固体制剂。中医传统制剂膏药相当于硬膏之一种。膏药是先将生药放入植物油（麻油最好）中炸枯、去渣、炼至滴水成珠，然后加入适量铅丹而成。另外，中医还有一种硬膏是用松香（或其他树脂类药物）与富含油脂之植物种子或动物脂肪等为主要基质，配伍适当其他药物，用捶捣方法制成，一般称为"千捶膏"。西医之硬膏是以高级脂肪酸铅盐、树脂或生橡胶为主要基质，将治疗用药物直接掺入或先将药物溶于有机溶媒中，再混入而成的。

（一）功效

保护皮损，软化角质，消散浸润，促进吸收。

（二）适用范围

(1) 慢性局限性浸润肥厚性皮肤病，如瘢痕疙瘩等。
(2) 局限性孤立性角化性皮肤病，如胼胝等。
(3) 皮肤皲裂，如手足皲裂等。
(4) 疖肿等。
(5) 用作敷脐药。

（三）按时用法及其技法要点

主要有以下几种用法：薄贴法、拔膏疗法、腐蚀法、敷脐法、护创法、封药法。

（四）注意事项

(1) 急性、亚急性皮炎忌用。
(2) 糜烂、渗出性皮肤病忌用。
(3) 活动部位慎用。
(4) 毛发丛生部位慎用。

十三、熏药

熏药是将中药压碾成粗粉末，制成一定形状（药卷、药饼、药香等）或直接用药末点燃后使其在不完全燃烧过程中发生浓烟，以烟熏患处作治疗的一种外用剂型。

（一）功效

除湿祛风，软坚润肤，杀虫止痒，活血通络，回阳生肌。

（二）适用范围

(1) 慢性肥厚浸润性皮肤病，如阴囊湿疹等。
(2) 瘙痒性皮肤病，如神经性皮炎等。
(3) 顽固性瘘管、溃疡等。

（三）用法及其技法要点

用于熏药疗法。

（四）制法要点

(1) 所用药物应共碾成粗末。
(2) 适当加入助燃成分（如祁艾、松香等）。

（五）注意事项

(1) 急性皮肤炎症忌用。
(2) 亚急性皮肤炎症慎用。'
(3) 糜烂、渗出性皮损忌用。
(4) 温度不能过高，以免引起烫伤。
(5) 严重高血压、孕妇和体质虚弱者慎用或禁用。

十四、搓药

搓药是将富有油脂的中药核仁捣成泥状，再与中药粉末混匀，用薄绸子、葛布或纱布包裹或做成布袋装药，在患处或穴位上搓揉的一种外用剂型。

（一）功效

杀虫止痒，滋润皮肤，软化坚皮。

（二）适用范围

(1) 慢性肥厚、浸润性皮肤病，如皮肤淀粉样变等。
(2) 慢性瘙痒性皮肤病，如结节性痒疹等。

（三）用法及其技法要点
用于搓药疗法。

（四）制法要点
制法主要是捣合法：
(1) 捣合法见药膏的制法要点。
(2) 搓药的包裹材料不宜厚，应有较好的渗透性。

（五）注意事项
(1) 急性炎症性皮肤病忌用。
(2) 水疱、糜烂、渗出皮损忌用。

十五、新鲜植物及动物剂

新鲜植物及动物剂是指用新鲜植物药或新鲜动物药的整个或部分组织或取其汁液经加工处理制成的外用剂型。

（一）新鲜植物剂主要有
(1) 折断植物鲜药之茎、叶，用其断端渗出之汁液外用。
(2) 将新鲜植物药捣烂（保存其纤维）外用。
(3) 将新鲜植物药捣烂，然后绞取其汁液外用。
(4) 新鲜植物药经加工处理，取其自然渗出之汁液外用。

（二）新鲜动物剂主要有
(1) 收取动物之新鲜乳汁、胆汁、血液及其他渗出或泌出之体液外用。
(2) 新鲜动物之组织经加工处理后外用。

（三）功效
清凉止痒，解毒杀虫，软坚散结，活血止痛。

（四）适用范围
(1) 急性炎症性皮肤病，如接触性皮炎等。
(2) 亚急性皮肤炎症，如玫瑰糠疹等。
(3) 慢性肥厚角化性皮肤病，如皮肤淀粉样变等。
(4) 瘙痒性皮肤病，如皮肤瘙痒症等。
(5) 疣赘，如寻常疣等。
(6) 其他皮肤病，如白癜风、斑秃等。
(7) 作为敷脐剂。

（五）用法及其技法要点
主要有以下几种用法：戳药法、摩擦法、滴药法、药熨法、按摩法、腐蚀法、发泡法、涂药法、敷脐法、敷贴法。

（六）制法要点
(1) 本组药物应在使用时新鲜配制。
(2) 配置好的药物应低温贮存。

（七）注意事项

此类药物如已有霉变，切勿使用。

十六、药捻

药捻是用棉纸（或桑皮纸）、棉花、丝线等裹药或蘸药搓成线状捻子的一种外用剂型，又称药线、捻子。

（一）功效

引流排脓，化腐提毒，拔管敛疮。

（二）适用范围

（1）瘘管或窦道，如瘰病性皮肤结核、穿掘性毛囊炎等。

（2）脓肿溃破或切开后，疮口较小。

（三）用法及其技法要点

用于药捻法。

（四）制法要点

注意捻药捻时的用力方向要一致。

（五）注意事项

药捻应挺直而紧密，已松散或弯曲者不宜用。

十七、纱条剂

纱条剂是用药水、药油或药膏浸润灭菌纱布条制成的外用制剂。

（一）功效

保护创面，解毒杀虫，化腐生肌，收敛止血。

（二）适用范围

用于大片糜烂面（如天疱疮）、溃疡面（如烧伤及小腿溃疡）和某些疮口出血等。

（三）制法要点

用药水、药油或药膏浸润纱布条时，最好一条一条地分别均匀浸润，避免过多的纱布条同时被浸润（容易造成浸润药量的多少不匀）。

（四）用法及其技法要点

用于敷贴法、邮票贴敷法。

十八、胶液剂

胶液剂是用胶类、蛋清类或树脂类药物制成的性质黏稠、干燥后可形成薄膜的液体外用制剂。胶类主要用阿胶、黄明胶、鱼鳔胶等加水制为胶液，独用或配伍其他药物合用；蛋清类可用鸡蛋清或鸭蛋清等调药外用；树脂类可用酒溶化树脂类药物（如松香等）制备。

（一）功效

保护创面，吸收浸润，活血通络，增加渗透。

（二）适用范围

烧伤、冻疮、臁疮等。

（三）制法要点

本类药物宜新鲜配制。

（四）用法及其技法要点

用于涂药法。

十九、栓剂

栓剂是将作治疗用的中药药末加适当赋形剂制成的供塞入人体孔窍的一种固体剂型。其在正常体温条件下应迅速熔化或软化以发挥治疗作用。

（一）功效

润滑收敛，杀虫止痒，解毒止痛。

（二）适用范围

肛肠、阴道、外耳道、鼻腔的局部疾患，亦可通过腔道吸入体内而起全身作用。

（三）制法要点

制法主要有热熔法和冷压法：

（1）热熔法　热熔法是将基质（脂肪类或吐温类）在水浴上加热熔化（温度不宜过高），然后加入适当的药物，混匀，再倾入栓模中冷凝成型。

（2）冷压法　冷压法是将基质（脂肪类或吐温类）和药物混匀，然后通过制栓剂机的模型挤压成型。

（四）用法及其技法要点

用于栓塞疗法。

二十、中医外治的其他剂型

中医外治的其他剂型包括中医外治的新剂型和某些传统剂型，简述如下。

1.涂膜剂　涂膜剂是将天然的或合成的高分子多聚物等成膜材料，溶于有机溶媒或水中，再加入治疗药物而成。涂于患处，溶媒挥发后形成一层具有弹性的保护薄膜而达到治疗的目的。西药一般可溶于溶剂中直接加入，中药多需事先制成乙醇提取物或提取物之乙醇丙酮溶液，再加入基质中。有人将以火棉胶作为成膜材料者称为火棉胶剂。

例如"止痒涂膜剂"：苦参、百部、蛇床子、土槿皮加酒精渗漉，收集浸出液与玉米朊、邻苯二甲酸丁酯、甘油、蒸馏水等制成，治疗湿疹、皮肤瘙痒症等瘙痒性皮肤病有效。

2.气雾剂　气雾剂是药物借助压缩气体或液化气体的压力，从特制容器中喷射出来形成雾状的剂型。其优点是简便、舒适，喷射的药物分布均匀，接触面广，尤适用于较大面积的皮损。

例如"速效烧伤喷雾剂"：榆树皮粗粉5000g，黄檗粗粉2000g，冰片1000g，80%酒精1000ml。制法为先将二味粗粉放入酒精内浸泡7~10天，呈棕红色，过滤，滤液中加入冰片，加酒精至全量。分装每瓶100ml，备用。主治烧伤、灼伤、烫伤等。用法为将药液装入普通喷雾器中，每4小时向创面喷雾1次，3天后改为每天1~2次。对婴幼儿，或面部创面要慎用。第一次喷药时可引起疼痛，在首次喷药前先喷2%丁卡因或2%利多卡因，以减轻疼痛。

3.凝胶剂　凝胶剂是由一些大分子化合物和一些有机溶剂组成，再加入作用药制成的一种新型剂型，又名胶冻，也称透明软膏。凝胶剂呈半固体状，澄明度高，易涂搽，易清除，且能加快药物的释放，故较受使用者的欢迎。常用的凝胶物质有明胶、纤维素衍生物、聚乙二醇、海藻酸钠等。

凝胶剂基质举例：羧甲基纤维素钠50g，甘油150ml，烷基羟苯甲酸1.7g，蒸馏水加至1000ml。制法为羧甲基纤维素钠置乳钵中，加入甘油、烷基羟苯甲酸一起研磨，徐徐加蒸馏水，随研随加至全量，研磨成胶体即得。

4.透剂 透剂是用二甲基亚砜为溶媒，配制成溶液剂、酊剂等，加强药物在基质中溶解与对皮肤的渗透。

例如"氟参香二甲基亚砜溶液"：地塞米松50mg（5mg/ml×10支），复方丹参，含丹参和降香各1g/ml（2ml×10支），二甲基亚砜70ml，混匀外用。治疗斑秃。每天搽药1~2次，连续用药2个月为一疗程。

5.肥皂剂 肥皂剂是将适量治疗药物研细后与适量含水软皂混合均匀而成；中医外治古方中则是将适量治疗药物研细后与适量之皂荚（去筋弦膜）混合均匀而成（皂荚即古代民间用以洗漆衣物之皂角）。肥皂剂既有药物的治疗作用，又有清洁作用。

例如《疡医大全》之"汗斑肥皂"，即用硫黄、雄黄、明矾、密陀僧等与肥皂（去筋弦膜）共捣为大圆，擦汗斑上，停一顿饭时，洗去。将手巾另用清水搓过，切不可擦脸，恐有气息攻目。

6.丸剂 丸剂是将作治疗用的中药制成圆球状之固体药剂，或用菲薄具有渗透性之纤维品固定成球状，供外用的半固体药剂。

例如《疡医大全》治疗满脸肺风、酒刺，用乳香（去油）、没药（去油）、杭粉各三钱，花椒五分，胶枣一枚，白果三枚。共研细为丸。清晨洗脸时擦。

7.药锭 药锭是将作治疗用的中药药末与赋形剂调和均匀后制成圆锥形、纺锤形或其他形状（如钉状或棒状等），供外用的固体药剂。其中钉状者又可称为钉剂，棒状者又可称为棒剂。

例如《医宗金鉴》之"坎宫锭子"：京墨一两，胡黄连二钱，熊胆三钱，麝香五分，儿茶二钱，冰片七分，牛黄三分。上七味为末，用猪胆汁为君，加生姜汁、大黄水，浸取汁，酽醋各少许，相和药成锭。用凉水磨浓，以笔蘸涂之。治疗热毒肿痛，掀赤诸疮，并搽痔疮有效。

8.药饼 药饼是将作治疗用的中药药末与赋形剂调和均匀后制成圆形饼状，供外用的固体药剂。

例如《外科大成》之"熏疥饼子"：水银一钱，芸香一两，红枣肉十个，细茶末一钱。共研匀，分六饼。每早用炉盛炭火，入药一饼薰被。至晚去炉卧之。三日三饼。如无芸香。好安息香二十枝代之。

9.线剂 线剂是指用天然的动物或植物的纤维搓为线索状，以作治疗用的药剂（可经药物处理或不经药物处理）。

例如《外科正宗》之"煮线方"，治诸痔及五瘿六瘤，凡蒂小而头面大者，宜用此线系其患根自效：芫花五钱，壁钱二钱。用白色细扣线三钱，同上二味用水一碗盛贮小瓷罐内，慢火煮至汤干为度，取线阴干，凡遇前患，用线一根，患大者二根，双扣系于根蒂，两头留线，日渐紧之，其患自然紫黑，冰冷不热为度。轻者七日，重者十五日后必枯落，后用珍珠散收口至妙。

10.药巾 药巾是将适量的药物经过特殊方法加入特制的纸（或布）巾之中，根据需要可以干燥使用亦可加水后使用，用以达到治疗疾病的目的。

例如湿药巾疗法使用的湿药巾和干药巾疗法使用的干药巾等。古方中记载的"夹纸膏""隔纸膏"和"法纸"等均可视为"药巾"。如《疡医大全》治疗臁疮之"夹纸膏"：川黄连、黄檗各二两，大黄、黄丹各一两，牡蛎、郁金各五钱，没药四钱，乳香三钱，血竭二钱五分，麝香一钱五分，轻粉三十贴。共为细末，清油调匀，摊油纸上，每一个贴三日，先用豆腐浆水洗三次，后贴膏药，膏药亦翻转三次，两层夹纸，以针刺眼透药，临用旋摊。

11.绵剂　绵剂是指经中药处理之丝绵作治疗用的药剂。例如绵胭脂系用红花汁浸制，即为一种绵剂。

12.香剂　香剂是将作治疗用的中药药末与赋形剂制成普通香或盘香，供外用的固体药剂。例如含有驱虫除臭功效的中药的香剂，在防治虫咬皮炎等方面有一定作用。

二十一、不同外治剂型的联合使用技法

已有的剂型虽然较多（见上述），而且还再不断有新的剂型问世，但仍不能充分地满足临床实际工作中各种各样的皮疹的需要，因此在临床实际工作中就产生了剂型的联合使用，以求更符合皮疹的实际情况，取得更好的疗效。当然，这也带来了一些需要注意的问题。

（一）不同剂型联合使用的方法

主要有混合使用和重叠使用，分述如下：

1.混合使用　混合使用主要可能达到以下目的：

（1）用现有的剂型混合制成其他剂型。例如：①用现有的散剂可以和现有的水剂或药酒适量混合制成中药的药糊剂型。举例：散剂与水剂：颠倒散与马齿苋水剂混合成稀糊状之药糊，外用治疗痤疮且皮脂溢出明显时；散剂与药酒：如意金黄散与百部酒混合成稀糊状之药糊，外用治疗带状疱疹水疱未破时。②用现有的软膏可以和现有的散剂适量混合制成糊膏剂型。举例：黄连膏与适量地榆面混合成糊膏，外用治疗亚急性湿疹有轻度渗出时。

（2）制成介于不同剂型之间的外用药。例如：软膏可以与适量药油混合，制成黏稠度介于软膏与药油之间的外用药，既比软膏便于摊涂，又没有药油的流动性，很有利于对较大面积皮损的涂布。举例：黄连膏与适量甘草油混合，外用于红皮症之皮损。

（3）药物成分的联合作用。例如：黑豆馏油软膏与皮质激素乳剂混合，既有对慢性苔藓化皮损的活血软坚作用，同时又加强了止痒作用。

2.重叠使用　重叠使用主要可能达到以下目的：

（1）使两种剂型的药物相继发挥作用。例如：①先薄撒散剂，数分钟后散剂中的药物发挥作用，再在其上覆盖软膏而起到封闭作用，同时软膏中所含药物也发挥治疗作用。举例：先薄撒提毒散，再在其上覆盖化毒散膏，外用治疗创面较红且有腐肉者。②先薄涂乳剂，数分钟后乳剂中的药物发挥作用，再在其上厚涂软膏而起到封闭作用，同时软膏中所含药物也发挥治疗作用。举例：先薄涂皮质激素乳剂，数分钟后再在其上厚涂黑豆馏油软膏，外用治疗慢性苔藓化皮损且瘙痒剧烈者。

（2）一种剂型对另一种剂型起保护或粘连的作用。例如：①薄涂软膏后，再在其上

厚撒散剂，可减轻软膏粘在衣被上。举例：薄涂清凉膏后，再在其上厚撒祛湿散，用于红皮症之皮损。②薄涂药油后，再在其上薄撒散剂，可使散剂粘连在皮损上。举例：薄涂甘草油后，再在其上薄撒祛湿散，用于治疗肛门湿疹有少量渗出时。

（二）不同剂型联合使用应该注意的问题

临床的皮疹是复杂多变的，但现有的剂型及其所含有的药物是有限的，正是在这种前提下产生了不同剂型的联合使用，但是也同时带来了一些问题，即这些现有的剂型及其所含有的药物在联合使用过程中可能发生的各种不良反应：

1.剂型的破坏。例如：在乳剂的联合使用过程中，应注意乳剂的稳定性可因下列情况而受到破坏：①如硼酸、水杨酸等不能与乳剂混合使用，其他还有强碱、强酸、吸水性药物（如枯矾等）、电解质两相共溶的溶媒（如酒精等）等。②乳化已形成后，不宜加入过量的不同连续相的液体（如油包水型乳剂不宜加过量的水溶液），在加入相同的液体时也应注意加入量，一般不宜超过70%或低于25%。

2.不同药物间的化学反应。例如：明矾是常用的外用药，但在剂型的联合使用过程中应注意石灰水、硼砂、碱金属氢氧化物或碳酸盐等均可使明矾溶液析出氢氧化铝沉淀。

总之，剂型的联合使用一定要有目的、有根据，而不能滥用，特别要警惕可能发生的不良反应。

(李福伦)

参考文献

[1]管汾.实用中医皮肤病学[M].甘肃：甘肃人民出版社，1981.

[2]赵尚华.中医皮肤病学[M].北京：科学出版社，2006.

[3]张作舟，张大萍.皮肤病中医外治法及外用药的配制[M].2版.北京：人民卫生出版社，2009.

[4]赵辩.中国临床皮肤病学[M].江苏：江苏科学技术出版社，2012.

[5]中华中医药学会.中医皮肤科常见病诊疗指南[M].北京：中国中医药出版社，2012.

[6]李慎秋，陈兴平，周礼义.皮肤病性病诊疗指南[M].北京：科学出版社，2015.

[7]李慎秋.皮肤性病科专病中医临床诊治[M].3版.北京：人民卫生出版社，2015.

[8]赵炳南.简明中医皮肤病学[M].北京：中国中医药出版社，2015.

[9]陈德宇.中西医结合皮肤性病学[M].北京：中国中医药出版社，2012.

[10]颜红炜.皮肤性病护理学[M].上海：上海科学技术出版社，2010.

[11]吴欣娟.实用皮肤性病科护理及技术[M].北京：科学出版社，2008.

[12]赵辨.中国临床皮肤病学[M].南京：江苏科学技术出版社，2010.

[13]孙绝.常见皮肤病护理常规及操作规范[M].沈阳：辽宁科技出版社，2015.

[14]王侠生，廖康煌.杨国亮皮肤病学[M].上海：上海科学技术文献出版社，2005.

[15]李斌，张明.荨麻疹中西医特色治疗[M].北京：人民军医出版社，2011.

[16]张俊庭.皮肤病必效单方2000首[M].北京：中国中医药出版社，2012.

[17]刘红霞.皮炎湿疹中西医特色治疗[M].北京：人民军医出版社，2011.

[18]吴凌，白晓芸.皮肤病[M].北京：人民军医出版社，2014.

[19]徐宜厚.徐宜厚皮肤病用药心得十讲[M].北京：中N医药科技出版社，2013.

[20]赵炳南，张志礼.简明中医皮肤病学[M].北京：中国中医药出版社，2014.

[21]吴志华.临床皮肤性病学[M].北京：人民军医出版社，2011.

[22]何春涤，张学军.皮肤性病学图谱[M].北京：人民卫生出版社，2014.

[23]靳培英.皮肤病药物治疗学[M].北京：人民卫生出版社，2009.